Der
Gynäkologische Operationskursus.

Mit besonderer Berücksichtigung der Operations-Anatomie,
der Operations-Pathologie, der Operations-Bakteriologie
und der Fehlerquellen

in

sechzehn Vorlesungen

von

Professor Dr. **Wilhelm Liepmann,**
Privatdozent für Geburtshilfe und Gynäkologie an der Friedrich Wilhelms-Universität zu Berlin.

Dritte, neudurchgesehene Auflage.

Mit 409 größtenteils mehrfarbigen Abbildungen
nach Originalen von Margarete Simons-Wendland.

Hic locus est ubi mors
Gaudet succurrere vitae.

Springer-Verlag Berlin Heidelberg GmbH 1920

Alle Rechte vorbehalten.

Seinem ersten Lehrer der Chirurgie

weiland Herrn Geheimen Sanitätsrat
Professor Dr. Edmund Leser

in herzlicher Verehrung

zugeeignet.

Additional material to this book can be downloaded from http://extras.springer.com

ISBN 978-3-662-34953-3   ISBN 978-3-662-35287-8 (eBook)
DOI 10.1007/978-3-662-35287-8
Softcover reprint of the hardcover 3rd edition 1920

Vorwort zur ersten Auflage.

Dem unbeschreiblich schnellen Gang der Entwickelung der gynäkologischen Operationslehre als einem selbständigen Gebiet der Chirurgie sind die Unterrichtsmittel nur langsam, fast schneckenhaft gefolgt.

Während es in der Chirurgie an guten und vorzüglichen Operationslehren nicht mangelt, gibt es für die gynäkologische Disziplin eigentlich nur zwei: das kleine verdienstvolle Büchlein von Orthmann und den glänzenden Atlas der vaginalen Operationstechnik von Wertheim. Die Lehrbücher der operativen Gynäkologie von Hegar-Kaltenbach, von Hofmeier und von Döderlein-Krönig stehen aber auf einer höheren Warte, als daß sie dem Anfänger zur selbständigen Ausführung der technischen Maßnahmen dienen könnten. Eine operative Gynäkologie kann sich mit dem Kleinkram technischer Maßnahmen nur nebenher beschäftigen, das Gebiet ist zu groß, die Bewältigung des Stoffes zu umfangreich — sie kann nur von den Meistern unseres Faches geschrieben werden! So will dieses Buch auch keine operative Gynäkologie, sondern lediglich eine gynäkologische Operationslehre sein. Ebenso wie mein „Geburtshilfliches Seminar" ist es aus dem praktischen Unterricht erwachsen, ebenso wie bei diesem habe ich dort die Lücken des Verständnisses erkannt, und ebenso wie dort, war es mein heißes Bemühen, diese Lücken zu überbrücken. Diesem Zweck dienen die fast jedem Kapitel beigefügten Abschnitte, die die **Fehlerquellen** in Wort und Bild behandeln. Ob es mir gelungen ist, kann nur die Zukunft erweisen.

Wer aber lehren will, der muß seine Lehre auf dem breiten Fundament wissenschaftlicher Erkenntnis aufbauen; und dieses Fundament ist für unser Thema die **Anatomie**, die **Pathologie** und die **Bakteriologie** in einer unserem Zweck angepaßten Form.

Die Anatomie, die ich in diesem Buche zu geben mich anschicke, ist in gleicher Weise verschieden von den normal-anatomischen Studien wie von den topographisch-anatomischen Uebungen — sie ist eine reine Operations-Anatomie. Ihr sind die festen unverrückbaren Grenzen durch den Operationsplan klar gegeben. Jedes weitere bei der Operation ja ohnehin nicht ausführbare Präparieren mußte unterlassen werden, um dem jungen Operateur die Dinge und ihre anatomische Lagerung zueinander so zu zeigen, wie er sie bei der wirklichen Operation an der Lebenden sieht. Aus diesem Grunde sind — bis auf wenige Ausnahmen — alle anatomischen Bilder in Beckenhochlagerung gezeichnet, denn in dieser Lagerung sieht der junge Operateur den ersten Situs an der Lebenden, in dieser Lagerung muß er imstande sein, sich schnell und sicher zu orientieren.

Das aber, was ich als **Operations-Pathologie** bezeichne, ist nicht minder wichtig für den Operateur. Auch hier weicht unsere Beobachtung von der bei Sektionen und in pathologischen Instituten gebräuchlichen in einigen Punkten ab. Nicht das Sezieren ist für uns die Hauptsache, sondern das ruhige Betrachten des pathologisch veränderten Situsbildes. Da ich mir bei allen meinen Kursen die Situsbilder teils selbst skizziert, teils genau notiert habe, so verfügte ich über mehr, als in dem Rahmen dieses Buches Platz finden konnten. Erst nachdem man durch Erfahrung die verschiedenen Lagebeziehungen, Tumoren und entzündlichen Veränderungen schnell zu erfassen gelernt hat, kann man den besten Operationsweg wählen, und hier wie in der Geburtshilfe ist die Zeit zum Entschluß kurz, auf Minuten bemessen.

Ein weiterer wichtiger Teil der Operations-Pathologie ist die Erkenntnis dessen, was wir in anatomischer Hinsicht durch unsere Operationen erreichen, wie die Wundverhältnisse, die Lagebeziehungen der Organe zueinander sich nach unseren Eingriffen gestalten: pathologisch (nicht anatomisch), weil sie in der Mehrzahl der Fälle niemals mehr dem Normalen gleichen, sondern den Organismus unter andersartige Bedingungen versetzen. Diese Fragen, die oft und vielfach durch schematische Figuren erhärtet sind, glaubte ich streng wissenschaftlich lösen zu müssen:

Zu diesem Zwecke habe ich mir eine Sammlung von Präparaten angelegt, die ich in den letzten Jahren als Demonstrationsobjekte benutzt habe oder eigens für dieses Buch herstellte. Im ganzen wurden 21 Weichteilbecken teils injiziert, teils gehärtet und in Sagittal- oder Frontalschnitte zerlegt, teils einfach operations-anatomisch präpariert verwandt; dann aber befinden sich auch unter ihnen eine Reihe mit pathologischen Prozessen, die um so interessanter sind, als sich die Organe in situ befinden. Abgesehen davon wurden zahlreiche Operations- und Sektionspräparate verwandt, die ich teils meinem Material, teils dem Entgegenkommen meiner Freunde verdanke.

Auf diese Weise hoffe ich nicht nur den Operateuren, sondern auch den pathologischen Anatomen genützt zu haben, die oft genug bei der Sektion vor operativen Veränderungen stehen, die sie nur dann erkennen können, wenn sie den operativen Fortschritten unserer Zeit folgen. Bei den lageverändernden Operationen suchte ich nach Ausführung der Operation und nachfolgender Härtung durch Sagittal- bzw. Frontalschnitte klare Bilder von der Leistung der einzelnen Operationen zu geben. Hierbei stellten sich eine Reihe von Erscheinungen heraus, die durchaus neu und wissenswert und, wie ich hoffe, zum Verständnis der verschiedenen Anomalien mehr beitragen werden, wie die üblichen schematischen Skizzen. Ebenso interessant war mir das Studium der Lageveränderungen intra operationem bei den vaginalen Methoden. Zahlreiche Bilder charakterisieren besser als viele Worte unser Vorgehen hierbei.

Die Bakteriologie, deren Anwendung bei Operationen noch zu wenig gewürdigt wird und die mich in den letzten Jahren besonders beschäftigte, wird in der Zukunft, ob in der Form meiner „Dreitupferprobe" oder als Operations-Bakteriologie überhaupt, für die weitere Entwicklung der operativen Technik meiner Ansicht nach berufen sein, eine wichtige Rolle zu spielen. Gerade bei der brennenden Frage des intraperitonealen oder extraperitonealen Kaiserschnittes hat sie schon Stöckel als wichtiges Unterstützungsmittel unserer Erkenntnis mitherangezogen. Hier aber konnte diese Frage nur gestreift werden, und ich behalte es mir vor, an anderer Stelle in ausführlicher Darstellung die Entwicklung und Anwendung der Operations-Bakteriologie darzustellen.

Der Schwerpunkt des Buches aber mußte in der **operativen Technik** liegen. Hier aber konnte ein Zuviel eher schädlich denn nützlich sein.

Vor allem sage ich an dieser Stelle meinem langjährigen Lehrer und früheren Chef Herrn Geheimrat Bumm meinen innigsten Dank. Da ich die Kurse schon las, als ich noch Assistent der Frauenklinik der Charité war, so basiert die gesamte Technik auf dem damals von Bumm geübten Operationsmodus. Einzelne eigene Modifikationen, die jeder selbständig denkende Operateur mit der Zeit aus seinen Erfahrungen herausbilden wird, sind, soweit ich ihre Güte erkannte, angegeben worden. Herrn Professor P. Straßmann, der mich in die Gynäkologie und besonders in die vaginale Technik einführte, bin ich ebenfalls zu großem Danke verpflichtet.

Wie meine technischen Erfahrungen auf den Vorbildern meiner Lehrer, so basieren meine anatomischen Studien auf den grundlegenden Werken von Waldeyer, Testut und Jakob. In Einzelfragen wurden die Atlanten von Halban und Tandler, Kownatzki, Sellheim u. a. zu Rate gezogen, wie es aus dem Literaturverzeichnis zu ersehen ist. Dieses Verzeichnis erhebt keinerlei Anspruch auf Vollständigkeit; es möge dem, der selbst wissenschaftlich zu arbeiten wünscht, einen Anhaltspunkt zu weiterem Nachschlagen an die Hand geben.

Ebenso sind die geschichtlichen Darstellungen — vielfach der operativen Gynäkologie von Hegar-Kaltenbach oder dem Veit'schen Handbuch entnommen — nur als kurzer informierender Hinweis aufzufassen. Eine geschichtliche Darstellung der Entwicklung der Gynäkologie, wie wir sie für die Geburtshilfe in so meisterhafter Form von Faßbender haben, wäre wohl des Schweißes der Edlen wert.

Fast sämtliche **Bilder** mit wenigen Ausnahmen — die meinem „Geburtshilflichen Seminar" oder anderen Lehrbüchern entnommen wurden — sind von Magarete Wendland's Künstlerhand nach der Natur dargestellt. Nur weil sich die Originalpräparate in meinem Besitze befanden und daher Akt für Akt Zeit genug zu Gebote stand, alles, auch die kleinsten Details, die richtigen Lichtverhältnisse, das Erfassen des anatomischen Substrats zu berücksichtigen, nur deshalb konnte der von uns erstrebte, für naturwissenschaftliche Darstellungen notwendige Realismus erreicht werden. Als Ideal schwebte uns die Darstellungsweise in Kelly's Operativer Gynäkologie vor. Ob wir diesem Ideal nahe gekommen sind, möge eine nachsichtige Kritik entscheiden.

Nur dem unermüdlichen Eifer Fräulein Wendland's verdanke ich, daß mir keine Operation, kein Präparat, keine Sektion bei dem kleinen Material einer Privatklinik entgangen ist. — Wenn man bedenkt, daß ihr zu der Zeit, da sie diese Zeichnungen begann, die Anatomie dieses Gebietes völlig fremd war, so wird man ihr Verdienst um so höher schätzen. Für mich erwuchs aber daraus die Notwendigkeit, alles präparatorisch darzustellen, was ich gezeichnet haben wollte, und niemals flüchtige Skizzen bei Operationen oder bei Sektionen als grundlegende Darstellungen zu verwenden.

Die **textliche Darstellung** in Vorlesungen erwies sich mir als didaktisch die beste, die Einteilung des Stoffes ist ebenfalls nach diesem Gesichtspunkte geschehen. Es wäre in vieler Hinsicht einfacher gewesen, die anatomischen, pathologischen und bakteriologischen Besprechungen an den Anfang zu setzen und alsdann erst den technischen Teil zu beginnen. Meine Erfahrungen im Unterricht hielten mich davon ab. Wer studierte gern die Geschichte einer fremden Stadt, bevor er sie gesehen, ihre Straßen und Plätze durchwandert hat? So schließen sich die wissenschaftlichen Erörterungen eng an die praktischen Uebungen an, und während der junge Arzt sonst nur selten sich mit speziell anatomischen und anderen wissenschaftlichen Fragen beschäftigt — „Ach Gott! Die Kunst ist lang, und kurz ist unser Leben" —, findet er im Anschluß an praktische Uebungen gern und leicht in wissenschaftlichen Begründungen eine gewisse Erholung; der unbewußte $\beta\alpha\nu\alpha\nu\sigma\varsigma$ wird dann zum unbewußten Forscher. „Panem et circenses" — Erst Praxis, dann Wissenschaft! Das ist vielleicht auch der

Grund, warum von den Praktikern so ungern Atlanten durchstudiert werden, erst auf dem mit eigenem Schweiß durchpflügten Ackerfeld wachsen die goldenen Aehren der Erkenntnis.

Ich kann als Dozent den lang gehegten, stillen Wunsch hier nicht unterdrücken, daß ebenso wie die Phantomkurse, auch beschränktere Operationsübungen an der Leiche obligatorisch werden möchten. Man frage nur die Praktiker; wer von ihnen hat nach dem Staatsexamen einmal die so eifrig geübten Unterbindungen der Arterien ausführen müssen? Dammrisse und Auskratzungen aber gehören zum Alltäglichen der Praxis!*)

Neben einem ausführlichen Sach- und Autorenregister am Schluß, einer Inhaltsübersicht und einem sachlich geordneten Verzeichnis der Abbildungen am Anfang des Buches habe ich das in diesen Blättern Gesagte noch in **17 Tabellen** zusammengefaßt, dem Geübten zu kurzer Uebersicht vor der Operation, dem Anfänger zur Rekapitulation des Geübten**).

Die Ausführung dieses Buches auf der geschilderten Basis wäre mir unmöglich gewesen, wenn mir nicht die Kgl. Charité-Direktion auch nach meiner Assistentenzeit gestattet hätte, in ihren Räumen meine Kurse weiterzulesen, und wenn mir nicht Herr Geheimrat Orth in liberalster Weise sein großes Material zur Verfügung gestellt hätte. Mögen sie in diesen Blättern, die, wie ich hoffe, nicht nutzlos erscheinen, einen bescheidenen Dank für ihr Entgegenkommen finden.

Neben meinem Assistenten Herrn Rudolf Meyer, jetzt Assistent am Pathologischen Institut zu Genf, und Herrn Dr. Wibel haben mich eine Reihe von Kollegen in liebenswürdigster Weise mit Präparaten, mein alter Freund Dr. Aschheim mit manchem wichtigen Rat unterstützt; mit aufopferndem Fleiß hat mir die wissenschaftliche Assistentin meines Laboratoriums Fräulein Gerns bei der Aufstellung der Sammlung, bei der Korrektur und dem recht schwierigen Sachregister geholfen. Ihnen allen sage ich an dieser Stelle meinen warmen Dank.

Berlin, Ende Mai 1911.

W. Liepmann.

---

*) Pels-Leusden, Chirurgische Operationslehre. Urban & Schwarzenberg. 1910. „Sehr wünschenswert wäre es, wenn der Besuch der Operationskurse obligatorisch gemacht würde, wie der der Kliniken, und wenn es sich ermöglichen ließe, die großen Operationskurse in kleineren Gruppen aufzulösen . . . . . Es sollte mich freuen, wenn dieser Appell in den Kreisen der maßgebenden Persönlichkeiten und der Studierenden einen Widerhall fände."

**) Außerdem konnte ich in den Tabellen manches über die Geschichte und die Modifikationen der Operationen bringen, was den Text allzusehr belastet hätte.

Vorwort zur zweiten Auflage.

Bei der Kürze der Zeit konnten nicht alle Anregungen einer freundlichen Kritik Beachtung finden, wie ich es wohl gewollt hätte. Gleichwohl ist die Neuauflage in allen Teilen durchgearbeitet und durch 22 bildliche Darstellungen vermehrt worden. Meine inzwischen gemachten Erfahrungen berechtigen mich, dem Tuberkulumschnitt und der Implantatio ligamenti rotundi in utero einen größeren Raum als bisher anzuweisen. „Die Beziehungen der weiblichen Sexualorgane zum Intestinaltraktus durch Bauchfellduplikaturen" (S. 281) wurde neu dargestellt, zumal der Befund eines gelegentlich auftretenden „Ligamentum infundibulo-colicum" als ein anatomisches Novum, das auch dem Kliniker und dem Operateur nicht uninteressant sein dürfte, erhoben wurde.

Die modernen Bestrebungen, unsere Operationsmethoden beim Prolaps durch die Levatornaht zu vervollkommnen, wurden weitgehendst berücksichtigt und bis in die neueste Zeit fortgeführt.

Die neu hinzugekommenen Abbildungen sind im systematisch geordneten Bilderverzeichnis durch besonderen Druck hervorgehoben. Besonders sei auf das in Figur 159 gezeichnete Präparat einer an Uteruskarzinom Gestorbenen hingewiesen.

Durch alles dieses ist das Buch um 2 Druckbogen vermehrt.

Besonders gefreut hat mich, daß meine operations-bakteriologischen Bestrebungen, d. h. der Rat, jeden Fall systematisch vor, während und nach der Operation durch die Dreitupferprobe zu untersuchen, nicht nur bei uns, sondern auch im Ausland (The Lancet, Nr. XII of Vol. II, 1911) besondere Beachtung gefunden hat.

Der Verlag hat sich, wie schon in der ersten Auflage, auch jetzt allen meinen Wünschen angepaßt, ihm gilt in erster Linie mein Dank.

Herr Dr. Lewisohn hat die schwierige Neubearbeitung des Registers übernommen und mir damit einen großen Dienst erwiesen.

Berlin, im Februar 1912.

W. Liepmann.

Vorwort zur dritten Auflage.

Möge die dritte Auflage ihren Weg gehen, wie ihre beiden Vorgängerinnen. Trotzdem, den Zeitverhältnissen entsprechend, das Buch in einfacherem Gewande (mattes Papier statt des glänzenden) erscheint, obwohl manche neue Abbildung wegen der grossen Kosten fortgelassen wurde, hat der Verlag in dankenswerter Weise alles getan, um ihm die alten Freunde zu erhalten und neue Freunde zu erwerben.

Berlin, im Dezember 1920.

W. Liepmann.

Inhaltsverzeichnis.

Erster Teil.
Die abdominalen Operationen.
I.—XII. Vorlesung.

I. Vorlesung.
Seite

Einleitung. Technik, Anatomie und Fehlerquellen der Lumbalanästhesie . . . . 1—13
    Technik 8. — Anatomie 9. — Fehlerquellen 12.

II. Vorlesung.
Die abdominalen lageverändernden Operationen . . . . 14—99
Die Alexander-Adams'sche (Alquié-Aran'sche) Operation (vgl. auch Tabellen I u. II) . . . . 14—37
    Technik und Anatomie 14. — Technik der Gefäßversorgung 17. — Technische Winke zur Anlegung der Naht 33.

III. Vorlesung.
Fehlerquellen und Operations-Pathologie der Alexander-Adams'schen Operation . . . , ... 38—51
    Die Fehlerquellen bei der Alexander-Adams'schen Operation 38. — Operations-Pathologie 41.

IV. Vorlesung.
Die Laparotomie (Technik und Anatomie. Vorbereitung. Freilegen des Operationsterrains. Fehlerquellen. Operations-Pathologie. Pfannenstiel'scher Aponeurosenschnitt) (vgl. Tabelle III) . . . . . 52—75
    Schnittrichtung bei der Laparotomie 52. — Technik und Anatomie des extramedianen Längsschnittes 58. — Technische Bemerkungen beim Anlegen des Franz'schen Spekulums 66. — Technische Bemerkungen beim Anlegen des Stöckel'schen Spekulums 67. — Die Naht der Laparotomiewunde 68. — Technik der fortlaufenden Naht 65. — Die Naht der Rektusscheide 66. — Fehlerquellen und Operations-Pathologie 71. — Technik und Anatomie des Pfannenstiel'schen Aponeurosenschnittes 73.

V. Vorlesung.

Die Ventrifixur (Die verschiedenen Modifikationen. Fehlerquellen. Operations-Pathologie. Der Tuberkulumschnitt, eine Kombination von Laparotomie und Alexander-Adams) (vgl. Tabellen IV u. V) . . .   76—99

Technik und Anatomie der Ventrifixur nach Bumm 77. — Modifikationen der ventrifixierenden Operationen 82. — Die intraperitoneale Resektion und Implantation der Ligamenta rotunda in die Fundusecken 83 (Tabelle V). — Fehlerquellen der Ventrifixur 83. — Operations-Pathologie 84. — Der Tuberkulumschnitt 90. — Operations-Anatomie mit besonderer Berücksichtigung des Blasensitus 94.

VI. Vorlesung.

Operationen an den Tuben (vgl. Tabelle VIII) . . . .   100—135

Die Operation der Tubargravidität 100. — Die Technik und Anatomie bei der Operation einer frisch geplatzten Tubargravidität 100. — Die Partienligatur 105. — Schwierigkeiten und Fehlerquellen bei der Umstechungsligatur 107. — Operations-anatomische Betrachtungen 111. — Die Operations-Pathologie der Extrauteringravidität in ihrer Beziehung zur operativen Technik 123. — Leicht operable Fälle 123. — Schwer operable Fälle 124. — Die Exstirpation der Tuben bei Tumorbildung 131. — Die Tubensterilisation 132. — Die Salpingostomie 135.

VII. Vorlesung.

Operation an den Ovarien (vgl. Tabelle IX) . . . .   136—163

Die Einteilung der Pathologie des Ovariums nach operations-technischen Gesichtspunkten 136. — Die Ovariopexie 137. — Die partielle Resektion des Ovariums 140. — Die exstirpierenden Methoden 143. — Operations-Anatomie 148. — Operations-Pathologie 150.

VIII. Vorlesung.

Operationen an dem Uterus (Die erweiterte Totalexstirpation. Technik. Fehlerquellen. Operations-Anatomie und Operations-Bakteriologie. Operations-Pathologie) (vgl. Tabellen X u. XI) . . .   164—199

Die erweiterte Totalexstirpation des Uterus und seiner Adnexe (nach Wertheim-Bumm) 164. — Technik, Operations-Anatomie und Operations-Bakteriologie 165. — Operationsfehler 187. — Zusammenfassende operations-anatomische und operations-bakteriologische Betrachtungen 190. — Die Operations-Pathologie 196.

IX. Vorlesung.

Operationen an dem Uterus (Fortsetzung). (Die einfache Totalexstirpation (vgl. Tabellen XII—XIII) . . . .   200—219

Die einfache Totalexstirpation des Uterus 200. — Die supravaginale Amputation 207 (Tabellen XIV u. XV). — Technik der Operation 208. — Fehlerquellen 208. — Operations-anatomische Betrachtungen 211. — Operations pathologische Betrachtungen 213.

X. Vorlesung.

Operationen an der Blase, dem Ureter, der Niere . . . .   220—242

Operationen an der Blase 226. — Operationen am Ureter 228. — Verletzungen am Ureter (Tabelle) 231. — Operative Maßnahmen bei Ureterverletzungen 234. — Die Nephrektomie 237.

XI. Vorlesung.

Operationen am Darm. Appendektomie. Herniae inguinales, femorales, umbilicales, ventrales . . . . 243—274

 Einfache Naht bei Verletzungen des Darmes 243. — Darmresektion und zirkuläre Vereinigungsnaht 244. — Appendektomie 247. — Die wichtigsten Hernien und ihre Behandlung 258.

XII. Vorlesung.

Operationen an den verwachsenen Adnexen. Adnextumoren . . . . 275—284

 Technik der Faure'schen Totalexstirpation 277. — Operations-Anatomie. Die Beziehungen der weiblichen Sexualorgane zum Intestinaltraktus durch Bauchfellduplikaturen (Ligam. infundib.-colicum) 281.

Zweiter Teil.
Die vaginalen Operationen.
XIII.—XV. Vorlesung.

XIII. Vorlesung.

Einleitung. Die Operation an der Vulva (Totalexstirpation wegen Karzinoms), an der Scheide und dem Damm. Operations-Anatomie und Operations-Pathologie (mit besonderer Berücksichtigung des Prolapses) (vgl. auch Tabelle VI) . . . . 287—325

 Einleitung 287. — Vaginale Operationen ohne Eröffnung des Bauchfells 289. — Die Operationen an der Scheide und dem Damm — Levatornaht 294. — Operations-anatomische Betrachtungen 311. — Operationspathologische Betrachtungen 320.

XIV. Vorlesung.

Die Operationen am Uterus (vgl. auch Tabelle XVII) . . . . 326—370

Operationen am Uterus ohne Eröffnung des Peritoneums . . . . . 326—341

 Sondierung 326. — Dilatation 326. — Curettage 331. — Die Emmet'sche Operation 334. — Die Diszision 334. — Die Probeexzision aus der Portio 337. — Die einfache Portio-Amputation 339. — Die hohe Portio-Amputation 330. — Das Spalten der Zervixwand 340.

Operationen mit Eröffnung des Peritoneums . . . . 342—370

 Die vaginale Totalexstirpation vom Fundus her 342. — Die Totalexstirpation des Uterus von den Ligamenta cardinalia her 358. — Fehlerquellen 358. — Operations-pathologische und operations-bakteriologische Betrachtungen 362.

XV. Vorlesung.

Die vordere und hintere Kolpo-Köliotomie. (Die vaginalen lageverändernden Operationen. Die Operationen an den Adnexen. Vaginal oder abdominal?) — Die Operationen an der Urethra, der Blase und dem Ureter . . . . 371—400

 Die Technik der Kolpo-Koeliotomia anterior 371. — Die Technik der Kolpo-Koeliotomia posterior 373. — Die lageverändernden Operationen 380. — Die Operationen an den Tuben und den Ovarien 387. — Vaginal oder abdominal? 388. — Operationen an der Urethra 393. — Operationen an der Blase 395. — Die Operationen am Ureter 400.

Dritter Teil.
Geburtshilfliche Operationen an der Leiche.

XVI. Vorlesung.

Einleitung. Geburtshilfliche Operationen an der Leiche . . . . . 401—440
Die Hebosteotomie nach Bumm 401. — Die Sectio caesarea 411. — Der klassische Kaiserschnitt 412. — Zervikaler, intraperitonealer Kaiserschnitt nach Henkel 416. — Retrozervikaler intraperitonealer Kaiserschnitt nach Polano 416. — Die Porro'sche Operation 416. — Der transperitoneale, zervikale Kaiserschnitt nach Veit 419. — Der extraperitoneale, suprasymphysäre Kaiserschnitt nach Latzko 420. — Die Laparokolpohysterotomie nach Solms 422. — Operations-Anatomie 427. — Operationsbakteriologische Betrachtungen 437. — Die Uterusruptur 438. — Die Venenunterbindung bei der Pyämie 438. — Operations-anatomische Betrachtungen 442. — Die Drainage bei puerperaler Peritonitis 448. — Die Nierendekapsulation bei der Eklampsie 449.

Nachtrag während der Korrektur zu Seite 66 Fig. 50 450

Uebersichtstabellen.

Tabelle I: Die Alexander-Adams'sche Operation 453. — Tabelle II: Uebersicht über einige Methoden der Alquié-Alexander-Adams'schen Operation 454. — Tabelle III: Uebersicht über einige Methoden der abdominalen Laparotomie (Köliotomie) 454. — Tabelle IV: Die Ventrifixur nach Bumm 456. — Tabelle V: Die Resektion und Implantation der Lig. rotunda 457. — Tabelle VI: Uebersicht über einige Methoden der Ventrifixur 458. — Tabelle VII: Uebersicht über einige andere abdominale lagekorrigierende Methoden 458. — Tabelle VIII: Die abdominale Exstirpation der graviden Tube 459. — Tabelle IX: Die abdominale Exstirpation von Ovarialtumoren (und Parovarialtumoren) 460. — Tabelle X: Die erweiterte abdominale Totalexstirpation des Uterus, modifiziert nach Wertheim-Bumm 461. — Tabelle XI: Uebersicht über einige andere Methoden der erweiterten Radikaloperation 463. — Tabelle XII: Die einfache Totalexstirpation (in der Form der einfachen abdominalen Myomotomie geschildert) 464. — Tabelle XIII: Uebersicht über einige wichtige Methoden der einfachen Totalexstirpation 465. — Tabelle XIV: Die supravaginale Amputation 466. — Tabelle XV: Uebersicht über einige wichtige Methoden der supravaginalen Amputation 466. — Tabelle XVI: Operationen an der Vulva, der Vagina und der Regio perinealis 468. — Tabelle XVII: Die vaginale Totalexstirpation des Uterus 469. — Tabelle XVIII: Die lageverändernden vaginalen Operationen 470.

Literatur-Verzeichnis . . . . 471—472

Sach-Register . . . . 473—482

Autoren-Verzeichnis . . . . 483—488

Verzeichnis der Abbildungen.[1)]

(Sachlich geordnet: I. Allgemeine Technik. II. Spezielle Technik. III. Fehlerquellen.
IV. Operations-Anatomie. V. Operations-Pathologie.)

Figur

I. Allgemeine technische Maßnahmen.

Richtige Messerhaltung	6
Das Unterbinden der Gefäße	10
Der chirurgische Knoten	11
Richtige Haltung des Hegar'schen Nadelhalters und die Naht	27—30
Die Eröffnung des Peritoneums zwischen zwei stumpfen Klemmen	49
Einlegen des Franz'schen Spekulums	*50*
Einlegen des Bauchspekulums von Stöckel	51—53
Die fortlaufende Naht	54—55
Die Punktion von den Bauchdecken her bei freiem Bluterguß	80 u. 81
Die Punktion mit der Flatau'schen Spritze von der Vagina her	82
Die Umstechungsligatur	84—87
Handhaltung bei Unterbindung der Uterina	140
Das Anlegen der Michel'schen Klammern	*25*
Das Anlegen der Serres fines	*26*

II. Spezielle Technik.

Die Lumbalanästhesie nach Bier	1—4
Uebersichtsskizze der hauptsächlichsten Bauchschnitte	5
Die Alexander-Adams'sche Operation	8, 12—17, 19—25
Die Laparotomie	46—55
Der suprasymphysäre Aponeurosenschnitt nach Pfannenstiel	60
Die Ventrifixur nach Bumm	62—65
Die Ventrifixur nach Gilliam	66
Die Ventrifixur nach von Olshausen	67
Die intraperitoneale Verkürzung der Ligamente nach Bode und Wylie	68
Dieselbe Methode nach Menge-Dudley	69
Die Ventrifixur nach Leopold-Czèrny	70
Der Tuberkulumschnitt	*72—77*
Die Punktion bei Tubengravidität	80—82
Die Exstirpation der Tube und des Ovariums	83—90
Die Implantation des Ligamentum rotundum in die Fundusecke	89—90
Vorgehen bei isolierter Exstirpation der Tube	93
Die Tubensterilisation	106—109
Die Salpingostomie	110 u. 111

---

1) Die in der 2. Auflage neuen Bilder sind in *Kursivschrift* gedruckt.

	Figur
Die Ovariopexie	116
Die Resectio ovarii	117 u. 118
Die Exstirpation einer einkammerigen Zyste durch kleinen Schnitt	119
Die Exstirpation eines multilokulären Pseudokystoms durch großen Schnitt	120
Die Peritonisierung des Zystenstieles	121 u. 122
Die Operation bei intraligamentär entwickeltem Ovarialtumor	131
Vernähen der Blätter des Ligament. lat. nach Ashton	132
Die erweiterte Totalexstirpation	137—160
Abdominale Myomotomie	160—165
Abdominale konservative Myomotomie	172—175
Die Ureterorrhaphie	187
Die abdominale Ureterimplantation	188—190
Das Implantationsverfahren nach Franz	191
Die Nephrektomie	192—195
Klemme nach Richelot	196
Drainrohr aus Glas	197
Die Darmnaht	198—199
Die Darmresektion	200—203
Darmklemme nach Doyen	204
Die Appendektomie	209—215
Operation einer Hernia inguinalis	217—222
Operation einer Femoralhernie	225—226
Fasziennaht nach Mayo	230—231
Totalexstirpation des Uterus nach Faure-Kelly	233—237
Die Exstirpation der Vulva	243
Scheidenspekula nach Rosemann	245
Scheidenspekula nach Doyen	246
Die Kolporrhaphia anterior	247—251
Die Kolpo-Perineorrhaphie	252—256
Operation des frischen Dammrisses III. Grades	257—260
Methode nach Lawson Tait	261—263
Der paravaginale Hilfsschnitt	265
Uebernähen eines Portiokarzinoms mit Scheidenschleimhaut	266—267
Die Sondierung, Dilatation und Kürettage	277—290
Die Emmet'sche Operation	291—294
Die Diszision	295—300
Schema für die Operationen an der Portio	301
Die hohe Portio-Amputation	303—306
Die vaginale Totalexstirpation	307—322
Die vaginale Myomotomie	323—335
Die Kolpo-Koeliotomia anterior mit Straßmann'schem Lappenschnitt	336 u. 337
Die hintere Kolpo-Köliotomie	340
Einstellen der Fundusecke in die vordere Köliotomiewunde. Tubensterilisation	341
Die intraperitoneale Vaginaefixur	342
Die Interpositio uteri vesico-vaginalis	354—355
Uterus durch hintere Kolpo-Köliotomie entwickelt	356
Operationen an der Blase	357—368
Die Hebosteotomie nach Bumm	369 u. 370
Die verschiedenen Schnittführungen beim Kaiserschnitt	374
Die Operation nach Porro	378—380

	Figur
Veit's Operationsverfahren	381
Frank's Operationsverfahren	382
Sellheim's Verfahren	383
Latzko's Verfahren	384—386
Solms' Laparo-Kolpohysterotomie	387—391
Der vaginale Kaiserschnitt	393 u. 394
Uteruspinzette zur Drainage bei puerperaler Peritonitis	408
Die Nierendekapsulation	409

III. Fehlerquellen.

Falsche Messerhaltung	7
Falsches Abklemmen der Gefäße (Haut mitgefaßt)	10
Auffasern der Ligamenta rotunda durch falsches Erfassen	18
Falsche Haltung des Nadelhalters	31
Falsche Schnittführung bei der Alexander-Adams'schen Operation	32
Verletzung des Darms beim Erheben des Peritoneums	56 u. 57
Falsch liegendes Spekulum	58
Das Spekulum klemmt Darm ein	59
Der Ureter wird beim Durchschneiden des Ligament. infund.-pelv. mitdurchschnitten	88
Perforation des hinteren Scheidengewölbes	113
Verletzen des Darms bei der Laparotomie	198
Zervixriß bei forcierter Dilatation	287
Fehlerhafte Kürettage ohne Dilatation	289
Uterusperforation mit dünner Kürette	290

IV. Operations-Anatomie.

1. Zur Lumbalanästhesie.

Becken und Lendenwirbelsäule von hinten: Jacoby'sche Linie	2
Die Lage der Punktionsnadel im Rückenmarkskanal	3

2. Zur Alexander-Adams'schen Operation.

Die anatomischen Gebilde oberhalb und im Leistenkanal	8, 12—16, 19—25
Die anatomischen Gebilde unterhalb des Poupart'schen Bandes	32
Das Verhalten des Ligamentum rotundum bei Zug am Uterus	33
Situsbild eines in Formalin gehärteten Weichteilbeckens	34

3. Zur Laparotomie.

Die Richtungslinien der Haut (Langer) und der Muskeln	42 u. 43
Modell zum Verständnis der anatomisch richtigen Schnittführung	44
Die vordere Bauchwand von hinten	45

4. Zu den Operationen an der Tube und den Ovarien.

Uebersicht der Arterien und Venen des kleinen Beckens (Beckenhochlagerung)	91
Die weiblichen Geschlechtsorgane (injiziertes Sammlungspräparat)	92
Vorderlage von Tube und Ovarium	95
Die Gebilde unterhalb der Fossa ovarii	96
Hodge'sche Beckenebenen	97
Das Verhalten der beiden Blätter des Ligamentum latum zur Tube und zum Ovarium	101
Zur Anatomie der Tube und des Ovariums	115
Peritoneum, freies Keimepithel und Farre'sche Linie (Schema)	123

5. Zu der erweiterten Totalexstirpation.

	Figur
Die Nabelgegend von hinten	135
Horizontalschnitt durch den Nabel	136
Der Ureter und die großen Gefäße werden freigelegt	137 u. 138 u. 139
Die Arterien und Venen des weiblichen Beckens	153
Die Lymphgefäße des weiblichen Beckens	154
Anomalien im Verlauf der Arteria uterina	155—157
Doppelte Uterina	*158*

6. Zu der supravaginalen Amputation.

Anatomie des Zervixstumpfes	166
Uebersicht der Arterien und Venen	167
Beckenausgang, Muskel- und Injektionspräparat	168

7. Zu den Operationen an der Blase, dem Ureter und der Niere.

Verhältnis von Peritoneum zur Blase (Symphysenblindsack)	177—179
Urachus und Blase (Frontalschnitt)	180
Der Blasengrund	182
Verhältnis des Ureters zu den Beckengefäßen	183
Unterschied von Ureter und Gefäßrohr im Durchschnitt	186
Die anatomischen Gebilde im Bereiche des Nephrektomieschnittes	192—194
Die Gefäße der Niere	195

8. Zu den Operationen am Darm (Appendix, Hernien).

Die 4 Lagen des Appendix (Schema)	205
Sagittalschnitt: Positio descendens des Appendix	206
Die anatomischen Gebilde bei der Appendektomie	209—212
Eintrittspforten der Hernien. Hintere Bauchwand	222
Die Anatomie der Nabelgegend	227—228

9. Beziehungen des Darms zu den Genitalien.

Das Ligamentum infundibulo-colicum	238—241

10. Zu den Operationen an den äußeren Genitalien.

Glandulae inguinales	244

11. Die Operations-Anatomie des Beckenbodens.

Die Beckenausgangsapertur	268
Das Ligamentum transversum der Fascia endopelvina	269
Das Diaphragma pelvis von innen gesehen	270
Trigonum urogenitale und Diaphragma pelvis von vorn	271
Die Fascia endopelvina im Frontalschnitt	272
Die Levatorschenkel in ihrer Beziehung zur Scheide (Extramedianer Sagittalschnitt)	273
Schema der Verankerung des Uterus durch die Fascia endopelvina	274

12. Zu den vaginalen Operationen.

Anatomische Einteilung der Zervix (nach Schröder)	302
Sagittalschnitt bei herabgezogenem Uterus	309
Das Verhalten des Ureters zur Arteria uterina während der vaginalen Totalexstirpation	317—320
Freilegen der Ureteren von der Vagina	337
Lage des hinteren Douglas'schen Raumes zur Scheide	338

13. Zu dem geburtshilflichen Teil.

	Figur
Zur Hebosteotomie	371—373
Die Wandstärke des schwangeren und entbundenen Uterus	375—377
Situsbilder puerperaler Uteri	378, 405—407
Das Verhalten des Peritoneums am kreißenden Uterus	392
Das Verhalten des Peritoneums zur Blase	395—397
Das Spatium retro-inguinale Bogrosi	398
Die Bedeutung der Gefäßverteilung für die Schnittführung beim Kaiserschnitt	399
Freilegung der großen Gefäße zur Venenunterbindung	403—407

V. Operations-Pathologie.

Situsbild bei Retroflexio uteri	35, 61, 94
Situsbild nach Ausführung der Alexander-Adams'schen Operation	36
Orientierungsskizze zu Fig. 36	37
Sagittalschnitt durch Fig. 36	38
Sagittalschnitt bei Anteflexio uteri. Descensus ovarii. Beziehung des Appendix zu den Adnexen	39
Präparat einer Pelveoperitonitis	40, 232
Präparat einer Pelveoperitonitis, Peritonealzyste. Adnextumoren	41, 233
Situsbild nach ausgeführter Ventrifixur	63
Befund bei einer Relaparotomie nach einer Ventrifixur nach Leopold-Czerny	71
Sagittalschnitt. Freier Bluterguß bei Tubarruptur	80
Sagittalschnitt. Haematocele retrouterina in Abkapselung	82
Die verschiedenen Formen der Extrauteringravidität (Schema)	98
Situsbild einer Graviditas isthmica mit innerem Fruchtkapselaufbruch und peritubarer Hämatozele	99
Das exstirpierte Präparat von Fig. 99	100
Mesometrisch entwickelte Tubargravidität (Schema)	102
Pseudointraligamentäre Tubargravidität (Schema)	103
Interstitielle Tubargravidität	104
Fall von Fundusruptur	105
Hydrosalpinx	110
Descensus ovarii et tubae posticus (Sagittalschnitt)	112
Perforation des hinteren Scheidengewölbes	113
Einkammerige, große Ovarialzyste intra operationem	119
Multilokuläres Pseudomucinkystom intra operationem	120
Stielverhältnisse einer kleinen Ovarialzyste	124—125
Kurzgestielte Ovarialzyste und Ovarium gyratum	126
Kleine Ovarialzyste im hinteren Douglas (Sagittalschnitt, Sammlungspräparat)	*127*
Kleine Parovarialzyste	128
Entwicklung einer Ovarialzyste, demonstriert am Phantom	129
Künstlich erzeugter mesometrisch entwickelter Ovarialtumor	130
Künstlich stielgedrehter Ovarialtumor	133
Stielgedrehtes Dermoidkystom	134
Inoperables Uteruskarzinom mit Durchbruch in die Blase und die Bauchhöhle (Sagittalschnitt, Sammlungspräparat)	*159*
Myoma uteri intra operationem	160—165
Myoma uteri in situ	169—170, 327—328
Myoma uteri auf dem Sagittalschnitt	171, 329
Myom der vorderen Wand. Verlagerung der Blase	176

	Figur
Lage des Ureters bei mesometrisch entwickelten Tumoren (Schema)	184 u. 185
Bei der Operation verletzte Darmschlingen	198 u. 199
Situspräparat. Exitus an Septikopyämie und Thrombophlebitis. Salpingitis septica dextra. Sekundäre Appendizitis	207
Tuberkulöse Appendizitis. Empyem des Appendix intra operationem	214
Inguinalhernie. Totalprolaps und Mastdarmvorfall	216, 275
Situs einer Inguinalhernie intra operationem	217—219
Künstlich geschaffene Hernienanlage durch Ausführen der Alexander-Adams'schen Operation	223
Situs einer Femoralhernie	225
Bauchnarbenbruch	229
Vulvakarzinom (Privatfall)	242
Alter Dammriß III. Grades	261
Auf die Scheide übergreifendes Portiokarzinom	266
Totalprolaps mit großer Zystozele	276
Zervixriß bei forcierter Dilatation	287
Perforation des Uterus mit der Kürette	290
Situs während einer vaginalen Totalexstirpation	316
Totalprolaps mit karzinomatösem Polyp an der Portio	323
Atheromatose der Arteria uterina	324
Vergleichende Zusammenstellung der Situsbilder und Sagittalschnitte bei den lageverändernden Operationen (Klapptafeln am Schlusse des Buches)	343—347, 352—358
Relaparotomie nach Vesicofixatio uteri	353
Präparat einer Uterusruptur (Kolporrhexis)	374
Präparat einer Fundusruptur	400
Präparat einer Ruptur im Bandl'schen Ring	401
Violente extraperitoneale Uterusruptur	402

ERSTER TEIL.

Die abdominalen Operationen.

(I.—XII. Vorlesung, Figuren 1—241.)

I. Vorlesung.
Einleitung. Technik, Anatomie und Fehlerquellen der Lumbalanästhesie.

Meine Herren!

„Wenn Operieren logisch Handeln heißt, dann ist die anatomische Kenntnis eine unumgängliche Prämisse dieser Handlung. Ein chirurgischer Weg wird um so erfolgreicher, je naturgemäßer, je anatomischer er ist." Diese Worte Tandler's[1]) zu beherzigen, soll in den nun folgenden Vorlesungen und Uebungen unser heißes Bemühen sein. Wir hoffen dies uns vorschwebende Ziel in zwiefacher Weise erreichen zu können. Einmal, indem wir uns an rein anatomischen Präparaten alte Erinnerungen an den anatomischen Unterricht wieder wachrufen, zum anderen, indem wir uns bei jedem Schnitt, bei jeder technischen Maßnahme darüber Klarheit zu verschaffen suchen, an welchem anatomischen Substrat wir gerade arbeiten.

Diesen zweiten Punkt halte ich für den wichtigsten, und diese Betrachtungen führen mit Recht den Namen „Operations-Anatomie". Die Geographie der Schule ist nicht die Geographie des Lebens. Und wenn wir uns früher mit wechselndem Interesse die Flüsse, Gebirge und Städte fremder Erdteile ins Gedächtnis einprägen mußten der allgemeinen Bildung halber, mit wie viel größerem und zielbewußterem Vergnügen nehmen wir ein geographisches Buch in die Hand, wenn wir selbst auf die Reise zu gehen uns anschicken. In diesem Sinne hoffe ich, daß die nun folgenden Vorlesungen Ihnen ein „Mentor" in des Wortes bester Bedeutung sein mögen, daß Sie in ihnen auf alle Fragen die Antwort finden, die Sie suchen.

Im allgemeinen wird man in einem Operationskurs nur die typischen Operationen demonstrieren und üben können. Aber nicht allzu selten werden uns auch gerade die pathologischen Erscheinungsformen begegnen, die wir durch unsere Operationen heilen wollen. Und in diesen für unsere Ausbildung besonders wichtigen Fällen begeben wir uns auf ein neues Gebiet unserer Erkenntnis, auf das Gebiet der „Operationspathologie". Dieser Name ist leicht zu rechtfertigen. Der pathologische Anatom sieht die krankhaften Veränderungen der Organe lediglich in dem Sinne der Diagnose und der wissenschaftlichen Erforschung ihrer Aetiologie, der Operateur aber hat sich

---
1) Wiener med. Wochenschr. 1910. Nr. 47.

bei jedem pathologischen Falle die Frage vorzulegen: Wie würde ich in diesem gegebenen Falle operationstechnisch vorzugehen haben. Gerade diese letzte Ueberlegung, die nicht selten erst nach dem Beginn der Operation an uns herantreten kann, wenn wir das Operationsgebiet offen vor uns sehen, muß in kürzester Frist getroffen werden. In meinem „Geburtshilflichen Seminar"[1]) nannte ich diese, an jeden Operateur zu stellende Aufgabe: „geburtshilfliche Entschlussfähigkeit", und ich möchte diese „operative Entschlussfähigkeit", die auf einer genauen Kenntnis der Operationspathologie basiert, wenigstens hier und dort, soweit es mir mein verfügbares Material erlaubt, mit Ihnen besprechen und üben. Erschöpfend aber kann dieser Teil unseres Arbeitsplanes niemals sein, dazu sind die Bilder, die sich uns bieten, zu mannigfach und zu vielgestaltig. Jeder, der Gelegenheit hat, einen wirklich großen und genialen Operateur zu bewundern, der weiß, daß seine Stärke nicht in der Schnelligkeit und Exaktheit der Ausführung typischer Operationen zu suchen ist — da macht Uebung den Meister — sondern in dem schnellen Erfassen einer schwierigen, andersartigen, atypischen Situation, und in der folgerichtigen Ueberwindung dieser Schwierigkeit — mit einem Wort in der „operativen Entschlussfähigkeit".

Auf einen zweiten Punkt macht in dankenswerter Weise Killian[2]) in seiner Antrittsvorlesung aufmerksam: „Das Sezieren läßt uns zwar den krankhaften Vorgängen auf die Spur kommen. Es zerstört aber eines unwiederbringlich, das ist die dem Kliniker so wertvolle Topographie. **Die pathologische Anatomie beschränkt sich heutzutage meist noch auf das rein Anatomische. Die topographische Art des Studiums pathologischer Vorgänge ist nur durch wenige Atlanten vertreten. Sie wird entschieden zu wenig geübt.** Wie wichtig, interessant und lehrhaft wäre es für uns, alles das, was wir im Lebenden in bezug auf die äußeren und inneren Körperformen studiert und graphisch aufgezeichnet haben, durch schichtweise Präparationen, Herstellung von Durchblicken oder an einer Reihenfolge von Schnitten durch die gefrorene Leiche regelrecht kontrollieren und verfolgen zu können. Ueber die Art der Ausbreitung der Prozesse würden wir manches lernen, und mancher neue therapeutische und speziell chirurgische Gesichtspunkt könnte sich ergeben."

Wenn Sie meinen weiteren Ausführungen gefolgt sein werden, meine Herren, werden Sie begreifen, mit welcher Freude ich diese Worte Killian's las. Denn gerade das, was er für sein Spezialfach forderte, das habe ich als das Fundament meiner Darstellung schon in der ersten Auflage dieser Zeilen angesehen und, wie ich glaube, zum ersten Male in umfassender Form tatsächlich als Grundmauer unserer chirurgisch-gynäkologischen Betätigung zusammengefügt.

Ein dritter, nicht minder wichtiger Punkt, auf den wir bei unseren Uebungen zu achten haben werden, ist die **Kenntnis von dem Verhalten des Situs nach unseren Operationen.** Auch diese Untersuchungen sind in das Gebiet der Operationspathologie zu rechnen. Denn stets wird durch unsere Eingriffe die normale anatomische Lagerung der Organe gestört, d. h. pathologisch verändert. Gerade diese durch unsere operativen Maßnahmen im Organismus geschaffenen Veränderungen sind an der Lebenden nur schwer, selten bei Relaparotomien zu erforschen, an der Leiche aber kann man mit Interesse und Muße alles das beobachten: Hic locus est, ubi mors gaudet succurrere vitae.

---

1) Derselbe Verlag. 1910.
2) Deutsche med. Wochenschr. 1911. Nr. 47. S. 2184. Antrittsvorlesung am 2. November 1911.

Daß die technischen Maßnahmen nach Möglichkeit in Wort und Bild zu ihrem Recht kommen werden, liegt im Namen dieser Vorlesungen, Operationsanatomie und Operationspathologie sind aber ihre wissenschaftlichen Stützpunkte. Im allgemeinen werden wir nur diejenigen Operationen ausführlich besprechen, die wir selbst in dem Operationskurs üben, oder die ich Ihnen sonst an der Lebenden oder an Präparaten demonstrieren kann. Es gelten hier die Worte Robert von Olshausen's: „Jeder Operateur wird am besten bei der Methode operieren, auf welche er und sein Assistent sich eingeübt haben. Es kommt weit mehr auf die präzise Ansführung der Operation als auf die Methode derselben an." (Veit's Handbuch, Bd. I, S. 740.)

Für besonders wichtig hielt ich die Erwähnung der von mir im Laufe der Jahre beobachteten und gesammelten Fehler, die auch, wo es not tat, in bildlicher Darstellung fixiert wurden. Aus unseren Fehlern lernen wir!

Die Einteilung unseres Stoffes gliedert sich entsprechend der Zugangswege unseres Operationsgebietes in zwei Hauptteile: Den abdominalen und den vaginalen Weg (und ich bin mir dabei bewußt, einen dritten, den sakralen, als einen kaum mehr beschrittenen, zu vernachlässigen).

Wir beginnen in dem I. Teile unseres Buches mit den abdominalen Operationen, in der Ueberzeugung, daß man einmal an ihnen entsprechend der größeren Uebersicht als Anfänger sich leichter orientieren kann, zum anderen deshalb, weil Sie gerade bei dem Wege von den Bauchdecken zunächst bei der einfacheren Technik lernen können, chirurgisch zu operieren. Denn der operierende Gynäkologe muß Chirurg sein, er muß mit der Bauchhöhlenchirurgie Bescheid wissen, um so mehr, je ungeübter er ist, um so eher ihm also Nebenverletzungen anderer Organe, z. B. des Darmes, bei seinen Operationen passieren können. Gerade wegen des oft ausgesprochenen und oft nicht ausgesprochenen Mißfallens der Chirurgen über die Erweiterung der Operationsgrenzen der Gynäkologie mögen hier die Worte unseres Altmeisters Fritsch (Die Krankheiten der Frauen, 12. Aufl., 1910, Vorwort) ihren Platz finden:

„Die moderne Gynäkologie wächst sich immer mehr, beabsichtigt und unbeabsichtigt, bewußt und unbewußt, zur Abdominalchirurgie des Weibes aus. Die Grenze der Beschränkung allein auf die weiblichen Genitalien ist längst überschritten. Von den Blasenscheidenfisteln gelangten die Gynäkologen zu den Blasenleiden, von der Blase zum Ureter, vom Ureter zur Niere und zur gesamten Urologie! Daß der Gynäkologe, der eine Ureterfistel machte, sie auch selbst heilen wollte, war selbstverständlich. Nicht viel anders wird es mit den Darmleiden gehen. Daß bei schwankender Diagnose und diagnostischen Irrtümern der Gynäkologe gezwungen ist, Darmtumoren, Gallenblasentumoren, den kranken Appendix, ja vielleicht auch bei Ovarialkarzinom sogar den Magen in den Bereich seiner Operationstätigkeit zu ziehen, wird sich fernerhin kaum umgehen lassen. Damit hat sich dann die weibliche Abdominalchirurgie als etwas Selbständiges und Logisches aus der Gynäkologie entwickelt."

Dennoch werden wir nur folgende Themen des Grenzgebietes bei unseren Uebungen heranziehen: 1. die Darmnaht und die Darmresektion, weil jeder Gynäkologe bei Lösung von Adhäsionen, besonders bei schwierigen Adnexoperationen in die Verlegenheit kommen kann, sie auszuführen; 2. die Appendektomie, weil sie, mehr als gewöhnlich angenommen wird, in enger genetischer Beziehung mit den entzündlichen Erkrankungen der Adnexe steht; 3. die Blasen- und Ureterchirurgie, deren Kenntnis für die erweiterte Operation beim Uteruskarzinom und auch sonst unerläßlich ist; 4. die Exstirpation der Niere für Fälle, in denen eine Ureterimplantation nicht möglich oder nicht geraten ist; die Dekapsulation der Niere, jetzt berufen bei der Behandlung der Eklampsie eine Rolle zu spielen; und schließlich 5. die hauptsächlichsten Hernien, die teils nach Operationen, teils bei gleichzeitigem Bestehen von Vorfällen unbedingt von dem operierenden Gynäkologen gekannt sein müssen.

Obwohl nun so der Gynäkologe auf seinen Grenzen zum Chirurgen wird und werden soll, so hat er vor dem gynäkologisch operierenden Reinchirurgen doch etwas voraus, nämlich die Kenntnis der Geburtshilfe! Wie wichtig aber gerade das Verständnis für die nachfolgenden Geburten bei gynäkologischen Operationen ist, das werden wir besonders in dem Kapitel über die lageverändernden Operationen empfinden müssen.

Die Lumbalanästhesie.

Der erste operative Eingriff, mit dem wir uns heute zu Beginn unserer Uebungen beschäftigen wollen, ist für uns Gynäkologen häufig genug auch der vorbereitende vor dem Beginn einer Operation: die Lumbalanästhesie.

Am 24. August 1898 hat Bier zuerst an sich, dann bei Dr. Hildebrandt Einspritzungen von Kokain in den Wirbelkanal vorgenommen. Aber erst Jahre mußten

Fig. 1.

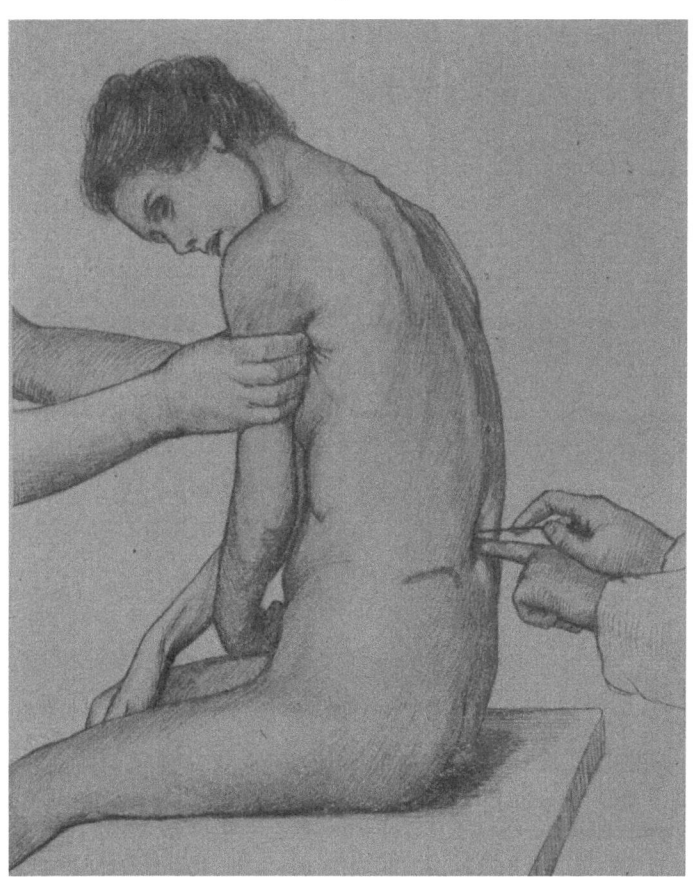

Das Ueben der Lumbalpunktion an der Leiche.
Die Jakoby'sche Linie ist mit Blaustift markiert. Der Zeigefinger der linken Hand tastet den Interspinalraum. Die Punktionsnadel mit Mandrin wird in Stiletthaltung eben eingestoßen. Die tiefe Delle in der Haut ist eine postmortale Erscheinung.

vergehen, bis man diese Methode dem allgemeinen, klinischen Gebrauch empfehlen konnte; und neben der Vervollkommnung der Technik war es die Anwendung des Tropakokain-Adrenalin, das viel ungefährlicher und ungiftiger ist als das zuerst gebrauchte Kokain, die diese epochemachende Entdeckung Bier's zum Allgemeingut der Operateure machte.

Technik.

Die Technik der Lumbalanästhesie, die wir an der Leiche üben wollen, ist die von Bier und seiner Schule (Dönitz) angegebene. Wenn Sie dieselbe an der Leiche mit dem Verständnis für die anatomischen Grundbegriffe dieser Operation ausgeführt haben, wird es Ihnen leicht sein, ohne Mißerfolg diese segensreiche Operation an der Lebenden anzuwenden.

Die Leiche wird auf den Operationstisch gesetzt, die Arme über die Brust gekreuzt, der Rücken nach Möglichkeit gekrümmt (Fig. 1). Nach dem Vorschlag von Jakoby sucht sich jetzt der Operateur die beiden leicht durchzutastenden Darmbeinkämme auf und verbindet die höchsten Punkte der Kämme durch eine quere, über den Rücken verlaufende Linie. Diese Linie trifft den Dornfortsatz des 4. Lendenwirbels (Fig. 2) oder bei starker Beugung des Rückens den unterhalb des 4. Lenden-

Fig. 2.

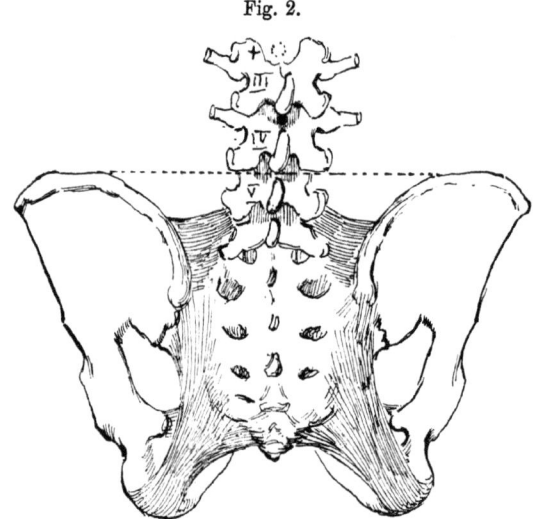

Becken und Lendenwirbelsäule von hinten. Die Jakoby'sche Linie.

wirbels gelegenen Raum. Nun kann man sich leicht den Interspinalraum zwischen dem 3. und 4. und zwischen dem 2. und 3. Lendenwirbel abtasten. Wir wählen in der Regel den zwischen dem 2. und 3. Lendenwirbel gelegenen Raum (Dönitz zwischen 1. bis 2. Lendenwirbel). In Fällen von Becken- oder Wirbelsäulenanomalien läßt die Orientierung mittels der Jakoby'schen Linie im Stich und wir bestimmen alsdann den Ort der Einstichstelle wie Becker[1]) durch Abzählen der Interspinalräume, beginnend bei der Vertebra prominens. Es ist wichtig, daß die betreffende Patientin ganz gerade sitzt und dann erst grade einen Katzenbuckel macht. Haben wir nun den uns richtig erscheinenden Interspinalraum abgezählt, so markieren wir den gewählten Injektionspunkt mit dem Zeigefinger der linken Hand, erfassen die mit dem Mandrin armierte Nadel in Schreibfederhaltung und stoßen sie senkrecht zur Wirbelsäule, d. h. horizontal gerichtet ein (Fig. 1). Der erste Widerstand, den wir zu überwinden haben, ist das

---

[1]) Münch. med. Wochenschr. 1906. Nr. 28.

Ligamentum interspinale, dann geht es leicht vorwärts, bis wir wiederum einen geringeren Widerstand merken: das Lig. flavum. Jetzt entfernen wir den Mandrin und schieben die Nadel ganz vorsichtig Millimeter um Millimeter vor, bis ihr der Liquor cerebri mit mehr oder minderem Druck entströmt. Die mit 1,3 ccm einer 5 proz. Tropakokainlösung mit Zusatz von 0,00013 ccm Suprareninum hydrochloric. pro Kubikzentimeter[1]) gefüllte, völlig luftblasenfreie Spritze liegt bereit und wird jetzt auf die im Rückenmarkskanal befindliche Kanüle aufgesetzt. Ist jetzt der intervertebrale Druck stark genug, so sieht man, wie sich der Stempel der Spritze langsam nach außen bewegt. Tut er dieses nicht, so zieht man selbst langsam den Stempel bis auf 10 ccm zurück, um die Tropakokain-Suprareninlösung mit dem Liquor cerebri zu mischen. Diese Mischung vollzieht man zweckmäßig nach Injektion der ersten, durch erneutes Zurückziehen des Stempels noch zweimal. Gerade dieser letzte Vorgang ist wichtig, da er das Anästhetikum in gleichmäßige Berührung mit dem Liquor bringt und uns den Beweis liefert, daß wir uns wirklich im freien Subarachnoidalraum befinden. Nach dem Herausziehen der Punktionsnadel wird bei der Lebenden die kleine Punktionsöffnung mit Gaze und Heftpflasterstreifen verschlossen.

Operations-Anatomie.

Welche Gewebe haben wir nun mit der Punktionsnadel getroffen, ehe aus ihr der Liquor herausgetropft ist? Ich kann Ihnen diese Verhältnisse nicht an dieser Leiche zeigen, sondern muß Ihnen den Weg der Nadel an diesem Sagittalschnitt meiner Sammlung demonstrieren (Fig. 3).

Die Punktionsnadel trifft bei ihrem Weg von außen nach innen folgende Gebilde:

1. *Haut und Unterhautbindegewebe.* Die Haut ist in dieser Gegend besonders derb, das Unterhautbindegewebe ist mit der Fascia lumbodorsalis (siehe 2.) und den Processus spinosi verwachsen.

2. *Die Fascia lumbodorsalis* (und zwar das oberflächliche Blatt). Dasselbe beginnt an dem Processus spinosus des 2. Rückenwirbels und verläuft längs der Wirbelsäule bis zum 4. Kreuzbeinwirbel. Von dort geht sie längs dem hintersten Teile der Crista ossis ilei zur Spina iliaca post. inferior beiderseits (das tiefe Blatt der Fascia lumbodorsalis deckt die hintere Seite des M. quadratus lumborum; siehe unter Nierenoperationen).

3. *Das Ligamentum supraspinale s. apicum.* Dasselbe hängt mit den Fasern des Unterhautbindegewebes, den Fasern der Fascia lumbodorsalis dorsalwärts, und mit den Fasern des Ligamentum interspinale ventralwärts zusammen. Es erstreckt sich, beginnend vom 7. Halswirbel, bis zum Kreuzbein oder der Spitze des einen Wirbeldornes zur Spitze des nächsten. Das Zusammentreffen der unter 1., 2. und 3. geschilderten straffen Gewebselemente bildet einen festen rundlichen Strang, an dem die Punktionsnadel einen derben Widerstand findet und leicht abrutscht.

4. *Die Ligamenta interspinalia.* Sie spannen sich zwischen je zwei benachbarten Wirbeldornen aus und sind an der für uns in Frage kommenden Lenden-

---

1) Nach Dönitz von G. Pohl, Schönbaum bei Danzig.

wirbelsäule besonders stark entwickelt. Gleichwohl bieten sie der Nadel infolge ihrer gleichmäßig schräg verlaufenden Faserrichtung einen ungleich deutlich merkbaren geringeren Widerstand, als die durch die Faserverflechtung unter 1., 2., 3. geschilderten Gebilde.

5. *Die Ligamenta flava.* Sie bestehen aus elastischem Gewebe (daher der Name „gelbe Bänder") und spannen sich von einem Wirbelbogen zum anderen aus. Sobald man ihren Widerstand bei der Punktion merkt, ist der Mandrin zu entfernen und die Nadel ohne Mandrin vorsichtig weiter zu führen.

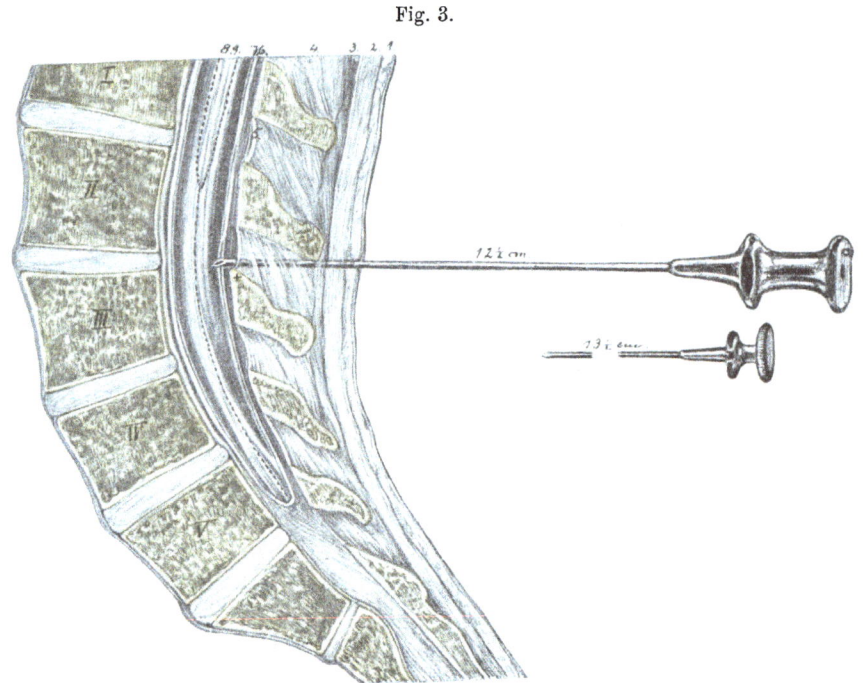

Fig. 3.

Die Lage der Punktionsnadel im Rückenmarkskanal.
Darunter der herausgezogene Mandrin. *1.* Haut und Unterhautbindegewebe. *2.* Fascia lumbodorsalis. *3.* Ligamentum supraspinale. *4.* Ligamentum intraspinale. *5.* Ligamentum flavum, + Lamina externa durae matris. *6.* Dura mater (Lamina interna). *7.* Arachnoidea. *8.* Pia mater. *9.* Conus terminalis und Cauda equina.

6. *Die Dura mater spinalis.* Dieselbe wird von zwei getrennten Blättern, der Lamina externa und der Lamina interna gebildet.

Die Lamina externa dient als dünnes Blatt der periostalen Auskleidung des Wirbelkanals und ist mit den Ligamenta flava (5.) verwachsen.

Die Lamina interna ist der eigentliche das Rückenmark umschließende Duralsack, der sich bis weit über den Conus medullaris (der beim Weibe meist bis zur Mitte des 2. Lendenwirbels reicht) bis etwa zum 2. oder 3. Kreuzwirbel erstreckt, sich dort zu einer kegelförmigen Spitze verjüngt, aber als enge Vagina terminalis mit dem Filum terminale zusammen bis zum 2. Steissbeinwirbel weitergeht, um sich mit dessen Periost zu vereinigen.

Zwischen diesen beiden Laminae liegt lockeres Binde- und Fettgewebe, die Plexus venosi vertebrales interni, die an der für uns in Frage kommenden Hinterseite des Wirbelkanals dünner sind und weitmaschigere Netze bilden, und schließlich der epidurale Lymphraum (Waldeyer-Fischer).

7. *Die Arachnoidea.* Als zarte, gefäß- und nervenlose, mit Endothel überkleidete Haut bildet sie den eigentlichen Lymphraum (Subarachnoidalraum) für den *Liquor cerebrospinalis.* Mit der Dura ist sie durch feine Bindegewebsfäserchen verbunden, und es befindet sich zwischen ihr und der Dura ein kapillärer Lymphspalt, der Subduralraum. Die das Zackenband des Rückenmarks bildenden Verbindungsbänder der Dura, die Ligamenta denticulata, kommen für unsere Betrachtung, da sie in frontaler Richtung gelegen sind, nicht in Frage.

8. *Die Pia mater,* die in unserem Operationsgebiet nur das Filum terminale überkleidet, können wir gleichfalls als unwesentlich vernachlässigen.

Fig. 4.

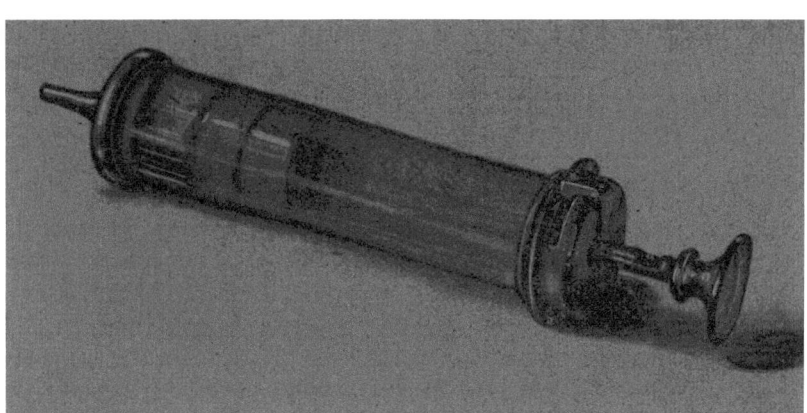

Die Rekordspritze, mit der zu injizierenden Flüssigkeit gefüllt.

9. *Der Conus medullaris und die Cauda equina. Der Conus medullaris,* der beim Manne in der Gegend des unteren Randes des 1. Lendenwirbels gelegen ist, reicht beim Weibe (beim Neugeborenen noch tiefer) bis etwa zur Mitte des 2. Lendenwirbels herab (Rauber). Deswegen wählen wir lieber als Punktionsstelle den Interspinalraum des 2. bis 3. Lendenwirbels, als wie Dönitz den des 1. und 2. Lendenwirbels, obgleich wir ohne weiteres zugeben müssen, daß bei vorsichtigem Manipulieren eine Schädigung des Conus[1]) auch dann ausgeschlossen ist.

Hinsichtlich der *Cauda equina* soll nur erwähnt werden, daß im hinteren Subarachnoidalraum die sensiblen, im vorderen die motorischen Nervenwurzeln verlaufen. Gerade aus diesem Grunde ist die von Dönitz besonders empfohlene und von uns geschilderte Technik zu beachten: den Mandrin herauszuziehen, bevor man im Subarachnoidalraum sich befindet. R. Freund[2]) führt einen Todesfall direkt darauf

---

1) Der Conus enthält motorische Nerven für die Beckenmuskulatur.
2) Deutsche med. Wochenschr. 1906. Nr. 22; vgl. auch Greiffenhagen, Zentralbl. f. Chirurgie. 1906. Nr. 23.

zurück, daß das Anästhetikum bei falscher Technik durch die zu weit vorgeschobene Kanüle in den vorderen Subarachnoidalraum gebracht wurde und die motorischen Wurzeln gelähmt habe. Dönitz[1]) erwähnt außerdem, daß die Injektion des Anästhetikums zwischen die Nervenwurzeln den Allgemeineffekt herabsetze, da es dort festgehalten wird, zum anderen aber lokale Reizerscheinungen an den Nervenstämmen auslösen solle.

Die Fehlerquellen.

Nachdem wir uns so die gebräuchliche Technik und die Operations-Anatomie unseres Gebietes klargemacht haben, werden wir im allgemeinen vor Fehlern bewahrt bleiben; sollten sie uns jedoch trotzdem unterlaufen, so müssen wir wissen, wie man ihnen am zweckmäßigsten begegnet.

1. *Die Nadel rutscht von der Mittellinie ab.*

Ein häufiges, auch dem Geübten hin und wieder vorkommendes Ereignis, dessen Erklärung wir in der Anatomie der unter 1, 2, 3 geschilderten Gebilde finden. Eine genaue Markierung der Mittellinie mit dem Zeigefinger der linken Hand, ein zielsicheres Auflegen der Nadel auf die Spitze dieses Zeigefingers und ein kräftiges Durchstoßen in dieser Richtung bewahrt uns davor. Wer die Operation mehrmals an der Leiche geübt hat, wird diesen Fehler an der Lebenden vermeiden.

2. *Die Nadel stößt auf Knochensubstanz.*

    a) Der Processus spinosus, der unterhalb der Einstichstelle gelegen ist, steigt leicht dachartig an. Auf den oberen Teil dieser ansteigenden Fläche kann die Nadel aufstoßen, einmal dann, wenn wir die Einstichstelle nicht unmittelbar unter dem oberhalb derselben gelegenen Processus wählen, sondern tiefer eingehen. Zum anderen dann, wenn wir den Rücken der Patientin nicht genügend beugen lassen. Durch die Beugung wird die ansteigende Fläche des Wirbeldornes mehr zu einer horizontalen. Die Ursachen dieses Fehlers lehren Sie am besten, wie man ihn vermeidet; hat man ihn aber begangen, so braucht man die Nadel nicht sofort herauszuziehen, sondern der Spitze nur eine mehr cranialwärts (d. h. nach oben) gerichtete Bewegung zu geben und der knöcherne Widerstand ist vermieden.

    b) Der Arcus vertebrae, dicht unterhalb der Stelle des Processus articularis superior, ist der Widerstand. Dann ist die Nadel nach lateralwärts abgewichen. Dieses Abweichen hat zwei Gründe, entweder ist gleich beim Einstich durch Abrutschen (vgl. Fehler 1) die falsche Richtung bedingt gewesen, oder aber die Patientin sitzt wohl gebeugt, aber schief. Durch Verschieben der Nadel nach der Mittellinie läßt sich dieser Fehler ausgleichen.

3. *Es blutet, ohne daß Liquor abläuft.*

Ein seltenes Ereignis, das ich aber mehrmals an der Leiche und auch an der Lebenden beobachten konnte. Jedenfalls befindet sich dann die Nadelspitze nicht im

---

1) Münch. med. Wochenschr. 1906. Nr. 28.

Subarachnoidalraum, denn sonst müßte auch Liquor ablaufen. Die Quellen dieses Blutes können folgende sein:

    a) Der Plexus venosus vertebralis posterior (s. externus), der auf der Rückseite der Wirbelbögen und zwischen den Processus gelegen ist.

    b) Der Plexus venosus vertebralis internus, der, wie erwähnt, zwischen den beiden Blättern der Dura, also außerhalb des Subarachnoidalraums gelegen ist.

    c) Muskelästchen des M. sacrospinalis, dessen Masse sich beiderseits neben den Processus erstreckt. (Nur bei seitlichem Abweichen!) Die Nadel wird herausgezogen und durch eine neue ersetzt, da kleine Gerinnsel in ihr sie oft verstopfen.

4. *Es blutet, aber gleichzeitig läuft Liquor ab.*

Hat man die Nadel, deren Spitze sich jetzt unbedingt im Subarachnoidalraum befinden muß, richtig eingeführt, d. h. hat man den Mandrin vor dem Durchstoßen der Dura entfernt, so kann diese Blutung nur aus dem Plexus venosus vertebralis internus stammen. Man läßt die Nadel ruhig liegen, schiebt sie ganz vorsichtig etwa 1 mm vor und wartet so lange, bis reiner Liquor abtropft. Keinesfalls injiziere man, so lange er blutig ist. Ist die Blutung andauernd, so nimmt man von der Lumbalanästhesie am besten Abstand. Infolge der Dünne und Weitmaschigkeit dieses Plexus ein äußerst seltenes Ereignis.

5. *Die Nadel befindet sich im Wirbelkanal, aber es läuft kein Liquor ab.*

Das kann zwei Ursachen haben; entweder die Nadel war richtig eingeführt, es lief Liquor ab und sie wurde beim Ansetzen der Spritze (was leicht passieren kann) millimeterweise tiefer geschoben, so daß sich eine Caudafaser davor gelegt hat, oder aber die Nadel wurde mit dem Mandrin armiert zu weit vorgeschoben und durch die gleiche Ursache verstopft. Bei der Lebenden äußert sich dieses Anstechen der Caudafasern in einem charakteristischen, äußerst starken Schmerzgefühl. — Am besten zieht man die Nadel aus dem Wirbelkanal zurück, befreit sie durch Einschieben des Mandrins von etwaigen Gewebspartikelchen und führt nun lege artis die Nadel mit entferntem Mandrin wiederum ein.

Kommt man mit den gegebenen einfachen Ratschlägen in besonderen, seltenen Fällen (Rückgratverkrümmungen, Kalkplatten in der Dura [Becker]) nicht schnell zu einem befriedigenden Abschluß, so zieht man die Punktionsnadel heraus, verklebt die kleine Wunde in der beschriebenen Art und Weise und leitet die Allgemeinnarkose ein.

Daß bei allen Manövern die strikteste Asepsis gewahrt werden muß, und daß man das Instrumentarium am besten in physiologischer Kochsalzlösung abzukochen hat, kann ich Ihnen in unserem Operationskurs ja nur sagen, ohne es üben zu können.

II. Vorlesung.
Die abdominalen lageverändernden Operationen.

Die Alexander-Adams'sche (Alquié-Aran'sche) Operation.
(Vgl. auch Tabellen I und II.)

Wir beginnen unsere Operationsübungen mit den abdominalen lageverändernden Operationen und besprechen von diesen zunächst die Alexander-Adams'sche Operation. (Bezüglich der Bezeichnung: Alquié-Aran'sche Operation vgl. Tabelle II am Schluß des Buches.)

Das Wesen dieser Operation besteht hauptsächlich darin, die Ligamenta rotunda außerhalb des Abdominalraumes im äußeren Leistenring aufzusuchen, dort also, wo sie dicht am Tuberculum pubicum in die Basis der großen Labien fächerförmig ausstrahlen, und durch Hervorziehen derselben aus dem Leistenkanal und durch ihre Verkürzung den Uterus in Anteflexionsstellung zu bringen.

War das Wesen der Operation die Lagekorrektur des Uterus durch die Ligamenta rotunda vom Leistenring aus, so ist die *Vorbedingung* dieser Operation die absolut sichere Diagnose der freien Beweglichkeit des Uterus. Die Anwendung der Alexander'schen Methode bei fixiertem Uterus ist wie die Anwendung der hohen Zange beim engen Becken durchaus zu verwerfen, dann paßt die Operation wie die Faust aufs Auge, doch darüber später.

Technik und Operations-Anatomie.

Da wir bei dieser Operation schichtenweise die einzelnen Gewebe durchtrennen, so werden wir die Anatomie dieses Gebietes, um Wiederholungen zu vermeiden, sofort bei den einzelnen technischen Maßnahmen zu besprechen haben. Der Klarheit halber werden wir diese Operationen wie die folgenden in einzelnen Operationsakten schildern.

Vorbereitung: Bevor wir eine Operation beginnen, ist es zweckmäßig, sein Instrumentarium und Nahtmaterial sich zurechtzulegen und auf seine Vollzähligkeit zu prüfen. Dem Geburtshelfer, der unter den elendesten Verhältnissen, oft ohne jegliche Assistenz, an das Operieren gewöhnt ist, wird das leicht fallen.

Wir werden sehen, daß wir bei den schwierigsten Operationen mit einem außerordentlich einfachen Instrumentarium auskommen werden; je weniger Spezialinstrumente, die meist nur ihrem Erfinder Freude machen, Sie gebrauchen, um so unabhängiger sind Sie von ihrem Handwerkszeug. Die einzelnen Instrumente, mit deren Handhabung Sie natürlich vollkommen vertraut sein müssen, werde ich Ihnen nach Möglichkeit nicht in den üblichen Klischees der Kataloge, also im Ruhezustand, sondern bei ihrem Gebrauch, also in Bewegung und Tätigkeit vorführen. Jetzt gebrauchen wir von Instrumenten und Nahtmaterial folgendes:

1. Ein bauchiges Skalpell (Fig. 6, 7, 12).
2. Drei bis sechs Kocher'sche Klemmen (14 cm lang). Dieselben sind an der Spitze der einen Branche mit einem Zähnchen versehen, das in eine entsprechende Lücke zwischen zwei weiteren Zähnchen der anderen Branche hineinpaßt. Hierdurch wird

Fig. 5.

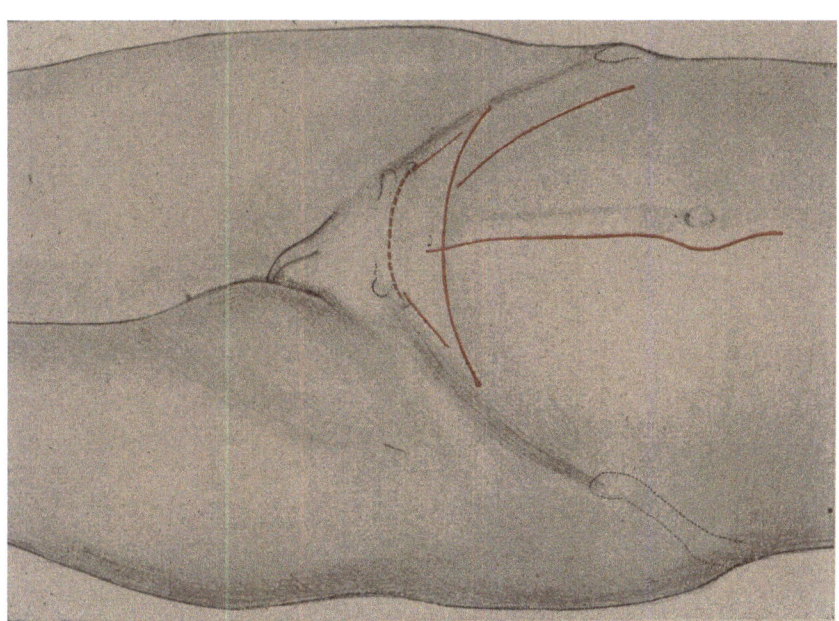

Uebersichtsskizze der hauptsächlichsten Bauchschnitte.
Akt nach der Lebenden, von der Seite gesehen.

ein Abrutschen von den Geweben vorzüglich vermieden. Andererseits liegt in diesen Zähnchen auch eine Gefahr, Nebenverletzungen zu machen (vgl. Fig. 56, 57). Wir werden häufig diese Klemmen als scharfe, im Gegensatz dazu die ohne Zähnchen als stumpfe Klemmen bezeichnen. Ihr Gebrauch ist bei unserer Technik ein außerordentlich großer; sie dienen als Gefäßklemmen, sie werden vor Anlegung von Massenligaturen gebraucht, sie ersetzen häufig die Pinzetten, da sie fest an den zu haltenden Geweben liegen infolge ihres Cremaillèrenverschlusses und nicht wie die Pinzetten eines fortwährenden Druckes benötigen, und schließlich sind sie die Instrumente par excellence zum Freilegen des Operationsterrains, da sie ohne das Gesichtsfeld zu beschränken und ohne wesentliche Gewebsläsion (man soll nicht an ihnen reißen, wie das junge Assistenten gern tun) das Wundgebiet freilegen. Voraussetzung ist natürlich, daß sie gut schließen und niemals von selbst aufspringen.

3. Drei bis sechs stumpfe Klemmen. Dieselben sind entweder genau so geschmiedet wie die unter 2. beschriebenen Kocher'schen Klemmen, nur daß ihnen die Zähnchen fehlen, oder aber der fassende Teil ist kurz, etwa 1 cm lang (nach Péan und Köberlé); vgl. hierzu Fig. 16.

4. Eine gerade (Fig. 14) und eine Cooper'sche Schere (Fig. 252) zeigt auch die richtige Haltung der Schere.

Fig. 6.

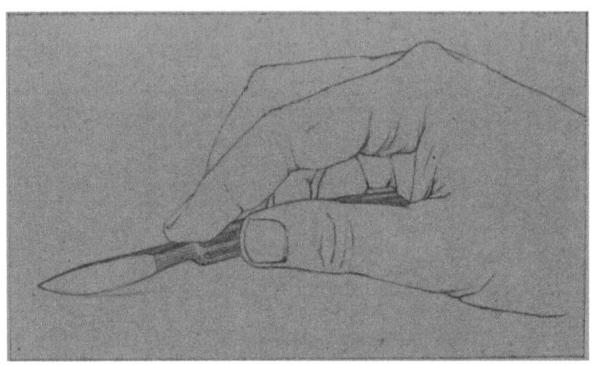

Richtige Messerhaltung.

Fig. 7.

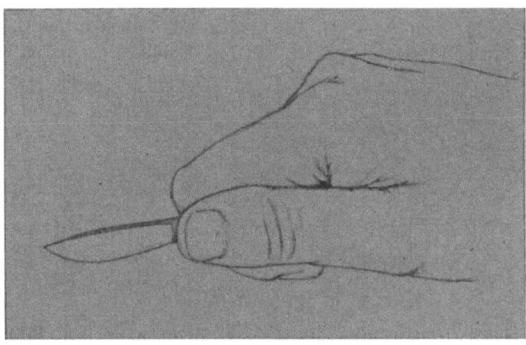

Falsche Messerhaltung.

5. Hegar'sche Nadelhalter mit Cremaillère (Fig. 27 ff.), die uns für alle Bauchhöhlen- und vaginalen Operationen als die besten erscheinen.

6. Mittelgroße, dreikantige, gekrümmte Nadeln (Fig. 27 ff.).

7. Chirurgische Pinzetten für die Klammernaht (Fig. 25 und 26).

8. Michel'sche Klammern, nebst der dazu gehörigen Pinzette, um sie anzulegen (Fig. 25).

9. Nahtmaterial: drei bis fünf Silkwormgutfäden zum Verschluß der Aponeurose des Obliquus externus und zur gleichzeitigen Fixation des Bandes. — Dronkes (Cöln)

Kumolkatgut nach Krönig, das trocken, aseptisch, zugfest ist und die Wunden nicht reizt, zur Unterbindung der Gefäße und zur Fettnaht. — Die Haut wird, wie schon erwähnt, mit Michel'chen Klammern verschlossen.

1. Akt: Lagerung, Schnittrichtung und Freilegen der Fascia subcutanea und der oberflächlichen Gefäße.

Beckenhochlagerung ist nicht unbedingt nötig, aber ganz erwünscht, da dann die Därme, die vor dem Uterus, zwischen diesem, der Blase und der vorderen Bauchwand liegen, zurücksinken.

Man tastet sich nun zunächst an der Schoßfuge als wichtigstem Orientierungspunkt für diese Operation das Tuberculum pubicum ab. Von diesem Punkt geht der Schnitt in der Richtung auf die Spina iliaca anterior superior parallel und fingerbreit oberhalb des Poupart'schen Bandes nach oben. Seine Länge schwankt je nach Uebung und Absicht des Operateurs von 3 bis 7 cm. Für Anfänger empfehlen sich immer große Schnitte mit guter Uebersicht. Jetzt nehmen wir das Messer richtig in die Hand, entweder in Schreibfederhaltung zwischen Daumen, Zeige- und Mittelfinger (Fig. 6), oder aber in Geigenbogenhaltung, besonders bei größeren Schnitten, zwischen den Daumen und den Kuppen der vier übrigen Finger. Höchst ungeschickt wirkt die falsche Messerhaltung, wie es Ihnen Fig. 7 zeigt; hier hat der Anfänger das Messer mit der vollen Faust gepackt, wahrscheinlich verleiten ihn dazu Reminiszenzen an den chirurgischen Operationskursus (Amputation von Extremitäten). Das Skalpell (am besten für diesen Zweck das leicht gebauchte; vgl. Fig. 12) soll niemals durch die Gewebe hindurch gedrückt, sondern mit sanftem Druck durch Zug seine Wirkung entfalten.

Nachdem so die Schnittrichtung bestimmt, das Messer richtig gehalten ist und der Schnitt durch Zug leicht und sicher die Haut und das subkutane Fettgewebe durchtrennt hat, liegt die Fascia superficialis vor uns (Fig. 8), unter dieser liegt dem Musculus obliquus externus noch die dünne Fascia spermatica externa (s. Cooperi) auf. Auf ihr verlaufen in dem tuberkulumwärts (distal und medial) gelegenen Wundwinkel ein oder mehrere Aeste der Vena pudenda externa, die ihr Blut in die Vena saphena magna ergießen. In dem proximal und lateral nach der Spina iliaca ant. sup. gelegenen Wundwinkel verlaufen die Vasa epigastrica superficialia, eine Arterie mit ein oder zwei Begleitvenen. Die Arterie entspringt aus der Arteria femoralis (Fig. 32) und zieht von hier aus mit der gleichnamigen Arterie der anderen Seite konvergierend in der Richtung auf den Nabel über die vordere Bauchwand. Die Vena epigastrica superficialis ergießt sich wie die Vena pudenda in die Vena saphena magna (Fig. 32).

Die Technik der Gefäßversorgung.

Wir haben nun drei verschiedene Möglichkeiten, mit diesen Gefäßen bei unserer Operation fertig zu werden:

1. Wir haben sie beim ersten Schnitt absichtlich oder unabsichtlich durchschnitten; dann klemmen wir sie sofort mit den bereitgehaltenen Kocher'schen Klemmen in gleich zu besprechender Art und Weise ab.

2. Wir haben sie beim ersten Schnitt geschont; dann klemmen wir sie zuerst distal und proximal ab (Fig. 8) und durchschneiden sie dann zwischen den Klemmen. Oder aber:

3. Wir wollen sie erhalten; dann müssen wir sie natürlich beim ersten Schnitt geschont haben. In diesem Falle nun legen wir den zweiten Schnitt, der die Fascia subcutanea und

die dünne, durchscheinende, vom äusseren Leistenring ausgehende Fascia cremasterica durchtrennt, innerhalb des Zwischenraumes dieser Gefäße an und schieben, wie es Ihnen die Figur 12 zeigt, mit dem Skalpellgriff die Gewebe stumpf von der Aponeurose des Obliquus externus ab.

Welche Methode wir auch immer anwenden — in unserer Darstellung haben wir die zweite als die häufigere gewählt —, immer kommt es darauf an, möglichst

Fig. 8.

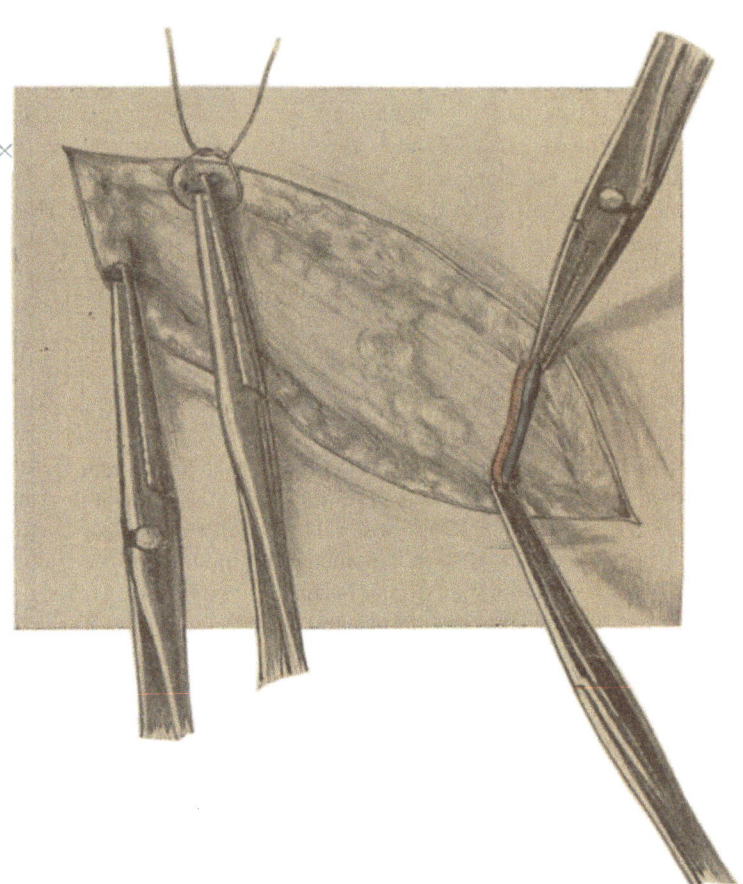

Erster Schnitt bei der Alexander-Adams'schen Operation. In Beckenhochlagerung gezeichnet. Rechte Seite.
Die Vasa epigastrica superficialia rechts prophylaktisch abgeklemmt, die Vasa pudenda externa abgeklemmt und durchschnitten. Die matte, mit Fetttraübchen bedeckte Fascia subcutanea ist freigelegt.
Das Kreuz (×) bezeichnet in dieser und allen folgenden Figuren die Lage des rechten Tuberculum pubicum.

blutleer zu operieren, da sonst gerade bei dieser Operation die topographischen Verhältnisse außerordentlich leicht verwischt werden.

Auch das Anlegen der Klemmen will geübt sein. Sie fassen die geschlossene Klemme wie eine Schere, indem sie den Daumen und den Mittelfinger in die Griffe, den Zeigefinger auf die Branchen legen; Sie öffnen die Klemme, indem Sie bei dieser

Haltung den Mittelfinger etwas volarwärts bewegen, dadurch das Cremaillèrenschloß öffnen und nun mit eben diesem Mittelfinger die äußere Branche nach außen ziehen. (Jedem Anfänger macht das zunächst Mühe, Sie müssen es aber so lange üben, bis Sie

Fig. 9.

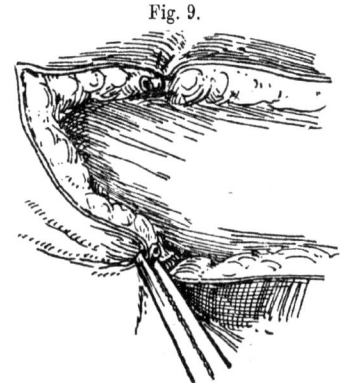

Falsches Abklemmen der Vena pudenda externa.
Die Haut ist am proximalen Schnittrande mitgeklemmt, am distalen mit in die Unterbindung eingeknotet.

Fig. 10.

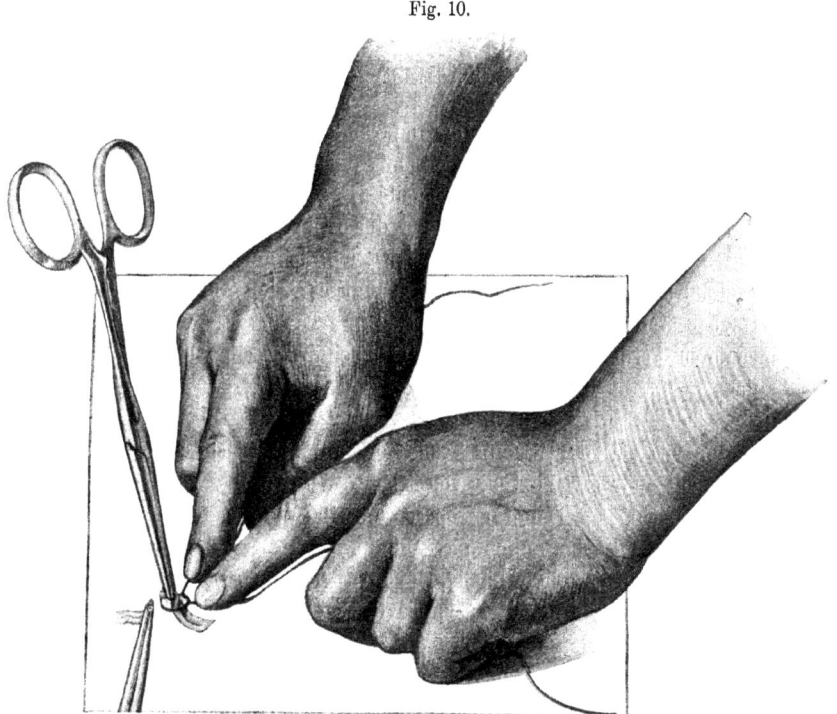

Die Klemme wird vom Assistenten hochgehalten, die Spitze etwas herausgedrückt.
Der Operateur legt die Unterbindung. Die Fäden werden kurz gehalten, um ein Abrutschen der Ligatur zu vermeiden.

es mit der linken Hand genau so gut können, wie mit der rechten.) Das Schließen der Klemme geschieht durch Druck mit dem Mittelfinger; ein dreimaliges leichtes Knacken belehrt den Operateur, daß die Klemme fest geschlossen. (Es befinden

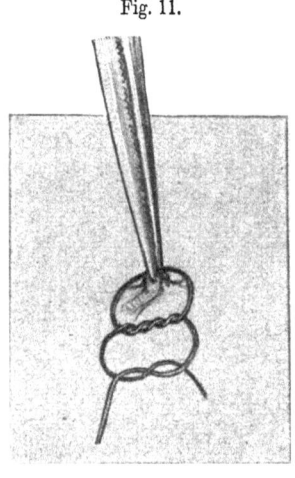

Fig. 11.
Der chirurgische Knoten.

sich 3 Vorsprünge an der Cremaillère, in die das Häkchen der Mittelfingerbranche einspringen muß.) Nachdem Sie nun das Oeffnen und Schließen der Klemme geübt haben, fassen Sie das Gefäß. Hierbei müssen Sie es durchaus vermeiden, die Haut miteinzuklemmen, wie es Ihnen Fig. 9 zeigt. Bei der nachherigen Unterbindung würden Sie dann die Haut mit einbinden und eine häßliche, durch die Einkrempelung der Haut unansehnliche Narbe bekommen. Die richtig angelegten Klemmen sehen Sie in Fig. 8. Am besten nehmen Sie jetzt sofort die Unterbindung der Gefäße mit dünnem Katgut vor, erstens um die störenden Instrumente aus dem Wundgebiet entfernen zu können, zweitens um Ihren Assistenten davor zu bewahren, daß er an den Klemmen im Drange der Geschäfte zieht, sie abreißt und dadurch ein nochmaliges Abklemmen nötig macht und einen Zeitverlust verursacht. Der Faden muß jenseits der Spitze der Klemme liegen; daraus folgt, daß der Assistent leicht die Spitze aus dem Wundgebiet herausdrücken muß. Dabei ist es hübsch und elegant, wenn sich der Assistent daran gewöhnt: jede Klemme 'so zu halten, wie sie angelegt ist, d. h. in unserem speziellen Falle die Klemmen des distalen Wundrandes in einem spitzen Winkel zur Haut distal zum Wundrande, die Klemmen des proximalen Wundrandes in einem spitzen Winkel zur proximal vom Wundrande gelegenen Haut. — Der Operateur legt zunächst den losen (d. h. den nicht mit der Nadel armierten) Faden unter die hängende Klemme und macht eine Fadenschleife (Fig. 8 u. 10), jetzt erhebt der Assistent die Klemme in dem geschilderten Sinne und der Operateur zieht, beide Zeigefinger an den Fadenenden, die innerhalb der Spitze der Klemme gelegene Schlinge zu (Fig. 10). Ist der einfache Knoten fest geschnürt, so genügt es; der Anfänger tut vielleicht gut, den chirurgischen Knoten, dessen Charakteristikum Sie in Fig. 11 sehen, anzuwenden. Nach dem Knoten werden die Fäden kurz abgeschnitten (Fig. 12).

2. Akt: Das Freilegen der Aponeurose des Obliquus externus.

Im allgemeinen soll der zweite Schnitt genau die gleiche Länge haben, wie der erste; er soll, mit anderen Worten, von einem Wundwinkel zum gegenüberliegenden reichen: man soll nicht „im Trichter" operieren. Bei den dünnen Gewebslamellen aber, wie wir sie hier in der Fascia subcutanea und in der äußerst zarten Fascia cremasterica vor uns haben, empfiehlt es sich häufig, davon Abstand zu nehmen, mit einem kleinen Schnitt die sehnig weißglänzende Aponeurose des Obliquus externus freizulegen und nun stumpf die genannten Faszien mit dem Skalpellgriff wie mit einem Spatel zur Seite zu schieben (Fig. 12). Jetzt liegt von einem Wundwinkel zum andern die Aponeurose des Obliquus externus frei vor uns. Sie muß — und das gilt besonders für den angehenden Operateur — so rein und weiß daliegen, wie im anatomischen Präparate (Fig 12). Wir drängen nun mit dem Skalpellgriff alles Fettgewebe tuberkulumwärts und entfernen dadurch ein kleines Fettklümpchen, das allgemein den Namen der Imlach'schen Fettklümpchen (nach Waldeyer fälschlich) führt. Nun liegt der Annulus inguinalis externus frei vor uns. Bläulich schimmert der Leistenkanal hindurch, lateral und medial begrenzt von dem Crus superius und inferius, überdeckt von den in unserem

Falle nur schwach entwickelten Fibrae intercolumnares (Fig. 13). Aber Sie dürfen nicht annehmen, daß sich Ihnen stets das gleiche Bild bietet; bei den vielen Leistenringen, die ich an der Leiche bei meinen Kursen, an der Lebenden bei Operationen und an meinen anatomischen Präparaten gesehen habe, gibt es alle möglichen Varianten

Fig. 12.

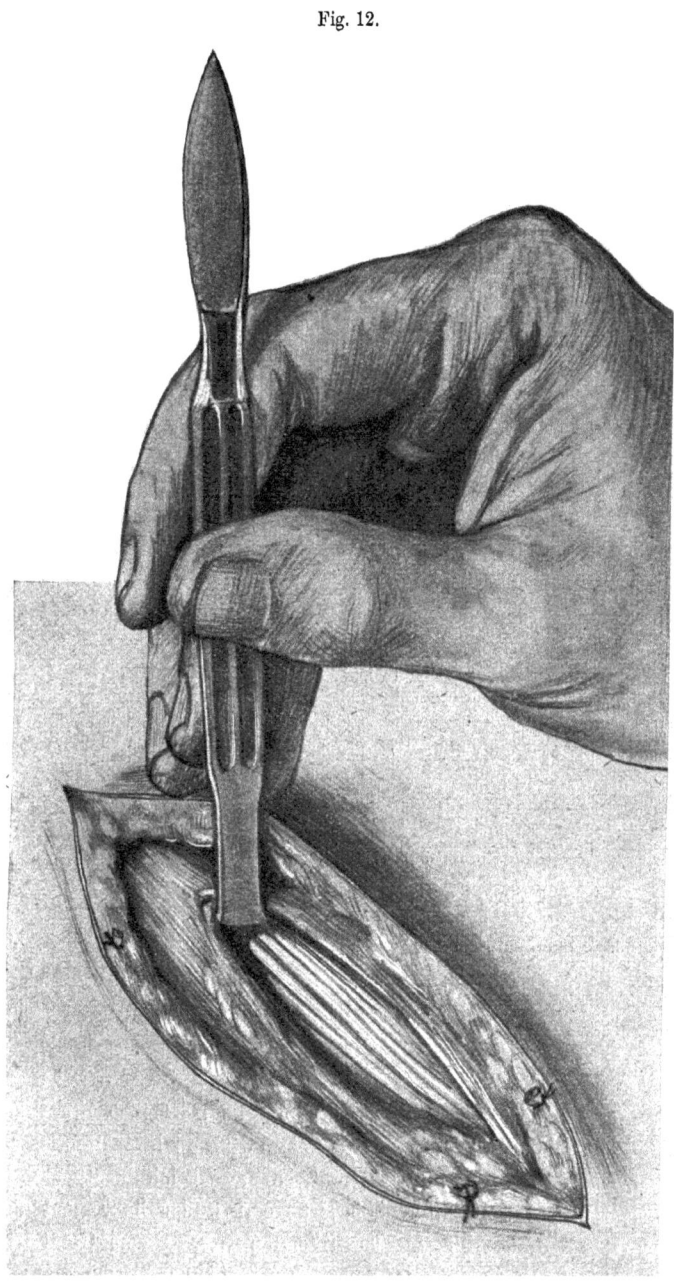

Nach einem kleinen Schnitt in die Fascia subcutanea wird diese mit dem Heft des Skalpells abgeschoben. Es erscheint die sehnig hellglänzende Aponeurose des M. obliquus externus.

und Verschiedenheiten. Fälle, wie Ihnen einen die Fig. 32 zeigt, in denen überhaupt präparatorisch kein eigentlicher Leistenring darzustellen ist, sind durchaus nicht selten. Hier muß Ihnen lediglich das Tuberculum pubicum und das sehr deutlich entwickelte Ligamentum inguinale Pouparti als Richtschnur dienen, außerdem das Gefühl des touchierenden Fingers, der erst das Tuberkulum abtastet und dann proximalwärts vor ihm selbst da den Eingang zum Leistenkanal fühlt, wo man ihn nicht zur Darstellung bringen kann. Wenn Sie sich bei der nachher zu beschreibenden Spaltung des Canalis inguinalis immer an das Tuberkulum halten und immer die Aponeurose

Fig. 13.

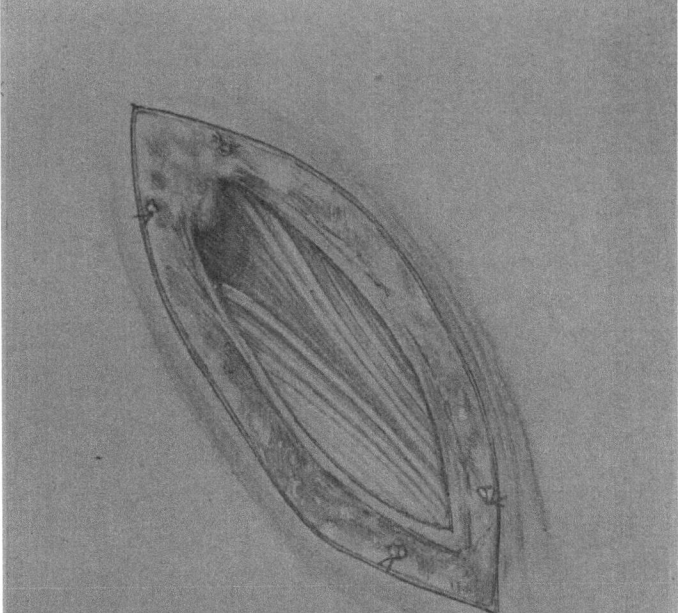

Jetzt ist der Leistenkanal freigelegt. Man sieht das Imlach'sche Fettträubchen zurückgeschoben. Der Annulus inguinalis externus ist deutlich sichtbar, ebenso das Crus superius und inferius, sowie die Fibrae intracolumnares.

parallel und proximal (besser als oberhalb, da es ja bei der Beckenhochlagerung eigentlich unterhalb heißen sollte) vom Ligamentum inguinale spalten, dann können Sie niemals fehlgehen. Vorzüglich entwickelte Leistenringe mit deutlichen Fettträubchen und deutlich sichtbaren Fibrae intercolumnares zeigt Ihnen die Figur 72.

Auf eine Betrachtung der hier austretenden Nerven und Gefäße und der Ausstrahlung des Bandes wollen wir verzichten, da wir prinzipiell den Kanal eröffnen und dann diese Gebilde schneller und besser übersehen, wie in diesem Stadium der Operation. Zum Präparieren ist jetzt keine Zeit, die Operation muß zu Ende geführt werden.

Die Verkürzung der Zeit bei der Operation bedeutet eine Verkürzung der Narkose, das sollte man nie vergessen!

3. Akt: Die Eröffnung des Leistenkanales.

Die Eröffnung des Leistenkanales hat erst dann zu erfolgen, wenn wir über seinen Situs uns völlig klar geworden sind. In den einfachen Fällen führt man die stumpfe Branche einer geraden Schere in den Annulus externus in der durch den bläulichen Schimmer gekennzeichneten Richtung etwa 3 bis 4 cm weit ein und eröffnet ihn in dieser Länge, wie es Ihnen Fig. 14 zeigt. Nach der Eröffnung wird nur der laterale Schnittrand und nur dieser mit einer Kocher'schen Klemme zart gefaßt und lateralwärts gezogen (Fig. 15). Ich halte gerade die Beachtung dieser einfachsten Maßnahme für wichtig, da durch den Zug an dem medialen Schnittrande, wie man sich überzeugen kann, das wichtigste Element unserer Operation, das

Fig. 14.

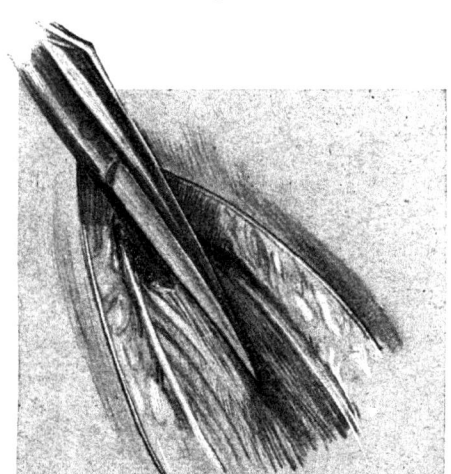

Die stumpfe Branche einer geraden Schere wird in-den Leistenkanal eingeführt.

Ligamentum rotundum, aus seinem für den Operateur so bequemen Lager an dem lateralen Rande des Leistenkanales nach medial verzogen wird. Vor allen Dingen ist jetzt aber ein Herumtasten in dem zarten Wundgebiet mit dem Finger zu widerraten. Es genügt, daß die kleinen Muskelvenen des Obliquus internus oder die kleinen Aeste der das Band begleitenden Venae spermaticae externae (Venae ligamenti rotundi externae) verletzt werden, um die ganze Topographie zu verwischen, das Band durch das ausgetretene Blut auch nach sorgfältigem Tupfen rot zu färben und ihm damit seine hauptsächlichste Eigenart zu nehmen, seine Farbe, durch die es sich von dem lateralen Muskelrand des Obliquus internus unterscheidet.

Die Venae spermaticae[1] externae, die am Bande entlang einen feinen Plexus bilden, haben operativ wenig Interesse, mehr hingegen vom anatomischen Gesichtspunkt.

---

[1] Bei Besprechung der Vasa spermatica externa werde ich von meinen Hörern stets gefragt, warum es nicht die Vasa spermatica interna sind, die durch den Leistenkanal ziehen. Die Vasa spermatica interna des Weibes sind aber die Vasa ovarica, die durch das Ligamentum infundibulopelvicum zum Ovarium ziehen. Für die Anatomie der weiblichen Sexualorgane wäre es zweckmäßiger,

Sie bilden nämlich eine Anastomose der Uterinvenen mit den Venen der vorderen Bauchwand (Vena pudenda externa zur Vena saphena magna) und den Venen der großen Labien (zur Vena pudenda communis s. interna).

Die Arteria spermatica externa ist ebenfalls ein kleines, operativ unwichtiges Gefäß. Sie entspringt aus der Arteria epigastrica inferior, die ihrerseits mit der Arteria epigastrica superior a. d. Arteria mammaria interna a. d. Arteria subclavia entspringt; dadurch ist eine arterielle Anastomose zwischen der Iliaca externa und der Subclavia gegeben.

Fig. 15.

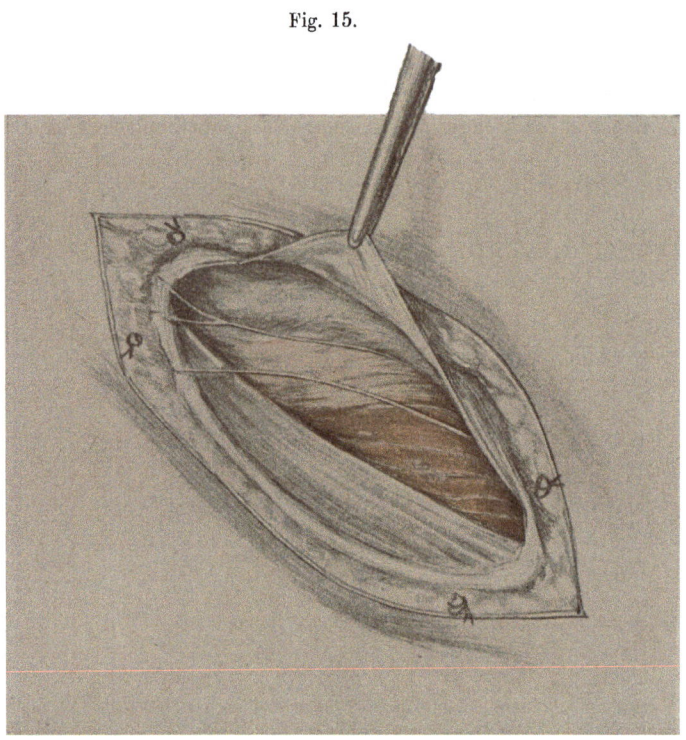

Der Leistenkanal ist eröffnet. Der laterale Schnittrand der Aponeurose mit einer Klemme gefaßt. Unter diesem Schnittrand, am meisten also lateral, liegt das Ligamentum rotundum. Bezüglich der übrigen anatomischen Gebilde vgl. Text S. 23 ff.

Diese kleinen Gefäße kommen nun zunächst dem Operateur, der chirurgisch, d. h. anatomisch, vorgeht, gar nicht zu Gesicht (Fig. 15), mußten aber als Quellen eventueller Blutung bei unsachgemäßem Vorgehen Erwähnung finden. Statt dessen sieht der Operateur einen oder zwei feine Nerven über das Wundgebiet verlaufen, die ihm gewissermaßen als Piloten zur Auffindung des Ligamentum rotundum dienen können. Es sind dieses der seltener sichtbar werdende Nervus ilio-inguinalis und der stets

---

ebenso wie man nicht von den Vasa penis, sondern von den Vasa clitoridis spricht, den Namen der Vasa „spermatica" ganz fallen zu lassen und (ebenso wie man schon jetzt die interna mit Ovarica bezeichnet) die externa mit dem Namen Vasa ligamenta rotundi externa klarer zu bezeichnen. (Externa, da sie mit einem Ramus aus der A. uterina, den man dann als A. lig. rotundi interna bezeichnen müßte, anastomosieren.)

Fig. 16.

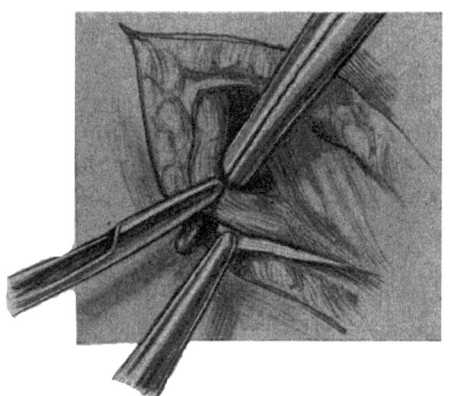

Das Band wird an seinem distalen Ende stumpf isoliert.

demonstrierbare Nervus spermaticus externus. Der Nervus ilio-inguinalis liegt, wie es Ihnen unsere Fig. 15 zeigt, auf dem Musculus obliquus internus und durchbohrt die Aponeurose des Obliquus externus in seinem Crus superius, er tritt also medial vom Annulus externus aus. Daher kann er bei der Operation leicht geschont werden. Anders liegen die Verhältnisse in operativer Hinsicht für den Nervus spermaticus externus. Er kommt aus dem Plexus lumbalis, wie der vorige und nimmt seinen Ursprung aus dem Nervus genito-cruralis (genito-femoralis) gemeinsam mit dem Nervus lumbo-inguinalis; während der letztere aber unterhalb des Poupart'schen Bandes in der Gegend der Fovea ovalis zur Haut geht, gesellt sich der Nervus spermaticus externus dem Ligamentum rotundum zu und liegt nun dicht neben diesem. Seine Lage zum Bande ist eine wechselnde; meist liegt er im ganzen Verlauf lateral neben diesem und tritt auch lateralwärts am Leistenring aus (Waldeyer); in unserem Falle (Fig. 15) aber sehen wir ihn unter dem Bande nach medialwärts herüberziehen und auch medialwärts den Leistenring verlassen. Seiner Lage nach ist beim Vorziehen des Bandes dieser Nerv kaum vor Verletzungen zu schützen, und deshalb resezieren wir ihn am besten mit der Schere, um nachherige Neuralgien (wenn er eingenäht wird) zu vermeiden. (Betreffs dieser Neuralgien ist anatomisch zu bemerken, daß das Versorgungsgebiet dieses Nerven ein wechselndes ist; bei schwacher Entwicklung versorgt er nur den beim Weibe kaum sichtbaren Musculus cremaster und einen kleinen Hautbezirk um den äußeren Leistenring; ist er aber stark entwickelt, so kann er die Funktion des Nervus ilio-inguinalis ganz oder teilweise auf sich nehmen, die großen Schamlippen und die angrenzende Schenkelfläche mit seinen Fäserchen versorgen.)

Nachdem wir uns nun des längeren mit den Gefäßen und Nerven unseres Gebietes beschäftigt haben, dürfen wir ein Gebilde nicht außer acht lassen, das ist der Musculus cremaster. Dem gleichnamigen Muskel beim Manne entsprechend ist er beim Weibe funktionslos und deshalb zu einem unscheinbaren Gebilde geworden. Für den Operateur hat er in einigen Fällen etwas Mißliches; da er nämlich aus gestreiften Muskelfasern besteht und dem Bande in seiner Peripherie anliegt, so verleiht er ihm nicht selten ein rotes, muskelfaserähnliches Aussehen, so daß man dann — wenn man sich nur an das Aussehen, nicht an die Topographie hält — das Band leicht mit einer zum Obliquus internus gehörigen Muskelfaser verwechseln kann. (Siehe auch unter „Fehlerquellen".)

Und nun sind wir bei dem Ligamentum rotundum angelangt, das der Anfänger oft erst nach langem Suchen findet, obwohl seine Lage stets eine klar gegebene, unwechselbare ist. Das Band befindet sich nämlich immer in der am weitesten lateral gelegenen Partie des Leistenkanales. Diese laterale Partie, das eigentliche Lager unseres Bandes, wird von folgenden Gewebselementen gebildet:

1. Den aponeurotischen Fasern des M. obliquus externus, den der Leistenkanal ja durchbohrt.

2. Den Fasern des Ligamentum inguinale Pouparti, insbesondere von dem Ligamentum inguinale reflexum (Collesi).

3. Der Fascia transversalis, die gewissermaßen den ganzen Leistenkanal „austapeziert" (Broesike).

Der Musculus obliquus internus hat nur insofern einen beim Weibe unerheblichen Anteil, als er die oben erwähnten Muskelfasern als M. cremaster zur Peripherie des Bandes schickt. Der M. transversus geht mit seinen Sehnenfasern bogenförmig über den Leistenkanal hinweg. Mit ihren Aponeurosen beteiligen sich jedoch beide an der Bildung der hinteren Wand des Kanales.

Für die Technik des Aufsuchens des Bandes merke man sich demnach kurz folgendes: Nach Eröffnung des Canalis inguinalis betrachte man die vorliegenden Gebilde ruhig und zielbewußt (Fig. 15), sieht man das Band — was der Geübte wohl in den meisten Fällen tun wird — gut, sieht man das Band nicht, auch kein Fehler! Dann erfaßt man die in dem beschriebenen lateralen Lager befindlichen Gebilde mit einer stumpfen Klemme (Fig. 16) und hebt sie sämtlich hoch und isoliert sie mit einem stumpfen Instrument, einer Klemme, einer Cooper'schen Schere oder einer Hohlsonde so völlig aus ihrem Lager, daß die laterale und untere Partie des Kanales wie frei präpariert erscheint. Es leuchtet nun nach den anatomischen Vorbesprechungen ohne weiteres ein, daß sich das Band jetzt unbedingt in der stumpfen Klemme befinden muß. Nun nimmt man diese durch die Unterminierung geschaffene Gewebsschlinge auf den Zeigefinger der linken Hand und jetzt sieht auch der Ungeübte neben dem deutlich erkennbaren Nerven und dem Fett und Bindegewebe des Leistenkanales das rundliche, aus Bindegewebsfasern, elastischen Elementen und Kremasterfibrillen gebildete, fast drehrunde, hier noch ziemlich dünne Band vor sich, über das kleine, vorhin beschriebene, Gefäße verlaufen.

Jetzt ist die Hauptschwierigkeit der Operation überwunden und es erfolgt nun das Vorziehen und Verkürzen des Ligamentum rotundum.

4. Akt: Das Vorziehen und Verkürzen des Bandes. Der Processus vaginalis peritonei.

Das Vorziehen des Bandes hat langsam und ruhig zu geschehen, sonst reißen dünne Bänder allzu leicht ab. Der Anfänger ersetzt die Klemme am besten durch den Zeigefinger der linken Hand, wie es Ihnen die Figg. 19 und 20 zeigen. Wollen Sie aber lieber eine Klemme nehmen, so wählen Sie eine solche ohne Zähnchen an der Spitze; sind Sie auf eine Kocher'sche Klemme angewiesen, so fassen Sie das Band so, daß die Zähnchen über dasselbe hinweggreifen (Fig. 17), nicht so, daß die Zähnchen in die Substanz des Bandes zu liegen kommen, diese zerfasernd (Fig. 18). Und nun wird so lange langsam und stetig das Band entwickelt, bis deutlich der Peritonealkegel des Processus vaginalis peritonei sichtbar wird. [Ein Maß in Zentimetern anzugeben ist nicht möglich, da die Länge des Bandes und die vorher bestehende Stellung des Uterus zur vorderen Bauchwand wechselt[1]).]

Der Processus vaginalis peritonei stellt eine kleine säckchenartige Vorstülpung des Peritoneums dar. Wie er aber beim Manne das Vas deferens nicht umgreift, so umgibt er — wie man bei der Operation, wenn man nicht Zeit hat, darauf zu achten, anzunehmen geneigt ist — nicht das Band, sondern liegt ihm an seiner

---

1) Das gerade ist der Vorteil des Tuberkulum-Schnittes, auf den ich Sie schon jetzt aufmerksam machen möchte, daß man unter Leitung des Auges die richtige Lage des Uterus kontrollieren kann.

Fig. 17.

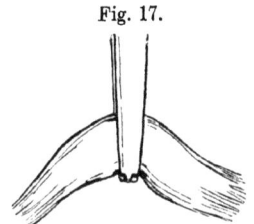

Richtiges Erfassen des Bandes mit einer Kocher'schen Klemme: Die Zähnchen liegen unterhalb des Bandes.

vorderen und oberen Seite nur an. Das schlechthin von den Gynäkologen als Processus angesprochene Gebilde, das Sie in der Fig. 19 so sehen, wie es sich uns bei der Operation darstellt, ist anatomisch weit komplizierter zu erklären. Hierzu aber ist es nötig, Ihnen an der Hand eines Präparates meiner Sammlung die Verhältnisse zu demonstrieren (Fig. 45). Unterhalb des wirklichen Processus vaginalis peritonei senkt sich das Band, von innen her betrachtet, in den Leistenkanal, und man kann deutlich den nach oben und lateral konkaven Einstülpungstrichter der Fascia transversalis erkennen. Diesen Einstülpungstrichter bezeichnet Henle als Plica semilunaris fasciae transversalis. Dieser Einstülpungstrichter muß unbedingt unserem starken Zug bei der Operation folgen und er tut dieses nicht nur, sondern zieht auch das ihn überdeckende Peritoneum in diesen artifiziellen Trichter hinein. Der Processus peritonei aber zieht gleichfalls das umliegende Bauchfell mit sich hinein, und zwar so sehr, daß die als Plica transversa beschriebene, quer über die Blase verlaufende Bauchfellfalte stark gespannt, wie ein zweites Ligament den Weg in den künstlichen Trichter antritt. Diese Verhältnisse sehen Sie in Fig. 36 (linke Seite) dargestellt. Die Partie oben und vorn von dem Bande ist das Bereich des Processus, die Partie lateral und unten von ihm das Bereich der Plica semilunaris fasciae transversalis (Henle). Und noch besser werden Sie diese viel zu wenig beachteten Verhältnisse verstehen, wenn Sie die nach Fig. 36 hergestellte Skizze, Fig. 37, betrachten. Hier bedeutet 5. die Einstülpungsstelle der Plica semilunaris: Fascia transversalis + Peritoneum; 8. die Einstülpungsstelle des Processus + Peritoneum (insbesondere das Ligamentum transversum vesicae).

Jetzt erst wird Ihnen anatomisch richtig der weitere Gang der Operation, insbesondere das Abschiebungsmanöver des Trichters klar sein. Wir werden zunächst versuchen, den Processus stumpf zurückzuschieben; gelingt das nicht, so werden wir, wie in dem dargestellten Falle (Fig. 19), es scharf tun, indem wir den Processus mit einer Klemme anheben und ihn parallel zum Bande mit einer Cooperschen Schere leicht einknipsen; jetzt läßt sich der Processus leicht zurückschieben (Fig. 20). Das gleiche hat aber auch an der medialen und hinteren Wand des Bandes zu geschehen, wenn wir dort nicht einen Locus minoris resistentiae für eine künftige Hernienbildung befürchten wollen. (Siehe auch in dem Kapitel über Bauchhernien.)

5. *Akt: Die Fixation des Bandes, der Verschluß des Leistenkanales und der Bauchwunde.* (Besprechung kleiner Technizismen der Naht.)

Ueber die Anlegung der Naht brauche ich jetzt nur noch wenige Worte zu machen und kann im wesentlichen auf unsere Dar-

Fig. 18.

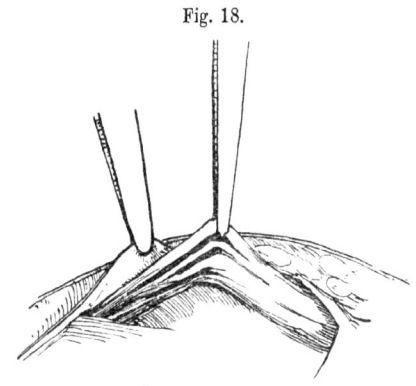

Falsches Erfassen des Bandes mit einer Kocher'schen Klemme: Die Zähnchen liegen im Bande und zerfasern es beim Anziehen der Klemme.

stellungen verweisen. Einzelheiten über die Technik allgemeiner Natur sollen erst am Schluß dieses Aktes besprochen werden, um den Gang der Operation nicht zu stören.

Die das Band fixierenden und die Aponeurose des Obliquus verschließenden Nähte sind Fäden aus Silkwormgut. Sie bestehen aus dem erstarrten Spinnsaft, der

Fig. 19.

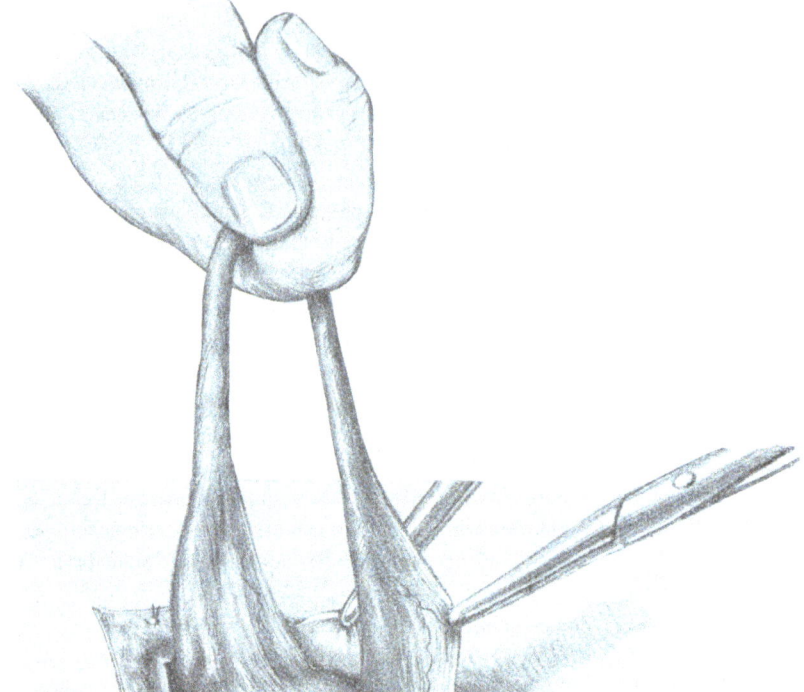

Das Band ist vorgezogen. Der Processus vaginalis peritonei, von einer stumpfen Klemme gefaßt und angezogen, ist deutlich sichtbar.

aus den Spinngefäßen der Seidenraupe stammt. Sie sind glatt, imbibitionsunfähig und leicht in Wasser und strömendem Dampf zu sterilisieren, außerdem haben sie eine erhebliche Zugfestigkeit. (Ich gebrauchte sie bis jetzt ausschließlich, weil ich gerade bei

Seidenligaturen hier und da Fadeneiterungen gesehen habe. Die Ursache scheint mir — wenigstens habe ich es bei meiner Dreitupferprobe[1]) öfters gesehen — in zwei Momenten zu liegen: erstens in der rauheren Oberfläche des Seidenfadens, an dem leichter Gewebspartikelchen haften bleiben und somit auch leichter Keime in die Tiefe transportiert werden können; zweitens in der Imbibitionsfähigkeit des Seidenfadens,

Fig. 20.

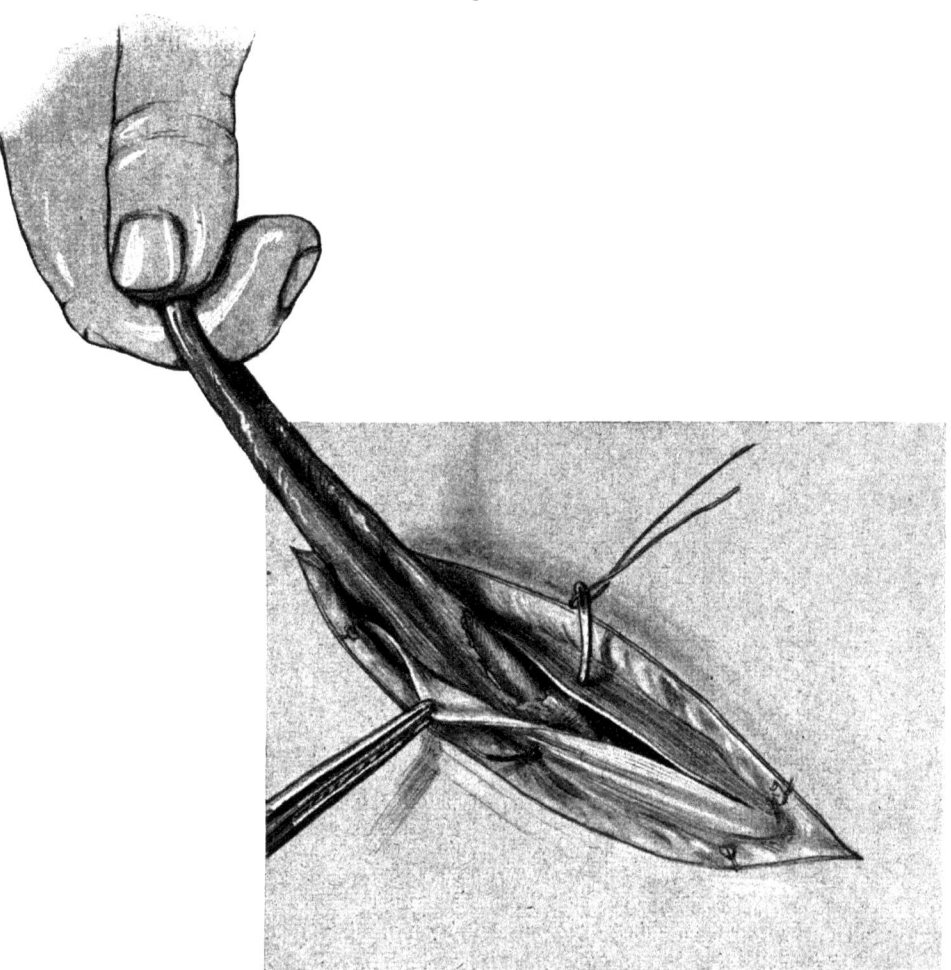

Der Peritonealkegel (Processus vaginalis) ist parallel dem Bande eingeschnitten und zurückgeschoben. Das Band wird angezogen und fixiert. Die Nadel geht von dem einen Aponeurosenwundrand zum anderen, indem sie den Peritonealkegel und das Band mitfaßt.

der demnach feucht in dem Nahtkanal liegt und den Keimen bessere Lebensbedingungen dadurch gewähren muß, als der nicht imbibitionsfähige, glatte Silkfaden.) In der letzten Zeit habe ich auch zur Fixation des Bandes Kumolkatgut (Dronke Nr. 4) verwandt, nachdem ich bei 2 Fällen Fadeneiterungen auch bei Benutzung von Silk gesehen

---

1) Tabellen zu klinisch-bakteriologischen Untersuchungen für Chirurgen und Gynäkologen nebst einer kurzen Anleitung zur Ausführung der Dreitupferprobe. Derselbe Verlag. 1909.

habe. Die Zeit ist jedoch zu kurz, als daß ich schon jetzt ein definitives Urteil über die Brauchbarkeit des Katgut für diesen Zweck aussprechen könnte.

Der erste Faden faßt die laterale Schnittfläche der Obliquusaponeurose, dann das Band, den M. obliquus internus und die mediale Schnittfläche der Aponeurose (Fig..20). Ein vorheriges Annähen der Muskulatur (M. obliquus internus und transversus) an das Ligamentum inguinale, wie beim Bassini, kann gemacht werden, erscheint mir aber nach meinen Erfahrungen für nicht unbedingt nötig.

War der Processus vorher eröffnet, so schließt man ihn anatomisch, indem man ihn mit einem Katgutfaden an das Band befestigt.

In der gleichen Weise werden die weiteren Fixations- und Verschlußfäden angelegt; man hat stets darauf zu achten, daß das Ligament durchstochen und nicht

Fig. 21.

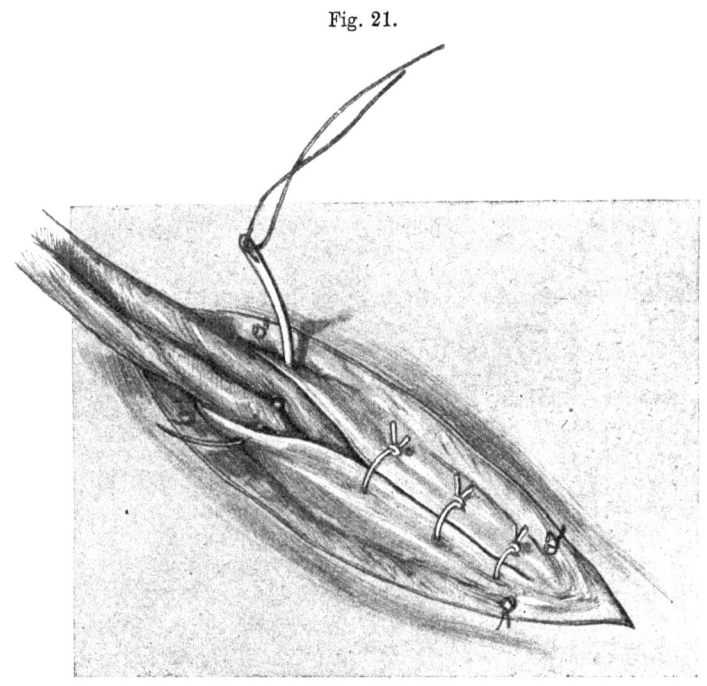

Fortsetzung der Naht.

umstochen wird, da es sonst nekrotisch werden muß. In unserem Falle wurden zur Fixation des Bandes mittels Durchstechung 2 Fäden verwandt, während der 3. Faden nach Vereinigung der aponeurotischen Wundränder (Fig. 22) um die beiden Schenkel des Bandes herumgelegt und geknotet wird, gleichsam als wollte man ein Gefäß unterbinden. Nach der Unterbindung werden beide Schenkel abgeschnitten und der Stumpf liegt nun als feste Pelotte im Annulus externus (Fig. 23); andere Operateure schneiden das Band nicht ab, sondern befestigen es auf der Aponeurose[1]). (In einem Fall von Inguinalhernie sind wir in ähnlicher Weise vorgegangen; vgl. die Vorlesung über Hernien, Fig. 222.) 2 bis 3 weitere Silkfäden dienen lediglich zum Verschluß des oberhalb (proximalwärts) gelegenen Aponeurosenspaltes, sind also keine Fixationsfäden mehr (Fig. 20, 21, 22).

---

1) Solms kürzt die Bänder nicht, sondern vereinigt sie miteinander. (Zentralbl. f. Gyn., 1919, Nr. 3.)

Da wir die Hautgefäße gleich unterbunden haben, brauchen wir es jetzt nicht zu tun und können sofort mit der Fettnaht fortfahren. Reden wir schlechthin von der Fettnaht, so haben wir gleichwohl nicht nur die Naht des Fettgewebes, sondern mit ihm die Naht der Fascia subcutanea zu verstehen (die zarte Fascia cremasterica bleibt unberücksichtigt). Diese Nähte, wie die meisten bei unseren gynäkologischen Operationen (ausgenommen die Fixationsnähte: Silk; Hautnähte: Michel'sche Klammern, Silk, Aluminium-Bronzedraht; Darmnähte: feinste Seide), bestehen aus Katgut. Wir gebrauchen das selbst nach der Vorschrift von Krönig hergestellte, trockene, aseptische (nicht antiseptische!), nicht reizende und zugfeste Kumolkatgut. Die Nähte werden

Fig. 22.

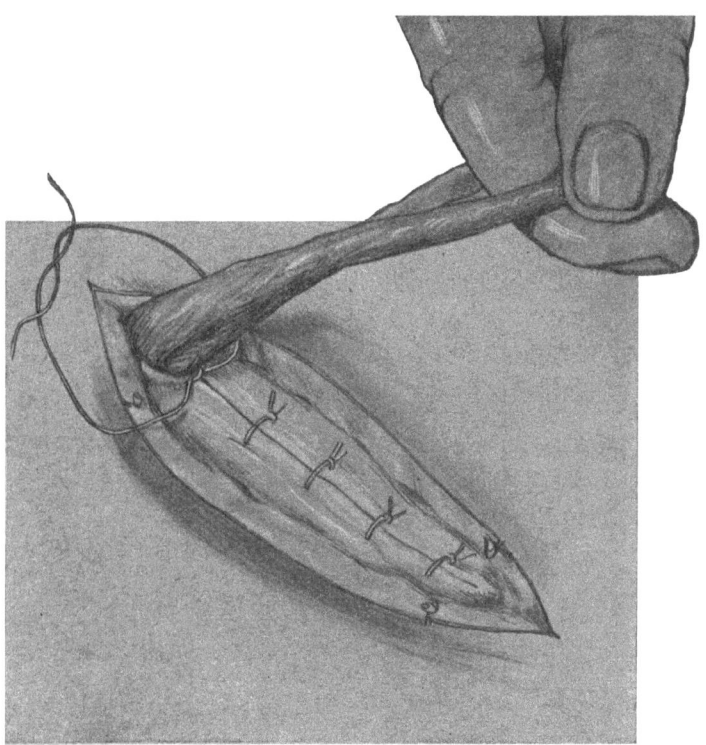

Die Versorgung des Ligamentum rotundum. Der letzte Fixationsfaden wird zu seiner Unterbindung verwandt.

alle erst durch die beschriebenen anatomischen Gebilde hindurchgelegt und dann der besseren Adaption und Uebersicht wegen hintereinander geknotet (Fig. 24).

Nun folgt die Hautnaht. Die Adaption der Wundränder ist hier außerordentlich einfach, da der Schnitt in die von Langer studierten Spaltrichtungen der Haut fällt (Fig. 42). Der Assistent hält mit zwei chirurgischen Pinzetten die Wundränder zusammen, der Operateur preßt sie einfach mit den Michel'schen Klemmen zusammen (Fig. 25). Ein einfacher Mull-Heftpflaster(Leukoplast)-Verband bedeckt die vorher mit Alkohol gereinigte Wunde, und die Operation ist beendet. Wie ich mich selbst überzeugen konnte, sind die alten Serres fines, deren sich schon Walter Ryff im Jahre

Fig. 23.

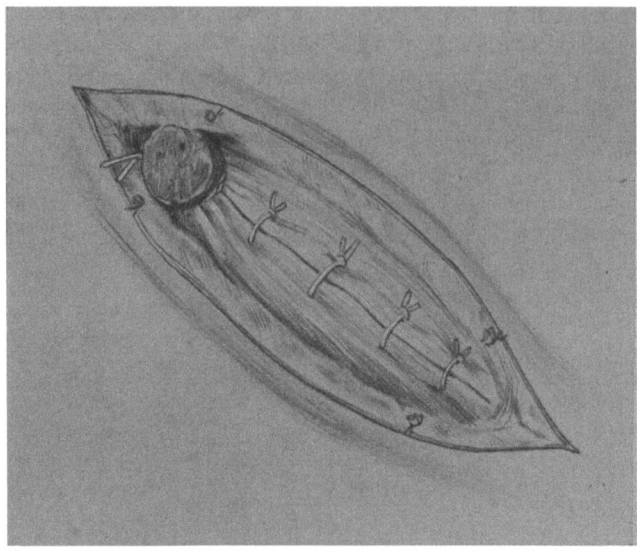

Die Naht ist beendet. Der Ligamentstumpf dient als Pelotte.

Fig. 24.

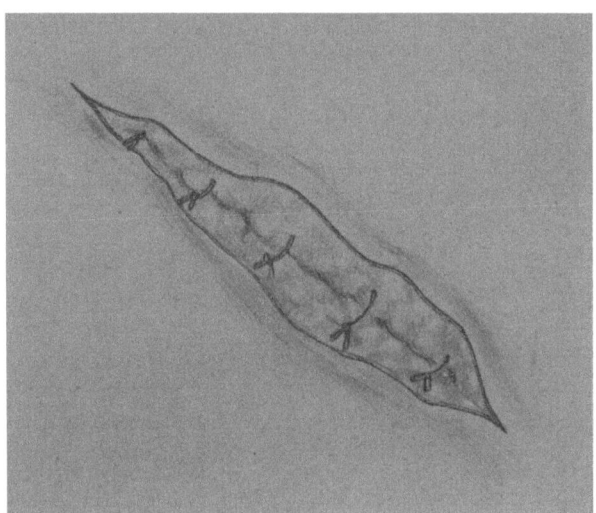

Die Fettnaht mit Katgutknopfnähten.

1545 bediente, als sehr brauchbare Wundklammern zu empfehlen. Von Herff[1], der sie in verbesserter Form wieder einführte und neuerdings empfahl, hebt folgende Vorteile von ihnen vor den Michel'schen Klammern hervor:

---

1) Münch. med. Wochenschr. Nr. 24. 1910.

„Der Hauptvorzug der neuen Agraffen beruht in ihrer außerordentlich raschen und leichten Entfernbarkeit ohne jede Belästigung der Kranken". Das Anlegen kann ohne besondere Instrumente erfolgen. Der Preis der einzelnen Agraffe gestaltet sich im Vergleich zu den Michel'schen Klammern, da man sie 30—50 mal hintereinander anwenden kann, etwa wie 0,6 : 2,8 Pfennigen.

Ueber das Aussehen und das Anlegen der von Herff'schen Serres fines orientiert Sie ohne weiteres die Fig. 26.

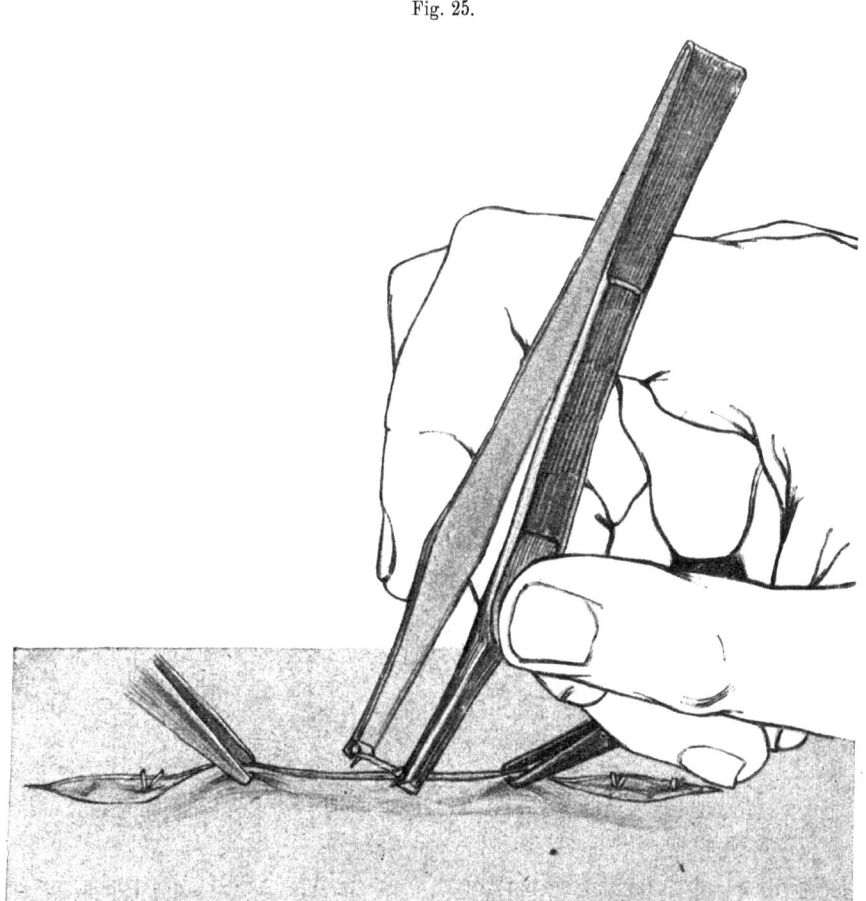

Fig. 25.

Das Anlegen der Michel'schen Klemmen (Hautnaht).

Technische Winke zur Anlegung der Naht.

Bevor wir uns jedoch zur Besprechung der Fehlerquellen dieser Operation wenden, müssen wir einige Uebungen und kritische Bemerkungen über die Anlegung der Naht machen. Wer gut näht, der operiert nicht nur schnell, sondern auch exakt, und wer schnell und exakt operiert, dessen Operierte haben eine gute und glatte Wundheilung.

Wir benutzen zu allen unseren Operationen den Hegar'schen Nadelhalter (Fig. 27 ff.). Er erscheint uns als der einfachste und beste, gleich befähigt für oberflächliche Nähte wie hier, als auch für Nähte in der Tiefe des Abdomens und der Scheide. Bei oberflächlichen Nähten fassen wir ihn kurz in Schreibfederhaltung, nachdem wir ihn vorher durch Schließen der Cremaillère mit der Nadel (Fig. 27 ff.; siehe auch Figg. 20 u. 21) armiert haben. Die Nadel soll dicht am Oehr gefaßt werden, um die Krümmung auszunutzen. Der Faden soll nicht auf beiden Seiten gleich lang sein, sondern soll nur etwa 7 bis 9 cm durch das Oehr geführt werden. Um ein zu frühes Herausrutschen zu vermeiden, wird er nach dem Einfädeln am Oehr etwas abgeknickt. Führt man den Faden nämlich zu lang durch das Oehr, so hat man nachher Mühe, ihn aus der Wunde herauszuziehen, was nicht elegant aussieht und die Operation verlängert. (Es ist für den Anfänger zweckmäßig, sich diese Handhabung, die nach Akten in den Figuren 27 bis 30 dargestellt ist, genau einzuüben!) Die Nadelspitze steht zuerst nahezu senkrecht

Fig. 26.

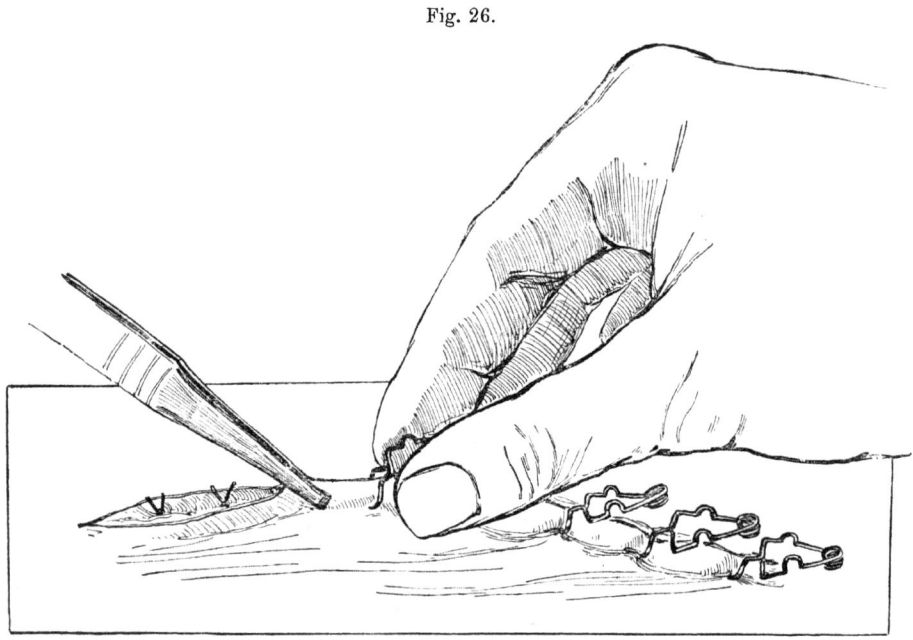

Das Anlegen der Serres fines (Hautnaht).

zu dem zu durchstechenden Gewebe (Fig. 27). Jetzt beschreibt die Hand im Handgelenk einen Bogen, so daß der Beschauer die Vola manus sieht, und durchsticht die Gewebe (Fig. 28). Nun gehen Daumen und Mittelfinger in die Griffe des Nadelhalters, öffnen das Schloß in der Art und Weise, wie wir das Oeffnen und Schließen der ebenfalls mit Cremaillère versehenen Klemmen schon geübt haben (S. 18). Der Operateur faßt nun die den zweiten Wundrand überragende Nadel (nicht die Spitze, die bricht dann ab, nicht mit der Hand, das sieht schlecht aus und durchlöchert den Handschuh; das einzige, was dem Ungeübten erlaubt ist, ist die Nadel mit einer anatomischen Pinzette festzuhalten, doch auch das ist überflüssig und unnötig), der Operateur faßt also die Nadel mit dem geöffneten Nadelhalter (Fig. 29), schließt das Schloß (Fig. 30) wieder und zieht die Nadel mitsamt dem Faden so durch die Wunde, daß der Faden aus dem Nadelöhr herausgleitet und nun geknotet werden kann. Die leere Nadel aber befindet sich fest im Nadelhalter, wo sie hingehört. Nichts ist in den Operationskursen gefährlicher und bei den Operationen an der Lebenden nicht minder, wenn der Ungeübte die nicht armierte Nadel auf dem Operationsterrain herumliegen läßt. Verletzungen des Assistenten und des Operateurs können die Folge sein, und bei Laparotomien kann

Fig. 27.

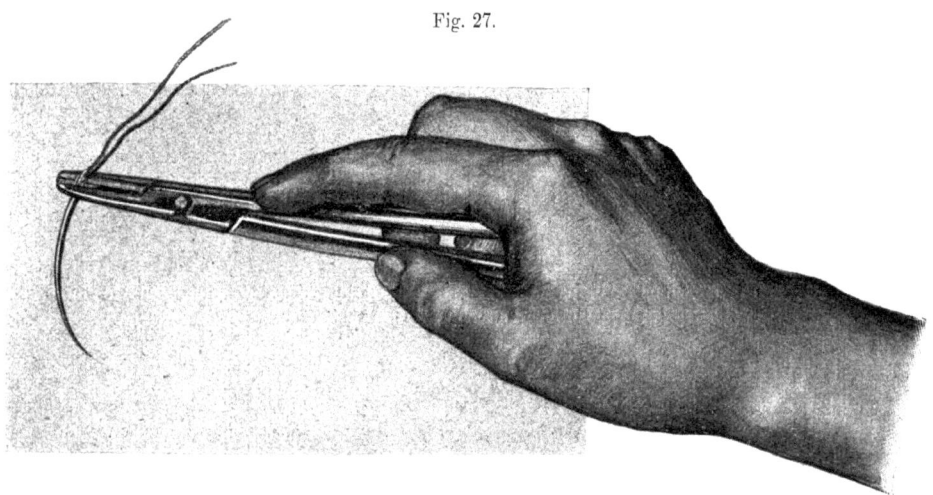

Die richtige Haltung des Hegar'schen Nadelhalters (I. Akt). Die Spitze der Nadel trifft das Gewebe nahezu senkrecht.

Fig. 28.

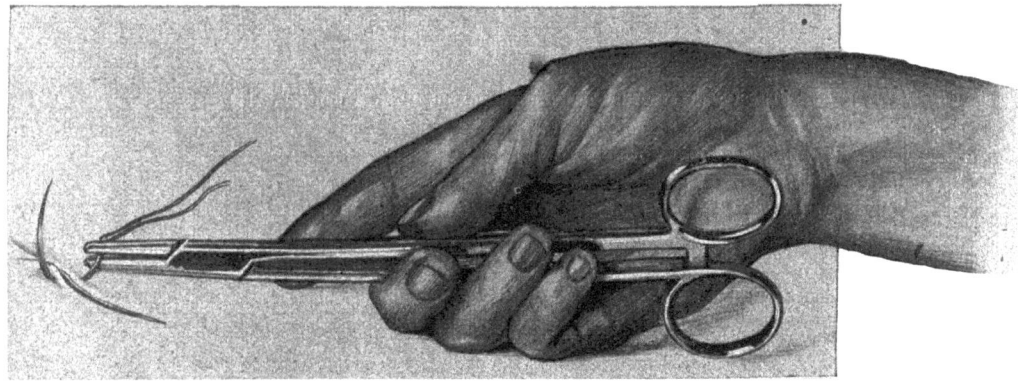

Das Dorsum manus ist nach außen gedreht. Die Nadel hat die Gewebe durchbohrt (II. Akt).

die Nadel plötzlich im Bauchraum verschwinden. Merken Sie sich also, beim Einführen wie beim Herausnehmen gehört die Nadel in den geschlossenen Nadelhalter.

Die Figur 31 schließlich stellt Ihnen das Herausführen der Nadel durch einen Ungeübten vor. Die Handstellung ist so gezwungen und häßlich, daß man kaum glauben kann, daß sie instinktiv so eingenommen wird. Und doch sehe ich das in

Fig. 29.

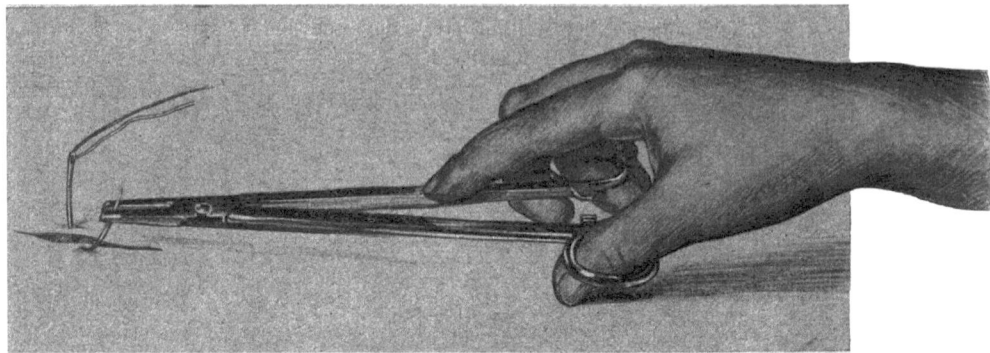

Der Nadelhalter wird im Schloß geöffnet und erfaßt die Nadel jetzt an der Spitze, um sie durch das Gewebe zu ziehen (III. Akt).

Fig. 30.

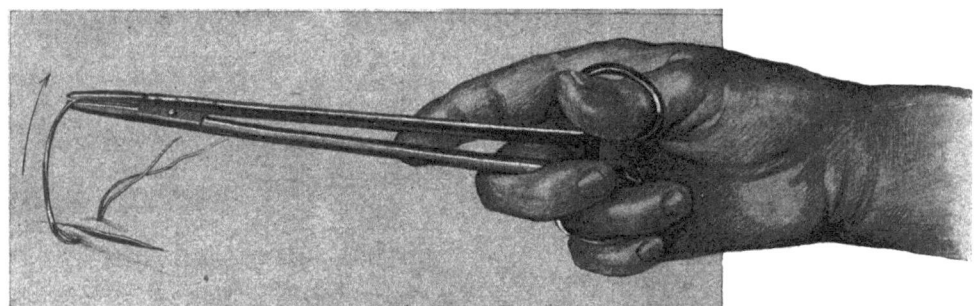

Hierbei rotiert wieder das Dorsum manus nach außen (IV. Akt).

Fig. 31.

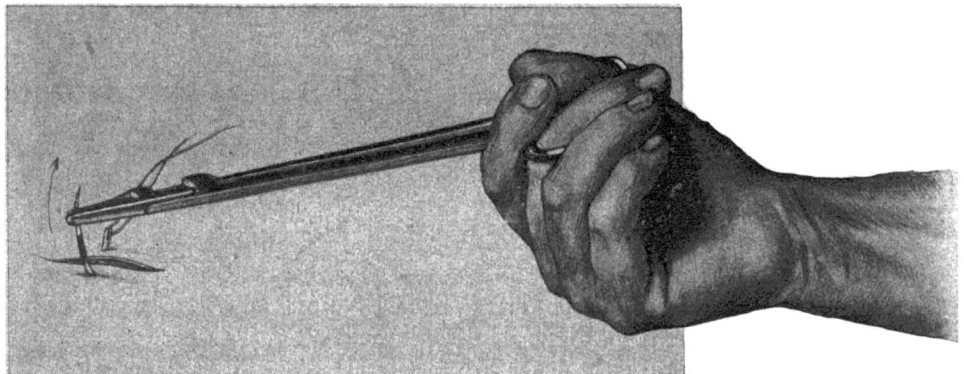

Falsche Haltung des Nadelhalters beim Herausziehen der Nadel. Man vergleiche diese Figur mit Figur 30 und beobachte das Ungeschickte und Unnatürliche dieser Handhaltung.

jedem Studenten-, in jedem Aerztekursus. Wenn Sie sich bei ihren eigenen Uebungen genau beobachten, werden Sie an sich selbst die dargestellte, häßlich und ungeschickt wirkende Handstellung beobachten können.

Ueber das nun folgende Knoten des Fadens kann ich auf S. 20 verweisen. Wer fest und sicher den einfachen Knoten anlegen kann, wer weiß, daß die Fadenenden nach dem Anlegen der ersten Schlinge fest — nicht lose — zu halten sind, kommt wie wir damit aus, wer nicht sicher ist, gebrauche den chirurgischen Knoten. Die Knoten sollen nicht auf, sondern neben dem Gewebsspalt, den wir schließen wollen, liegen (Fig. 21, 22, 23).

Ueber die Entwicklung der Operation und die Modifikationen einzelner Operateure siehe Tabelle II am Schluß unserer Vorlesungen.

III. Vorlesung.

Fehlerquellen und Operations-Pathologie der Alexander-Adams'schen Operation.

Die Fehlerquellen bei der Alexander-Adams'schen Operation.

1. *Der Operateur findet das Band überhaupt nicht.*

Dieser Fehler kann nur dem nicht geschulten Operateur passieren. Die Alexander-Adams'sche Operation ist aber, wie ich mich immer und immer wieder in meinen Kursen überzeugen konnte, eine für den Anfänger gerade in diesem Punkte schwierige Operation. Wir haben die erste Fehlerquelle schon S. 18 besprochen: das blutige Operieren, wobei sich dann alle Gewebsteile rot färben und mancher Operateur in Unkenntnis der Anatomie bald hier, bald dort an irgend einer Gewebsfaser zieht und reißt und schließlich in dem blutig imbibierten und zerfetzten Gewebe das Band doch nicht findet.

Aber die Anatomie selbst stellt dem Anfänger oft und gern ein Bein. Das sind die Fälle, in denen — einen solchen sehen Sie in Fig. 15 dargestellt — an das Band nicht die roten Muskelfasern des M. obliquus internus, sondern seine hellweißen aponeurotischen Elemente angrenzen. Wer sich dann anstatt auf die Topographie auf die Farbe des Bandes verläßt, der erfaßt die aponeurotischen Fasern, zieht an ihnen und reißt sie natürlich ab. In seltenen Fällen kann umgekehrt das Band rosa aussehen, besonders bei stärkerer Entwicklung der Kremasterfasern und daneben können die hellen aponeurotischen Fasern des Obliquus internus wie das Band wirken. Dabei läßt man jedoch außer acht, daß das Band stets lateral, niemals medial vom Muskel gelegen ist. — Auch den Nervus spermaticus externus habe ich für das Band halten sehen, ebenso die Innenfläche des Ligamentum Pouparti. Das Gefährliche aller dieser falschen Manipulationen ist, daß sie meist mit einem gewissen Elan der Unsicherheit ausgeführt werden, daß dabei das echte Band, das ja der Operateur nicht sieht, aufgefasert wird, und nachher selbst von dem Geübten nicht mehr, im Leistenkanal wenigstens, zu finden ist. Diese Fehlerquellen kann man aus leicht ersichtlichen Gründen wirklich studieren nur an der Leiche und es ist jedem Anfänger zu raten, erst dort seine ersten Versuche zu machen. Interessant dürfte es sein, daß in meinen Kursen — obwohl ich bei jeder Leiche zunächst und immer wiederholt einen Alexander-Adams machen lasse — am Schlusse des Kurses nur etwa 45 pCt. aller Herren gut und sicher anatomisch geschult das Band zu finden imstande sind.

2. *Das Band reißt ab.*

Dieses Ereignis kann in dreierlei Momenten beruhen:
 a) besondere Dünne und Zerreißbarkeit des Bandes (bei Leichen, bei Virgines, bei Infantilismus, bei Nulliparen);
 b) das Band ist von normaler Stärke, wird aber durch unsachgemäßes Vorgehen aufgefasert;
 c) der Uterus ist fixiert, einmal durch Adhäsionsbildungen, zum anderen durch eine gewisse Rigidität seines Bandapparates, des Ligamentum latum (Lig. cardinale) und der sakro-uterinen Falten, sowie auch der Scheide; letzteres findet sich nicht selten bei der Retroflexio congenita der Virgines.

ad a) In solchen Fällen muß man von vornherein mit besonderer Vorsicht vorgehen und trotzdem kann es selbst dem Geübtesten, wie ich nicht selten gesehen und an mir selbst erfahren habe, passieren, daß das Band abreißt. Ich habe, seitdem ich anatomisch darauf achte, häufig gesehen, daß das Band statt erst außerhalb des Annulus fächerförmig auszustrahlen, dieses in solchen schwierigen Fällen schon im Leistenkanal tut. Droht es abzureißen, dann wird man den abdominalwärts gelegenen Teil meist noch durch schnelles Anlegen einer stumpfen Klemme vor dem endgültigen Verschwinden retten können. Man merke sich das eine, daß selbst das dünnste Band im intraabdominalen Teil dick und kräftig und zur Fixation geeignet ist. Für den im Leistenkanal gelegenen Teil paßt demnach die anatomische Bezeichnung: Ligamentum teres, für den intraabdominalen Teil die Bezeichnung: Ligamentum rotundum.

ad b) Das unsachgemäße Vorgehen kann in dreierlei Momenten bestehen:
 α) bei unanatomischem Suchen und Reißen an anderen Gewebselementen wird das Band zerrissen (Fehlerquelle 1, siehe dort).
 β) durch zu kräftiges, unvorsichtiges Ziehen wird es abgerissen: non vi sed arte!
 γ) es wird durch Erfassen mit einer scharfen Klemme das Band zerfasert (vgl. Fig. 18, Text S. 26).

ad c) Hier liegt der Fehler in einer schlechten Indikationsstellung: nur der völlig bewegliche Uterus kann durch Zug an den Bändern richtig gelagert werden. Hat man bei der bimanuellen Untersuchung das Gefühl, daß der Uterus zwar zu anteflektieren ist, aber zurückfedert, dann soll man diese Operation nicht ausführen[1]; mehr als viele Worte werden Sie die Präparate (Figg. 36, 38, 40 u. 41) überzeugen, die ich Ihnen im operations-pathologischen Teile unserer Besprechungen demonstrieren werde.

3. *Es entsteht eine starke Blutung.*

Vorausgesetzt, daß die Hautgefäße lege artis unterbunden sind, kann dieselbe nicht aus den Vasa spermatica externa stammen, dieselben sind an Kaliber zu klein. Ich selbst habe mehrfach im Kurse bei Anfängern, die sich selbst überlassen waren, gesehen, daß sie die Vasa epigastrica inferiora angerissen oder bei der Naht angestochen haben, und wir müssen uns daher noch ganz kurz über ihre Lage zum Leistenkanal und zum Ligamentum rotundum orientieren. Die Vasa epigastrica inferiora (die bekanntlich aus den Vasa iliaca externa stammen) kreuzen das Band ungefähr in der Mitte zwischen äußerem und innerem Leistenring (man hat sich daher immer mehr zum Annulus externus und lateralwärts bei seinen Manipulationen zu halten und die Mitte zu meiden!) und sind von ihm nur durch die Fascia transversalis getrennt;

---

[1] In solchen Fällen tritt der Tuberkulumschnitt (siehe dort) in seine Rechte.

zwischen dieser und dem Peritoneum verlaufen sie nach oben konvergierend zum Nabel (Fig. 45). Bei sachgemäßem Vorgehen kommen sie dem Operateur nicht zu Gesicht. Hat man sie aber verletzt, so sucht man sie abzuklemmen (mit stumpfen Klemmen, um das Peritoneum zu schonen) und zu unterbinden; wegen der Anastomosenbildung mit der Mammaria interna hat dieses doppelt, sowohl am distalen wie am proximalen Ende, zu geschehen.

Fig. 32.

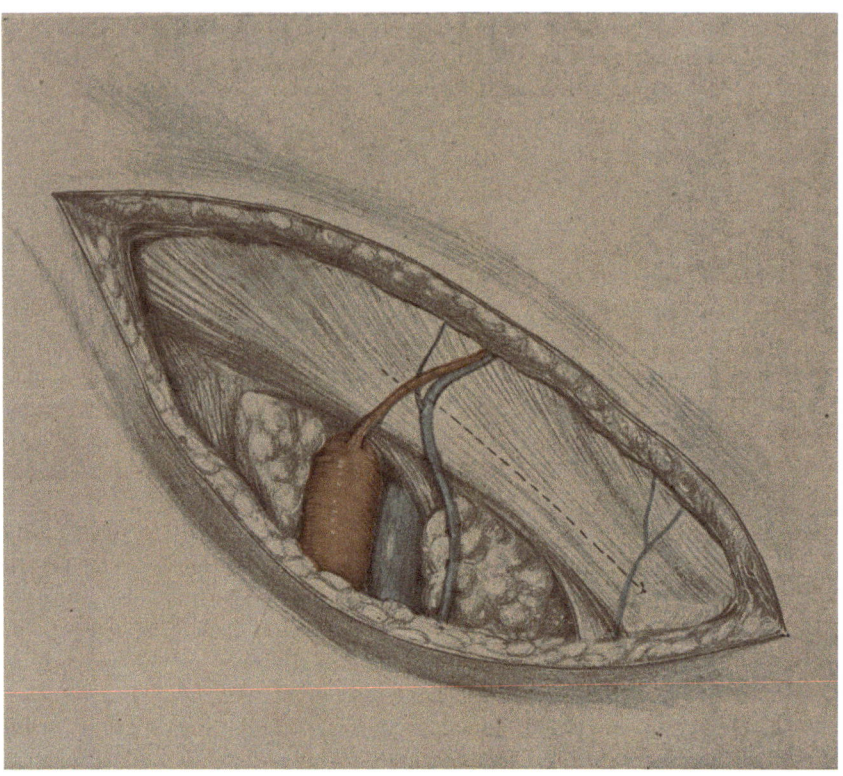

Durch eine falsche Schnittführung ist die Gegend unterhalb des Poupart'schen Bandes freigelegt. Die richtige Schnittführung ist punktiert angedeutet. Man beachte an diesem Präparat, daß kein deutlich ausgeprägter Leistenring und Leistenkanal zu sehen ist.
Dieses Präparat ist nicht in Beckenhochlagerung gezeichnet.

4. *Fehler, die durch eine falsche Schnittrichtung bedingt sind.*

a) Der Schnitt wird oberhalb, proximalwärts vom Leistenkanal angelegt. — Dieser Fehler ist weder schlimm, noch irreparabel. Man präpariert die Aponeurose einfach bis zum Leistenkanal nach lateralwärts ab und findet nun die beschriebenen Gebilde in dem uns bekannten Situs;

b) der Schnitt fällt unterhalb (distalwärts) des Ligamentum inguinale (Pouparti). — Dieser Fehler ist schwerwiegend, und man muß ihn kennen, um ihn zu vermeiden. Ich sah ihn einmal von einem mir bekannten Operateur an der Lebenden begehen, öfter aber in den Operationskursen an der Leiche. — Auch hier kommen wir am schnellsten zum Verständnis der Gefährlichkeit der Situation, wenn wir uns die anatomischen Gebilde unterhalb des Ligamentum Pouparti klar machen. (Eine genauere anatomische Darstellung dieser für die Operation der Schenkelhernien besonders wichtigen Gegend finden Sie in der Vorlesung über diesen Gegenstand.)

Das Präparat, das ich Ihnen hier zeigen kann (Fig. 32), habe ich unmittelbar nach einer Kursstunde so freigelegt, wie es der betreffende Kursist aus Unachtsamkeit damals gemacht hatte. Es zeigt Ihnen zunächst rechts unten das Tuberculum pubicum durchschimmern (es ist das einzige Präparat, welches nicht in Beckenhochlagerung gezeichnet ist!), von diesem schräg nach oben, lateralwärts zum Wundwinkel verlaufend, das Ligamentum inguinale Pouparti; diesem parallel und oberhalb sehen Sie eine punktierte Linie, die Lage des Canalis inguinalis bezeichnend. Der Irrtum des Operateurs war teils wenigstens verzeihlich: **Es ist ein Fall, in dem von einer sichtbaren Kanalbildung (Crus superius, Crus inferius, Fibrae intercolumnares, Imlach's sches Fettträubchen) nichts zu sehen ist.** Sie sehen die Ihnen bekannnten Gefäße, die Vasa epigastrica lateral und die Vena pudenda medial, die punktierte Linie (den Leistenkanal) kreuzen. Unterhalb des Poupart'schen Bandes die Basis des Schenkeldreiecks medial, am Tuberculum also, begrenzt von dem Ligamentum lacunare (Gimbernati), das Sie unwillkürlich an das den unteren und lateralen Rand des Leistenkanales bildende Ligamentum reflexum (Collesi) erinnert (vgl. S. 26). Lateral das Ligamentum ileopectineum, dasselbe ist ein Verstärkungsstreifen der Fascia iliaca. Es stellt die Wand zwischen der lateral gelegenen Lacuna musculorum (es treten hindurch. der M. iliacus internus, der M. psoas major und der Nervus femoralis) und der medial davon gelegenen Lacuna vasorum (für die Arteria femoralis lateral, die Vena femoralis medial). Zwischen der Vena femoralis und dem Ligamentum lacunare ist hier ein größerer Raum als gewöhnlich (beim Weibe stets größer als beim Manne, da der Raum von Spina ant. sup. bis zum Tuberculum pubicum, über den ja das Poupart'sche Band hinzieht, beim Weibe größer ist als beim Manne). Es ist die Stelle des inneren Schenkelringes, Annulus cruralis internus. Dieser Raum ist, wie Sie sehen, von Fett, Bindegewebe und Lymphdrüsen (Rosenmüller'sche Drüse) ausgefüllt und stellt die Eintrittspforte der Schenkelbrüche dar. Die tiefer liegende Fossa ovalis, die Einmündungsstelle der Vena saphena, ist nicht mehr freigelegt. Die Lacuna musculorum ist nicht eröffnet und daher der Nervus femoralis nicht zu sehen.

Ein Blick auf das Präparat (Fig. 32) zeigt Ihnen ohne weiteres die großen Gefahren, die den im Dunkeln tastenden Operateur hier bedrohen, insbesondere die Gefahr der Blutung aus den großen Gefäßstämmen, Luftembolie u. s. f. Aber auch der Nervus cruralis, so sicher in seiner Lacuna musculorum gelagert, ist für einige nicht sicher genug geborgen. Ich erinnere mich eines Falles, wo er glücklicherweise mit Katgut unterbunden wurde und die Patientin dann lange Zeit an „hysterischen" Lähmungen litt.

Ohne erschöpfend zu sein, wollen wir jetzt die „Fehlerquellen" verlassen und uns dem interessantesten Kapitel unserer Operation, der „Operations-Pathologie", zuwenden.

Operations-Pathologie.

Um entscheiden zu können, ob die Verkürzung der Ligamenta rotunda eine im physiologischen Sinne richtige Operation darstellt, müssen wir uns über die physiologische Bedeutung dieser Bänder klar werden. Seit dem Erscheinen des die „Anatomie und Aetiologie der Genitalprolapse beim Weibe" betitelten, grundlegenden Werkes von

Halban und Tandler habe ich sowohl an der Lebenden bei Laparotomien, wie an der Leiche mir selbst ein Urteil über die Bedeutung der Ligamenta rotunda für die Normallage des Uterus zu verschaffen gesucht. Ich komme, um das gleich vorweg zu sagen, zu demselben Resultat, wie diese beiden Forscher: **Die Ligamenta rotunda haben weder für die normale Lage der Gebärmutter eine Bedeutung, noch sind sie imstande, einen nennenswerten Einfluß auf die Suspension des**

Fig. 33.

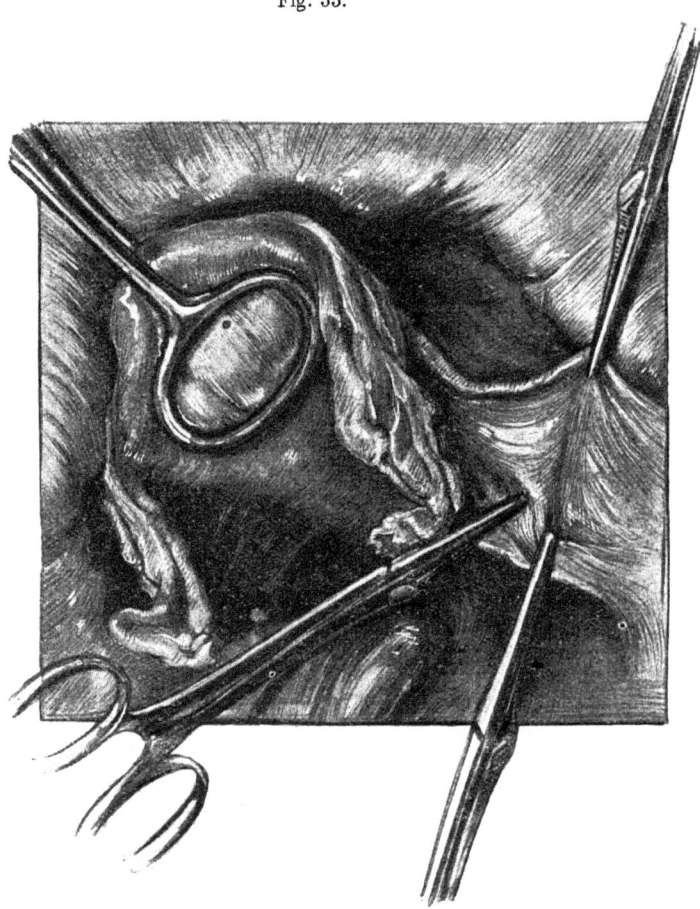

Trotz starken Zuges am Uterusfundus mit der Mainzer'schen Zange liegt das Ligamentum rotundum der rechten Seite locker da und wird mit einer Klemme erhoben. Das Ligamentum infundibulo-pelvicum ist stark gespannt (Beckenhochlagerung).

Uterus zu entfalten,[1]). Uebrigens hat schon Kocks in seinem 1880 erschienenen Werke „Lage und Gestalt des Uterus" des genaueren auf den Unwert des Ligamentum rotundum hingewiesen (l. c. S. 51).

---

[1]) E. Martin in seinem Atlas (l. c.) 1911: Für uns hat also das Lig. rotundum einen funktionellen Wert nur in der ersten Entwickelungsperiode, um den Fundus an die vordere Bauchwand zu heften, und dann am Schluß der Schwangerschaft, um den Fundus uteri während der Wehentätigkeit wie durch 2 feste Stränge an das knöcherne Becken zu befestigen (S. 66).

Ich bin nun in der Lage, meine Herren, Sie an einer Reihe von Versuchen und Präparaten zu befähigen, sich selbst ein Urteil über die Berechtigung dieser Ansicht zu bilden. Da man bei Untersuchungen an der Leiche mit Recht den Einwand der postmortalen Erschlaffung einwerfen könnte, beginnen wir mit einem einfachen Experiment an der Lebenden, das man bei jeder Totalexstirpation ausführen kann: Wir fassen den Uterus mit einer stumpfen Klemme (Fig. 33) und bringen ihn in stärkste Anteflexioversio-Stellung, indem wir ihn gleichzeitig nach links herüberziehen (Sinistro-latero-positio) nebst leichter Torsio. (Dieses Bild ist, wie die meisten Bilder unseres Buches, in

Fig. 34.

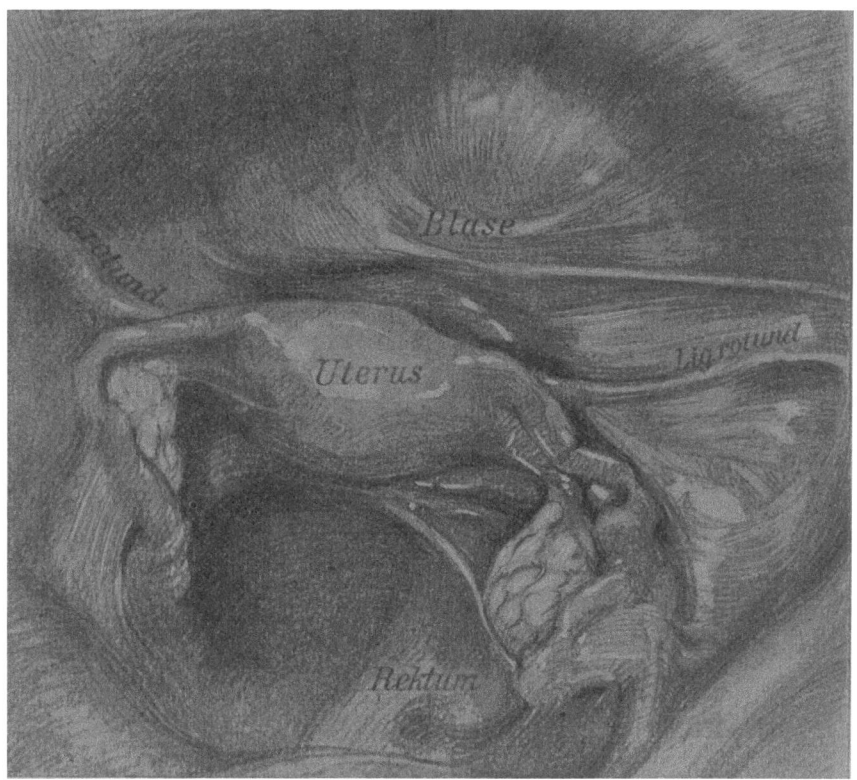

Situsbild eines in Formalin gehärteten Weichteilbeckens.

Beckenhochlagerung gezeichnet: die Symphyse liegt also oben, dann die Blase, der Uterus usw.) Wir bringen somit den Uterus in eine Lage, bei der das Ligamentum rotundum der rechten Seite stark gespannt werden müßte, wenn es diese Gebärmutter, die sich bei Beginn der Operation in normaler Haltung befand (es handelte sich um ein Cervixkarzinom), in dieser Normalhaltung befestigte. Daß dem nicht so ist, lehrt Sie die Fig. 33: Während sich das die Vasa ovarica führende Ligamentum infundibulo-pelvicum stark anspannt (in der Figur mit zwei Kocher'schen Klemmen versehen), liegt das Ligamentum rotundum dextrum, obgleich es mit einer Kocher'schen Klemme hoch erhoben ist, schlaff da. Wem diese Demonstration nicht genügt, den verweise ich auf Figg. 61 u. 62, auf der Sie gelegentlich der Ausführung der Ventrifixur nach Bumm das gleiche Verhalten studieren können. Betrachten Sie nun des weiteren unsere Fig. 34. Dieselbe ist in der Weise gewonnen, daß der Unterleib einer Leiche mit den Därmen herausgenommen und in stehender Stellung in Formalin gehärtet wurde. Die Intestina wurden dann entfernt, das Präparat in Beckenhochlagerung gebracht und gezeichnet. Sie sehen eine annähernde normale Lage des Uterus bei gefüllter Harnblase. Er befindet sich in Anteversio-flexio, leichter Sinistro-latero-positio und leichtester Torsio. Während nun die dem Ligament parallel über die Blase laufende und rechts

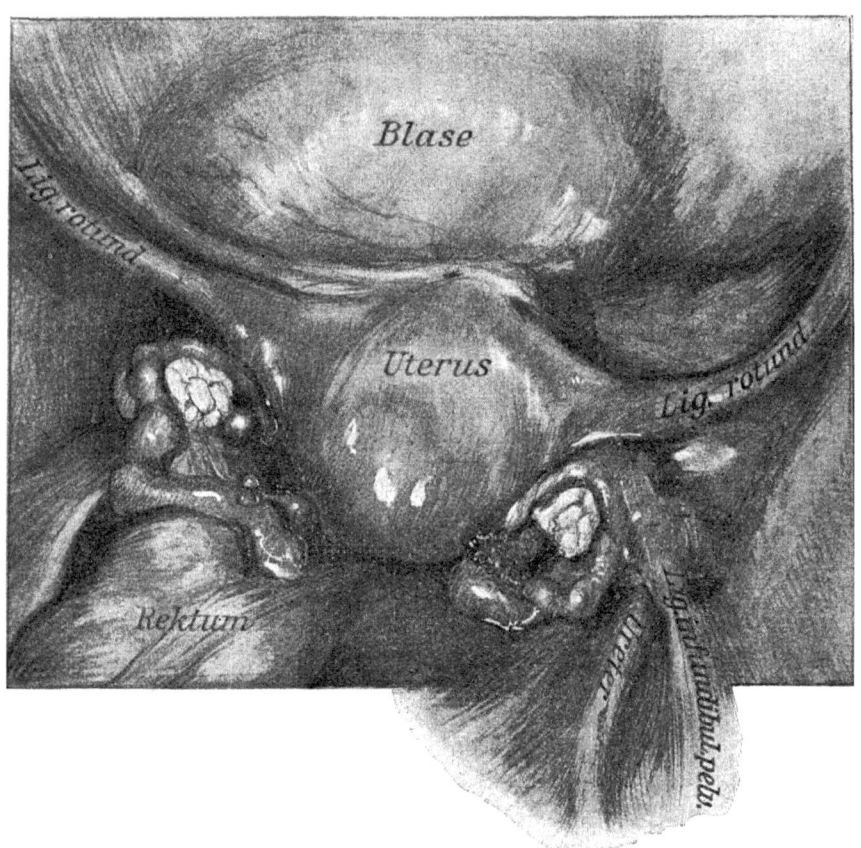

Fig. 35.

Situsbild bei Retroflexio uteri.

besonders entwickelte Bauchfellfalte: die Plica transversa, hier stark gespannt ist, entsprechend dem Füllungszustand der Blase, sehen Sie auch hier deutlich den leicht S-förmigen, jedenfalls nicht gespannten Verlauf unseres Bandes. Sinkt nun der Uterus nach hinten zurück, bildet sich eine Retroflexio uteri aus, so müßte man annehmen, daß jetzt wenigstens das Band eine strafferer Richtung einnehmen müßte, wenn es einen Halteapparat repräsentieren soll. Daß dem nicht so ist, lehrt Sie das in gleicher Weise hergestellte Präparat, Fig. 36, das einen Uterus in Retroflexio und leichter Sinistro-latero-positio darstellt. Die einzige Aenderung, die wir beobachten können, ist die Form der Krümmung des Bandes (von Spannung ist keine Rede). Statt der S-Form sehen wir hier eine Bogenform, und zwar öffnet sich der Bogen mit seiner Konkavität nach distal und leicht medialwärts. Diese Beispiele von Situspräparaten mögen genügen. Beim Durchblättern dieser Vorlesungen werden Sie bei jedem Situspräparat — vorausgesetzt, daß keine fixierenden Operationen dargestellt sind — das gleiche finden. — Ich glaube, daß Sie nach diesen Demonstrationen den im Beginn unserer Abhandlung aufgestellten Satz: **von dem Unwert der Ligamenta rotunda für die Erhaltung der Normallage des Uterus**, unterschreiben werden. Noch klarer wird Ihnen diese Ansicht werden, wenn Sie die Entwicklungsgeschichte zu Rate ziehen: Das ursprüngliche Leistenband der Urniere wird später zum Leistenbande des Ovariums, dessen proximaler Abschnitt zum Ligamentum ovarii proprium, dessen distaler Abschnitt zum Ligamentum rotundum. Das runde Mutterband ist demnach entwicklungsgeschichtlich ein Homologon des Leitbandes des Hodens, das Gubernaculum testis (Hunteri), von dem man nicht behaupten kann, daß es als Halteapparat des Hodens dient.

Daß der intraabdominale Druck bei der normalerweise bestehenden Anteflexioversio auf die hintere Wand des Uterus wirken muß und somit seine Lagerung erhält und verstärkt, soll an dieser Stelle nur angedeutet werden.

Wenn wir also bei unserer Operation die Ligamenta rotunda durch Versetzen in einen Spannungszustand dazu befähigen, den Uterus nach vorn zu halten, so ahmen wir nicht die physiologischen Verhältnisse nach, sondern verändern den Beckensitus artifiziell — wir haben somit das erste Beispiel eines operations-pathologischen Beckensitus!

Hierüber können wir uns wiederum sofort ein eigenes Urteil bilden, indem wir den Situs der soeben von uns ausgeführten Operation mit einem Normalsitus (Fig. 34) und einem Situsbild der Retroflexio uteri (Fig. 35) vergleichen.

Betrachten wir das am frischen Präparat gezeichnete Bild (Fig. 36), so wollen wir zunächst die Lagerung des Uterus, die interessante Besonderheiten bietet, außer acht lassen und zunächst nur die Ligamenta rotunda in den Bereich unserer Betrachtungen ziehen. **Auf den ersten Blick erkennt man die artifizielle, unphysiologische Gradrichtung der Bänder.** Die Vorwärtsbewegung des Uterus ist nicht so stark ausgesprochen, wie in anderen Fällen, da die Harnblase gefüllt ist. Auf der rechten Seite ist die Zugrichtung eine viel bedeutendere, als auf der linken Seite, das Band verschwindet bis auf etwa 2 cm im Leistenkanal. Die Gründe hierfür werden wir später zu erörtern haben. Was uns zunächst nach der Gradstellung und Spannung der Ligamente interessiert, ist das **Verhalten des Bauchfelles zum Annulus inguinalis internus**: Auf der rechten, stark verkürzten Seite wurde der Processus vaginalis eröffnet, die Plica semilunaris fasciae transversalis ebenfalls zurückgeschoben und die Folge davon ist, daß sich das Peritoneum kragenförmig um das Band in der Gegend des inneren Leistenringes herumlegt. Die dabei sich berührenden Serosaflächen werden verkleben, **ein Locus minoris resistentiae ist nicht geschaffen**. Auf der linken Seite hingegen wurde nichts von den Geweben, die das Band umlagern, abpräpariert bzw. abgeschoben, sondern das Ligament wurde lediglich vorgezogen und dann fixiert, und was ist die Folge? Sie sehen einen breitbasigen Einstülpungstrichter, der, teils von dem dem Zuge der Plica semilunaris fasciae transversalis folgenden Peritoneum, teils von dem hineingezogenen Processus vaginalis peritonei gebildet, eine wahre Fanggrube für die Intestina, eine Stelle par excellence für die Bildung von Inguinalhernien

Fig. 36.

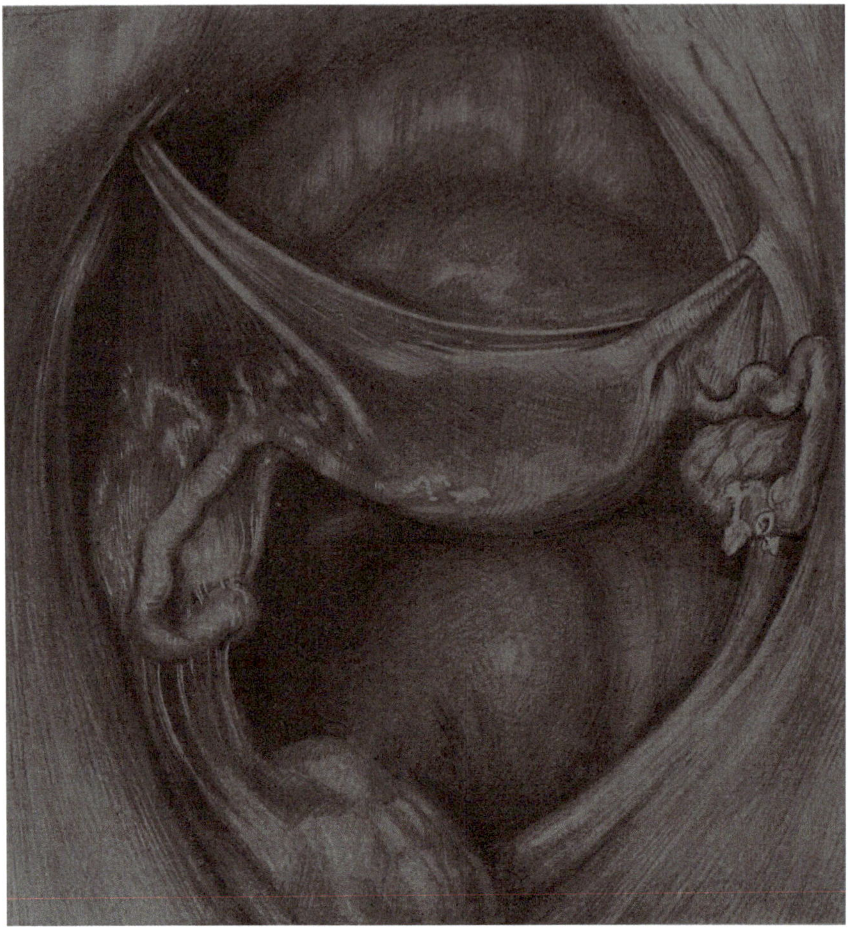

![Fig. 36]

Situsbild nach vorheriger Ausführung der Alexander-Adams'schen Operation.
Rechts: Infantilismus tubae. Links: Adnextumor mit Adhäsionen am Rektum. Der Uterus ist anteponiert, aber retroflektiert geblieben (vgl. Fig. 37 und Fig. 38).

Fig. 37.

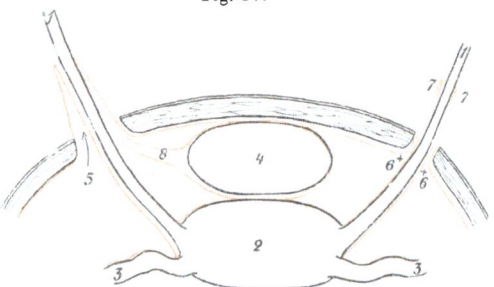

Zur Erklärung der Figur 36.
1 Ligamentum rotundum. *2* Uterus. *3* Tube. *4* Blase. *5* Durch das Vorrücken des Bandes entstandene trichterförmige Einsenkung des Peritoneums. *6* und *7* Dieses wird vermieden durch Eröffnen und Abschieben des Processus vaginalis peritonei. *8* Plica transversa vesicae.

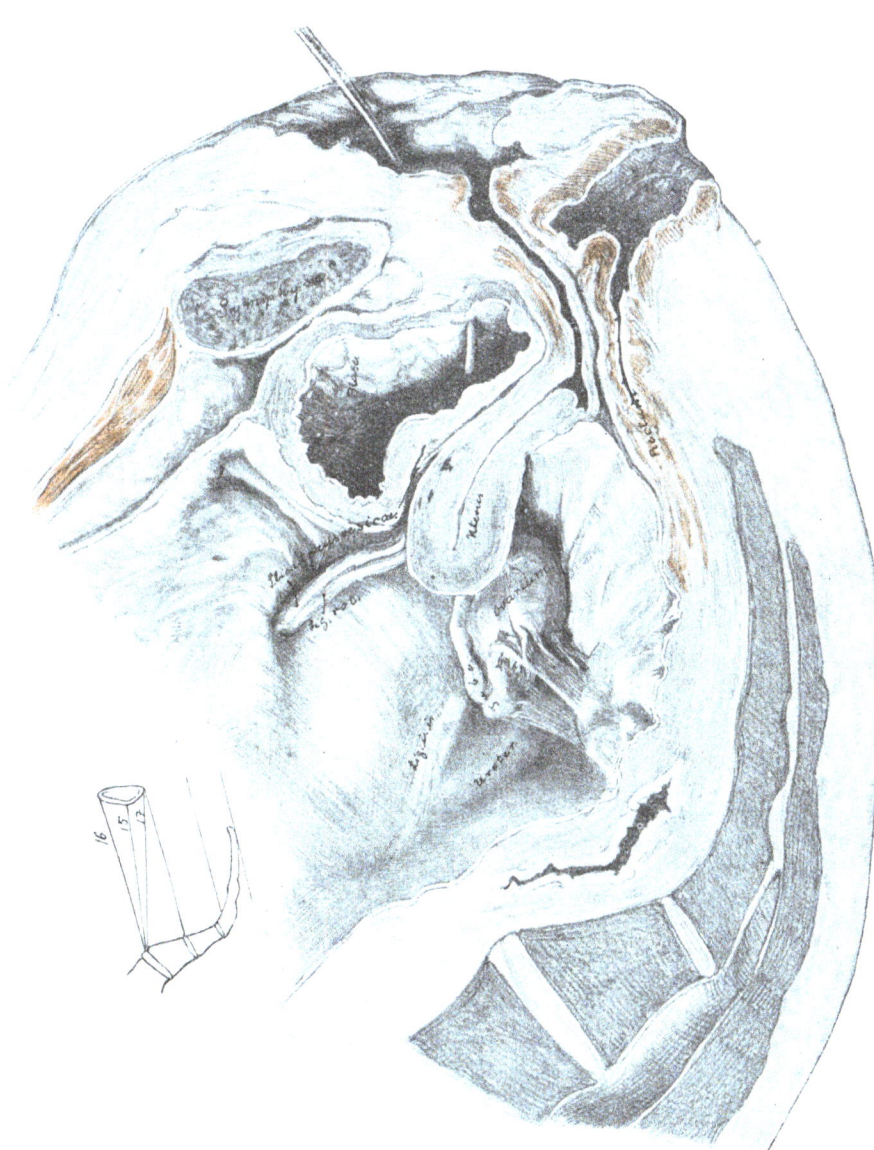

Fig. 38. Sagittaldurchschnitt durch das in Figur 36 in Beckenhochlagerung als Situsbild gezeichnete Präparat. (Sammlungspräparat.)

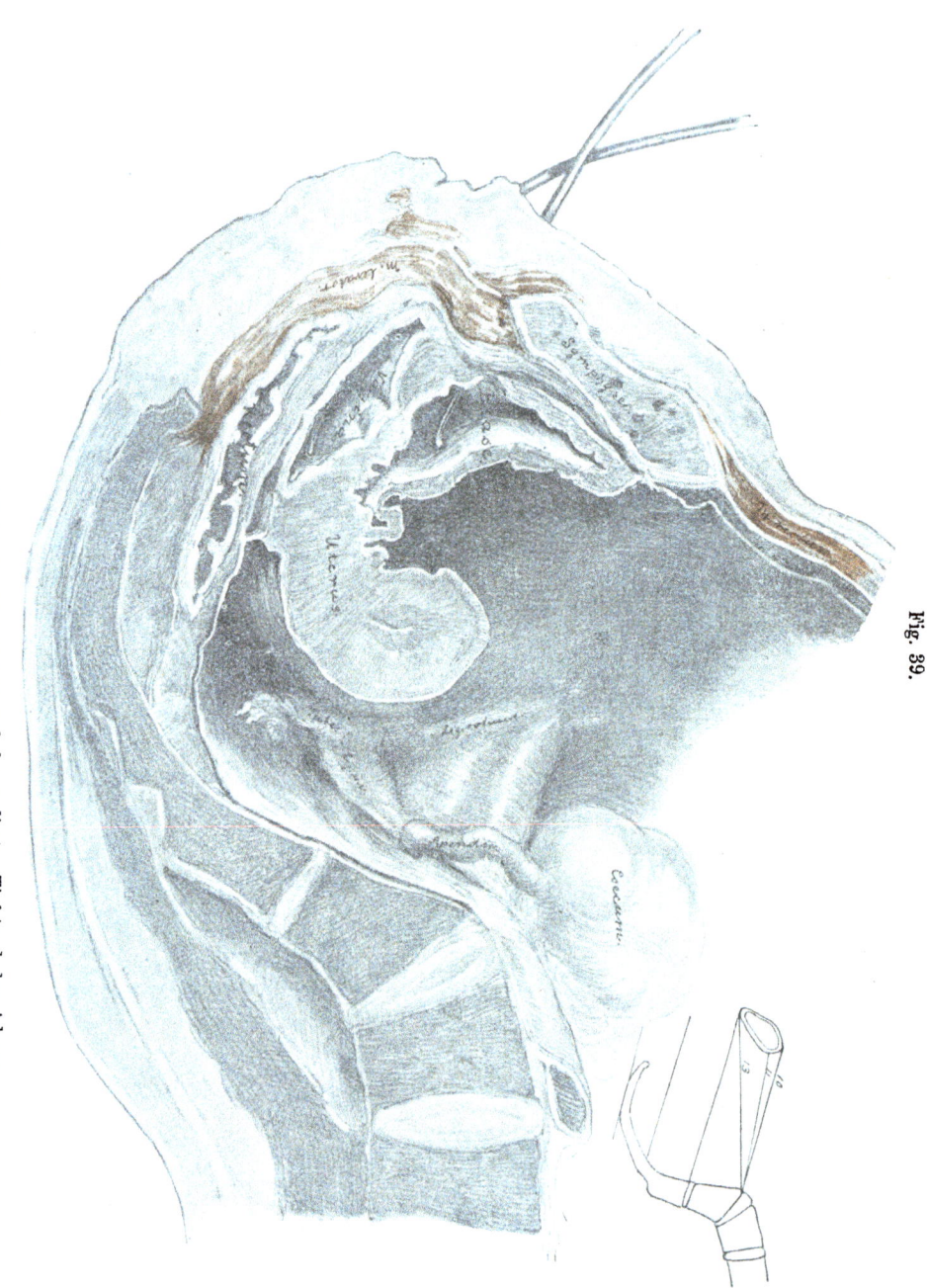

Fig. 39. Sagittalschnitt. Uterus anteflektiert, retroponiert und deszendiert. Tiefstand der Adnexe. Man beachte die Beziehung der Adnexe zum Appendix.

ist. Außerdem sehen Sie die schon vorher beschriebene Plica transversa vesicae dem Zuge des Peritoneums in diesen Trichter folgen. Die Nutzanwendung dieses operationspathologischen Befundes für den Operateur ergibt sich von selbst. (Siehe auch Seite 26 ff.) Die Horizontalprojektion des Situsbildes (Fig. 37) wird Ihnen das Besprochene noch klarer machen.

Wir wenden uns zur Betrachtung der Lagerung des Uterus. Das erste, was uns der Vergleich der beiden Präparate Fig. 35 und Fig. 36, des reflektiert liegenden und des durch unsere Operation gehobenen fast greifbar vor Augen führt, ist das Freiwerden des Douglas'schen Raumes. Der Uterus ist anteponiert und sein Corpus ist etwas gehoben, aber er befindet sich noch deutlich in einem Knickungszustand, Corpus und Cervix bilden einen stumpfen Winkel miteinander, den wir am besten auf dem durch Formalin gehärteten und dann von mir teils durchsägten, teils durch-

Fig. 40.

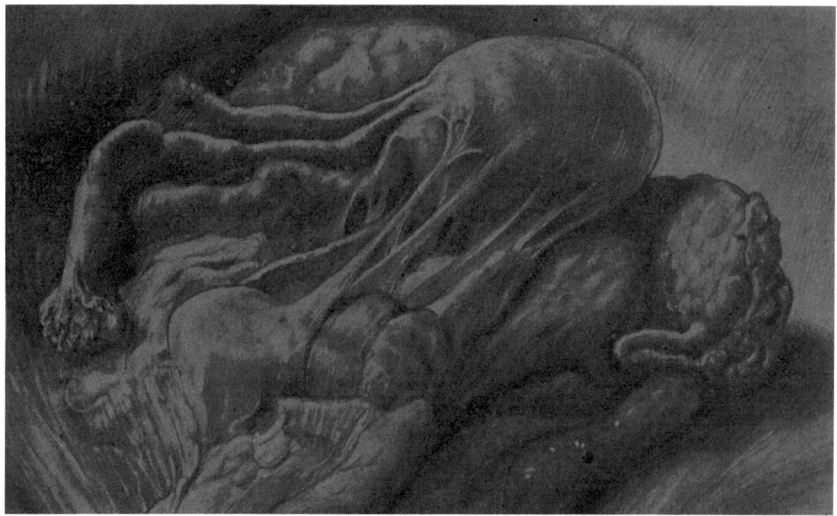

Uterus trotz zahlreicher Adhäsionen als „beweglich" imponierend. (Sammlungspräparat.)

schnittenen Sagittalschnitt (Fig. 38) erkennen können. Auch hier gebe ich Ihnen zum besseren Verständnis einen Sagittalschnitt zum Vergleich, in welchem sich der Uterus in Anteflexio liegend befindet; auch bei dem Vergleich dieser beiden Schnitte wird Ihnen das vorher Gesagte über die Lage der Ligamenta rotunda in äußerst plastischer Weise vor Augen treten. Unseren Uterus (Fig. 38) möchte ich als „kreuzschwachen Uterus" bezeichnen. Gewöhnt man sich daran, nach jeder Alexander-Adams'schen Operation zu untersuchen, so wird man diesen Befund Antepositio — aber Retroflexio recht häufig erheben können. Forscht man nach der Ursache dieser Erscheinung, so gibt es zwei Möglichkeiten:

1. Der Uteruskörper, und zwar der oberhalb der Insertionsstelle der Ligamenta rotunda gelegene Teil (in Fig. 38 gut sichtbar), ist so schwer und so sehr an die Retroflexionsstellung gewöhnt, daß er dieselbe, zumal der Zug der Ligamenta seitlich und tiefer von seiner Kuppe an wirkt, beibehält: Der Uterus ist „kreuzschwach".

2. Der Uterus wird durch dünne Adhäsionen, die unserem diagnostischen Vermögen nicht immer erreichbar sind, in diese „kreuzschwache" Lagerung gezwungen: dann war unser operativer Eingriff schlecht gewählt und die Operierte wird unter Umständen stärkere Beschwerden haben wie zuvor: statt des Druckes des retroflektierten Uterus auf den Mastdarm, den Zug der gespannten Adhäsionen. Außerdem

Fig. 41.

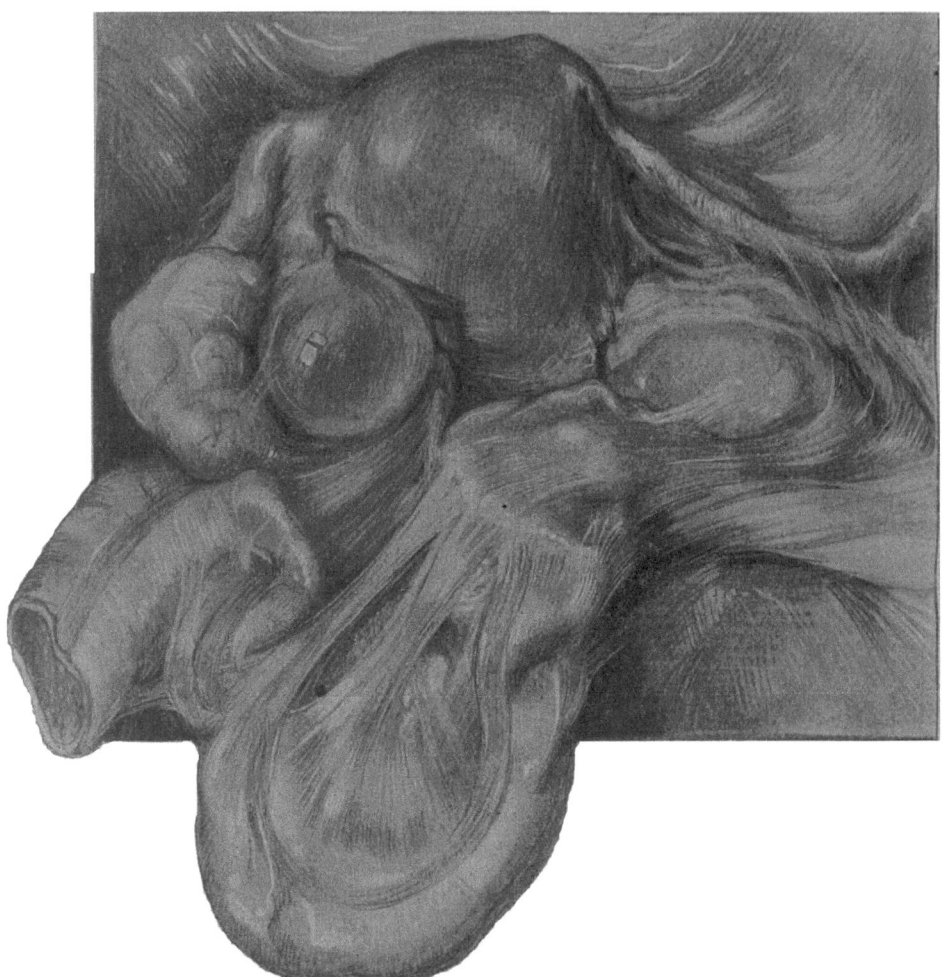

Uterus trotz hochgradiger Pelveoperitonitis chronica in Anteversio-flexio. (Sammlungspräparat.)

werden, wie erklärlich, solche Fälle leicht rezidivieren. Macht man die Kombination von Laparotomie und Alexander-Adams'scher Operation, die wir in der nächsten Vorlesung besprechen werden, dann kann man sich von der Richtigkeit dieser Behauptung überzeugen, die ich Ihnen auch noch außerdem an der Hand einiger Leichenpräparate meiner Sammlung demonstrieren möchte. Zunächst sehen Sie eine solche dünne, spinnwebige Adhäsion, die sich von den Adnexen breitbasig zum Rektum hinzieht, in unserem erst beschriebenen Falle, Fig. 36 als Situsbild, Fig. 38 als Sagittalschnitt. Diese Adhäsion ist der Grund, weshalb sich das rechte Ligament bedeutend stärker verkürzen ließ, als das linke. — Sodann sehen Sie in Fig. 40 ein Präparat, bei dem es gelingt, trotz ausgiebiger alter Adhäsionen (Pelveoperitonitis), die von der Hinterseite des Uterus an dem Rektum ansetzen, den Uterus durch bimanuelle Manipulationen in Anteversioflexio zu bringen. Fig. 41 zeigt Ihnen schließlich einen Uterus in vollkommener Anteversioflexio, trotz der ausgiebigsten Adhäsionsbildung, die sogar zur Fixation der Flexura sigmoidea an die linken Adnexe geführt hat.

Diese Präparate lehren Sie, niemals eine Alexander-Adams'sche Operation auszuführen, wenn auch nur der Schimmer eines Verdachtes auf Adhäsionen vorliegen könnte. Für diese Fälle haben wir anatomisch richtigere, bessere Operationen. Gerade bei unserem letzten Präparat (Fig. 41) bitte ich Sie noch besonders auf die Lagerung des Ligamentum rotundum zu achten.

Was nun die erste Möglichkeit — der Uterus ist ohne Adhäsionsbildung kreuzschwach — anbelangt, so läßt sich dieses post operationem leicht bimanuell korrigieren oder schon dadurch eliminieren, daß man vor der Operation einen Ring in die Scheide einlegt und diesen bis zum Aufstehen der Patientin gewissermaßen als Stütze des Organes in der neuen Lage beläßt.

So glaube ich, daß uns diese operations-pathologischen Exkursionen, so kurz sie auch durch den vorgesteckten Rahmen unseres Buches waren, einigen Nutzen für unser operatives Denken und unsere operative Indikationsstellung gebracht haben.

Bem.: Von einer Elevationsstellung des Uterus nach unserer Operation, wie sie von vielen Autoren angenommen und durch schematische Zeichnungen, die natürlich keine Beweiskraft haben können, erhärtet wird und die ich selbst nach meinen bimanuellen Untersuchungen angenommen habe, konnte ich mich durch Untersuchungen per laparotomiam an der Lebenden und an Sagittalschnitten durch Leichen niemals überzeugen. Zur Bestimmung der Lage der Portio bediente ich mich stets seit meiner Studienzeit in Freiburg bei Hegar und Sellheim der Hodgen-Ebenen: obere Schoßfugenrandebene, untere Schoßfugenrandebene, Spinalebene usw.

IV. Vorlesung.
Die Laparotomie.
Technik und Anatomie. Vorbereitung. Freilegen des Operationsterrains. Fehlerquellen. Operations-Pathologie. Pfannenstiel'scher Aponeurosenschnitt.

Die Schnittrichtung bei der Laparotomie.

Bei der Anlage des eben beschriebenen Schnittes bei der Alexander-Adams'schen Operation war die Schnittrichtung durch die Anatomie und den schrägen Verlauf des Leistenkanales eine klar gegebene. Stellen wir als anatomisch und physiologisch richtiges Prinzip der Schnittrichtung den Satz auf: Jedes Gewebe muß parallel zu seiner Faserrichtung durchschnitten werden, dann werden wir bei der Betrachtung der Anatomie der Bauchdecken auf gewisse Schwierigkeiten stoßen.

Die Anatomie der Bauchdecken unter Berücksichtigung der Faserrichtung der einzelnen Schichten: Auf den ersten Blick mag es uns erscheinen, als wenn die Faserrichtung der Bauchwand vom Rippenbogen oben nach dem Becken zu und unten eine gradlinige wäre, und man wird in dieser Ansicht durch die bekannte Faserrichtung des M. rectus noch bestärkt. Aber schon wenige anatomische Betrachtungen werden Sie überzeugen, daß die Gesamtwirkung der Bauchwand ähnlich der Wirkung einer guten Bauchbinde funktioniert, d. h. daß die Hauptfaserrichtung der in Betracht kommenden Gewebsschichten eine mehr transversale, gürtelförmige, von lateral und proximal sich nach medial und distal durchflechtende ist[1]). Für die Haut hat diese Tendenz der Faserrichtung schon Langer im Jahre 1862 nachgewiesen, und die Figur 42, die eine Modifikation der gleichen Figur in Kocher's Operationslehre darstellt, macht Ihnen das Gesagte verständlich. Vergleichen wir nun diese Faserrichtung mit der Faserrichtung des Obliquus externus und seiner Aponeurose, so finden wir eine solche Uebereinstimmung, daß man fast sagen könnte, die Spaltlinien der Haut decken sich mit der Faserung dieser Gewebsschicht. Gehen wir nun eine Schicht tiefer, so treffen wir die Muskelmassen des M. obliquus internus (Fig. 43) und wiederum haben wir eine durchaus transversale Faserung, nur mit dem Unterschied, daß diese Gewebsfasern, statt nach unten zu konvergieren und dadurch einen nach medial konkaven

---

[1]) Ich folge hier den vorzüglichen Untersuchungen von Sprengel, Archiv. f. klin. Chir. Bd. 92. Heft 2.

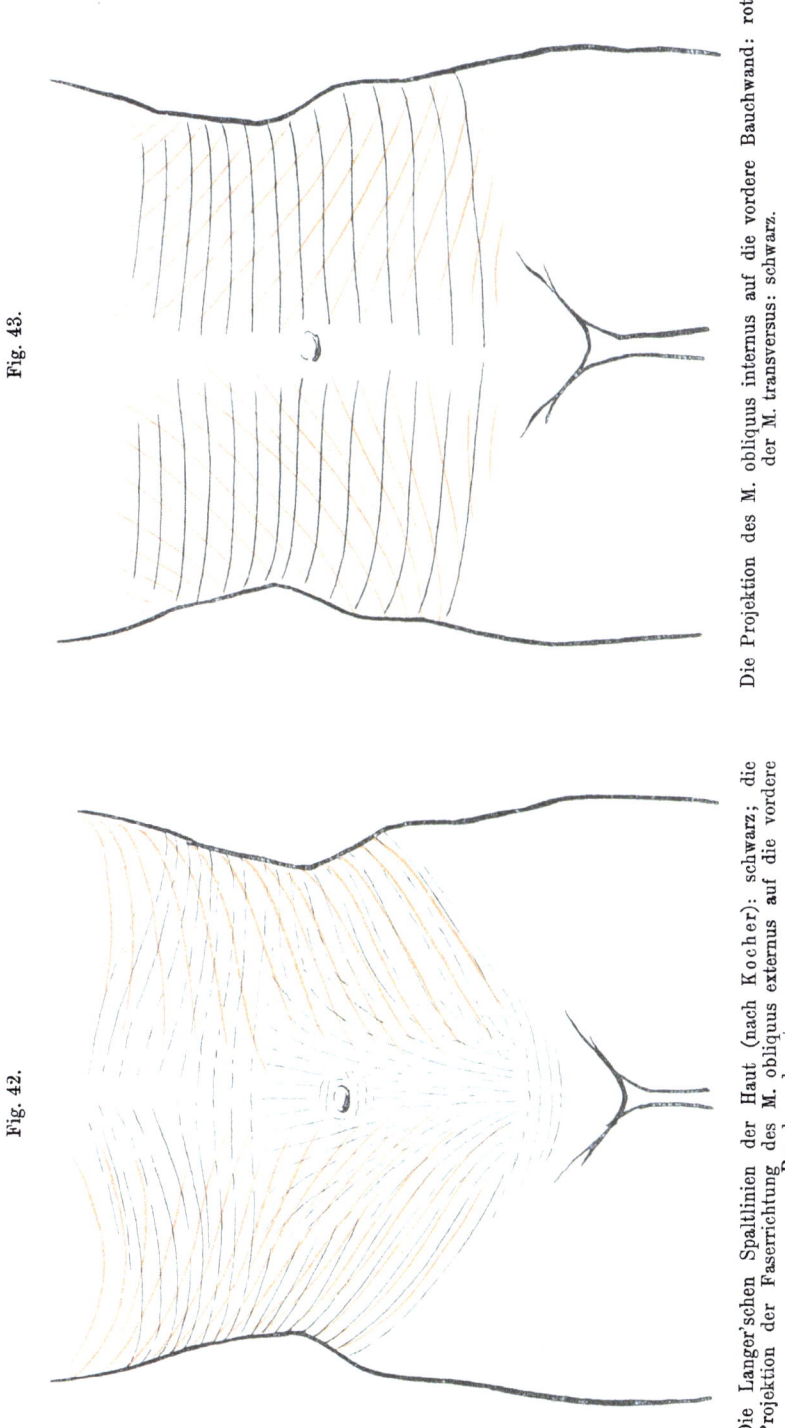

Fig. 43. Die Projektion des M. obliquus internus auf die vordere Bauchwand: rot; der M. transversus: schwarz.

Fig. 42. Die Langer'schen Spaltlinien der Haut (nach Kocher): schwarz; die Projektion der Faserrichtung des M. obliquus externus auf die vordere Bauchwand: rot.

Bogen zu bilden, nach oben ausstrahlen und ihren Bogen konkav nach lateral richten. Schließlich die Fasern des M. transversus (Fig. 43). Diese verlaufen vollends gürtelförmig, rein transversal. Ueberlegen wir uns nun die physiologische Bedeutung dieser hauptsächlich transversalen Richtung, so kommen wir — wie immer, wenn wir physiologische Gesetze zu erforschen uns bemühen — zu dem Schluß, daß diese Gewebsrichtung die dem gestellten Effekt zweckentsprechende ist. Bei jeder stärkeren Anspannung der Bauchpresse, sei es bei der Defäkation, sei es bei der Geburt, kommt fast lediglich die Gürtelwirkung dieser 3 Muskeln in Frage, nicht, wie das vielfach angenommen wird, die Wirkung der Musculi recti. Da diese Ueberlegung für unser heutiges Thema von besonderem Wert ist, müssen wir bei ihr noch einige Augenblicke verweilen. Die Musculi recti, die das System der transversalen Faserung der Bauchwand völlig durchbrechen, nehmen eine ganz gesonderte und dadurch ganz besonders interessante Stellung in der physiologischen Gesamtwirkung der Bauchwand ein. Sie entspringen bekanntlich jederseits an dem Rippenbogen (5.—7. Rippenknorpel) und inserieren am Ramus superior ossis pubis und der vorderen Fläche der Schoßfuge. Ihre Wirkung ist daher klar gegeben: sie beugen die Wirbelsäule nach vorn und heben bei festgestelltem Thorax das Becken etwas nach oben. Wie ist nun ihr physiologisches Verhalten bei der Bauchpresse, wie ihr Arbeitskonnex mit den 3 anderen Muskelplatten? Wie man sich leicht an sich selbst oder an geeigneten Personen mit dünnen, aber muskulösen Bauchdecken überzeugen kann, ist ihr Anteil bei Betätigung der Bauchpresse ein recht geringer. Sie wissen, daß die Bauchpresse willkürlich in Tätigkeit gesetzt werden kann bei der Defäkation, reflektorisch beim Geburtsakt (Austreibungsperiode). — Da uns als Geburtshelfern die Kenntnis gerade des letzteren Zustandes durch tägliche Beobachtung recht vertraut ist, wollen wir diesen unseren Betrachtungen zugrunde legen, aus der Ueberlegung, daß der beste Laparotomieschnitt derjenige ist, dessen Narbe dem intraabdominellen Druck den wirksamsten Widerstand entgegensetzen kann. Wie wirkt nun die Bauchpresse in der Geburt? Durch Aufstemmen der Beine, durch Ergreifen der Gebärriemen mit den Händen und durch Beugung der Wirbelsäule (Rektuswirkung) wird der Rumpf fixiert, der Bauchraum durch die Krümmung unwesentlich verringert. Es folgt nun gewöhnlich eine tiefe Inspiration, die das Zwerchfell stark nach unten preßt, dadurch ist eine erhebliche Steigerung des intraabdominellen Druckes (Zwerchfellwirkung) bedingt. Diese enorme Wirkung des Zwerchfells, die erhalten und gesteigert wird durch die Aufforderung des Geburtshelfers: „Zähne fest zusammenbeißen, Mund zu, pressen", erfolgt meist rein instinktiv; bei geschlossener Glottis wird aber das Zwerchfell durch die Exspirationsmuskeln noch tiefer gedrückt, fixiert und ein gleichmäßiger, kräftiger Druck auf die gesamten Abdominalorgane ausgeübt. Soll nun dieser Zwerchfelldruck wirklich eine wesentliche Drucksteigerung im Bauchraum erzielen, so muß jetzt und gleichzeitig mit dem Zwerchfelldruck ein Gegendruck der Bauchwandmuskulatur einsetzen, denn eine Erschlaffung dieser Muskelelemente müßte ohne weiteres zur Paralysierung des Zwerchfelldrucks führen. Dieser Gegendruck aber kann nur — das lehrt die einfache Betrachtung der Wirkungsweise einer Bauchbinde — dann wirksam erfolgen, wenn die Gewebsrichtung transversal bzw. gürtelförmig den Bauchraum umgibt. Daß dem so ist, haben Sie an der Hand unserer Skizzen und unserer Darstellung gesehen. Der Musculus rectus aber hätte nur dann die Bedeutung eines longitudinalen Verstärkungsbandes, wenn er fest in den Gürtel der andereren Muskeln eingewebt wäre. Und hat dieses auch zunächst den Anschein, so ist dem bei genauerer anatomischer Untersuchung doch durchaus nicht so. Der Musculus rectus liegt in einer Scheide, wenigstens was seine muskulären Elemente anbelangt, wie ein Mandrin in einer Kanüle, locker, ohne Verbindung mit den aponeurotischen Fasern, zwischen denen und den Muskelfibrillen sich noch eine, die Beweglichkeit erhöhende, lockere Bindegewebsschicht befindet. Aber selbst bei diesem klassisch longitudinal gerichteten Faserverlauf werden wir durch die Natur selbst wieder darauf hingewiesen, daß trotz dieser Faserung die physiologisch ungleich wichtigere Gürtelwirkung nicht durchbrochen werden soll und wird. Das beweist die Rektusscheide; dieselbe wird gebildet von Aponeurosen der beiden Musculi obliqui interni. Dieselben treten seitlich an den Muskel heran und bilden ein vorderes und hinteres Blatt, dem vorderen Blatt gesellen sich aponeurotische Elemente aus der Aponeurose der Musculi obliqui externi, dem hinteren Blatt solche Züge aus den

Fig. 44.

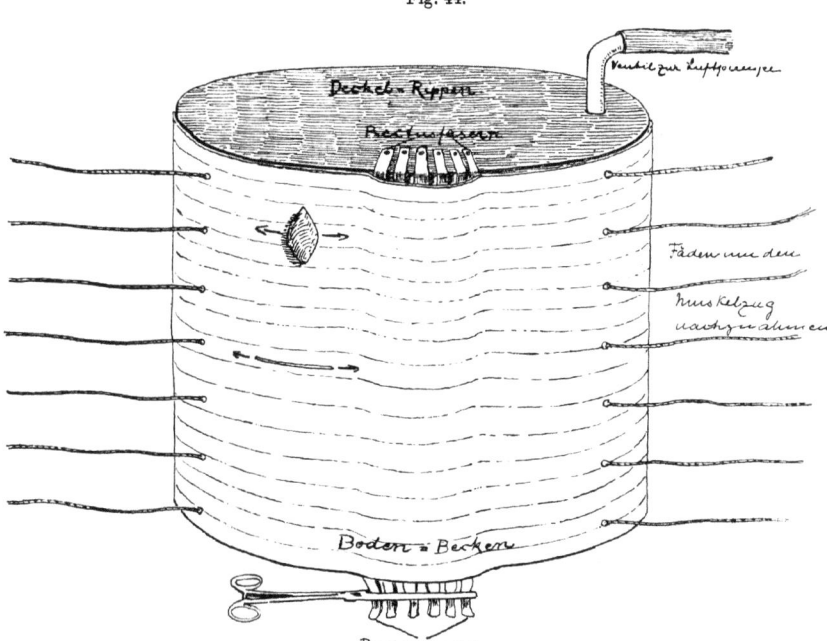

Modell zum Verständnis einer anatomisch richtigen Schnittführung.

Musculi transversi zu. Die Rektusscheide setzt sich demnach lediglich aus Faserelementen zusammen, die ihrer Herkunft gemäß gürtelförmig wirken müssen (vgl. hierzu die Fig. 43 u. 44). Wird auch die Anordnung der Rektusscheidenaponeurosen nicht im ganzen Verlauf gewahrt — etwas unterhalb des Nabels gehen sämtliche Fasern der Aponeurose des M. obliquus internus und die des M. transversus in die vordere Scheide über: Linea semicircularis Douglasi (Fig. 45) —, so ist doch ihre gürtelförmige Gesamtwirkung im Bezirk der gesamten Bauchwand erhalten. Aber auch experimentell läßt sich diese Tatsache leicht demonstrieren. Wir stellen uns einen Hohlzylinder her, dessen Basis fest verschlossen, dessen Decke durch ein Ventil gestattet, mittels einer Luftpumpe beliebig den Druck im Innenraum zu erhöhen. Seine Vorderwand besteht aus Gummistoff, dessen Gewebsstruktur gürtelförmig verläuft. In der Mitte dieses Gummistoffs befindet sich ein der Rektusscheide nachgebildeter Schlitz, der Gummistränge (M. rectus) enthält, die von der festen Decke (Rippenknorpel) zur festen Basis (Schoßfuge) ausgespannt sind. Der Gummigürtel sowohl wie die Gummistränge lassen sich durch eine einfache Vorrichtung, wie Sie Ihnen die Figur 44 zeigt, fester oder weniger fest anziehen (entsprechend der Muskelkontraktion). Im inneren Zylinder befindet sich ein dem Peritoneum entsprechender, der Wand anliegender Beutel aus Kondomgummi. Jetzt machen wir einen Längsschnitt und einen Querschnitt in die vordere Gummiwand, erhöhen die Spannung der Gummigürtel durch unseren Zugapparat und setzen gleichzeitig die Luftpumpe in Betrieb, um den Innendruck zu erhöhen. Dann bietet sich Ihnen ein Bild von solcher Klarheit, daß ein weiteres Diskutieren mir überflüssig erscheint. Entsprechend der Zug- und Faserrichtung erweitert sich der Längsschnitt und verengert sich gewissermaßen automatisch der Querschnitt.

Wir ziehen aus unseren anatomischen Betrachtungen und experimentellen Untersuchungen den gleichen Schluß wie Sprengel (l. c.): **physiologisch richtig angelegt ist nur der Quer- oder Bogenschnitt, wenn man unter physiologischer Schnittrichtung diejenige versteht, die nach Möglichkeit auf die Faserrichtung der Gewebe Rücksicht nimmt.** (Hierbei verhalten sich alle Gewebsscheiden gleich den Langer'schen Linien, von denen wir ausgingen.)

Diesem Vorgehen steht, wie es zuerst den Anschein hat, die longitudinale Verlaufsrichtung des M. rectus entgegen, aber erstens hat dieser schon von der Natur eine transversale Einteilung erhalten: „die Inscriptiones tendineae", die dementsprechend auch durch Verwachsen mit der Rektusscheide Fühlung zum gürtelförmigen Apparat nehmen; zweitens sind, wie schon beschrieben, die dazwischen gelegenen kontraktilen Teile nicht mit den ringförmigen Aponeurosenfasern der Scheide verbunden. Einem queren Durchschneiden der Rektusfasern würden also aus anatomisch-physiologischen Rücksichten keinerlei Bedenken entgegenstehen. Daß in klinischer Hinsicht ebenfalls nichts gegen diese Schnittführung einzuwenden ist, mögen an Stelle vieler Zitate und eigener Erfahrung die Worte Mikulicz' erweisen: „**Aus einem Querschnitt durch den Rektus resultiert bei exakter Naht in der Regel eine feste, bindegewebige Narbe, gewissermaßen eine neue Inscriptio tendinea, die so wenig wie eine normale Anlaß zu einer Hernie gibt**". Wir werden sehen, wie wir uns die Ansicht von Mikulicz bei der Ausführung des von mir häufig geübten Tuberkulumschnittes zunutze machen werden.

Nun kommt noch ein weiterer Punkt hinzu, das ist die Nervenversorgung des M. rectus; auch diese ist zirkulär. Jeder Längsschnitt, der den Rektus durchtrennt, muß daher die medial gelegene Zone von ihren Nerven trennen, sie atrophisch machen, während der Querschnitt diese Nervenbahnen erhält.

Daß trotz dieser anatomisch gegebenen Gewebsanordnung der Längsschnitt, und zwar der extramediane Längsschnitt, bei den meisten Operateuren der am häufigsten gebrauchte ist, liegt nun an zweierlei:

1. Für den Gynäkologen, der in der Mehrzahl seiner Fälle unterhalb der Linea semicircularis Douglasi operiert, erfüllt der Längsschnitt seinen Zweck, wenn er auch unanatomisch ist: er gibt einen guten Zugang zum Operationsterrain und er läßt sich gut durch die Schicht- und Etagennaht vereinigen. Das Peritoneum oberhalb der Douglas'schen Linie liegt der hinteren Rektusscheide dicht an; es wird wie diese durch die gürtelförmige Wirkung ihrer aponeurotischen Elemente seitlich verzogen und läßt sich dort schwerer vereinigen, als unterhalb dieser Linie, wo durch den Fortfall der hinteren Rektusscheide der Zug auf das Peritoneum ebenfalls eliminiert werden muß.

Die Laparotomie. 57

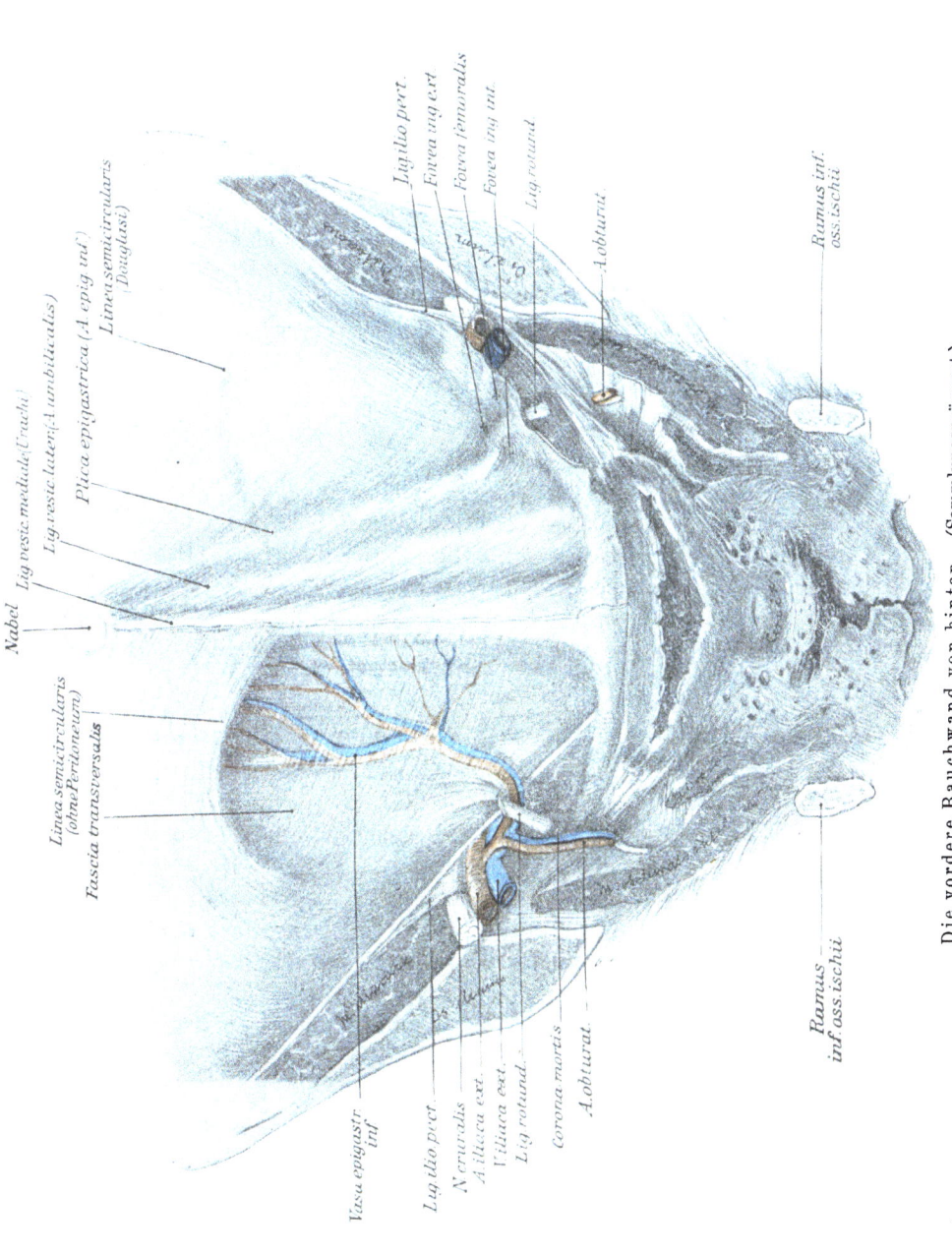

Die vordere Bauchwand von hinten. (Sammlungspräparat.)

Man achte besonders auf die Linea semicircularis und auf die Gefäßverteilung an der hinteren Bauchwand. Am Annulus inguinalis internus sinister ist deutlich der Einstülpungstrichter der Fascia transversalis: Plica semilunaris fasciae transversalis (Henle) zu sehen.

Die Langer'schen Spaltlinien der Haut aber treffen in diesem Teile des Leibes (Fig. 42) nahezu mit dem Schnitt zusammen. Von dieser Verschiedenheit des Peritoneums bezüglich seiner Spannung nach einem Schnitt oberhalb bzw. unterhalb der Linea semicircularis kann man sich an jeder Leiche und bei jeder Operation überzeugen, bei der der Schnitt sich bis oberhalb des Nabels erstreckt. Sprengel bezeichnet es direkt als „eine eigenartige Wendung, daß ein Gynäkologe das Prinzip des Querschnittes einführte (Pfannenstiel, vor ihm Küstner-Rappin für die Haut), während doch für die Gynäkologie kaum der Bedarf für ein solches vorlag, daß andererseits die Chirurgen bis heute von dem Prinzip des Querschnittes so wenig Gebrauch machen".

2. Der Längsschnitt ist einfacher (geringe Gefäßverletzung), leichter aseptisch[1]) zu halten und daher für den weniger geübten Operator der empfehlenswertere, wenngleich er unanatomisch angelegt ist.

Meiner Ansicht nach liegen die Verhältnisse heute so, daß für alle Schnitte unterhalb der Linea semicircularis Längs- und Querschnitte konkurrieren können; für alle Schnitte aber bei großen Geschwülsten oder bei Karzinomoperationen, die erfahrungsgemäß bis über den Nabel ausgedehnt werden müssen, ist der vollkommene Querschnitt im Sinne Mackenrodt's, Amann's, Poten's usw. der beste, chirurgisch, anatomisch und technisch richtigste.

Bei der technischen Beschreibung der Laparotomie werden wir nur den extramedianen Längsschnitt und den Faszienquerschnitt nach Pfannenstiel berücksichtigen und erst wieder bei der Karzinomoperation auf die genannten anderen Schnittführungen zurückkommen. — Unsere anatomische Einleitung war aber nötig, um Ihnen zu zeigen, daß wir selbst beim Laparotomieschnitt es noch nicht erreicht haben, unserem eingangs aufgestellten Prinzip nachzukommen, daß „je naturgemäßer wir operieren, je anatomischer wir vorgehen".

Die Technik und Anatomie des extramedianen Längsschnittes.

Die Vorbereitung: Betreffs des Instrumentariums lassen sich allgemeine Regeln nicht geben, da der Laparotomieschnitt als solcher ja nur eine vorbereitende Operation darstellt. (Im allgemeinen genügt das S. 15 ff. geschilderte Instrumentarium.) Etwas aber lassen Sie niemals bei Bauchhöhlenoperationen außer acht: „Die Instrumente müssen gezählt sein, besonders die Klemmen und die Bauchtücher. Zum Tupfen verwenden Sie nur Stieltupfer, d. h. Tupfer aus Gaze, am besten in geeigneter Weise zusammengenäht, damit keine Gewebefasern in der Bauchhöhle bleiben; statt der Tupferhalter gebrauchen Sie am besten die einfachen Kugelzangen (s. auch Fig. 308). Das „Warum" dieser Maßnahmen wird Ihnen einleuchten (vgl. auch unter Fehlerquellen). Runde Darmnadeln sollen auf alle Fälle stets zur Hand sein. Das Instrumentarium richtet sich also nach den der Eröffnung der Bauchhöhle folgenden Vornahmen; deshalb werden Besonderheiten des Instrumentariums auch bei den einzelnen Operationen Erwähnung finden. Die zum Freilegen des Operationsterrains notwendigen Spekula sollen Ihnen dann demonstriert werden, wenn wir sie gebrauchen, nämlich nach Eröffnung der Bauchhöhle (S. 64). — Die Leiche (bzw. die zu Operierende) wird in steile Trendelenburg'sche Hochlagerung gebracht, damit die Därme aus dem Beckenraume in die obere Bauchgegend zurücksinken und uns nicht genieren oder verletzt werden. Die Harnblase wird entleert.

---

[1]) Vergleiche auch unsere operations-bakteriologischen Betrachtungen gelegentlich der erweiterten Totalexstirpation.

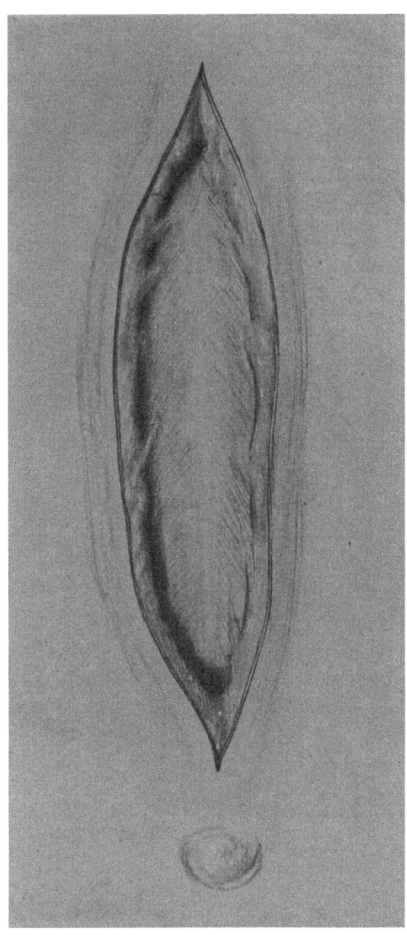

Fig. 46.

Laparotomieschnitt in Beckenhochlagerung.
Der Hautschnitt ist in die Mittellinie gelegt.
Die Linea alba ist deutlich sichtbar.

1. Akt: Länge des Schnittes, seine Lage, das Durchtrennen bis auf die vordere Rektusscheide.

Die Länge des Schnittes richtet sich nach dem Eingriffe, den wir vorzunehmen beabsichtigen. Wird der Eingriff im Verlauf der Operation größer als man angenommen hatte, so kann man jederzeit mit Leichtigkeit den Schnitt erweitern. Der Anfänger möge hier besonders die Worte Kocher's beherzigen: „Den wahren Chirurgen erkennt man daran, daß er die Haut in ergiebiger Ausdehnung spaltet, aber in der Tiefe der Wunde möglichst schonend vorgeht."

Seine Lage wählen wir extramedian, damit wir später die einzelnen Gewebsschichten in Etagen vernähen können, was uns in der Linea alba unmöglich wäre, da sich die Linea alba ja aus den verschiedenen Aponeurosen der breiten Bauchmuskeln zusammensetzt. Während sie in der Nabelgegend nach Sappey eine Breite von 18 bis 20 mm hat, nimmt sie erheblich im unteren Teile — der uns ja besonders interessiert — ab; ihre Breite beträgt im unteren Drittel der Bauchwand nach Waldeyer nur 2 mm. (In der Gravidität nimmt sie ganz erheblich an Breite zu; nach Cruveilhier in der Nabelgegend bis zu 9 cm, an der engsten Stelle bis zu 3 cm!) Abgesehen von der Unmöglichkeit einer Etagennaht, hält diese physiologische Erweiterung in der Schwangerschaft die meisten Operateure davon ab, die Linea alba als Zugangspforte zu den Unterleibsorganen zu benutzen.

Die Haut, das Unterhautzellengewebe und die Fascia superficialis können wir trotzdem in der Mittellinie spalten, um eine entstellende Narbe zu vermeiden, nur müssen wir dann logisch von einem extramedianen „Wechsel"schnitt sprechen. Fig. 46 zeigt Ihnen das eben Gesagte: In Beckenhochlagerung ist der Schnitt in der Mittellinie angelegt, Gefäße sind nicht verletzt, da die ja nur in Frage kommenden Vasa epigastrica superficialia, wie Sie es ja von unserer ersten Operation wissen, auch lateralwärts zum Nabel konvergierend verlaufen.

Blutungen aus kleinen Nebenästchen stillt man leicht, indem man die Gefäße mit Kocher'scher Klemme faßt und torquiert. Nach Torsion und Abnahme der Klemme steht die Blutung.

Fig. 47.

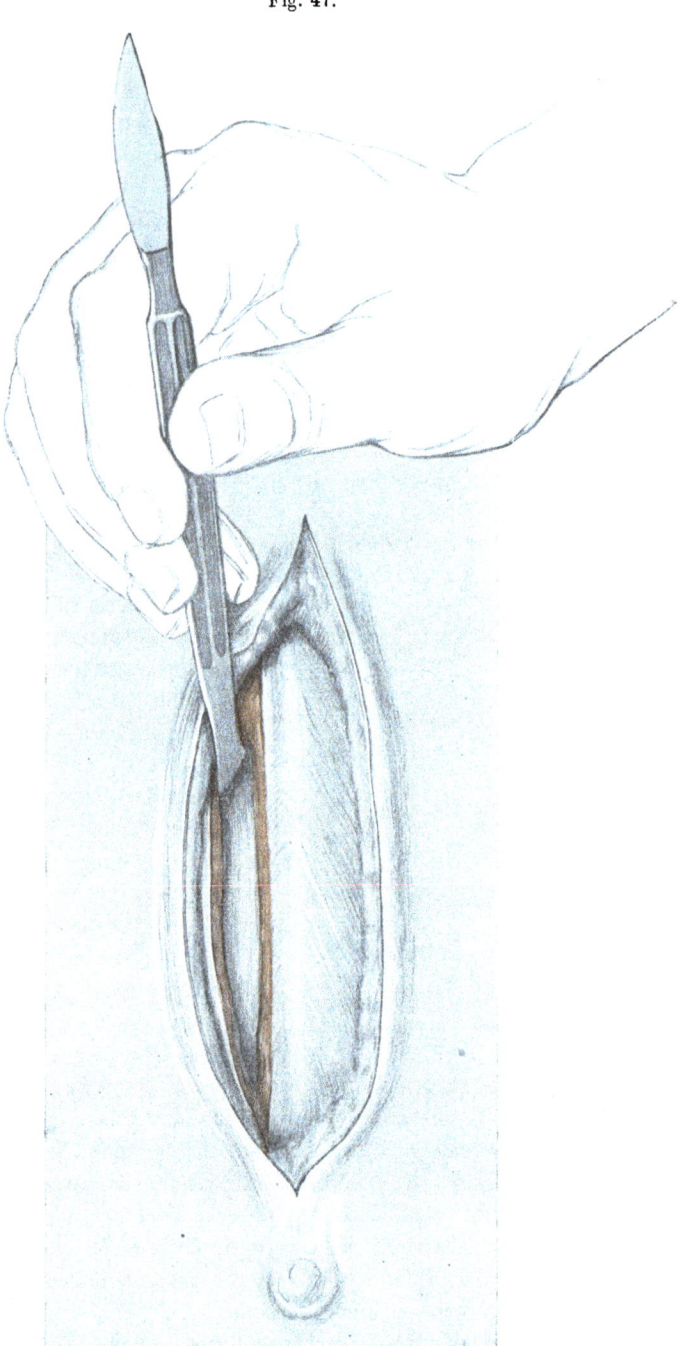

Die Rektusscheide ist extramedian eröffnet. Der Muskelbauch wird mit dem Heft des Skalpells stumpf auseinandergedrängt.

2. Akt: Die Eröffnung der Rektusscheide und das stumpfe Durchtrennen der Muskelfasern des M. rectus abdominis.

Die Eröffnung der Rektusscheide, über deren Anatomie Sie hinlänglich durch das Vorhergesagte orientiert sind, erfolgt extramedian (Fig. 47) und scharf. Der Schnitt ist genau so lang wie der Hautschnitt; man soll nicht im Trichter operieren! Der nun sichtbare Muskelbauch des Rektus wird mit dem Skalpellgriff stumpf durchtrennt, um nach Möglichkeit die an ihn herantretenden Nervenfasern, die ja transversal, also

Fig. 48.

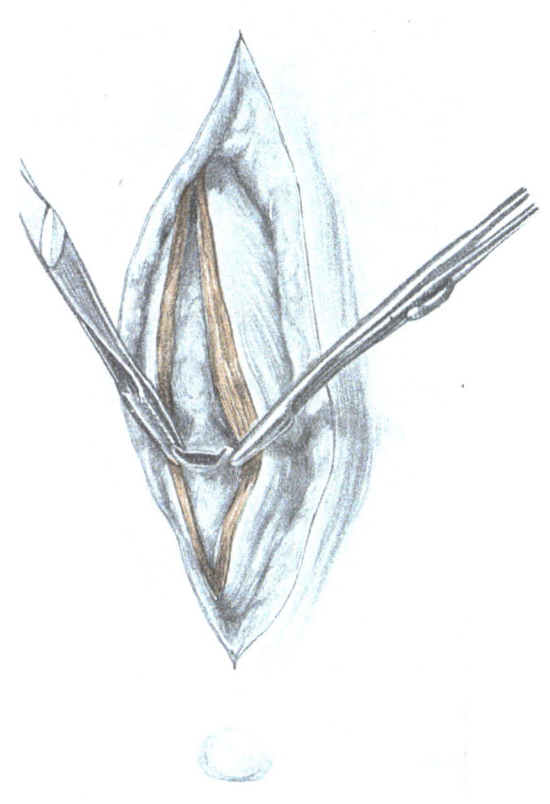

Fascia transversalis und Peritoneum wird mit stumpfen Klemmen zu einer Falte erhoben.
Die Falte ist inzidiert. Eröffnung des Peritoneums.

senkrecht zur Schnittrichtung verlaufen, zu schonen. Trotzdem hat man bei dieser Schnittführung mit einer Atrophie des allerdings geringen muskulären, lateralen Segmentes zu rechnen. Jetzt liegt, auf der Fig. 48 gut sichtbar, die Fascia transversalis vor uns.

3. Akt: Gleichzeitiges Durchtrennen der Fascia transversalis und des darunter gelegenen Peritoneums.

Wir fassen jetzt mit zwei **stumpfen Klemmen** die Fascia transversalis zu einer querverlaufenden Falte ganz vorsichtig auf und durchtrennen diese Falte mit dem

Messer. Dieser Akt hat mit äußerster Sorgfalt zu geschehen! (Vgl. die „Fehlerquellen".)
Bei mageren Personen wird man zugleich das Peritoneum mit in die künstliche Falte
gefaßt haben und es dementsprechend und sofort mit durchschneiden; bei fetten
Personen folgt hier eine oft beträchtliche Schicht präperitonealen Fettes (vgl. die beiden
Sagittalschnitte Fig. 38 und Fig. 39 auf S. 47 u. 48).

Gerade bei fetten Personen ist die äußerste Vorsicht nötig, da man zuerst durch
die Fettschicht gehindert wird, dann aber oft schneller, als einem lieb ist, sich im

Fig. 49.

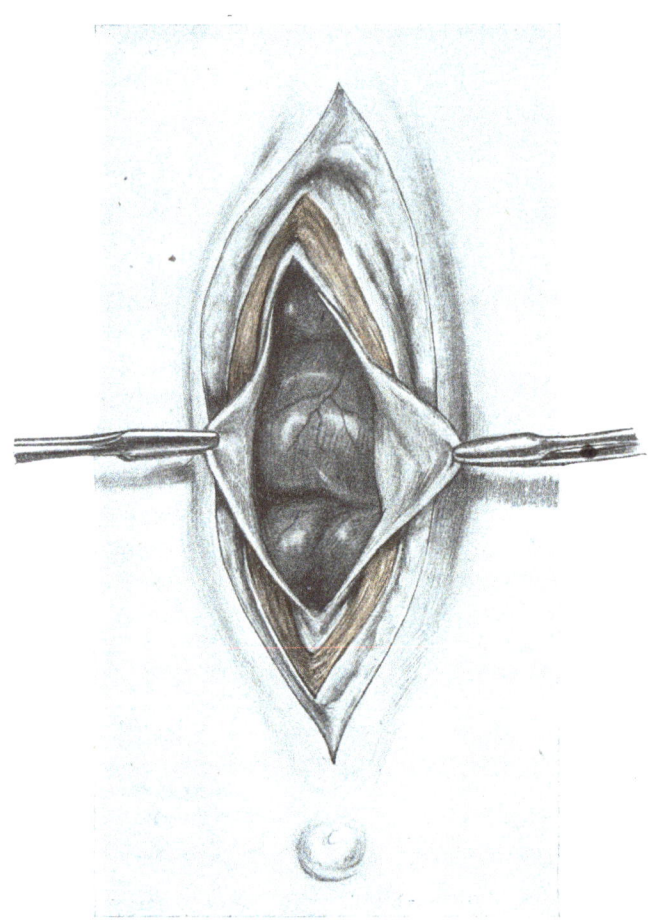

Der kleine Einschnitt in das Peritoneum (Fig. 48) ist nach oben und unten erweitert.
Darmschlingen sind sichtbar.

Bauchraum befindet. (Ueber das Vorgehen bei Verwachsungen [Adhäsionen] siehe auch
unter „Fehlerquellen".)

Es folgt jetzt die Erweiterung der kleinen Peritonealöffnung nach symphysen-
und nabelwärts. Hierbei rate ich Ihnen, zunächst mit dem Zeigefinger der linken
Hand einzugehen und sorgfältig danach zu forschen, ob keine Adhäsionen vorhanden
sind, kein Darm störend vorliegt und vor allen Dingen, ob die Blase entleert ist.

Fig. 50.

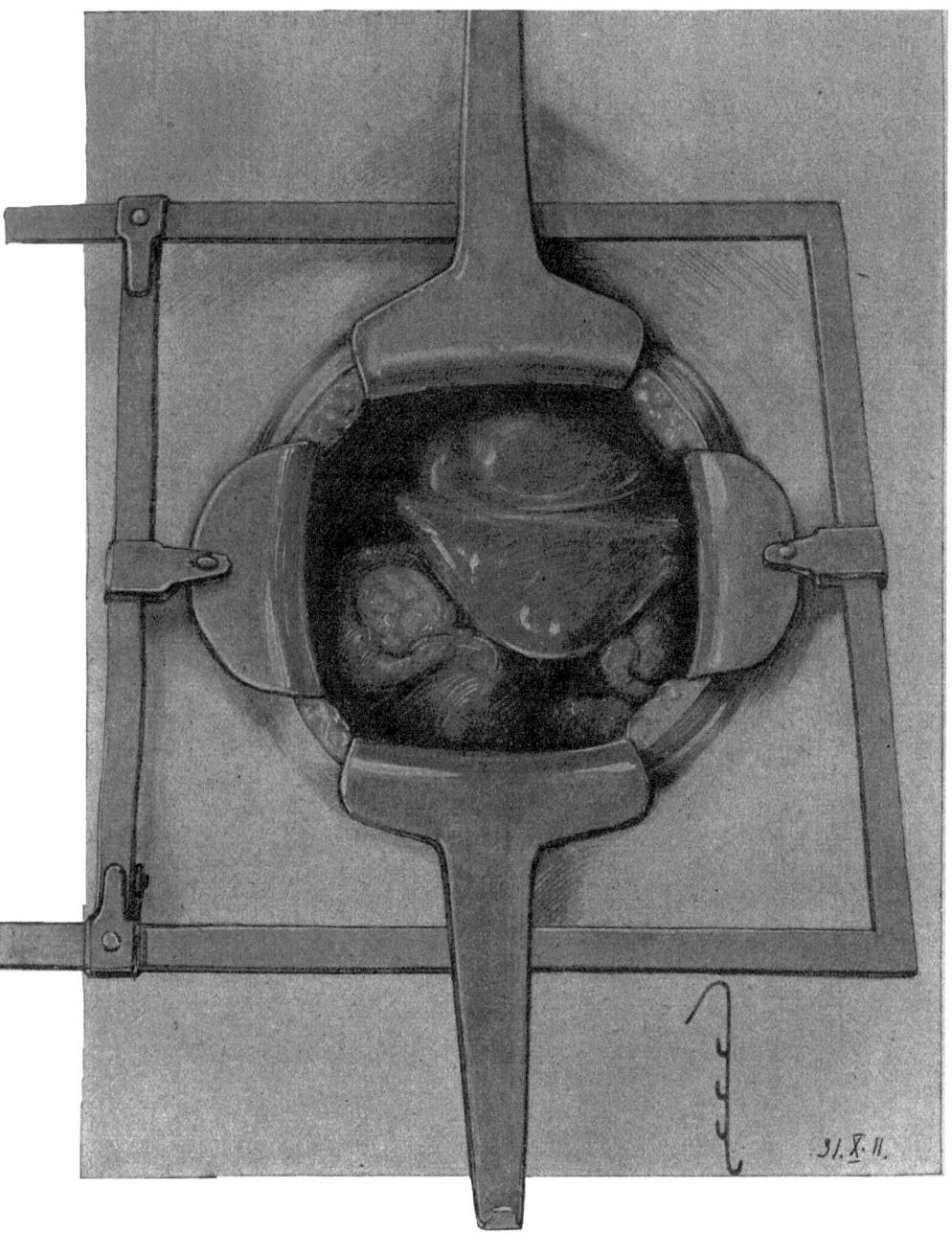

Das Franz'sche Spekulum in situ.
Man sieht deutlich die Blase, den retroflektierten Uterus, die Adnexe und das Rektum. In der Ecke der Zeichnung ist die Hakenvorrichtung der beweglichen Platten dargestellt.

Finden Sie alles in bester Ordnung, so durchtrennen Sie mit der Schere, deren stumpfe Branche Sie unter der Leitung des Fingers einführen, erst blasenwärts, dann nabelwärts das Peritoneum und die Fascia transversalis. Lassen Sie sich das Peritoneum vom Assistenten gut hochhalten, so können Sie es vorsichtig auch mit dem Messer durchtrennen.

4. Akt: Das Freilegen des Operationsterrains.

Das Einlegen aller Spekula hat dann mit äußerster Vorsicht zu erfolgen, wenn trotz der Beckenhochlagerung Därme sichtbar sind (Fig. 49 u. 51). Man erfaßt in diesem

Fig. 51.

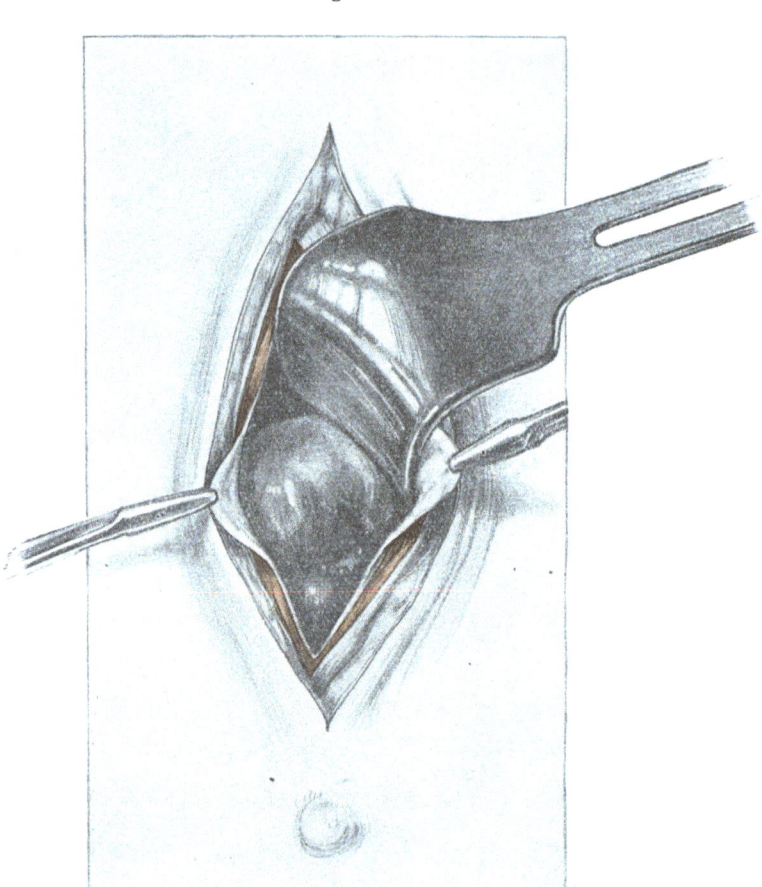

Richtiges, seitliches Einlegen des Symphysenspekulums von Stöckel.

Falle, wie Sie sehen, zunächst das Peritoneum mit Klemmen, um nicht in die Gefahr zu kommen, das Spekulum zwischen Peritoneum und Muskel einzudrängen oder Därme mit einzuklemmen. (Vgl. unter „Fehlerquellen".) Welche Art von Spekulum man benutzen will, hängt von der Gewöhnung oder dem Geschmack ab. Am meisten erfreuen sich jetzt die selbsthaltenden Spekula der Beliebtheit. Hier sind zunächst

Fig. 52.

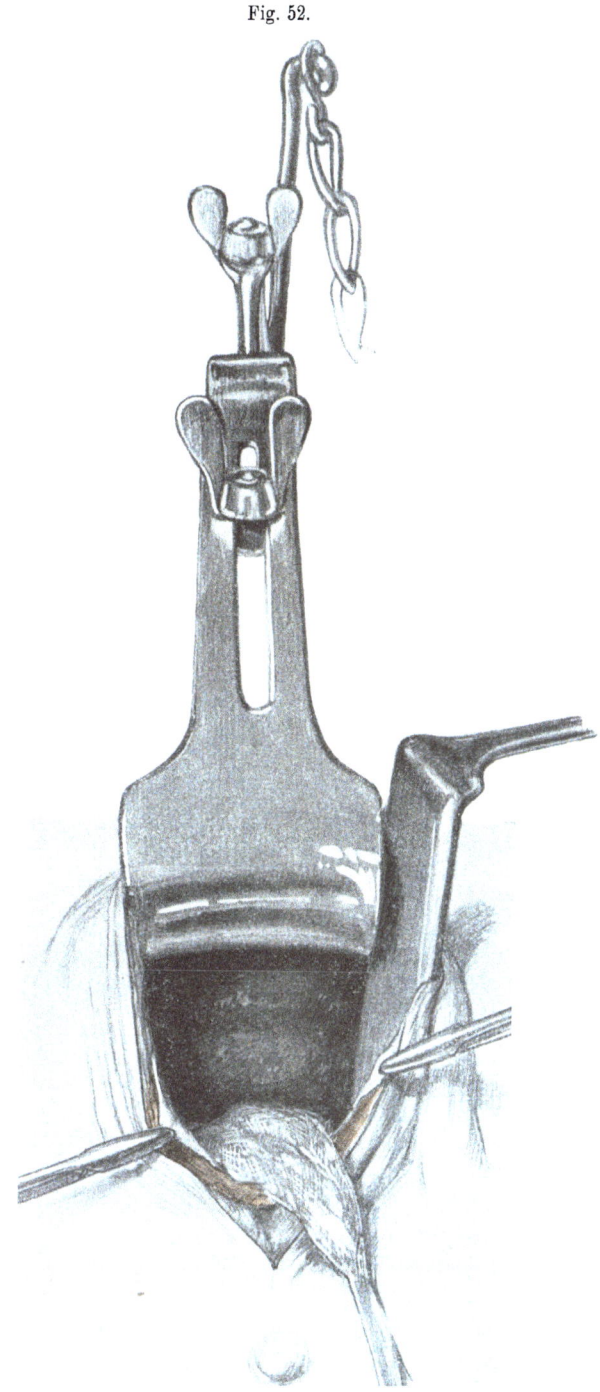

Das Stöckel'sche Spekulum in situ.
Ein Bauchtuch deckt den Oberbauch ab. Ein Seitenhalter dient zum besseren Freilegen des Operationsterrains. Man sieht die mäßig gefüllte Blase und den Uterusfundus.

die rahmenförmigen zu erwähnen, zunächst das von Schubert, dessen Vorteile Küstner hervorhebt, sodann das neuerdings von Franz[1]) empfohlene Spekulum.

Fig. 53.

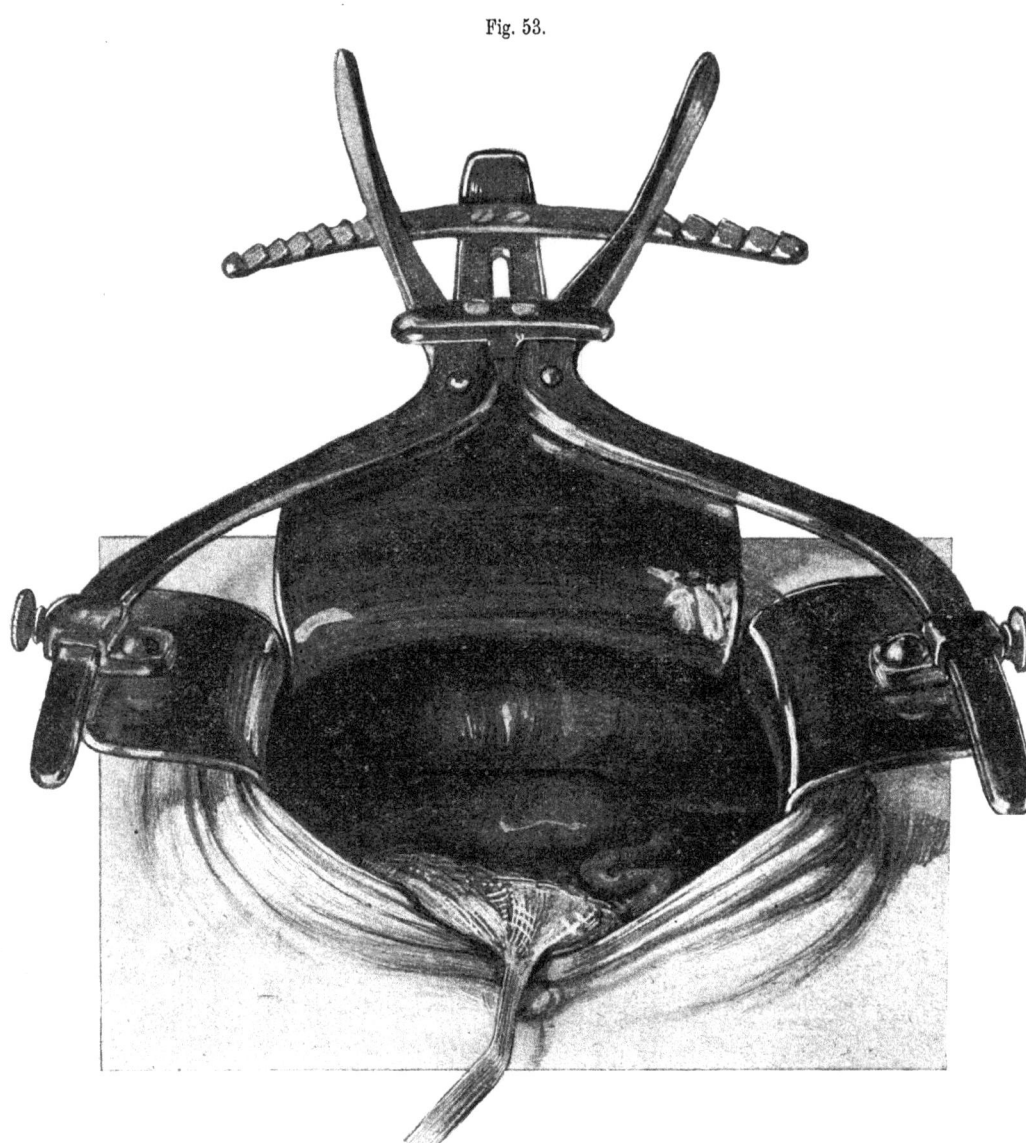

Das dreiteilige Stöckel'sche Spekulum in situ.
Gute Uebersicht. Die rechte Fundusecke des Uterus ist jetzt sichtbar, man sieht nach vorn die Abgangsstelle des Ligamentum rotundum, nach hinten die der Tube. Die Blase ist stark gefüllt.

Technische Bemerkungen beim Anlegen des Franz'schen Spekulums.

Als ich zum ersten Male bei einer Karzinomoperation das Franz'sche Spekulum, das Sie in Fig. 50 lebenswahr dargestellt sehen, anwandte, war ich von seiner Brauch-

---

1) Zentralbl. f. Gynäkol. 1910. Nr. 31. S. 1041.

barkeit und Zweckmäßigkeit sofort entzückt. Es ist unzweifelhaft nicht nur das beste Spekulum hinsichtlich der Uebersichtlichkeit, die es gewährt, sondern auch hinsichtlich der Einfachheit seines Baues. Keine schwer zu reinigenden und leicht verlierbaren Schrauben, kein Gewicht, keine Kette, keine Cremaillère. Bei seiner Benutzung schiebt man zunächst die bewegliche dicht an die fest stehende Längsschiene und führt so die beiden Seitenspekula in die Bauchwunde ein. Beim Auseinanderspreizen hat man darauf zu achten, daß die Gleitschiene mit beiden Händen an den Enden gefaßt wird und gleichmäßig angezogen wird. Nun ist der zuerst longitudinal verlaufende Wundspalt in einen quer verlaufenden verwandelt. Um nun symphysenwärts und nabelwärts noch mehr Raum zu bekommen, werden die (wie aus der Nebenskizze [Fig. 50] zu ersehen ist) losen Spekula in die Wunde gelegt, unter den bekannten Kautelen (Vorsicht, Darm!) angezogen und in den Rahmen eingehakt. Ein Vergleich der Fig. 50 mit Fig. 53 zeigt Ihnen die größere Uebersicht nach Anlegen dieses Spekulums als nach der des von Stöckel konstruierten.

Technische Bemerkungen beim Anlegen des Stöckel'schen Spekulums.

Ich benutze seit Jahren sowohl bei meinen Uebungen an der Leiche wie bei Operationen an der Lebenden die von Stöckel angegebenen Modelle; auch sie leisten ganz Vorzügliches (Figg. 51 bis 53). Das kleine Stöckel'sche Spekulum setzt sich aus drei Teilen zusammen: dem eigentlichen Bauchspiegel, einer Zugkette und einem Gewicht von 10 Pfund. Bei dem größeren Modell sind die erwähnten Teile die gleichen, nur der Bauchspiegel ist größer und es befinden sich an ihm zwei Seitenhebel, die durch einen Cremaillèreverschluß beliebig zu spreizen sind. Ob das größere oder kleinere Modell angewandt wird, hängt von dem Umfange der Operation ab.

Das Einführen des Bauchspiegels hat so zu geschehen, daß zunächst der Griff des Spekulums senkrecht zum Bauchschnitt steht und daß die Platte unter das Peritoneum greift: die linke Hand kontrolliert, ob auch keine Darmschlingen zwischen Platte und Bauchwand sich eingeklemmt haben. Dann folgt eine Drehung des Stieles um 90°, so daß nun die Bauchplatte im unteren Schnittspalt, der Griff in Richtung des Bauchschnittes liegt (vgl. Figg. 51 und 52). Die Därme werden mittels einer großen Bauchserviette, die mit einem Faden armiert sein soll, proximalwärts gedrängt und geschützt. Erweist sich der Spalt als zu klein, so ist man nicht genötigt, das kleine Modell mit dem großen zu vertauschen, sondern man kann sich mit einem einfachen Seitenhebel, wie wir ihn noch bei den vaginalen Operationen kennen lernen werden, behelfen (Fig. 52). Die Anwendung des zweiten Modells erfolgt in genau der gleichen vorsichtigen Art und Weise und es ist dem Anfänger zu raten, erst nach Einlegen der Bauch- und Mittelplatte die Seitenhebel unter Erheben der Bauchdecken, um ein Einklemmen der Därme zu verhüten, einzufügen, was nach vorheriger Uebung mit dem Instrument leicht gelingt. Sind beide Seitenhebel richtig angelegt, so werden sie durch Druck auf ihre Griffe, der medialwärts entsprechend dem Cremaillèreverschluß gerichtet sein muß, gespreizt. Figur 53 zeigt Ihnen die gute Uebersicht, die wir durch dieses Instrument gewinnen können.

Beim Anhängen des Gewichtes muß ebenfalls eine Vorsicht geübt werden, man lasse es ganz langsam senken (nicht fallen), so daß der Zug sanft und allmählich auf die Schnittränder wirkt. Was mir besonders hübsch und zweckmäßig an diesem Spekulum erscheint, ist der Umstand, daß durch seine Platten eine gewisse Abdeckung der Wundränder erfolgt, die man noch leicht dadurch erhöhen kann, daß man zwischen die Platten und die Bauchwand eine sterilisierte Billroth-Battistserviette einschiebt, die dann auch unverrückbar, fest und automatisch von dem Spekulum gehalten wird; das gleiche kann natürlich in noch vollkommenerer Weise beim Franz'schen Spekulum geschehen.

Nach Abdeckung des Oberbauches (die Abdeckung mittels Gewebslappen [Peritoneum, Faszie] siehe unter Karzinomoperationen) in der erwähnten Art und Weise und dem Freilegen des Operationsterrains könnten wir jetzt zur eigentlichen Operation schreiten, wollen aber zunächst, um eine Wiederholung zu vermeiden, die Naht der Laparotomiewunde besprechen. — Wir nehmen also jetzt zunächst das Spekulum ebenso vorsichtig ab, wie wir es eingeführt haben.

Die Naht der Laparotomiewunde.

Das Erste und Wesentliche vor Beginn jeder etwas schwierigeren Naht ist das genaue Freilegen der Wundränder. Dieses erreichen Sie bei der Naht des Bauchfells, die uns zunächst beschäftigen muß, in einfachster Weise dadurch, daß Sie das Peritoneum rings herum mit stumpfen Klemmen erfassen und hervorziehen. Meist kommt man mit 4 Klemmen aus. Die eine erfaßt das Peritoneum am symphysenwärts gelegenen Wundwinkel, die zweite das Peritoneum an dem nabelwärts gelegenen Wundrand und 3 und 4 fassen die seitlich, rechts und links gelegenen Wundränder. Die Klemmen 3 und 4 werden durch Herüberschlagen über die Bauchwand nach lateralwärts genügend das Bauchfell hervorziehen (Fig. 49). Die beiden in den Wundwinkeln gelegenen Klemmen werden vom Assistenten erhoben und leicht gespannt gehalten. Ein Bauchtuch schützt bei der Naht, wenn Därme oder das Netz in der Nähe sind, diese vor unabsichtlichen Verletzungen. Statt der schon S. 37 besprochenen Knopfnaht bedienen wir uns hier der fortlaufenden Katgutnaht.

Technik der fortlaufenden Naht.

1. Akt: Anfangsknoten.

Der Operateur steht wie gewöhnlich auf der rechten Seite der zu Operierenden. Die Nadel im Nadelhalter ist mit einem entsprechend langen Faden versehen. Die Nadel wird von links nach rechts durch das Peritoneum hindurchgeführt; man beginnt am nabelwärts gelegenen Wundrand. Nachdem etwa 3—4 cm des Fadens die Stichränder passiert haben, wird die Nadel aus dem Faden gezogen. Der Operateur knotet jetzt 2—3 mal den kurzen durchgeführten Fadenteil mit dem langen noch nicht durchgeführten Teil und währenddessen fädelt der Assistent oder die Operationsschwester das ursprüngliche Fadenende in die Nadel wieder ein. So wird das Ende zum Anfang, es wird Zeit gespart und der lange Faden nicht unnütz durch die feinen leicht zerreißlichen Stichkanäle des Bauchfells hindurchgeführt. Das eine Knotenende, nicht der fortlaufende Faden, wird kurz abgeschnitten.

2. Akt: Die fortlaufende Naht (Fig. 54).

Der Assistent hält nun statt der das Bauchfell bis dahin hebenden Klemme den knotenwärts gerichteten Teil des fortlaufenden Fadens gespannt; der Operateur macht den zweiten Nadelstich, so daß die Nadel im rechten Wundrand mehr symphysenwärts das Peritoneum verläßt, als sie links eingestoßen wurde; dadurch wird dem Faden ein schräger, symphysenwärts gerichteter Verlauf gegeben (Fig. 54). Jetzt wird der Faden hindurchgezogen, das knotenwärts gelegene Ende vom Assistenten festgehalten und so

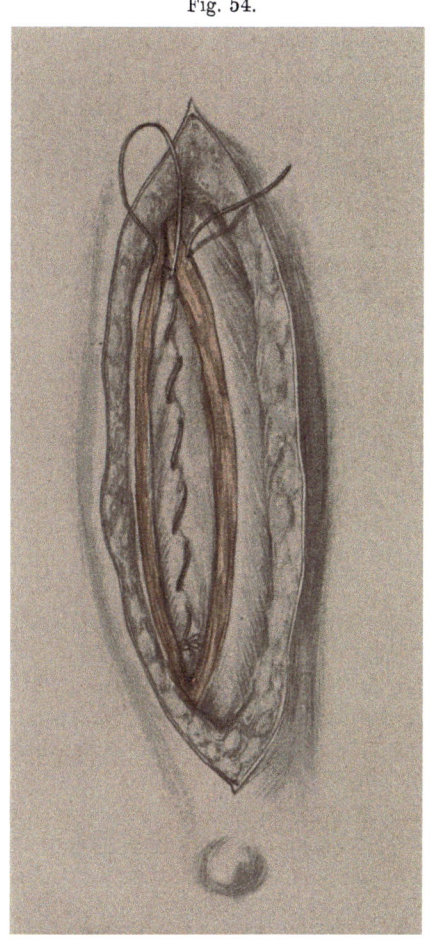

Fig. 54.

Die Naht des Peritoneums und der Fascia transversalis mit fortlaufendem Katgutfaden.
Beim Uebergang der Naht in die Muskulatur hätte der Faden auf der linken Wundseite von unten durch den Muskel geführt werden müssen, so daß er nicht wie jetzt zwischen der Muskelwunde verläuft.

fort. Der Faden muß vom Assistenten fixiert gehalten werden, da sonst die Nähte, besonders bei stärkerer Spannung, wieder aufgehen müssen. Beim Durchziehen der Fäden hat der Operateur darauf zu achten, daß der Faden nicht in die Fadenrinne der vorangehenden, sondern in eine neue Rinne gelegt wird. Sonst näht man „auf derselben Stelle" und die Nahtlinie wird nicht gleichmäßig. Nachdem nun in dieser Weise die fortlaufende Naht des Peritoneums + der Fascia transversalis beendet ist, geht der letzte Faden der Bauchfellnaht in den unteren Rand des stumpf durchtrennten Musculus rectus (Fig. 54) und vereinigt in breiten Abständen diesen, nur im umgekehrten Sinne, man näht jetzt von symphysenwärts beginnend nach dem Nabel, wie es Ihnen die Figur 55 zeigt. Am oberen Wundrand angelangt, geht der Faden durch das vordere Blatt der Rektusscheide und wird hier — nicht in dem weichen, nachgebenden Muskelgewebe — geknotet, oder aber die Rektusscheide wird ebenfalls fortlaufend weiter genäht und dann der Faden am unteren (symphysenwärts gelegenen) Wundrand geknotet.

Beim Uebergang von einer tieferen Schicht zu einer höheren hat man folgende Kleinigkeit zu beachten, die Ihnen durch Vergleich der Figg. 54 und 55 miteinander gut verständlich sein dürfte. Sie sehen in Figur 54 den Faden bei seinem Wege in die höher gelegene Muskeletage den Wundspalt kreuzen, das ist unexakt und sollte deshalb vermieden werden. Die richtige Ausführung sehen Sie im Vergleich dazu in Figur 55. Hier geht der Faden, der im Wundwinkel seinen Abschluß hat, nicht durch den Wundspalt, sondern durch das Gewebe bei *1* in die nächst höhere Etage (Rektusscheide), und die Naht nimmt bei *2* und *3* ihren Fortgang.

3. Akt: *Schlußknoten.*

Da derselbe die ganze Naht zu halten hat, muß er besonders sorgfältig ausgeführt werden. Am einfachsten macht man das so, daß man die Schlinge (*1, 2* in Fig. 55) so hoch hinauszieht, daß man sie mit dem Fadenende (bei *3* in Fig. 55) fest zusammenknoten kann. Auf diese Weise wird noch ein zweiter Knoten aufgesetzt. Jetzt wird der Knoten gekürzt.

Fig. 55.

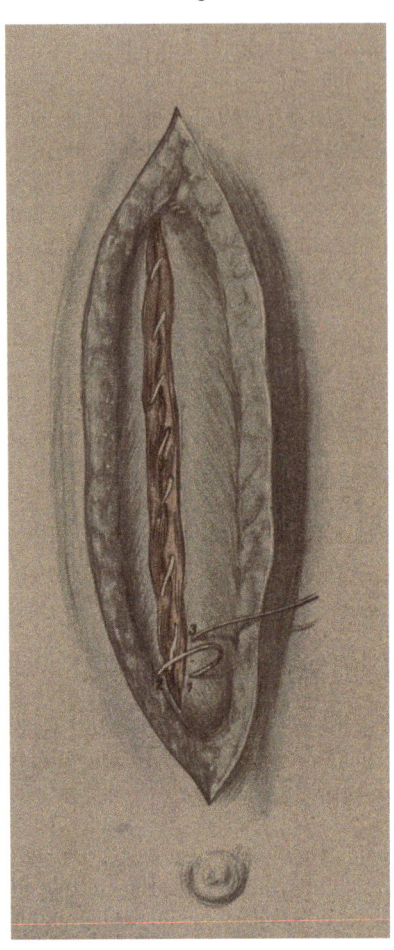

Die fortlaufende Naht des Musculus rectus.

Richtiger Uebergang des Fadens in die Faszie. Die Schlinge *1—2* (zu kurz gezeichnet) wird mit dem freien Ende *3* zum Schluß der fortlaufenden Naht auf der Faszie fest verknotet.

Fast jeder Operateur hat seine eigene Laparotomienaht, ich zeige Ihnen diese, weil ich sie so bei meinem Lehrer Bumm gelernt habe und sie vorzüglich finde. Durch den einen Faden werden die Gewebsetagen in den gleichen Konnex gebracht, wie vor der Operation, wählt man für jede Etage eine besondere Naht, so muß man auf andere Weise diesen Konnex erst künstlich wiederherstellen.

Die Naht der Rektusscheide.

Diese Naht beansprucht gemäß unseren eingangs gegebenen Betrachtungen über den gürtelförmigen Verlauf der Aponeurosen unsere besondere Aufmerksamkeit, denn sie ist es, die dem abdominellen Druck in erster Linie Widerstand leisten muß, soll keine Bauchhernie entstehen. Weder auf das Bauchfell und die Fascia transversalis, noch auf die Muskelnaht ist ein sicherer Verlaß. Das Peritoneum und die Fascia transversalis sind dehnbare Häute, die zum Bruchsack werden; die Muskelnaht hat fast gar keinen Wert, da meist der mediale Abschnitt der Muskulatur gemäß dem geschilderten Nervenverlauf. trotz aller Vorsicht (stumpfe Durchbohrung, weite lose Nahtlinie) atrophisch werden kann.

Aus diesen Ueberlegungen legt man jetzt den Hauptwert auf die Rektusscheiden- oder Aponeurosennaht. Ich nähe die Aponeurose zunächst mit demselben Faden fortlaufend zusammen, begnüge mich aber nicht damit, sondern lege nun noch in Abständen von $1^{1}/_{2}$ bis 2 cm ein impermeables, nicht resorbierbares Nahtmaterial zur Verstärkung, gewissermaßen als unsichtbare Bauchbinde durch die Aponeurose. Für dieses Material nehme ich, wie ich schon S. 28 ff geschildert, Silkwormgut. Nachdem ich letzter Zeit hie und da nach dem Anlegen von Silkwormgutfäden Fadeneiterungen gesehen habe, ersetzte ich diese durch dicke Kumolkatgutfäden, die nur langsam resorbiert werden. Doch kann ich über die Resultate bei dieser Modifikation noch kein abschließendes Urteil abgeben. Die Fäden werden mittels Knopfnaht geschlossen. Ebenso sind über die Fettnaht, die Blutstillung und die Hautnaht an dieser Stelle Text und Abbildungen nachzusehen.

Fehlerquellen und Operations=Pathologie.

1. *Gefahren bei dicken, fettreichen Bauchdecken.*

Haben Sie Bauchdecken vor sich, wie Sie solche auf dem Sagittalschnitt in Fig. 37 sehen, dann können Sie häufig nicht in der angegebenen Art und Weise vorgehen, sondern müssen sich zum Auseinanderhalten der Fettschwarte der chirurgischen Haken (Fig. 72 ff) bedienen. Wer das präperitoneale Fettlager für das Netz hält, wie ich es einmal im Kurse beobachten konnte, unterminiert es und kann dann eine Blutung aus der Epigastrica inferior herbeiführen. Dem anatomisch geschulten Operateur kann das nicht passieren.

2. *Gefahren bei zu dünnen Bauchdecken.*

Dünne Bauchdecken, deren einzelne Schichten aber gut entwickelt sind, sehen Sie in Fig. 38 im Sagittalschnitt dargestellt. Aber wir haben ja gelegentlich der anatomischen Betrachtung der Linea alba (S. 59) gehört, daß diese in der Schwangerschaft von 18—20 mm Breite bis zu 9 cm breit werden kann. Bei schlecht versorgten

Fig. 56.

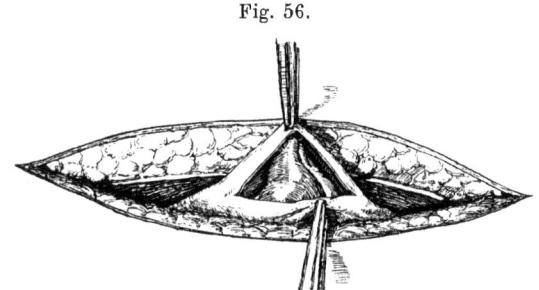

Die scharfen Zähnchen der Kocher'schen Klemmen haben beim Aufheben der Peritonealfalte den Darm mitgefaßt.

Wochenbetten kann daraus eine solche Diastase der Musculi recti resultieren, daß wir trotz des extramedianen Schnittes Muskelgewebe überhaupt nicht treffen und die aponeurotische Schicht auffallend schlaff, dünn und atrophisch ist. Ueber einen solchen Fall konnte ich Ihnen gelegentlich unserer geburtshilflich-seminaristischen Uebungen bei Besprechung des Kaiserschnittes referieren. (Das geburtshilfliche Seminar l. c., S. 77.) Wer in solchen Fällen nicht vorsichtig ist, der kann mit dem ersten Schnitt die Bauchhöhle eröffnen und gleichzeitig schwere Darmverletzungen mit der Schärfe des Messers verursachen.

3. *Gefahren beim Erheben des Peritoneums vor der Eröffnung.*

Nehmen Sie zum Erheben der peritonealen Falte stets stumpfe Klemmen, sonst kann Ihnen das passieren, was Ihnen die Figg. 56 und 57 deutlich zeigen: Mit der scharfen Kocher'schen Klemme ist durch die peritoneale Falte hindurch Darm mit eingeklemmt (Fig. 56) und Sie sehen deutlich in Fig. 57 den Abdruck der 3 Zähnchen, der Klemme auf der Darmserosa. Wird eine solche Verletzung nicht bemerkt oder nicht in exakter Weise chirurgisch versorgt (siehe das Kapitel über die Darmchirurgie), dann ist eine Perforationsperitonitis die Folge dieses Fehlers.

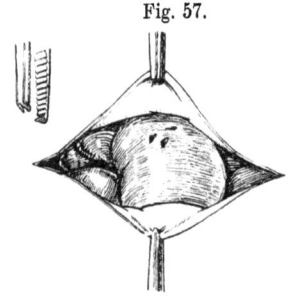

Fig. 57.

Die Verletzung des Darmes.
Links die die Verletzung verschuldenden Zähnchen der Kocher'schen Klemme.

4. *Gefahren bei Adhäsionsbildungen an der vorderen Bauchwand.*

Diese Gefahren müssen stets auch von dem Geübten besonders ernst genommen werden. Man versucht zunächst an verschiedenen Stellen des Schnittes, ob es gelingt, eine sichere, adhäsionsfreie Furt in den freien Bauchraum zu finden, gelingt das nicht, dann muß eine langsame und vorsichtige Ablösung der in Frage kommenden Netz- oder Darmpartien möglichst stumpf erstrebt werden. Sind Verletzungen nicht zu vermeiden, so müssen sie chirurgisch richtig (s. d.) behandelt werden. Das Omentum bindet man am besten proximal und distalwärts ab und durchschneidet es zwischen den Ligaturen. Wer ungeduldig wird, dem kann es passieren — wie ich es einmal beobachten konnte —, daß er eine Dünndarmschlinge mitten durchschneidet.. Nach gut ausgeführter Zirkulärnaht — die eben deshalb der Gynäkologe kennen und üben muß! — ist die Frau reaktionslos genesen.

5. *Verletzungen der Blase.*

Dieselben kommen selbst dann selten vor, wenn man, was fehlerhaft ist, vergessen hat, vor der Operation die Blase zu entleeren. Man gewöhne sich, in der Mitte oder besser noch im nabelwärts gelegenen Teile des Bauchschnittes das Peritoneum zu eröffnen und nur unter Leitung des Fingers, der dann die Blasenkuppe sondiert, symphysenwärts zu schneiden. Ich hatte im letzten Monat Gelegenheit, bei der Lebenden einen interessanten Fall zu beobachten, bei dem auch nach entleerter Blase der Blasen-Vertex 3 Finger breit unterhalb des Nabels stand. Eine Verletzung der Blase wurde nur dadurch vermieden, daß ich während der Operation von dem Assistenten einen Katheter in die Blase einführen ließ und so den Hochstand der Blase ad oculos demonstrieren konnte. Es wurde alsdann mit zwei stumpfen Klemmen die Umschlagsfalte des parietalen Peritoneums auf die Blase distalwärts gezogen und die Bauchhöhle nunmehr oberhalb der Blasenkuppe eröffnet. Bei besonderer Adhärenz der Blase an der vorderen Bauchwand kann eine Verletzung auch dem geübten Operateur passieren. Hierüber und über die Blasennaht siehe die betreffende Vorlesung.

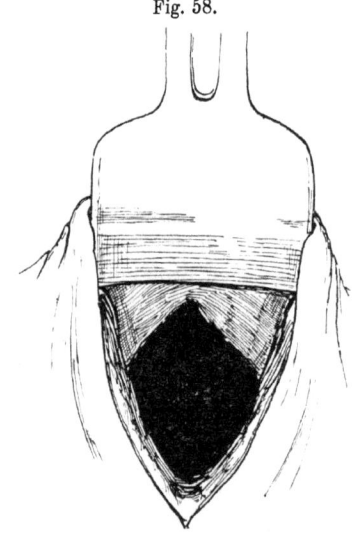

Fig. 58.

Die Symphysenplatte ist falsch eingelegt. Sie liegt statt unterhalb, oberhalb des Peritoneums.

6. *Beim Einlegen der Spekula.*

Die Figg. 58 und 59 erläutern hinlänglich die begangenen Fehler. In Fig. 58 ist die Bauchplatte, statt das Peritoneum mitzufassen, zwischen dieses und die Bauchwand geschoben. Das Bauchfell wird dadurch breit abgelöst und das Cavum Retzii freigelegt. (Ueber die Art, diesen Fehler zu vermeiden, siehe S. 64.) Fig. 59 zeigt einen Fall,

Fig. 59.

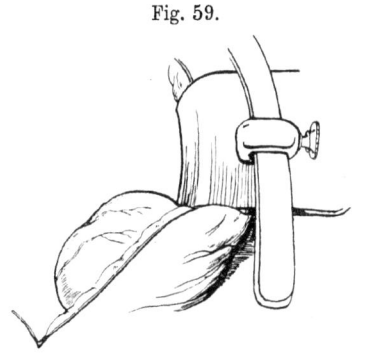

Der Seitenhebel des Stöckel'schen Spekulums hat den Darm miteingeklemmt.

in dem beim Anlegen des Seitenhebels Darm mit eingeklemmt wurde. Wird das rechtzeitig bemerkt, so ist der Fehler meist ohne Bedeutung, sonst ist man unter Umständen gezwungen, das Stück gequetschten Darmes zu resezieren.

7. *Man vergißt, den Oberbauch durch eine Bauchserviette zu schützen.*

Da man niemals weiß, ob das ursprünglich keimfreie Operationsgebiet durch das Zerreißen einer Zyste, einer Tube, eines Exsudates keimfrei bleibt (endogene Infektion[1]), so ist in jedem Falle der Oberbauch durch eine Serviette, auch schon wegen der Abkühlung zu schützen.

8. *Das Vergessen von Operationsmaterial in der Bauchwunde.*

Wie diesem allergefährlichsten Fehler zu begegnen ist, habe ich auf S. 58 geschildert. Ein besonders krasser Fall dieser Art ist mir in Erinnerung, bei dem der pathologische Anatom bei der Sektion einer gynäkologisch operierten Frau eine Kocher'sche Klemme, die in das Darmlumen gewandert war und den Tod der Frau wochenlang nach der Operation verschuldet hatte, fand. Kommen solche Fälle zur Kenntnis, so ziehen sie strafrechtliche Verfolgung nach sich und nehmen meist für den Operateur einen ungünstigen Ausgang, wenn er nicht nachweisen kann, daß alles benutzte Material vorher und nachher gezählt wurde und somit mit größtmöglicher Vorsicht vorgegangen wurde.

9. *Verletzungen bei der Naht.*

Diese werden am besten vermieden durch Unterlegen eines Bauchtuches, durch gutes Freilegen der Wundränder, besonders des Peritoneums, mit Klemmen und durch einige Vorsicht.

Operations-Pathologie.

Bei Sektionen und Relaparotomien findet man häufig Adhäsionsbildungen an der Narbe, deshalb ist es besser, bei wiederholter Laparotomie die andere Seite oder einen Querschnitt zu wählen.

Interessant ist die Beobachtung der Atrophie des medialen Rektusrandes, über die wir schon gesprochen haben.

Ueber Bauchnarbenhernien ist in der Vorlesung über Hernien einzusehen.

Die Technik und Anatomie des Faszienquerschnittes nach Pfannenstiel.

Nachdem Rapin und als erster in Deutschland Küstner den Hautquerschnitt in der suprapubischen Falte empfohlen hatten, war es das unstreitbare große Verdienst von Pfannenstiel, den für die Unterbauchgegend im anatomischen Sinne besten Laparotomieschnitt, den Faszienquerschnitt, angegeben zu haben. Zur Begründung des Gesagten verweise ich auf die anatomische Einleitung dieser Vorlesung.

---

[1] Die Bezeichnung „endogene Infektion" erscheint mir besser als die neuerdings von Winter vorgeschlagene Bezeichnung „Selbstinfektion". Näheres siehe Zentralblatt f. Gynäkol. 1911. Nr. 51.

Sprengel (l. c.) macht mit Recht darauf aufmerksam, daß es sich hierbei nicht eigentlich um einen **Faszienquerschnitt**, sondern um einen **Aponeurosenlängsschnitt** handelt. Der Unterschied von Faszien und Aponeurosen besteht in folgendem: Die Faszien, auf deutsch: die Muskelbinden, dienen nach Rauber als Schutzhüllen für Muskelgruppen und Einzelmuskeln; sie dienen als Ursprungsstellen und als Ansatzstellen der Muskulatur, während die Aponeurosen breite Sehnen darstellen, in die Muskeln übergehen, mit anderen Worten, die Faszien sind außerhalb des Muskelapparates stehende Gewebe, obgleich sie mit ihm in innigen Konnex treten, die Aponeurosen hängen genetisch mit dem Muskelapparat zusammen.

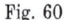

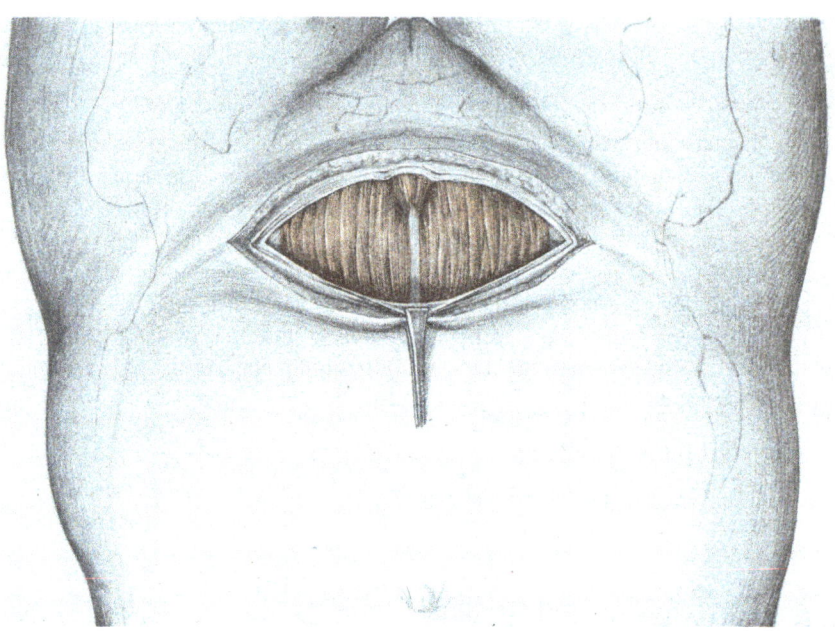

Der suprasymphysäre Aponeurosenschnitt nach Pfannenstiel.
Man sieht die Linea alba, die beiden Rektusbäuche und die Mm. pyramidales.

Obwohl wir nun selten an der Leiche bei Vornahme unserer Operationsübungen den Pfannenstiel'schen Aponeurosenschnitt ausführen werden, da er sich mehr für die Operationen eignet, bei denen auf die Demonstration des Beckensitus vor einem größeren Kreise verzichtet wird, so ist seine Kenntnis für Sie doch so wichtig, daß wir unsere heutige Vorlesung nicht beschließen wollen, ohne Ihnen seine Anatomie und Technik demonstriert zu haben.

Der Schnitt verläuft, wie es Ihnen Fig. 5 zeigt, in der suprapubischen Falte und hat eine Länge, die dem Abstand des lateralen Randes des einen Musculus rectus von dem lateralen Rande des anderen entspricht. Die Haut und das Unterhautzellgewebe wird bogenförmig durchschnitten, dabei die Ihnen bekannten Gefäße, die Vasa epigastrica superficialia und pudenda externa versorgt (vgl. S. 18, Fig. 8) und nun die Aponeurosenplatte in gleichem Sinne bis auf die Muskelfasern durchtrennt. Jetzt faßt eine Collin'sche Krallenzange Haut, Unterhautzellgewebe und die Aponeurose in der Mittellinie und nun präpariert man, indem ein Zug nach proximalwärts auf den Gewebslappen ausgeübt wird, diesen scharf von der Linea alba nach nabelwärts ab (Fig. 60). Wir sehen jetzt beide Rektusbäuche vor uns liegen. Die Musculi pyramidales kommen entweder garnicht oder nur in ihrem proximalen Abschnitt zu Gesicht (vgl. hiermit die Topographie des Tuberkulumschnittes, Fig. 73). Jetzt werden mit einem stumpfen Instrument die beiden Muskelgruppen in der Linea alba voneinander getrennt, mit stumpfen Haken zur Seite gezogen, das Bauchfell in gewohnter Weise zwischen zwei stumpfen Klemmen eröffnet, und die Operation kann nach Einlegen der Spekula und nach Abdeckung des Oberbauches beginnen.

Fraglos gibt der Querschnitt weniger Raum, seine Ausführung ist technisch für den Anfänger schwieriger, mehr Gewebsschichten werden freigelegt, und deshalb ist schärfste Asepsis die Bedingung für eine Heilung per primam.

Für den Geübten ist es eine vorzügliche Methode, zumal ich nach unseren anatomischen Ueberlegungen und nach den Erfahrungen Mackenrodt's u. a. nicht zögere, wenn es nötig ist, beide Rekti quer zu durchschneiden (siehe auch Figg. 74 und 76). Vor wenigen Wochen habe ich auf diese Weise einen fast mannskopfgroßen Ovarialtumor unzerkleinert herausbefördern können. Der kosmetische und vor allen Dingen der physiologische Effekt ist geradezu ideal. Eine Furcht vor der Entstehung von Hernien nach dem queren Durchschneiden der Rekti habe ich nicht. Ich erinnere Sie an die Worte Mikulicz's (S. 56). Nur suche man dann eine Verletzung der beiden Vasa epigastrica inferiora zu vermeiden; ihren Verlauf zum Rektus haben Sie sich nach Betrachtung unserer anatomischen Fig. 45 ja hinlänglich eingeprägt. Und Sie sehen auf dieser Figur, daß man sie bei dieser Schnittführung schonen kann, wenn man nicht weiter als bis zum lateralen Rande des M. rectus jederseits schneidet.

Bezüglich der Naht ist nicht viel zu sagen. Wer will, kann auf die fortlaufende Muskelnaht verzichten, vorausgesetzt, daß er die Eröffnung in der Linea alba vorgenommen hat, ich führte sie stets aus, schon um die Gewebsetagen einander zu nähern; dann knüpfe ich ebenfalls stets den fortlaufenden Faden in der Aponeurose. Bei der Aponeurosennaht geht man am besten so vor, daß man zunächst einen Fixationsfaden (Silk) in der Mittellinie anlegt, dann zwei weitere an den lateralen Enden dort, wo die drei Aponeurosenblätter des M. obliquus ext., des M. obliquus int. und des M. transversus auseinanderweichen, und schließlich die dazwischengelegenen Partien vereinigt. Die Fettnaht wird in gleicher Weise wie vorher beschrieben, angelegt und die Haut mit Michel'schen Klammern verschlossen. Schließlich möchte ich den von Franz empfohlenen „Längsbogenschnitt" nicht unerwähnt lassen. Der Schnitt beginnt rechts oder links neben dem Nabel und wird im Bogen über die Medianlinie hinweg bis zur Symphyse geführt. Abpräparieren des Hautfaszienlappens an den beiden Kreuzungsstellen mit der Linea alba, wie beim Pfannenstiel'schen Schnitt und Eröffnung des Peritoneums in der Mittellinie.

Die verschiedenen anderen Schnittführungen wollen wir in den betreffenden Vorlesungen und bei den gegebenen Operationen üben. (Vgl. auch die Tabelle am Schluß dieses Buches.)

V. Vorlesung.
Die Ventrifixur.
Die verschiedenen Modifikationen. Fehlerquellen. Operationspathologie. Der Tuberkulumschnitt, eine Kombination von Laparotomie und Alexander-Adams.

Nach der Beschreibung der Alexander-Adams'schen Operation wenden wir uns derjenigen Operationsmethode zu, die durch Fixation der runden Mutterbänder an die Bauchdecken nach Ausführung der (aus diesem Grunde vorweg beschriebenen) Laparotomie die Retroflexionsstellung in eine Anteflexionsstellung verwandelt. Nach unseren Besprechungen in der III. Vorlesung wird Ihnen ohne weiteres einleuchten, daß diese Art des Vorgehens einen weit besseren Ueberblick über etwaige Verwachsungen und Abnormitäten in dem Beckensitus geben muß; die Eröffnung der Bauchhöhle ist also da, wo wir der Diagnose: freie Beweglichkeit des Uteruskörpers nicht ganz sicher sind, immer der beste, anatomisch richtigste Weg.

Gelegentlich einer zu anderem Zwecke begonnenen Bauchhöhlenoperation fixierte Köberlé im Jahre 1869 den Uterus an die Bauchdecken, um so eine gleichzeitig bestehende Retroflexio zu heilen.

Es handelte sich um das gleichzeitige Bestehen einer nicht fixierten Retroflexio mit einem kleinen, taubeneigroßen Ovarialtumor. Die Beschwerden der Patienten rührten von der Retroflexio her. Nach partieller Entfernung des Tumors fixierte Köberlé den retroflektierten Uterus an die vordere Bauchwand, und zwar wurde der Ovarialrest, das Tubenende und ein Stück des Ligamentum latum in die Bauchwunde eingenäht und der Uterus so in anteflektierter Lage gehalten. Eine Nachuntersuchung nach 4 Jahren ergab die jetzt normale Lage der Gebärmutter. In ähnlicher Weise gingen dann in der Folge Sims, Schröder und Hennig vor. Der erste, der den Uterusfundus mittels einer Sutur an die vordere Bauchwand fixierte, war Lawson Tait in den Jahren 1880 und 1883. Er ist somit der eigentliche Begründer des später zu beschreibenden Verfahrens von Leopold und Czerny (Fig. 70).

Das Verdienst aber, diese Gelegenheitsoperationen zu einer wohl durchdachten, noch heute als Grundprinzip für alle Modifikationen geltenden Operationsmethode ausgebildet zu haben, gebührt R. von Olshausen und dem gleichzeitig und unabhängig davon in derselben Weise operierenden Howard A. Kelly. Das prinzipiell Wesentliche der v. Olshausen'schen Methode der Ventrifixur ist der Umstand, daß nicht irgend welche Stümpfe des Operationsgebietes und nicht der Uterusfundus als fixierendes Medium herangezogen werden, sondern die Ligamenta rotunda; und zwar in der zielbewußten Voraussetzung, daß dadurch die Beweglichkeit des Uterus nach Möglichkeit erhalten bleibe, besonders aber, daß im Hinblick auf die nachfolgenden Geburten das Höhersteigen des Uterusfundus nicht behindert würde (Fig. 67).

Wir werden nun zunächst in unserem technischen Teil diejenige Modifikation der v. Olshausen'schen Methode genau besprechen, die von Bumm angegeben wurde, und die mir bis in die jüngste Zeit vorzügliche Resultate gegeben hat[1]).

Technik und Anatomie der Ventrifixur nach Bumm.

Vorbereitung und Instrumentarium: Wir gebrauchen dieselben Instrumente wie zu jeder Laparotomie; es ist immer zweckmäßiger, sich mit den gleichen Instrumenten einzuüben, die verschiedensten Operationen auszuführen, als für jede spezielle Operation ein Spezialinstrument zu gebrauchen. Sonst wird man der Sklave seines Instrumentariums und ist ratlos, wenn ein unvorhergesehener Wechsel bei der Operation uns zwingt, mit den vorbereiteten Instrumenten auszukommen. Hat man einmal beschlossen, die Bauchhöhle zu öffnen, so muß man auf alle Zwischenfälle gefaßt sein und ein vollständiges Instrumentarium vorbereitet haben. Wenn Sie Ihr Instrumentarium zur Operation vorbereiten oder Ihre Operationsschwester nach der Vorbereitung revidieren, so tun Sie das stets am besten, wenn Sie im Geiste die einzelnen Akte der Operation vor sich entwickeln:

Zum Laparotomieschnitt: 1—2 Skalpelle und 6 Kocher'sche Klemmen zum Abklemmen der Gefäße.
    2 stumpfe Klemmen zum Erheben der Peritonealfalte vor der Eröffnung.
    1 Spekulum zum Freilegen des Operationsgebietes.
    Bauchtücher (genau gezählt) zum Abdecken des Oberbauches.
Zur Fixation des Bandes sind wiederum etwa 6 Klemmen nötig (man spare niemals mit der Zahl der Klemmen, das rächt sich immer).
    Mehrere Nadelhalter nach Hegar.
    Mehrere große und kleine gekrümmte Nadeln.
    Nahtmaterial zur Fixation und zur Aponeurosennaht: Silkwormgut, sonst Kumolkatgut und Michel'sche Klammern für die Haut.
Die Lagerung der Patientin oder hier der Leiche ist die Beckenhochlagerung.

1. Akt: Die Laparotomie.

Für den Anfänger der Längsschnitt, sonst schon wegen der Kleinheit des Eingriffs aus kosmetischen Rücksichten der Aponeurosenschnitt nach Pfannenstiel.

2. Akt: Freilegen des Operationsterrains. Orientierung. Erfassen der Ligamenta rotunda mit Kocher'schen Klemmen.

Bei der Operation genügt im allgemeinen das Freilegen mit kleinem Spekulum (Figg. 51 u. 52). Uebersieht aber der Anfänger nicht alle seine technischen Maßnahmen deutlich, so tut er besser, das große Spekulum einzulegen. Besser den Schnitt einige Zentimeter größer machen, als durch einen Irrtum des Tastsinnes (der immer besser durch das Auge ersetzt wird) unheilvollen Schaden für die Operierte anstiften!

Operationsanatomische Betrachtungen des Beckensitus: Wir sehen vorn unter der Symphyse die Harnblase mäßig gefüllt (Fig. 61). Die Plica vesicouterina durch die uns ja schon bekannte Plica transversa vesicae, die hier besonders links stark ent-

---

[1]) Jetzt ersetze ich sie durch den Tuberkulumschnitt oder durch die Resektion und Implantation der Ligamenta rotunda, siehe dort.

wickelt ist, deutlich markiert. Der hintere Douglas ist durch den völlig retroflektiert liegenden Uterus gänzlich ausgefüllt. Uns interessieren nun zunächst die Ligamenta rotunda. An ihnen unterscheiden wir 5 verschiedene Abschnitte:

1. Die Pars uterina
2. Die Pars ligamenti lati   Portio intrapelvina.
3. Die Pars iliaca
4. Die Pars inguinalis   Portio extrapelvina.
5. Die Pars praeinguinalis

Fig. 61.

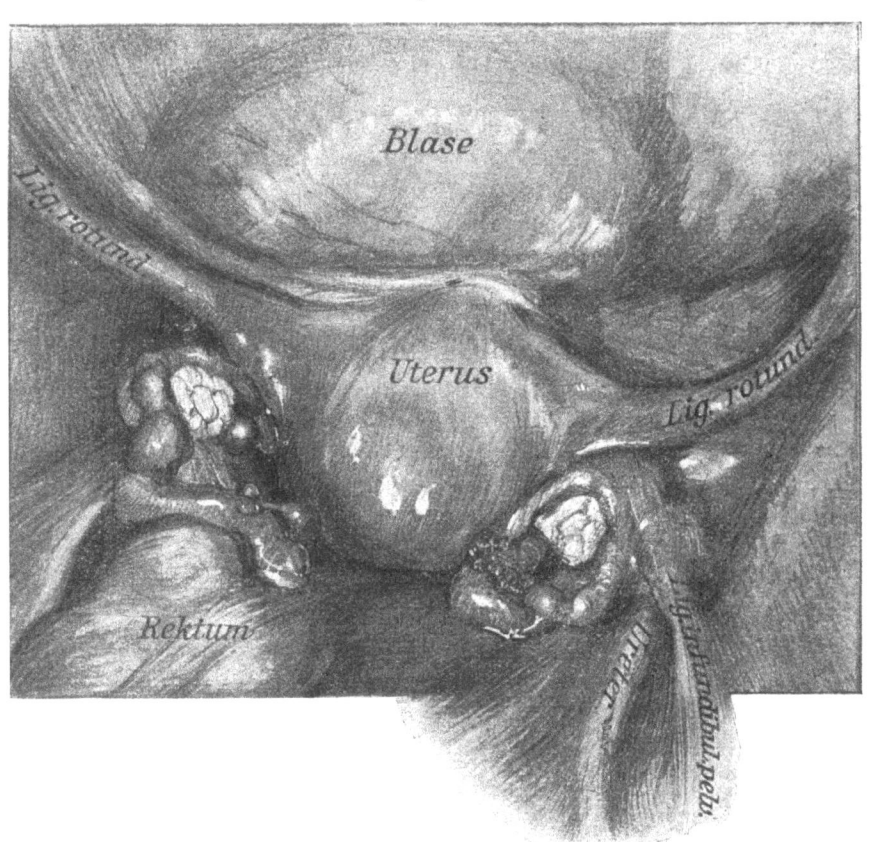

Retroflexio uteri (Situsbild).
Blase mäßig gefüllt. Der hintere Douglas'sche Raum vom Uterusfundus völlig ausgefüllt. Links und parallel dem Ligamentum rotundum die Plica transversa vesicae.

Die Portio extrapelvina mit ihrem inguinalen und präinguinalen Anteil ist uns schon von der Alexander-Adams'schen Operation her bekannt und kommt für unser jetziges Vorgehen nicht in Frage.

Die Portio intrapelvina sehen wir in unserem Präparat (Fig. 61) deutlich vor uns. Am kürzesten ist die Pars uterina; ihre Lage muß sich der Anfänger, um Orientierungsfehler sicher zu vermeiden (vgl. Fehlerquellen), ganz genau einprägen. Sie stellt die Ursprungsstelle am Uterus dar. An der Fundusecke der Gebärmutter stoßen drei voneinander genau zu scheidende Gebilde zusammen. Am meisten nach vorn (blasenwärts) die Pars uterina ligamenti rotundi, dann die Pars uterina tubae und am meisten nach hinten (mastdarmwärts) das Ligamentum ovarii proprium (besonders deutlich auf Fig. 62, rechte Seite).

Auf die Pars uterina ligamenti rotundi folgt die Pars ligamenti lati. Sie verläuft fast horizontal, und ich erinnere Sie an die Betrachtungen, die wir in Vorlesung III

Fig. 62.

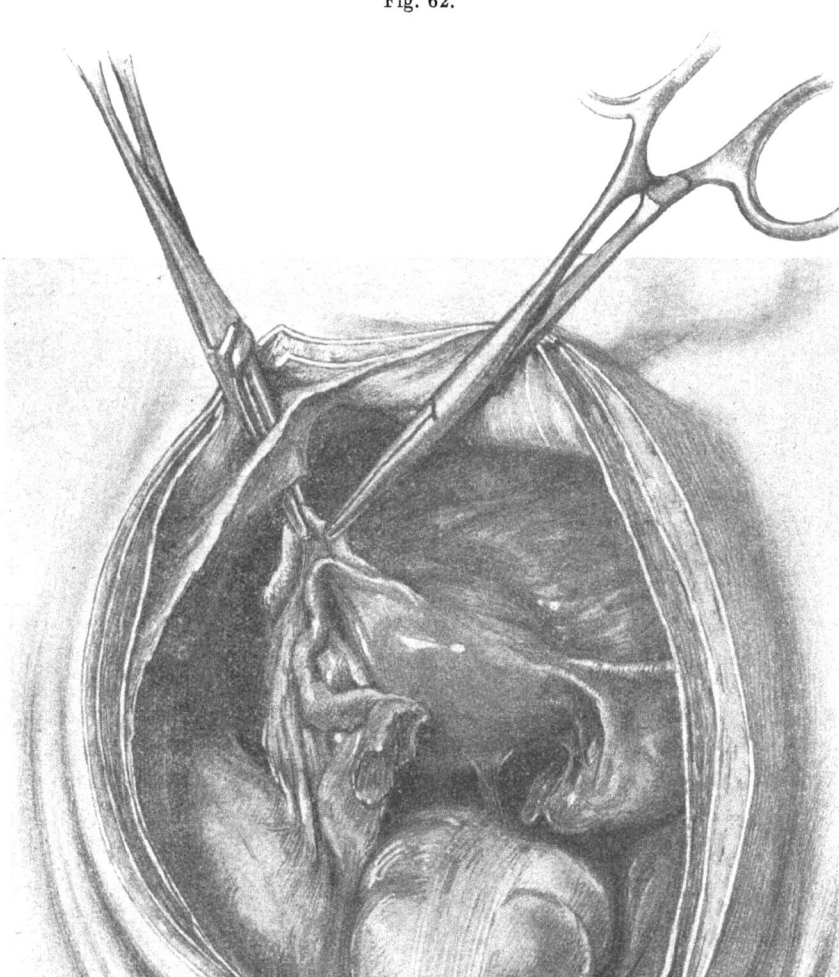

Die Ventrifixur nach Bumm.
Das linke Band ist mit einer Klemme gefaßt und wird mit der anderen Klemme durch das durchbohrte, parietale Peritoneum geleitet. Man achte auf die Adhäsion zwischen Uterus und Rektum.

bezüglich der Funktion des Bandes angestellt haben (vgl. auch die Fig. 34, die Ihnen einen anteflektierten Uterus darstellt).

Schließlich die Pars iliaca. Dieses ist diejenige Partie unseres Bandes, die nach lateralwärts und aufwärts gerichtet ist und sich bis zum subperitonealen Leistenring fortsetzt. Sie trennt ihrem Verlaufe gemäß die Fossa paravesicalis posterior von der Fossa obturatoria. Wenn Waldeyer sie als die längste Partie des Bandes bezeichnet, so ist das nur für diejenigen Fälle zu verstehen, in denen der Uterus anteflektiert in der Mittellinie liegt. Erfolgt durch eine Lageveränderung der Gebärmutter eine Dehnung

Fig. 63.

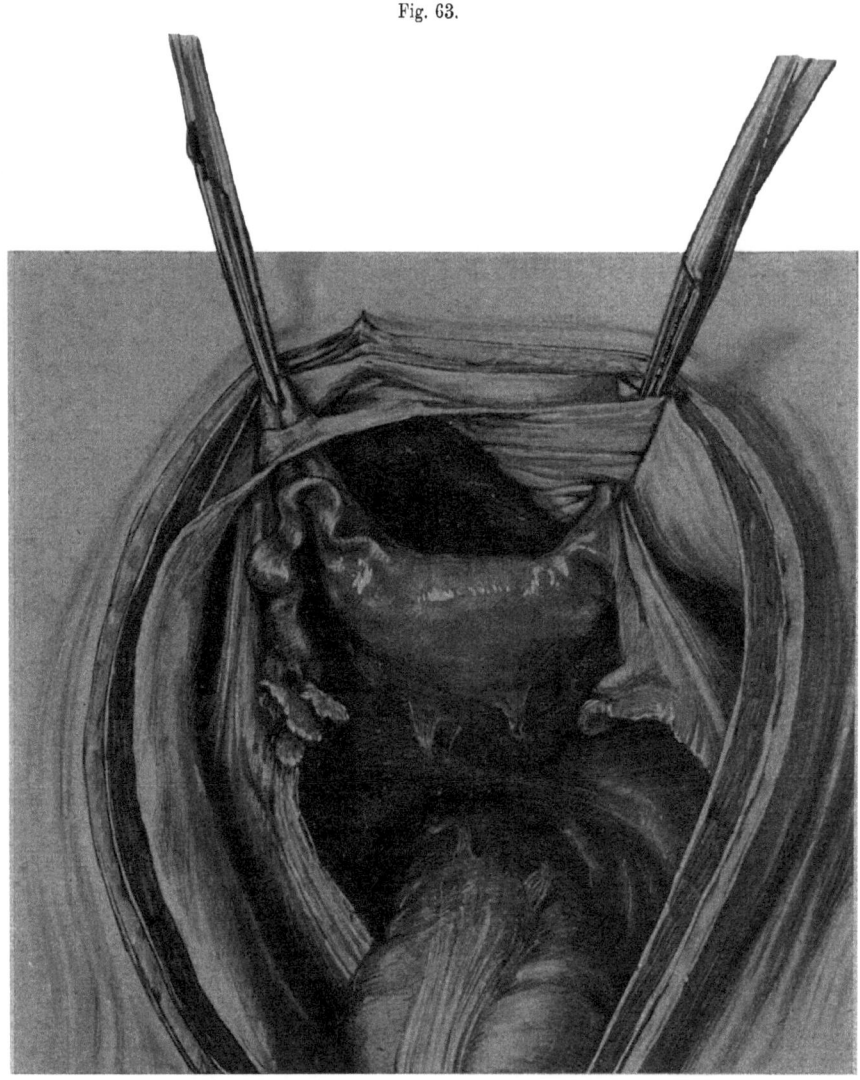

Beide Ligamente sind durch die Löcher des Peritoneums hindurchgezogen. Die Adhäsionen an der Hinterseite des Uterus sind durchtrennt.

des Ligamentum latum oder durch entzündliche Prozesse eine Schrumpfung des breiten Mutterbandes, so wird dementsprechend auch die Pars ligamenti lati länger bzw. kürzer werden. In dem Situsbilde Fig. 34 ist z. B. die linke Pars ligamenti lati stark verkürzt, die rechte stark verlängert, in Fig. 61 sind durch die Retroflexio uteri beide Seiten länger wie die Partes iliacae ligamenti rotundi. Die anatomischen Gebilde, die

Fig. 64.

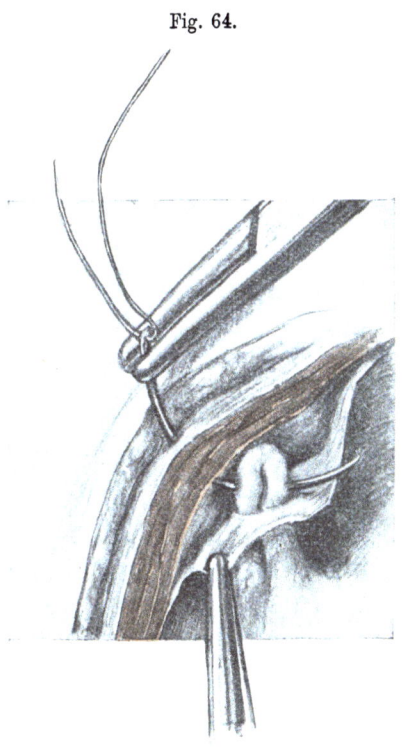

Erster Akt der Fixation des Bandes.

das Band in seiner Portio intrapelvina kreuzt, werden wir an anderer Stelle zu besprechen haben, da sie für unser heutiges operatives Vorgehen nicht in Frage kommen. (Vgl. auch Fig. 45. Anatomie der hinteren Bauchwand.)

Jetzt legen wir unter Leitung des Auges an die Grenze zwischen Pars uterina und Pars ligamenti lati eine stumpfe oder scharfe Klemme an (Fig. 62). Am besten zunächst auf der dem Operateur gegenüberliegenden Seite, der linken. Indem wir jetzt vorsichtig den Uterus aus dem Douglasschen Raum hervorheben, sehen wir, wie sich eine dünne, spinngewebige Adhäsion anspannt. Indem der Zeigefinger der linken Hand hinter den Uterus geht, löst er ganz behutsam eine Adhäsion stumpf nach der anderen und orientiert sich besonders, ob Tube und Ovarium beiderseits frei und beweglich sind. In unserem Falle sind die zarten Adhäsionen bald beseitigt; aber ich erinnere Sie an andere Fälle, die ich Ihnen schon demonstrieren konnte (Figg. 40 und 41), in denen die Lösung der derben Verwachsungen ein recht schwieriges, gefährliches und zeitraubendes Manöver darstellen kann.

Schwierig und gefährlich deshalb, weil es nicht immer angeht, diese derben Membranen stumpf mit dem Finger zu zerreißen. Versucht man es dennoch, so kann man schwere Läsionen des Rektums und eventuell der Dünndärme damit verursachen (vgl. hiermit das Kapitel Darmverletzungen).

3. Akt: Die Herstellung eines künstlichen subperitonealen Leistenringes und die Fixation des Bandes.

Wir fassen jetzt das parietale Peritoneum mit Klemmen (wie in Figg. 49, 51 und 52, auch in Figg. 64 und 65 dargestellt) und ziehen es nach medianwärts. Jetzt gehen wir mit einer unserer Klemmen zwischen Musculus rectus und der Fascia transversalis, oder wenn sich diese vom Peritoneum trennen läßt (vgl. Figg. 64 und 65), zwischen diesem und der Faszie ein und durchbohren mit der Spitze der geschlossenen Klemme, etwa in

Fig. 65.

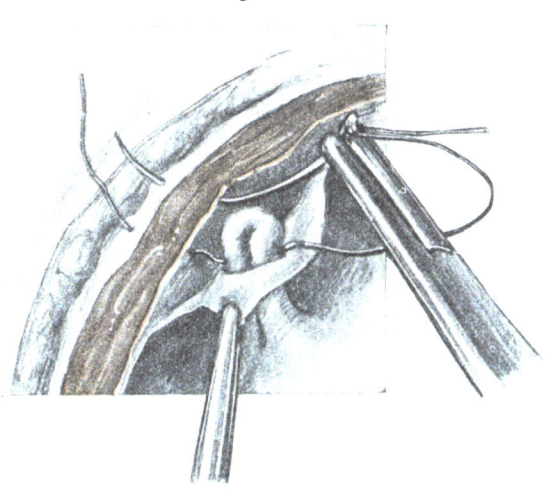

Zweiter Akt der Fixation des Bandes.

der Höhe des inneren Leistenringes, nur entsprechend medialwärts, das Peritoneum. Durch die entstandene Oeffnung, die man natürlich auch mit einem Scherenschnitt oder mit dem Messer statt von außen nach innen, von innen nach außen anlegen kann, führt man die Klemme durch und erfaßt nun das bereits durch eine Klemme entgegengehaltene Band etwas lateralwärts von dieser erst angelegten Klemme (Fig. 62). Indem man jetzt die Klemme 1 abnimmt, zieht die Klemme 2 das Band durch das artifizielle Löchlein im Peritoneum und nun erfolgt das gleiche Manöver auf der rechten Seite. Den Effekt der Operation sehen Sie in Fig. 63 dargestellt, und wir werden auf diesen gelegentlich unserer operationspathologischen Besprechungen noch zurückzukommen haben.

Die endgültige Fixation der Bänder erfolgt mit Silkwormgut. So einfach die Technik ist, zunächst macht sie jeder Anfänger nach genauester Beschreibung falsch, da er stets mit der Nadel zuerst das Band durchbohrt und dann nicht weiter weiß. Merken Sie sich folgendes und die Figg. 64 und 65 sind Ihnen treffliche Wegweiser:

Zuerst durchbohrt[1]) die Nadel die vordere Rektusscheide, den Musculus rectus, die Fascia transversalis, dann das Band (Fig. 64) und nimmt die Nadel denselben Weg in umgekehrtem Sinne zurück, wie es Ihnen Fig. 65 zeigt, bis ihre Spitze dicht an die Stelle der Rektusscheide zurückkehrt, von der sie ihren Weg begonnen hatte. War das Löchlein im Peritoneum etwas zu groß geraten, dann können Sie es auch mit 1 oder 2 Katgutfäden verkleinern, die Sie gleichzeitig durch das Gewebe des Bandes hindurchführen. Die Silkfäden werden auf der vorderen Rektusscheide festgeknotet.

4. Akt: Schluß der Laparotomiewunde.

In besprochener, uns jetzt bekannter Art und Weise. (Vorlesung IV.)

Modifikationen der ventrifixierenden Operationen.

Wir haben gesehen, daß die allen Methoden gemeinsame Idee, dem Uterus nach Möglichkeit seine Bewegungsfreiheit zu lassen, in der v. Olshausen'schen Methode wurzelt, deren Ausführung ich Ihnen deshalb wenigstens in einem Bilde (Fig. 67) vorführen möchte. Im Gegensatz dazu sehen Sie in Fig. 70 einen Uterus nach Leopold-Czerny mit dem Fundus an die Bauchdecken fixiert und wir werden im operationspathologischen Teil noch darüber zu sprechen haben.

Wenn wir die Vorteile der Bumm'schen Methode gegenüber der alten v. Olshausen'schen darin sehen, daß bei der Bumm'schen Methode die Fixation der Ligamente durch die Schaffung eines künstlichen Processus vaginalis eine festere wird, ohne daß trotzdem die Beweglichkeit des Uterus behindert wird, dann gibt es noch eine Methode zu erwähnen, die diesen Vorteil noch zu übertreffen versteht.

Es ist dieses die Methode von Gilliam[2]) (1900/1901). Wie Sie in Fig. 66 dargestellt sehen, wird hier nicht nur ein künstlicher Processus vaginalis peritonei, sondern ein förmlicher künstlicher Leistenkanal gebildet. Eine Beschreibung erübrigt sich durch die Betrachtung der Figur (vgl. auch Tabelle VI am Schlusse des Buches).

Bezüglich der Methoden der intraperitonealen Verkürzungen der Ligamenta rotunda verweise ich Sie auf Tabelle VII. Figg. 68 und 69 werden Ihnen

---

1) Die beiden Schenkel des Bandes müssen „durchbohrt", nicht „umstochen" werden, da das Ligament sonst nekrotisch wird.

2) Die Methode von Doléris (La Gynécologie, Paris, 1898, p. 494), bei der die durch das Peritoneum und den Muskel gezogenen Bänder auf letzteren gelegt und miteinander vereinigt werden, erscheint mir nicht so sicher wie die Methode von Gilliam, die den Stützpunkt, siehe Fig. 66, auf der Rektus-Aponeurose sucht.

Fig. 66.

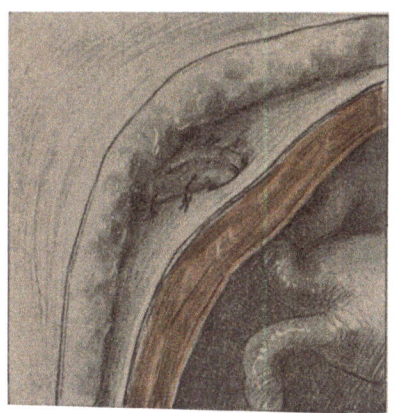

Methode nach Gilliam.

die Methoden genügend illustrieren, um sie an der Leiche üben zu können. Eigene Erfahrungen habe ich nicht hierüber.

Die intraperitoneale Resektion und Implantation der Ligamenta rotunda in die Fundusecken.

Diese Methode wende ich in allen Fällen an, in denen ich früher die Fixation nach Bumm ausführte, nämlich dann, wenn ich nach einer größeren Bauchhöhlenoperation es für notwendig halte, den Uterus in eine antefixierende Stellung zu bringen; sonst komme ich mit dem Tuberkulumschnitt (siehe dort) in allen Fällen aus. Ich kam auf diese Methode gelegentlich des Durchschneidens eines Ligamentum rotundum bei Ausführung einer Tubenexstirpation wegen Tubengravidität; an dieser Stelle finden Sie auch in Skizzen den überaus einfachen Gang dieses Vorgehens dargestellt (Figg. 89 und 90). Das Band wird mittels keilförmigen Schnittes aus seiner uterinen Insertion ausgelöst. Indem man nun je nach dem Grad der Antefixierung, die man beabsichtigt, mit zwei Klemmen den peripheren Teil des Bandes mehr oder weniger weit nach den inneren Leistenringen zu erfaßt und es den beiden Wundecken im Uterusfundus nähert, wird die Antefixation stärker oder schwächer ausfallen; man kann also, ehe man reseziert, gewissermaßen „Maß nehmen". Nach der Resektion wird der resezierte Stumpf durch eine Katgut-Matratzennaht, wie es Ihnen die Figg. 89 u. 90 deutlich zeigen, in die vorne angelegten Wundwinkel implantiert; der durch die Resektion entstehende Wundspalt im vorderen Blatte des Ligamentum latum wird mit einer fortlaufenden Katgutnaht über das Band vernäht. Die Fixation ist so ausgezeichnet fest. Was aber die Hauptsache ist: Beide Anheftungspunkte des Ligamentum rotundum an der Fundusecke und dem inneren Leistenring bleiben, wie bei der Alexander-Adamsschen Operation unverändert in ihrer anatomischen Lage, ein Vorteil, auf den wir noch des genaueren bei Besprechung der Operations-Pathologie eingehen werden. Eine ähnliche Methode beschreibt Antonelli[1]), der jedoch die Bänder an dem inneren Leistenring abschneidet und die Stümpfe dann einfach unterhalb der uterinen Insertion anheftet.

Fig. 67.

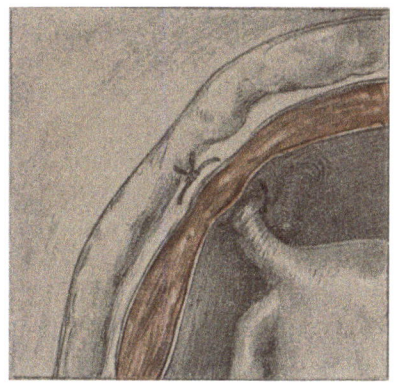

Methode nach v. Olshausen.

Die Fehlerquellen bei der Ventrifixur.

1. *Das Operieren im „Dunkeln".*

Im Gegensatz zur Alexander-Adams'schen Operation ist die Ventrifixur eine einfache und

---

1) Ric. veneta d. sc. medic. Venecia. Bd. 32. S. 385.

auch vom Ungeübten leicht ausführbare Operation. Diese Einfachheit aber ist es gerade, die vielfach dazu verleitet, mit kleinem Bauchschnitt, ohne genügendes Freilegen des Operationsterrains im Dunkeln, „dem Gefühle nach", das Band mit einer Klemme zu fassen und vorzuziehen. **Nichts ist falscher, gefährlicher, unchirurgischer, als dieses Vorgehen.** Bald ist es die Tube, die ein solcher Dunkeloperateur statt des Bandes hervorzieht, bald ein Darm, bald die Plica transversa vesicae. Und hat er nun noch statt einer stumpfen Klemme eine scharfe genommen, so entstehen gefährliche Verletzungen, die erst wieder genäht werden müssen, und es kann so weit kommen, daß eine Darmresektion als Einleitung zu diesem kleinen, unbedeutenden Eingriff ausgeführt werden muß. Leider neigen gerade viele Gynäkologen, vertraut mit dem Dunkel der Scheide und des Uterus in der Geburtshilfe, auch bei den chirurgischen Maßnahmen am weiblichen Körper zu diesem Arbeiten in finsterer Nacht.

2. *Verwechselung des Bandes mit anderen anatomischen Gebilden.*

In jedem Kurse passiert es dem einen oder andern, daß er bei guter Freilegung des Operationsterrains das Band mit der Tube oder mit der Plica transversa verwechselt. Wer unsere anatomischen Betrachtungen nach Berücksichtigung der Situspräparate genau in sich aufgenommen hat, wird dieses leicht vermeiden.

3. *Fehler beim Anlegen der Fixationsfäden.*

Diese sind schon S. 82 besprochen. Wird das Band statt durchbohrt, umstochen, so wird es nekrotisch und die Operation ist zwecklos geworden.

Operations-Pathologie.

Da es sich auch hier um operations-pathologische Verlagerung der Ligamenta rotunda handelt, so muß auf das gleichnamige Kapitel bei der Alexander-Adams'schen Operation verwiesen werden (Vorlesung III). Ein Vergleich der Situspräparate Fig. 34 (normale Anteflexio) mit Fig. 36 (Alexander-Adams'sche Operation) und mit Fig. 63 (Ventrifixur) zeigt Ihnen deutlich, inwieweit diese letzte Operation von dem normalen Situs abweicht. Während normalerweise die Pars ligamenti lati horizontal verläuft, um dann in sanft konkavem Bogen nach lateralwärts und oben als Pars iliaca bis zum Leistenring weiterzugehen, wird bei der Alexander-Adams'schen Operation ein geradliniger Verlauf der Ligamenta rotunda notwendig. Die Ligamenta rotunda verbinden nun gewissermaßen in der Luftlinie die Fundusecken bzw. ihren Ursprungsort am Uterus mit dem subperitonealen Leistenring, indem sie mit der Uterusvorderwand einen nach medianwärts und vorn stumpfen Winkel bilden. Genau die gleichen operations-pathologischen Verhältnisse treten dann auf, wenn wir die von uns auf Seite 83 geübte Resektion und Implantation des Ligamentum rotundum vorgenommen haben. Bei unserer eben geschilderten Ventrifixur aber werden die Verhältnisse noch um vieles komplizierter. Die Ligamenta rotunda und mit ihnen natürlich ihr Bauchfellüberzug, nehmen die Form eines großen lateinischen A an. Die Spitze dieses A liegt in dem künstlich geschaffenen Fixationsloch des Peritoneums, der Anfang des A ist der physiologische, subperitoneale Leistenring, das Ende des A die Fundusecke des Uterus. Dadurch aber wird weiterhin ein ganz evidenter Zug auf die Tube und das Ovarium ausgeübt und wir sehen auf Fig. 63 deutlich, wie stark dieser Zug wirkt und wie sehr das Ligamentum infundibulo-pelvicum und das Ligamentum suspensorium ovarii gespannt werden. Die ganze Konfiguration der kleinen Beckenhöhle wird geändert; es entstehen vier Bauchfelltaschen, von denen die hintere Tasche das Cavum Douglasi bildet, dessen Raum durch die Fixation des Uterus nach vorn, durch die Spannung der retrouterinen Falten und durch die Ligamenta infundibulo-pelvica erheblich zugenommen hat, wie ein Blick auf Fig. 34 u. Fig. 63 Ihnen ohne weiteres zeigt. Der weit interessantere Teil aber ist die Gegend im vorderen Beckenraum. Hier könnte man von einer unpaaren Fossa praeuterina und zwei paarigen Fossae interligamentosae sprechen. Die Fossa praeuterina, deren Boden die Blase bildet, wird vorn von der Symphyse und dem sich auf die Blase umschlagenden parietalen Peritoneum, hinten von der Vorderwand des Uterus und seitlich von den medialen Schenkeln der beiden fixierten Ligamenta rotunda gebildet. Die beiden Fossae interligamentosae liegen zwischen den lateralen fixierten Schenkeln der runden Mutterbänder, ihrem freien zum Leistenring verlaufenden Endteil und dem angespannten Ligamentum infundibulo-pelvicum: den Boden bilden die Fossae paravesicales und obturatoriae, die Seiten- und Vorderwand das parietale Peritoneum. Die beiden Fossae interligamentosae stehen unterhalb der fixierten Ligamentschenkel mit der Fossa praeuterina in offener Kommunikation. Sie sehen ohne weiteres, welche anatomischen Komplikationen unsere Operation gezeitigt hat, und es sieht auf den ersten Blick so aus, als wenn diese artifiziellen Fossae zur Einklemmung von Darmschlingen Veranlassung geben könnten. Mir ist jedoch bei dieser Ausführung der Operation niemals ein Fall von Ileus begegnet. Offenbar geben diese allseitig von glattem Bauchfell umkleideten Fossae den Darmschlingen ebenso leicht Gelegenheit, sich wieder aus ihnen in die freie Bauchhöhle hinauszubegeben. Was die Lage des Uterus anbelangt, so wird derselbe anteflektiert und antevertiert, dabei aber auch notwendigerweise etwas eleviert.

Bei dieser Elevation sind zwei Momente als entscheidend zu berücksichtigen:
1. Die Richtung des Zuges.
2. Die Lage der Fixationsstelle.

Markieren wir uns an einem Situspräparat, wie es Ihnen die Fig. 34 darstellt, die Abgangsstellen der Ligamenta rotunda vom Uterus, und verbinden wir diese beiden Punkte etwa durch eine hindurchgesteckte Stricknadel, so sehen wir bei normaler Lage die Pars uterina und die Pars ligamenti lati in ihrem ersten Teile fast in der Verlängerung dieser Horizontalen verlaufen, während die Ligamenta rotunda nach der Alexander-Adams'schen Operation und nach der Resektions- und Implantationsmethode einen stumpfen Winkel (Figg. 36 und 37), nach der Ventrifixur (Fig. 63) mit dieser Horizontalen nahezu einen rechten Winkel bilden. Es ist aber ohne weiteres verständlich, daß die Zugwirkung um so stärker sein muß, je mehr ihre Richtung der beabsichtigten Bewegungsrichtung parallel läuft. Mit anderen Worten: der Uterus soll nach vorwärts bewegt werden; deshalb muß derjenige Zug der wirksamste sein, der parallel zu dieser Vorwärtsbewegung gerichtet ist, das heißt, der senkrecht zu unserer Fundus-Horizontalen steht.

Hinzu kommt die Lage der Fixationsstelle. So sehr wir uns auch bei der Bumm'schen Methode bemühen, die Lage des artifiziellen Leistenringes in die Nähe des natürlichen zu bringen, so ist dieses bei Ausführung der Laparotomie und des ja gewöhnlich gebrauchten peritonealen Längsschnittes nur annähernd möglich. Unsere Perforationsöffnung liegt also, wie ich Ihnen das leicht an jeder Leiche demonstrieren kann; erstens mehr nach vorn, mehr medialwärts an der Bauchwand, zweitens etwas höher, d. h. proximalwärts, als die Stelle der inneren Leistenringe. Da nun der Uterus stärker und näher an die vordere Bauchwand gezogen wird und da sich außerdem die Fixationspunkte höher als die natürlichen Fixationspunkte bei der Alexander-Adams'schen Operation und nach der Resektions- und Implantationsmethode befinden, muß daraus eine Elevation und Anteponierung des ganzen Organes resultieren: der Grad der operations-pathologischen Verlagerung des Organs ist somit bei der Ventrifixur ein weit höherer geworden. Ein Blick auf den in Fig. 63 dargestellten Operationssitus zeigt Ihnen ferner, daß auch die Adnexe diesem Zuge nach vorn gefolgt sind und daß sich besonders die Ligamenta infundibulo-pelvica in einem starken Spannungszustand befinden.

Ganz die gleichen Verhältnisse treten auf, wenn wir statt nach der Methode von Bumm, nach der von Doléris oder Gilliam vorgehen. (Vgl. Text Seite 82, Fig. 66.)

Einen höheren Grad der Elevation des Uterus werden wir erreichen, wenn wir die Ligamenta rotunda dicht am Uterus fixieren, wie dieses bei der grundlegenden Methode v. Olshausen's der Fall ist (Fig. 67).

Fig. 68.

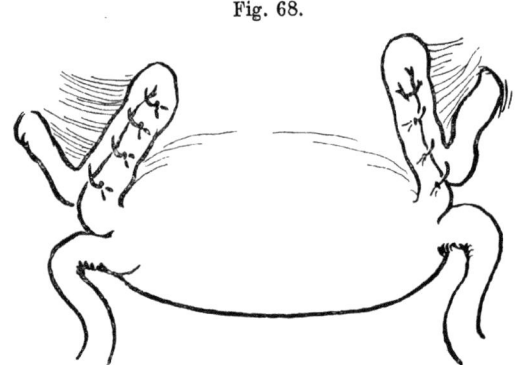

Intraperitoneale Verkürzung der Ligamente nach Bode und Wylie.

Die Methoden, die Sie in Figg. 68 und 69 dargestellt sehen und die in einer intraabdominalen Verkürzung der Bänder durch Schleifenbildung bestehen, diese Methoden werden bezüglich ihres operations-pathologischen Endeffektes dem der Alexander-Adamsschen Operation und der Resektions- und Implantationsmethode am nächsten kommen: Angriffspunkt = Fundusecke und Fixationspunkt = subperitonealer Leistenring bleiben dieselben, nur in dem einen Fall ist das Band extraperitoneal, in dem anderen intraperitoneal verkürzt.

Während nun die bisher geschilderten Methoden alle auf dem Prinzip basieren, dem fixierten Uterus eine nennenswerte Beweglichkeit zu garantieren, fällt dieses fort bei denjenigen operativen Maßnahmen, die den Uterusfundus an die Bauchdecken bzw. in den Bauchdecken fixieren:

An das parietale Peritoneum wird der Uterusfundus nach der Methode von Leopold-Czerny fixiert, wie es Ihnen Fig. 70 zeigt.

In die Bauchdecken wird der Uterus nach dem Verfahren Kocher's, der Exohysteropexie, befestigt. Hierbei wird der Uterusfundus in den Bauchschnitt hineingezogen und das Peritoneum rings um den Fundus herumgenäht, so daß es die jetzt außerhalb der Bauchhöhle gelegene Funduskalotte wie ein Kragen umgibt. Diese

Funduskalotte liegt zwischen den Muskelfasern des Rektus. Jetzt wird die vordere Rektusscheide darüber vernäht, so daß die extraperitoneale Funduskalotte direkt unter die Rektusscheide zu liegen kommt.

Ich habe dieses letztere Verfahren, das bei der Behandlung der Vorfälle des Uterus seine Anwendung finden kann, hier nur erwähnt, um Ihnen den höchsten Grad einer durch eine Operation hervorgerufenen Elevation zu zeigen. Zusammenfassend kann man also sagen, daß von den geschilderten Verfahren die Alexander-Adams-sche Operation, die Resektion und Implantation und die intraabdominalen Verkürzungsmethoden durch Schlingenbildung keine oder nur eine unbedeutende Elevation des Uterus bewirken; daß von den fixierenden Methoden die Methode Doléris-Gilliam's und Bumm's den nächst höheren Grad der Elevation repräsentieren, daß die v. Olshausen'sche Methode folgt und schließlich bei der Leopold-Czerny-schen Hysteropexie und der Kocher'schen Exohysteropexie der höchste Grad der Elevation erreicht wird.

Genau die gleiche Stufenskala können wir aufstellen, wenn wir die beschriebenen Methoden hinsichtlich ihrer Wirkung auf die Beweglichkeit des Organes anordnen. Die

Fig. 69.

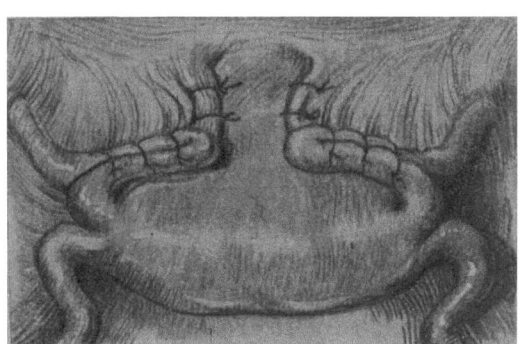

Methode nach Menge-Dudley (intraperitoneale Verstärkung).

höchste Beweglichkeit garantieren wiederum die Alexander-Adams'sche Operation, die Resektion und Implantation des Ligamentes und die schlingenbildenden Methoden, eine gute, wenn auch beschränktere Beweglichkeit die Methoden Gilliam's, Bumm's und v. Olshausen's, nahezu unbeweglich wird der Uterus durch die Operation von Leopold-Czerny und völlig fixiert durch die Methode Kocher's.

Für den geburtshilflich denkenden Operateur werden somit die beiden letzten Operationen für alle Frauen in geschlechtsreifem Alter fortfallen, es sei denn, daß wir sie mit einer sterilisierenden Operation verbinden, für die in den meisten Fällen ja wohl die Indikation fehlen wird. Auf die vielfältig beschriebenen Geburtsstörungen nach solchen fest fixierenden Hysteropexien einzugehen, verbietet mir der Plan unseres Buches[1].

Aber auch, abgesehen von den Konsequenzen dieser beiden Operationen für die Schwangerschaft, die Geburt und das Wochenbett, ist für viele Frauen in nicht

---

[1] Es sei an dieser Stelle auf die Arbeit von E. Kanter (Inaug.-Diss., Gießen 1908) verwiesen, der über Schwangerschaften nach 13570 antefixierenden Operationen berichtet. Resultat: Alexander-Adams beste, die Vaginaefixation und die Venfrifixur nach Leopold-Czerny schlechteste Methode.

schwangerem Zustande die feste Fixation des Uterus eine Quelle mannigfacher Beschwerden.

Recht interessant sind in anatomischer Beziehung die Beobachtungen, die wir bei gelegentlichen Relaparotomien über den Dauerzustand unserer lageverändernden Operationen machen können. Mehrmals habe ich Gelegenheit gehabt, eine Ventrifixur auszuführen nach einem Alexander-Adams'schen Rezidiv. Bei der Betrachtung eines solchen Situs sieht man von der früher ausgeführten Operation absolut nichts mehr,

Fig. 70.

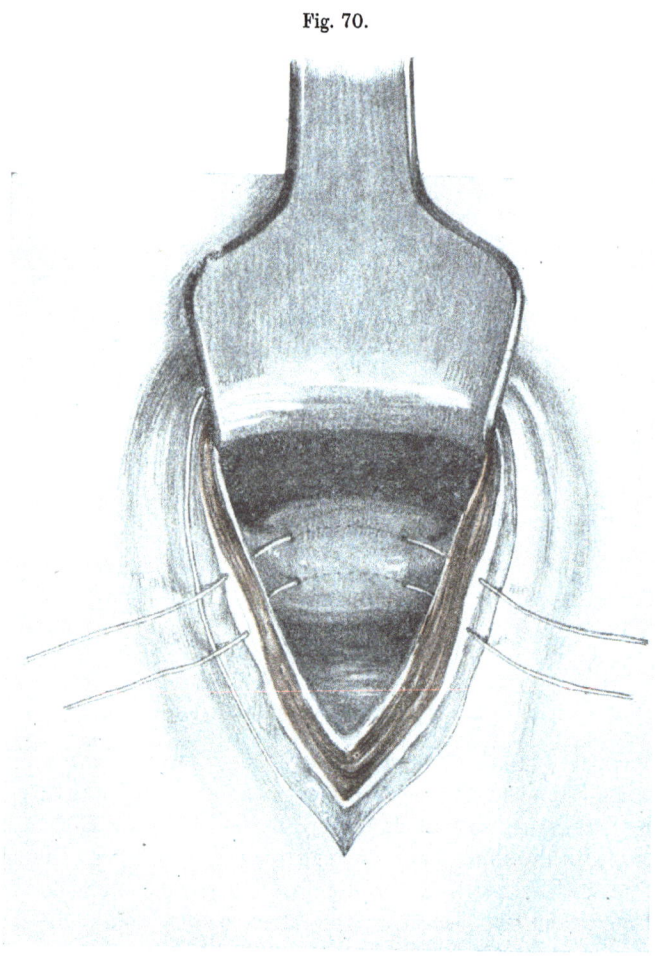

Ventrifixur nach Leopold-Czerny.

es bietet sich Ihnen genau das gleiche Bild eines in Retroflexio daliegenden Uterus, wie es die Fig. 35 Ihnen zeigt. Bei den Methoden aber, die in einem neuen artifiziellen Fixationspunkt den Uterus an dem Bauchfell befestigen, muß bei Rezidiven gewissermaßen eine Anziehung des Peritoneums an der Fixationsstelle eintreten. Einen solchen Fall zeigt Ihnen in charakteristischer Weise unsere Fig. 71, den ich gelegentlich einer Appendektomie beobachten konnte. Hier war vor 6 Jahren der Uteruskörper nach Leopold-Czerny fixiert worden. Interessant war die Lagerung der Darmschlingen, die trotz der Beckenhochlagerung ihren Platz, wie in einer Schlinge gefangen, beibehielten. In einem Falle, der erst vor Jahresfrist in Jokohama operiert worden war, waren die Beschwerden durch die Ventrifixur in keiner Weise behoben. Bei der Relaparotomie, die ich ausführte, zeigte sich, daß schon in dieser doch verhältnismäßig kurzen Zeit ein Pseudoligament von $3^1/_2$ cm Länge sich gebildet hatte. — Bei den Methoden, die die Ligamente fixieren, wird es im allgemeinen nicht zur Bildung solcher Peritonealstränge und Membranen kommen, sondern die Ligamente werden sich entsprechend dehnen, wie wir es ja schon in einem Falle von Rezidiv nach der Alexander-Adams'schen Operation beschrieben haben. Einen solchen Fall, nach der

Fig. 71.

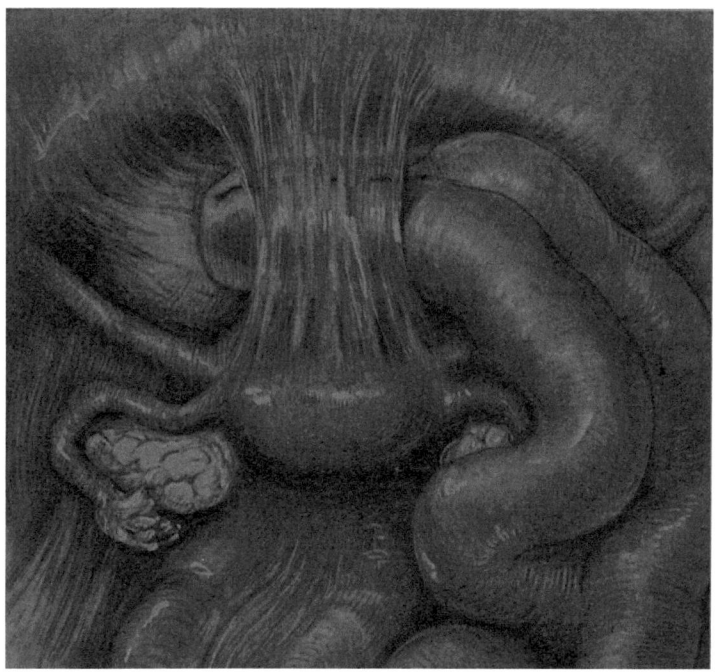

Befund bei einer Relaparotomie.
Bildung eines Pseudoligamentes nach Ausführung der Ventrifixur nach Leopold-Czerny.
Einklemmung von Darmschlingen.

v. Olshausen'schen Methode operiert, habe ich schon im Jahre 1907 im Zentralblatt für Gynäkologie Nr. 6 beschrieben: „Wie außerordentlich dehnbar aber die an der Bauchwand fixierten, runden Mutterbänder sind, lehrt ein Fall von Myom. Hier war der Uterus nach v. Olshausen vor Jahren fixiert. Der Uterus hatte, wie bei der Gravidität, durch Entwicklung eines fast mannskopfgroßen Myoms an Volumen zugenommen, die fixierten Bänder sind dem Zuge gut gefolgt und imponieren (wenn wir von ihrer operations-pathologischen Richtung absehen) fast wie die normalen, gedehnten Mutterbänder".

Was lehren uns nun unsere operations-pathologischen Betrachtungen? Das eine, daß alle Methoden dem normalen anatomischen Verhalten niemals gleichen, daß diesem aber die Alexander-Adams'sche Methode, die Methode der Resektion und Implantation und die Methoden der intraabdominalen Schleifenbildung am nächsten kommen.

Diese Ueberlegungen haben mich veranlaßt, in der letzten Zeit auf die Methoden von Bumm und Gilliam ganz zu verzichten, nur in besonderen Fällen[1]) meine Methode der Implantation und Resektion auszuführen, im allgemeinen aber bei fixierter Retroflexio so vorzugehen, daß ich zunächst die Adhäsionen per laparotomiam löse und dann den Uterus nach der Methode von Alexander-Adams in Anteflexioversio bringe.

Fig. 72.

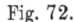

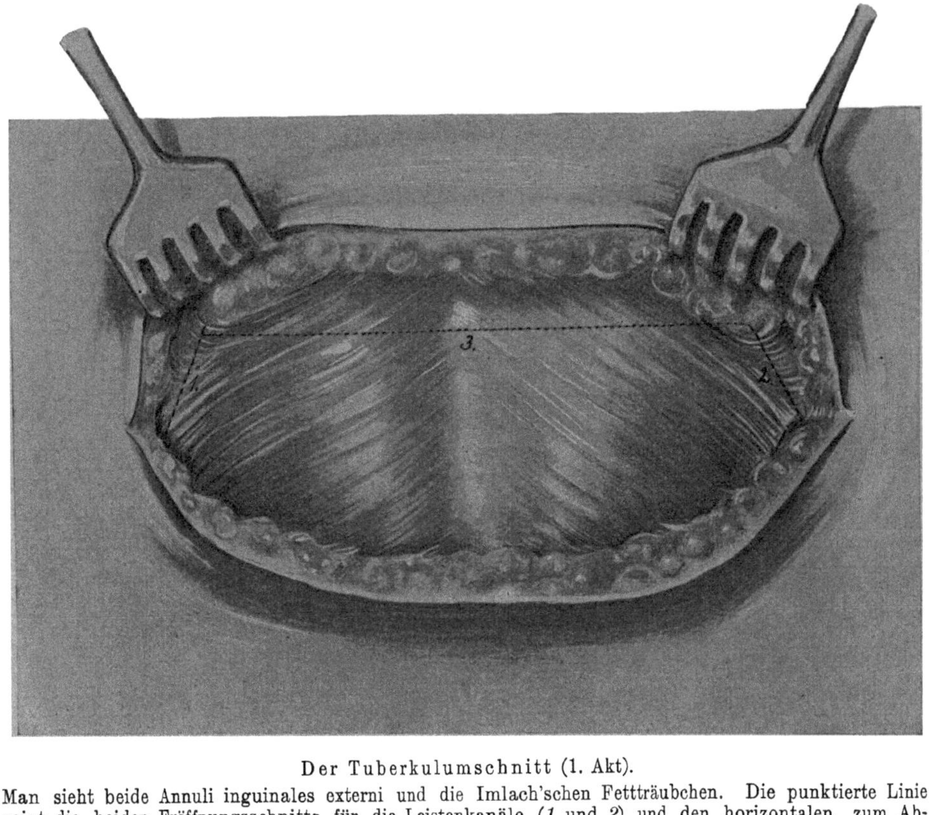

Der Tuberkulumschnitt (1. Akt).
Man sieht beide Annuli inguinales externi und die Imlach'schen Fettträubchen. Die punktierte Linie zeigt die beiden Eröffnungsschnitte für die Leistenkanäle (*1* und *2*) und den horizontalen, zum Abpräparieren der Rektusscheide notwendigen Vereinigungsschnitt (*3*).

Der Tuberkulumschnitt.

Eine Vereinigung der Laparotomie mit der Alexander-Adams'schen Operation bei fixierter Retroflexio.

Schon im Jahre 1898 hat Rumpf die Kombination der Laparotomie mit der Alexander-Adams'schen Operation als zweckentsprechend empfohlen und im Juni 1901

---

[1]) Hierzu sind z. B. solche Fälle zu rechnen, in denen schon einmal die Alexander-Adams'sche Operation ausgeführt wurde und daher das Auffinden des Bandes in dem Narbengewebe auf unüberwindliche Schwierigkeiten stoßen kann.

zum ersten Mal in dieser Weise operiert¹). Palm hat nachher in seiner Publikation (Monatsschr. f. Geburtsh. u. Gynäkol., 1909, Bd. 29) dieser Schnittführung seiner Form wegen den Namen „Ankerschnitt" gegeben. Unser Vorgehen, das im Prinzip das gleiche bezweckt, unterscheidet sich in der Schnittführung von dem Rumpf's. Rumpf's Ankerschnitt hat eine Länge von 14—16 cm, während wir mit einem Haut-

Fig. 73.

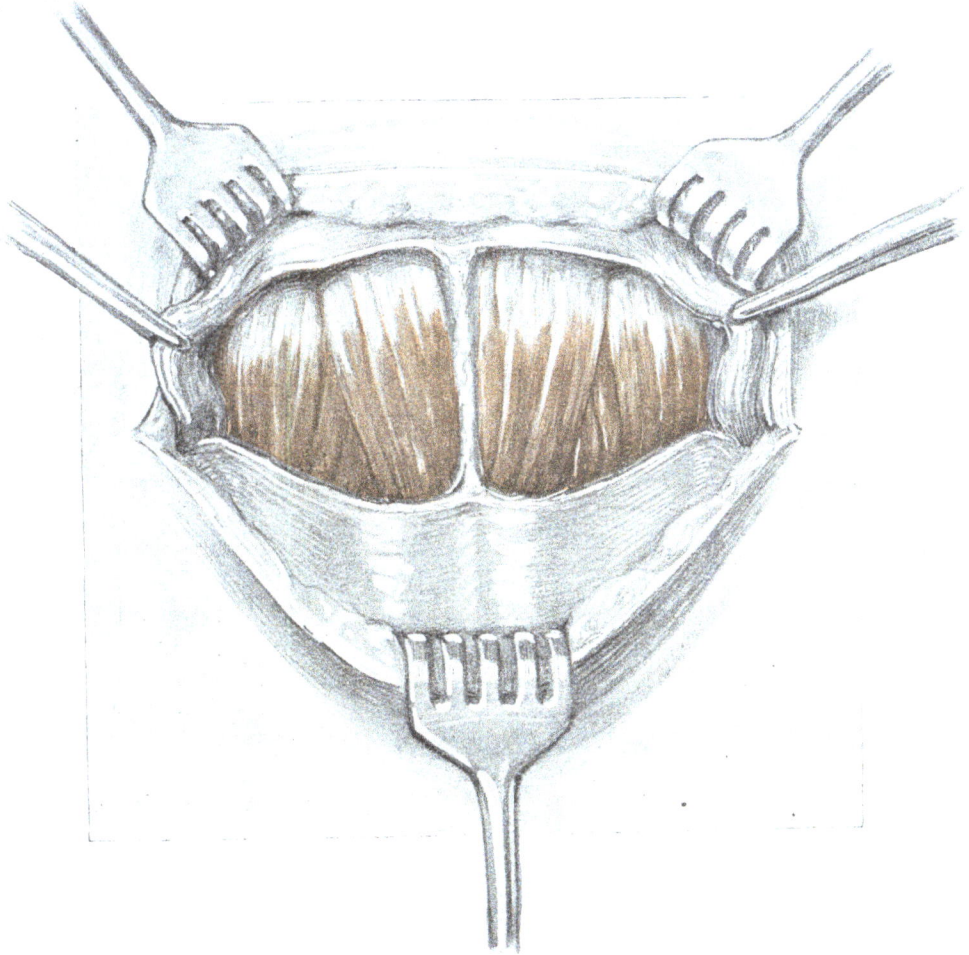

Der Tuberkulumschnitt (2. und 3. Akt).
Die beiden Ligamenta rotunda sind durch 2 Klemmen fixiert, um das nachherige Vorziehen zu erleichtern. Man sieht die Musculi pyramidales und die Musculi recti freigelegt.

schnitt von 8 cm auszukommen pflegen. Rumpf wendet die Rapin-Küstner'sche Methode (vgl. S. 73) der Eröffnung der Bauchhöhle, wir die Pfannenstiel'sche Methode des Aponeurosenquerschnittes an.

1) Rumpf gebührt also das Verdienst, dieses Verfahren zuerst empfohlen und ausgeführt zu haben. (Danach haben sich angeschlossen Reuben-Peterson, Palm, Küstner, Werth, Littauer, Franz; siehe Zentralbl. f. Gyn., 1909, Nr. 2, 14, 24, 31.)

Im folgenden sollen nur kurz die einzelnen, Ihnen ja schon vorher meist ausführlich beschriebenen Operationsakte unseres Vorgehens angegeben werden.

Fig. 74.

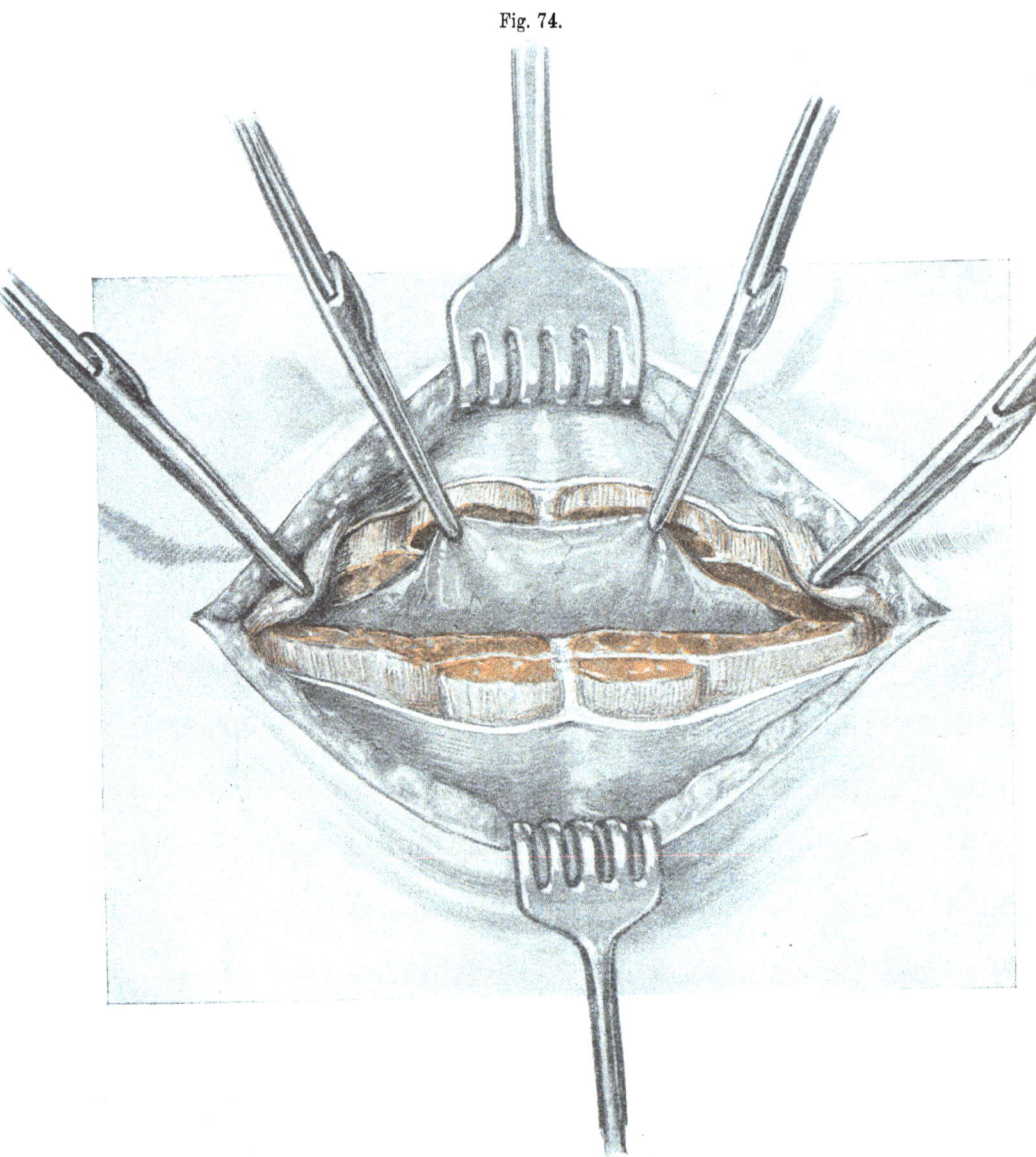

Der Tuberkulumschnitt (4. Akt).

Man sieht wieder die orientierenden Klemmen an den Ligamenta rotunda. Die Mm. recti und pyramidales sind quer durchschnitten; das Peritoneum wird mittels zweier stumpfer Klemmen zu einer Falte erhoben.

1. Akt: Hautschnitt.

Der Schnitt beginnt am oberen Rande des Tuberculum pubicum und endet am oberen, lateralen Rande des rechten Tuberculum pubicum[1]). Er ist ähnlich dem

---

[1]) Er liegt, wie Ihnen ein Blick auf unsere Uebersichtsfigur der Schnittführungen (Fig. 5) zeigt, erheblich tiefer (distalwärts), als der in der suprapubischen Falte gelegene Schnitt Rapin-Küstner's oder Pfannenstiel's.

schon 1877 von Casati angegebenen Schnitt zur Freilegung der äußeren Leistenringe. Fig. 72 zeigt Ihnen die ja schon gelegentlich der Alexander-Adams'schen Operation geschilderten Verhältnisse. Beide Leistenringe sind gut entwickelt, man sieht deutlich vor jedem das Imlach'sche Fettträubchen liegen.

2. Akt: Das Aufsuchen der Ligamenta rotunda beiderseits.

Indem ein stumpfer Haken die Wundränder an den Ecken des Hautschnittes stark nach lateralwärts verzieht, wird zuerst der linke Leistenkanal gespalten, das Band in der, S. 23, Fig. 15 genau geschilderten Art und Weise aufgesucht und durch eine stumpfe Klemme markiert. In gleicher Weise wird sodann auf der rechten Seite das gleiche Manöver ausgeführt. — Es empfiehlt sich, das Aufsuchen der Bänder als den schwierigsten Teil der Operation zu Anfang zu machen, da sonst leicht die Topographie durch Blutaustritt und Quetschen der Wunde verwischt wird. Auch operiert der Anfänger ruhiger und sicherer, wenn er weiß, daß er die Bänder richtig gefunden hat.

3. Akt: Vereinigen der Aponeurosenschnitte.

Die beiden kurzen, dem Verlaufe des Leistenringes entsprechend gerichteten Eröffnungsschnitte werden jetzt durch einen queren Schnitt durch die Rektusscheide, der von dem einen tuberkulumwärts gelegenen Ende des Eröffnungsschnittes links bis zum tuberkulumwärts gelegenen Ende des Eröffnungsschnittes rechts reicht, vereinigt (Figg. 72 und 73).

Jetzt erfaßt man, genau wie beim Pfannenstiel'schen Querschnitt, den nabelwärts gelegenen Schnittrand der vorderen Rektusscheide und präpariert sie scharf von der Linea alba ab nach aufwärts. Es bietet sich uns ein ganz ähnliches anatomisches Bild, wie Sie es von der Fig. 60 her kennen. Nur befinden wir uns jetzt, da der Schnitt sehr tief angelegt ist, im Bereich der Musculi pyramidales (Fig. 73). Diese bei den Beuteltieren (Didelphier) außerordentlich stark entwickelte Muskelgruppe spielt beim Menschen lediglich die Rolle eines rudimentären Organs. Wir brauchen daher beim Durchtrennen auf ihre pyramidenförmige Faserrichtung keine besondere Rücksicht zu nehmen. Ich konnte 2 mal an der Leiche und 2 mal an der Lebenden einen völligen Defekt beider Pyramidales beobachten.

4. Akt: Die Eröffnung der Bauchhöhle und das Lösen der Adhäsionen.

Handelt es sich lediglich um eine probatorische Eröffnung der Bauchhöhle in Fällen, in denen es nicht sicher ist, ob Adhäsionen bestehen oder nicht, oder sind nur vereinzelte fixierende Membranen mit dem Finger zu lösen, so genügt die Eröffnung in der Linea alba oder ein kleiner extramedianer Längsschnitt in der Art und Weise, wie wir ihn in der IV. Vorlesung (Fig. 47) geübt haben. Brauchen wir aber Platz, etwa um eine kleine Cyste zu entfernen oder schwierigere Verwachsungen zu lösen, so empfehle ich Ihnen die quere Durchtrennung der beiden Muskelgruppen, wie es Ihnen die Fig. 74 zeigt. (Vgl. hierzu die Worte Mikulicz's und das S. 75 Gesagte.) Nunmehr holt man sich das Peritoneum, und zwar den Teil, der im obersten proximal-, d. h. nabelwärts gelegenen Teile der Wunde sichtbar wird, mit stumpfen Klemmen distalwärts (Fig. 74) und eröffnet es in der Ihnen schon bekannten vorsichtigen Art und Weise.

Die Gefahr der Blasenverletzung oder wenigstens das Hineingelangen in den prävesikalen, extraperitoneal gelegenen, als Cavum Retzii bezeichneten Raum ist außerordentlich groß, wenn die Blase nicht völlig entleert ist. Es genügt bei diesem Vorgehen nicht, die Blase zu entleeren, sondern man muß, um ganz sicher zu gehen, den Katheter in der Blase liegen lassen und bei offener Wunde seine Lage zu dieser kontrollieren (siehe Fig. 76)! Im übrigen sei auf das Kapitel Operations-Anatomie mit besonderer Berücksichtigung des Blasensitus am Schlusse dieser Operation verwiesen.

5. Akt: Vorziehen und Fixation der markierten Bänder im Leistenring und Schluß der Bauchwunde.

Bezüglich des Vorziehens und der Fixation der Bänder ist dem in der II. Vorlesung Gesagten nichts mehr hinzuzufügen; dasselbe gilt für die Naht. Bezüglich des Schlusses der Bauchwunde sei auf die IV. Vorlesung, Laparotomie S. 68 ff. verwiesen. Beim queren Durchschneiden der Muskeln nähe ich diese, und zwar beide Gruppen, Rekti und Pyramidales, zusammen, isoliert mit Katgut Nr. 4. Das leichte Ausreißen der Fäden vermeidet man am besten durch Anlegen von Matratzennähten, wie Sie dieselben in Figg. 207 und 215 dargestellt sehen. Selbstverständlich läßt sich die Alexander-Adams'sche Operation auch mit einem einfachen Längsschnitt kombinieren. Aber man muß dann bei der zu Operierenden drei Schnitte anlegen, was, abgesehen von dem kosmetischen Mißerfolg, recht zeitraubend sein dürfte.

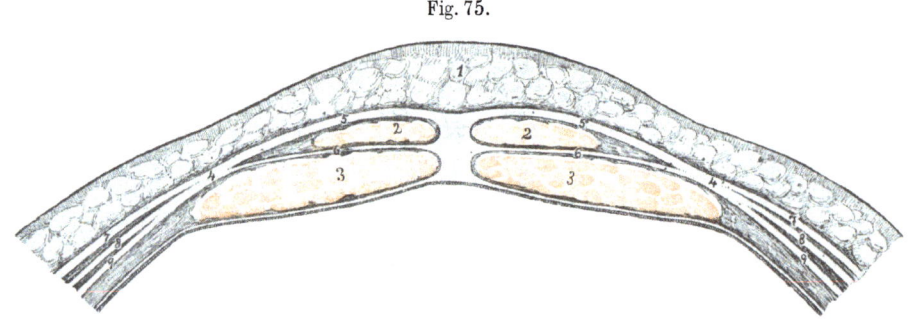

Fig. 75.

Querschnitt durch die vordere Bauchwand in der Gegend des Tuberkulumschnittes. *1* Panniculus adiposus. *2* Mm. pyramidales. *3* Mm. recti. *4* Rektusscheide. *5* Hauptteil derselben vor den Mm. pyramidales. *6* Schwach entwickelter Teil zwischen beiden Muskelgruppen. *7* Aponeurose des Obliquus externus. *8* Aponeurose des Obliquus internus. *9* Aponeurose des Transversus.

Operations-Anatomie mit besonderer Berücksichtigung des Blasensitus.

Da wir uns hier an der tiefsten Stelle der vorderen Bauchwand befinden, erfordert die Besprechung der Operations-Anatomie noch ein kurzes Verweilen. An dieser Stelle ist, wie wir bei unseren Uebungen soeben gesehen haben, die Bauchwand besonders fest durch 2 übereinander gelagerte Muskelgruppen ausgestattet. Der schematische Querschnitt, der in Fig. 75 dargestellt ist, zeigt Ihnen die Verhältnisse klar und deutlich, er zeigt Ihnen auch, daß zu den beiden Muskelgruppen noch ein von der vorderen Rektusscheide entspringendes und sich zwischen die Pyramidales und die Rekti legendes Aponeurosenblatt hinzutritt (Nr. 6). Aus diesem Grunde und weil die spätere Narbe bei der stehenden Frau dem oberen Schoßfugenrande direkt aufliegt, bietet dieser Schnitt wie kein zweiter einen absoluten Schutz gegen post-operative Hernien. Hinzu kommt noch der bei der Frau keineswegs zu unterschätzende kosmetische Effekt. Das Geheimnis der Vorliebe der Frauen für vaginale Operationen liegt in der Hoffnung „wir bekommen keinen Leibschnitt" und da bei dieser Schnittführung keine sichtbare Narbe zurückbleiben kann, erfreut er sich ebenfalls als unsichtbare Schoßfugenrandinzision einer größeren Beliebtheit als die gefürchtete sichtbare Narbe.

Fig. 76.

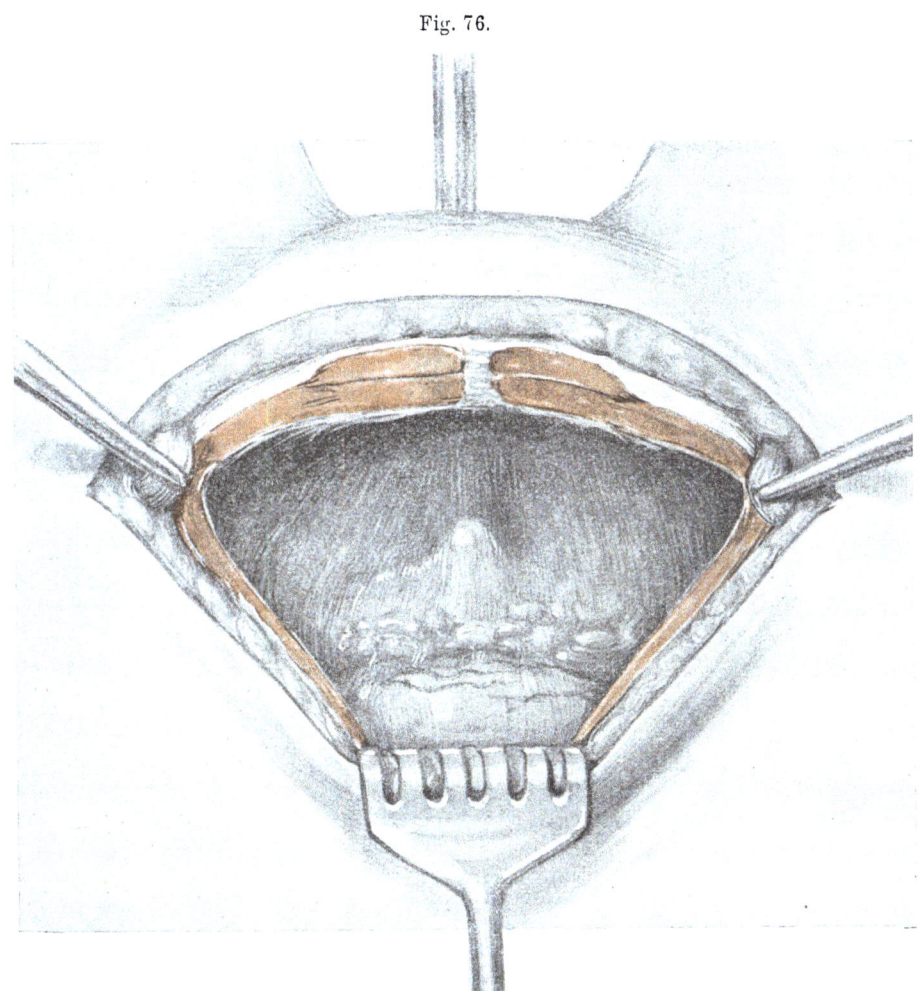

Abnormer Hochstand der entleerten Blase bei Ausführung des Tuberkulumschnittes (eigene Beobachtung). Man sieht nahe dem proximalen Wundrand die Umschlagstelle des Peritoneums. Situs wie bei der Sectio alta und gefüllte Blase.

Ein besonderes Interesse beansprucht aber bei dieser Schnittführung die Lage der Blase. Es passiert mir fast jedesmal, wenn ich diese Operation an der Lebenden ausführe, daß einer der Anwesenden mich fragt: „und wie vermeiden Sie es bei diesem tiefen Schnitt, die Blase zu verletzen?" Es ist nur das Ungewohnte dieser Schnittführung, die diese Frage heraufbeschwört. Oft sind wir bei großen Operationen auch beim Längsschnitt genötigt, bis an die Symphyse herunter zu schneiden, ohne die Blase zu verletzen. Und dann, wo befindet sich denn normaliter die Blase der Frau im entleerten Zustande? „Der Scheitel liegt bei leerer Blase immer hinter der Symphyse" (Waldeyer, l. c., S. 736). Vergleichen Sie hierzu alle unsere Sagittalschnitte und Situsbilder und Sie werden diese Worte Waldeyer's bestätigt finden und jeder Operateur kann sie bei der Lebenden fast alltäglich auf ihre Richtigkeit prüfen. Wenn ich Ihnen gleichwohl aus Vorsicht empfohlen habe, bei offener Wunde nochmals einen Katheter

Fig. 77.

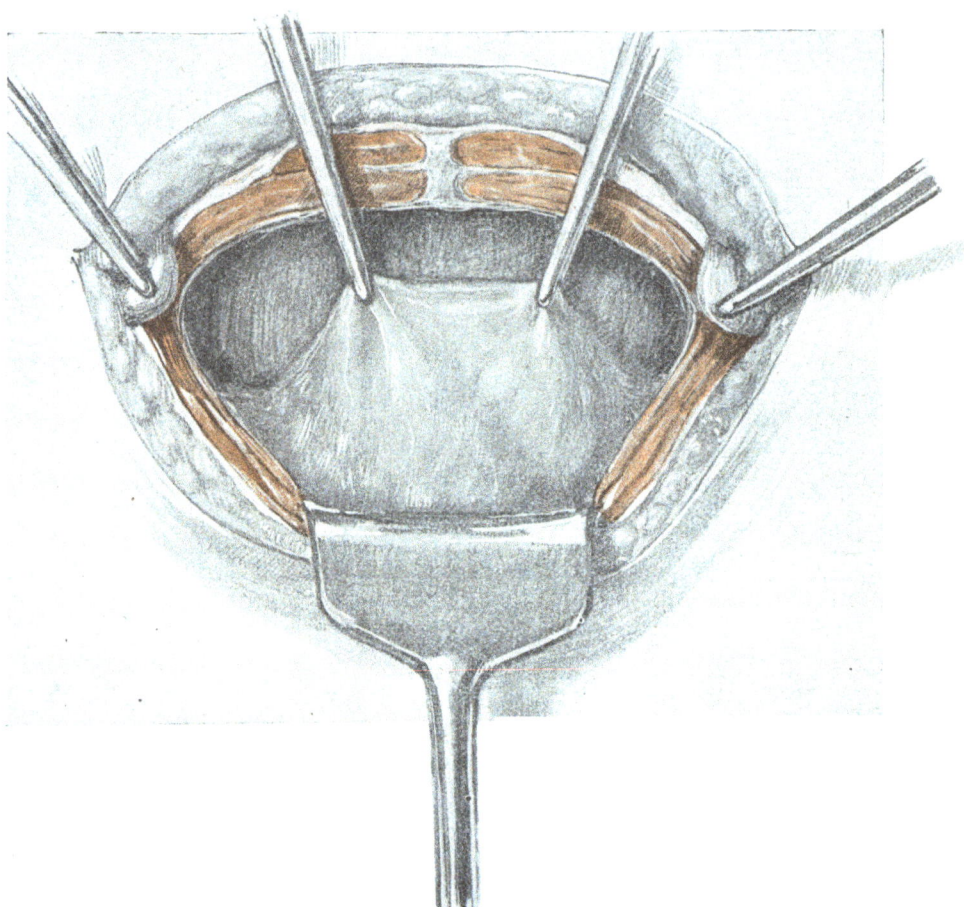

Durch Herabziehen der Plica vesico-uterina gelingt es, ohne Verletzung der Blase das Peritoneum zu eröffnen.

in die Blase einzuführen und alsdann den Stand des Blasenvertex zu kontrollieren, so geschah dieser Rat deshalb, weil wir gerade bei der kongenitalen Retroflexio hie und da mit einem abnormen Hochstand der Blase zu rechnen haben. Es ist dieses ein Zeichen des bestehenden Infantilismus. Nach den Untersuchungen von Mettenheimer[1])

---

1) Ein Beitrag zur topographischen Anatomie der Brust-, Bauch- und Beckenhöhle des neugeborenen Kindes. Schwalbe, Morphologische Arbeiten. Bd. III. 1894.

wissen wir, daß die Blase beim Neugeborenen nur zu einem Viertel im kleinen Becken steht, während drei Viertel den oberen Schoßfugenrand überragen. Einen solchen Fall bei der Erwachsenen zeigt uns die Fig. 76. Die Kuppe des eingelegten Katheters markiert sich deutlich. Man erkennt vorzüglich den Gewebsunterschied zwischen der

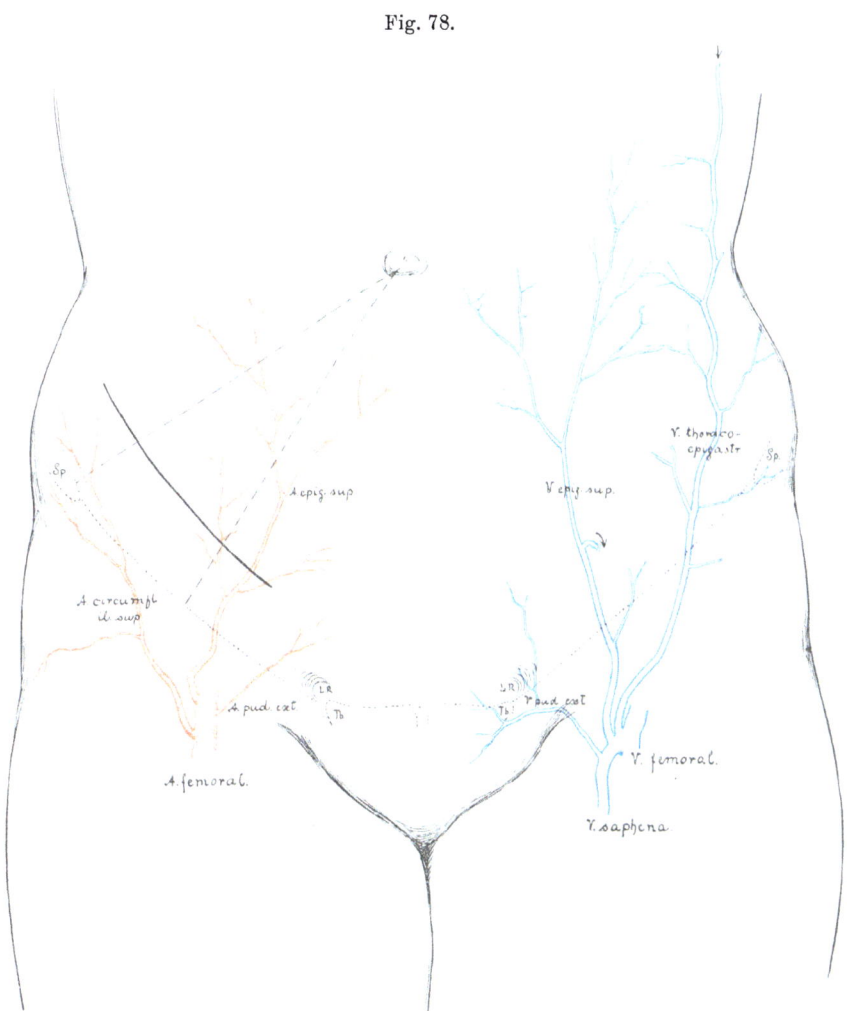

Fig. 78.

Lage des Appendixschnittes.
Rechts oberflächliche Arterien, links oberflächliche Venen; man achte auf die Anastomose der Vena thoracalis mit der Epigastrica superficialis durch die Vena thoraco-epigastrica. Die Anastomose mit der Vena epigastrica inferior ist durch einen Pfeil gekennzeichnet.
(Schema unter Benutzung der Fig. 504 im anatomischen Atlas von Spalteholz.)

extraperitonealen vorderen Blasenwand und der Umschlagsstelle des parietalen Bauchfelles auf den Blasenvertex, der hier mit einigen Fettträubchen besetzt ist. In einem anderen, erst kürzlich von mir operierten Falle reichte die entleerte Blase bis handbreit unter den Nabel. Wie man in solchen schwierigen Fällen vorzugehen hat, zeigt

98 V. Vorlesung.

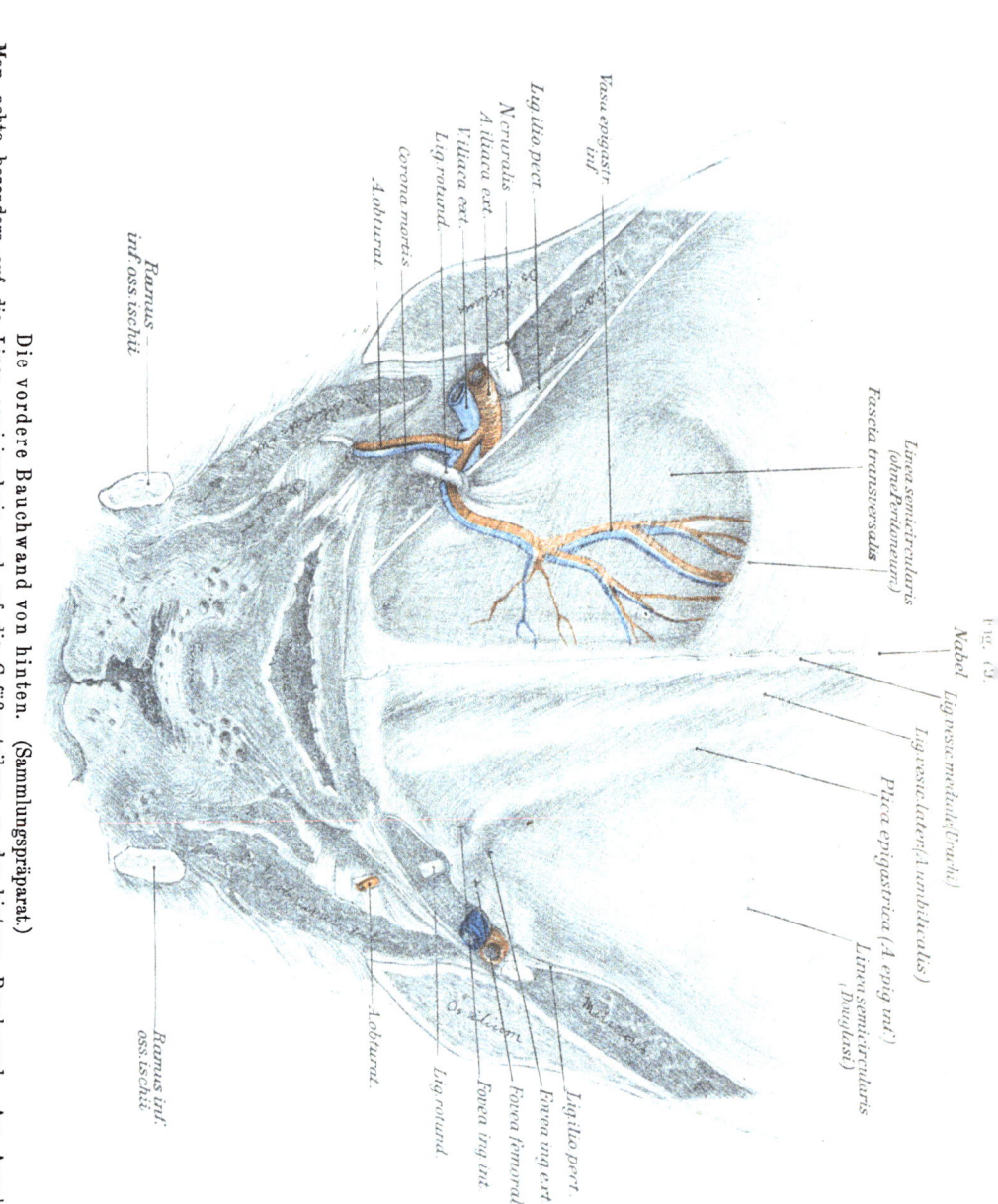

Fig. 9.

Die vordere Bauchwand von hinten. (Sammlungspräparat.)

Man achte besonders auf die Linea semicircularis und auf die Gefäßverteilung an der hinteren Bauchwand. Am Annulus inguinalis internus sinister ist deutlich der Einstülpungstrichter der Fascia transversalis: Plica semilunaris fasciae transversalis (Henle) zu sehen.

Ihnen die Fig. 77: Man zieht sich allmählich und vorsichtig das Peritoneum mit stumpfen Klemmen in die Wunde herab und eröffnet es alsdann. Für den vaginal geschulten Operateur hat das keine Schwierigkeiten, wie Sie in dem II. Teil unseres Buches sehen werden.

Von Gefäßen kommen außer den Vasa pudenda, wie es Ihnen Fig. 78 zeigt, keine weiteren in Betracht. Die Vasa epigastrica superficialia liegen lateral von unserem Schnitte und ebenso, wie es Ihnen die Fig. 79 zeigt, kommen wir nicht mit den Vasa epigastrica inf. in Kollision. Auch dieser Umstand scheint mir ein weiterer Vorteil unserer Schnittführung zu sein.

Ueber Fehlerquellen siehe unter den betreffenden Kapiteln bei der Alexander'schen Operation und der Laparotomie.

VI. Vorlesung.
Operationen an den Tuben.

Unter den Operationen an der Tube nimmt unzweifelhaft sowohl hinsichtlich ihrer Bedeutung für das Leben der Patientin als hinsichtlich der Häufigkeit ihres Vorkommens
die Operation der Tubargravidität[1])
die erste Stelle ein.

Während Sie nun, meine Herren, bei den bisher besprochenen lageverändernden Operationen in Zeit und Ruhe die Indikation zur Operation erwägen, den Termin genau bestimmen, alle Vorbereitungen zur festgesetzten Stunde selbst kontrollieren konnten, werden Sie bei der Behandlung der Extrauteringravidität oft in Verhältnisse kommen, die dem Geburtshelfer ganz gewohnt sind. Verhältnisse, in denen Sie blitzschnell die Diagnose übersehen müssen, Verhältnisse, in denen von Ihrer sicheren „Entschlußfähigkeit" das Leben der Patientin abhängt. Deshalb muß Ihnen gerade für diese Operation die Technik so vertraut sein, daß Sie exakt, ruhig und dabei ohne Zeitverlust operieren können.

Bei der Vielgestaltigkeit des Bildes der Tubargravidität, je nach dem Sitz des Ovulum und nach der Zeit, in der sich die Gravidität gerade befindet, empfiehlt es sich, zunächst an einem einfachen, konkreten Falle die technischen Einzelheiten zu üben.

Die Technik und Anatomie bei der Operation einer frisch geplatzten Tubargravidität.

Vorbemerkungen: Es soll sich um einen derjenigen Fälle handeln, in dem plötzlich, oft ohne jede direkte Veranlassung, eine junge Frau unter den Zeichen innerer Blutung kollabiert. Im allgemeinen muß zunächst der Arzt, wenn er auch nichts anamnestisch Wichtiges über eine bestehende Gravidität in Erfahrung bringen kann — an eine Extrauteringravidität denken. Gerade heute — da ich diese Zeilen niederschreibe — wird mir ein 18 jähriges junges Mädchen in die Klinik gebracht, sowohl von ihr wie von seiten der Mutter wird der Verdacht auch nur der Möglichkeit einer Gravidität mit Entrüstung abgelehnt. Die Probepunktion ergibt freies, frisches Blut in der Bauchhöhle, die Operation, die sich daran schließt, zeigt eine frisch geborstene, ganz junge

---

[1] J. Veit war der erste, der nach wohlüberlegtem Plan am 16. Februar 1884 einen tubaren Fruchtsack mit lebender, 7 ½ cm langer Frucht durch die Laparotomie entfernte.

Fig. 80.

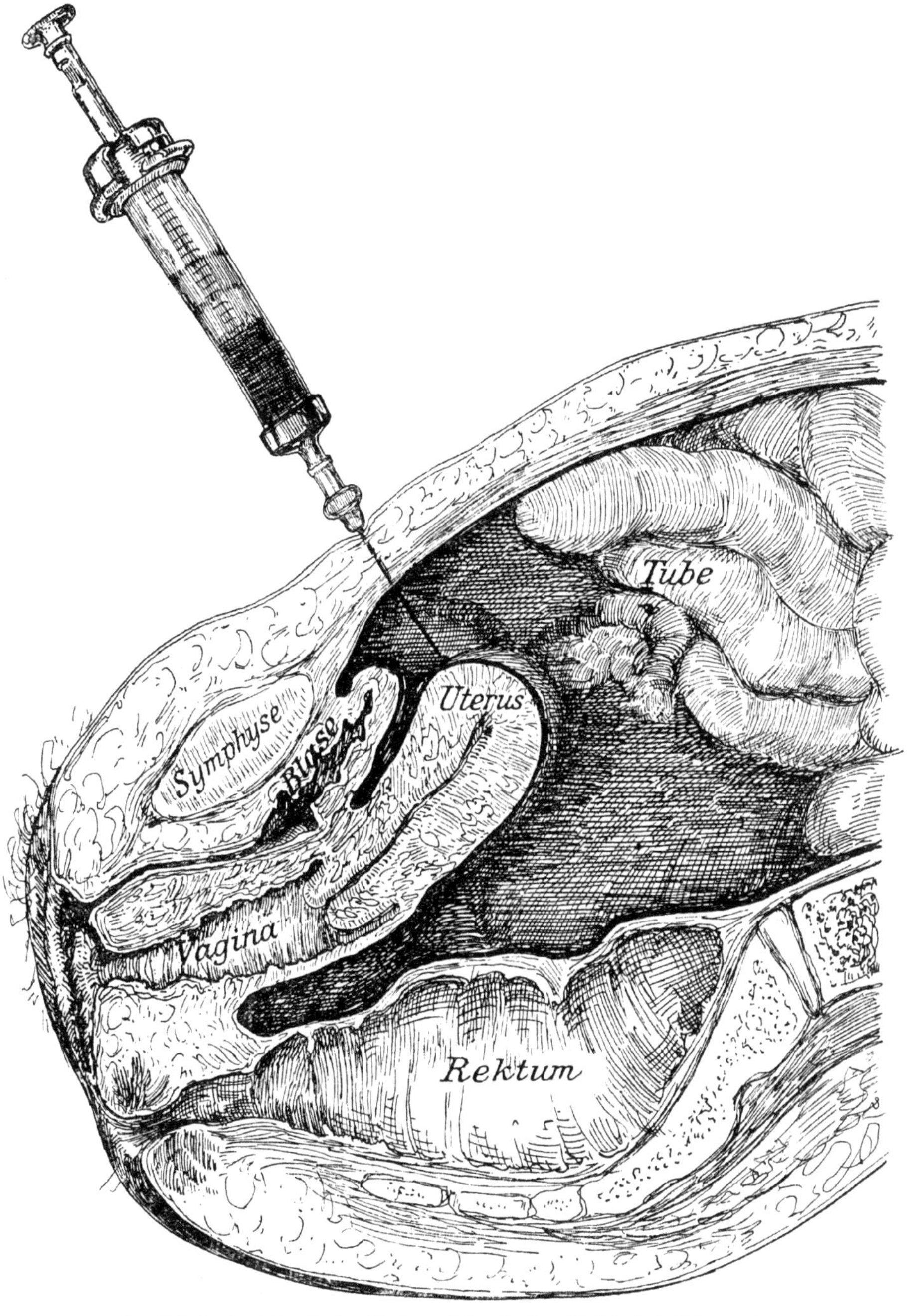

Sagittalschnitt. Freier Bluterguß in die Bauchhöhle bei Tubarruptur.
Punktion durch die Bauchdecken mit kleiner Rekordspritze.

Tubargravidität! Sie sehen ohne weiteres, wie in solchen Fällen mit dunkeler Anamnese die Probepunktion Licht in die Situation bringt, und ich möchte aus diesem Grunde nicht versäumen, Ihnen die Ausführung der Probepunktion an der Leiche zu demonstrieren[1]).

Die Probepunktion. Nachdem der Operateur die Stelle der tiefsten Dämpfung bei Seitenlage der Patientin durch die Perkussion festgestellt hat, nimmt er unter allen aseptischen Kautelen eine gut ziehende Pravazspritze mit nicht zu dünner, aber auch nicht zu dicker Kanüle (etwa ein Kaliber, wie es Figg. 80 und 81 in natürlicher Größe darstellen) und durchbohrt die Bauchdecken. Beim Zurückziehen des Stempels der Spritze sieht er jetzt, daß sich freies Blut in der Bauchhöhle befindet (Fig. 80). Es ist ohne weiteres zuzugeben, daß der negative Ausfall der Punktion nicht gegen eine intraabdominale Blutung spricht, der positive Ausfall ist aber stets ein absoluter und für den Operateur bezüglich der Richtigkeit seiner Diagnose und Indikation sehr beruhigender Beweis. — Vor einer Verletzung der Därme hat man sich hierbei durchaus

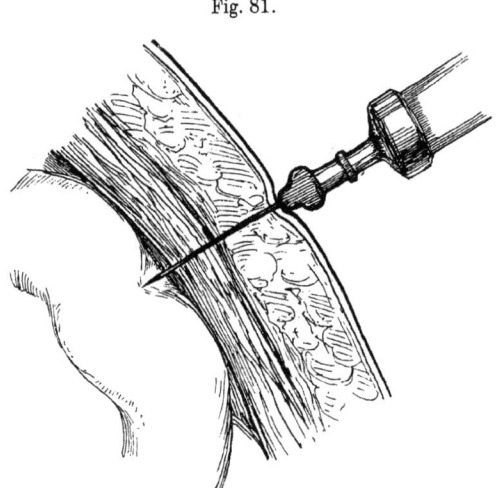

Fig. 81.

Die Darmschlingen weichen der punktierenden Nadel aus.

nicht zu fürchten. Entweder weichen diese der Nadelspitze aus, wie Sie es auf Fig. 81 sehen, oder aber die kleine Verletzung durch den Stich mit der dünnen Kanüle zieht sich den verschiedenen Schichten der Darmwand entsprechend so zusammen, daß ein Austritt von Darminhalt unmöglich wird.

Fühlt man bei der vaginalen Untersuchung eine Vorwölbung des Douglas'schen Raumes, so wird man natürlich per vaginam punktieren. Hierfür verwende ich die ad hoc von Flatau angegebene Punktionsspritze, die Sie in Aktion in Fig. 82 dargestellt sehen. Die Krümmung der Kanüle ist außerordentlich angenehm, ebenso die der Spitze aufsitzende bewegliche, ovaläre Metallperle, die einerseits den Handschuh vor der Verletzung mit der Kanülenspitze schützt, andererseits nach dem Einstich uns anzeigt, wie tief die Kanüle eingedrungen ist. (Das in Fig. 82 dargestellte Präparat

---

[1]) Man kann diese Demonstration für seine Hörer sehr instruktiv gestalten, indem man durch eine hintere Kolpotomie oder auch durch einen kleinen Laparotomieschnitt eine leere Schweinsblase in das Cavum peritoneale einführt und sie dann mit einer rotgefärbten Flüssigkeit auffüllt.

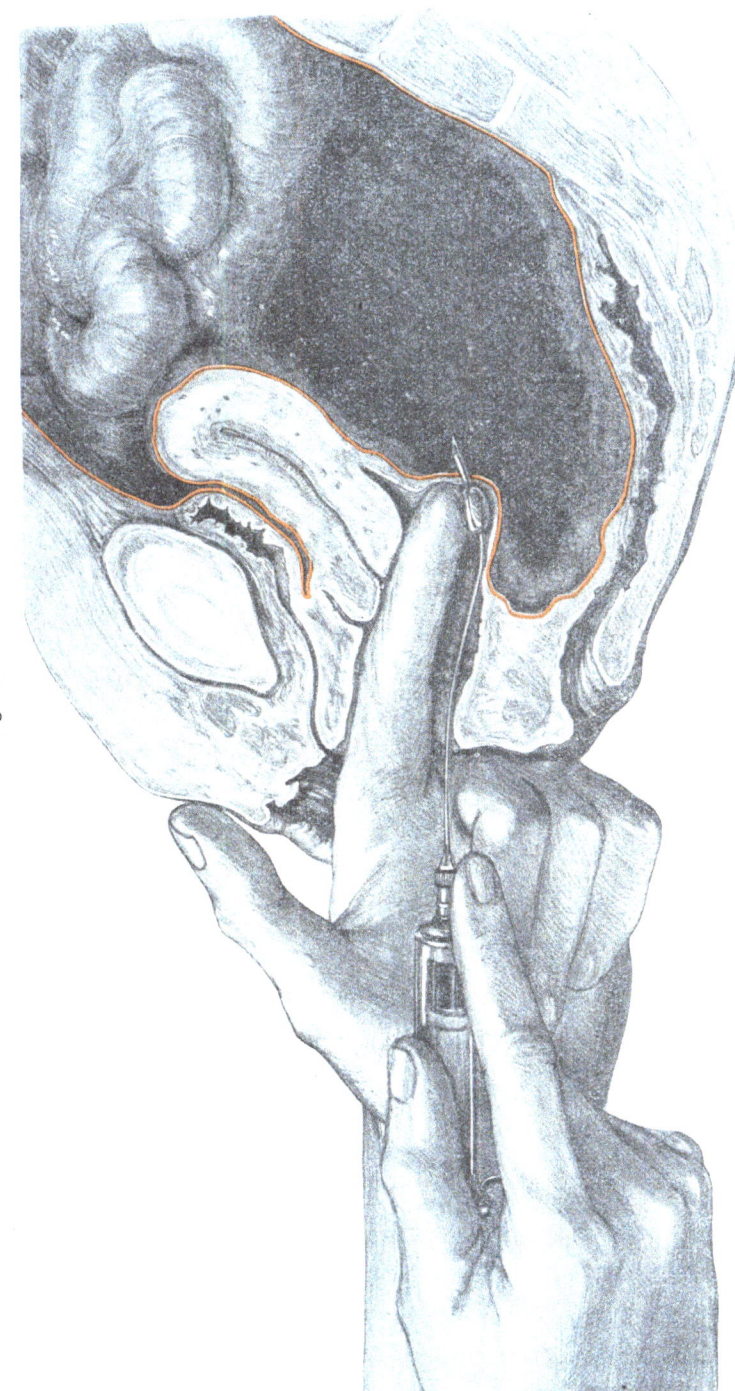

Fig. 82. Sagittalschnitt. Punktion einer retrouterinen Hämatozele mit der Flatau'schen Spritze. Man sieht wie die Darmschlingen durch feine Adhäsionen miteinander verkleben und ein Dach über dem Bluterguß bilden. An den Rändern der Hämatozele fibrinöse Niederschläge. Der Uterus ist durch die Hämatozele stark an die Symphyse gepreßt.

zeigt einen Fall von schon beginnender Abkapselung bei einer Haematocele retrouterina. Die Därme überlagern die Hämatozele und beginnen durch fibrinöse Verklebung allmählich ein festes Dach zu bilden. In dem Bluterguß selbst ist der mehr dunkle Kern von der durch Fibrinniederschläge mehr helleren Wandzone zu unterscheiden. Der Uterus liegt in starker Antepositio. Bei einer abdominalen Operation würde man in diesem Falle nur so zu der Hämatozele gelangen können, daß man das schützende

Fig. 83.

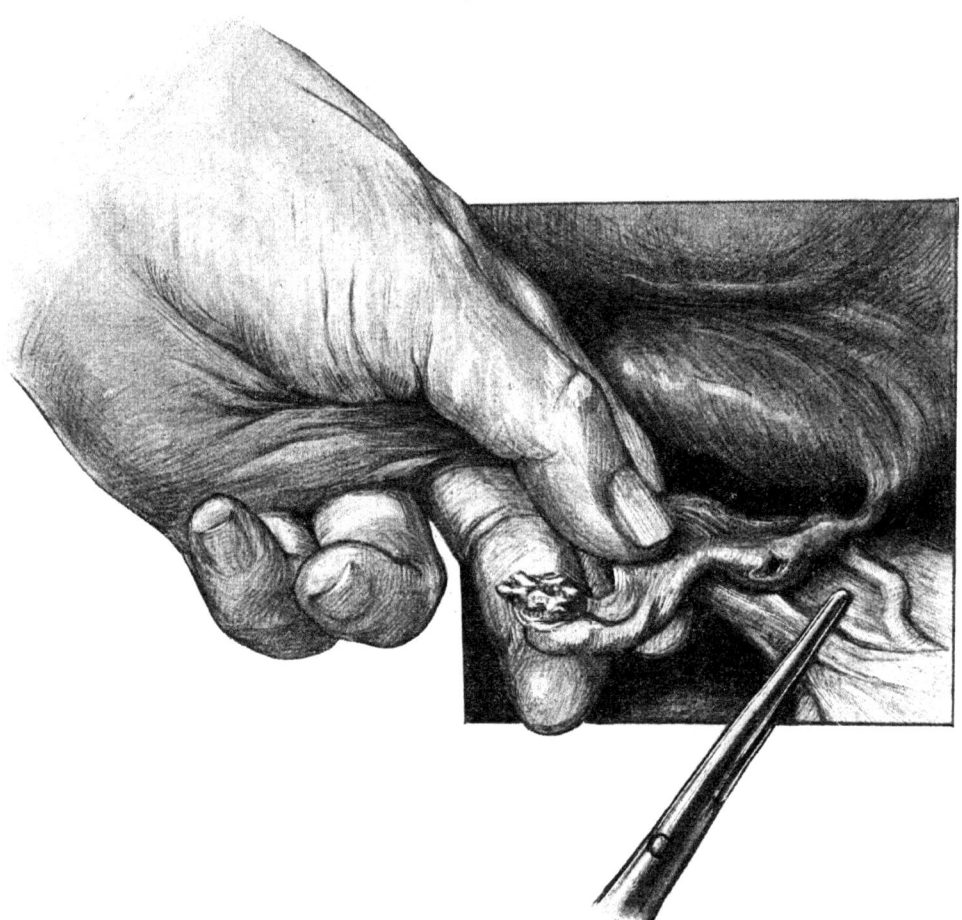

Die rupturierte Tube wird mit der linken Hand gefaßt und vorgezogen. Die Klemme liegt am Ligamentum infundibulo-pelvicum. Vor ihr sieht man das Ligamentum rotundum dextrum.

Dach der Därme entfernt; wir werden daher bei dem betreffenden Kapitel im II. Teile, der von den vaginalen Operationen handelt, zurückzukommen haben.)

Vorbereitung zur Operation. Im allgemeinen wird das gleiche Instrumentarium wie bei allen Laparotomien gebraucht. Im Notfall kann man jedoch mit den einfachsten Mitteln auskommen. Man braucht dann nicht mehr als 1 Messer, 2 Kocher'sche Klemmen, 1 Nadelhalter und etwas Katgut.

Am besten wird die zu Operierende in leichte Beckenhochlagerung gebracht.

1. Akt: Die Laparotomie.

Da es gewöhnlich bei dieser Operation darauf ankommt, möglichst schnell zu der blutenden Tube zu gelangen, so ist der einfache Längsschnitt der beste. Ist keine Eile nötig, handelt es sich nur um einen kleinen Tumor bei ungeplatzter Tubargravidität, so wird man aus kosmetischen und anatomischen (vgl. S. 58 u. 94) Gründen lieber den Aponeurosenschnitt nach Pfannenstiel oder den Tuberkulumschnitt vorziehen. — Gewöhnlich sieht man bei größeren Blutergüssen in der Bauchhöhle schon' vor der Eröffnung des Peritoneums das Blut dunkel hindurchschimmern.

2. Akt: Das Freilegen des Wundgebietes.

Bei dem Freilegen des Wundgebietes gehen wir in genau der gleichen Weise vor, wie wir es auf Seite 58 besprochen und in den Figg. 46—53 dargestellt haben. Um ein unnötiges Besudeln des Oberbauches mit den Blutmassen zu vermeiden, beginne man die Operation bei leichter Beckenhochlagerung, decke zunächst die Därme in gründlicher Weise mit Bauchservietten ab und erhöhe erst dann die Beckenhochlagerung.

3. Akt: Das Vorziehen und die Exstirpation der erkrankten Tube.

Jetzt geht die linke Hand des Operateurs in den Beckenraum ein und tastet, von der hinteren Seite des Uterus beginnend, die Adnexe ab. In unserem dargestellten Falle (Fig. 83) ist die rechte Seite die gravide und rupturierte. Der Operateur zieht nun vorsichtig, mit dem Daumen und dem Zeigefinger das Ovarium erfassend, die Adnexe vor, wie es Ihnen Fig. 83 zeigt. Es empfiehlt sich, die Adnexe am Ovarium und nicht an dem Tubenende vorzuziehen, da die Tube gerade in solchen Fällen von Tubargravidität infolge ihres abnormen Reichtums an Blutgefäßen recht zerreißlich sein kann. Bevor wir uns weiter um die den ganzen Beckenraum ausfüllenden Blutkoagula kümmern, legen wir jetzt zu sofortiger Stillung der Blutung zwei Kocher'sche Klemmen an. Die Lage der ersten Klemme am Ligamentum infundibulo-pelvicum (Lig. suspensorium ovarii) sehen Sie in Fig. 83 gezeichnet. (Ueber die Gefahren hierbei siehe S. 107.) Die Lage der zweiten Klemme, die unter möglichster Schonung des Ligamentum rotundum den uterinen Teil der Tube abklemmt, sehen Sie in Fig. 84 von hinten her dargestellt. Sobald dieser Teil der Operation erledigt ist, verliert Ihre Patientin keinen Tropfen Blut mehr, da ja beide zuführende Gefäße, wie wir gelegentlich unserer anatomischen Betrachtungen noch näher ausführen werden, nämlich der Ramus aus der Arteria uterina, wie der Ramus aus der Arteria ovarica abgeklemmt sind. Wie Sie aus unseren Figuren (83 und 84) ersehen, klemmen wir also mit 2 Klemmen, deren Spitzen sich im Ligamentum latum nahezu berühren, einen V-förmigen Abschnitt des Ligamentum latum mit der rupturierten Tube und dem zugehörigen Ovarium zusammen ab. Ueber unsere operations-anatomischen Gründe hierfür werden wir uns noch genauer zu unterhalten haben.

Jetzt erfolgt die Exstirpation des Gewebes zwischen den beiden Klemmen (Fig. 85) und die Versorgung der abgeklemmten Partien mit Ligaturen.

Die Partienligatur (Massenligatur).

Da dieses das erste Beispiel der gerade in der Gynäkologie häufig gebrauchten Partien- oder Massenligatur ist, müssen wir hier einige Augenblicke Halt machen, um uns mit dieser wichtigen Art der Gewebsunterbindung (im Gegensatz zur Gefäßunterbindung, vgl. S. 17) vertraut zu machen. Die Partienligatur ist überall

Fig. 84.

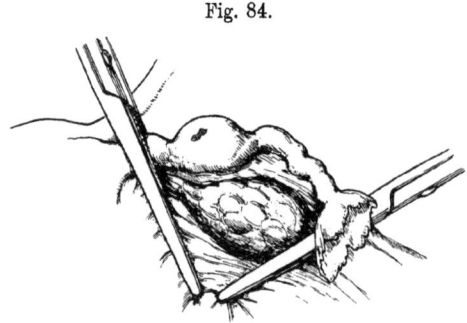

V-förmiges Abklemmen der rupturierten Tube mitsamt dem Ovarium (Ansicht von hinten).

dort am Platze, wo entweder aus bestimmten Gründen schnell operiert werden muß, oder aber die anatomischen Bedingungen derartige sind, daß eine isolierte Gefäßunterbindung auf große technische Schwierigkeiten stoßen würde. Sie sehen daraus, daß es das Ziel des Operateurs sein muß, nach Möglichkeit die Massenligatur durch die isolierte Unterbindung der Gefäße zu ersetzen. Je größer der ligierte Stumpf ist, um so mehr Gewebe verfällt der Nekrose, um so mehr Resorptionskraft muß dem Organismus nach der Operation zugemutet werden. Anderseits wird die Gefahr des Abgleitens des ligierenden Fadens um so evidenter, je mehr Gewebe er zu umfassen hatte. Hieraus folgen für uns zwei operative Regeln, die wir bei unseren Uebungen stets beachten wollen:

1. Die Stümpfe so klein wie möglich zu machen, d. h., das periphere Ende, das über die Ligatur hinausragt und infolgedessen nicht ernährt ist, soviel es angeht, zu kürzen.

2. Durch eine besondere Technik das gefährliche Abgleiten des Fadens unmöglich zu machen.

Statt vieler hierfür angegebener Methoden möchte ich Ihnen nur eine schildern, die ich als Schüler Bumm's gelernt und dann immer geübt habe, eine Methode, die auch in Frankreich vielfach geübt wird. [La double ligature enchainée = die durchstochene und nach beiden Seiten geknotete Ligatur[1]).]

Den ersten Akt dieses für alle weiteren Operationen wichtigen Manövers: die „Umstechung", sehen Sie in Fig. 85 dargestellt auf der Seite, an der die rechte Klemme liegt. Der uns bekannte Hegar'sche Nadelhalter ist mit einer gewöhnlichen dreikantigen Nadel mit einem Katgutfaden (Dronke Kumol-Katgut Nr. 4) armiert. Die Nadel wird parallel der Klemme einige Millimeter unterhalb derselben durch das Gewebe gestoßen. Nun machen Sie, wie es Ihnen die gleiche Figur auf der linken Seite zeigt, eine einfache Schlinge, ziehen dieselbe fest zu und führen das eine Ende des Fadens nach der Seite der Klemmengriffe, das andere um die Klemmenspitze herum, so daß Sie jetzt den Faden auf der anderen Seite des Gewebes knoten können. Dieses Herumführen des Fadens um die Klemme und damit um den Stumpf sehen Sie auf der rechten Seite der nächstfolgenden Fig. 86 dargestellt. — Jetzt wird der Faden geknotet, und während der Operateur fest anzieht, muß der Assistent ganz langsam und

Fig. 85.

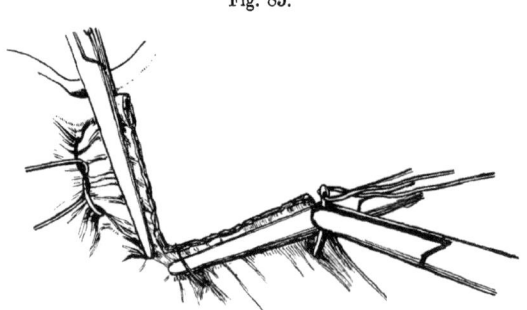

Tube und Ovarium sind unter Schonung des Ligamentum rotundum abgetragen. Rechts erster, links zweiter Akt der Durchstechungsligatur.

---

1) Lejars, Chirurgie d'urgence. 6 A. p. 605.

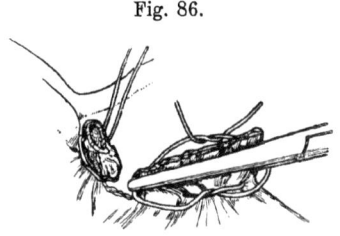

Fig. 86.

Rechts dritter, links letzter Akt der Ligatur.

vorsichtig die Klemme öffnen, um dem breitgequetschten Stumpf die Möglichkeit zu geben, zusammenzuschnurren, wie Ihnen das die linke Seite derselben Fig. 86 zeigt. So einfach Ihnen diese Manöver bei der Demonstration erscheinen mögen, so müssen sie doch geübt sein, denn auf der exaktesten Ausführung dieser Maßnahmen basiert allein eine absolut sichere Blutstillung. Rekapitulierend besteht also unsere Partienligatur aus folgenden Akten:

1. Die Umstechung (Fig. 85, rechts). Dieselbe macht ein späteres Abgleiten des Fadens unmöglich.

2. Die Schlingenbildung des Fadens (Fig. 85, links). Diese dient demselben Zwecke wie 1.

3. Die Umführung der Fadenenden in der Fig. 86 rechts.

4. Die endgültige Knotenbildung auf der der Umstechung gegenüberliegenden Seite, unter gleichzeitigem vorsichtigen Oeffnen der Klemme (Figg. 86 und 87).

Schwierigkeiten und Fehlerquellen bei der Umstechungsligatur.

Beim 1. Akt. Die Umstechung, besonders die Umstechung des peripheren Stumpfes des Ligamentum infundibulo-pelvicum, kann dem Anfänger und in schwierigen Fällen auch dem Geübten Schwierigkeiten bereiten. In den meisten Fällen liegt das daran, daß das Operationsfeld nicht genügend freigelegt ist. Besonders muß man sich durch die Hand des Assistenten, durch ein gutes Spekulum oder wenigstens durch einen Seitenhebel (vgl. Fig. 53) das Ligament gut freilegen. Sollte es in einem besonders schwierigen Falle: kurzes Ligament, straffe Bauchdecken, schlechte Narkose, einmal nicht gelingen, die Freilegung des Operationsterrains in gewünschter Weise zu erzielen, kann man auf die Umstechung verzichten und statt dessen die Durchstechung ausführen. Bei der Durchstechung wird — wie schon der Name sagt — die Nadel von der Vorder- oder Hinterfläche etwa in der Mitte des Stumpfes nach der Hinterbzw. Vorderfläche einfach hindurchgestoßen, und nun läuft der Faden erst um die Klemmenspitze herum und es wird eine Schlinge gebildet, dann wird er um die Klemmengriffe herumgeführt und danach genau wie bei der Umstechungsligatur geknotet. Obgleich die Festigkeit bei dieser Art des Vorgehens eine nicht so große ist, wie bei der zuerst geschilderten Umstechungsligatur, so ist sie doch hinreichend, um ein nachträgliches Abrutschen des Fadens zu vermeiden.

Die Hämatombildung beim Umstechen bzw. beim Durchstechen: Gewöhnlich kann man den Gefäßverlauf — die Arteria ovarica mit dem venösen Plexus pampiniformis (Venae ovaricae s. spermaticae internae) kommen in Frage — an dem Ligamentum infundibulopelvicum besonders bei stärkerer Injektion sehen und ihn dann leicht vermeiden. Durchsticht man die Gefäße, so sieht man mit der Nadelspitze zusammen einen kleinen Blutstrahl heraustreten. Gewöhnlich genügt es jetzt, sich mit der ganzen Unterbindung in der geschilderten Art und Weise etwas zu beeilen und die Ligaturen etwas nach peripherwärts von der Durchstichstelle zu dirigieren, um eine lästige Hämatombildung im Ligament zu vermeiden. Kommt es trotzdem dazu, so muß man

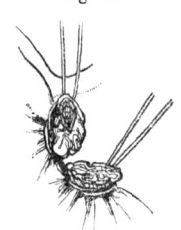

Fig. 87.

Beide Stümpfe sind ligiert.

etwas oberhalb von dem Hämatom nochmals ligieren und den Stumpf dann entsprechend kürzen.

Die Verletzung (Durchschneidung) oder Unterbindung des Ureters: Dieser schwer wieder ganz gutzumachende Operationsfehler läßt sich nur vermeiden, wenn man genau über die Lage des Ureters orientiert ist und wenn man nur unter Leitung des Auges und niemals im Dunkeln bei schlecht freigelegtem Operationsterrain das

Fig. 88.

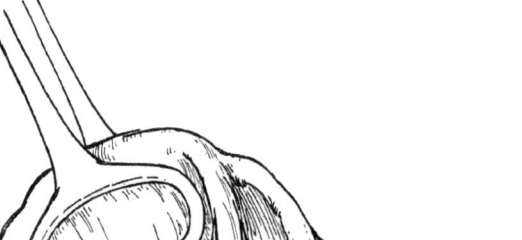

Beim Anlegen der Klemme an das Ligamentum infundibulo-pelvicum ist der Ureter mitgefaßt und durchschnitten. Man sieht rechts unten am Präparat den durchschnittenen, an seinem sternförmigen Lumen und der dicken Wand deutlich kenntlichen Ureter mitsamt den Vasa ovarica unterbunden. Die andere Schnittfläche liegt in der Klemmenspitze, die — auf der Figur links — die Adnexe nach medialwärts und oben hält. (Die Gefäßanomalie: doppelte Uterina, wird gelegentlich der Karzinomoperation noch besonders besprochen werden.)

Ligamentum infundibulo-pelvicum abklemmt und durchschneidet. Mit dem Augenblick, in dem die Klemme richtig liegt und richtig durchschnitten ist, fällt die Gefahr einer Unterbindung fort, wenn man sich daran hält, niemals so weit zu umstechen, wie die Klemmenspitze im Gewebe liegt, vor allen Dingen aber niemals über die Klemmenspitze hinweg das Gewebe zu durchbohren. In einem meiner letzten Operationskurse wurde von einem der Herren das Ligamentum infundibulo-pelvicum zu breit gefaßt.

Fig. 89.

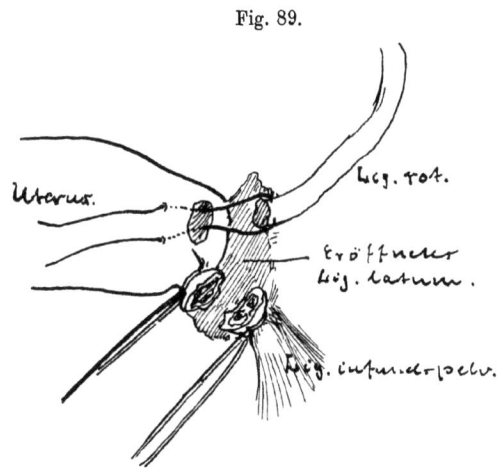

Implantation des Ligamentum rotundum in die Fundusecke.

Dadurch lagen außer den Vasa ovarica noch die Plica ureterica mitsamt dem Ureter zwischen den Klemmenbranchen. Ehe ich es verhindern konnte, war der Ureter durchschnitten. Das Bild war so charakteristisch, daß ich mir das Präparat für meine Sammlung aufgehoben habe; Sie sehen es in Fig. 88 gut dargestellt. Im übrigen verweise ich auf die anatomischen Betrachtungen dieses Kapitels (S. 116 u. Fig. 94) und auf die Vorlesung: Verletzungen des Ureters.

Das Ligamentum rotundum ist durchschnitten: Wie ich schon im technischen Teil ausführte, sucht man beim Anlegen der uterinwärts gelegenen Klemme nach Möglichkeit das Ligamentum zu schonen. Hat man dieses jedoch übersehen oder ist man aus technischen Rücksichten genötigt gewesen, dasselbe zu durchschneiden, so kann man dasselbe in exakterer Weise auf folgende Art und Weise wieder in die Uterusecke implantieren.

Man unterbindet zunächst die unterhalb des durchschnittenen Ligamentes in der Klemme gelegene Gewebsmasse mit einer Durchstechungsligatur. Dann führt man einen dünnen Katgutfaden (etwa Nr. 2) durch die Fundusecke des Uterus, durch die vordere Fläche des peripheren Ligamentstumpfes; der Faden erscheint dann an der hinteren Fläche des Ligamentum rotundum und eine Nadel wird nun wieder in den Uterus so eingestochen, daß die Spitze an der zu Beginn des Manövers gewählten Einstichstelle erscheint; es handelt sich also gewissermaßen um eine Matratzennaht, wie wir sie noch des genaueren bei der Behandlung der Hernien kennen lernen werden. Die Fig. 89 zeigt Ihnen genau die eben geschilderten Maßnahmen. Schließlich näht man noch mit 1 oder 2 Katgutknopfnähten das Peritoneum des Ligamentum latum vor und hinter dem Ligamentum rotundum an das Uterusperitoneum fest, und man erhält so eine völlig peritonisierte Wunde und bezüglich des runden Mutterbandes nahezu anatomische Verhältnisse (Fig. 90). Ich erinnere Sie daran, daß wir diese Art des Vorgehens als eine besondere Methode der intraperitonealen Verkürzung des Ligamentum rotundum schon auf S. 83 beschrieben haben.

Beim 2. Akt, der Schlingenbildung, sind besondere Schwierigkeiten und Fehlerquellen nicht zu erwähnen.

Beim 3. Akt, der Umführung des Fadens, hat der Ungeübte häufig Schwierigkeiten, den Faden unterhalb der Klemmenspitze anzulegen. Diese Schwierigkeit kann an zweierlei liegen.

1. An schlechter Assistenz: der Assistent drückt die Spitze der Klemme nicht genügend weit aus dem Gewebe heraus.

Fig. 90.

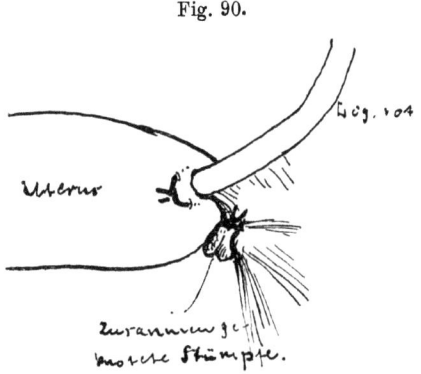

Das Ligamentum rotundum ist implantiert. Die beiden Stümpfe sind zusammengeknotet.

2. Die Klemmenspitze liegt nicht frei, d. h. der Operateur hat beim Durchschneiden nicht weit genug geschnitten. Diesen Fall sehen Sie in Fig. 85 dargestellt. Man kann sich dann leicht helfen, wenn man mit einem kleinen Schnitt die Klemmenspitze vor der Umlegung des Fadens freilegt. (Fig. 86.)

Beim 4. Akt, der endgültigen Knotenbildung, kann leicht ein höchst unangenehmer Operationsfehler dadurch entstehen, daß der Operateur knotet, ohne daß der Assistent langsam und gleichzeitig die Klemme lockert und abnimmt. Der Fehler besteht dann darin, daß eine solche Ligatur niemals den Anspruch erhaben darf, eine sichere Blutstillung zu erzielen. Die Gewebsmassen können nur bei geöffneter Klemme „zusammenschnurren", sonst liegt die Ligatur lose und es sickert Blut aus den Stümpfen heraus.

Nach Beendigung der Ligaturen, von denen ich nun annehme, daß sie richtig ausgeführt worden sind, kann es noch aus dem Winkel im Ligamentum latum bluten, der sich zwischen den beiden Gewebsligaturen befindet (vgl. Fig. 87). Dann hat man zu weit zwischen den Klemmen die Gewebe durchschnitten oder die Klemmen zu weit voneinander gelegt. Eine einfache Durchstechungsligatur im Wundwinkel macht die Gewebe bluttrocken und beendet die Operation.

4. Akt der Operation: Die Peritonisierung des Wundgebietes.

Handelt es sich, wie in unserem Falle, um eine technisch so leichte Exstirpation, so kann man in der einfachsten Art und Weise die Stümpfe peritonisieren, indem man durch Zusammenknoten der Stumpffäden (vgl. Figg. 89 und 90) die wunden Stumpfflächen aufeinanderlegt. Will man noch ein Uebriges tun — ich habe es niemals für nötig gefunden —, so kann man über die Stümpfe noch eine sero-seröse Lembertnaht herüberlegen oder nach der von mir oft geübten und äußerst einfachen Methode der Invagination (Figg. 121 und 122) verfahren.

5. Akt: Säuberung des Peritoneums von Blut. Schluß der Bauchwunde.

Die Blutmassen werden nach Möglichkeit entfernt, insofern sie nicht schon vor der Operation entfernt sind. Zum Entfernen größerer Blutgerinnsel gebraucht man die Ihnen schon bekannten Bauchservietten, die vor und nach der Operation gezählt werden und mit einem Faden armiert sind. Außerdem verwendet man Tupfer, die am besten aus Gazemull zusammengenäht sind und die in allen Fällen mit einer Kugelzange armiert sind (vgl. hierzu Fig. 308). Die „genähten" Tupfer haben vor den einfach zusammengebauschten den großen Vorteil, daß sie nicht fasern („fusseln"). Lose Tupfer, d. h. solche, die mit der Hand ohne Kugelzange gebraucht werden, vermeide man gänzlich. Die Gefahr, daß ein solcher unbeabsichtigt in der Bauchhöhle zurückbleibt, ist zu groß. Die Kugelzange als Tupferhalter ziehe ich den ad hoc konstruierten Instrumenten vor, einmal um das Instrumentarium zu vereinfachen, dann aber auch, weil ich gefunden habe, daß sie besser halten. Von einer zu gründlichen „Toilette" der Bauchhöhle rate ich Ihnen jedoch ab, da dadurch nur Zeit verloren wird und die Därme allzu sehr in Mitleidenschaft gezogen werden. Wichtig hingegen ist es, stets darauf zu achten, daß der Uterus in Anteflexio liegt, da sonst gerade nach diesen Operationen Verwachsungen des Uterusfundus im Douglas'schen Raum auftreten. Liegt der Uterus nicht nach vorn, so wird man durch die eben geschilderte Implantation der Ligamenta rotunda in die Fundusecken besser als durch die Ventrifixur den Uterus in Anteflexionslage zu bringen suchen.

Der Schluß der Bauchwunde erfolgt in der auf S. 68 geschilderten Art und Weise.

Operations-anatomische Betrachtungen.

1. *Die Gefäßversorgung:*

Bevor wir uns nun, meine Herren, den in operations-technischer Beziehung schwierigen Fällen der Extrauteringravidität zuwenden, ist es nötig, uns einigermaßen über die Anatomie unseres Gebietes, soweit es den Operateur interessiert, zu informieren.

Es handelt sich hier zum ersten Male bei unseren Operationübungen um die Exstirpation eines Gewebsbezirkes. Jede Exstirpation ist aber notwendig mit einer Gewebsdurchschneidung, jede Gewebsdurchschneidung mit einer Blutung verbunden. Je weniger blutig aber der Operateur vorgeht, um so einfacher und übersichtlicher bleibt das Operationsterrain; das haben wir in klassischer Weise schon bei der Alexander-Adams'schen Operation beobachten können. War die Kenntnis der Anatomie bei den lageverändernden Operationen die notwendige Basis zum Verständnis des gewollten Endeffektes, bei den exstirpierenden Operationen ist sie die unbedingte Voraussetzung, um die folgerichtige Anordnung der Operationsakte richtig zu wählen. Mit anderen Worten: Will man ein Organ exstirpieren, so hat man damit zu beginnen, die Blutzufuhr zu den zu exstirpierenden Geweben abzustellen, d. h. durch das richtige Anlegen von Klemmen und später von Ligaturen endgültig unmöglich zu machen. Es wird keinem Klempner einfallen, eine Reparatur an einem Wasserleitungsrohre vorzunehmen, bevor er den betreffenden zuleitenden Strang abgestellt hat, und wie oft sieht man Operateure so vorgehen, daß sie zunächst alle möglichen Manipulationen in dem Operationsterrain vornehmen, bevor sie die zuleitenden Gefäße versorgt haben. **Wer blutig operiert, kann niemals anatomisch operieren, und wer nicht anatomisch vorgeht, der operiert nicht chirurgisch!**

Wie interessant und wichtig zugleich die Gefäßverhältnisse an dem eben von uns operierten Gewebsbezirke nicht nur für die oben geübte Operation, sondern auch für alle übrigen an den Tuben und den Ovarien sind, werden Sie aus der Betrachtung der injizierten Präparate Figg. 91 und 92 ersehen. Die Tube und das Ovarium gehören nicht nur ihrer anatomischen Lagerung und ihrem physiologischen Zusammenarbeiten entsprechend, sondern auch ihrer Gefäßversorgung gemäß eng zueinander. Eine operative Separierung beider Organe muß daher auf gewisse anatomische Schwierigkeiten stoßen. Tube und Ovarium erhalten ihren arteriellen Zufluß von zwei räumlich weit voneinander gelegenen Gefäßbezirken: Der eine Zufluß kommt direkt aus der Aorta: die Arteria ovarica, der andere aus der A. hypogastrica: die Arteria uterina. Und zwar sind beide Gefäße hinsichtlich der zuführenden Blutmenge so gleichmäßig beteiligt, daß die dadurch entstehende Anastomose von Testut als ein typisches Beispiel einer „Anastomose à plein canal" bezeichnet ist. Betrachten wir nun den Gefäßverlauf jeder dieser beiden zuführenden Gefäße für sich, so sehen Sie die Ursprungsquelle der beiden Arteriae ovaricae aus der Aorta, ihre Kreuzungsstelle mit dem Ureter (vor dem sie verlaufen) und ihren parallel dem Ureter gerichteten Verlauf in dem der Kreuzungsstelle folgenden Abschnitt auf unserer anatomischen Fig. 91 deutlich dargestellt. Fig. 92 zeigt den weiteren Verlauf: Sie sehen die Eintrittsstelle der Arterie: dicht von einem mehr oder minder entwickelten Venenplexus, dem Plexus pampiniformis umsponnen, verläuft sie in dem Ligamentum infundibulo-pelvicum (s. L. suspensorium ovarii, Ligament ilio-ovarien, Testut). Alsdann gabelt sich die Arteria ovarica in zwei nahezu gleich starke Endäste, einen Ramus tubarius

Fig. 91.

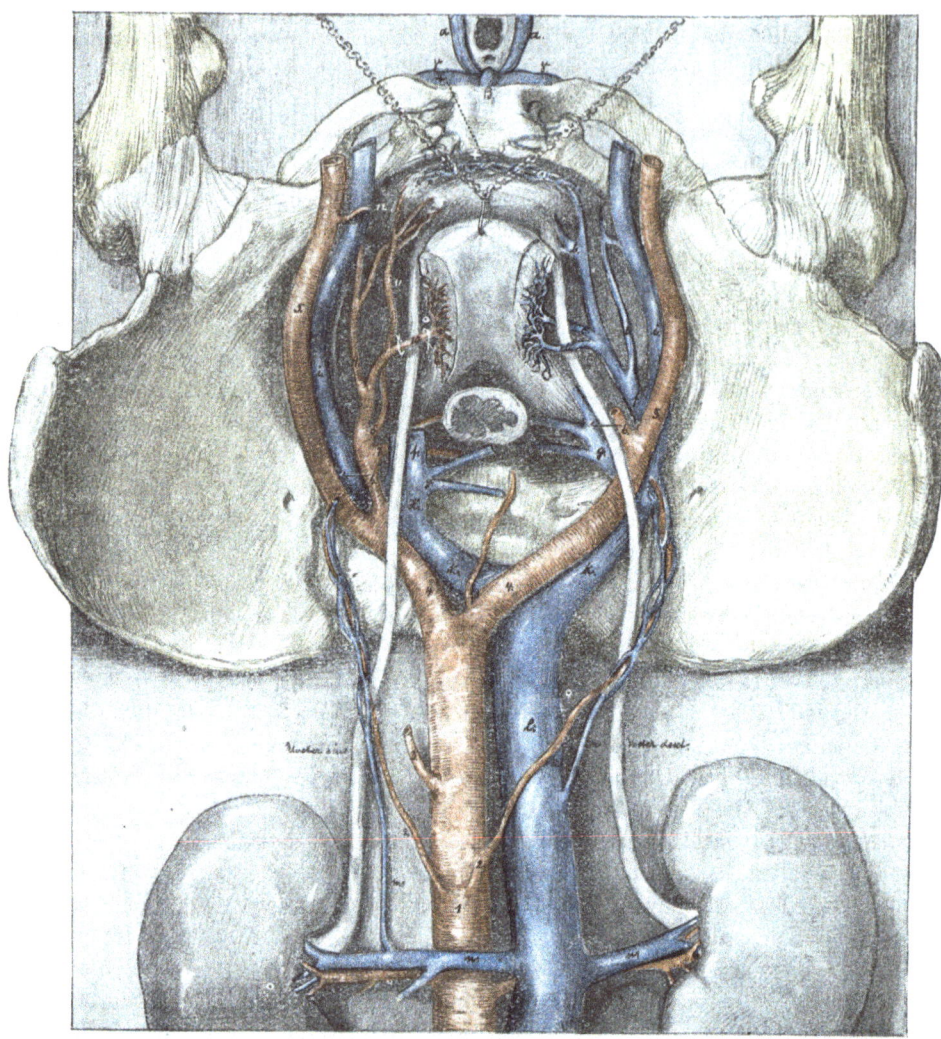

Uebersicht der Arterien (links) und der Venen (rechts) des kleinen Beckens.
(Beckenhochlagerung.)

Die linke Seite ist nach einem Injektionspräparat meiner Sammlung gezeichnet, die Venen nach einer Figur aus dem Atlas von Kownatzki (l. c.). Die Adnexe sind entfernt. Das Rektum reseziert, der Uterus mit Muskelhaken nach vorn gezogen.

1. Aorta. *2.* Arteria ovarica. *3.* Arteria mesenterica inferior. *4.* Arteria iliaca communis. *5.* Arteria iliaca externa. *6.* Arteria iliaca interna. *7.* Arteria glutaea inferior. *8.* Arteria pudenda communis. *9.* Arteria obturatoria. *10.* Arteria uterina. *11.* Arteria vesicalis superior. *12.* Arteria epigastrica inferior. *a.* Plexus pudendalis. *b.* Plexus vesico-vaginalis. *c.* Vena uterina inferior. *d.* Vena uterina superior (*c.* und *d.* vom Plexus utero-vaginalis). *e.* Vena obturatoria. *f.* Arteria iliaca interna (Kownatzki) *g.* Arteria iliaca media (Kownatzki) vom Plexus haemorrhoidalis. *H.* Gemeinsamer Stamm von *f.* und *g.*: Vena hypogastrica. *i.* Vena iliaca externa. *k.* Vena iliaca communis. *l.* Vena cava. *m.* Vena ovarica. *α* Bulbus vestibuli. *β.* Clitoris. *γ* Crus clitoridis.

(Artère tubaire externe, Testut) und einen Ramus ovaricus. Beide Aeste, oder besser gesagt, die zuführende Arteria ovarica liegen vor der, die Tube mit dem Ovarium gewissermaßen in innigen physiologischen Kontakt bringenden, Fimbria ovarica (vgl. Fig. 92). Beide Aeste verlaufen zwischen den beiden Blättern des Ligamentum latum, das an der Tube zur Mesosalpinx, beim Ovarium zum Mesovarium wird. Hier anastomosieren beide Gefäße, wie wir schon erwähnt haben, à plein canal mit den entsprechenden Gefäßen aus der Arteria hypogastrica. Und wir wenden uns wieder zur Betrachtung der Fig. 91, um auch die Arteria hypogastrica von ihrem Entstehungsorte bis hierher zu begleiten. Auf der linken Seite unserer in Beckenhochlagerung gezeichneten Figur sehen wir bei *10* die Arteria uterina wie häufig zusammen mit der Arteria umbilicalis als einen gemeinsamen Stamm aus der Arteria hypogastrica entspringen und sich nach der uns noch oft beschäftigenden Kreuzung mit dem Ureter, vor dem sie verläuft, in zwei Aeste gabeln. Hier wenden wir uns wiederum zu unserem zweiten anatomischen Präparate (Fig. 92) und sehen dort den Hauptast der Uterina nach aufwärts zum Fundus ziehen (von den Operateuren häufig als Ramus ascendens bezeichnet), den zweiten fast ebenso starken Ast als Ramus cervico-vaginalis nach abwärts (daher Ramus descendens) zur Scheide zu verlaufen. Wir folgen dem Verlauf des zum Fundus ziehenden Hauptastes und sehen ihn sich vor dem Ligamentum ovarii proprium in zwei Endäste gabeln, den Ramus ovaricus (Branche anastomotique à plein canal, Testut) und den Ramus tubarius (Artère tubaire interne, Testut), die wiederum dicht am Ovarium bzw. der Tube zwischen den Blättern des Mesovariums bzw. des Mesosalpinx verlaufen. Der Kreislauf zwischen Aorta und Arteria hypogastrica ist geschlossen.

Nicht minder wichtig und interessant ist der venöse Abfluß. *Lateralwärts* fließt das Venenblut, dem Verlauf der Arteria ovarica folgend, im Plexus pampiniformis aufwärts, um bald nach der Kreuzung mit dem Ureter (Fig. 91), vor dem es verläuft, sich von dem Verlauf der Arteria ovarica unabhängig zu machen. Der Plexus der rechten Seite vereinigt sich zu einem gemeinsamen Stamme, der Vena ovarica, und mündet in die Vena cava; der Plexus der linken Seite aber verläuft nahezu parallel zur Aorta, um sich in die Vena renalis sinistra in fast senkrechtem Winkel zu ergießen. (Sie erinnern sich, daß diese Verlaufsrichtung als Ursache der Varizenbildung auf der linken Körperseite angesehen wird.)

Medialwärts ergießt sich das Blut von Tube und Ovarium in den Plexus uterovaginalis und mündet durch zwei (Fig. 91, *c, d*) oder mehrere Aeste (Fig. 92) in die von Kownatzki als Vena iliaca media beschriebene Abflußvene (Fig. 91, *f*), die entweder direkt in die Vena iliaca externa bzw. communis mündet (Fig. 91 rechte Seite) oder aber mit der Vena iliaca interna (Kownatzki) sich vereinigt und sich als gemeinsames Gefäßrohr, das dann den Namen Vena hypogastrica führt (Fig. 91 linke Seite *H.*), in die Vena iliaca communis ergießt.

Erwähnen wir schließlich noch, daß sich in der Mesosalpinx reichliche, schöne Gefäßarkaden zwischen den Vasa tubaria und den Vasa ovarica befinden (Fig. 92), so haben wir das ganze Bild dieses doppelseitig hoch entwickelten Gefäßverlaufes von Tube und Ovarium besprochen.

Für den Operateur ist daraus die Notwendigkeit ersichtlich, bei der Exstirpation von Tube und Ovarium zunächst die von Testut als externe (aus den Vasa ovarica stammenden), sodann aber auch die als interne bezeichneten Zu- und Abflüsse zu versorgen. Für den, der das Ligamentum rotundum nicht geschont hat, kommt noch eine

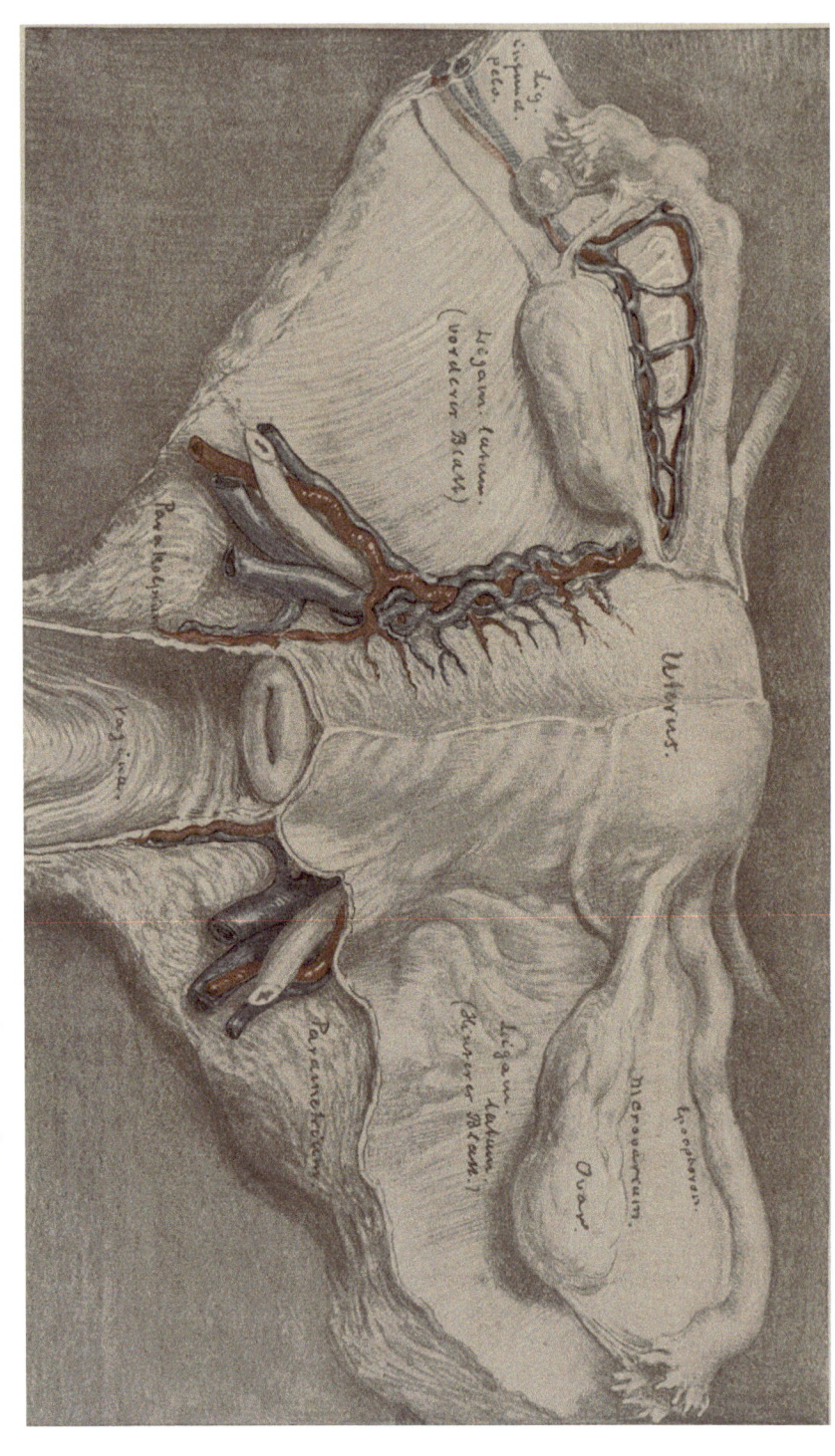

Fig. 92.

Die weiblichen Geschlechtsorgane (injiziertes Sammlungspräparat), von hinten gesehen. Man achte auf die Lage des Ureters zu den Gefäßen. Vergleiche den Ureterdurchschnitt mit dem Durchschnitt der Arterien und Venen.

Gefäßanastomose in Frage, die zwischen der Arteria epigastrica inferior aus der
Arteria iliaca externa und der Arteria uterina durch ihre beiden zum Ligamentum
rotundum verlaufenden Aeste besteht. (Der aus der Art. uterina kommende Ast wird
als Ramus ligamenti teretis, der aus der Art. epigastrica inferior kommende Ast als
Art. spermatica externa bezeichnet. Ich führte schon S. 23 [Fußnote] an, daß die Bezeichnung Art. ligamenti rotundi interna aus der Art. uterina und Art. ligamenti
rotundi externa aus der Art. epigastrica inferior einfacher und besser verständlich wäre.)

Wir haben gesehen, daß wir bei der V-förmigen Exstirpation von Tube und
Ovarium gleichzeitig mit 2 Klemmen und mit 2, höchstens mit 3 (der Winkel-Ligatur)
Ligaturen auskommen. Wie liegen nun die Verhältnisse in operations-anatomischer Beziehung, wenn wir unter Schonung des Ovariums, wie das v. Olshausen und Werth
raten, vorgehen?

Fig. 93.

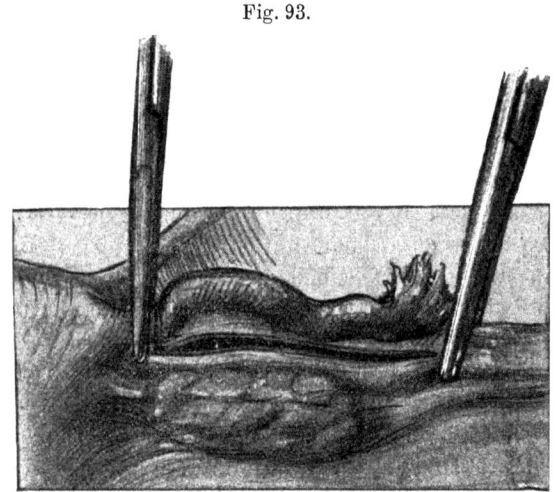

Vorgehen bei isolierter Exstirpation der Tube.
Man sieht im Wundspalt zwischen Ovarium und Tube die beiden Blätter des Ligamentum latum.

Hatten wir bei unserem ersten Vorgehen nur die Arteria ovarica und den Endast
der Arteria uterina zu versorgen, so müssen wir jetzt von lateralwärts nach medialwärts unterbinden: 1. den Ramus tubarius aus der Art. ovarica; 2. die zahlreichen
Anastomosen zwischen dem Ramus tubarius und der Arteria ovarica; 3. den Ramus
tubarius aus der Art. uterina. Wir müssen aber auch die bei diesem Vorgehen eröffnete Mesosalpinx der Tube sorgfältig mit fortlaufender oder Katgutknopfnaht vernähen, und wir bekommen bezüglich der Technik weitaus schwierigere und zeitraubendere
Wundverhältnisse. Ein Vergleich der Figur 93 mit der Figur 84 illustriert Ihnen das
Gesagte. Während wir bei unserem Vorgehen den blutreichsten und daher zu Nach-
blutungen (zumal zur Zeit der ersten Menstruation post operationem) besonders ge-
neigten Bezirk am Hilus ovarii (vgl. Fig. 92) ausschalten, erhalten wir ihn geflissentlich
bei der isolierten Exstirpation der Tube. Gehen wir aber so vor, wie es Ihnen die
Figur 93 zeigt, so treffen wir sofort auf eine zweite Gefahr: Wir können dann nämlich
mit Leichtigkeit — wie ich mich bei meinen Operationsübungen an injizierten
Präparaten mehrfach überzeugen konnte — die Tube isoliert exstirpieren, dabei aber

gleichzeitig das Ovarium sowohl seines lateralen wie seines medialen Zuflusses berauben. Die auf Fig. 93 am Infundibulum tubae angelegte Klemme darf nicht senkrecht zum Verlauf der Tube, sondern muß ihr parallel gerichtet sein; das Abtragen der Tube von ihrer Mesosalpinx hat isoliert, ebenso wie die Unterbindung des Ramus tubarius internus (aus der Art. uterina), zu erfolgen. Das ist natürlich viel blutreicher und für den Ungeübten schwieriger.

Was will gegenüber diesen Gefahren die einmalige Beobachtung Werth's sagen, daß nach der Mitexstirpation eines Ovariums das andere atrophisch geworden sei. Im allgemeinen wird das andere Ovarium nicht atrophisch, und wenn wir an die Fälle denken, wo nach doppelseitiger Ovariotomie, wenn nur ganz geringe Reste des Ovariums erhalten bleiben, die Menstruation wieder auftrat, dann werden wir um so weniger Veranlassung haben, von unserer viel einfacheren, schnelleren und blutsicheren Methode abzugehen, es sei denn, daß die Operierte nur über ein Ovarium verfügt.

2. *Die Beziehungen des Operationsterrains zu den Nachbarorganen.*

a) **Das Ligamentum infundibulo-pelvicum**: Wo immer der Operateur eine Klemme hinlegt, muß er über ihre Lage in anatomischer Hinsicht orientiert sein! Niemals lege man eine Klemme an, wenn Därme in der Nähe sind (Figg. 56 und 57). Die Därme gehören hinter die „Kulissen" des Bauchtuches, nicht auf die „Bühne" der Operation! Wer bei schlechter Narkose und vorquellenden Därmen nicht warten kann, der hat es sich selbst zuzuschreiben, wenn erhebliche Verletzungen der Intestina die Operation ins Ungewisse verzögern und den Effekt in Frage stellen. Festina lente! Unsere erste Klemme wird an das Ligamentum infundibulo-pelvicum angelegt und wir werden sehen, welches anatomische Gebilde dort in ihre gefahrdrohende Nähe kommt. Ein Blick auf das nebenstehende Situspräparat (Fig. 94; vgl. auch die anatomische Fig. 91) zeigt Ihnen die Gefahr, in der Sie sich befinden: dicht neben, parallel und medianwärts von dem Ligamentum infundibulo-pelvicum verläuft mehr oder minder deutlich sichtbar, hier (Fig. 94) zu einer ausgesprochenen Plica ureterica entwickelt, der **Ureter**! So nahe die Gefahr ist, so leicht läßt sie sich vermeiden, wenn wir mit der Hand (Fig. 83) oder mit einer Klemme, die das Fimbrienende der Tube faßt, das Ligamentum infundibulo-pelvicum nach dem Bauchschnitt zu und leicht medialwärts anspannen. Nur wer dieses Anspannen des Ligamentes vergißt und einfach mit der Klemme nach dem Ligamentum infundibulo-pelvicum faßt, klemmt mit diesem auch den Ureter ab und, bemerkt er seinen Irrtum nicht noch rechtzeitig, so durchschneidet er ihn noch vielleicht. Dieses Durchschneiden des Ureters kann aber auch, wie wir bei unseren Uebungen bereits gesehen haben (Fig. 88), sich dann ereignen, wenn der Operateur die Branchen seiner Klemme zu weit vorschiebt. Die Klemme soll nur die Vasa ovarica fassen, nichts mehr und nichts weniger! — Andere wichtige Organe, wie unter anderem die Art. iliaca externa, die sich hier ebenfalls unterhalb des hinteren Blattes des Ligamentum latum befinden, werden wir an einer späteren Stelle zu besprechen haben, dort, wo sie in operationsanatomischer Beziehung in Frage kommen.

b) **Die Fundusecke des Uterus**: Die zweite Klemme, die wir anlegen, liegt, wie Sie wissen, dicht an der Fundusecke des Uterus. Hier stoßen, wie Ihnen die Figg. 92, 93 und 94 zeigen, drei Gebilde nahe zusammen und kommen somit in das Klemmenbereich: 1. Die Tube, 2. vor ihr das Ligamentum rotundum, 3. hinter ihr das Ligamentum ovarii proprium. Daß man im allgemeinen versuchen soll, beim

Abklemmen das Ligamentum rotundum zu schonen, habe ich schon S. 105 erwähnt. Von den Gefäßen, die die Klemme gemeinsam faßt und komprimiert, ist Ihnen auch schon das Wesentliche aus dem Text und der Fig. 92 geläufig; es ist der Endast der Uterina und der Ramus tubarius internus, der ebenfalls aus der Art. uterina stammt. Wer das Ligamentum rotundum mitfaßt, weiß, daß dann noch als drittes Gefäß die Art. ligamenti rotundi interna aus der Art. uterina hinzukommt und erinnert sich, daß dieses Gefäß eine Anastomose der Art. uterina mit der Art. epigastrica inferior vermittelt. Während die hintere Branche unserer Klemme — vorausgesetzt,

Fig. 94.

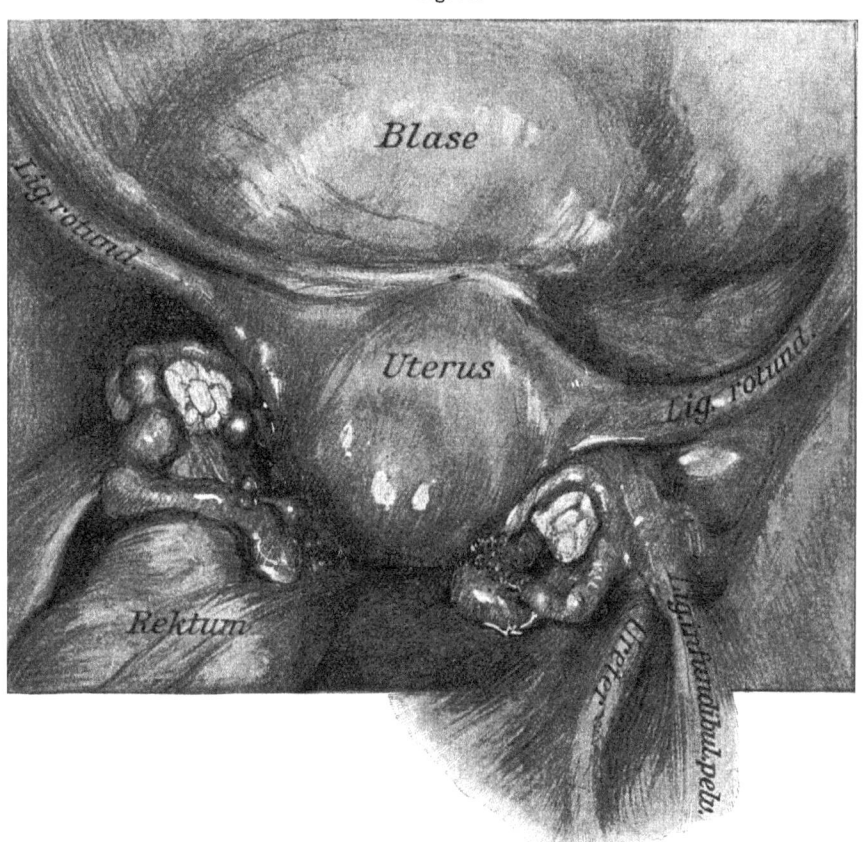

Situsbild bei Retroflexio uteri.

daß die Därme entfernt und hinter der Bauchserviette zurückgehalten sind — kaum in schädliche Beziehungen zu den Nachbarorganen treten kann (auf der linken Seite käme vielleicht, wie es Ihnen Fig. 94 zeigt, das Rektum in Frage), habe ich Verletzungen der Blase mit den spitzen Zähnchen der vorderen Branche gesehen. Doch kann dieses Ereignis durch ruhige Vorsicht sowohl, wie durch Entleeren der Blase vor der Operation vermieden werden. Voraussetzung auch für das Anlegen dieser Klemme ist es, den Uterusfundus, sei es mit der Hand, sei es mit einem ad hoc durch seinen Fundus gelegten Haltefaden aus dem kleinen Becken herauszuziehen und sich dadurch das Anlegen dieser Klemme zu erleichtern.

c) Der V-förmige Raum zwischen den beiden Klemmen: Das eigentliche Exstirpationsgebiet. Hier liegen drei wichtige Gebilde; wenn wir von unten nach oben gehen: 1. Das Ovarium, 2. die in der Mesosalpinx gelegenen rudimentären Organe und 3. die Tube mit ihren Anhängen. Die ad 1 und 2 in operationsanatomischer Hinsicht wichtigen Fragen werden in der Vorlesung VII über die Operationen an den Ovarien ihre Besprechung finden, für heute interessiert uns besonders die Anatomie der Tube.

Wie bei jeder exstirpierenden Operation ist uns auch bei der Exstirpation der Tube vom operations-anatomischen Gesichtspunkt die Fixation bzw. die Beweglichkeit· des Organs von besonderer Wichtigkeit. Je besser beweglich oder, wie man sagt, je besser „gestielt" ein Organ ist, um so leichter läßt es sich exstirpieren. Die Beweglichkeit der Tuben ist nun eine ganz enorme. In der Schwangerschaft oder bei der Bildung großer Tumoren (Fig. 164) steigen sie weit über die Linea terminalis hinaus, bei Senkungen der Gebärmutter liegen sie tief im Douglas'schen Raum. Ihre Befestigung am parietalen Peritoneum, das Ligamentum infundibulo-pelvicum, ist so dehnbar, daß wir sie bei vaginalen Operationen bis tief in die Scheide hineinziehen (Fig. 356), oder bei abdominalem Vorgehen leicht bis in den Bauchschnitt verlagern können (Fig. 120). Wir werden jedoch sehen, daß durch pelveoperitonitische Verwachsungen diese Beweglichkeit — so angenehm für den Operateur — nahezu vollständig aufgehoben werden kann (vgl. unsere operations-pathologischen Betrachtungen). Aber nicht nur ihre Beweglichkeit zum parietalen Peritoneum ist eine ganz enorme, sondern auch ihre Motilität zu den Nachbarorganen, zum Uterus und zum Ovarium ist durch die Befestigung an einer eigenen Bauchfellduplikatur, der Mesosalpinx, eine sehr ausgedehnte.

So wird es uns schwer werden, eine als typisch zu bezeichnende Lage der Tube zu beschreiben. Wenn wir diese Beschreibung gleichwohl versuchen, so geschieht es, weil wir zum Verständnis der topographischen Verhältnisse, besonders für die entzündlichen Erkrankungen der Tube und des Ovariums, gewissermaßen einen Normaltiter gebrauchen. Dieser Beschreibung wollen wir unser Situspräparat (Fig. 95) zugrunde legen. Betrachten wir als Operateure den Situs der normalen Adnexe in Beckenhochlagerung — die einzige Lagerung, die uns bei der Operation überhaupt eine gute Uebersicht gestattet —, so müssen wir uns von vornherein klar sein, daß bei dieser Lagerung, proportional der Schwere der Ovarien, eine Verschiebung des Tubensitus nach dorsalwärts erfolgen muß; diese Verschiebung aber ist, wie ein Vergleich unserer Situsbilder mit den gewöhnlich in aufrechter Stellung gezeichneten Situsbildern der anatomischen Atlanten zeigt, eine nur unbedeutende. Bei der Zeichnung unserer Verhältnisse in aufrechter Stellung muß ja überdies eine andere Verlagerung wiederum proportional der Schwere der Ovarien bzw. der Dehnbarkeit der Bauchfellduplikaturen erfolgen, nämlich eine Verlagerung in der Richtung nach dem Douglas'schen Raum.

Betrachten wir auf unserem Präparat (Fig. 95) zunächst die rechte Seite, so sehen wir, daß wir hier 3 Abschnitte zu unterscheiden haben: 1. die Pars horizontalis; 2. die Pars sagittalis (bei aufrechter Stellung Pars verticalis) und 3. die Pars reflexa descendens und zwischen dieser und der vorherigen die Flexura tubae. Beziehen wir auf diese lediglich nach dem Verlauf bezeichneten Abschnitte der Tube die anatomische Einteilung des Eileiters, so ist die Pars uterina tubae, die vom Ostium uterinum tubae beginnt und die Uteruswand durchsetzt, überhaupt nicht zu sehen. Die Pars isthmica, der Isthmus tubae, entspricht fast völlig der Pars horizontalis. Die Pars ampullaris tubae, die Ampulla tubae uterina entspricht der Pars sagittalis (verticalis) und einem Teil der Pars reflexa descendens; und schließlich entspricht das Endstück der Tube, das Infundibulum tubae, beginnend am Ostium abdominale tubae und endend am Fransenende der Tube, dem letzten Abschnitt der Pars reflexa descendens (vgl. auch mit dieser Beschreibung die Fig. 92).

Bei normal entwickelter Mesosalpinx deckt dieses das Ovarium so vollständig, daß man den Eierstock erst sehen kann, wenn man die Mesosalpinx nach vorn

Fig. 95.

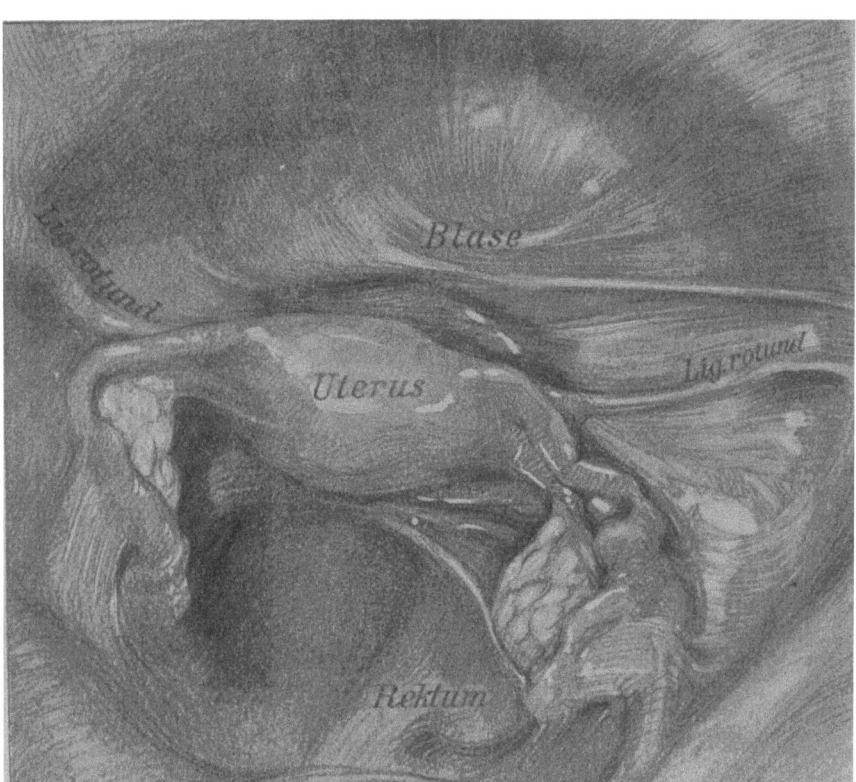

Vorderlage von Tube und Ovarium links. (Rechts Normallage der Adnexe.)

zurückschlägt (Fig. 62, rechts), bei kurzer Mesosalpinx, oder vergrößertem Ovarium, wie in unserem Präparat Fig. 95, ist ein Teil des Ovariums (links) oder nahezu das ganze Ovarium (rechts) zu sehen.

Die Lage der Tuben zum übrigen Beckenraum läßt sich nur gemeinsam mit der Lage der Ovarien besprechen. Das Ovarium, von der Tube in der geschilderten Art und Weise halbkreisförmig umrankt, liegt in einer flachen Vertiefung der Beckenwand, der Fossa ovarica (Waldeyer). Die Fossa ovarica ist der hintere Teil der dreieckigen Grube, die man als Fossa obturatoria bezeichnet und die oben und vorn von den Vasa iliaca externa, hinten und seitlich medialwärts von dem Ureter und vorn von dem Ligamentum rotundum begrenzt ist. Wenn Waldeyer statt der Vasa iliaca lieber die Arteria umbilicalis als vordere und obere Begrenzung angesehen wissen will, so spricht dagegen in operations-anatomischer Beziehung, daß man diese Arterie erst sehen kann, wenn man sie durch Spaltung des Bauchfellüberzugs freipräpariert (wie bei der erweiterten abdominalen Totalexstirpation, Fig. 96). Außerdem aber kann man auch aus anatomischen Rücksichten lieber auf die A. umbilicalis als Begrenzungslinie der Fossa obturatoria verzichten, da sie häufig als gemeinsamer

Fig. 96.

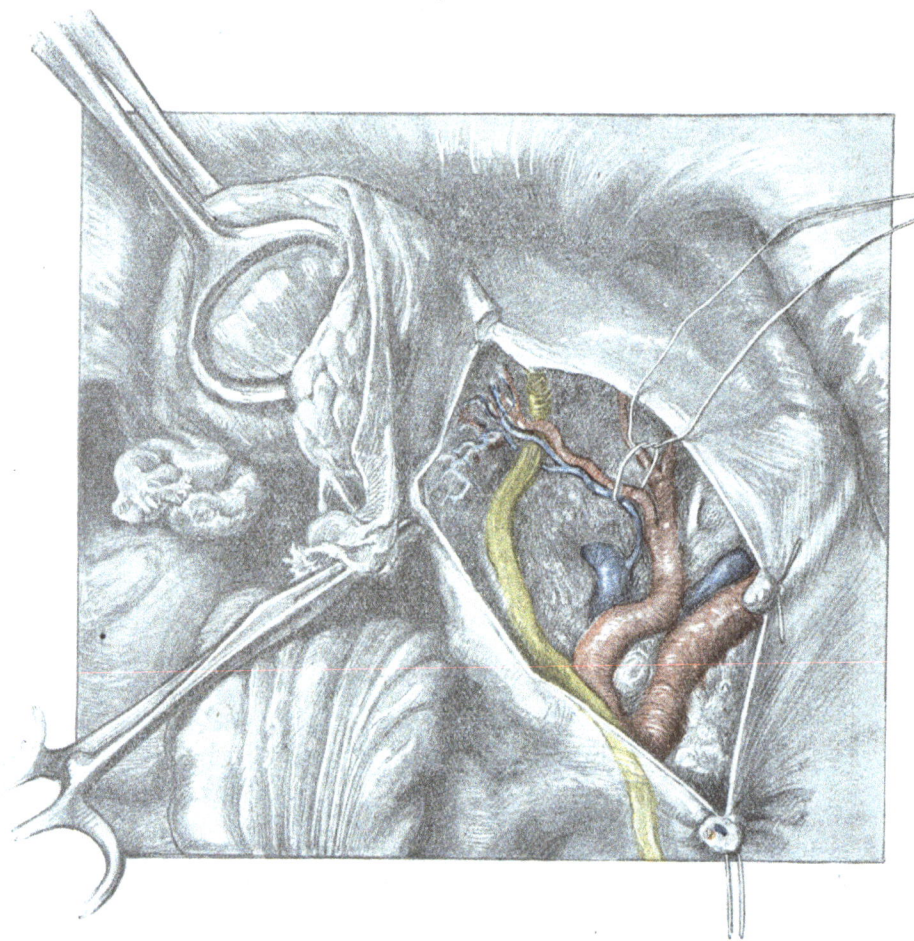

Die Gebilde unterhalb der Fossa ovarii.

Stamm mit der Uterina zusammen von der A. hypogastrica so tief entspringt, daß sie gar keinen Winkel mit dem Ureter bildet (Fig. 91 und Fig. 96) und somit bei dieser Begrenzung die Fossa obturatoria oben und hinten offen bleibt. Besser würde dann als Begrenzung, wie es Ihnen die soeben bezeichneten Präparate zeigen, die A. hypogastrica + der A. umbilicalis als Begrenzungslinie heranzuziehen sein. Der Operateur aber gebraucht Linien, die ihm ohne vorherige Präparation als Richtlinien dienen können, und dazu eignen sich, wie schon gesagt, die Vasa iliaca externa, meist deutlich durch den Peritonealüberzug kenntlich (vgl. Fig. 352, Taf. II) der Ureter, oft als Plica ureterica prominent, sonst durchscheinend und das Ligamentum rotundum auf das allerbeste. Den hinteren Teil der Fossa obturatoria, also in dem Kreuzungswinkel zwischen Ureter und Vasa iliaca gelegenen, bildet die Fossa ovarica (Waldeyer). Und wiederum wird so durch unsere anatomischen Betrachtungen die enge Nachbarschaft des Ureters mit den Adnexen hervorgehoben. Das Fimbrienende der Tube liegt sehr häufig direkt dem Ureter auf, von diesem nur durch den Peritonealüberzug, die Plica ureterica, getrennt.

Interessant sind bei dieser „Normallage" noch die Beziehungen zum Skelett (Skeletopie, Waldeyer). Am zweckmäßigsten verwendet man, ebenso wie in der Geburtshilfe (vgl. „das geburtshilfliche Seminar", Seite 55) zur skeletopischen Lagebestimmung in der Operations-Anatomie die Hodge'schen Ebenen, die von Hegar und besonders von Sellheim[1]) in Deutschland eingeführt wurden. Die erste Ebene ist die „Terminalebene" Froriep's; dieselbe kann man sich leicht durch den vorderen Teil der Linea terminalis gelegt denken, alle Ebenen stehen zu dieser parallel. Die zweite Ebene, die „untere Schoßfugenrandebene", die dritte Ebene, die „Spinalebene" und schließlich die vierte Ebene, der „knöcherne Beckenboden" haben nahezu den gleichen Abstand voneinander, der nach Sellheim und eigenen Messungen zirka 3 bis 4 cm beträgt.

Außerdem teilt man das Becken in drei vertikal liegende Ebenen, von denen die eine die „Sagittalebene" darstellt, die beiden anderen aber durch zwei „Seitenebenen", die man sich durch die Mitte einer von der Spina iliaca anterior superior zur Symphyse gezogenen Linie gelegt zu denken hat [Waldeyer][2]). Bei diesem Ebenensystem werden die Tube und das Ovarium von den „Seitenebenen" getroffen und liegen dicht unterhalb der „Terminalebene" und über „der unteren Schoßfugenrandebene". Frontal liegen sie in einer Ebene, die die Mitte des oberen Hüftpfannenrandes (Waldeyer) verbindet. Von den die innere Beckenwand auskleidenden Muskeln liegen ihnen bei der geschilderten Lagerung die Musculi obturatorii interni am nächsten.

Von dieser von uns gewissermaßen nur als Titre angenommenen Normallage kommen alle möglichen Abweichungen vor, ohne daß man alsbald von einer pathologischen Verlagerung der Adnexe sprechen könnte. Für den Geburtshelfer, der gewohnt ist, beim Uterus in der Gravidität, nach der Geburt und im Wochenbett physiologisch die allergroßartigsten Volumzunahmen und Lageverschiebungen zu beobachten, hat bei dem innigen Konnex der Adnexe mit diesem Organ dieses Faktum ja auch durchaus nichts Ungewöhnliches für sich. Daß die Lagerung der Adnexe bei pathologischen Prozessen die allermerkwürdigste sein kann, soll im operationspathologischen Teil noch besonders berücksichtigt werden.

Gleichwohl ist es für den Operateur zweckmäßig, noch einige Lokalisationen der Adnexe, die sich in den Grenzen der Norm befinden, seinem Verständnis näher zu bringen:

Waldeyer unterscheidet 1. eine Tieflage, 2. eine Hochlage und 3. eine Vorderlage der Adnexe.

---

1) Die geburtshilflich-gynäkologische Untersuchung, Speyer und Kalcher. Freiburg i. Br. und Leipzig 1910.
2) Bei unseren in Fig. 91 dargestellten Bänderbecken beträgt der Abstand von der Spina iliaca anterior superior bis zur Symphysenmitte 14,5 cm, die Mitte 7,25 cm. Die durch diesen Mittelpunkt senkrecht auf den Hodge'schen Ebenen stehende Vertikalebene trifft nahezu genau die Spinae ischiadicae.

Die Tieflage, das erste Stadium eines Deszensus der Adnexe, kann in vielerlei Momenten seine Ursachen haben:
- a) Stärkeres Herabtreten der Ovarien bei dem physiologischen Deszensus. } Primäre Tieflage.
- b) Erschlaffung der Bauchfellduplikaturen bei Multiparen.
- c) Erschlaffung der Bauchfellduplikaturen bei Gewichtsvermehrung der Adnexe ([Hypertrophie]; pathologische Prozesse können in dieser rein anatomischen Einteilung nicht erwähnt werden).
- d) Besonderer Tiefstand des Uterus oder eine bestehende Retroflexio.

} Sekundäre Tieflage.

Die zu b), c) und d) bemerkten Momente sind so außerordentlich häufig, daß sie einer speziellen Besprechung nicht bedürfen. Eine primäre Tieflage ist sehr selten; man kann sie mit großer Wahrscheinlichkeit nur annehmen, wenn es sich um Virgines handelt und die Straffheit der Bauchfellduplikaturen, sowie das Fehlen der unter b), c) und d) erwähnten Momente eine andere Aetiologie nicht zulassen.

Bei der Tieflage der Tube und des Ovariums finden wir die beiden Organe statt in der Fossa obturatoria (Fossa ovarica) in der tiefer gelegenen Fossa hypogastrica. Die Fossa hypogastrica wird begrenzt vom Ureter nach vorn und von dem lateralen Rande des Os sacrum nach hinten. Subperitoneal liegen die Vasa hypogastrica mit ihren Verzweigungen und den wichtigen Lymphdrüsen (Figg. 81 und 86), subfaszial der Plexus sacralis; den Boden bildet der Musculus piriformis mit den beiden Oeffnungen, dem Foramen supra- und infrapiriforme (Fig. 270). Das Foramen ischiadicum minus gehört bereits zur Fossa obturatoria.

Ein gutes Situsbild der Tieflage der Adnexe gibt Ihnen unser Situspräparat (Fig. 94 und der Sagittalschnitt Fig. 112). Während bei der Normallage (Fig. 95) Tube und Ovarium sich oberhalb der Plica ureterica befinden, liegen jetzt, wie Sie ohne weiteres sehen, beide Organe unterhalb des Ureters; auf der rechten Seite liegt die Ampulla tubae direkt dem Rektum auf. Außerdem sehen Sie die kranzförmige Umlagerung des Eierstockes durch die Tube, so daß die Ampulla tubae die Uterusecke links völlig und rechts nahezu berührt. Es handelt sich hier um einen Fall von beweglicher Retroflexio uteri.

Die Hochlage des Ovariums findet man, abgesehen von entzündlichen Prozessen (z. B. Fixation an der Appendix, Fig. 207) und bei Tumoren (Fig. 164) in der Schwangerschaft, im Puerperium und bei ausgesprochenem Infantilismus der Organe. Ein solches Beispiel zeigen Ihnen die rechten Adnexe der Fig. 36. Vor der ausgeführten Alexander-Adams'schen Operation überragte ein Teil der Pars ampullaris tubae und ein Stück des lateralen, freien Randes des Ovariums die Terminalebene. Charakteristisch ist die starke, infantile, von W. A. Freund zuerst beobachtete und mit der Extrauteringravidität in Zusammenhang gebrachte Schlängelung des Tubenrohres. Auf der linken Seite desselben Präparates sind diese Verhältnisse durch entzündliche Veränderungen, die zu einer breiten Adhäsion mit dem Rektum geführt haben, verwischt.

Die Vorderlage der Tube und des Ovariums, die Waldeyer als die seltenste Lagerung bezeichnet, ist, sofern man bei Laparotomien darauf achtet, besonders auf der linken Seite, nicht so selten. Ein Beispiel hierfür zeigt Ihnen die Fig. 95, bei der die Lagerung offenbar durch die Sinistropositio und Dextrotorsio des Uterus bedingt ist.

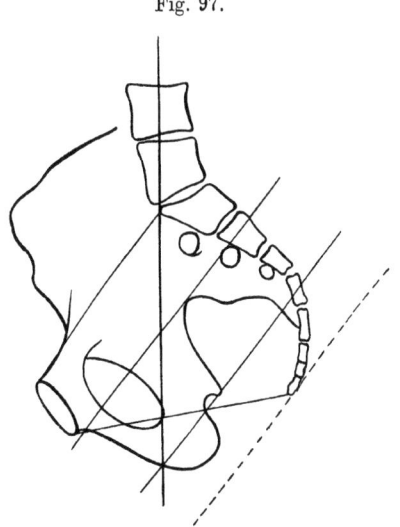

Fig. 97.

Hodge'sche Beckenebene.

Von den Anhängen der Tube sind die Appendices vesiculosae (Morgagni'sche Hydatiden), die Sie auf einer Reihe von unseren Präparaten sehen, ohne operativ-anatomische Bedeutung. Anders liegt es mit an der Tube nicht selten zu beobachtenden akzessorischen Tuben und Tubenostien. Zwei solche atretrische Tubenostien sehen Sie auf der linken Seite unserer Fig. 94, dicht neben dem Stiel einer Morgagni'schen Hydatide sitzen. Graviditäten in einer solchen Nebentube sind möglich und auch beobachtet.

Die Operations=Pathologie der Extrauteringravidität in ihrer Beziehung zur operativen Technik.

Auf seiner Wanderung vom Eierstock zum Uterus kann das befruchtete Ei an den verschiedensten Stellen seines Weges Halt machen und wir unterscheiden dementsprechend eine Graviditas ovarialis, eine Graviditas fimbriae ovarialis, eine Graviditas ampullaris, eine Graviditas isthmica und eine Graviditas tubaria interstitialis (Fig. 98). Hinzu rechnen müssen wir noch als in operativer Beziehung gleichwertig die Gravidität in einem rudimentären Nebenhorn. Wir werden sehen, daß diese verschiedenen Arten der Extrauteringravidität, so interessant sie auch in pathologisch-anatomischer Hinsicht sein mögen, für die operative Technik sich weit einfacher gliedern.

Für uns kommt es nur darauf an, ob die gravide Tube sich leicht von dem Operationsterrain absetzen läßt, oder ob sie durch ihren besonderen Sitz oder durch ihre besondere Entwicklung schwer operabel, d. h. schwer exstirpierbar ist. Was nun die besondere Entwicklungsform anbelangt, so meine ich damit die äußerst seltene intraligamentäre Entwicklung des tubaren Fruchtsackes. Unter Fällen mit besonderem Sitz des tubaren Fruchtsackes verstehe ich diejenigen, in denen das Ei sich in der Pars interstitialis ansiedelt, die Graviditas interstitialis also.

Aber auch die klinischen Ausgänge der Tubargravidität sind hinsichtlich unseres operativen Verhaltens von größter Bedeutung. Die frühe Beendigung der Tubargravidität, mag sie nun durch inneren Fruchtkapselaufbruch (Werth), den tubaren Abort, durch die Tubenruptur oder durch ein allmählich sich vergrößerndes Hämatom (Haematocele retrouterina, selten anteuterina in der Fossa paravesicalis) ihr Ende erreichen, ist in operativer Hinsicht viel leichter zu behandeln, wie die selteneren Fälle, in denen die Extrauterinschwangerschaft die zweite Hälfte oder gar das normale Ende erreicht.

Wir werden demnach dem operations-pathologischen Bilde entsprechend unsere operativen Maßnahmen nach folgenden Gesichtspunkten zu disponieren haben (Fig. 98).

I. Leicht operabele Fälle.

Die Entwicklung hat in der Tube oder dem Ovarium stattgefunden und zwar nach der Bauchhöhle zu. Das Ligamentum latum ist nicht beteiligt. Es handelt sich um die ersten Monate der Gravidität. Dabei ist die Art der Ruptur oder ob dieselbe noch nicht erfolgt ist, ziemlich gleichgültig. Weitaus die große Mehrzahl der beobachteten Fälle.

II. Schwer operabele Fälle.

1. Die Entwicklung des Fruchtsackes ist zwischen die beiden Blätter des Ligamentum latum erfolgt: Graviditas intraligamentosa.
2. Der Sitz des tubaren Fruchtsackes befindet sich in der Pars interstitialis tubae: Graviditas interstitialis, oder in einem Nebenhorn des Uterus.
3. Die fortgeschrittene Extrauterinschwangerschaft.

Fig. 98.

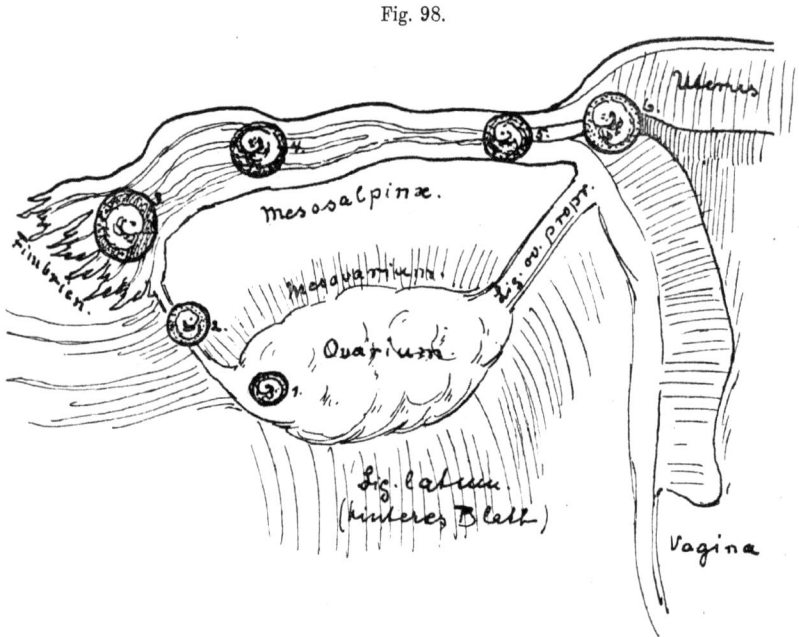

Die verschiedenen Formen der Extrauteringravidität.
1. Gr. ovarialis. *2.* Gr. fimbrica. *3.* Gr. infundibularis. *4.* Gr. ampullaris. *5.* Gr. isthmica. *6.* Gr. interstitialis.

In dieser Reihenfolge wollen wir versuchen, uns ein Bild unserer operativen Maßnahmen in technischer Hinsicht zu entwerfen.

Ad I. Die leicht operabelen Fälle sind sämtlich nach den auf S. 105 angegebenen Regeln zu behandeln. Figg. 80, 83 u. 84 zeigen Ihnen das Bild einer Tubenruptur bei einer Graviditas isthmica, Figg. 99 u. 100 das Bild einer Graviditas ampullaris und deren Ausgang durch „inneren Fruchtkapselaufbruch". Sie sehen bei dem Situspräparat (Fig. 99) die mäßige Vergrößerung des Uterus und vor allem die Bildung einer perituberen Hämatozele. Besonders starke Blutgerinnsel finden sich am Fimbrienende, ein Teil der dem tubaren Fruchtsack aufgelagerten Koagula ist schon im Stadium der Organisation. Fig. 100 zeigt Ihnen das exstirpierte Präparat mit dem Ovarium, das zu erhalten in diesem Falle, abgesehen von den schon geschilderten operations-technischen Bedenken, hier infolge der Umlagerung mit sich organisierenden Blutkoagulis nicht gut angängig wäre. Eine frische Hämatozelenbildung sehen Sie schließlich in Fig. 80 dargestellt, bei der man zunächst sowohl von einer Haematocele retrouterina, wie von einer Haematocele anteuterina sprechen könnte. Sie sehen durch das frische Blut das Ovarium und die rupturierte Tube der rechten Seite hindurchschimmern. Die Darmschlingen schwimmen gewissermaßen auf dem Bluterguß und haben das kleine Becken verlassen. Und schließlich sehen Sie in Fig. 82, S. 103, das typische Bild einer Haematocele retrouterina im Beginn der Konsolidation. Sie sehen die typische Antepositio des anteflektierten Uterus, in dessen Kavum Sie die Entwicklung einer Dezidua beobachten können. Nach dorsalwärts ist das Rektum stark komprimiert. Das Blut in der Hämatozele ist dunkelschwarz, Tube und ausgestoßener Fruchtsack sind auf dem Sagittalschnitt nicht getroffen, an der Wandung beginnt sich

Fig. 99.

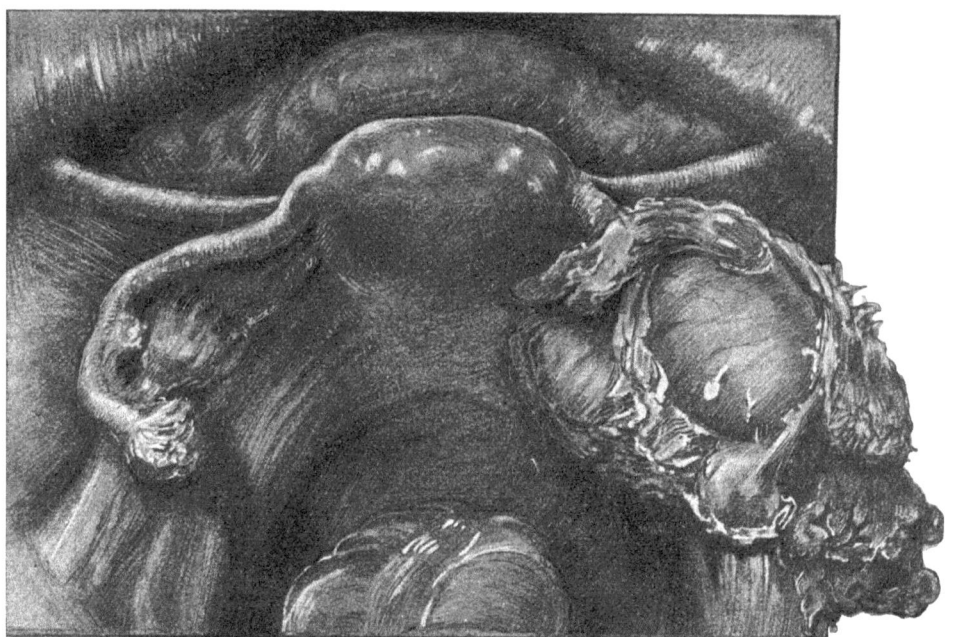

Situsbild einer Graviditas isthmica mit innerem Fruchtkapselaufbruch und peritubarer Hämatozele.

bereits Fibrin niederzuschlagen und zu organisieren; die Därme fangen an, durch Verkleben und die Bildung von Pseudomembranen ein schützendes Dach zu bilden. Wir werden auf dieses Präparat noch gelegentlich der vaginalen Behandlung der Extrauteringravidität zurückzukommen haben. Operiert man einen solchen Fall vom Abdomen her, was nicht zu empfehlen ist, so hat man natürlich zunächst die Därme mit äußerster Vorsicht abzulösen; lieber etwas von den Membranen des Hämatozelensackes an der Darmserosa lassen als umgekehrt (vgl. auch die Vorlesung über Darmchirurgie). Das Abklemmen, Exstirpieren und Unterbinden geschieht dann in der gleichen, schon vorher (S. 105) beschriebenen Art und Weise.

Ad II. Die schwer operabelen Fälle bedürfen einer genaueren Besprechung, da sie in nähere Beziehung mit den Nachbarorganen treten und dadurch diese in den

Bereich unserer operations-technischen Maßnahmen ziehen; und diese Maßnahmen bauen sich naturgemäß wieder auf veränderten operations-pathologischen Betrachtungen auf.

1. Die Graviditas intraligamentosa. Dieses außerordentlich seltene Ereignis werden Sie nach unseren bisherigen anatomischen Betrachtungen leicht verstehen. Wie Sie wissen, hat die Tube einen freien Teil, der die Hauptmasse ihrer Zirkumferenz einnimmt, und einen fixierten Teil, in dem das sie überziehende Peritoneum zur Bildung der doppelblätterigen Mesosalpinx zusammenstößt. Entwickelt sich nun das in ihr wachsende Ei in der Richtung nach diesem mesosalpingen Teil weiter, so muß es zunächst die beiden Blätter der Mesosalpinx, alsdann die beiden Blätter des Ligamentum latum auseinanderdrängen. Das kann so weit gehen, daß ihr unterer Pol schließlich die seitliche Seitenwand berührt. Während Küstner das Auftreten der intraligamentären Extrauteringravidität im allgemeinen in Abrede stellt, hält Werth

Fig. 100.

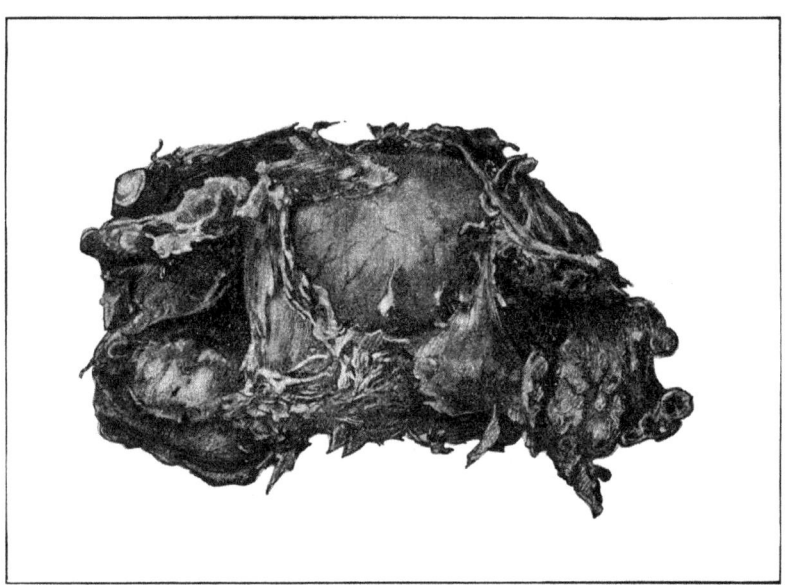

Das exstirpierte Präparat des in Fig. 99 dargestellten Falles.

trotz des berechtigten Skeptizismus gegen eine Reihe von Fällen ihr Vorkommen aus anatomischen Momenten wohl für möglich, und dieser Ansicht müssen auch wir nach dem Gesagten beipflichten. Anderseits ist es für den Operateur, der ja, wie wir gesehen und es geübt haben, bei der Operation der Extrauteringravidität „mit bedächtiger Schnelle" vorzugehen hat, außerordentlich schwer, eine echte intraligamentäre von einer pseudoligamentären Extrauteringravidität zu unterscheiden. Die Entstehung der pseudoligamentären Extrauteringravidität haben wir uns ganz ähnlich zu denken, wie das soeben erwähnte Entstehen des schützenden Daches einer Haematocele retrouterina. Am besten werden Sie sich die Kompliziertheit dieser Verhältnisse an unseren schematischen Skizzen Figg. 101, 102 und 103 klarmachen können. Bei der echten intraligamentären Tubenschwangerschaft ist der aus der Tubenwand gebildete Fruchtsack vorn und hinten von einem serösen Blatte überkleidet, und zwar vorn von

dem vorderen, hinten vom hinteren Blatt des Ligamentum latum (Fig. 102). — Bei
der pseudoligamentären Gravidität ist der tubare Fruchtsack in die Fossa hypogastrica
(vgl. S. 122) oder noch tiefer in den Douglas'schen Raum herabgesunken, ist dort
adhärent geworden, wenn es die Tube nicht schon vor der Gravidität war, ist dort
gewachsen und hat sich allmählich mit einer Pseudomembran umkleidet. Untersuchen
wir nun die einzelnen deckenden Schichten des Fruchtsackes, so finden wir von hinten
nach vorn eine pseudomembranöse Haut, dann das Peritoneum des tubaren Fruchtsackes, weiterhin auf der vorderen Seite des Eies die Tubenwand mit ihrem peritonealen Ueberzug und um die beiden Blätter des Ligamentum latum, die nach oben
hin natürlich die beiden Blätter der Mesosalpinx darstellen (Fig. 102). In dem ersten
Falle liegt also das Ei zwischen den beiden Blättern (echte intraligamentäre Ent-

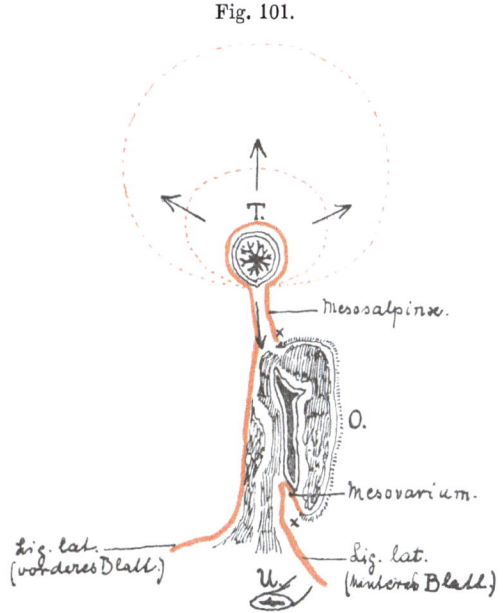

Fig. 101.

Schematische Darstellung zum Verständnis des Verhaltens der beiden Blätter des Ligamentum latum
zur Tube (T.) und zum Ovarium (O.). Die nach oben gerichteten Pfeile zeigen die Richtung des
Wachstums der graviden Tube nach der freien Bauchhöhle, der nach unten gerichtete Pfeil zwischen
die Blätter des Ligamentes. Die Strecke zwischen den beiden Kreuzen (×) zeigt die vom Peritoneum
nicht überzogene Fläche des Ovariums. U. = Ureter.

wicklung). Dementsprechend muß auch der Situs der übrigen wichtigen Nachbar-
organe sein. Im ersten Falle sehen Sie den Ureter dicht an dem tubaren Fruchtsack
verlaufen; er muß freigelegt werden, wenn wir den Tumor aus dem Peritoneum (dem
Ligamentum latum) ausschälen. Im zweiten Falle wird der Ureter nach dem Ausschälen des Tumors aus seinen Pseudomembranen noch vom Peritoneum überkleidet
sein. Im ersten Falle muß das Ovarium, seiner natürlichen Lage entsprechend, der
Hinterseite des tubaren Fruchtsackes aufliegen, wenn auch das Ligamentum ovarii
proprium gedehnt und der Eierstock selbst durch den Druck des wachsenden Eies
atrophisch geworden sein kann; im zweiten Falle wird der Eierstock im allgemeinen
zwischen den beiden Lamellen des Ligamentes, die die Vorderwand der Geschwulst
bilden, und dem tubaren Fruchtsack gelegen sein müssen, wie Ihnen besser als viele

Worte unsere beiden Skizzen zeigen. Sie werden sich aber ohne weiteres denken können, daß man alle diese Momente bei der Operation nicht sehen, also die echte von der vorgetäuschten intraligamentären Gravidität nicht zu unterscheiden in der Lage sein wird. Nach der Operation aber sind die meisten derartigen, schwer zu exstirpierenden Präparate meist so gedrückt und verletzt, daß auch der Geübte oft zu keinem sicheren Resultate kommen kann. Nur wenn die geschilderten Momente Be-

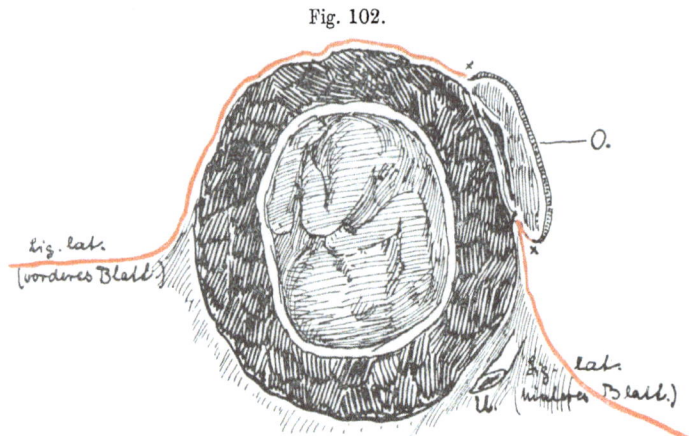

Fig. 102.

Mesometrisch (Intraligamentär) entwickelte Tubargravidität.
Die Bezeichnungen wie in Fig. 101. Man achte auf den Ureter! (U.).

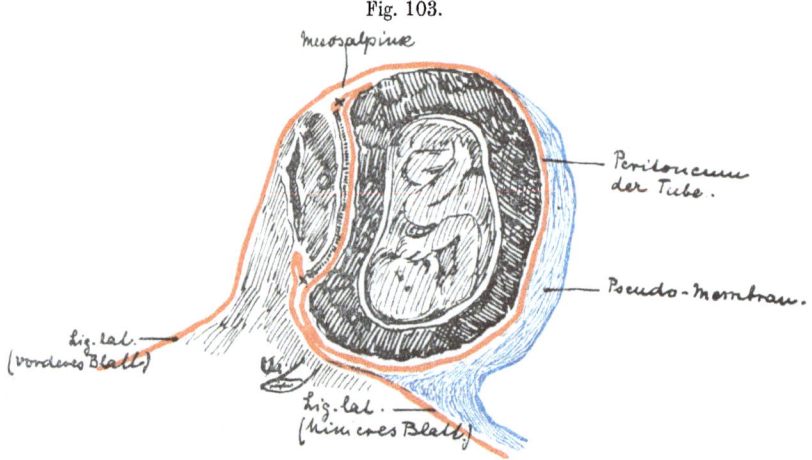

Fig. 103.

Pseudointraligamentäre Tubargravidität.
Die Pseudomembran, das hintere Blatt des Ligamentes vortäuschend, ist blau gezeichnet.
Man verfolge das Peritoneum (rot).

rücksichtigung gefunden haben, kann man somit an eine echte, intraligamentäre Extrauteringravidität glauben.

Die operative Technik dieser schwierigen Operation deckt sich nun fast völlig mit der Technik der intraligamentären Ovarialtumoren und verweise ich dabei auf die Vorlesung VII. Wichtig ist, daß man gerade bei dieser seltenen Form, bei der das Ligamentum rotundum häufig aus technischen Rücksichten nicht geschont werden kann, daran denkt, daß sich in ihm eine wichtige Gefäßanastomose zwischen A. uterina und A. epigastrica inferior befindet. Man klemmt es also zweckmäßig bei Beginn der Operation an seinem uterinen und inguinalen Ende ab, so daß man zu Anfang der Operation statt zwei, vier Klemmen anzulegen hat.

2. **Die Graviditas interstitialis und die Nebenhornschwangerschaft.** Diese beiden ebenfalls äußerst seltenen Formen gehören in operations-pathologischem Sinne zusammen, da sie beide zum Uterus in engere anatomische Beziehung treten, und somit die Operation an den Adnexen gleichzeitig zu einer Operation an dem Uterus erweitert werden muß.

Fig. 104.

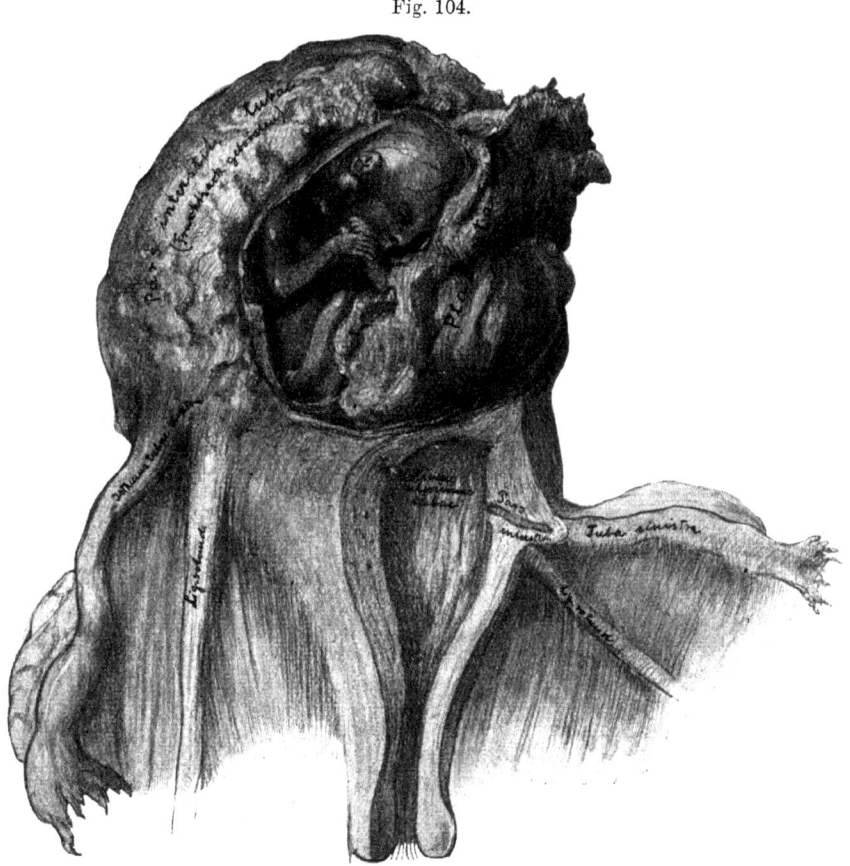

Die Verhältnisse bei der interstitiellen Tubargravidität.
Der Fruchtsack ist nach einem Sammlungspräparat gezeichnet. Die Figur modifiziert nach Hugo Simon. Diss. inaug. De graviditate tubo-uterina. Berlin 1885.

a) *Die Graviditas interstitialis.* Auch diese Form der Tubenschwangerschaft ist so selten, daß ein Forscher wie Werth niemals eine solche zu operieren in der Lage war. Ihr Entwicklungsort wird Ihnen aus der Fig. 98 ohne weiteres verständlich sein. Ein Vergleich dieser Figur mit der nebenstehenden Fig. 104 wird Ihnen sodann die Beteiligung der Uteruswand an der Fruchtkapsel zeigen.

Sie sehen ohne weiteres aus diesen beiden Figuren, daß in operativ-technischer Hinsicht eine partielle oder totale Exstirpation des Uterus notwendig werden muß, und ich verweise Sie daher auf die betreffenden Vorlesungen: Konservative Myomoperationen, die einfache Totalexstirpation und die supravaginale Amputation des Uterus. Wer

Fig. 105.

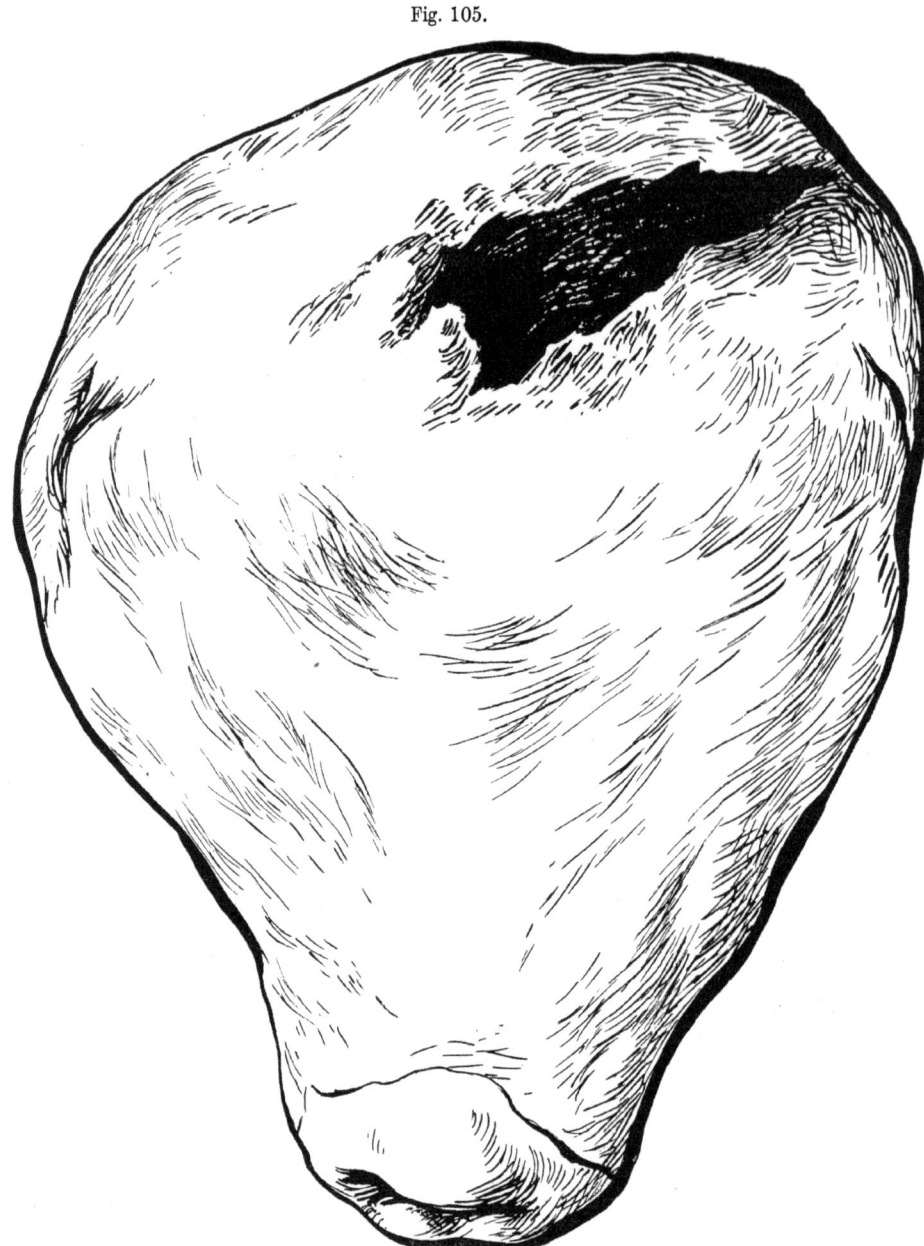

Seltener Fall einer Fundusruptur.
Totalexstirpierter Uterus. Aus Liepmann: „Das Geburtshilfliche Seminar".

konservativ vorgehen will und dabei mit der oft schwierigen Blutstillung zurecht kommt, hat daran zu denken, daß die Exstirpationsstelle des Uterus für spätere Geburten einen

Locus minoris resistentiae darstellt und leicht zu einer Fundusruptur Veranlassung geben kann, und deshalb an die Operation die Tubensterilisation (siehe S. 132 Fig. 106) anzuschließen. Ein Beispiel einer solchen Fundusruptur intra partum zeigt Ihnen die Fig. 105[1]). In dem einzigen Fall, den ich von interstitieller Gravidität zu operieren hatte, exstirpierte ich den Uterus supravaginal.

b) *Die Nebenhornschwangerschaft.* Die Anatomie der Nebenhornschwangerschaft würde uns in das interessante Gebiet der Mißbildungen des Uterus führen. In operationspathologischer Hinsicht aber können wir uns kürzer fassen. Besteht zwischen Nebenhorn und Uterus eine breitbasige Verbindung, so sind in operativ-technischer Hinsicht die Verhältnisse die gleichen, wie bei der eben beschriebenen interstitiellen Gravidität; ist die Verbindung dünn und lang ausgezogen, die Mitbeteiligung des Uterus also als unwesentlich anzusehen, dann unterscheidet sich die Exstirpation des graviden Nebenhorns in nichts von der Exstirpation der graviden Tube, wie wir sie eingangs beschrieben haben. Auf anatomische Betrachtungen verzichte ich um so eher, als uns eigene Erfahrungen und Präparate nicht zur Verfügung stehen.

3. Die fortgeschrittene Extrauteringravidität. Auch hier ist es unmöglich, Ihnen strikte, nach Akten geordnete operative Ratschläge zu erteilen. Als allgemeine Regel kann für den in allen Teilen der Bauchchirurgie geübten Operateur gelten, daß bei lebendem Kinde zunächst die Extraktion dieses aus dem Fruchtsack, alsdann die Exstirpation des Fruchtsackes mitsamt der Plazenta das Erstrebenswerte ist. Bei abgestorbenem Kinde wird man ohne vorherige Eröffnung den Fruchtsack zu exstirpieren suchen. Daß derselbe mit allen Organen des kleinen Beckens, mit den Därmen, mit den benachbarten Arterien (Arteriae vaginales, vesicales, Arteria haemorrhoidalis sup. et media, Art. sacralis media, mit Aesten der Mesenterica inferior und der Art. ileo-colica [v. Herff]) in Zusammenhang stehen kann, ist wohl leicht verständlich. Außerdem aber drohen noch gefährlicher als die Arterien die zahlreichen hierher gehörigen Venenplexus. Es gibt wohl kaum eine Operation, die schwieriger, atypischer und aufregender ist: diese und eine Operation bei riesigen Echinokokkusgeschwülsten und bestehender Gravidität sind mir immer als die schwersten operativen Eingriffe erschienen, die ich gesehen habe. Hier Ihnen gewisse Vorschläge betreffs der Blutstillung, des Operationsganges und der Drainage zu machen, wäre ein müßiges Beginnen. Den Fruchtsack zurückzulassen, ist ein unmodernes, chirurgisch falsches und gefährliches Vorgehen. Nach Sittner beträgt dabei die Mortalität 42,8 pCt. gegenüber 12,5 pCt. bei radikalem Vorgehen.

Ueber das operations-pathologische Bild am Schluß der Operation ist wenig zu sagen. Im allgemeinen wird durch das Zusammenziehen der Stümpfe der Uterus zunächst eine leichte Lageveränderung aufweisen: Ist an den rechten Adnexen operiert, so wird er in eine leichte Dextropositio und Dextrotorsio, ist an den linken Adnexen operiert, in eine leichte Sinistropositio und Sinistrotorsio gelangen. Bei dem Ihnen ja schon bekannten Dehnungsgrad der Bauchfellduplikaturen wird sich diese Lageveränderung bei primärem Heilungsverlauf alsbald zurückbilden. Bei den komplizierteren Operationen ist das postoperative Bild unter den genannten Vorlesungen einzusehen.

Die Exstirpation der Tuben bei Tumorbildung.

Die Exstirpation der Tuben bei Tumoren bietet uns in operativ-technischer Hinsicht nichts Neues. Handelt es sich um maligne Tumoren, so wird natürlich der

---

[1]) Näheres über diesen Fall siehe in meinem Geburtshilflichen Seminar. Derselbe Verlag. S. 206.

gesamte Geschlechtsapparat mit entfernt werden und wir kommen damit auf die operative Entfernung des Uterus (vgl. die betreffende Vorlesung). Die entzündlichen Veränderungen der Tube sind in operativ-technischer Hinsicht ein so interessantes Kapitel, daß wir diese besonders besprechen wollen. Die Besprechung aber gerade dieser Erkrankungen, deren operative Therapie eine sehr schwierige ist, muß aus technischen Rücksichten erst dann stattfinden, wenn Sie mit der Uteruschirurgie völlig vertraut sind.

Die Tubensterilisation.

Auf die Schwierigkeit der Indikationsstellung bei dieser Operation haben wir nicht einzugehen. Dieselbe kommt, wie wir schon S. 131 kurz erwähnen konnten, nur dann in Frage, wenn eine Gravidität die Gesundheit und das Leben der Frau schwer gefährden könnte. Sie kann somit bei allen Operationen, die die Gebärmutterhöhle eröffnen oder so verlagern, daß eine nachfolgende Gravidität zu schweren Kollisionen führen könnte, z. B. bei der Interpositio uteri nach Schauta-Wertheim (vgl. Fig. 354), zur Notwendigkeit werden. Außerdem käme sie bei schweren Tuberkulosen und Herzfehlern in gewissen Fällen in Frage. Jedenfalls müssen Sie über ihre technischen Besonderheiten orientiert sein.

Die Tubensterilisierung bezweckt, die Tuben für die Geschlechtsprodukte, Ovula und Spermatozoen, unwegsam zu machen. Die beste Methode müßte diejenige sein, die das in operativ einfacher Weise und zwar so erreicht, daß die Möglichkeit besteht, diese Unwegsamkeit, wenn die zur Sterilisierung drängenden Momente (Tuberkulose) wieder fortfallen sollten, wieder gangbar zu machen.

Die Technik der Tubensterilisation[1]).

Vorbereitung: Die gleichen Vorbereitungen wie zu jeder Laparotomie werden getroffen, falls nicht überhaupt die Operation als eine Nebenoperation bei einer aus anderen Gründen ausgeführten Laparotomie ihre Anwendung findet.

1. Akt: Die Laparotomie.

Wird die Operation ad hoc unternommen, so kommt man völlig mit dem Aponeurosenschnitt nach Pfannenstiel oder dem Tuberkulumschnitt aus. Ist die Operation nur eine Nebenoperation, so richtet sich die Schnittführung selbstverständlich nach der Hauptoperation.

2. Akt: Einstellen der Tube in das Operationsterrain.

Ein dem Laparotomieschnitt entsprechend kleines Spekulum entfaltet die Bauchwunde (Fig. 106). Zeige- und Mittelfinger der linken Hand gehen in das kleine Becken, tasten sich den Uterusfundus ab und ziehen ihn — so wie man ein Füßchen bei der Braxton-Hicks-Wendung erfaßt — in die Bauchwunde. Da man mit den Fingern leicht an dem glatten Uterusfundus abgleitet, so faßt man die Gebärmutter sicherer an der Tubenecke. Jetzt wird ein Katgutfaden (Nr. 4) durch die Uterusfunduswand hindurchgelegt, mit einer Klemme armiert und dient als Haltefaden, mittels dessen man den Uterus ohne Verletzung leicht nach rechts und links, nach vorn und hinten bewegen kann, ohne das Operationsterrain zu bedecken. Ein Bauchtuch ist, wenn man an gesunden Tuben operiert und richtig, d. h. blutleer vorgeht, unnötig.

---

[1]) Vgl. auch das Geburtshilfliche Seminar. S. 78.

3. Akt: Die Sterilisation und Naht der Tube.

Jetzt zieht man den Uterus stark nach links (Fig. 106) und macht mit einem feinen Skalpell einen, den Peritonealüberzug der Tube spaltenden Längsschnitt in der Richtung des Tubenverlaufes. Der Längsschnitt ist etwa 1,5 cm lang und verläuft von der Tubenecke am Fundus beginnend über den Anfangsteil der Pars isthmica. Zwei Kocher'sche Klemmen fassen jetzt jeden peritonealen Schnittrand, vorn und hinten

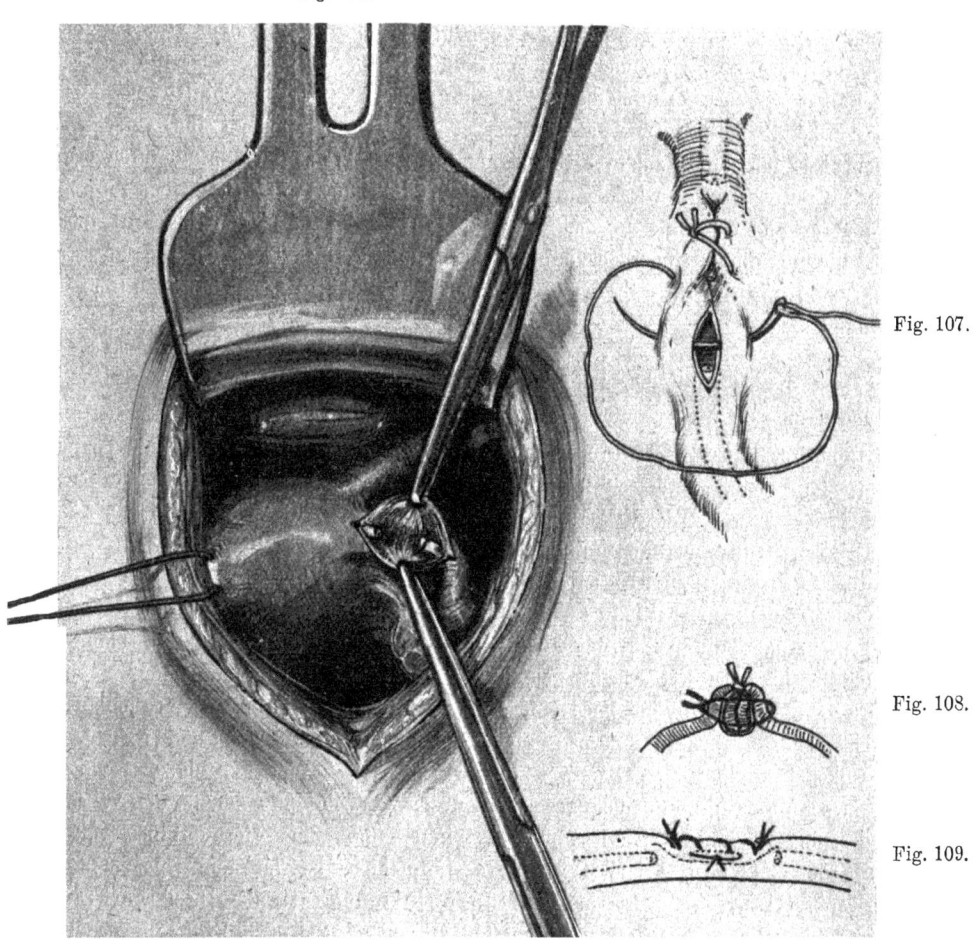

Fig. 106.

Fig. 107.

Fig. 108.

Fig. 109.

Die Tubensterilisation.

(Fig. 106). Mit einer dritten geschlossenen Klemme, mit dem Skalpellgriff oder der geschlossenen Cooper'schen Schere wird jetzt allseitig das Tubenrohr von seinem Peritonealüberzug und von der Ansatzstelle der Mesosalpinx stumpf losgeschält, so daß es nackt vor uns liegt. Von diesem nackten Tubenrohr wird innerhalb des Schnittes ein etwa 1 cm langes Stück reseziert. Der Hauptstamm der Arteria tubaria verläuft bekanntlich (vgl. Fig. 92 und Text S. 111 ff.) unterhalb unseres Ausschälungsgebietes (Fig. 106). Wir resezieren also nach dieser Methode, ohne im geringsten die Blutzufuhr des zentralen bzw. peripheren Tubenstumpfes zu verändern.

Bei der nun folgenden Naht, die als besonderer Akt der Sterilisationsoperation anzusehen ist, da sie selbst ein Moment der Sterilisation darstellt, haben wir zwei Zwecke zu verfolgen: 1. Die Blutstillung der Stümpfe ohne besondere Gewebsnekrosen und Verschluß verursachende Ligaturen. 2. Eine sichere Unterbrechung des Tubenkanals. Beides erreichen wir in folgender Art und Weise. Mit einer dünnen, runden (Fig. 107) (nicht dreikantigen, z. B. Figg. 64, 65, 85) Nadel machen wir eine Art Lembertnaht, deren Technik in Fig. 97, besser in Fig. 215, dargestellt ist; ob man fortlaufend, wie in unserer Darstellung, oder mit Knopfnähten nähen will, ist gleichgültig. Als Nahtmaterial nehme ich feine Seide, die schmiegsamer ist als selbst das dünnste Katgut (Nr. 00). Durch dieses Vorgehen müssen sich die Schnittränder in dem Exstirpationskanal umkrempeln, so daß Serosa an Serosa liegend ihn verschließen. Außerdem lege ich noch eine Art Matratzennaht von vorn nach hinten durch den so geschaffenen Serosastrang, wie Sie in Figg. 108 und 109 es deutlich dargestellt sehen. So wird unser Ziel erreicht, die minimale nur aus kleinsten Aestchen der Art. tubaria mögliche Blutung durch Ueberdecken mit Peritoneum gestillt, der **Kanal aber durch ein festes, lumenloses, sofort verklebendes Verbindungsstück unwegsam gemacht.**

4. und 5. Akt auf der anderen Seite in gleicher Weise wie der soeben beschriebene 2. und 3. Akt.

Eine operations-pathologische Veränderung kann bei diesem Vorgehen nicht eintreten. Die Wunde ist gut peritonisiert, eine Verkürzung ist nicht erfolgt. Wir werden sehen, daß diese Operation in gleicher Weise auch vaginal ausführbar ist. **Ebenso kann man diese Methode gelegentlich gleichzeitig mit einer Alexander-Adams'schen Operation oder mit meiner Methode des Tuberkulumschnittes kombinieren.** Nur muß man sich hüten, mit Instrumenten, ohne Leitung des Auges die Tube vorzuziehen, sonst kann es passieren, daß man statt der Tube Darm faßt. Geschieht das mit einer scharfen Klemme und wird nicht bemerkt, so kann es, wie ich mich eines Falles erinnere, zur Darmperforation führen. Man geht also am besten so vor, daß man zunächst das eine Band freilegt, den Peritonealkegel eröffnet, das Band so weit vorzieht, daß man mittels eines kleinen Mastdarmspekulums die Fundusecke sehen und die Tube nun leicht unter Leitung des Auges mit einer stumpfen Klemme vorziehen kann. Ein „Herausrollen" mit den Fingern, wie es Krönig und Döderlein empfehlen, ist für den Ungeübten weit schwieriger. **Alle diese schwierigen Manipulationen fallen beim Tuberkulumschnitt fort.** Hier werden einfach unter Leitung des Auges nach Eröffnung des Peritoneums die eben geschilderten Maßnahmen vorgenommen werden. Haben Sie die Tube aber in den Leistenkanal verlagert, dann verfahren Sie auch genau in der gleichen Art und Weise, wie wir es soeben geübt haben. Nach der Resektion der einen Seite wird das Band nicht sofort fixiert, da wir sonst beim Vorziehen der Tube auf der anderen Seite auf Schwierigkeiten stoßen, sondern mit einer Klemme am Ende armiert. Die Wunde wird provisorisch mit Gazemull bedeckt und die andere Seite nun in der analogen Weise behandelt.

Andere Methoden: Die Methode Froriep's, durch Anätzen des uterinen Ostiums vom Uterus her, hat wohl nur historisches Interesse. Ferner sind alle Methoden, die in einer einfachen Unterbindung, Durchschneidung, ja selbst in dem einfachen Resezieren und Abbinden der Tube bestehen, als unsicher zu verwerfen. Zweifel, Fritsch, Küstner u. a. m. haben danach erneute Schwangerschaft eintreten sehen. Die Methode Menge's, bei Gelegenheit der Alexander-Adams'schen Operation oder bei Gelegenheit der Vaginifixur den zentralen Stumpf in die Operationswunde einzunähen, übertrifft die von uns geübte Methode nicht an Sicherheit, steht ihr aber, wie ich nicht mehr detailliert zu beschreiben brauche, in operations-anatomischem Sinne nach. Die Tuben gehören in die Fossa ovarica, nicht in den Leistenring oder in die Plica. Außerdem ist es notwendig, stets den möglichst zentralen Teil der Tube zu resezieren, da sonst leicht in diesen durch Retention hydrosalpinx-ähnliche Erweiterungen eintreten können. Die Einpflanzung der Stumpfenden in das Ligamentum latum, wie es Braun-Fernwald tut, kommt unserer Methode sehr nahe, nur ist auch hierbei, wie Krönig und Döderlein mit Recht ausführen, ein Zurückrutschen in die Bauchhöhle denkbar.

Fig. 110. Fig. 111.

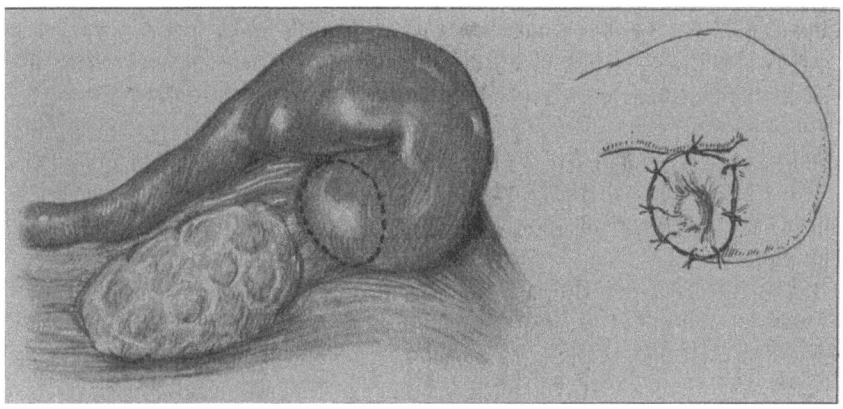

Die Salpingostomie.

Die Salpingostomie.

Die Salpingostomie, die ihren Namen von Skutsch hat (1889), wurde schon vorher von Schröder, Wallace und Martin ausgeführt. Ihr Name sagt Ihnen ihren Zweck, die Figg. 110 und 111 zeigen Ihnen die einfache Technik der Operation. So einfach die Operation erscheinen mag, so sind doch tödliche Ausgänge in der Literatur bekannt, und ich besinne mich selbst auf einen Fall, wo ich bei Ausführung meiner Dreitupferprobe (vgl. Tabellen zur Dreitupferprobe, Hirschwald, 1909) aus der eröffneten Tube Streptokokken züchten konnte. Außerdem dürfen wir nie vergessen, daß die Momente, die zum Verschluß der Tuben geführt haben, auch eine Veränderung des Tubeninneren bedingen mußten. Also die Aussichten auf Konzeption sind auch nach der Eröffnung des Infundibulums äußerst geringe. Nur wenige Fälle von nachheriger Konzeption sind in der Literatur beschrieben. Gersuny und Küstner nähten dann noch das Ovarium in das Infundibulum ein, haben aber auch, wie das im pathologisch-anatomischen Bilde der Grundkrankheit begründet ist, nicht über große Erfolge zu berichten.

Wir haben diese Operation nur der Vollständigkeit halber erwähnt.

VII. Vorlesung.
Operationen an den Ovarien.

Es gibt in der menschlichen Anatomie kaum ein Organ, das so vielseitigen pathologischen Affektionen unterworfen ist, wie das Ovarium. Dementsprechend sind auch die Operationen an den Eierstöcken außerordentlich häufig und Sie werden sehen, daß sie in technischer Hinsicht von der einfachsten Bauchhöhlenoperation, die wir kennen, der Exstirpation einer gestielten nicht verwachsenen Ovarialgeschwulst, bis zur schwierigsten Exstirpation des gesamten Geschlechtsapparates bei maligner Entartung und zahlreichen Adhäsionen mit der Umgebung alle nur möglichen Varianten darbieten.

Bei dieser Vielgestaltigkeit der Erscheinungsform müssen wir uns zunächst eine Einteilung des Gebietes überlegen, die unseren operativ-technischen Ansprüchen gerecht wird.

Die Besprechung der Ovarialgravidität haben wir, soweit sie uns als Operateure interessiert, schon in der vorhergehenden Vorlesung besprochen. Die entzündlichen Erkrankungen der Ovarien werden wir gemeinsam mit den entzündlichen Erkrankungen der Tuben erst in der XII. Vorlesung nach der Kenntnis der Uteruschirurgie üben können; die Hernien des Ovariums werden in der Vorlesung über Hernien ihre Erledigung finden, und nur die Besprechung des Descensus ovarii, obgleich auch er schon bei den Lageveränderungen der Tube mitberücksichtigt wurde, muß seiner besonderen und in operativer Hinsicht wichtigen Eigenart wegen einer nochmaligen kurzen Betrachtung unterworfen werden.

Die Einteilung der Pathologie des Ovariums nach operations-technischen Gesichtspunkten.

I. Die Operation bei primärem Descensus ovarii. Die Ovariopexie.
   (Bem.: Die Operationen bei sekundärem Deszensus durch Lageveränderungen des Uterus fallen meist mit der Korrektion dieser, siehe Vorlesung II und folgende, zusammen.)
II. Die partielle Resektion des Ovariums und die Oophorotomie.
   1. Beim Haematoma ovarii.
   2. Bei kleinen Retentionszysten.
      a) Follikelzysten.
      b) Corpus luteum-Zysten.
   3. Bei Oophoritis chronica.
   4. Bei Dermoidzysten und Fibromen.

III. Die exstirpierenden Operationen an den Ovarien und Parovarien.
1. Exstirpation von zystischen Tumoren mit Erhaltung des Ovariums: Parovarialzysten.
2. Die Totalexstirpation des Ovariums (ohne Fortnahme der Tube; Kastration).
3. Die Totalexstirpation des Ovariums (mit gleichzeitiger Exstirpation der zugehörigen Tube).
   A. Zur Kastration.
   B. Bei Tumorbildung.
      a) Durch kleinen Bauchschnitt nach Verkleinerung des Tumors. Nur erlaubt (Pfannenstiel) bei
         α) gutartigen Fibromen durch Morcellement;
         β) bei nicht gutartigen großkammerigen (am besten einkammerigen Zysten [Cystoma serosum simplex und Hydrops folliculi]).
      b) Durch einen dem Tumor in seiner Größe angepaßten Bauchschnitt. (Die Adenome: Das Cystadenoma pseudomucinosum, das Pseudomyxoma ovarii, das Cystadenoma serosum, Dermoide usw. usw.)
4. Die Totalexstirpation des Ovariums mit Eröffnung des Ligamentum latum (bei intraligamentärem Sitz der Tumoren).
5. Die Totalexstirpation des Ovariums mitsamt dem gesunden Ovarium der anderen Seite (bei allen papillären Tumoren, wenn nicht nach 6. vorgegangen wird).
6. Die Totalexstirpation des Ovariums mitsamt dem ganzen Genitalapparat nach Art der einfachen oder der erweiterten Uterusexstirpation. (Technik siehe dort.)
   a) Bei allen malignen oder auf Malignität verdächtigen Tumoren, den papillären Tumoren, bei allen Karzinomen und Endotheliomen, sowie den weichen Sarkomen und Teratomen (Pfannenstiel).
   b) Aus technischen Rücksichten auch bei gutartigen Tumoren, besonders bei doppelseitigen, seltener bei einseitig entwickelten intraligamentären Geschwülsten.
7. Besonders schwierige Operationen bei starken Adhäsionsbildungen oder entzündlichen Veränderungen in den Tumoren. (Vgl. auch Vorlesung über Adnextumoren.)

Zusammenfassend könnte man unsere Einteilung in operations-technischer Hinsicht gliedern:
   A. In einfache Ovariotomien.
      III. 1. bis (5.) 4. und in
   B. Komplizierte Ovariotomien.
      III. (5.) 6. bis 7.

I. Die Ovariopexie.

Zur Ausführung der Ovariopexie wird der Operateur nur in seltenen Fällen kommen, da bei dem sekundären Descensus ovarii (vgl. Fig. 94) die lagekorrigierende Operation am Uterus das Ovarium von selbst aus seiner unnatürlichen, zu Stauungen, Entzündungen und Schmerzen beim Stuhlgang führenden Lage in eine erhöhte Position versetzt. Saenger unterscheidet einen Descensus lateralis s. partialis, der

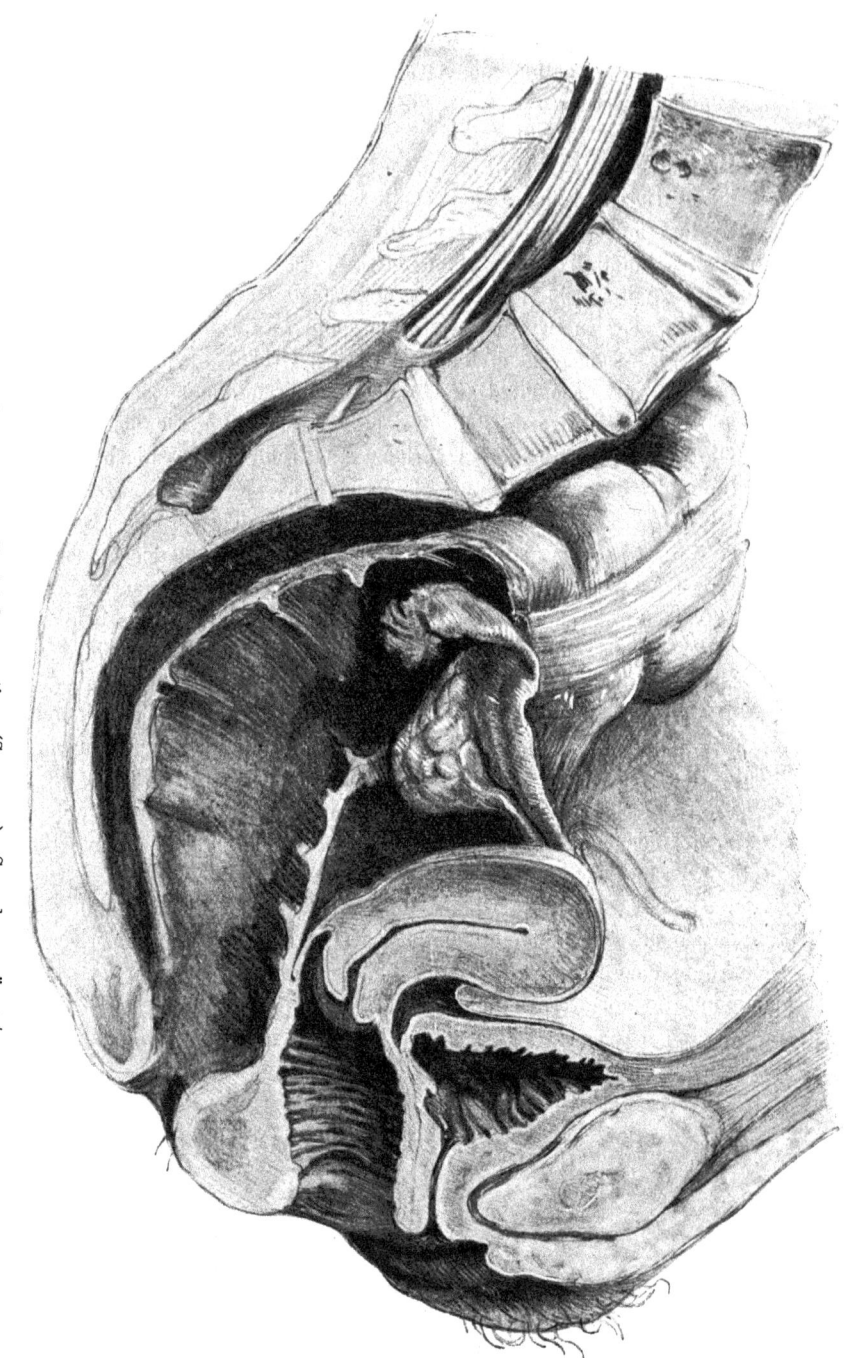

Fig. 112. Descensus ovarii et tubae posticus (Saenger). Sammlungspräparat.

mit der auf Seite 122 geschilderten „Tieflage" (Waldeyer) des Ovariums identisch ist, und einen Descensus posticus (totalis), der von amerikanischen Autoren häufig als Prolapsus ovarii bezeichnet wird und bei dem das Ovarium im hinteren Douglas liegt. Einen solchen Fall kann ich Ihnen im Sagittalschnitt an einem Leichenpräparat meiner

Fig. 113. Fig. 114.

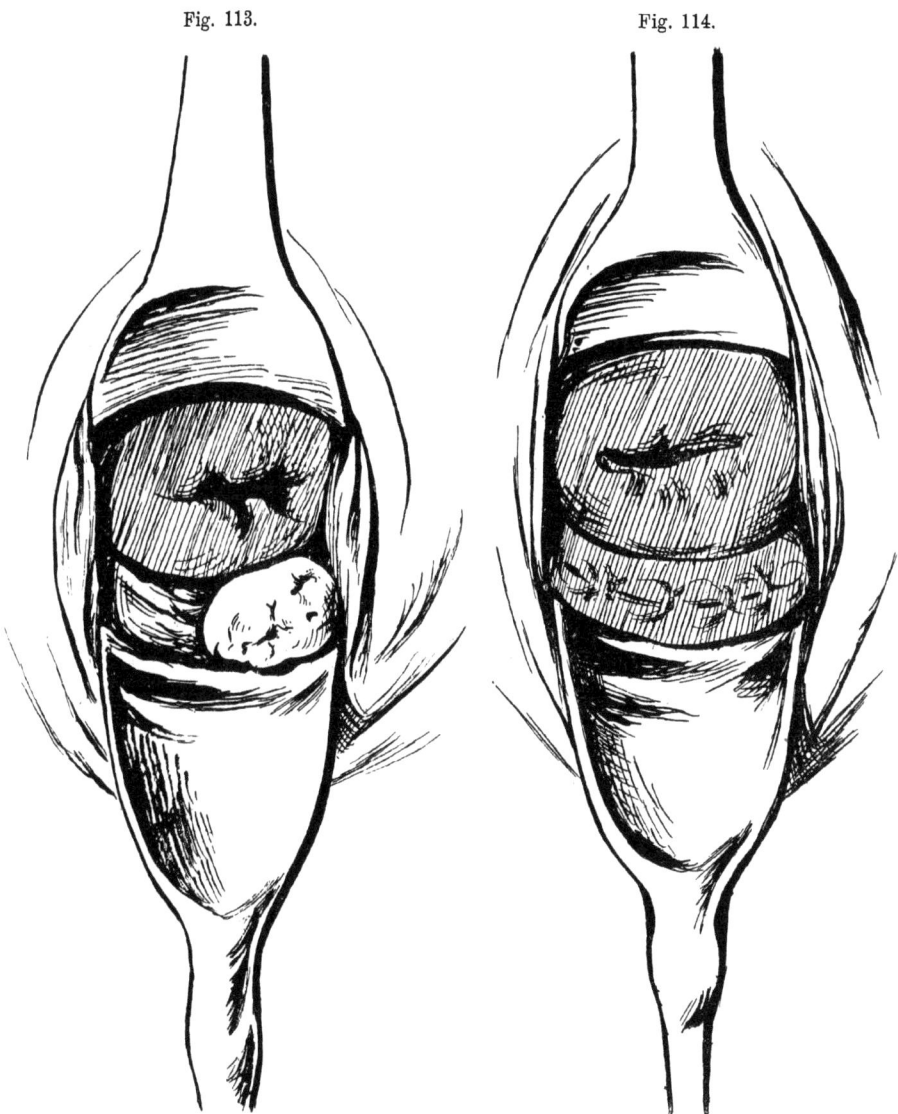

Perforation des hinteren Scheidengewölbes bei Ausräumung eines Abortes mit dem Finger. Die Perforationsöffnung wird durch das prolabierte linke Ovarium verdeckt.

Nach Anlegung der Katgut-Knopfnaht.

Sammlung zeigen (Fig. 112). Wie unangenehm bei Verletzungen des Douglas'schen Raumes von der Vagina her ein solcher Deszensus sein kann, lehren Sie die nach dem Leben gezeichneten Figg. 113 und 114. Hierbei passierte einem Kursisten die Perforation des Douglas'schen Raumes mit dem Zeigefinger, gelegentlich der Ausräumung eines Abortes. Nähere Details finden Sie in meinem geburtshilflichen Seminar (l. c. S. 314), dem auch die beiden Zeichnungen entnommen sind.

Pfannenstiel hat schon 1893, Saenger 1895 diese Lageveränderung des Ovariums operativ angegriffen. Pfannenstiel durch Vernähung des Ovariums an den lateralen oberen Teil des Ligamentum latum, Saenger durch Fixation des Ligamentum infundibulo-pelvicum an das parietale Peritoneum. In den letzten Jahren ging Pfannenstiel so vor, daß er den Teil des Ligamentum latum (das hintere Blatt) unterhalb des Ovariums so nach vorn und seitlich an die Bauchwand annähte, daß das Ovarium „über die Tube klappend nach vorn gelagert wird".

Interessant ist die Methode von Mauclaire: „Die anteligamentäre Transposition". Er macht dicht vor der Fimbria ovarica ein Loch in das hintere und vordere Blatt des Ligamentum latum, schiebt das Ovarium durch dieses Loch auf die vordere Seite des Ligamentum latum und näht das Infundibulum tubae an seiner Seite fest, nachdem er das Loch wiederum geschlossen hat.

Operations-anatomische Betrachtungen.

Alle diese Methoden entsprechen nicht unserem operations-anatomischen Empfinden. Seröse Blätter eignen sich nicht zur Fixation, wie wir gelegentlich der Leopold-Czerny'schen Operation (Fig. 71) gesehen haben.

Besonders gefährlich halte ich das Ueberschlagen des Ovariums über die Tube nach Pfannenstiel, und das Durchschieben des Ovariums auf die vordere Seite des Ligamentum latum. Bei beiden Methoden ist man bei dem Seite 111 ff. geschilderten Gefäßverlauf nicht sicher, ob Stauungserscheinungen nach dieser Operation auftreten, dasselbe gilt für die Raffung des Ligamentum infundibulo-pelvicum nach Saenger.

Eigene Methode der Ovariopexie.

Die Anatomie selbst weist uns auf eine Stelle der Fixation hin; es ist dieses das Ligamentum ovarii proprium, das außerdem noch genetisch mit dem Ligamentum rotundum verwandt ist, da es ja den ursprünglich distalen Teil des Leistenbandes der Urniere darstellt (beim Manne wird dieses zum Gubernaculum Hunteri, vgl. auch S. 45). Ebenso gut, wie wir den Uterus an den Ligamenta rotunda befestigen, müssen wir das Ovarium an seinem Ligamentum ovarii proprium fixieren. Der Gang der kleinen Operation (fast jetzt ja nur als Nebenoperation in Frage kommend) ist äußerst einfach und analog der von mir geübten Implantation des Ligamentum rotundum in den Uterus (Text S. 83 und 109, Figg. 89 und 90). Das Band wird je nach Bedarf reseziert und mittels der geschilderten Naht in den Stumpf am Uterus implantiert. Hierbei denke man daran, daß unmittelbar vor dem Ligamentum ovarii proprium der Endast der Arteria uterina sich in den Ramus tubarius und ovaricus teilt (Fig. 115). Man vermeidet diese Gefäße stets, wenn man sich unmittelbar an die Wundränder des Stumpfes hält und beim Durchschneiden des Bandes nur dieses durchtrennt, vgl. hierzu die Fig. 116.

II. Die partielle Resektion des Ovariums.

Die partielle Resektion des Ovariums ist eine seltene Operation; sie wird sich wohl nur auf die überhaupt selten zur Operation kommenden Fälle von gutartigen Neubildungen, wie Hämatome, Corpus luteum-Zysten und Follikelzysten, sowie auf

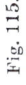

Fig. 115. Zur Anatomie der Tube und des Ovariums.

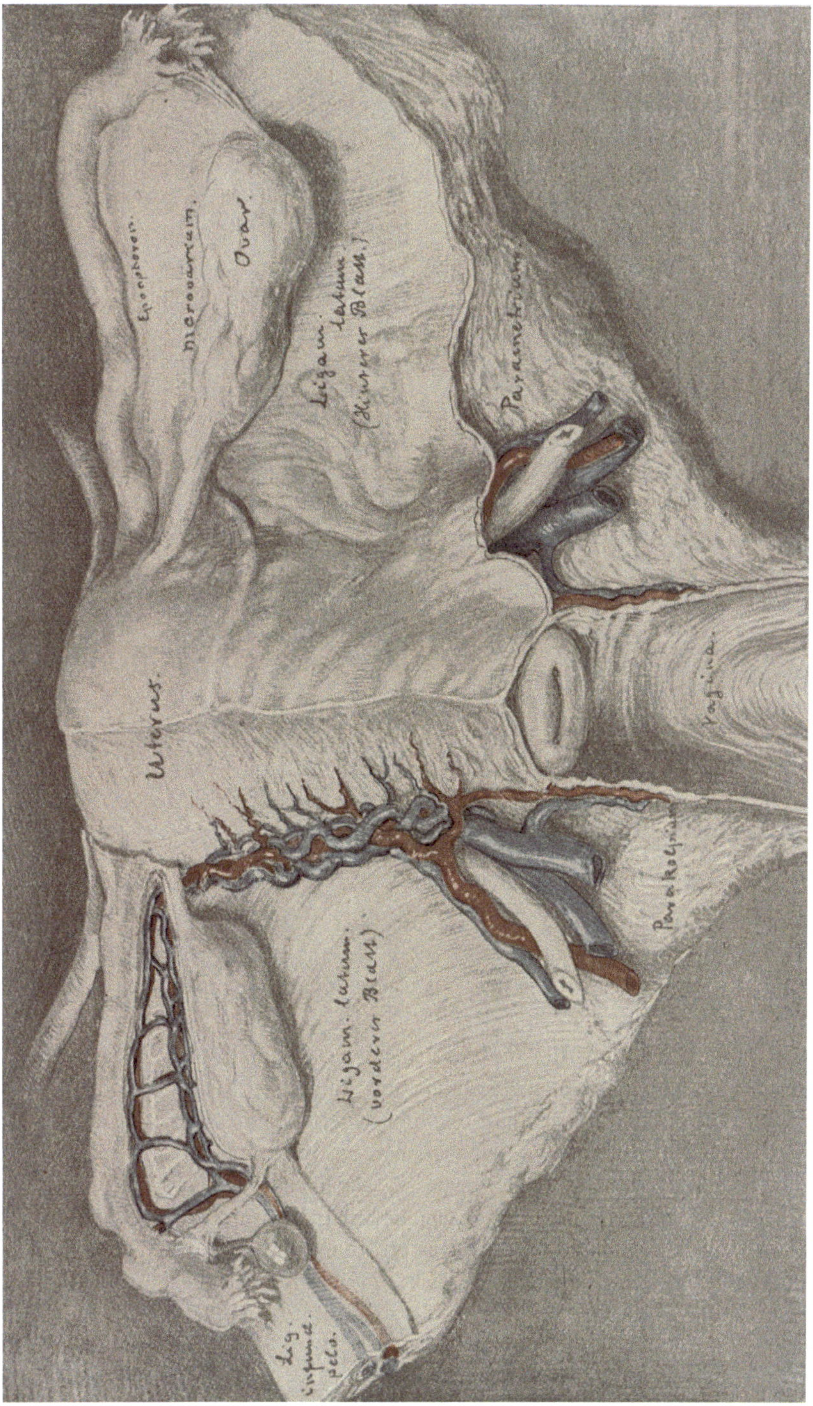

die Fälle chronischer Oophoritis, die zur Operation kommen, erstrecken. Hofmeier und Pfannenstiel lassen die Resektion auch noch bei den seltenen, gutartigen Fibromen und Dermoidkystomen zu. Ich selbst machte einmal bei doppelseitigen Dermoidkystomen auf der einen Seite die Resektion, um der jungen Frau wenigstens noch etwas Ovarialsubstanz zu erhalten, ein anderes Mal bei einer Virgo mit einem mannskopfgroßen Pseudomuzinkystom (ähnlich dem in Fig. 120 dargestellten), die auf der anderen Seite eine erst kleine Pseudomuzinzyste hatte. Bis jetzt ist der Tumor, an der resezierten Seite, noch nicht rezidiviert. (Operation am 16. März 1908.) Ich führe Ihnen diese Fälle nur an, um Ihnen die relative Seltenheit dieser Operation zu zeigen.

Bei den kleinen, genannten Tumoren ist der Resektionsschnitt durch die Basis der Geschwulst im Ovarialgewebe gegeben, die er ovulär zu umgreifen hat. Nur hat

Fig. 116.

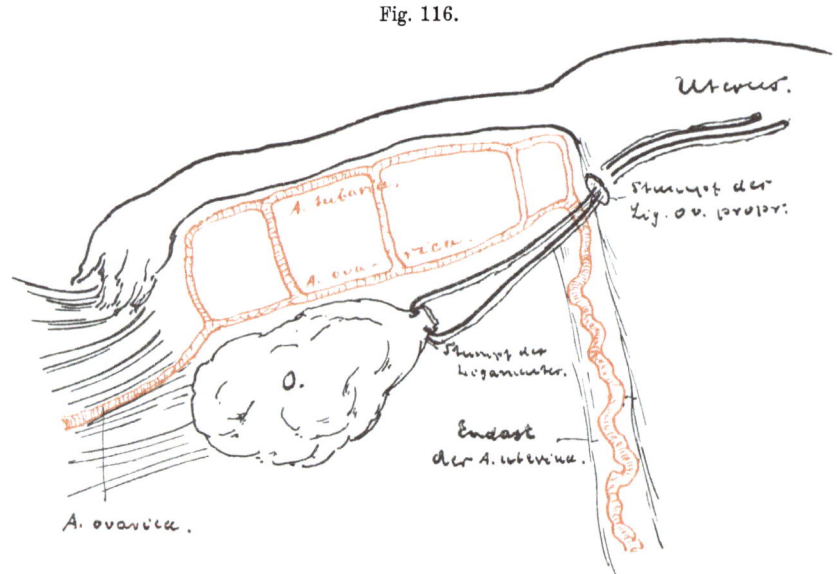

Technik und Anatomie der Ovariopexie (Schema).

man nach Möglichkeit den Hilus ovarii zu schonen (vgl. Fig. 115) wegen seines Gefäßreichtums und wegen der guten Ernährung des zurückgelassenen Stückes.

Anders liegen die Verhältnisse bei der Operation wegen chronischer Oophoritis. Hier ist die Oophorotomie (Sektionsschnitt Pfannenstiel's) am Platze. Ich empfehle Ihnen die Oophorotomie genau so vorzunehmen, wie die Nephrotomie, das heißt zunächst mit einer „weichen" Klemme[1]) den Hilus ovarii abzuklemmen oder von dem Daumen und Zeigefinger des Assistenten komprimieren zu lassen. Man übersieht an dem blutleeren Ovarium weniger leicht kleine Zystenbildungen und Infiltrationen und kann alsdann besser und leichter die Resektion an der geeigneten Stelle vornehmen.

---

1) Solche „weichen" Klemmen macht man sich leicht während der Operation, indem man unsere Kocher'schen oder stumpfen Klemmen mit sterilen Gummischläuchen oder Drainröhren überzieht. (Siehe die Vorlesung über Darmchirurgie und die Figg. 200—202.)

Die Naht der gesetzten Eierstockswunde hat, wie bei allen parenchymatösen Organen, nur mit sanftem Zuge zu geschehen, da die Fäden sonst leicht durchschneiden. Vor dem Anlegen der Naht wird die weiche Klemme am Hilus ovarii geöffnet. Ich bevorzuge die Matratzennaht mit wenigen, aber dicken Katgutfäden (Nr. 5, Dronke). Figg. 117 und 118 zeigen Ihnen das Uebungspräparat einer solchen ausgeführten Resektion. Besser würde man hier in vita die Salpingo-Oophorektomie machen, da die Tube entzündlich verdickt ist und das Ovarium nicht nur die kleine Follikelzyste (Fig. 118), die ja direkt zur Resektion aufforderte, sondern, wie wir auf unseren

Fig. 117 (1.) und Fig. 118 (2.).

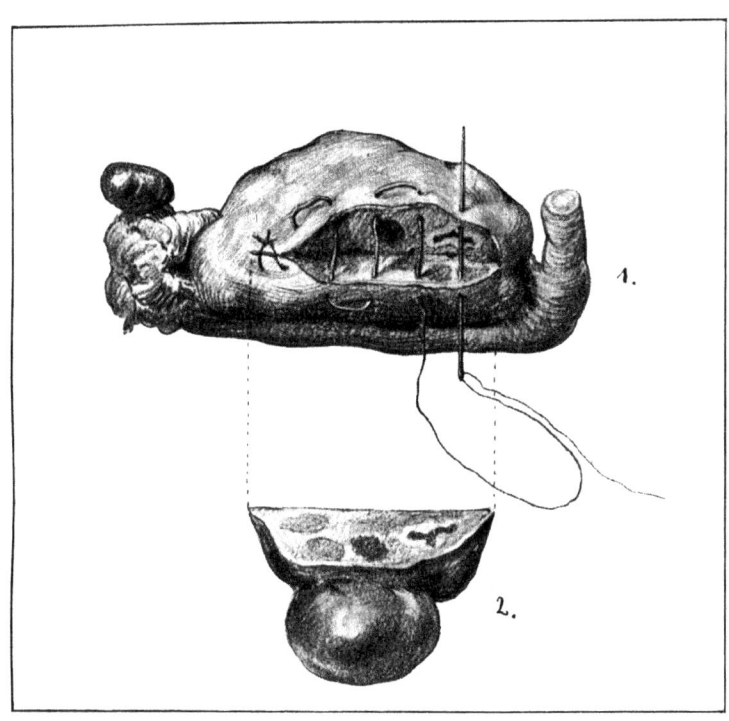

(1.) Naht mit gerader Nadel. Keilförmige Resektionswunde. Man achte auf die beginnende kleinzystische Degeneration.
(2.) Das resezeirte Stück mit kleiner Follikelzyste.

Resektionsschnitten sehen, auch das typische Bild der „kleinzystischen Degeneration" aufweist. Hierbei wird auch vielfach von der Ignipunktur Gebrauch gemacht, die Pozzi früher vielfach gebrauchte, die er jetzt aber zugunsten der Resektion ganz aufgegeben hat.

III. Die exstirpierenden Methoden.

Bei der Besprechung der exstirpierenden Methoden können wir uns wesentlich kürzer fassen, als es unsere eingangs gegebene Disposition erwarten läßt. Wir werden in operativ-technischer Beziehung zunächst die Exstirpation gestielter Tumoren, dann die intraligamentären Tumoren, schließlich die Exstirpation von Ovarialtumoren mit

Verwachsungen und endlich von malignen Ovarialtumoren zu besprechen haben. Als Anhang soll die einst so wichtige Kastration, schon wegen ihres historischen Interesses, Erwähnung finden.

Die Exstirpation gestielter Ovarial- und Parovarialtumoren.
(Technik und Anatomie.)

Wie wir schon eingangs sagten, ist die Exstirpation einer nicht verwachsenen, gestielten Ovarial- oder Parovarialgeschwulst die einfachste von allen Bauchhöhlenoperationen. Dennoch haben wir in operations-pathologischer Hinsicht auf mancherlei zu achten.

Instrumentarium. Punktion. Lagerung. Zum Hervorziehen der Ovarialtumoren sind viele Zangen angegeben worden. Wir kommen im allgemeinen mit unseren stumpfen Klemmen (vgl. Fig. 119) aus. — Zur Punktion gebraucht man einen der üblichen Troikare, wie Sie einen solchen in derselben Figur abgebildet sehen; besser sind solche, an deren peripherem Ende man einen sterilisierten Gummischlauch montieren kann; so vermeidet man noch besser eine Berieselung der Bauchdecken. Wer geübt ist, kann auf den Troikar ebenfalls verzichten und mit dem Messer punktieren.

Die Lagerung richtet sich nach der Art unseres Vorgehens: Will man punktieren, so ist die Beckensenklagerung die richtige; bei ihr vermeidet man am ehesten eine Berieselung des Operationsterrains mit der Zystenflüssigkeit (Fig. 119). Ist man geschickt, so zieht man mit 2 stumpfen Klemmen die Tumorkuppe in den kleinen Schnitt und punktiert mit dem Messer, während der Assistent durch starken Druck von außen auf die Bauchdecken (Fig. 119) den ausfließenden Strahl so dirigiert, daß er das Operationsgebiet nicht beschmutzen kann.

Werden die Tumoren ohne Punktion entwickelt, dann tritt natürlich die Beckenhochlagerung in ihre Rechte (Fig. 120).

1. Akt: Die Laparotomie.

a) Die Schnittführung. Welche Schnittrichtung man auch wählen mag, der Schnitt muß im allgemeinen so groß sein, daß der Tumor unzerkleinert entwickelt werden kann. Pfannenstiel bezeichnet die Zerkleinerung aller Eierstocksneubildungen, mit Ausnahme der seltenen Fibrome, als einen Kunstfehler.

Eine Ausnahme hiervon macht die Punktion der großen einkammerigen Zysten des Ovariums und des Parovariums, vorausgesetzt, daß sie so vorsichtig gemacht wird, daß Zystenflüssigkeit, die „lebensfrische und implantationsfähige Zellen" enthalten kann, weder in die Laparotomiewunde, noch in den Bauchraum gelangen kann. Diesen prinzipiellen Unterschied in der Eröffnung der Bauchhöhle bei Ovarialtumoren stellen Ihnen die Figg. 119 und 120 dar. In beiden sehen Sie zwei annähernd gleich große Tumoren in der Entwicklung aus der Bauchhöhle dargestellt. Der Tumor in Fig. 119 ist eine einkammerige Parovarialzyste; sie kann durch den kleinen Aponeurosensschnitt Pfannenstiel's oder mittels des Tuberkulumschnittes unter allmählicher Punktion mit dem Troikar verkleinert und, wie Pozzi sich einmal in meiner Gegenwart ausdrückte, „comme un mouchoir" entwickelt werden. Hingegen handelt es sich in Fig. 120 um ein multilokuläres Pseudomuzinkystom, das in toto exstirpiert werden muß; hier ist der Schnitt entsprechend der Größe der Geschwulst bis über den Nabel, denselben links umfassend, angelegt und nach Entwickelung des Tumors provisorisch mit Klemmen verschlossen.

b) **Operations-pathologische Besonderheiten.** Bei der Eröffnung der Bauchhöhle hat man besonders vorsichtig vorzugehen. Bei größeren Zysten sind leichte Adhärenzen der Zystenwand am parietalen Peritoneum gar nicht selten, und es ist weder für den Operateur noch für die Operierte angenehm, wenn sofort bei der Eröffnung des Peritoneums das Skalpell die Zyste punktiert und so die Zystenflüssigkeit sich in den Bauchraum ergießt, was wir ja, wie schon gesagt, vermeiden wollen. Hier ist also doppelte Vorsicht am Platze. — Das gleiche gilt für die Blase. Beachten Sie stets die Ihnen schon gegebene Regel, das Peritoneum wo möglich stets an der am meisten nabelwärts gelegenen Stelle des Bauchschnittes zu eröffnen. Durch hohe Insertion des Blasenfundus (kurzes Ligamentum vesicale mediale [Urachus]) oder durch sekundäre Verschiebung der Blase nach oben von der Symphyse kann sie gelegentlich in das Bereich, wenigstens des symphysenwärts gelegenen Teiles, des Bauchschnittes kommen. (Vgl. hierzu die Vorlesung X.)

2. Akt: Die Entwicklung des Tumors.

Der Entwicklung des Tumors hat stets eine nochmalige Abtastung der Tumorwandung nach ausgeführtem Leibschnitt voranzugehen. Hierbei wird der Anfänger oft seine vor der Operation gestellte Diagnose rektifizieren können. Hat es sich z. B. herausgestellt, daß statt einer einkammerigen Zyste, die durch Punktion entleert werden sollte, wider Erwarten die Geschwulst vielkammerig ist, so kann er jetzt ohne weiteres den Laparotomieschnitt erweitern. Das Vorgehen bei der Punktion ist schon S. 144 beschrieben. Wird der Tumor in toto entwickelt, so geht zunächst die linke Hand des Operateurs in die Bauchhöhle und tastet allseitig den Tumor ab, um Adhäsionen mit Darm und Netz sofort und rechtzeitig zu erkennen. Netzadhäsionen werden doppelseitig unterbunden (Katgut) und dann durchschnitten. Darmadhäsionen werden möglichst schonend stumpf oder mit der Cooper'schen Schere gelöst. Sind keine Adhäsionen vorhanden, dann gelingt es meist leicht, indem man mit der linken Hand hinter den Tumor geht, diesen in Kantenstellung aus dem Bauchraum nach außen zu befördern.

3. Akt: Die Stielversorgung.

Die Stielversorgung ist außerordentlich einfach und bietet Ihnen nach der Besprechung der Salpingo-Oophorektomie gelegentlich der Tubargravidität nichts Neues. Sie legen am besten zwei Kocher'sche Klemmen an, die eine von lateralwärts, die andere von medialwärts (Fig. 120). Dann wird der Tumor mit der Cooper'schen Schere abgetragen und die Klemmen mit der uns ja schon bekannten Durchstechungs- und Umschnürungsnaht (vgl. S. 106 ff. und Figg. 85—87) versehen. Um der Möglichkeit von Adhäsionsbildungen an dem Stiel vorzubeugen, ist es zweckmäßig, denselben zu peritonisieren. Eine einfache Form, mit einem einzigen Faden dieses zu erreichen, zeigen Ihnen die Figg. 121 u. 122. Wie Sie sehen, ist es wiederum dieselbe Methode, die wir S. 83 zur Fixation des Ligamentum rotundum und S. 140 zur Fixation des Ligamentum ovarii proprium anwandten. Hier dient derselbe **Faden dazu, den Stumpf in dem ad hoc hergestellten Schlitz des Ligamentum latum verschwinden zu lassen und gleichzeitig dazu, diesen Schlitz wieder zu verschließen.**

4. Akt: Schluß der Bauchhöhle.

Ist man vorsichtig vorgegangen, so ist eine besondere „Toilette" der Bauchhöhle nicht erforderlich. Ist hingegen der Tumor bei der Entwicklung geplatzt oder

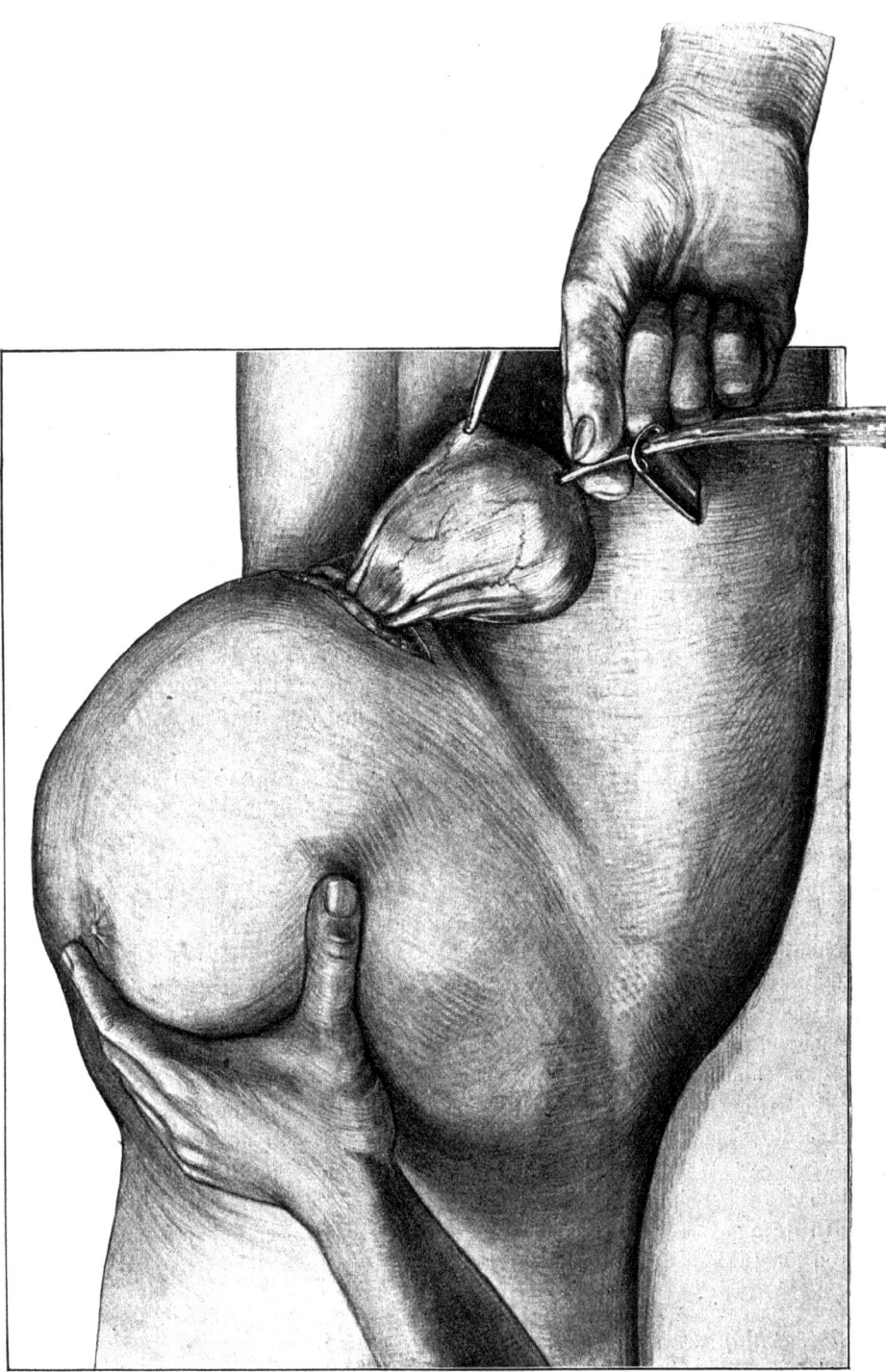

Exstirpation einer einkammerigen Ovarialzyste durch kleinen Querschnitt nach Pfannenstiel. Beckensenklagerung. Der untere Pol der Geschwulst ist mit einer stumpfen Klemme gefaßt. Die Zystenflüssigkeit läuft durch die Troikarhülse ab. Die Hand des Assistenten drückt auf den oberen Pol der Geschwulst, indem er einen Druck auf die Bauchdecken ausübt.

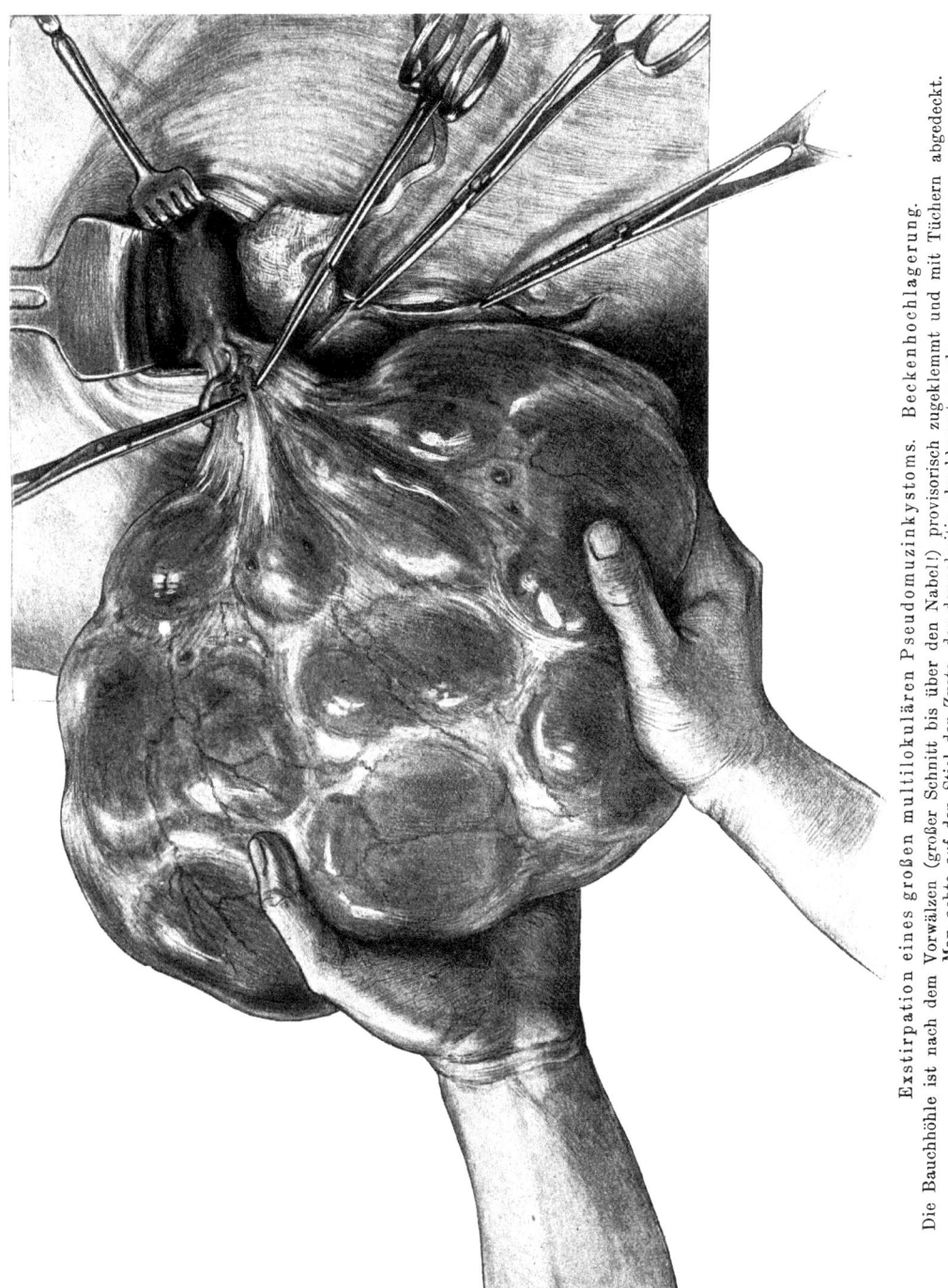

Fig. 120.

Exstirpation eines großen multilokulären Pseudomuzinkystoms. Beckenhochlagerung. Die Bauchhöhle ist nach dem Vorwälzen (großer Schnitt bis über den Nabel) provisorisch zugeklemmt und mit Tüchern abgedeckt. Man achte auf den Stiel der Zyste, der doppelseitig abgeklemmt wurde.

Fig. 121.

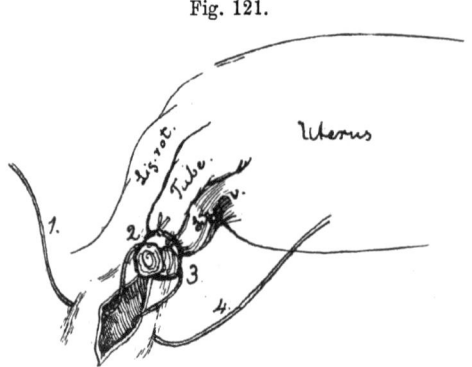

Die Peritonisierung des Zystenstieles mittels Invagination.
1. Akt: Es ist ein Spalt in das vordere Blatt des Ligamentum latum gemacht. Der den Stumpf in diesen Spalt hineinziehende Faden läuft von 1 nach 2, 3 bis 4.

hat sich bei der Punktion Zystenflüssigkeit in den Bauchraum ergossen, so muß man diese mit Stieltupfer oder Bauchservietten in Beckensenklagerung entfernen.

Operations-anatomische Betrachtungen.

Mit das Wesentlichste haben wir schon gelegentlich des gleichen Kapitels bei den Operationen an der Tube erwähnt und verweise ich Sie daher auf das S. 111 ff. Gesagte.

Besonders erinnern möchte ich Sie jedoch noch an einen Satz, den wir bei Besprechung des Gefäßverlaufs hervorhoben:

„Die Tube und das Ovarium gehören nicht nur ihrer anatomischen Lagerung und ihrem physiologischen Zusammenarbeiten entsprechend, sondern auch ihrer Gefäßversorgung gemäß eng zueinander. Eine operative Separierung beider Organe muß daher auf gewisse anatomische Schwierigkeiten stoßen."

Während jedoch aus biologischen Rücksichten, die wir allerdings nicht teilen konnten, hervorragende Autoren (vgl. S. 115) bei der Exstirpation der Tube auf die Erhaltung des Ovariums Wert legen, fällt bei der Exstirpation des Ovariums die umgekehrte Folgerung für die Tube, wie ich wohl nicht näher zu beleuchten brauche, fort. Ueberdies werden wir bei unseren operations-pathologischen Betrachtungen sehen, daß bei den meisten Eierstocksgeschwülsten die Lagebeziehung der Tube, wie natürlich, bei ihrem Wachstum eine noch viel innigere wird und in gewissen und den bei weitem häufigsten Fällen ein Erhalten der Tube zur Unmöglichkeit wird. Während wir auf diese zuletzt erwähnten Beziehungen der Tube zu den Tumoren des Ovariums und Parovariums im nächsten Kapitel einzugehen haben, empfiehlt sich jetzt, wo wir über die normal-anatomischen Verhältnisse sprechen, noch ganz kurz die Erwähnung der Exstirpation der Ovarien zum Zwecke der Kastration. Hegar selbst, der die erste Kastration am 27. Juli 1872 in Kennzigen bei Freiburg ausführte, will diese Operation so definiert haben, daß er darunter „die Exstirpation gesunder oder degenerierter, jedoch nicht zu Geschwülsten entarteter Eierstöcke" versteht. Daß man jetzt bei den einfachen Degenerationen der Ovarien statt der Kastration die konservative Operation bevorzugt, haben wir in dem Beginn unserer heutigen Vorlesungen schon hervorgehoben. Die Exstirpation gesunder Eierstöcke bei osteomalazischen Frauen wird jetzt auf physikalischem Wege durch die Röntgentherapie ersetzt, deren Indikationsgrenzen hier nicht be-

Fig. 122.

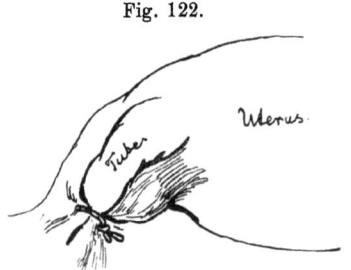

Die Peritonisierung des Zystenstieles.
Die Naht ist beendet. Der geknotete Faden hat den Stiel versenkt und gleichzeitig nach Art der Lembertnaht Serosafläche an Serosafläche gebracht.

sprochen werden können. Was uns aber in bezug auf die Zusammengehörigkeit von Tube und Ovarium, dem Ausgangspunkt unserer heutigen Besprechungen, interessiert, ist die Tatsache, daß Hegar selbst die Mitexstirpation der Tube empfiehlt:

„Was nun die Versorgung des Stieles anlangt, so handelt es sich zunächst darum, ob man das eigentliche Mesenterium ovarii allein als solches benutzen will, oder ob man noch einen größeren oder kleineren Abschnitt der Tube mitzunehmen hat. Nicht selten ist auch unter sonst einfachen Verhältnissen das Mesenterium ovarii zu kurz, das Schnürstück wird zu klein. Wir entfernen deshalb schon seit langer Zeit die Tube mit."

Auch die Beziehungen des Operationsterrains zu den Nachbarorganen werden sich, soweit nur degenerierte oder unbedeutend vergrößerte Ovarien in Frage kommen, im wesentlichen so gestalten, wie wir es S. 116 beschrieben haben.

Eine besondere Besprechung erfordern die rudimentären Gebilde, die zwischen Tube und Eierstock in der Mesotube gelagert sind, und die eigenartigen Peritonealverhältnisse des Ovariums, weil beide in wichtigen Zusammenhang mit der Geschwulstpathologie treten.

Das Epoophoron (Waldeyer), Parovarium, Nebeneierstock. Sie sehen dasselbe deutlich auf unserem Präparat (Fig. 115) dargestellt. Besonders deutlich auf der linken Seite, da auf dieser das hintere Blatt der Mesotube entfernt ist, und entsprechend seiner interligamentären Lagerung das Epoophoron alsdann deutlicher sichtbar wird. Der Nebeneierstock setzt sich aus einem, dem Tubenrohr parallel verlaufenden Hauptkanal (Ductus longitudinalis epoophori) und einer Reihe von 6 bis 12 querverlaufenden, zum Hilus ovarii leicht konvergierend verlaufenden Kanälen (Ductuli transversi) zusammen. — Während der Nebeneierstock bei fast jedem Präparat, das wir im Verlaufe unserer Uebungen sehen werden, demonstrabel ist, hat das *Paroophoron* nur entwicklungsgeschichtliches und mikroskopisches Interesse. Nur so viel möchte ich erwähnen, daß das Paroophoron (Waldeyer 1870) die Reste des sekretorischen Abschnittes der Urniere darstellt. Es liegt häufig nahe der Beckenwand in dem Gefäßgebiet der Arteria ovarica. Beim Erwachsenen ist es mit bloßem Auge, oft auch nicht mikroskopisch mehr zu finden.

Die Beziehungen des Peritoneums zum Eierstock.

Wenn Sie sich die einzigartigen, interessanten Peritonealverhältnisse klarmachen wollen, dann müssen Sie die beiden Figg. 115 und 123 miteinander vergleichen. Während Fig. 115, die Ihnen die Hinterfläche des ausgebreiteten Genitalapparates zeigt, keiner besonderen Erklärung bedarf, müssen Sie sich die Entstehung der Fig. 123 so vorstellen, daß ein Sagittalschnitt durch das Präparat Fig. 115 etwa durch die Mitte des Ovariums gelegt ist, und nun die laterale Schnittfläche gekennzeichnet wurde. An dieser Figur sehen Sie deutlich, wie, durch blaue Farbe hervorgehoben, das Keimepithel, das die freie Oberfläche des Eierstocks überzieht, nicht von dem sonst alles überziehenden Peritoneum gedeckt wird, sondern frei bleibt. Das Ovarium müssen Sie sich also gewissermaßen wie durch ein Knopfloch im Peritoneum hindurchgesteckt denken. Die Grenzlinie zwischen Peritoneum und Keimepithel (also um bei unserem Vergleich zu bleiben, der Rand des Knopfloches) ist die Farre'sche Linie, die auf Fig. 123 mit 2 Sternchen bezeichnet ist. Ebenso deutlich sehen Sie die

Farre'sche Linie am oberen Rande der Facies medialis, von den beiden Polenden, der Extremitas tubaria bis zu der Extremitas uterina ovarii verlaufen, und zwar wiederum auf der linken Seite, auf der die hintere Platte der Mesotube abgelöst wurde (Fig. 115). Während somit alle Tumoren, die von der Tube, dem Parovarium, dem Uterus usf. ausgehen, von parietalem Peritoneum bedeckt sein müssen, ist bei der Entwicklung von Eierstocksgeschwülsten eine doppelte Entwicklung möglich; einmal eine völlig freie Entwicklung, wenn sich die Geschwulst außerhalb des durch die Farre'sche Linie gegebenen Umkreises entwickelt, sodann eine intraligamentäre, wenn der Tumor in der Richtung auf den Margo mesovaricus in das Mesovarium hinein und alsdann weiter zwischen die Blätter des Ligamentum latum sich vergrößert. Diese eben geschilderte eigenartige Beschaffenheit des peritonealen Ueberzuges ermöglicht es uns,

Fig. 123.

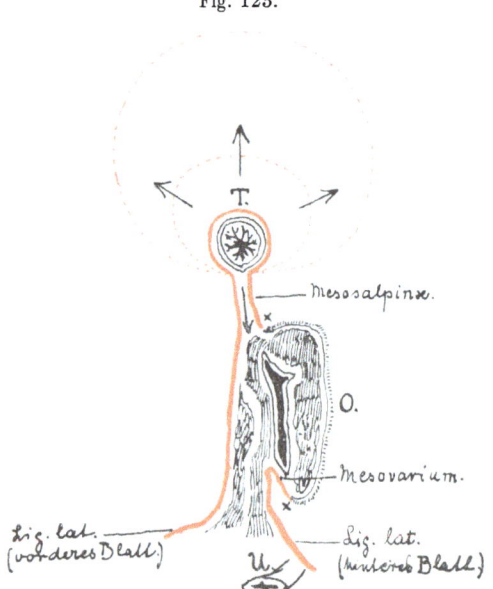

Sagittalschnitt (schematisch) durch Fig. 115.
Peritoneumfreies Keimepithel des Ovariums: schwarz gestrichelt: Farre'sche Linie: × ×.

bei den Tumoren des Ovariums von freien und intraligamentär entwickelten zu sprechen, während alle übrigen Tumoren stets zwischen zwei peritonealen Blättern gelegen sein müssen, und daher ein Unterschied nur in der Stielbildung liegen kann. (Vgl. hierzu die Figg. 101, 102, 103.)

Operations-pathologische Betrachtungen.

1. Das pathologisch-anatomische Bild der Eierstockstumoren interessiert den Pathologen wegen seiner Strukturverhältnisse; aber auch der Operateur muß sich über die verschiedenen Geschwulstformen schnell und sicher orientieren können, weil von dieser Orientierung sein operatives Handeln abhängt. Inwieweit unsere operativen Maßnahmen von der einfachen Oophorotomie und Resektion bis zur Totalexstirpation des gesamten Genitaltraktus abhängig sind von der Art der sich uns bei

der Operation darstellenden Tumoren, darüber orientiert Sie die Seite 136—137 gegebene Uebersicht.

2. Die Wachstumsbewegung der Ovarialtumoren, die besonders von H. W. Freund studiert ist, bietet eine Fülle des Interessanten, aber mehr für den Diagnostiker und den Pathologen, als für den Operateur, der die Tumoren da angreifen muß, wo er sie findet.

3. Außerordentlich wichtig aber sind für uns die Stielverhältnisse der Eierstockstumoren.

Da man bei der Operation gewöhnlich wenig Zeit hat, dieselben genauer zeigen zu können, so möchte ich die Stielverhältnisse Ihnen an einem Weichteilbecken meiner Sammlung demonstrieren, das in Figg. 124 und 125 dargestellt ist und in dem sich ein billardkugelgroßes Ovarialkystom befindet. Es handelt sich in diesem Falle um eine Tumorentwicklung mit guter Stielbildung. Um unnötige Wiederholungen zu vermeiden, möchte ich alsbald die Gefäßversorgung vorweg erwähnen. Alle Ovarialtumoren werden, wie Sie ja aus unseren anatomischen Betrachtungen wissen, von zwei Gefäßen versorgt: von der Arteria ovarica aus der Aorta und dem Endast der Arteria uterina. Wird bei der langen Stielbildung, wie Sie sehen werden, das Lig. infundibulo-pelvicum zur Bildung des Stieles mithinzugezogen, so verlaufen in dem langen Stiel beide Gefäße, die einen von lateral, die andern von medial kommend, annähernd parallel zu einander. Bei den kurzgestielten und im Lig. latum entwickelten Geschwülsten treten sie annähernd so wie bei den normalen Ovarien zu den Geschwülsten, d. h. die einen von lateral aus dem Lig. infundibulo-pelvicum, die anderen von der Tubenecke her.

Wir kommen nunmehr zur speziellen Betrachtung unseres Präparates: Die Mesosalpinx ist völlig verschwunden; ihre beiden Blätter sind mit zur Bildung der Geschwulst verbraucht. Das Lig. ovarii proprium (bei der zur Operation geeigneten Lagerung des auf die Gegenseite seines Entstehungsortes gewälzten Tumors am meisten vorn, symphysenwärts) ist stark gedehnt; die Tube, wie Sie deutlich erkennen können, mit in den Stiel hineingezogen. Das Lig. rotundum, dessen Pars ligamenti lati erheblich durch den Zug der Geschwulst verlängert ist, verläuft, wie Sie es an dem Präparat und der beistehenden Orientierungsskizze (Fig. 125) sehen, zunächst nach proximalwärts immer parallel der Tube nach der Medianen einen konkaven Bogen bildend, um dann nach lateralwärts abzuknicken und so einen spitzen Winkel zu bilden. Und schließlich bildet die äußere (bei unserer Lagerung die am meisten proximalwärts gelegene) Partie des Stieles das natürlich ebenfalls gedehnte Lig. infundibulo-pelvicum. Die zwischen dem gedehnten Lig. ovarii proprium und dem ebenfalls gedehnten Lig. infundibulo-pelvicum gelegene Partie des Stieles entspricht dem ursprünglichen Mesovarium. Eine ganz ähnliche, nur durch die andere Haltung der Geschwulst auf den ersten Blick etwas anders wirkende Stielbildung sehen Sie in Fig. 120 dargestellt, die Ihnen gleichzeitig das Anlegen der Kocher'schen Klemmen demonstriert. Deutlich bemerkbar ist die Nichtbeteiligung des Lig. rotundum, das trotz der starken Hervorlagerung des Tumors — wie es zur Unterbindung des Stieles notwendig ist — nichts von einer Winkelstellung, wie wir sie in Figg. 124/125 sehen, erkennen läßt. Ein interessanter, auf der Fig. 120 nicht deutlich zu sehender, aber an dem Originalpräparat vorzüglich ausgeprägter Unterschied besteht in dem Erhaltensein der Mesosalpinx. Die Beteiligung der Mesosalpinx beim Wachstum der Geschwulst ist davon abhängig, ob sich der wachsende Tumor vornehmlich nach außerhalb von der Farre'schen Linie (vgl. S. 149 und Fig. 123) oder nach innerhalb derselben, also zwischen die beiden Blätter der Mesosalpinx entwickelt. Ein Beispiel für den zuerst erwähnten Fall der Entwicklung sowohl nach außerhalb wie nach innerhalb der Farre'schen Linie mit Aufhebung und Auseinanderdrängung der beiden Blätter der Mesosalpinx sehen Sie in unserm Präparat Fig. 124 dargestellt; ein Beispiel der Entwicklung lediglich außerhalb der Farre'schen Linie in unseren Präparaten, Figg. 120 und 126. In dem Moment aber, wo durch die Geschwulstentwicklung ein Auseinanderdrängen zweier peritonealer Blätter statthat, müssen wir folgerichtig von einem intra-

Fig. 124.

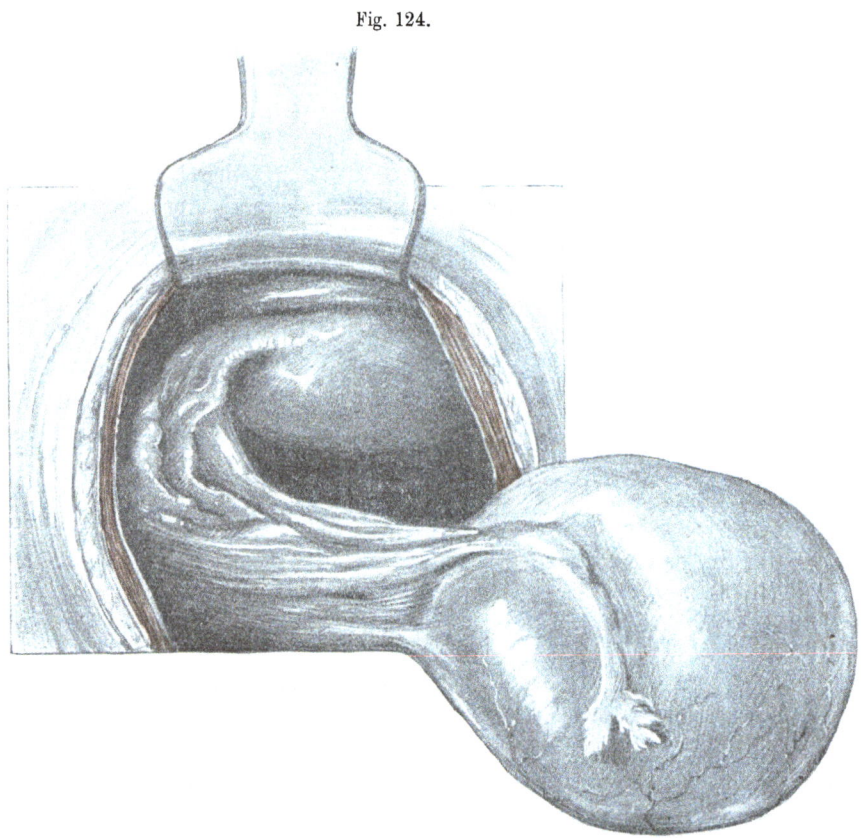

Die Stielverhältnisse einer kleinen Ovarialzyste (Weichteilbecken meiner Sammlung).
Die Erklärung siehe beistehend in Fig. 125.

ligamentären Wachstum sprechen. Da wir nun im allgemeinen nur dann von einer intraligamentären Tumorbildung zu reden pflegen, wenn sich der Tumor in die Blätter des Lig. latum gewissermaßen eingekeilt befindet, so gibt es für den Anfänger durch diese Nomenklatur leicht Mißverständnisse. Wir wollen daher bei unseren weiteren Betrachtungen nicht einfach von intraligamentärer Entwicklung sprechen, sondern diese intraligamentäre Entwicklung immer nach den in Frage kommenden Peritonealblättern bezeichnen, d. h. unterscheiden zwischen einer mesosalpingen Entwicklung und zwischen einer mesometrischen (Mesometrium = Ligamentum latum) Entwicklung. Nahezu bei jeder Tumorbildung am Ovarium findet eine Erweiterung der Bauchfellduplikatur des kurzen Mesovariums statt; diese Entwicklung werden wir folgerichtig als mesovarielle Entwicklung zu bezeichnen haben.

Bringen wir nun diese verschiedene Lagerung der Ovarialtumoren in Beziehung zur Stielbildung, so folgt ohne weiteres daraus folgendes: Die mesometrische Entwicklung muß unbedingt den Tumor unbeweglich, ungestielt und daher schwer operabel machen.

Bei der freien (außerhalb der Farre'schen Linie) und bei der innerhalb der Farre'schen Linie statthabenden Entwicklung, der mesovariellen und mesosalpingen Entwicklung hingegen, muß es notwendig zu einer Stielbildung kommen, mag dieselbe auch noch so kurz sein. Eine solche kurze Stielbildung bei freier und mesovarieller

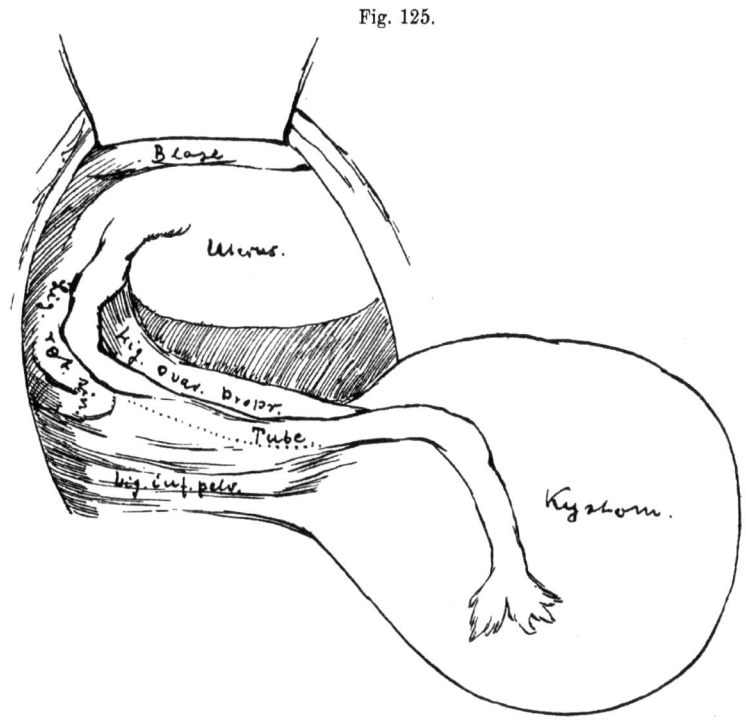

Fig. 125.

Erklärung der Fig. 124.

Entwicklung zeigt Ihnen unser Präparat Fig. 126; lange Stielbildung sehen Sie in den Figg. 120 und 124 dargestellt; in Fig. 120 bei freier bzw. mesovarieller, in Fig. 124 bei freier und mesosalpinger Entwicklung. Die Gründe, warum in den letztgenannten Fällen bald eine lange, bald eine kurze Stielbildung eintritt, liegen meines Erachtens in zweierlei:

Erstens: in einem relativ schnellen Wachstum des Tumors in der ersten Zeit seines Entstehens.

Zweitens: in rein mechanischen Momenten, die darin bestehen, ob der wachsende Tumor einen Unterstützungspunkt im Beckenraum findet oder nicht.

ad 1. Je schneller in der Anfangszeit seines Entstehens der Tumor wächst, um so weniger werden die ihn haltenden Bänder und Bauchfellduplikaturen in der Lage sein, durch Arbeitshypertrophie gestärkt zu werden und so trotz der vermehrten Schwere das Organ in seiner Lage zu erhalten, statt der Hypertrophie wird eine Zugatrophie eintreten und damit die erste Anlage einer langen Stielbildung geschaffen werden. Nimmt die Schwere des Organs hingegen nur ganz allmählich zu, so braucht es zu einer Stielbildung durchaus nicht zu kommen. Das lehren die Fälle von Hypertrophie und Hyperplasie des Ovariums. Sie sehen auf der linken Seite unseres eben demonstrierten Präparates (Fig. 126) ein solches mächtig vergrößertes Ovarium[1]).

Fig. 126.

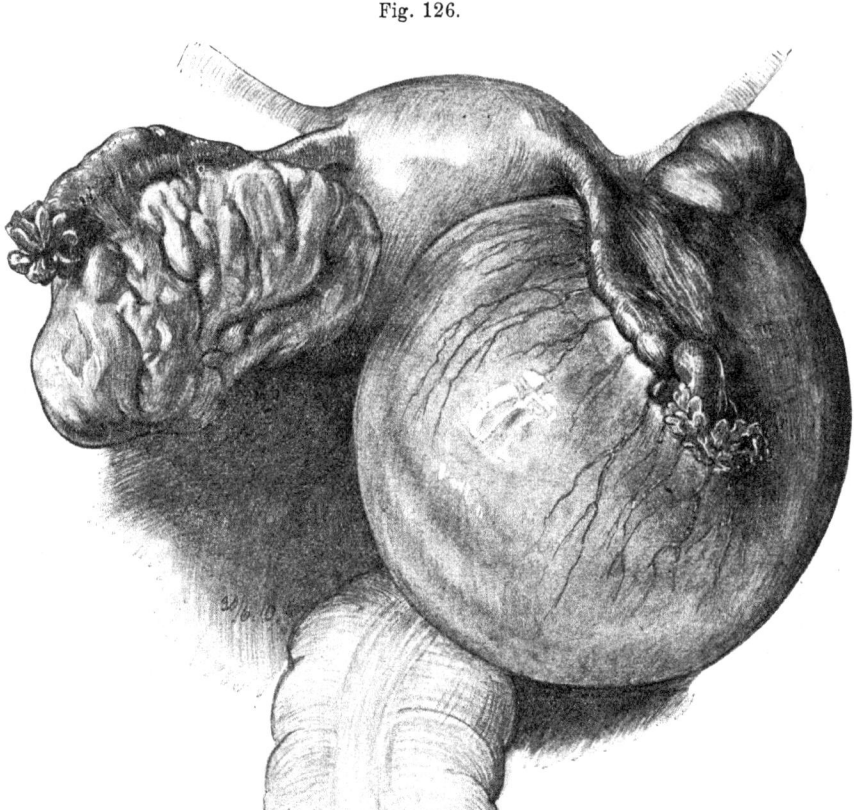

Kurzgestielte Ovarialzyste rechts. Ovarium gyratum links. (Sammlungspräparat.) Natürl. Größe.
(Die Mesosalpinx ist erhalten.)

Deutlich können Sie hier den Unterschied zwischen dem hellen Keimepithel der freien Oberfläche und dem Peritoneum erkennen.

ad 2. Findet der wachsende Tumor einen Stützpunkt im Beckenraum, so wird der Zug auf die Bänder und Bauchfellduplikaturen naturgemäß entsprechend verringert

---

[1]) Es zeigt dieses Ovarium die interessante Konfiguration eines von Adler zuerst beschriebenen Falles von Ovarium gyratum. Hier scheint die Hypertrophie das Primäre und eine mächtige Schrumpfung der Marksubstanz das Sekundäre gewesen zu sein. Ich stimme Krömer (Veit's Handbuch, 1908, Bd. IV, 1, S. 312) ganz bei, wenn er diese Gyrusbildung prägnanterweise folgendermaßen erklärt: „Wenn der Kern schrumpft, muß der deckende Mantel sich in Falten legen".

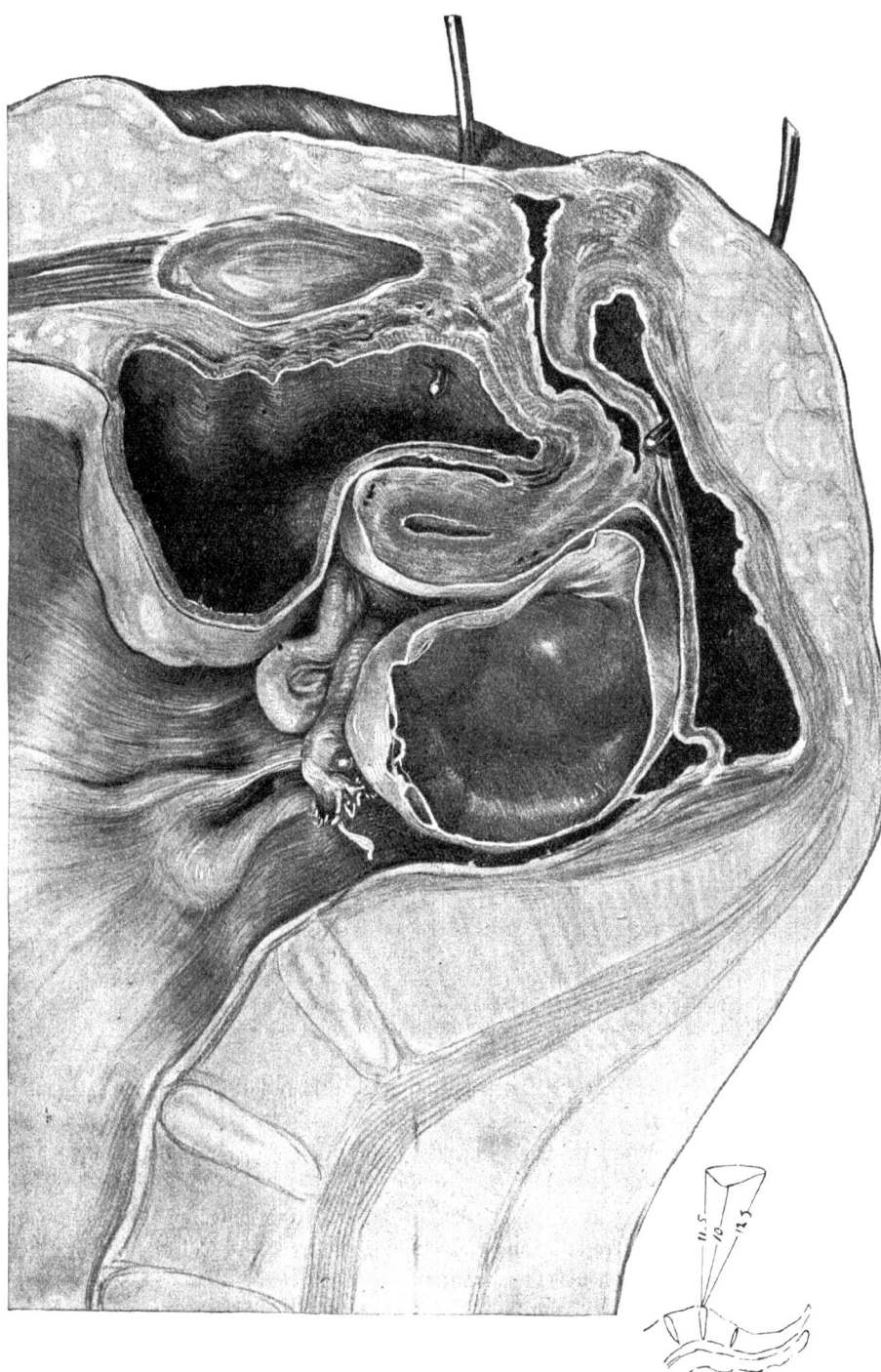

Fig. 127. Kleine Follikelzyste, die ihren Stützpunkt im hinteren Douglas'schen Raum findet. Dementsprechend ist die Stielbildung nur unbedeutend. Text S. 156.
(Extramedianer Sagittalschnitt, der Sammlung des Patholog. Institutes der Charité überwiesen.)

sein. Auch hierbei muß der primäre Wachstumsmodus eine Rolle spielen. Liegt der ganze Tumor dem hinteren Blatte des Ligamentum latum auf, so wird er durch dieses gestützt; entwickelt er sich hingegen hauptsächlich nach der freien Facies medialis hin, so wird er allmählich gewissermaßen überkippen und entsprechend seinem exzentrischen Wachstum durch einen längeren Hebelarm einen energischen Zug ausüben und damit die Grundbedingungen zu einer Stielbildung legen. In dem schönen Sagittalschnitt, den Ihnen die Fig. 127 zeigt, sehen Sie, wie die kleine Follikelzyste einen trefflichen Stützpunkt in dem hinteren Douglas'schen Raum findet. Hier ist dementsprechend die Stielbildung eine nur unbedeutende. Eine starke Dehnung und damit eine Verlängerung des Stieles würde in diesem Falle erst dann wieder eintreten, wenn bei weiterem

Fig. 128.

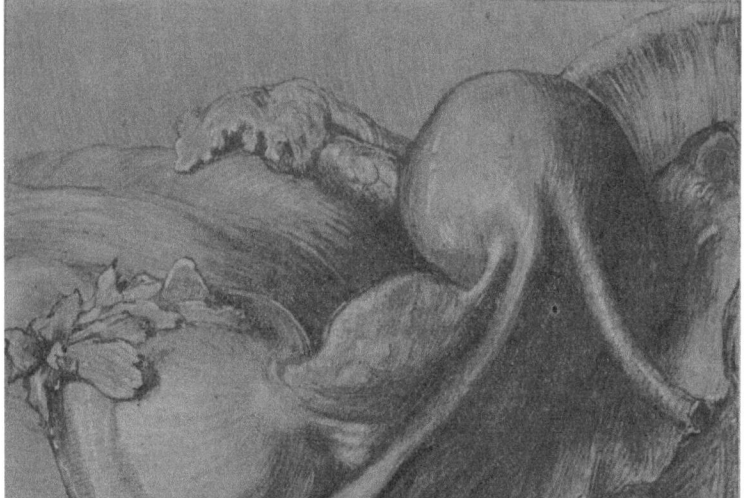

Kleine Parovarialzyste. (Leichenpräparat meiner Sammlung, von der Seite gesehen.)
Der Uterus ist retroflektiert. Man sieht an der rechten Funduseeke deutlich den Abgang der Ligamenta rotunda, der Tube und des Ligamentum ovarii proprium.

Wachstum der Geschwulst diese sich wieder aus dem hinteren Douglas'schen Raum erheben würde.

Alle diese Momente müssen noch durch weitere Forschungen näher untersucht und geklärt werden.

Bevor wir uns nun den in operativer Hinsicht interessantesten Formen, den mesometrisch entwickelten Ovarialtumoren zuwenden, müssen wir noch ganz kurz die Stielbildung der Parovarialzysten berücksichtigen.

Die Stielbildung der Parovarial- oder besser nach Waldeyer Epoophoronzysten (vgl. S. 149) ist außerordentlich viel einfacher zu demonstrieren, da sie alle entsprechend ihrem primären Sitze eine mesosalpinge Entwicklung nehmen müssen. Auch hier wählen wir am besten zur Demonstration ein Leichenpräparat einer kleinen Epoophoronzyste. Unser Präparat Fig. 128 wurde unmittelbar nach dem Tode nach der Virchow'schen Sektionsvorschrift aus der Leiche entfernt, in Formalin gehärtet und dann von der rechten Seite gesehen gezeichnet. Der Uterus befindet sich in Retroflexionsstellung. (Auf der Fig. 128 hat man sich nach rechts die Blase und die Symphyse, nach links das Promontorium zu denken.) Man sieht deutlich beiderseits den Abgang der kräftig entwickelten Ligamenta rotunda (auf der Figur nach rechts hin ziehend). Von der rechten Uteruskante sieht man die charakteristische Trias: Ligamentum rotundum, Tube und Ligamentum ovarii proprium. Die linke Uteruskante ist nicht zu sehen. Hinter dem Uterus (links auf der Figur) steigt das Rektum zum Douglas'schen Raum hinab.

Fig. 129.

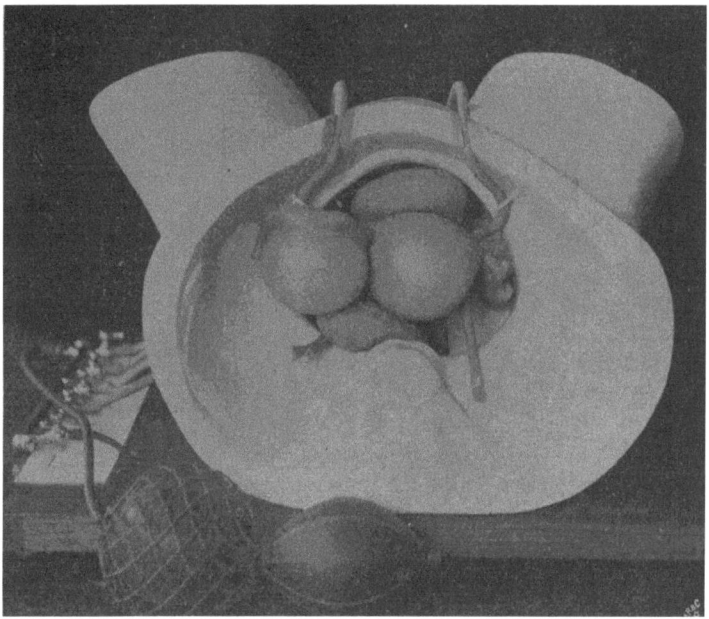

Entwicklung einer Ovarialzyste.
Bewegungs- und Entwicklungsmechanismus, demonstriert an meinem gynäkologischen Phantom[1]).

In der Mesosalpinx sehen wir nun in annähernd natürlicher Größe einen kleinbillardkugelgroßen, zystischen, einkammerigen Tumor des Epoophorons dargestellt, und können nun in Ruhe seine Lagebeziehungen zum Ovarium und zur Tube studieren. Während das Ovarium bei dieser beginnenden Entwicklung der Geschwulst garnicht alteriert wurde, ist die Tube schon erheblich in Mitleidenschaft gezogen: sie ist verlängert, ihr Verlauf ein gestreckter und ihr ampullärer Teil schon bemerkenswert durch die Geschwulstbildung komprimiert und auseinandergedehnt. Langgestreckt ist fernerhin die hier besonders schön entwickelte Fimbria ovarica. Das Ligamentum infundibulo-pelvicum ist bei der Herausnahme des Präparates aus der Leiche durchschnitten und der zentrale Stumpf auf der Zeichnung nicht zu sehen. Entwickelt sich

---

[1] Hergestellt vom Mediz. Warenhaus A.-G., Berlin, Karlstraße.

nun eine solche Epoophoronzyste weiter, so werden Sie begreifen, daß auch das Ovarium in Mitleidenschaft gezogen werden muß. Es wird häufig bei großen Zysten so komprimiert, daß es atrophisch wie ein flacher Knopf der Zyste aufsitzt und manchmal nur noch schwer zu finden ist. Der Stiel, den die Epoophoronzysten bilden, besteht demnach aus der Mesosalpinx der damit unverrückbar verbundenen, stark gedehnten Tube und dem Ligamentum infundibulopelvicum. Wird der Tumor größer, so wird zunächst ein Teil des Ovariums, das ganze Ovarium und schließlich das Ligamentum ovarii proprium mit in die Stielbildung hineingezogen. Eine mesometrische Entwicklung ist, wie Sie leicht einsehen werden, wohl möglich und auch verschiedentlich beobachtet, aber im ganzen selten.

Fig. 130.

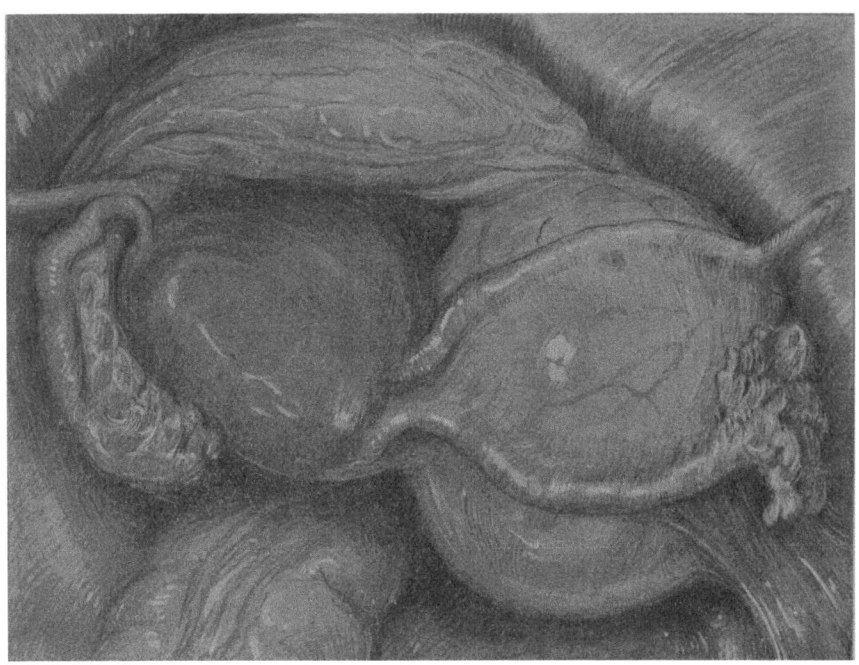

Intraligamentär entwickelter Ovarialtumor.
Künstlich erzeugt an einem Weichteilbecken durch Paraffininjektion.

Die mesometrisch entwickelten Ovarialtumoren (intraligamentäre Ovarialtumoren im eigentlichen Sinne): Entwickeln sich die Ovarialtumoren nach dem Hilus ovarii zu (also innerhalb der Farre'schen Linie), so werden sie zunächst zu mesovariellen, später zu mesometrischen Bildungen. Von einer eigentlichen Stielbildung kann nun natürlich keine Rede mehr sein. Am besten werden Sie die andersartige Entwicklung verstehen, wenn ich Ihnen dieselbe gewissermaßen „kinematographisch" mit Hilfe meines gynäkologischen Phantoms[1]) oder an der Leiche durch Injektion von Gelatine oder Paraffin zum Entstehen bringe. Fig. 129 zeigt Ihnen, wie bei Entwicklung eines Tumors nach der Peripherie des Eierstocks zu die Geschwulst, wie Sie es vor Ihren

---

1) Verhandl. d. Deutschen Gesellsch. f. Gynäkol. 1907, und Arch. f. Gynäkol. Bd. 84. H. 3.

Augen entstehen sahen, die Tendenz hat, aus dem kleinen Becken herauszusteigen. Ganz anders liegen die Verhältnisse, wenn ich Ihnen nun an der Leiche einen intraligamentär oder, besser gesagt, einen mesometrisch entwickelten Tumor zur Entwicklung bringe. Sie sehen ohne weiteres, wie hierbei sich die ersten Entwicklungsphasen ganz im kleinen Beckenraum abspielen, und die Tumorwandung alsbald zu allen und zu den wichtigsten Gewebs- und Gefäßbezirken in Beziehung treten muß: Der Uterus — in unserem Sammlungspräparat Fig. 130 — wird zunächst durch die Entwicklung des mesometrischen Tumors rechts stark nach links verdrängt —

Fig. 131.

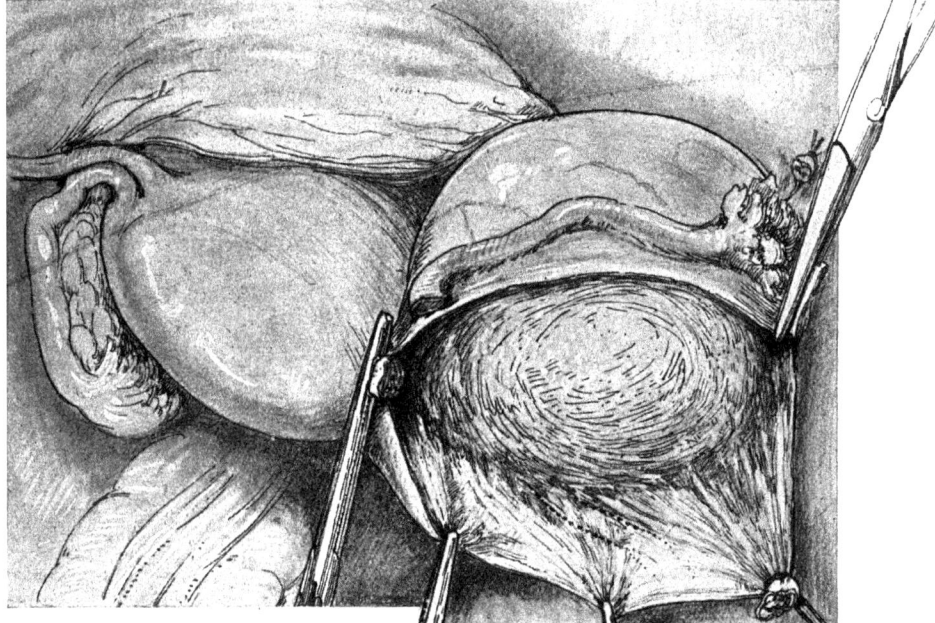

Abklemmen der zuführenden Gefäße und Eröffnung der beiden Blätter des Ligamentum latum bei dem in Fig. 130 dargestellten Tumor.
Man achte auf die Lage des Ureters!

sinistrovertiert, dabei aber gleichzeitig etwas gehoben — eleviert — und nach rechts gedreht — dextrotorquiert. Die Tube und das Ligamentum rotundum werden weit voneinander abgedrängt, die Tube stark in die Länge gezogen und torquiert. Das Ligamentum infundibulo-pelvicum ganz in die Breite gezerrt, so daß es häufig bei solchen Operationen erst mühsam gesucht werden muß. Sehen Sie auf unserem Präparat genauer hin, so können Sie die Plica ureterica dicht am medialen Rande des Ligamentum infundibulo-pelvicum erkennen und können sich denken, in wie unheimliche Nähe dieses Organ — im Gegensatz zu dem Befund bei den gestielten

Ovarialtumoren — hier mit der Geschwulstkapsel kommt. Nach vorn zu grenzt die Tumorperipherie an die Blase. Diese kann durch die wachsende Geschwulst völlig aus dem kleinen Becken herausgehoben werden, so daß sie selbst nach der Entleerung beim ersten Laparotomieschnitt verletzt werden kann. Es ist die Sache des Operateurs, eine solche gefährliche Lageveränderung der Blase vor der Operation zu erkennen und dadurch die Gefahr zu vermeiden. Der Boden der Geschwulst muß dicht über den großen Gefäßen der Iliaca und Hypogastrica gelegen sein und dem Ureter, den wir schon erwähnten. (Die Gebilde, die dort in Frage kommen, werden wir uns alsdann operations-anatomisch freizulegen haben; Sie sehen sie auf der Fig. 139 dargestellt.)

Die aus dem operations-pathologischen Bilde sich ergebenden Konsequenzen für die operative Technik: Die technischen Maßnahmen in ihrer ganzen Einfachheit bei den gestielten Ovarialtumoren haben wir schon S. 144ff. besprochen. Die Exstirpation der kurz gestielten Ovarialtumoren (ein Fall wie etwa der

Fig. 132.

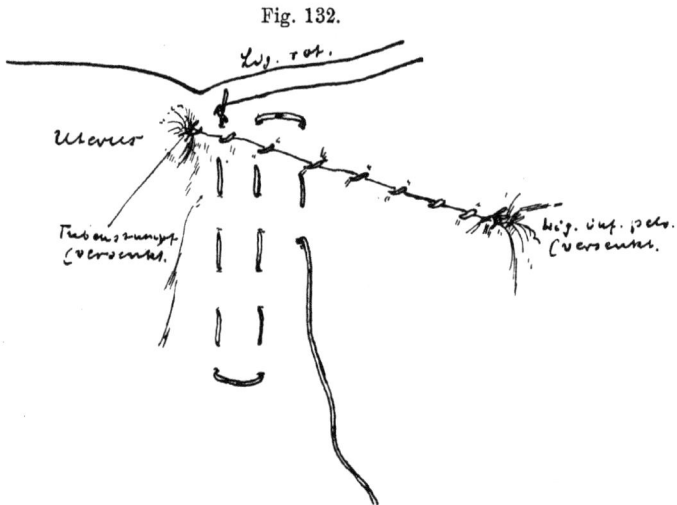

Vernähen der beiden Blätter des Ligamentum latum nach Ausschälen eines mesometrischen Ovarialtumors nach der Methode von Ashton.

in Fig. 126 dargestellte) unterscheidet sich in nichts von der Exstirpation der einfachen Tubargravidität, wie wir sie in der vorherigen Vorlesung besprochen haben: Abklemmen des Ligamentum infundibulo-pelvicum, Abklemmen der Tube und des Ligamentum ovarii proprium mit möglichster Schonung des Ligamentum rotundum und Abtragen des Tumors von dem Ligamentum latum. Unterbinden der Stümpfe. Schluß der eröffneten Blätter des Ligamentum latum durch fortlaufende Katgutnaht. Ebenso einfach spielt sich die Operation bei den Epoophoron-(Parovarial-)Zysten ab. Kann man das Ovarium, etwa wie in einem Falle wie dem in Fig. 128 dargestellten, schonen, so wird man es tun; ist das Ovarium mit in den Stiel hineingezogen oder fest an die Zyste gepreßt, so werden wir es entweder resezieren (vgl. S. 140) oder ganz mitexstirpieren müssen. Die einzelnen Akte der Operation, die Unterbindungen und die Naht verlaufen natürlich in dem gleichen Turnus und in gleicher Art und Weise.

Für die Technik der Operation der mesometrischen Ovarialtumoren kann ich Ihnen natürlich nur allgemeine Gesichtspunkte geben, erst wenn Sie alle übrigen Methoden der Beckenoperationen geübt und verstanden haben werden, können Sie an die oft schwierigen und individuell so ganz verschiedenen Operationsmanöver herangehen. Das Prinzip der Operation an unserem Sammlungspräparat Fig. 130 sehen Sie in Fig. 131 dargestellt:

1. Akt: Das prophylaktische Abklemmen der zuführenden Gefäße im Lig. infundibulo-pelvicum und an der Tubenecke, wenn nötig auch des Lig. rotundum, und zwar einmal an der Fundusecke, sodann an seinem parietalen Ende.

Fig. 133.

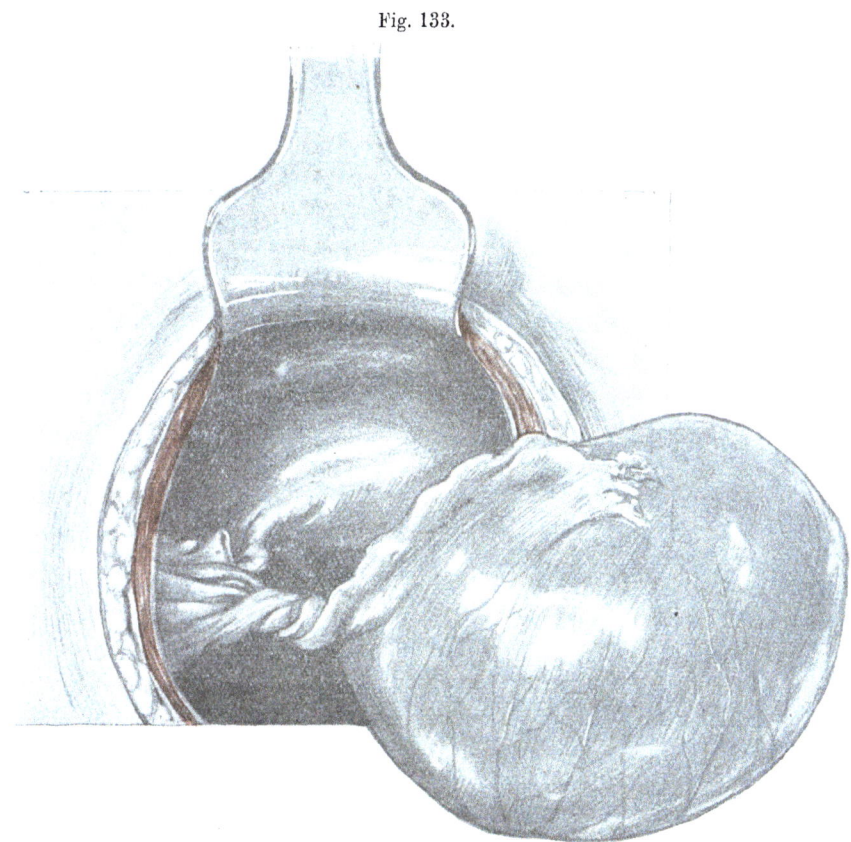

Künstliche Stieldrehung an unserem Sammlungspräparat Figg. 124 u. 125.

2. Akt: Ein über den Tumor hinweggehender, von der Fundusecke zum zentralen Stumpf des Lig. infundibulo-pelvicum reichender Peritonealschnitt.

3. Akt: Alsdann das stumpfe Ausschälen der Geschwulst, indem man sich stets möglichst dicht an der Geschwulstkapsel hält, um nicht in das gefährliche Bereich des Ureters (vgl. Fig. 131) zu kommen.

4. Akt: Schließlich Vernähen des Lig. latum von dem Fundus bis zum Lig. infundibulo-pelvicum mit gleichzeitigem Versenken der Stümpfe. Oefters empfiehlt es sich, die weit voneinander abstehenden Blätter des Lig. latum einander zu nähern, um einen schädlichen Hohlraum zu vermeiden. Ich zeige Ihnen das nach der Methode von

Ashton[1]) in Fig. 132. Die Methode ist so einfach, daß Sie dieselbe ohne weiteres aus unserer Skizze verstehen werden.

Komplikationen: Da es unmöglich ist, Ihnen alle Eventualitäten zu schildern, so mögen einige kurze Hinweise genügen. Die Schwierigkeiten, die entstehen, wenn Sie, wie hier, gezwungen sind, tief zwischen den beiden Blättern des Lig. latum zu manipulieren, werden Sie genauer in unserem Kapitel über die erweiterte Totalexstirpation der Gebärmutter kennen lernen und ich bitte Sie schon jetzt, die dort befindliche Fig. 139 sich genau anzusehen. Entsteht eine parenchymatöse Blutung, so tamponiere man zunächst ruhig das Geschwulstbett provisorisch und warte einige Zeit ganz ruhig ab. Von übereilten Umstechungen und Abklemmen muß durchaus wegen

Fig. 134.

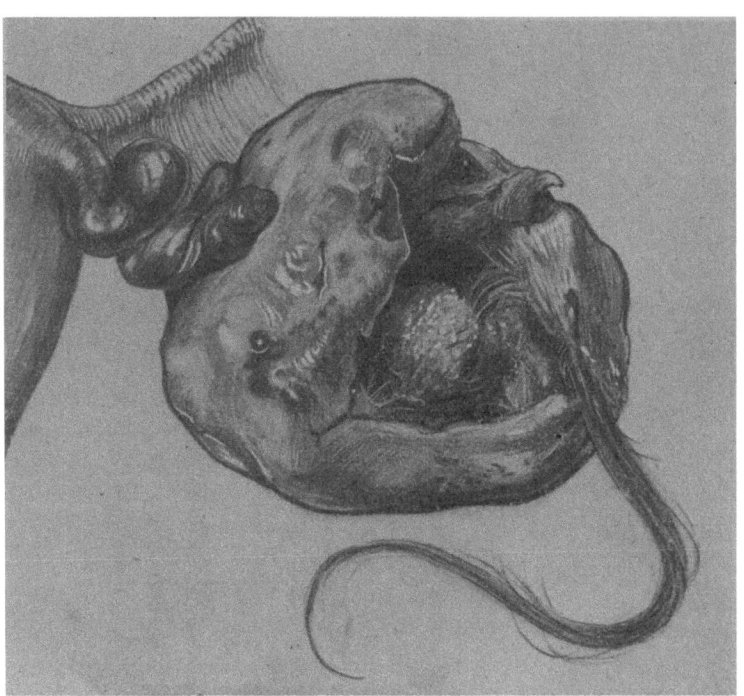

Stielgedrehtes Dermoidkystom. (Sammlungspräparat.)

der großen Gefäße und des Ureters abgeraten werden. Bei unklaren Verhältnissen lege man sich den Boden des Geschwulstbettes anatomisch so frei, wie es Ihnen die schon oben zitierte Fig. 139 zeigt. Im allgemeinen wird man dann sicher jede Blutung, auch jede arterielle, durch Abklemmen und Unterbindung tadellos stillen können, ohne befürchten zu müssen, im Dunkeln wichtige Organe zu verletzen. Fürchtet man jedoch ein leichtes Nachsickern aus venösen Gefäßen — ein seltener Fall, wenn man nach den gegebenen Ratschlägen verfährt — so empfehle ich Ihnen die **vaginale Drainage.** Ein Assistent geht mit einer Kornzange in die Scheide und drängt Ihnen die laterale, dem Geschwulstbett am nächsten gelegene Scheidenpartie vor, Sie

---

[1]) A textbook on the practice of gynecology. Philadelphia and London. 1905. p. 982.

inzidieren auf die Kornzange zu, umsäumen das Scheidenloch mit einigen Katgutknopfnähten, tamponieren nun die Höhle und leiten mit der Kugelzange den Streifen Jodoformgaze nach außen. Je exakter und anatomischer man jedoch operiert, um so seltener wird man die Drainage als nötig erachten. In seltenen Fällen, bei doppelseitig entwickelten oder sehr tief in das Parametrium hineinreichenden, einseitigen, mesometrischen Geschwülsten wird man aus technischen oder aus biologischen (Störung der Ernährung des Uterus zu fürchten) Gründen sich entschließen müssen, die Gebärmutter mitzuexstirpieren. Bezüglich der Technik verweise ich auf die betreffende Vorlesung. Unter Umständen kann in schwierigen Fällen auch mit der Totalexstirpation nach Faure begonnen werden (siehe Vorlesung der Adnextumoren und die Figg. 234—237). Nach den gleichen technischen Gesichtspunkten, wie dort beschrieben, wird man unter Umständen bei schweren Adhäsionsbildungen vorzugehen haben.

Zur Erklärung der pseudoligamentären Ovarialtumoren möge das über die pseudoligamentäre Tubargravidität Gesagte genügen, zumal sie nach Pfannenstiel äußerst selten sind.

Die Stieldrehung, die klinisch so interessant ist und so stürmische Symptome auslöst, spielt in operationstechnischer Hinsicht keine wesentliche Rolle. Man wird den Stiel zurückdrehen, und dann in gleicher Weise unterbinden. In unserem Präparat Fig. 124 haben wir künstlich, um Ihnen genauer die Beteiligung der einzelnen Komponenten des Stieles bei der Drehung zu zeigen, eine im Küstner'schen Sinne „gesetzmäßige Torsionsspirale" hergestellt (Fig. 133). Der linksseitige Tumor ist nach rechts gedreht[1]. (Rechtsseitige Tumoren drehen sich nach Küstner nach links, Zentralblatt für Gynäkol. 1891.) Fig. 134 zeigt Ihnen ein unmittelbar nach der Operation gezeichnetes, stielgedrehtes Dermoid (der Uterus ist schematisch skizziert). Sie sehen daraus, wie schwer es ist, bei wirklicher Stieldrehung die einzelnen Bestandteile des Stieles zu erkennen. Läßt sich der Stiel, wie in diesem Falle, durch ödematöse Schwellung und Verklebungen nicht mehr aufdrehen, so verzichtet man darauf und unterbindet ihn sorgfältig, möglichst nahe am Uterus so.

Nicht selten findet man gerade bei stielgedrehten Ovarialtumoren Adhäsionsbildungen, die dann zunächst nach den wiederholt gegebenen Anweisungen zu beseitigen sind.

Die Maßnahmen bei Ovarialtumoren mit infiziertem, eiterhaltigem Inhalt finden Sie in der Vorlesung über Adnextumoren.

---

[1] Ein besonders schönes Sektionspräparat eines Weichteilbeckens mit linksgedrehter rechtsseitiger, mehr als mannskopfgroßer Ovarialzyste meiner Sammlung konnte ich zum Erscheinen dieser Neuauflage leider nicht mehr zeichnerisch fertigstellen lassen.

VIII. Vorlesung.
Operationen an dem Uterus.
1. Die erweiterte Totalexstirpation.
Technik. Fehlerquellen. Operations-Anatomie und Operations-Bakteriologie. Operations-Pathologie.

Nachdem wir nun die lageverändernden, abdominalen Operationen, die Operationen an den Tuben und den Ovarien, soweit wir es in einem Operationskursus und mit Hilfe unseres Sammlungsmaterials tun können, besprochen haben, wollen wir bei unseren heutigen Uebungen mit den Operationen an dem Uterus selbst beginnen.

Daß ich hierbei die schwierigste aller gynäkologischen Operationen überhaupt — die erweiterte Totalexstirpation des Uterus und seiner Adnexe — als die erste behandele, hat seinen Grund in dem gesamten Aufbau unserer Uebungen, deren Zweck es nicht nur sein soll, Sie mit den Technizismen vertraut zu machen, sondern Ihnen auch ein gutes Bild der Operations-Anatomie zu geben. Wir haben aber ihrem ganzen Plane und ihrer ganzen Ausführung nach keine Operation an den weiblichen Geschlechtsorganen, in deren Verlauf Sie eine so umfassende operationsanatomische Uebersicht gewinnen und üben können, wie die „erweiterte Totalexstirpation".

Die erweiterte Totalexstirpation des Uterus und seiner Adnexe (nach Wertheim-Bumm[1]).

Das Wesen dieser Operation besteht nun darin, möglichst den gesamten Genitalapparat zu entfernen und nicht nur diesen, sondern auch die mit ihm in Verbindung stehenden Lymphdrüsen und Bindegewebslager mit zu exstirpieren. Daß dieses Vorgehen nur bei malignen Erkrankungen der Gebärmutter geübt wird, brauche ich wohl nicht des näheren hervorzuheben[2].

---

1) Ich schildere Ihnen den Operationsverlauf so, wie ich ihn bei meinem Lehrer Bumm gelernt, mit einigen kleinen Modifikationen, die ich selbst dann später als zweckmäßig empfunden habe.

2) Das große Verdienst, als erster einen karzinomatösen Uterus abdominal entfernt zu haben, gebührt Wilhelm Alexander Freund, der diese Operation am 30. Januar 1878 mit glänzendem Heilerfolg zuerst ausführte. Eine kurze Beschreibung der bis in die Einzelheiten genial ersonnenen und nach vorheriger Uebung an der Leiche, bei der Lebenden durchgeführten Operation finden Sie in Tabelle X am Schluß dieses Buches. Nächst seinen Schülern folgten ihm auf dem beschrittenen abdominalen Wege nach: G. W. Freund, Funke, Veit, Mackenrodt, Küstner, Reynier, Ricard, Jacobi, Quenu u. a. m. Die Freilegung der Ureteren empfahlen und übten vor Wertheim: Rieß (Entfernung der regionären Lymphdrüsen, Zeitschr. f. Geb. u. Gyn., 1895 u. 1897); Clark (Howard Kelly's Klinik); Rumpf (Zeitschr. f. Geb. u. Gyn., XXXIII.). Wertheim beschäftigte sich mit der nach ihm benannten Operation seit dem Herbst 1898 (zitiert nach Wertheim, Die erweiterte abdominale Operation usw., Urban & Schwarzenberg 1911).

Technik, Operations-Anatomie und Operations-Bakteriologie.

Vorbereitung: Von Instrumenten legen Sie sich alle Ihnen schon bekannten Instrumente zurecht. Scharfe und stumpfe Klemmen kann man nie genug haben. Ein gutes Bauchdeckenspekulum, etwa nach Franz, Stöckel oder Schubert, ist außerordentlich wesentlich. Von neuen Instrumenten kommt noch hinzu: eine stumpfe, die Gewebe des Uterus nicht verletzende und dabei doch festhaltende Klemme. Ich benutze dazu die von Mainzer angegebene Klemme (Fig. 137 u. folgende), eine ähnliche ist auch von Küstner u. a. m. konstruiert worden. Für das Erfassen von Gefäßen in der Beckentiefe sind lange, stumpfe Klemmen sehr bequem, unbedingt nötig sind sie jedoch nicht, wenn man gewohnt ist, bei gut freigelegtem Operationsterrain mit unseren Ihnen ja schon bekannten stumpfen Klemmen zu arbeiten.

Bei Portio- und Zervixkarzinomen empfiehlt es sich, unmittelbar vor der Operation von einem bei der Operation nicht beteiligten Assistenten die Portio freizulegen und die erreichbaren Karzinommassen zu verschorfen und alsdann die Scheide zu desinfizieren[1]). Ueber die hierzu notwendigen Instrumente und Technizismen sei auf das Kapitel im II. Teile unseres Buches „die vaginalen Methoden" verwiesen.

1. Akt: Der Laparotomieschnitt.
Die Lagerung ist steilste Beckenhochlagerung bei bester Beleuchtung.
Die Schnittführung. Während wir im allgemeinen den Längsschnitt bevorzugen, sind eine Reihe von Operateuren begeisterte Anhänger des Querschnittes, einmal der besseren Uebersicht halber, zum anderen, weil sie durch geistreich ersonnene Methoden einen Abschluß des Operationsterrains von der Bauchhöhle erzielen wollen. Auf beide Momente müssen wir ganz kurz näher eingehen.

Es ist zweifellos, daß der Bogenschnitt von Mackenrodt, dessen einzelne Details Sie in der Tabelle X (am Schluß des Buches) aufgezählt finden, die beste Uebersicht gewährt, wie ich Ihnen das an jeder Leiche demonstrieren kann. An der Lebenden fehlen mir eigene Erfahrungen, da ich bisher meist mit dem Längsschnitt unter ausgiebiger Benutzung des Stöckel'schen Spekulums ausgekommen bin. Ich erwähnte schon (S. 66), daß mir in einem Falle der gewöhnliche Aponeurosenquerschnitt nach Pfannenstiel unter Benutzung des Franz'schen Rahmenspekulums eine ganz vortreffliche Uebersicht gegeben hat. Franz operiert stets in dieser Weise. (Aehnliche Schnittmethoden sind von Bardenheuer, Schede und Amann angegeben.) Die Verwendung des Pfannenstiel'schen Querschnitts wird außerdem von Krönig, Döderlein u. a. m. empfohlen. Im übrigen kann man auch bei dem Längsschnitt, wenn die Bauchdecken sehr straff sein sollten, dadurch bedeutend an Raum gewinnen, daß man die Musculi recti von innen her (also subkutan) durchschneidet, ein Vorschlag, der schon seinerzeit von Wilhelm Alexander Freund (vgl. Tabelle XI) gemacht wurde. So sehr, wie wir in unseren anatomischen Betrachtungen auf S. 52 bis 58 gesehen haben, der Querschnitt der anatomischen Struktur der Bauchdecken gerecht wird, so wenig entspricht er meines Erachtens gerade beim Karzinom den bakteriologischen Besonderheiten dieser Fälle.

---
1) Die Methode des Uebernähens der Portio mit Scheidenschleimhaut, die Rieß zuerst (Zeitschrift f. Gyn., Bd. XXXII) anwandte, haben wir durch eine andere, später zu beschreibende Methode ersetzt. Bumm ist jetzt auch von dem Uebernähen der Scheide abgekommen und benutzt zur Desinfektion der Vagina nach dem Verschorfen 5 proz. Argent. nitricum-Lösung. (Sigwart, Die Technik der Radikaloperation des Uteruskarzinoms. Wiesbaden 1911, Bergmann.)

Während wir bisher stets am keimfreien Operationsgebiet unsere Maßnahmen ausführen konnten, ist die erweiterte Totalexstirpation wegen Karzinoms das erste Beispiel einer Operation mit endogenen Keimen. Gerade für die Frage der endogenen Keimansiedlung beim Uteruskarzinom, die für den Operateur von höchster Wichtigkeit ist, hat meine „Dreitupferprobe"[1]) (l. c. und Verhandl. d. Deutschen Gesellsch. f. Gyn., Dresden 1907) einige Klarheit geschaffen. Während man schon lange wußte, daß das karzinomatöse Gewebe außerordentlich häufig von Keimen aller Art, für den Operateur besonders wichtig, von Streptokokken und Staphylokokken besiedelt wird, und während wir Fromme den Nachweis von Streptokokken mittels Schnittfärbung in den Lymphdrüsen Karzinomatöser verdanken, Untersuchungen, die ich auch bakteriologisch bestätigen konnte, habe ich als erster den Nachweis des Vorkommens von Streptokokken in den parametranen Bindegewebslagern durch eben diese Dreitupferprobe erbracht. (Dieser Befund wurde später von Barth [Archiv f. Gyn., Bd. 87, H. 2], besonders aber von Hannes [Zeitschr. f. Geburtsh. u. Gyn., 1910, Bd. 66, S. 150] bestätigt.) Ebenso wie ich betont Hannes, „daß das primäre Vorkommen von Streptokokken im Parametrium dem Todesurteil für die betreffende Operierte gleichkommt, wenn man, ohne zu drainieren, die Operationswunde schließt"[2]).

Sie sehen, meine Herren, wie mit dem Augenblick, wo wir in keimhaltigen Gebieten operieren müssen, zu den operations-anatomischen und operations-pathologischen Betrachtungen die Kenntnis der für die Operation, für ihre Anordnung, wie für die technischen Maßnahmen in gleicher Weise wichtigen bakteriologischen Besonderheiten in Frage kommen. (Die ersten, die zielbewußt die Bedeutung dieser Frage erkannten, waren Brunner und Döderlein.)

Der exogenen Keimverschleppung können wir durch erhöhte Asepsis begegnen, die endogenen Keime aber werden wir direkt durch unsere operativen Maßnahmen zur Aussaat bringen und müssen nun auch nach technischen Mitteln suchen, die sie unschädlich machen.

Diese Gefahren einer endogenen Keimverschleppung waren natürlich schon längst den Operateuren bekannt, wenn sie sehen mußten, daß ihre Operierten nach glatt und aseptisch einwandfrei ausgeführten Operationen an einer akuten Sepsis zugrunde gingen. Und aus diesen Ueberlegungen erwuchsen dann Methoden, die besonders von Mackenrodt, Amann, Krönig und Döderlein ausgebildet wurden, um durch einen Peritoneallappen (Einzelheiten siehe Tabelle XI), der sich beim Querschnitt besonders gut

---

1) Siehe auch Liepmann, Zur Bakteriologie und Technik der Beckenausräumung beim Uteruskarzinom. Charité-Annalen. Bd. XXXII. S. 415. G. Winter, Ueber Selbstinfektion. Zentralbl. f. Gyn. 1911. Nr. 43, und Liepmann, Ebendaselbst. 1911. Nr. 51. S. 1710.

2) An der Klinik Kümmell's hat Ebert (Beiträge z. klin. Chir., Bd. 68, Heft 2) an 114 Fällen Untersuchungen über den Wert der „Dreitupferprobe" angestellt und kommt unter anderem zu folgenden Schlüssen:

1. Die Dreitupferprobe dient bei fieberfreien, sterilen Operationen als Kontrolle für den Operateur, der dann bewußt steril operiert. Sie gibt Aufklärung bei fieberhaftem Verlaufe und gestattet eine sichere Prognose.
2. Bei fieberhaften Fällen und bei dem Vorhandensein von Exsudaten entscheide möglichst die bakteriologische Untersuchung der Wundbehandlung, speziell der Drainage und der Spülung.
3. Eine Mischinfektion und die Anwesenheit von Streptokokken im Exsudate verschlechtern die Prognose.

bilden läßt, oder durch einen Peritoneal-Faszienlappen (Krönig-Döderlein) das Wundgebiet von der übrigen Bauchhöhle abzuschließen. Wer jemals operations-bakteriologisch gearbeitet hat, weiß, wie wichtig die Worte Latzko's waren, daß man nicht „bakteriendicht" nähen kann, und deshalb wird man mit diesen Methoden nicht viel erreichen können. Ganz abgesehen davon, daß man bei der Bildung des peritonealen oder peritoneal-faszialen Decklappens diesen von seiner anatomischen Unterlage abpräparieren muß und dadurch neue Bahnen einer Infektion eröffnet. — Ebenso sprechen die endogenen Keime (nicht die operations-anatomischen Ueberlegungen) gegen den Querschnitt, von dem es feststeht, daß er bei striktester Asepsis vorzügliche Resultate gibt, daß er aber bei Infektion weit mehr als der Längsschnitt der Bildung von Phlegmonen Vorschub leistet.

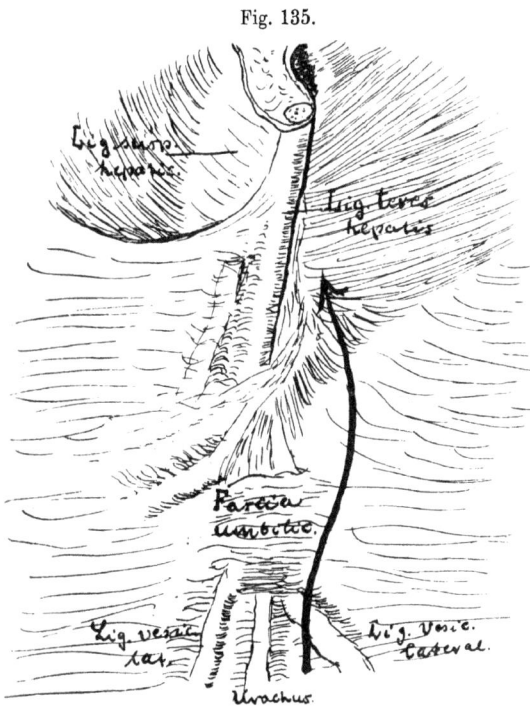

Fig. 135.

Die Nabelgegend von hinten gesehen. Nach Testut und Jakob.

Wir legen jetzt also den geraden Laparotomieschnitt, etwa fingerbreit oberhalb der Symphyse beginnend, bis zum Nabel oder, falls es sich als nötig erweist, sogar den Nabel links umgreifend an.

Operations-Anatomie der Nabelgegend. Figg. 135 und 136 zeigen Ihnen die Gründe, weshalb wir den Nabel links zu umschneiden haben. Entsprechend dem fötalen Kreislauf stoßen hier 3 Gefäße zusammen und außerdem tritt noch der Urachus an den Nabel heran. Alle diese 4 Gebilde stellen nach ihrer Obliteration bindegewebige Bänder dar. Die Arteriae umbilicales, die Ihnen schon bekannten Ligamenta vesicalia lateralia, der Urachus, das Lig. vesicale mediale und die Vena umbilicalis, das Ligamentum teres hepatis, das seinerseits durch Erheben einer mächtigen Bauchfellfalte, die auf Fig. 135 deutlich sichtbar ist, wiederum das Lig. suspensorium hepatis bildet. Wollen wir also das Lig. teres hepatis schonen, so müssen wir links vom

Nabel unseren Erweiterungsschnitt führen. Auf beiden Figuren ist die Fascia umbilicalis deutlich sichtbar.

2. Akt: Das Freilegen des Operationsterrains.

Haben wir schon immer das gute Freilegen des Operationsterrains für den Grundstein eines sachgemäßen chirurgischen Vorgehens angesehen, bei dieser Operation ist es die notwendigste Prämisse, um zum Ziele zu gelangen. Da wir hier wenigstens im späteren Verlaufe der Operation an einem keimverdächtigen Substrat operieren, so ist es zweckmäßig, von vornherein die Bauchdecken durch um die Wundränder gelegte Billroth-Batisttücher zu schützen; dieselben werden am besten mit einigen Nähten an die Bauchdecken fixiert und durch die Branchen des Spekulums exakt, fest und ohne Raumbehinderung zu verursachen angedrückt. Wenn Sie alsdann ein gutes Bauchspekulum angelegt haben, wenn Sie mit den Bauchtüchern gut die Därme in den Oberbauchraum gelagert haben, dann müssen Sie bei der Operation alles das sehen, was Ihnen unsere Figuren zeigen[1]), und alles das nicht sehen, was auf ihnen nicht zu finden ist, nämlich den Dickdarm

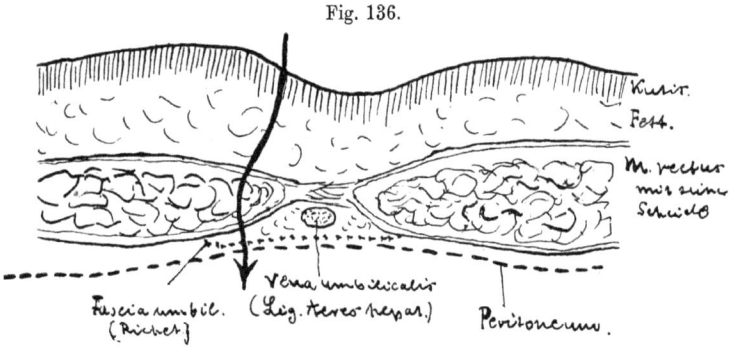

Fig. 136.

Horizontalschnitt durch den Nabel. Nach Testut und Jakob.
Der Pfeil gibt die Richtung des Operationsschnittes an.

und das Konvolut von Dünndarmschlingen. Um diese notwendige Uebersicht zu erreichen, werden wir bei der Leiche oft genötigt sein, die Därme zu eventrieren; bei der Lebenden rate ich Ihnen, stets so lange zu warten, bis bei guter Lumbalanästhesie oder guter Narkose die Därme aus dem Bereich des Operateurs verschwunden sind.

Der Operationsplan. Der Operationsplan hat unter Berücksichtigung der anatomischen und, wie wir gesehen haben, der bakteriologischen Besonderheiten zu erfolgen: Die Unterbindung der zuführenden Gefäße (Art. ovarica, Art. ligamenti rotundi, Art. uterina) unter Freilegung des Ureters ist der erste Teil der Operation. Die Entfernung der Lymphdrüsen, die Eröffnung der Scheide, die Durchtrennung der Parametrien, muß der letzte Teil sein; denn wenn wir auch beim Absetzen der Scheide durch geeignete Maßnahmen, wie wir sehen werden, das karzinomatöse Geschwür ausschalten können, so kann beim Ausschälen einer Lymphdrüse diese bersten und den streptokokkenhaltigen Inhalt aussäen, oder es können Streptokokken bei der Eröffnung der parametranen Wundränder freiwerden[2]); und je später das Unvermeid-

---

[1]) Die Figuren sind ohne jeden Schematismus aktmäßig nach der Natur gezeichnet.
[2]) Vgl. Liepmann, Charité-Analen. Bd. XXXII. S. 415ff.

liche geschieht, je weniger nachher das keimhaltige Material durch unser Manipulieren weiter geschleppt und in die Wunden geimpft wird, um so besser.

3. Akt: Die Versorgung der zuführenden Arterien unter Freilegen des Ureters und der großen Gefäßstämme rechts.

Zunächst wird das Lig. infundibulo-pelvicum durch Erheben des Fimbrienendes der Tube hochgehoben, angespannt und dann abgeklemmt. Das Erheben dieser Bauch-

Fig. 137.

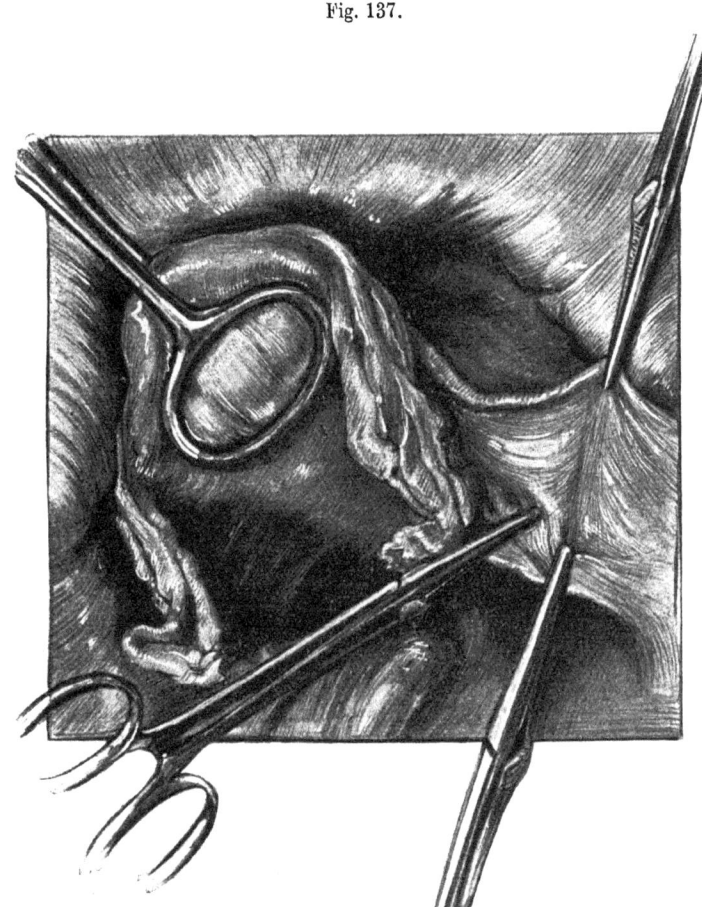

Erweiterte Totalexstirpation.
Der Uterus wird mit Mainzer'scher Zange nach links gezogen, das Lig. infundibulo-pelvicum mit 2 Kocher'schen Klemmen gefaßt. Die obere Klemme liegt am Lig. rotundum.

fellduplikatur ist wichtig, da, wie Sie wissen, ihr parallel die Plica ureterica verläuft. Mancher Anfänger hat schon bei diesem ersten Schnitt den Ureter mitdurchschnitten, wenn er diese Vorsicht außer acht ließ oder trotz dieser Vorsicht mit der zu weit vorgeschobenen Klemme den Ureter mitfaßte, und ich verweise Sie auf die Vorlesung über die Operationen an dem Ureter, wo Sie des Näheren hören werden, wie gefährlich gerade eine Durchschneidung des Harnleiters an dieser Stelle zu sein pflegt. Nach dem Durchschneiden zwischen den beiden Klemmen unterbinden Sie am besten sofort —

um nicht durch zu viel Klemmen gestört zu sein, den peripheren Stumpf mit der von uns schon so oft geübten Durchstechungsligatur. Die Fäden lassen Sie zweckmäßig lang und armieren sie mit einer Klemme, damit Sie diese Stelle immer sofort finden und vorziehen können. Wenn Sie es nicht schon vor dem Anlegen der Klemmen an das Lig. infundibulo-pelvicum getan haben, so erfassen Sie jetzt den Uterusfundus fest mit der Mainzer'schen Klemme. Dieselbe hat zwei Vorteile: erstens faßt sie den Uterus fester als die gewöhnlichen Hakenzangen, reißt nicht aus und zweitens in bakteriologischer Hinsicht besonders wichtig, eröffnet sie niemals das Cavum uteri, was unter Umständen (Pyometrabildung bei Zervixkarzinomen) ganz besonders gefährlich sein kann und schon bei dem ersten Manöver die Operation aus einer aseptischen in eine infizierte verwandeln kann. Mit dieser Klemme lassen Sie sich den Uterus von Ihrem Assistenten stark nach vorn und auf die Gegenseite ziehen, d. h. stark nach

Fig. 138.

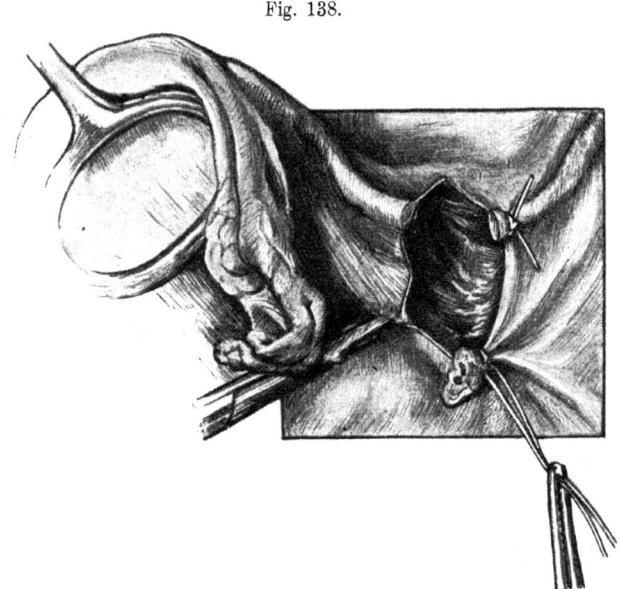

Das Ligamentum infundibulo-pelvicum (rechts) ist unterbunden, ebenso der periphere Abschnitt des Ligamentum rotundum. Man sieht die Richtung des das Ligamentum latum eröffnenden Schnittes.

links ziehen, wenn Sie, wie wir auf unserer Fig. 137, auf der rechten Seite beginnen. Jetzt wird das Lig. rotundum mit einer Klemme etwa in der Mitte seiner Pars iliaca gefaßt. Diese beiden Manöver lassen sich auch, wie Ihnen die Fig. 137 zeigt, zu einem vereinen. Dann wird gleichzeitig das Lig. infundibulo-pelvicum durchschnitten, ein leichter, oberflächlicher, nur das Peritoneum durchtrennender Schnitt über die durch die angelegten Klemmen plattformartig verbreiterte Kuppe des Lig. latum geführt (vgl. Fig. 138) und das Lig. rotundum zentralwärts von der Klemme durchschnitten und unterbunden. Sollte wider Erwarten der den zentralen Teil des Lig. rotundum versorgende Ast der Uterina stärker entwickelt sein und bluten, dann legen Sie noch eine Klemme an diesen. Nötig ist das in den meisten Fällen nicht. Jetzt wird einfach, wie ein mit der Klemme gefaßtes Gefäß, das Lig. rotundum, d. h. der periphere in der Klemme gefaßte Stumpf, unterbunden und der Faden sofort kurzgeschnitten. Das ist das Stadium, wie es Ihnen unsere Fig. 138 zeigt. Bei allen diesen Manövern auf der rechten Seite des Uterus steht der Operateur rechts.

Nun erfolgt der wichtigste Akt, das stumpfe Auseinanderdrängen des vorderen und hinteren Blattes des Lig. latum und das stumpfe Abschieben des lockeren, die großen Gefäße und den Ureter überdeckenden Bindegewebes. Die Zeigefinger der rechten und der linken Hand gehen in den durch unsere (in Fig. 138 dargestellte) Schnittführung entstandenen Spalt zwischen die beiden Blätter des Ligamentum. Indem sich nun langsam und vorsichtig vorwärts grabend beide Finger voneinander entfernen, wird das lockere Bindegewebe auseinandergedrückt und die in ihm gelagerten wichtigen Gebilde mit einem Schlage freigelegt. Hierbei ist zu bemerken, daß dieses Auseinanderdrängen möglichst nach lateralwärts zu erfolgen hat, damit der an dem medialen Blatt gelegene Ureter nicht bei dieser Manipulation unnötigerweise isoliert und in seiner Ernährung gestört wird. Gibt unsere Schnittführung zu wenig Raum, so verlängert man den Peritonealschnitt etwas über das Lig. infundibulo-pelvicum hinaus, d. h. nach proximalwärts. Verlängert man den Schnitt — wie das manche Operateure tun — blasen-, d. h. distalwärts, dann verliert, wie ich das oft beobachtet habe, die Wunde leicht ihre übersichtliche Konfiguration. Bei mageren Individuen genügt einfach das beschriebene Manöver, um Verhältnisse zu schaffen, wie sie Ihnen die Fig. 139 zeigt. Sie erkennen ohne weiteres die durch unsere Schnittführung gegebene Begrenzung des Operationsgebietes: Rechts unten sehen Sie die im Lig. infundibulo-pelvicum unterbundenen Vasa ovarica und sehen, daß wir zur besseren Orientierung die Unterbindungsfäden lang gelassen haben. Verfolgen wir nun den vorderen peritonealen Schnittrand, so treffen wir zunächst auf die periphere Partie des unterbundenen Lig. rotundum; die kleine Arterie, aus der Arteria epigastrica inferior stammend, ist nicht zu sehen. Von dort zieht der Peritonealspalt bogenförmig zum zentralen Stumpf des Lig. rotundum, der nicht unterbunden und abgeklemmt wurde; sollte es aus dem Ast der Arteria uterina, der bekanntlich in diesem Teile des runden Mutterbandes verläuft, bluten, dann klemmt man auch die periphere Partie ab und schlägt die Klemme, um nicht beim Operieren behindert zu sein, nach medialwärts. Jetzt folgt der zwischen dem Lig. rotundum und den abgeklemmten Adnexen gelegene Teil; die Klemme ist auf unserer Figur nach links unten über das Rektum gelegt.

Zunächst suchen wir uns jetzt den Ureter auf, der, wie ich das in jedem Kurs beobachten kann, viel leichter zu finden ist als das Lig. rotundum im Leistenkanal bei der Alexander-Adams'schen Operation. Die Lage des Ureters ist klar gegeben. Sie sehen ihn, wenn Sie ihn zu sehen gewohnt sind, durch das Peritoneum hindurchscheinen (in Fig. 139 in der rechten unteren Randpartie des Bildes), wenn er nicht sogar eine Plica ureterica bildet, und parallel den Vasa ovarica über die Arteria iliaca communis fast genau über dem wichtigen Gefäßwinkel hinwegziehen. Im weiteren Verlauf liegt er dem hinteren Blatt des Ligamentum latum an, bis er schließlich etwa 1—1½ cm von der Zervix entfernt (vgl. Fig. 166) in die Blase mündet.

Haben Sie die Lage des Ureters sich genau eingeprägt, so ist es leicht, von ihm aus alle übrigen Gebilde zu finden.

Dicht an der Stelle, wo der untere Wundrand den Ureter schneidet, liegt der Gefäßwinkel, gebildet von der Arteria iliaca externa (lateralwärts) und der Arteria hypogastrica (medialwärts). Zwischen diesen beiden großen Gefäßen sehen Sie auf unserem operations-anatomischen Präparat (Fig. 139) eine kleine, geschwollene Lymphdrüse liegen.

Das Aufsuchen der Arteria uterina, unsere nächste Aufgabe, erfolgt am besten von zwei Seiten: einmal, indem wir dem Verlaufe der Arteria hypogastrica folgen, zum anderen, indem wir sie, dem Verlaufe des Ureters folgend, dort an ihrer Kreuzungsstelle mit dem Harnleiter antreffen. Die Arteria uterina läuft, wie Sie sehen, über den Ureter. Meist ist sie an dieser wichtigen Stelle von zwei Venen begleitet, von denen die eine über dem Ureter, die andere unter diesem verläuft. Doch kommen

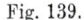

Fig. 139.

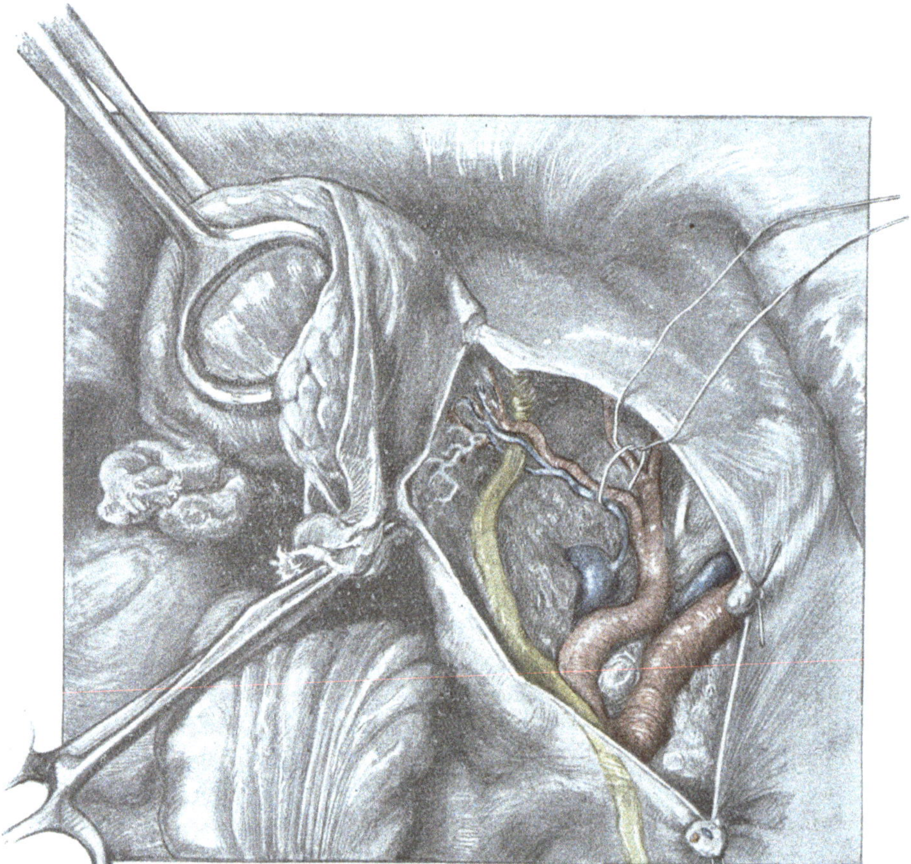

Der Ureter und die großen Gefäße sind freigelegt. Um die Vasa uterina ist ein Faden gelegt, um die Stelle der nachherigen Unterbindung zu kennzeichnen. Neben dem Truncus umbilico-uterinus schimmert weiß der Nervus obturatorius.

bezüglich dieser Venen alle möglichen Variationen vor, es können zwei Venen über dem Ureter und keine unter ihm, oder zwei Venen über und ein bis zwei Venen unter ihm verlaufen. In unserem Falle stammen beide Venen aus einem gemeinsamen Ast aus der Vena hypogastrica, oft sind es auch zwei getrennte Aeste. Alle diese Varianten interessieren uns zunächst nicht, wir werden auf den venösen Apparat zurückzukommen haben, wenn wir am Schlusse unseres Buches über die Venenunterbindung bei der Pyämie reden werden. Nachdem wir nun die Arteria uterina gefunden haben, handelt es sich für uns darum, den Ort ihrer Unterbindung aufzusuchen: Die Arteria uterina wird möglichst dicht an ihrem Austritt aus der Arteria hypogastrica unterbunden, jedenfalls so, daß die Arteriae vesicales superiores geschont werden. Diese Stelle ist auf unserer Fig. 139 durch einen umgelegten Faden markiert. Aus diesem Grunde müssen Sie vor der Unterbindung der Uterina stets den Stamm der Arteriae vesicales superiores (manchmal ist es auch nur ein Gefäß) aufsuchen, was leicht gelingt. Sehr häufig verlaufen die Arteria uterina und die Arteria umbilicalis, das ist die eigentliche Arteria vesicalis superior, aus einem gemeinsamen Stamme, wie es Ihnen auch unser Präparat zeigt. Dann darf natürlich die Arteria uterina erst an

Fig. 140.

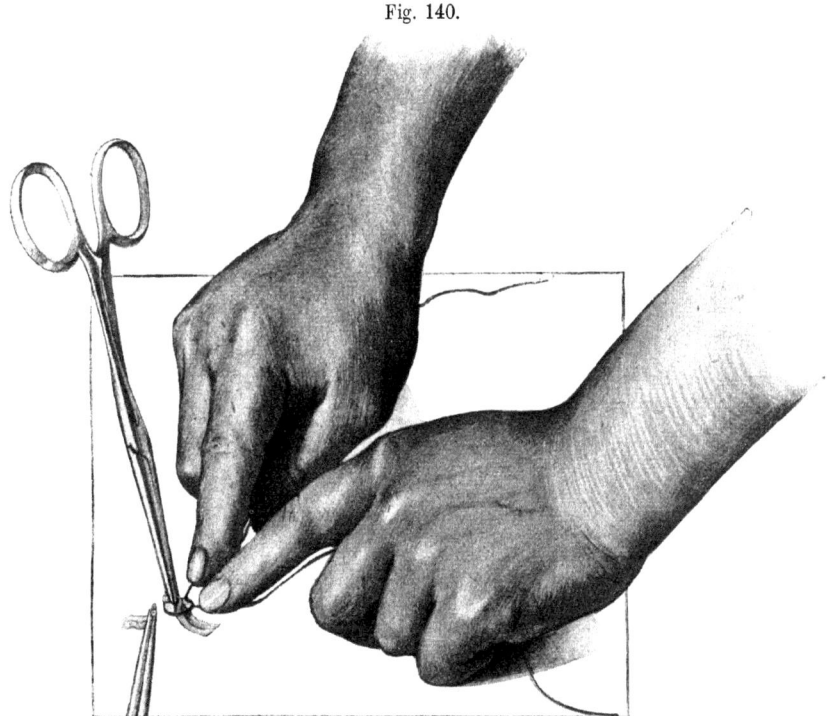

Handhaltung bei der Unterbindung der Arteria uterina.

der Stelle unterbunden werden, wo sie von diesem gemeinsamen Stamme abzweigt. Als man den Wert der Arteria umbilicalis für die Versorgung der Blase über Gebühr schätzte, hat man geglaubt, daß die Blasengangrän, die man durch die Operation auftreten sah, infolge der Unterbindung dieses Gefäßes entstanden sei. Die wahre Ursache liegt aber in Läsionen der Blasenwand, die dann dem subserösen Wundraum angelagert sind, und daher leicht infiziert werden können. Näheres siehe in der Vorlesung X.

Technizismen bei der Unterbindung der Uterina:

1. Das Erfassen der Uterina hat nur mit langen, stumpfen Klemmen nach genügendem Freilegen zu geschehen.

2. Es ist dem Assistenten einzuschärfen, nicht an diesen Klemmen zu ziehen, weil man sonst die Uterina sehr leicht an ihrer Abgangsstelle vom Truncus umbilicalis

oder von der Hypogastrica ausreißen kann. Dann entsteht natürlich eine schwere, dem Anfänger sehr gefährliche Blutung. Tritt dieser Fall ein, so komprimiert der Operateur am besten mit der linken Hand die Arteria hypogastrica oder die Arteria iliaca communis und erfaßt mit einer stumpfen Klemme, die er in der rechten Hand hält, während der Assistent mit Stieltupfern tupft, den abgerissenen Stumpf. Geht das nicht, so muß er wohl oder übel den Truncus umbilicalis oder die Hypogastrica unterbinden, daher Vorsicht beim Halten dieser Klemmen.

3. Beim Durchschneiden werden die Klemmen vom Assistenten etwas von der Unterlage gelüftet. Gewöhnlich werden gleichzeitig die Uterinvenen mit abgeklemmt sein. Sollte es nach dem Durchschneiden aus der unteren Vene bluten, so muß die-

Fig. 141.

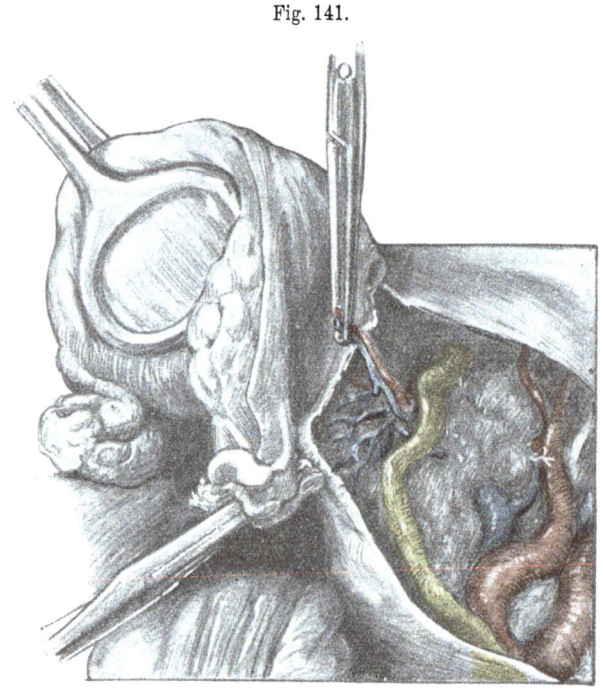

Die Arteria uterina ist unterbunden, der mediale Teil wird über den Ureter uterinwärts geklappt.
Der Ureter ist „frei bis zur Blase".

selbe nochmals isoliert gefaßt werden. Alle diese Manöver haben ruhig und mit leichter Hand zu geschehen.

4. Das Unterbinden des lateralen Stumpfes fällt dem Anfänger gewöhnlich recht schwer. Sie nehmen einen losen Katgutfaden (Nr. 4 nach Dronke), bilden eine Schlinge zunächst um die den Stumpf haltende Klemme herum, ziehen die Schlinge etwa so weit zu, wie Sie es auf Fig. 139 (ohne Klemme und vor dem Durchschneiden gezeichnet) sehen, und jetzt gehen die beiden Zeigefinger an die Schlinge heran, schieben sie unter die Klemmenspitze, gleichzeitig den Faden zuschnürend; d. h. Ihr Faden hat sich der Uterina, nicht, wie das stets die Anfänger meinen, die Uterina Ihrem Faden zu nähern. Sie sehen die richtige Handhaltung auf Fig. 140 dargestellt. Wird der Faden statt tief unten, wie es unsere Figur zeigt, möglichst lang angefaßt, dann gibt

es zwei Möglichkeiten, entweder rutscht die Schlinge immer wieder auf die Klemme zurück oder aber die Uterina wird bei diesem statt nach den Seiten, nach oben gerichteten Zug abgerissen.

5. Nach dem Unterbinden wird sofort der Unterbindungsfaden kurzgeschnitten, damit nur ja kein Zug mehr durch Unvorsichtigkeit des Assistenten oder des Operateurs ausgeübt wird.

Nach der richtigen Unterbindung der Uterina wird die den medialen Stumpf des Gefäßes haltende Klemme gefaßt, nach medialwärts gezogen und möglichst stumpf mit Hilfe einer geschlossenen Cooper'schen Schere über den Ureter zurückpräpariert, wie es Ihnen Fig. 141 zeigt. Auf dieser Figur sehen Sie auch den unterbundenen lateralen Stumpf der Arteria uterina mit den ganz kurzgeschnittenen Unterbindungsfäden, außerdem die Einmündungsstelle des nunmehr freigelegten Ureters in die Blase. Dieses Freilegen des Ureters bis zur Blase kann oftmals an der Lebenden bedeutende Schwierigkeiten bereiten; in diesen Fällen rate ich, diesen Akt der Operation so lange zu verschieben, bis Sie sich die Parametrien so weit freigelegt und angespannt haben, wie Sie es auf Fig. 146 dargestellt finden. Auf der durch das Anspannen fest gemachten Unterlage präpariert sich alsdann der Ureter leichter frei, auch wird durch die Traktion die in Fällen sehr störende venöse Blutung auf ein Minimum reduziert. Bei allen diesen Manövern ist es wichtig, daß der Uterus straff nach links gehalten wird, damit die Gewebe angespannt sind und man gut stumpf präparieren kann.

Zum Schluß wird ein mit einem Faden versehenes Bauchtuch in das Wundgebiet gesteckt, um venöse Blutungen durch Tamponade zu stillen. Nichts ist falscher, und Bumm[1]) hat stets besonders darauf hingewiesen, als an dieser Stelle venöse Blutungen mit Klemmen oder durch Umstechungen zum Stillstand zu bringen.

4. Akt: Schnittführung wie im 2. Akt und die Versorgung der zuführenden Arterien unter Freilegen des Ureters und der großen Gefäßstämme links[2]).

Der Operateur tritt zweckmäßig auf die linke Seite, um dem Operationsgebiet näher zu sein und vor allem, um gut und direkt auf den Ureter, der sich ja an dem medialen Blatt des Peritoneums befindet, blicken zu können. Der Uterus wird stark nach rechts gezogen. Die übrigen Maßnahmen sind genau so wie auf der rechten Seite und bedürfen daher keiner nochmaligen Erwähnung[3]).

5. Akt: Der vordere Vereinigungsschnitt. Das Abschieben der Blase und das Freilegen der Zervix vorn.

Während unser erster Schnitt (S. 169, Fig. 138—139) vom Lig. infundibulopelvicum bis zum Lig. rotundum reichte, verbindet unser jetzt auszuführender Peritonealschnitt die vorderen Wundecken, von einem Lig. rotundum zum anderen reichend, miteinander. Der Operateur steht von jetzt ab wiederum auf der rechten Seite. Diese Schnittführung hat den Zweck, durch Abschieben der Blase die Zervix und die obere Partie der Scheide freizulegen und durch diesen Zweck ist seine Richtung genau gegeben. Sobald der Uterus, der bis jetzt stets nach der Seite gehalten war, stark nach dem Promontorium zu mit der Klemme gezogen wird (Fig. 142), sieht man deutlich

---

[1]) Zeitschr. f. Geb. u. Gyn. Bd. 55. 1905, und Charité-Analen. XXXI. Jahrg. 1907. Liepmann; Charité-Annalen. XXXII. Jahrg. 1908.

[2]) Hier ist der 2. Akt und 3. Akt der Einfachheit halber zu einem Akt zusammengefaßt.

[3]) Man achte hierbei auf das von mir zuerst beschriebene Ligament. infundibulo-colicum (siehe Vorlesung XII, Figg. 239—241). Liepmann, Virchow's Archiv. 1912. Februar-Heft.

die Blasen-Zervixgrenze. Ueber diese wird der Schnitt, der nur das Peritoneum zu durchtrennen hat, geführt. Mit einem Stieltupfer gelingt es, sofern das Karzinom von der Zervix noch nicht auf die Blase übergegriffen hat, leicht, die Blase weit nach unten abzuschieben. Spannen sich hierbei einige Bindegewebsfasern an, so werden sie mit der Cooper'schen Schere durchschnitten. Ueber Verletzungen der Blase hierbei siehe die betreffende Vorlesung. Häufig dabei auftretende, wenig beunruhigende Blutungen

Fig. 142.

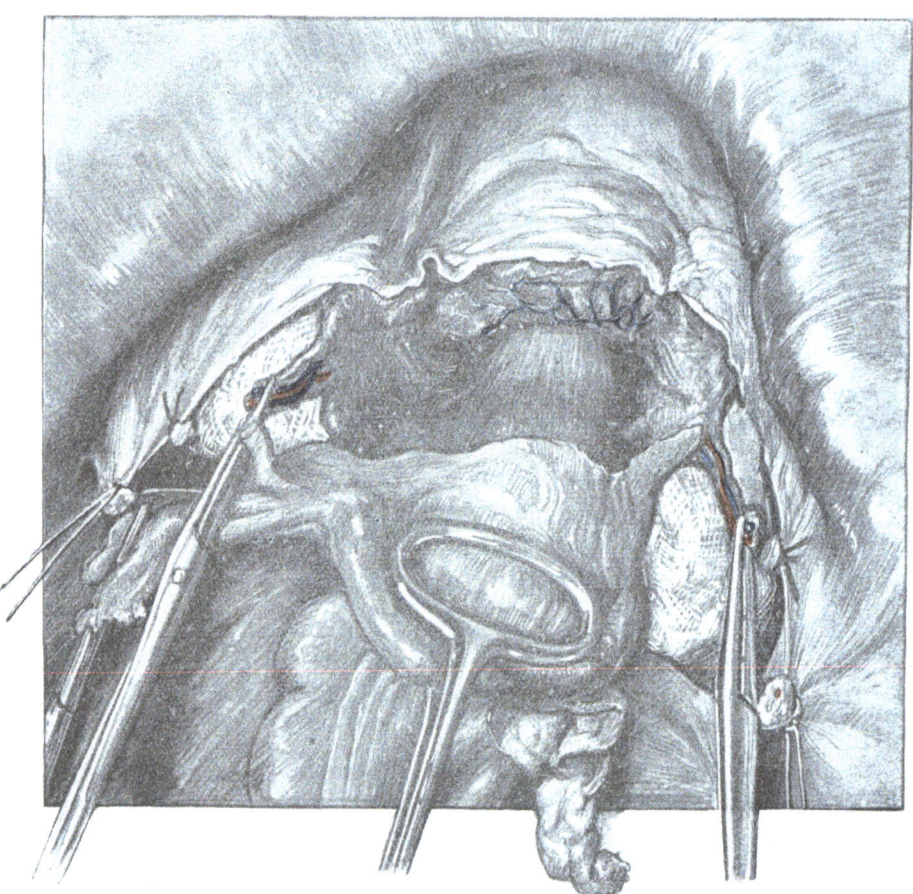

Rechts und links ist der Ureter freipräpariert, die Vasa uterina sind nach medialwärts umgeschlagen. Die beiden Wundräume sind provisorisch tamponiert. Durch den vorderen Vereinigungsschnitt ist die Zervix, der obere Teil der Vagina und die Blase freigelegt.

rühren von den den Blasenvertex umspinnenden Venen her (vgl. Fig. 142). Jetzt sieht man an unserem Präparat deutlich das Ende der Zervix und den Anfang der Vagina. Betrachten Sie nochmals den Verlauf unseres Peritonealschnittes von dem Lig. infundibulo-pelvicum der rechten Seite bis zu dem der linken Seite, beachten Sie die beiden tamponierten Wundhöhlen (3. und 4. Akt) und die zurückgeschlagenen medialen mit der Klemme gefaßten Stümpfe der Vasa uterina. Die Ureteren sind jetzt nicht zu sehen.

6. Akt: *Der hintere Vereinigungsschnitt. Das Abschieben des Rektums und das Freilegen der Zervix.*

Der hintere Vereinigungsschnitt stellt wiederum eine bogenförmige, peritoneale Schnittlinie von dem Lig. infundibulo-pelvicum der rechten Seite zu dem der linken Seite dar. Er bezweckt das Abschieben des Rektums und damit das Freilegen der hinteren Wand der Zervix und der hinteren oberen Partie der Vagina. Er bildet ebenfalls eine nach oben konvexe Bogenlinie. Der Uterus wird jetzt stark symphysenwärts gezogen (Figg. 143 und 144). Der medial von der Unterbindungsstelle der Vasa ovarica gelegene Teil des peritonealen Wundrandes wird mit einer stumpfen, anatomischen

Fig. 143.

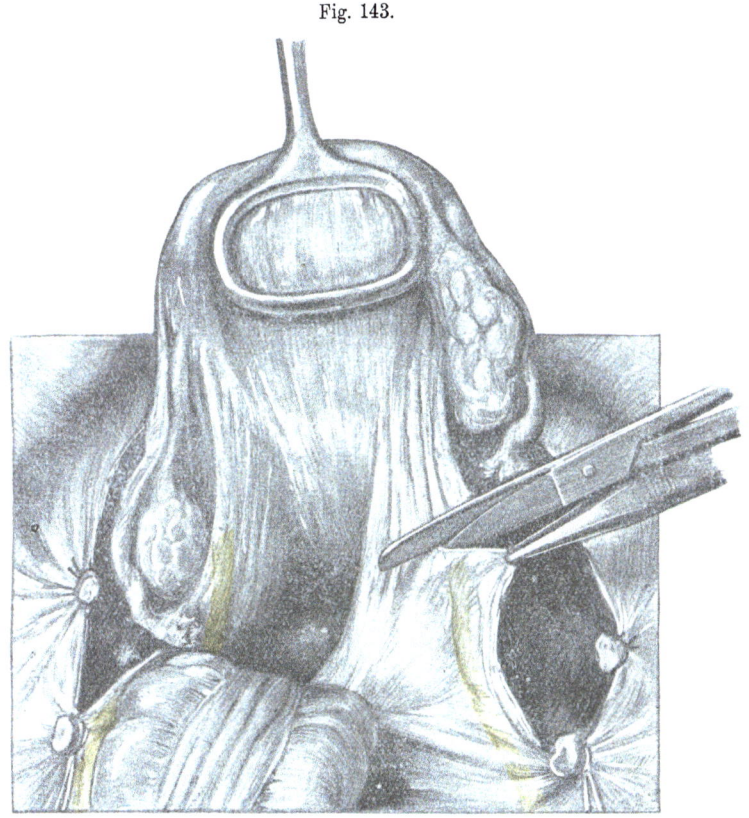

Beginn des hinteren Vereinigungsschnittes. Vorsicht: Ureter!

Pinzette oder auch einer stumpfen Klemme gefaßt, und während man nun mit einer geraden Schere das Peritoneum in der angegebenen Schnittrichtung durchtrennt, hat man mit äußerster Sorgfalt auf den Ureter zu achten. Derselbe liegt hier, wie Sie an unserem Präparat (Fig. 143) sehen, ich möchte sagen „fast durchschnittsbereit" und man vermeidet ein Durchschneiden an dieser höchst ungünstigen Stelle nur, wenn man genau bei diesem Schnitt an ihn und seine Lagerung hier denkt. Sobald der peritoneale Schnitt auf dem festeren Gewebe der Retractores uteri (Ligamenta uterosacra, besser utero-recto-sacra, Lig. retro-uterina oder recto-uterina) anlangt, ist die Gefahr, den Ureter zu durchschneiden, vorüber. Ein Abschieben des Peritoneums von den Retraktoren und der Zervix ist stumpf nicht möglich und muß vorsichtig scharf geschehen. Am besten faßt man den peritonealen Schnittrand mit mehreren Klemmen und durchtrennt, indem man so den Peritoneallappen anzieht, die sich anspannenden Gewebsfasern, so daß schließlich die hintere Zervix- und Vaginalwand freigelegt wird, wie Ihnen das unsere Fig. 144 zeigt.

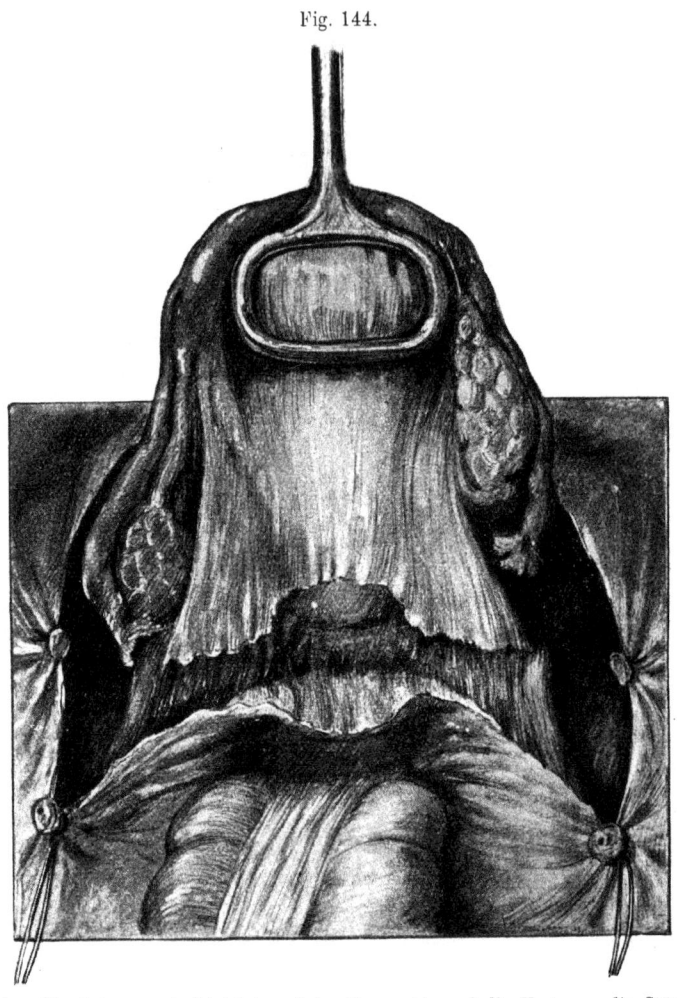

Fig. 144.

Der hintere Vereinigungsschnitt ist beendet. Man achte auf die Ureteren, die Stümpfe der Ligamenta infundibulo-pelvica und der Ligamenta rotunda.

7. Akt: Das Auslösen des Uterus aus der Vagina und aus seinen parametranen Bindegewebslagern. Die Exstirpation der Lymphdrüsen.

Während wir bis zu diesem Operationsakt, wie ich schon eingangs erwähnte, in aseptischen Wundgebieten operieren konnten, beginnt mit dem Moment der Eröffnung der Scheide durch die Wunden selbst unser Operationsterrain sich zu infizieren[1]).

Der Uterus wird stark nach dem Promontorium zu gezogen, die Ureteren werden

---

1) Ein vorzügliches Beispiel einer endogenen Infektion; siehe auch Liepmann, Zentralblatt f. Gynäkol. 1911. Nr. 51.

durch teils stumpfes, teils anatomisch scharfes Präparieren gänzlich bis zur Blase freigelegt, so daß sie so daliegen, wie es Ihnen die Fig. 145 zeigt. Um bei der Eröffnung der Scheide dieselbe zentral- wie peripherwärts zu verschließen, hat Wertheim u. a. besonders winklig gebogene Klemmen angegeben. Ich finde, alle diese Instrumente nehmen unnütz Raum weg und beschränken den Anteil des zu exstirpierenden Gewebes[1]).

Fig. 145.

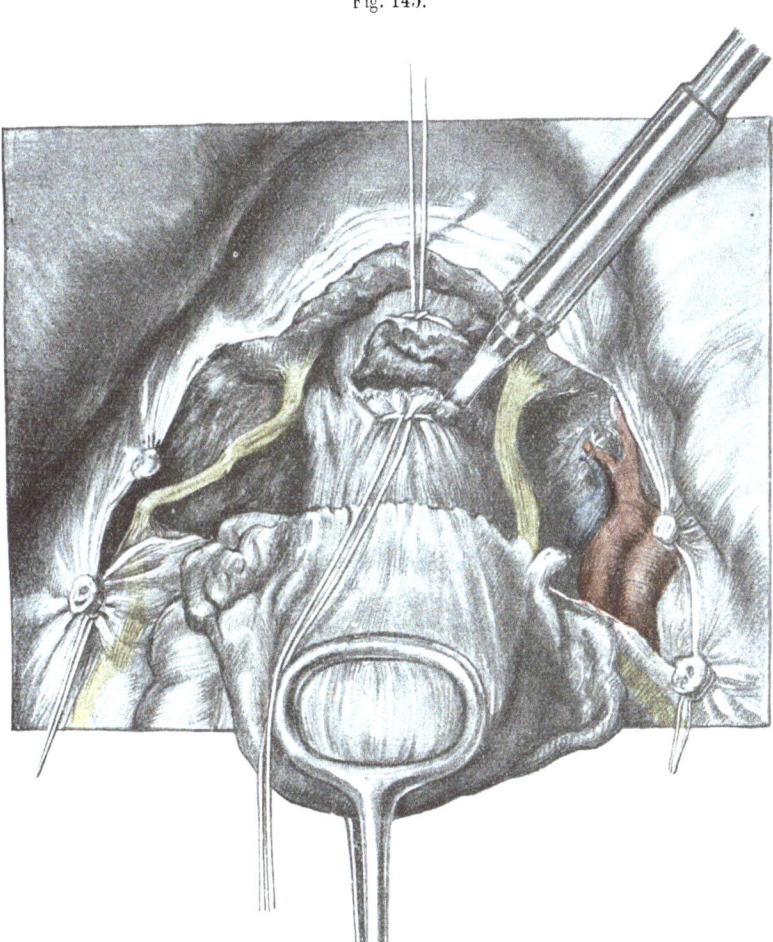

Die Scheide ist durch doppelte Umstechung mit starken Seidenfäden abgeschlossen und wird nun zwischen den Ligaturen mit dem Paquelin eröffnet.

In der letzten Zeit gehe ich daher folgendermaßen vor: Dicht neben der deutlich sich markierenden Scheide führe ich mit einer leicht gekrümmten großen Nadel einen möglichst dicken Seidenfaden von vorn nach hinten,

---

[1] Bumm (Charité-Annalen, XXXI. Jahrg.): „Bekanntlich hat Wertheim zu diesem Zweck Winkelklammern angegeben, welche nach der Auslösung des Collum uteri unterhalb des Karzinomherdes an die Scheide angelegt werden und eine völlige Abschließung der keimhaltigen Krebsmassen von den Wundflächen bei der Absetzung gestatten. Diese Klammern sind aber nicht anwendbar, wenn die Karzinomwucherung über das Kollum hinaus ins Bindegewebe der Ligamente fortgeschritten ist, und haben weiterhin den Nachteil, daß sie die für die vollständige Entfernung aller

also neben dem Scheidenrohr verlaufend, hindurch, leite den Faden um die im vorigen Akt freigelegte Hinterwand der Vagina und führe die Nadel dann wiederum, diesmal jedoch von hinten neben der Scheide, nach vorn. Jetzt wird der Faden, so fest es irgend geht, geknotet und ein zweiter ebenso dicker Faden etwa $1/2$ cm darüber in gleicher Weise angelegt.

Fig. 146.

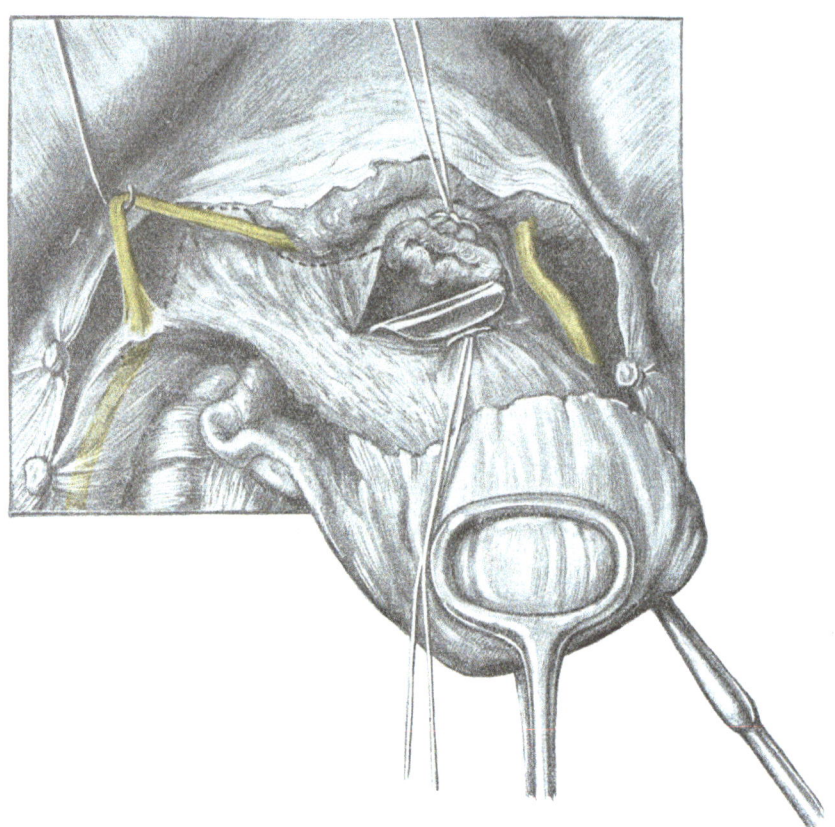

Durch das Loch des durchbrannten Scheidenrohres wird ein kleiner stumpfer Haken von hinten eingeführt. Indem er angezogen wird, sieht man links die breiten Massen des parametranen und parakolpischen Bindegewebes sich anspannen. Der Ureter ist in seinem letzten Abschnitt völlig freipräpariert und wird mit einem Häkchen zur Seite gehalten. Die punktierte Linie kennzeichnet die Exstirpationsgrenze. Wichtigster Akt der erweiterten Totalexstirpation!

Beim Anlegen des ersten Fadens empfiehlt es sich, die Blase, wenn sie geniert, mit einem stumpfen Haken oder mit einem Scheidenspekulum

Krebskeime so außerordentlich wichtige Mitwegnahme der Bindegewebs- und Fettmassen seitlich vom Krebsherd erschweren und teilweise unmöglich machen. Man bekommt diese Partien nur richtig heraus, wenn man das Scheidenrohr vor der seitlichen Auslösung des Kollums durchtrennt, und dann von unten her die Zervix hebend die seitlichen Gewebsmassen anspannt. So bleiben sie in kontinuierlicher Verbindung mit dem Krebs und können bis an die Beckenwand hin ausgeschnitten werden. Löst man zuerst die Zervix auch seitlich aus und legt dann die Klammern an, so ist es nach dem Abtragen des Uterus gar nicht mehr möglich, die seitlichen Partien der Lig. cardinalia und Douglasii sauber zu exstirpieren. Aus diesen Gründen haben wir von den Winkelklammern abgesehen."

zurückzuhalten. Ich gehe also genau so vor, wie beim Abbinden der Appendix (siehe dort). Ist nun sowohl der zentrale wie der periphere Stumpf verschlossen, dann durchschneide ich das Scheidenrohr mit dem Paquelin wiederum genau so wie bei der Appendixoperation. Sie sehen die besprochenen Maßnahmen in Figg. 145 und 146 dargestellt.

Auf diese Weise erreicht man folgendes:
1. Einen festen Abschluß des Scheidenrohres ohne räumliche Behinderung des Operateurs.
2. Eine prompte Blutstillung à la Momburg beim Durchschneiden des Scheidenrohres.
3. Bei Benutzung des Paquelins eine Vernichtung der Keime am Schnittrande.
4. Eine bequeme Fixation des sonst leicht sich retrahierenden peripheren Scheidenabschnittes[1]).

Während wir nun früher nach Bumm mit dem Zeigefinger der linken Hand von hinten, also vom Douglas'schen Raum her, in die so gemachte Scheidenwunde eingingen, um das parametrane und parakolpische Bindegewebe (dessen mächtige Ausdehnung Sie am besten auf Fig. 146 dargestellt sehen) anzuspannen, benutze ich jetzt aus aseptischen Gründen einen entsprechend geformten, auf derselben Figur dargestellten, stumpfen Wundhaken und ziehe mit diesem den Uterus stark lateralwärts. Jetzt wird der über dieses Bindegewebslager verlaufende Endteil des Ureters völlig von seiner Unterlage gelöst und mit einem stumpfen Häkchen (Fig. 146) nach der entgegengesetzten Seite gezogen. Dieses Bindegewebslager spielt bei der Aetiologie des Prolapses als Fascia endopelvina eine wichtige Rolle (siehe dort).

Nunmehr trage ich mit der Cooper'schen Schere entsprechend der auf unserer Figur gezeichneten Linie, soweit ich irgend kann, ohne jedes Abklemmen das parametrane und parakolpische Bindegewebslager ab. Tritt danach eine venöse Blutung auf, die meist, besonders bei unserem Vorgehen der prophylaktischen Unterbindung des Scheidenrohres, unbedeutend ist[2]), so wird sie durch Tamponade, wie im 3. Akt beschrieben, gestillt, eine arterielle Blutung ist nicht mehr zu fürchten. Kleine Aeste aus den Arteriae vesicales superiores, die gelegentlich bluten können, werden mit Klemmen isoliert gefaßt und mit dünnem Katgut (Nr. 2 Dronke) unterbunden.

Je mehr Scheide, je mehr parakolpisches, je mehr parametranes Gewebe Sie bei dieser Operation exstirpiert haben, um so besser und radikaler haben Sie operiert.

Jetzt erst folgt die Drüsensuche, die ich entgegen der Ansicht einer Reihe von Operateuren an den Schluß der Operation gesetzt haben möchte, und zwar aus operations-bakteriologischen Gründen. Wer wie ich[3]) nachweisen konnte, wie eine verdickte Lymphdrüse, die gleich bei Beginn der Operation ausgeschält wurde, barst und mit Streptokokken in Reinkultur das Operationsterrain überschwemmte, der wird mit mir einer Meinung sein.

---

1) Ueber die „Scheidenklemmzange" von Bumm (Sigwart, l. c., S. 22) fehlen mir eigene Erfahrungen, auch widerrät Sigwart selbst bei Douglasverwachsungen ihre Anwendung.
2) Bumm (l. c.): „In dem Augenblick, wo man Uterus und Scheidengewebe abträgt, nimmt man dem Venenplexus seinen ganzen Zufluß und die Blutung aus den Venen hört von selbst auf oder ist nur unbedeutend. Es blutet nur so lange heftig, als der verletzte Venenplexus noch einen vollen Zufluß aus den Wurzelgefäßen des Uterus und der Scheide erhält."
3) Verhandl. der Deutschen Gesellsch. f. Gynäkol. Dresden 1907.

Ich entferne alle sichtbaren Lymphdrüsen möglichst im Zusammenhang mit den sie verbindenden Lymphsträngen. Die Größe oder die Kleinheit der Drüsen ist kein Beweis dafür, ob sie karzinomatös sind oder nicht.

Aus den soeben geschilderten Gründen sei man bei der Auslösung vorsichtig, schäle die Drüsen so stumpf wie möglich aus; wie wir im operations-anatomischen Teil sehen werden, sitzen sie meist dicht den großen Arterien und Venen auf (vgl. auch Präparat Figg. 139 und 154). Kleine zuführende Gefäße werden mit dünnem Katgut unterbunden. Hat man ein größeres Gefäß verletzt, so verliere man nicht sogleich den

Fig. 147.

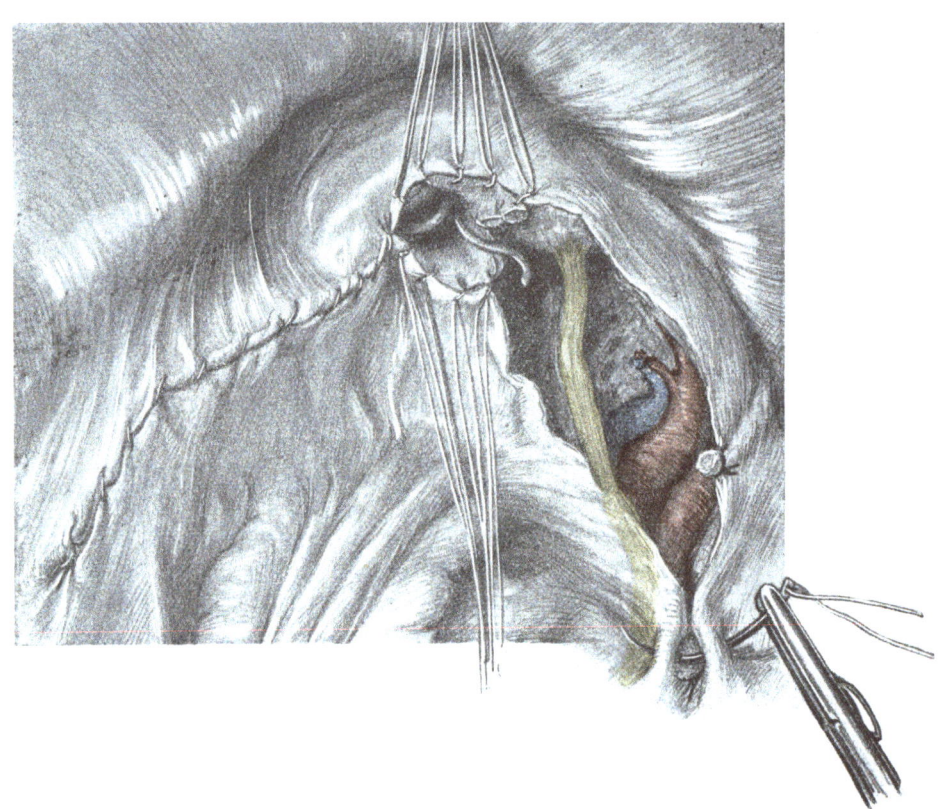

Die Naht der Exstirpationswunde.
Man achte auf die durch zwei ad hoc eingeführte Sonden gekennzeichnete „Winkeldrainage" des subperitonealen Wundraums. Rechts ist die Art dargestellt, wie der Stumpf des Ligamentum infundibulo-pelvicum versenkt wird. (Vorsicht: Ureter!)

Kopf, sondern mache sofort die **Gefäßnaht**: Das Gefäß wird mit den Fingern fest komprimiert. Während man so durch Kompression die Blutung stillt, mache man mit einer gewöhnlichen dünnen Nähnadel und ganz feiner Seide (Nr. 00) vorsichtig die Naht. Bei ganz kleinen Löchern genügt es, die Gefäßwand mit einer stumpfen Klemme zu fassen und einen losen Faden aus feinster Seide herumzulegen. Muß man fortlaufend nähen, dann fixiert man die Wundränder zunächst mit 2 Haltefäden, wie wir das noch später bei den Darmverletzungen üben werden. Kleine Blutungen aus dem Bett der Drüse werden durch provisorische Tamponade so lange gestillt, bis sie nicht mehr bluten.

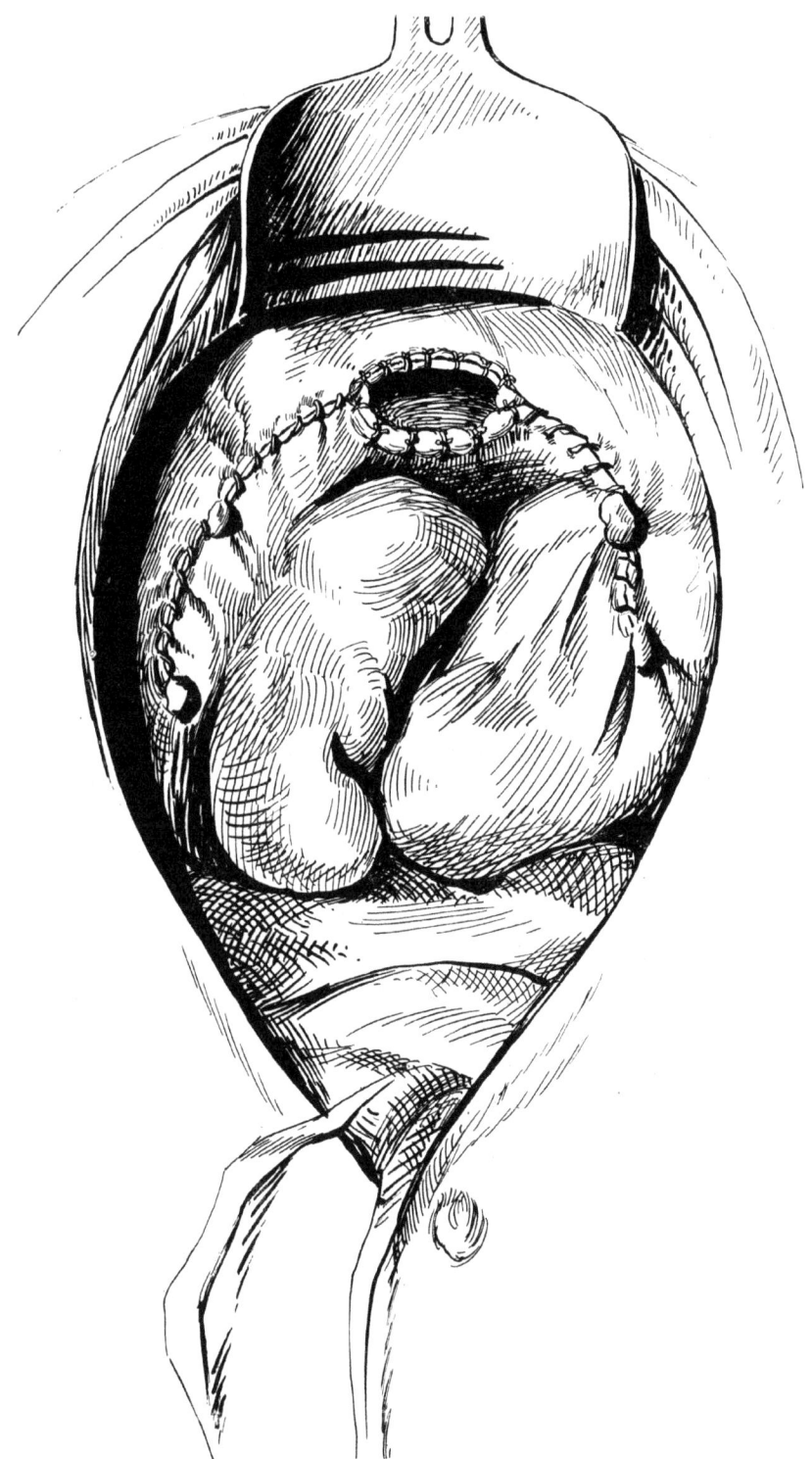

Fig. 148. Völliges Peritonealisieren der Wunde. Peritoneum der Blase an die vordere, Peritoneum des Mastdarms an die hintere Scheidenwand angenäht. Die beiden Blätter des Ligamentum latum, vom Stumpf des Ligamentum infundibulo-pelvicum beginnend, über den Stumpf des Ligamentum rotundum hinweg bis zur Scheide vereinigt[1]).

---

1) Aus Liepmann, Zur Bakteriologie und Technik der Beckenausräumung beim Uteruskarzinom. Charité-Annalen. 1908. S. 421.

8. *Akt: Die Naht des Operationsterrains. Die Drainage und der Schluß der Bauchwunde.*

Das Ideal einer zweckmäßigen Wundversorgung in der Bauchhöhle ist das Ueberkleiden aller Stümpfe und Wundhöhlen mit Peritoneum. Stellen, die nicht mit Bauchfell überkleidet sind, müssen auf die Darmschlingen wie Leimruten wirken. Ich entsinne mich eines Falles von Uteruskarzinom, wo die Betreffende vor 19 Jahren ein schweres Kindbettfieber durchgemacht hatte und das kleine Becken

Fig. 149.

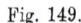

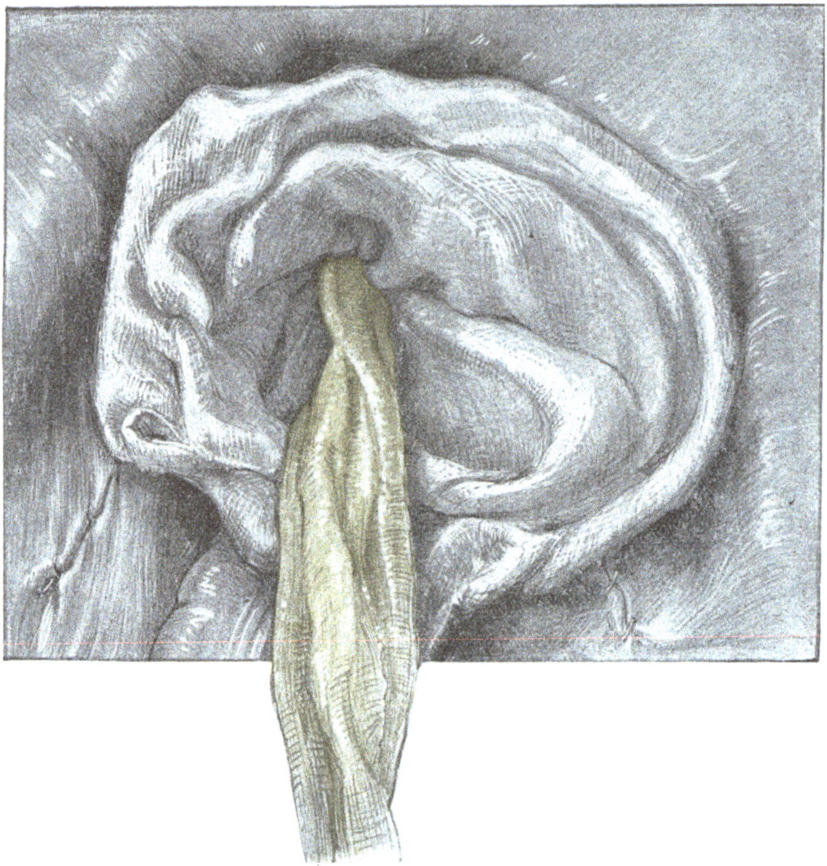

Die „Tütendrainage" von der Bauchhöhle her gesehen.
Der gelbe Streifen liegt in der noch aufgeklappten weißen Gazetüte.

so mit Adhäsionen bedeckt war, daß nach dem mühsamen Freipräparieren eine völlige Peritonisierung des Wundgebietes nicht gelang. Auf der linken Seite zwischen Lig. infundibulo-pelvicum und Lig. rotundum blieb ein Stück des Wundgebietes frei. Schon bei der Operation äußerte ich die Befürchtung, daß hier an dieser Stelle leicht ein Ileus entstehen könnte. Am 3. Tage post operationem mußte ich wegen Ileus relaparotomieren und tatsächlich befand sich das Hindernis an dieser Stelle.

Daher kann ich Ihnen, meine Herren, nicht genug empfehlen, die Naht des

Peritoneums über diesem Wundgebiet recht oft an der Leiche zu üben, zumal sie für den Anfänger nicht ohne Schwierigkeit ist.

Wir beginnen mit der Naht der hinteren Scheidenwand an das Blasenperitoneum und mit der Naht der hinteren Scheidenwand an das Rektumperitoneum. Vorher muß natürlich der die Scheide verschließende Seidenfaden (Fig. 145) durch einen Scherenschnitt gelöst werden, nachdem man sich den Scheidenwundrand durch Anlegen Kocher'scher Klemmen vor dem Zurückweichen gesichert hat. Die Naht geschieht mit Katgutknopfnähten (Nr. 3, Dronke), die vorn zunächst durch das Peritoneum, alsdann durch die ganze Dicke der Scheidenwand, hinten aber in umgekehrter Reihenfolge gelegt werden (Fig. 147). Aus den beiden, dem Wundgebiet lateral am

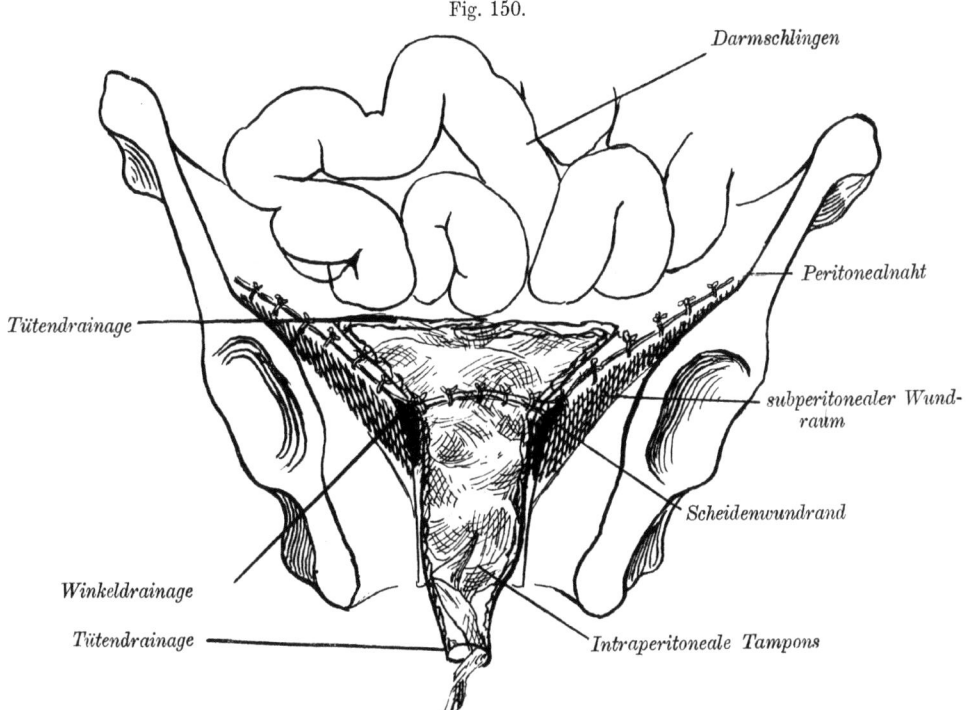

Fig. 150.

Schematischer Frontalschnitt zur Uebersicht der Wundversorgung am Schlusse der Operation[1]).

nächsten gelegenen Partien des Vaginalrohres reseziere ich nun, wie es Ihnen unser Präparat, Fig. 147, zeigt, ein keilförmiges Stück. Durch den Rand dieser so gesetzten Scheidenwunde lege ich einige Katgutknopfnähte, um eine Nachblutung aus den Vasa vaginalia zu verhüten. Diese Resektionsöffnung dient dem großen subperitonealen Wundraum auf der rechten und linken Seite, wie wir später noch genauer ausführen werden, als natürliches Ableitungs- oder Drainagerohr.

Jetzt ziehen wir die langgelassenen Fäden des Lig. infundibulo-pelvicum der rechten Seite an und übersehen nun noch einmal den ganzen peritonealen Wundraum der rechten Seite (siehe Fig. 147). Mit einer Lembertnaht werden zunächst die Stümpfe der Vasa ovarica versenkt (Fig. 147) und nun wird fortlaufend der Peritonealspalt

---

[1]) Aus Liepmann, Charité-Annalen. 1908. S. 420.

vernäht, bis zur Scheide hin, wo die Peritonealnaht unseren Scheidenwinkelschnitt wie ein Dach deckt und ihn so zu einem Drainagekanal aus biologischem Material umgestaltet. Auf der linken Seite unseres Präparates sehen Sie die Naht beendet und die aus dem Dunkel der Scheide hervorblinkende Sonde zeigt Ihnen den Weg in den Drainagekanal unseres Wundgebietes (vgl. auch den Frontalschnitt hierzu in Fig. 150). Schließlich bietet sich Ihnen ein Bild, wie es die Fig. 148 zeigt, die einer meiner früheren Arbeiten über diesen Gegenstand (l. c.) entnommen ist.

Bei dieser Art des Vorgehens haben wir trotz bester Peritonisierung die Möglichkeit, sowohl den Bauchfellraum, wie den subperitonealen Wundraum gut drainieren zu können:

Den Bauchfellraum um das umsäumte Scheidenrohr, den subperitonealen Wundraum durch unseren mit Hilfe des Scheidenwinkelschnittes und durch das Peritonealdach hergestellten Drainagekanal. Zur Drainage verwende ich jetzt eine ähnliche Methode, wie die Drainage nach v. Mikulicz, die man wohl am besten als Tütendrainage bezeichnen könnte. Ein tütenförmig zusammengenähtes Gazemulltuch, dessen Spitze abgeschnitten wird und in das man die üblichen Streifen Vioformgaze hineinlegt, wird an der Spitze mit einer langen Pinzette angefaßt und in das Scheidenrohr hineingeschoben, wie es Ihnen Fig. 149 zeigt. Auf diese Weise kann man bei der Nachbehandlung den Vioformgazestreifen allmählich entfernen, ohne durch Reibung an den Wänden der Vagina oder an den auf der umgeschlagenen Tütenkuppe aufgelagerten Dünndarmschlingen Insulte auszulösen. Schließlich wird allmählich durch Zug die Tüte herausgezogen.

Zeigte Ihnen die Fig. 149 die Drainageverhältnisse von der Bauchhöhle her gesehen, so zeigt Ihnen die Fig. 150 die Verhältnisse im Frontalschnitt.

Auf die Zweckmäßigkeit dieser Art der Drainage brauche ich nach unseren früheren operations-bakteriologischen Betrachtungen nicht mehr näher einzugehen. Wenn Bumm neuerdings wieder auf die Drainage der Bauchhöhle verzichtet und dementsprechend auch das Peritoneum von rechts nach links völlig vernäht, so kann ich dem nach meinen bakteriologischen Anschauungen nicht beipflichten. Sigwart selbst, der diese Neuerung publiziert (l. c. S. 28), schreibt:

„Die Besserung der Resultate, die wir der Drainage zuschrieben, konnte ja ebenso gut auf die exaktere Versorgung der Wundhöhle zurückgeführt werden. Deshalb verzichten wir jetzt bei allen Fällen, bei denen nicht offensichtlich das Peritoneum mit infektiösem Material in Berührung kommt, auf die Tampondrainage." Warum in der Zeit vor der Drainagebehandlung die Wundversorgung eine laxere gewesen sein soll[1]), ist mir nicht ersichtlich; wie Sigwart aber während der Operation entscheiden will, ob „offensichtlich" kein infektiöses Material in die Wunde gekommen ist, ist mir völlig unverständlich, zumal er selbst die von mir zuerst während der Operation durch meine Dreitupferprobe erhobenen Befunde von Streptokokken in den Parametrien bestätigt (l. c. S. 38). Am nächsten Tage sind Streptokokken in der Bouillon der Dreitupferprobe gewachsen, der Operateur aber hat angenommen, daß „offensichtlich" kein infektiöses Material in die Bauchhöhle gelangt ist, und hat dementsprechend das Peritoneum geschlossen: nun mag das Bauchfell sehen, wie es mit den Keimen fertig werden soll. Videant consules! **Der Chirurg drainiert in zweifelhaften Fällen stets;** ich sehe nicht ein, warum nicht der Gynäkologe in solchen Fällen, in denen er von

---

[1]) Vgl. Bumm, Charité-Annalen. XXI. Jahrg., und Liepmann, Ebendaselbst. XXII. Jahrg.

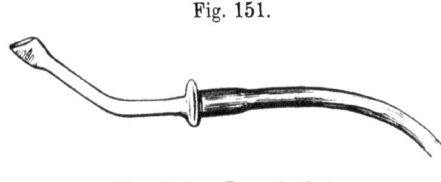

Fig. 151.

Skene'scher Dauerkatheter.

vornherein weiß, daß er in keimverdächtigem Gebiet arbeitet, das gleiche tun soll. Aber selbst wenn keine Streptokokken in den Parametrien vorhanden sind, **wie ist es mit dem peripheren Scheidenstumpf?** An die alle Keime tötende Wirkung der Höllensteinbehandlung werde ich erst glauben, wenn durch die Tupferprobe ein vollgültiger Beweis dafür geschaffen ist. Die Experimente mit den Seidenfäden, die im Laboratorium ausgeführt sind (l. c. S. 12), haben keinerlei Ueberzeugungskraft.

Der Schluß der Bauchhöhle erfolgt in der uns schon bekannten Art und Weise. Eine Drainage durch die Bauchdecken ist jetzt unnötig und würde nur zur Hernienbildung disponieren.

Alsdann wird unter Freilegen der Scheide mit Speculis (siehe bei den vaginalen Operationen) der Tütendrain aus der Vulva herausgezogen und reichlich mit Krüllgaze umlagert und ein Skene'sches Röhrchen (Fig. 151) als Dauerkatheter eingelegt.

Operationsfehler.

Wer eine so eingreifende und schwierige Operation bei der Lebenden ausführen will, muß sich schon große technische Fertigkeit an der Lebenden und an der Leiche erworben haben. Gleichwohl will ich nicht darauf verzichten, einige Fehler zu erwähnen, die ich in meinen Kursen zu beobachten Gelegenheit hatte.

Die Fehler beim 1. und 2. Akt, dem Laparotomieschnitt und dem Freilegen des Operationsterrains, haben wir schon in der Vorlesung über die Laparotomie besprochen.

1. *Durchschneiden des Ureters beim Abklemmen und Unterbinden der Ligamenta infundibulo-pelvica.* (3. Akt.)

Diesen Fehler, den wir schon auf S. 108 erwähnt haben, sehen Sie nun nochmals in Fig. 152 dargestellt. Die Schwierigkeiten, in diesem Fall nach der Durchschneidung den Ureter zu finden, waren sehr groß. Der Operateur sucht ihn vergeblich an der Kreuzungsstelle mit den großen Gefäßen.

Wie dieser Fehler zu vermeiden ist, haben wir auf S. 108 und 169 besprochen; was nach dem Durchschneiden des Ureters an dieser Stelle zu geschehen hat, siehe in der Vorlesung über die Ureterchirurgie.

2. *Abdrängen des Ureters bei dem stumpfen Trennen der beiden Blätter des Ligamentum latum von seinem am hinteren Blatte gelegenen Haftgebiet.*

Wie schon S. 171 ausgeführt wurde, wird dieser Fehler nur durch eine gewisse Uebung vermieden. Abgesehen von der Ernährungsstörung, die der Ureter unnötigerweise so erleidet, kompliziert diese falsche Manipulation besonders für den Anfänger alle weiteren operativen Maßnahmen. Er weiß, daß man den Ureter an dem hinteren Blatt, und zwar an seinem medialen Teil, finden muß, er sucht ihn dementsprechend dort, ohne ihn jetzt natürlich dort zu finden. Schließlich sah ich nicht selten, daß alsbald der so freie, vom Peritoneum abgelöste und über den großen Gefäßen hängende Harnleiter für diese gehalten wurde — und so Zeit auf Zeit bei der sonst so einfachen Uretersuche verrann. Für solche Fälle merke man sich, daß man immer leicht den Ureter an der Linea terminalis, dort, wo er die großen Gefäße kreuzt, finden kann. Als Folgen dieser Ernährungsstörung sieht man nicht selten einige

Zeit nach der Operation gelegentlich Ureterfisteln durch partielle Ureternekrose auftreten (siehe auch unter Operationspathologie).

3. *Abreißen der Arteria uterina bei der Unterbindung, arterielle und venöse Blutungen.* (3. und 4. Akt.)

Wie diese Fehler zu vermeiden sind, haben wir genau S. 173 ff. besprochen. Bezüglich der Blutungen merke man sich, daß arterielle Blutungen zunächst durch

Fig. 152.

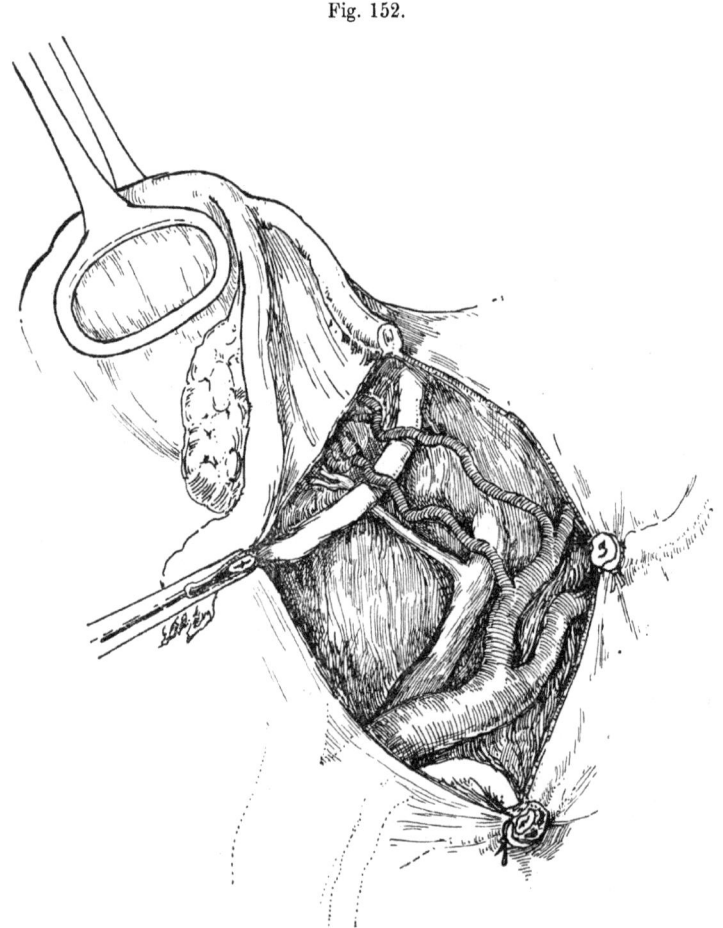

Der Ureter ist beim Durchschneiden des Ligamentum infundibulo-pelvicum mitgefaßt und durchschnitten. Es machte große Schwierigkeit, ihn alsdann zu finden. Doppelte Uterina. (Siehe Text S. 187.)

Kompression der großen Gefäße mit der Hand, dann durch Unterbinden zu stillen sind. Mit venösen Blutungen wird man am besten durch provisorische Tamponade fertig, man operiert dann zunächst auf der anderen Seite weiter, bis die Blutung steht (Bumm).

4. *Verletzungen der Blase.* (5. Akt.)

Von Verletzungen der Blase, die selbst dem Geübtesten passieren können, wenn das Karzinom auf die Blasenwand übergegriffen hat, sehe ich ab. Hier kommen nur die unnötigen, durch fehlerhafte Manipulationen bedingten Blasenverletzungen in Frage. Entweder die Blase wird zu hastig abgeschoben, oder aber man ist in der falschen Schicht. Die Regel ist: man halte sich immer möglichst dicht an die Zervix und Scheidenwand, um diese die Operation aufhaltenden Fehler zu vermeiden. Ueber die Blasennaht werden wir in der betreffenden Vorlesung zu sprechen haben.

5. *Unbeabsichtigtes Einbrechen in die Vagina.*

Wer den Rat, den ich Ihnen beim Abpräparieren der Blase vorn und des Douglasperitoneum hinten gab, möglichst nahe der Zervix und Scheidenwand zu operieren, allzu energisch befolgt, der kann leicht in die Vagina einbrechen. Die Folgen liegen, wie Sie sich denken können, auf operations-bakteriologischem Gebiet. Wir operieren hier ja immer gewissermaßen zwischen Scylla und Charybdis und nur der technisch Geübteste wird alle Klippen und Gefahren dieser Operation vermeiden können. Wie denn überhaupt diese Operation, wie keine andere, ein Testobjekt für die technische Fertigkeit eines Operateurs ist.

6. *Die Verletzung des Ureters beim hinteren Vereinigungsschnitt.* (6. Akt.)

Wie dieser Fehler zu vermeiden ist, vgl. S. 177 ff.

Maßnahmen nach dem Durchschneiden siehe die Vorlesung über die Operationen an dem Ureter.

7. *Die Verletzungen des Rektums.* Siehe die Bemerkungen bei den Verletzungen der Blase. (Nr. 4, [6. Akt].)

8. *Zurücklassen des parametranen Bindegewebes.* (7. Akt.)

Neben der Exaktheit des Operateurs bestimmt bei dieser Operation die Größe der parametranen Bindegewebsmassen ihre Güte. Die erweiterte Totalexstirpation, so wie wir sie dargestellt haben, wurde von den genannten Autoren eigens zu dem Zwecke genial auf der Basis der alten Freund'schen Operation weiter entwickelt, um das Ziel aller Chirurgen zu erreichen: bei malignen Tumoren möglichst im Gesunden zu operieren. Wer nur die Ureteren freilegt und die Uterina lateralwärts vom Ureter unterbindet, aber die Parametrien ganz vernachlässigt oder überhaupt in situ läßt, der macht einen unnützen Umweg, ohne das gesteckte Ziel zu erreichen! Für solche Operateure wäre die einfache Totalexstirpation, die wir in der nächsten Vorlesung besprechen werden, der richtige Weg, denn Sie verzichten ja doch auf der erweiterten Operation wichtigsten Akt: die Exstirpation der Parametrien.

9. *Die Verletzung des Ureters bei der Exstirpation der Parametrien.* (7. Akt.)

Auch hier soll nicht das absichtliche Durchschneiden des Ureters Erwähnung finden in Fällen, in denen er karzinomatöses Gebiet passiert und nicht auszulösen ist.

Beim letzten Freipräparieren bis zur Blase (Figg. 145 u. 146) kann ihn ein unbedachter Scherenschlag leicht anschneiden oder ihn völlig durchtrennen. Aber auch beim Auslösen des parametranen Bindegewebes kommt er nur allzu leicht zwischen die Branchen der Schere, wenn ihn nicht das Häkchen (Fig. 146), das der Assistent sorgfältig handhabt, aus dem Operationsterrain disloziert. Das Durchschneiden an dieser Stelle in Blasennähe ist insofern am wenigsten gefährlich, als, wie Sie später (Vorlesung über die Ureterchirurgie) sehen werden, hier eine Korrektur des Fehlers durch Implantation in die Blase am ehesten möglich ist.

10. *Die Eröffnung von Lymphdrüsen beim Auslösen derselben und das Ausreißen der großen Gefäße.* (7. Akt.)

Das Bersten von Lymphdrüsen führt zur Verschleppung von Karzinomzellen oder zur Infektion des Wundgebietes (vgl. S. 181), daher ist äußerste Vorsicht am Platze. Lymphdrüsen faßt man hier niemals mit Klemmen, Zangen oder sonst dergleichen Instrumenten an. Das Auslösen geschehe mit den Fingern. Braucht man die Schere, so ist doppelte Vorsicht am Platze. Was man zu tun hat, wenn man unglücklicherweise ein großes Gefäß einreißt, haben wir schon auf S. 182 besprochen, wo Sie auch die Technik der Gefäßnaht kurz angegeben finden.

11. *Das Einnähen des Ureters bei der Naht des peritonealen Wundsaumes.*

Dieses Unglück kann sich an allen Stellen der Naht ereignen, wenn man nicht bei jedem Stich, den man ausführt, an den Ureter denkt. Am häufigsten wird der Ureter naturgemäß (vgl. Fig. 147) beim Versenken der Stümpfe der Vasa ovarica mitgefaßt. So haben wir gesehen, daß vom Beginn der eigentlichen Operation bis zum Ende der Ureter das Sorgenkind des Operateurs ist, an den er immer denken muß, wenn anders er nicht in das Aktionsbereich seiner schneidenden und stechenden Instrumente kommen soll.

Lernen Sie, meine Herren, diese hauptsächlichen Fehlerquellen an der Leiche zu vermeiden, dann wird Ihnen diese schwierige Operation auch an der Lebenden glücklich vonstatten gehen!

Zusammenfassende operations=anatomische und operations=bakteriologische Betrachtungen.

Obwohl wir schon, meine Herren, während des Operierens nach Möglichkeit die Operations-Anatomie und die Operations-Bakteriologie herangezogen haben, ist eine kurze Zusammenfassung um so mehr erwünscht, als wir gerade bei dieser Operation in einer Vollständigkeit wie bei keiner anderen fast alle anatomisch für uns wichtigen Gebilde unter unser Messer bekommen.

1. *Die arteriellen Gefäße.*

Wie Sie wissen, waren es zuerst die Vasa ovarica, die wir abklemmen und unterbinden mußten, dicht an der Stelle, wo sie im Lig. infundibulo-pelvicum zu den Adnexen treten. Den Verlauf der beiden Arteriae ovaricae, von der Aorta beginnend, ihre Kreuzungsstelle mit dem Ureter und ihren diesem parallel gerichteten Verlauf in dem distalen Abschnitt sehen Sie so deutlich an unserem Injektionspräparat (Fig. 153), daß ich keine weiteren Worte zu machen brauche.

Nach Eröffnung des Ligamentum latum gelangten wir zum Gefäßwinkel, zu der Stelle, wo sich die Arteria iliaca communis in ihre beiden Aeste, die Arteria hypogastrica (6 auf Fig. 153) und die Arteria iliaca externa (5) gabelt. Ein Vergleich dieses anatomischen Präparates mit dem Operationssitus dieser Gegend (Fig. 139) zeigt Ihnen, wie anders das operations-präparatorische Vorgehen die Verhältnisse erscheinen läßt als die Präpariersaal-Anatomie es tut. Während uns die Arteria iliaca externa nur insofern interessiert, als aus ihrem Aste, der Arteria epigastrica inferior (12), ein kleines Gefäß, die Arteria ligamenti rotundi externa (Spermatica externa genannt; vgl. Fußnote S. 23) entspringt, die ihrerseits eine häufige Kommunikation mit der Arteria lig. rotundi interna (aus der Arteria uterina) eingeht, müssen wir bei dem Versorgungsgebiet der Arteria hypogastrica einige Augenblicke verweilen.

Am besten unterscheiden wir (wie Testut und Jakob) die viszeralen Beckenarterien, die parietalen Beckenarterien und die aus dem Beckenraum heraustretenden Aeste (Branches extrapelviennes).

Fig. 153.

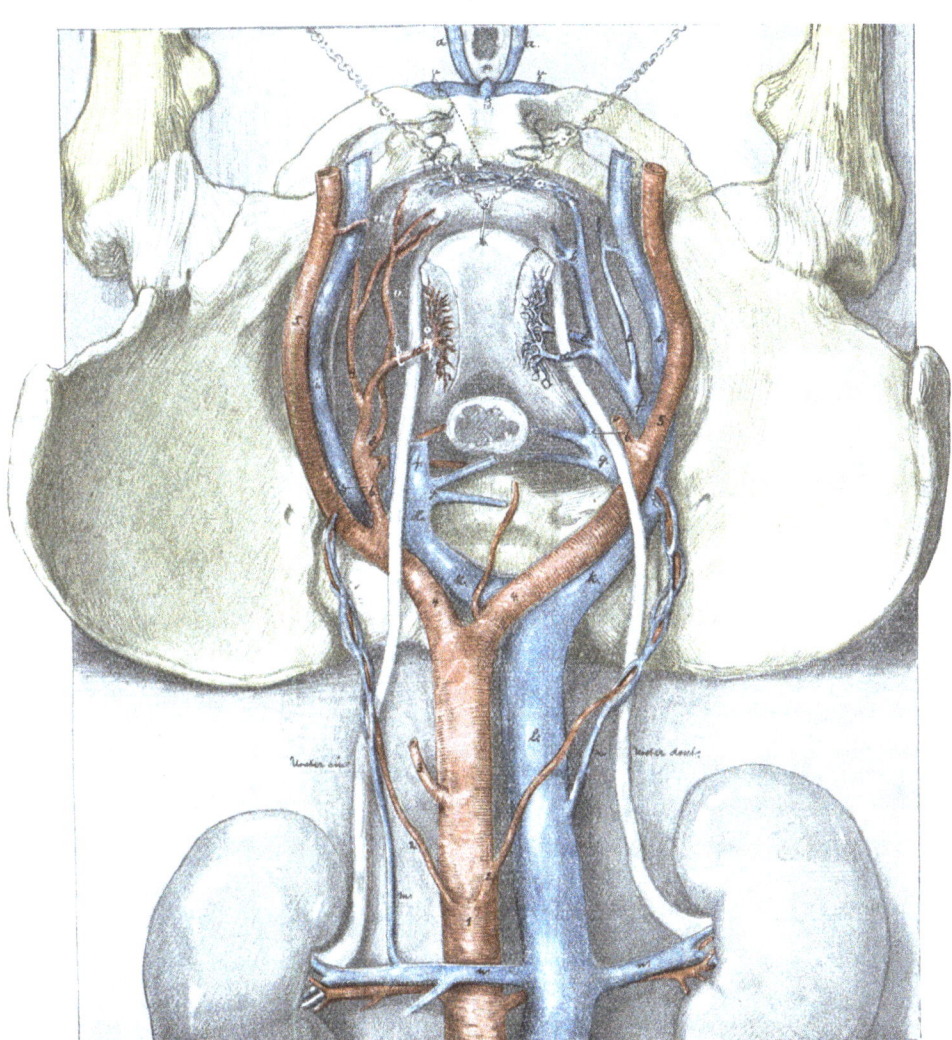

Die Arterien und Venen des weiblichen Beckens (Beckenhochlagerung).
Ueber die Herstellungsart dieses Präparates vgl. auch Fig. 92.

1. Aorta. *2.* Arteria ovarica. *3.* Arteria mesenterica inferior. *4.* Arteria iliaca communis. *5.* Arteria iliaca externa. *6.* Arteria iliaca interna. *7.* Arteria glutaea inferior. *8.* Arteria pudenda communis. *9.* Arteria obturatoria. *10.* Arteria uterina. *11.* Arteria vesicalis superior. *12.* Arteria epigastrica inferior. *a.* Plexus pudendalis. *b.* Plexus vesico-vaginalis. *c.* Vena uterina inferior. *d.* Vena uterina superior (*c.* und *d.* vom Plexus utero-vaginalis). *e.* Vena obturatoria. *f.* Arteria iliaca interna (Kownatzki). *g.* Arteria iliaca media (Kownatzki) vom Plexus haemorrhoidalis. *H.* Gemeinsamer Stamm von *f.* und *g.*: Vena hypogastrica. *i.* Vena iliaca externa. *k.* Vena iliaca communis. *l.* Vena cava. *m.* Vena ovarica. *α.* Bulbus vestibuli. *β.* Clitoris. *γ.* Crus clitoridis.

Unter den viszeralen Beckenarterien interessiert uns naturgemäß am meisten die Arteria uterina. Einige Varietäten in ihrem Verlauf muß man kennen, um nicht bei der Operation irritiert zu werden. Am häufigsten habe ich den in Fig. 155 skizzierten Ursprungsort der Arteria uterina beobachten können[1]). Wie Sie sehen, entspringt die

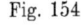

Fig. 154.

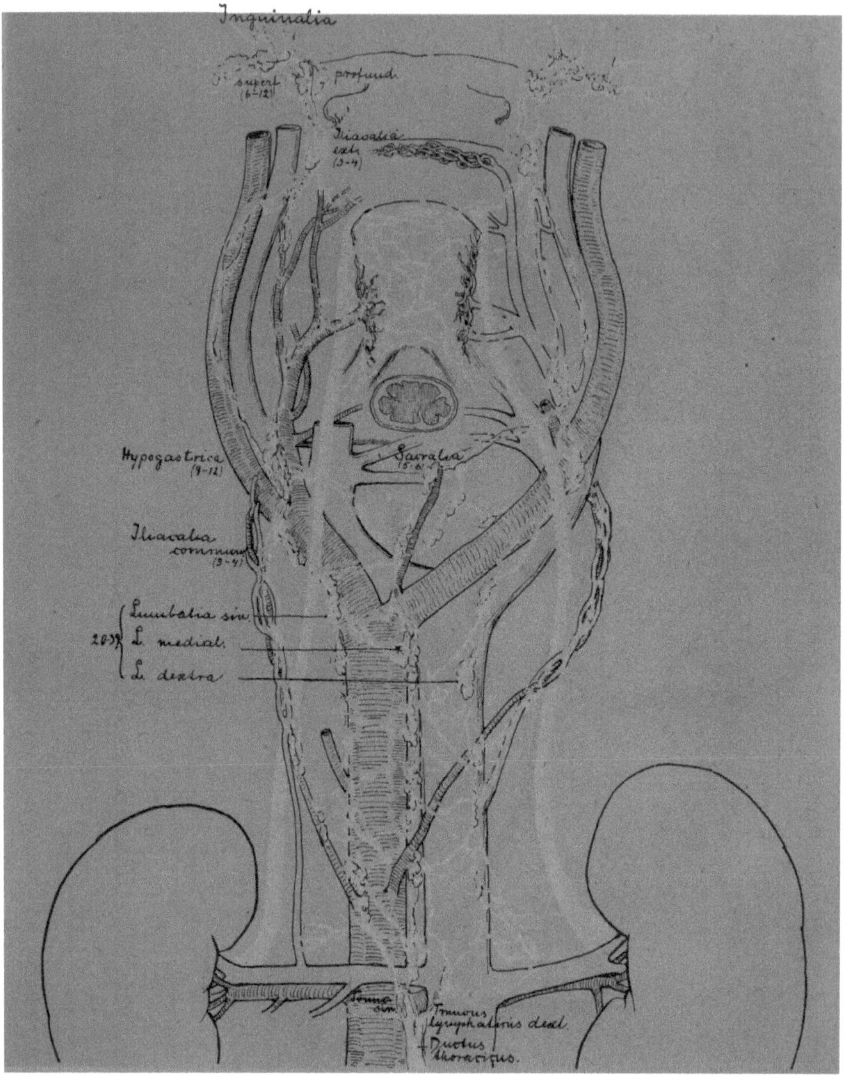

Die Lymphgefäße des weiblichen Beckens.

Arteria umbilicalis (Lig. umbilicale laterale) und die Arteria uterina aus einem gemeinsamen Truncus. Daß dieser Befund der häufigste ist, wird durch die Entwicklungsgeschichte gut erklärt, da sich beim Neugeborenen die Arteria uterina als ein Ast der Arteria umbilicalis präsentiert (Waldeyer). — In 15 Fällen sah ich sie isoliert aus

---

[1]) Meine Erfahrungen stützen sich auf 15 Befunde an der Lebenden und 126 Untersuchungen an der Leiche; vgl. hierzu auch die Figg. 139, 153, 166 u. 167.

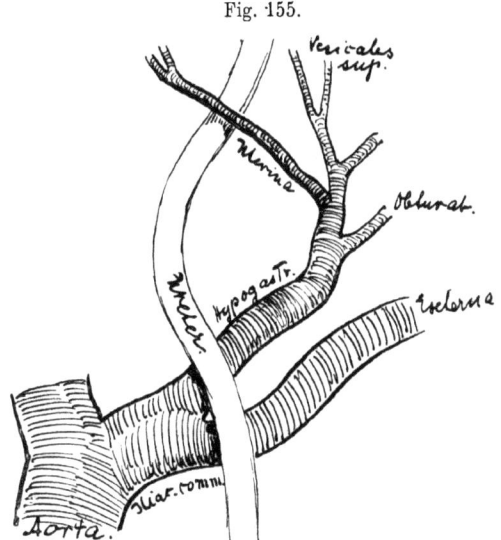

Fig. 155.

Die Arteria uterina entspringt aus dem Truncus umbilico-uterinus.

der Hypogastrica entspringen (Fig. 156), wie sie u. a. Spalteholz in seinem Handatlas auf S. 430 darstellt. Einmal hatte ich Gelegenheit zu beobachten, daß sie ihren Ursprung aus der Hypogastrica gemeinsam mit der Arteria obturatoria nahm (Fig. 157). Fernerhin sind als seltenere Anomalien beschrieben: gemeinsamer Ursprung mit der Arteria pudenda interna, der Arteria vesicalis inferior, der Arteria haemorrhoidalis superior oder media u. a. m.

Was folgt aus diesen möglichen Varietäten für den Operateur? Daß er die Arterie stets dort sucht, wo er sie konstant findet, nämlich an der Kreuzungsstelle mit dem Ureter: **daß er mit anderen Worten den Ureter als Wegweiser zur Arteria uterina und nicht etwa die Arteria hygogastrica als Wegweiser zum Ureter benutzt.** Hat man die Uterina gefunden, dann ligiert man sie, wie schon beschrieben, lateralwärts vom Ureter und vermeidet so jede unnötige und gefährliche Unterbindung eines anderen Gefäßes. Auch eine doppelte Uterina ist beobachtet, ebenso statt des einen Stammes mehrere direkt aus der Hypogastrica stammende Aeste (Testut). Während ich in der 1. Auflage diese Tatsache nur anführen konnte, habe ich inzwischen Gelegenheit gehabt, selbst ein solches Präparat darzustellen (Fig. 158). Es ist dasselbe, das Sie schon von der Fig. 152 her kennen: ein Fall von doppelter Uterina. In diesem Falle bewährte sich unser operatives Vorgehen aufs beste, nachdem wir den ersten Ast der Uterina unterbunden hatten, folgten wir dem Verlauf des Ureters blasenwärts, stießen sofort auf den zweiten Ast und konnten ihn nun ebenfalls durch Unterbindung unschädlich machen.

Nächst der Arteria uterina interessiert uns bei der erweiterten Totalexstirpation vor allen Dingen die Arteria vesicalis superior (öfter sind es zwei Aeste). Sie ist entwicklungsgeschichtlich der letzte Rest der einst so mächtigen Nabelarterie (Arteria umbilicalis). Ihre verschiedenen Beziehungen zur Arteria uterina sind aus den Skizzen Figg. 155

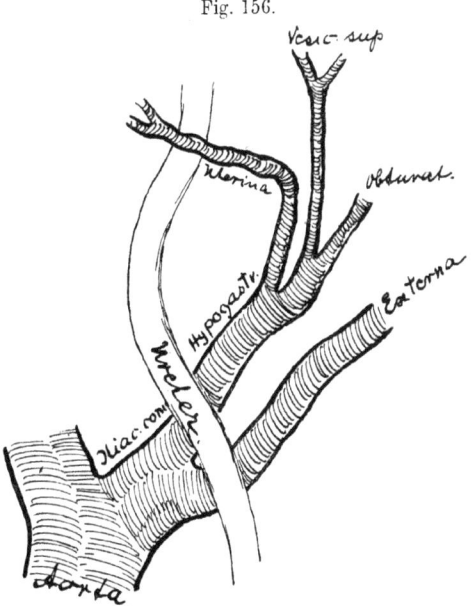

Fig. 156.

Die Arteria uterina entspringt aus der Hypogastrica.

Fig. 157.

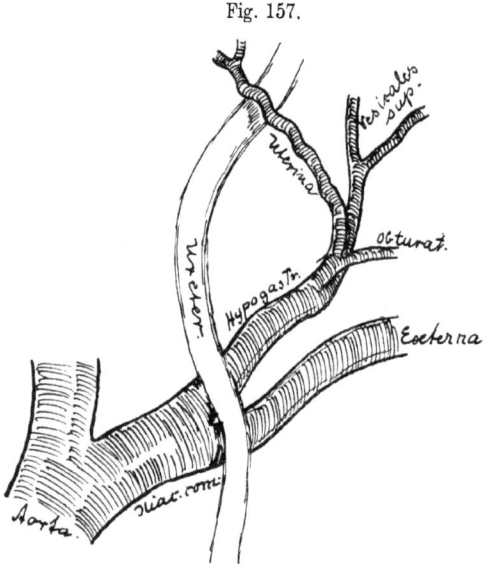

Die Arteria uterina entspringt aus der Obturatoria.

bis 158 ohne weiteres ersichtlich. Daß man sie in den meisten Fällen bei der Operation schonen soll und das auch gut durchführen kann, wurde schon S. 173 erörtert. Gelegentlich entspringt aus ihr, wie das auch von Testut beobachtet wurde, die Arteria vesicalis inferior. In diesem Falle würde eine Unterbindung der Arteria vesicalis superior die Blase fast ihres ganzen arteriellen Zuflusses auf der einen Seite berauben.

Von den viszeralen Beckenarterien wären dann nur der Vollständigkeit halber zu erwähnen: die Arteria haemorrhoidalis media und die Arteria vaginalis (Testut). Beide spielen bei unserer Operation keine Rolle (auf die Bedeutung der Arteria vaginalis kommen wir noch gelegentlich der supravaginalen Amputation des Uterus zurück). Ebensowenig interessieren uns die parietalen Aeste, die Arteria ileo-lumbalis und die beiden Arteriae sacrales laterales. Schließlich die „Branches extrapelviennes": Die Arteria obturatoria, die uns bei den Hernien nochmals beschäftigen wird, die Arteria glutaea superior (Artère fessière der Franzosen), der stärkste Ast der Hypogastrica, die Arteria glutaea inferior (Artère schiatique) und schließlich die Arteria pudenda interna (siehe Vorlesung XIII).

2. *Die venösen Gefäße.*

Ueber die anatomischen Verhältnisse der Beckenvenen, die durch die Untersuchungen von Kownatzki wesentlich ergänzt und gefördert wurden, wollen wir bei der Besprechung der Venenunterbindung bei der Pyaemia puerperalis im Zusammenhang reden. Die Vena uterina inferior (auf unserer Fig. 139 dargestellt), die, wie ihr Name sagt, unterhalb des Ureters verläuft, kann nach Bumm[1]) zu unangenehmen Blutungen Veranlassung geben. Nach Abschieben des Ureters kann man sie, wenn sie nicht schon vorher ligiert wurde, leicht fassen und unterbinden. Sonst wird man, wie schon gesagt, venöse Blutungen nach Bumm (l. c.)

Fig. 158.

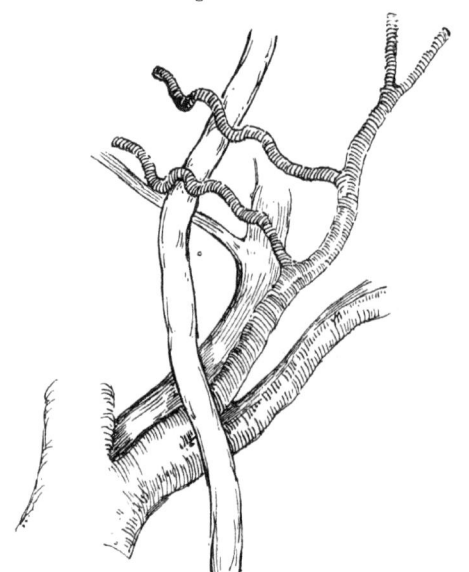

Fall von doppelter Arteria uterina und nur einer unterhalb der Ureter verlaufenden Vena uterina.

1) Zeitschr. f. Geburtsh. u. Gynäk. 1915. Bd. 55.

durch provisorische Tamponade zu stillen suchen: „nach der vollendeten Ausräumung des Beckens wird die Blutung sowieso geringer werden, da ja dann ein großer Teil des Wurzelgebietes der Sammelvene fortfällt" (Kownatzki, l. c.).

3. Die Lymphgefäße.

Das Ziel, das uns bei der erweiterten Totalexstirpation beim Uteruskarzinom vorschwebte, war, den Uterus genau so zu entfernen, wie die Chirurgen die Mamma, d. h. mit Exstirpation der regionären Lymphdrüsen. Ein Blick auf unsere Fig. 154 wird Sie überzeugen, daß wir dieses Ziel wohl niemals erreichen können. Im allgemeinen werden wir uns darauf beschränken müssen, die erreichbaren Lymphdrüsen, die Glandulae hypogastricae in erster Linie (vgl. auch Fig. 139) und die Glandulae iliacae communes zu entfernen. Die übrigen Lymphstränge aber mit den Gewebsmassen der Parametrien nach Möglichkeit mit zu exstipieren. Wir dürfen uns dabei bei der Betrachtung unserer Fig. 154 nicht verhehlen, daß die Glandulae iliacae externae, die Glandulae inguinales superficiales et profundae dabei schon infiziert sein können und nun ihrerseits den Karzinomzellen eine Rückwanderung in das kleine Becken gewährleisten können. Ebenso sind die Glandulae sacrales für uns kaum zu erreichen. Was Sie aber unsere Fig. 154 lehren soll, das ist der Sitz der Lymphdrüsen in den Gefäßwinkeln. Die Gefahren, die die Ausräumung der Lymphdrüsen dadurch mit sich bringt, wurden schon von uns besprochen (vgl. S. 182). Weshalb man aber die Drüsenausräumung als letzten Akt der Operation und so vorzunehmen hat, daß sie nicht zerreißen, — das lehrt Sie jener Fall, in dem eine Lymphdrüse, die Streptokokken in Reinkultur enthielt, beim Auslösen gleich zu Beginn der Operation barst und nun von vornherein das ganze Operationsgebiet septisch infizierte; ein Ereignis, das ohne die Dreitupferprobe niemand bemerkt hätte (vgl. S. 181). Wegen der Schwierigkeit der Entfernung der Vasa lymphatica aber ganz darauf zu verzichten, scheint uns falsch zu sein. Besser wenig, wie nichts! Ultra posse nemo obligatur! (Celsus, 100 n. Ch.)

Bezüglich unserer **operations-bakteriologischen Erfahrungen** können wir kurz zusammenfassend sagen. Nach dem Ergebnis meiner „**Dreitupferprobe**" (l. c.) haben wir 3 Operationsgebiete zu unterscheiden:

1. *Keimhaltige Gebiete:*

Das Karzinom selbst und seine Nachbarschaft. Maßnahmen dagegen: Abschluß der Scheide wie geschildert. Eröffnung der Scheide mit dem Paquelin möglichst als eine der letzten Etappen der Operation.

2. *Keimverdächtige Gebiete:*

Lymphdrüsen und Parametrien. Maßnahmen dagegen: Die Lymphdrüsen möglichst vorsichtig, ohne sie zu verletzen, entfernen, und zwar der Sicherheit halber am Schluß der Operation.

Bei den Parametrien sind alle prophylaktischen Maßnahmen unmöglich. Die Gefahr ist nur durch zweckentsprechende Drainage („Winkelschnitt" und „Tütendrainage") zu beseitigen.

3. *Keimfreie Gebiete:*

Die Akte zu Beginn der Operation.

Die Operations-Pathologie.

Wie wir es schon bei den Operationen an der graviden Tube und an den Eierstöcken gesehen haben, wird unsere operative Entschlußfähigkeit je nach Lage des Falles, d. h. je nach dem pathologisch-anatomischen Bilde, das sich uns bei der Laparotomie bietet, variieren müssen. Wer überhaupt nur leichtoperable Fälle angreift, dem werden sich solche komplizierten Bilder bei der Operation natürlich nicht bieten. Anders dem, der wie Krönig auf dem Standpunkt steht, auch bei voraussichtlich inoperablen Fällen wenigstens noch die Probelaparotomie zu versuchen. Daß dieser Standpunkt seine volle Berechtigung hat, erweisen die Untersuchungen Pankow's, die ich bestätigen kann, daß nämlich völlig karzinomatös infiltriert erscheinende Parametrien bei der mikroskopischen Untersuchung sich als völlig karzinomfrei und nur entzündlich verdickt zeigen.

So reizvoll es nun auch für mich wäre, Ihnen an der Hand von pathologisch-anatomischen Situspräparaten die verschiedenen andersartigen Maßnahmen zu erläutern, so bin ich dazu außerstande. Aber ein selten schönes Präparat meiner Sammlung, das noch in dem letzten Monat durch Zufall in meinen Besitz kam und das ich nach geeigneter Härtung genau sagittal durchschnitt, möchte ich Ihnen als Beweis für die furchtbaren Verheerungen, die das Uteruskarzinom hervorrufen kann, demonstrieren (Fig. 159). Sie sehen auf diesem Bilde, wie der Uterus fast völlig durch verjauchte Karzinommassen zerstört ist und wie alsdann ein Durchbruch in die Bauchhöhle erfolgte, der sich nachher abgekapselt hat. Wie gleichzeitig das Karzinom in die Blase eingebrochen ist und wie das ganze paravaginale und para- und retrorektale Bindegewebe in eine infiltrierte und auf dem Durchschnitt fast wie ein Leberdurchschnitt wirkende Masse verwandelt wurde. Die Vagina ist senil atretisch; die Harnröhre durch die Infiltration, die sich ringsum die Blase auch auf die Urethra fortgesetzt hat, in ein starres Rohr mit offenem Lumen verwandelt.

Diese Vorlesungen können ihrem Zweck entsprechend in der Regel nur die typischen Operationsverfahren behandeln. Bei den atypischen wird jeder Operateur entsprechend seiner Technik und seiner Erfahrung verschieden vorgehen, das aber läßt sich nicht lehren, sondern nur erlernen! Eines nur möchte ich für Sie noch betonen: haben Sie bei einer Probelaparotomie (nach dem Vorschlage Krönig's) die Ueberzeugung gewonnen, daß aus technischen und operations-pathologischen Gründen eine Fortsetzung der typischen Operation unangebracht erscheint, dann können Sie wenigstens durch eine Palliativoperation etwas nützen, so daß Sie sich sagen können, die Laparotomie nicht unnütz ausgeführt zu haben. Diese Palliativoperation besteht in der Unterbindung der sechs zuführenden Gefäße:

1. Der beiden Arteriae ovaricae.
2. Der beiden Arteriae uterinae.
3. Der beiden Arteriae ligamenti rotundi.

Krönig empfiehlt sogar, die beiden Arteriae hypogastricae zu ligieren (vgl. Vorlesung XVI: Venenunterbindung bei Pyämie). Nach dem Schluß der Bauchhöhle wird man dann aber noch den karzinomatösen Herd mit dem scharfen Löffel evakuieren und mit dem Glüheisen verschorfen müssen.

Zu unseren operations-pathologischen Betrachtungen gehört aber noch außerdem die Berücksichtigung der Verlagerung der Organe nach der Operation. Hier käme besonders die pathologische Lagerung der Blase, des Rektums und des Ureters in

Operations-Pathologie bei der erweiterten Totalexstirpation. 197

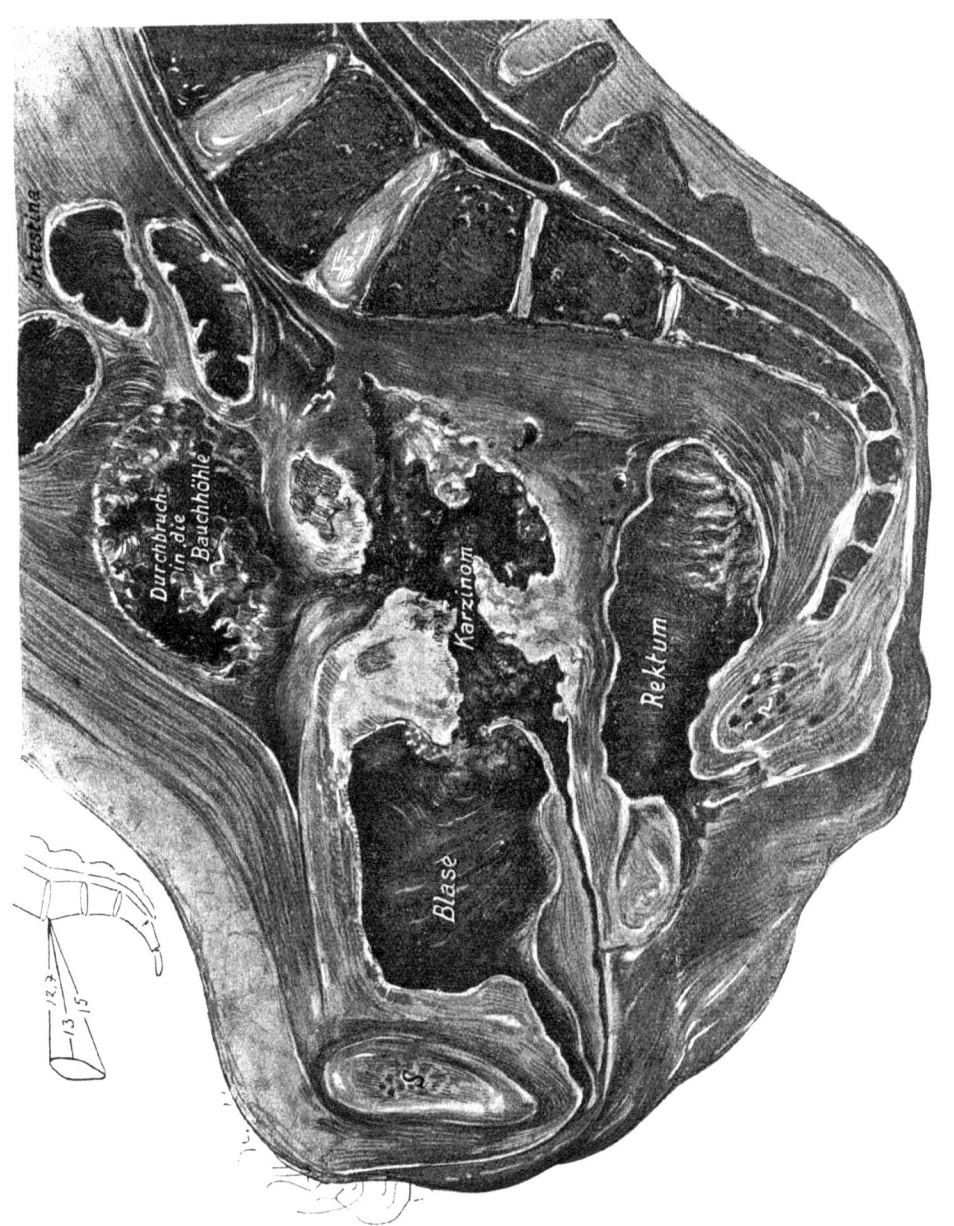

Fig. 159. Sagittalschnitt durch ein Situspräparat meiner Sammlung (Katalog Nr. E. B. 30): Carcinoma cervicis in die Bauchhöhle und die Blase durchgebrochen. Infiltrationen des gesamten Bindegewebsapparates des kleinen Beckens.

Frage. Ein Teil der hinteren Blasenwand, die vor der Operation Stütze und Halt an der Zervix fand, ist von dieser losgelöst und nun durch die Naht dem mehr oder minder kurzen Scheidenrohr aufgelagert (Figg. 147 und 148); sie hat dadurch zunächst an Kapazität verloren, was sich jedoch später wieder ausgleicht.

Das Rektum ist der hinteren Scheidenwand aus den gleichen Ursachen genähert, der hintere Douglas durch die Peritonealnaht stark abgeflacht (Figg. 147 und 148).

Besonders wichtig ist die operations-pathologische Veränderung des Ureters. Bekanntlich treten nach der erweiterten Radikaloperation Ureterfisteln recht häufig auf. Für den Operateur wie für den die Operation nur in seltenen Fällen genau kennenden Pathologen sind daher gerade die postoperativen Lagerungs- und Ernährungsbedingungen des Ureters besonders wichtig. Wie es Ihnen unser Präparat, Fig. 146, zeigt, können wir in operativer Hinsicht 2 Abschnitte an dem freipräparierten Ureter unterscheiden: 1. die mit dem hinteren Blatte des Lig. latum in Zusammenhang gebliebene Partie und 2. der über die parametranen Bindegewebslager verlaufende und allseitig gelöste Abschnitt [auf der Fig. 146 mit einem Häkchen hochgehalten][1]. Für eine günstige Lagerung des so freipräparierten Ureters ist aber dieser Zusammenhang in seinem proximalen Abschnitt von eingreifender Bedeutung. Es ist das Verdienst Stöckel's, die Entstehung dieser Ureterfisteln, die man früher allermeist als auf trophischer Basis entstehend ansah, auf die hauptsächliche Ursache zurückgeführt zu haben: Der völlig freigelöste Ureter liegt in schlangenförmigem Verlauf im Wundgebiet, das tut der richtig präparierte Ureter zwar auch, wie es Ihnen der rechte Harnleiter auf Fig. 146 zeigt, aber nur so lange, als bis die peritoneale Wundnaht angelegt ist. Durch diese Naht muß der an dem Peritoneum noch anhaftende Teil nach lateralwärts verlagert und dadurch notwendig gestreckt werden, wie es Ihnen die Fig. 147 auf der rechten, besonders aber auf der linken Seite, wo die Naht beendet ist, zeigt. Der völlig gelöste Ureter hingegen behält seine schlangenförmige Lagerung bei; in dem per granulationem heilenden, bindegewebigen Wundgebiet wird er an einer Stelle leicht adhärent werden können, eine Knickung erfahren, die durch die Peristaltik noch vergrößert wird und schließlich um so mehr zur Fistelbildung führen muß, als beim Abpräparieren natürlich kleine Gewebsläsionen unvermeidlich sind und an infizierenden Bakterien gerade in diesem Wundgebiet, wie wir gesehen haben, kein Mangel ist. Früher, als wir Drainagestreifen bis an die Ureterwand heranführten, mag auch in diesem Vorgehen eine Ursache zur Fistelbildung gesucht werden.

Was nun die Ernährungsstörungen post operationem anbelangt, so müssen wir uns zunächst klar machen, von welchen Gefäßen der Ureter mit Blut versorgt wird und welche Venenbahnen sein Blut aufnehmen. Ich folge hier der Darstellung Stöckel's[2].

Die Arteria renalis versorgt das obere Drittel.

„ „ ovarica
„ „ iliaca communis oder die Aorta } versorgen das mittlere Drittel.

Die Arteria uterina
„ „ vesicalis superior } versorgen das untere Drittel.
„ „ vesicalis inferior

---

1) Vgl. hierzu auch unter „Fehlerquellen" 2., S. 187.
2) Veit's Handbuch. 1907. Bd. II. S. 555.

Für unsere Operation würde also durch die notwendige Unterbindung nur die Arteria uterina ausfallen! Da nun alle diese von den genannten Arterien stammenden Aestchen miteinander durch aufsteigende und absteigende Aeste kommunizieren, so wird bei richtigem Vorgehen eine Ernährungsstörung nicht eintreten können. Besser aber als diese Erklärung wird Ihnen gewissermaßen als Experimentum in viva die doppelseitige Unterbindung der Arteriae hypogastricae nach Krönig einen Begriff von den Ernährungsmöglichkeiten bei gestörtem Kreislauf machen. Hier bildet sich durch die Arteria ovarica einerseits und durch die oft zitierten Arteriae ligamenti rotundi internae et externae (siehe S. 23 u. 24, Fußnote) ein so vorzüglicher Kollateralkreislauf aus, daß, soviel mir bekannt ist, nach dieser Operation eine Ernährungsstörung des Ureters nicht beobachtet wurde.

Die gleichen Verhältnisse beobachten wir beim venösen Abfluß: Der Plexus renalis kommt für das obere Drittel in Frage, der Plexus pampiniformis (venae ovaricae) für das mittlere, die Vena hypogastrica oder nach Kownatzki die Vena iliaca media und der Plexus vesicovaginalis (vgl. Fig. 153) für das untere Drittel. Auch hier kann also von einer wesentlichen Stauung des venösen Blutes bei richtigem Vorgehen keine Rede sein.

IX. Vorlesung.
Operationen an dem Uterus.
(Fortsetzung.)
2. Die einfache Totalexstirpation.

Die für den Operateur so schwierigen anatomischen Verhältnisse des kleinen Beckens sind uns durch die erweiterte Totalexstirpation so vertraut geworden, daß wir mit der Besprechung der einfachen Totalexstirpation und mit der Besprechung der supravaginalen Amputation des Uterus schnell zum Ziele kommen werden.

Die einfache Totalexstirpation des Uterus.

Auch hier wollen wir, wie bei der erweiterten Totalexstirpation ein konkretes Beispiel nehmen: die einfache Totalexstirpation wegen Myoms der Gebärmutter. Wir werden später im operations-pathologischen Teil die Gründe zu besprechen haben, die uns bald die Radikaloperation, bald die supravaginale Amputation oder die konservative Myomotomie als das geeignete Verfahren in dem speziellen Falle erscheinen lassen.

Vorbereitung: Von neuen Instrumenten empfehle ich Ihnen den Myombohrer mit großen, flachen Windungen, wie Sie ihn auf unseren Figuren in natürlicher Größe dargestellt sehen. Er hält die Geschwulst besser als die leichter ausreißenden Krallenzangen. Ist aus irgend welchen Gründen anzunehmen, daß sich in dem Myom endogene Keime befinden [z. B. bei Pyometra, erweichten Myomen[1]), Myom und Karzinom], so nehmen Sie wiederum besser die Mainzer'sche Klemme, da der Myombohrer zu leicht die Uterushöhle eröffnen kann. Eine Vorbereitung der Scheide mit desinfizierenden Flüssigkeiten unmittelbar vor der Operation halte ich für wünschenswert, obgleich ich nach meinen bakteriologischen Erfahrungen nicht glaube, daß die Scheidenkeime bei einfachen Myomen besonders gefährlich sind. Nach der Desinfektion der Vagina empfiehlt es sich für den Anfänger, die Scheide fest mit einem in essigsaure Tonerde getauchten Gazestreifen auszustopfen. Dieses Ausstopfen muß im Spekulum und äußerst fest geschehen, einmal um die überschüssige Flüssigkeit herauszupressen, zum andern um den beabsichtigten Effekt zu erreichen: den bei der Operation am tiefsten gelegenen Zervikal- und oberen Scheidenteil dem Operateur näher zu bringen. Diese Vorbereitungen werden am besten von einem bei der Operation nicht beteiligten Assistenten ausgeführt.

---

1) Ich konnte in einem Falle aus einem solchen Myom Streptokokken in 12—15 gliederigen Ketten züchten.

Fig. 160.

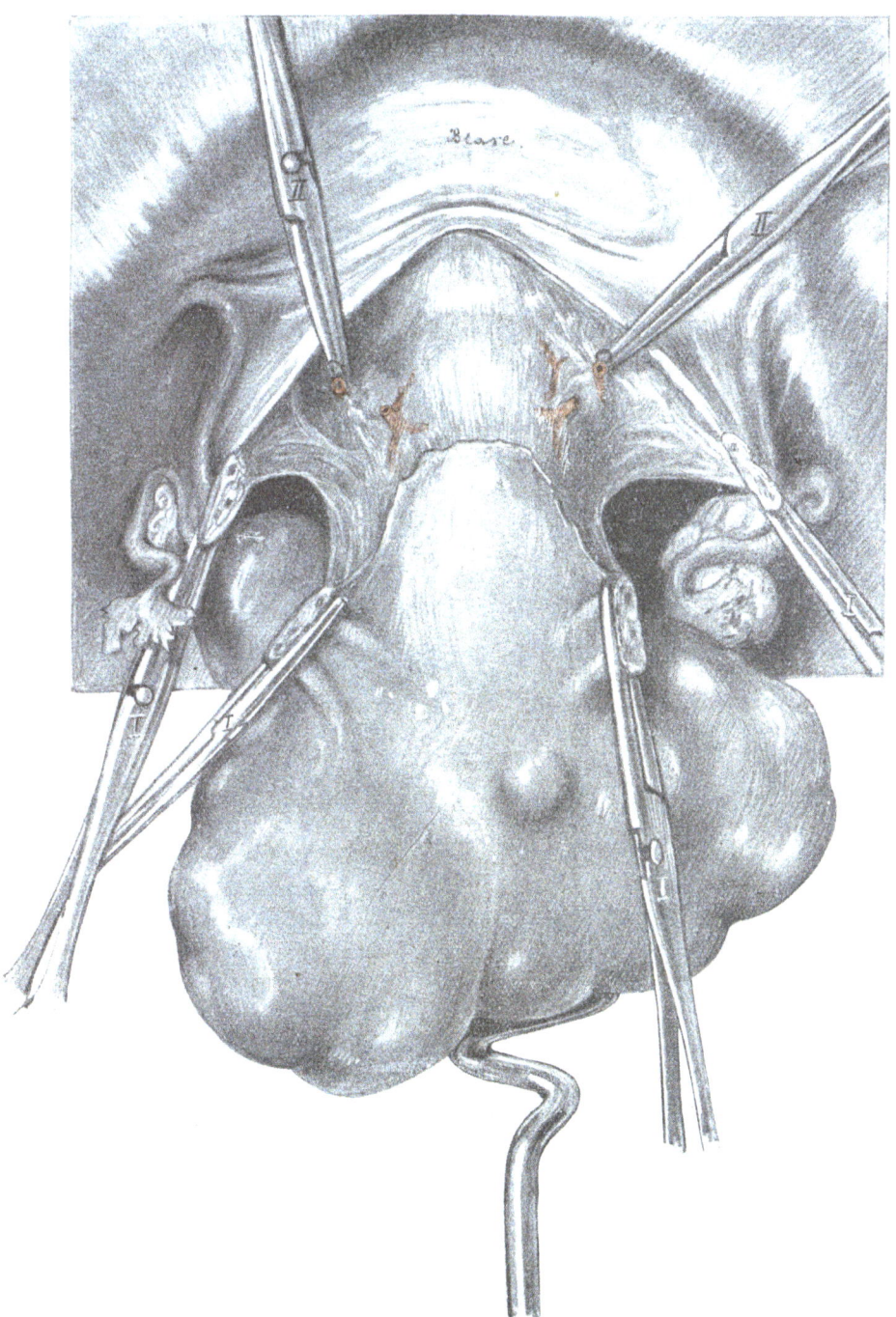

Abdominale Totalexstirpation bei Myom.
Der Uterus ist mittels des Myombohrers promontoriumwärts gezogen. Die Adnexe sind vom Uterus abgetragen (*I*). Vorderer Vereinigungsschnitt zwischen den Klemmen *I*. Die Uterinae sind isoliert gefaßt und abgeklemmt (*II*). Die Blase ist abgeschoben. Die Zervix-Scheidengrenze ist deutlich sichtbar.

1. Akt: Beckenhochlagerung. Laparotomie.

Bezüglich des Laparotomieschnittes kann ich Ihnen allgemeine Regeln nicht geben, da die Schnittführung ganz von der Größe des zu exstirpierenden Tumors abhängt. Im allgemeinen dürfte sich auch hier, für den Anfänger wenigstens, der einfache Längsschnitt empfehlen. Bedient man sich des Franz'schen Spekulums (Fig. 50), so kann selbst der Anfänger bei kleinem Querschnitt recht große Geschwülste bequem, sicher und vor allen Dingen anatomisch und chirurgisch entfernen[1]). Jedoch nur um eines kleinen Schnittes willen durch Morcellement den myomatösen Uterus zu entfernen, wie das Czempin will, scheint mir beim abdominalen Operieren unangebracht zu sein. Beim Morcellieren sind Blutungen aus der Geschwulst unvermeidlich — und wir sollen blutleer operieren, um eventuellen exogenen Keimen keinen besonders günstigen Nährboden zu schaffen. Wir werden sehen, daß beim vaginalen Operieren die Verhältnisse bezüglich des Morcellements ganz anders liegen, daß dort das Blut gut nach außen abfließen kann. Im übrigen erinnere ich Sie hier nochmals an die Worte Kocher's: „Den wahren Chirurgen erkennt man daran, daß er die Haut in ergiebiger Ausdehnung spaltet, aber in der Tiefe der Wunde möglichst schonend vorgeht". Muß man über den Nabel hinaus schneiden, so sind dieselben anatomischen Verhältnisse zu beachten, wie wir sie schon an gleicher Stelle in der vorigen Vorlesung besprochen haben (S. 167).

Der Operationsplan. Hieß bei der erweiterten Totalexstirpation die Devise: möglichst weit vom Uterus im Gesunden operieren, so heißt sie bei der einfachen Totalexstirpation: möglichst nahe dem Uterus bleiben. Hierdurch fallen die beiden Hauptschwierigkeiten der erweiterten Totalexstirpation, das Aufsuchen der Ureteren und der großen Gefäße sowie die Exstirpation der Parametrien fort. Nach Unterbindung der zuführenden Gefäße wird der Uterus dicht an der Portio aus dem Scheidenrohr herausgelöst.

Das Freilegen des Operationsterrains erfolgt in der von uns geübten Art und Weise.

2. Akt: Das Vorziehen des Uterus, die Unterbindung der Gefäße und das Abschieben der Blase.

Während wir bei der erweiterten Totalexstirpation zuerst rechts, dann links vom Uterus operierten, empfiehlt es sich, bei unserer heutigen Operation abwechselnd rechts und links zu operieren. Besonders bei großen Tumoren erleichtern wir uns dadurch die Mobilisierung und das Hervorwälzen der Geschwulst.

Sind die Adnexe gesund, so legen wir unsere Klemmen dicht am Uterus an (Fig. 160, I), müssen wir die Adnexe mit entfernen, so klemmen wir zunächst die Ligamenta infundibulo-pelvica mit gewohnter Vorsicht (Ureter!) ab (Fig. 164). Alsdann durchschneiden wir dicht am Uterus das vordere Blatt des Lig. latum und verlängern diesen Peritonealschnitt über die Zervix-Blasengrenze unter stumpfem Abschieben der Blase, wie es Ihnen unsere Fig. 160 zeigt. Jetzt sieht und fühlt man den aufsteigenden Ast der Uterina an den beiden Seiten der Gebärmutter. Sollten bei diesen bisherigen Manövern die oft kleinfingerdicken Venen, die sich bei myomatösen Uteri finden, angerissen sein, so werden sie mit Kocher'schen Klemmen abgeklemmt; geht man ruhig und vorsichtig vor, so brauchen sie überhaupt nicht zu bluten. Das Ab-

---

[1]) Als ich ein etwa dem 7. Monat der Gravidität in seiner Größe entsprechendes Myom durch einen Querschnitt entfernte, mußte ich allerdings nicht nur die Rektusscheide, sondern die Rekti selbst quer durchschneiden, um eine gute Übersicht zu haben. (Vgl. hierüber das auf S. 75 Gesagte.)

Fig. 161.

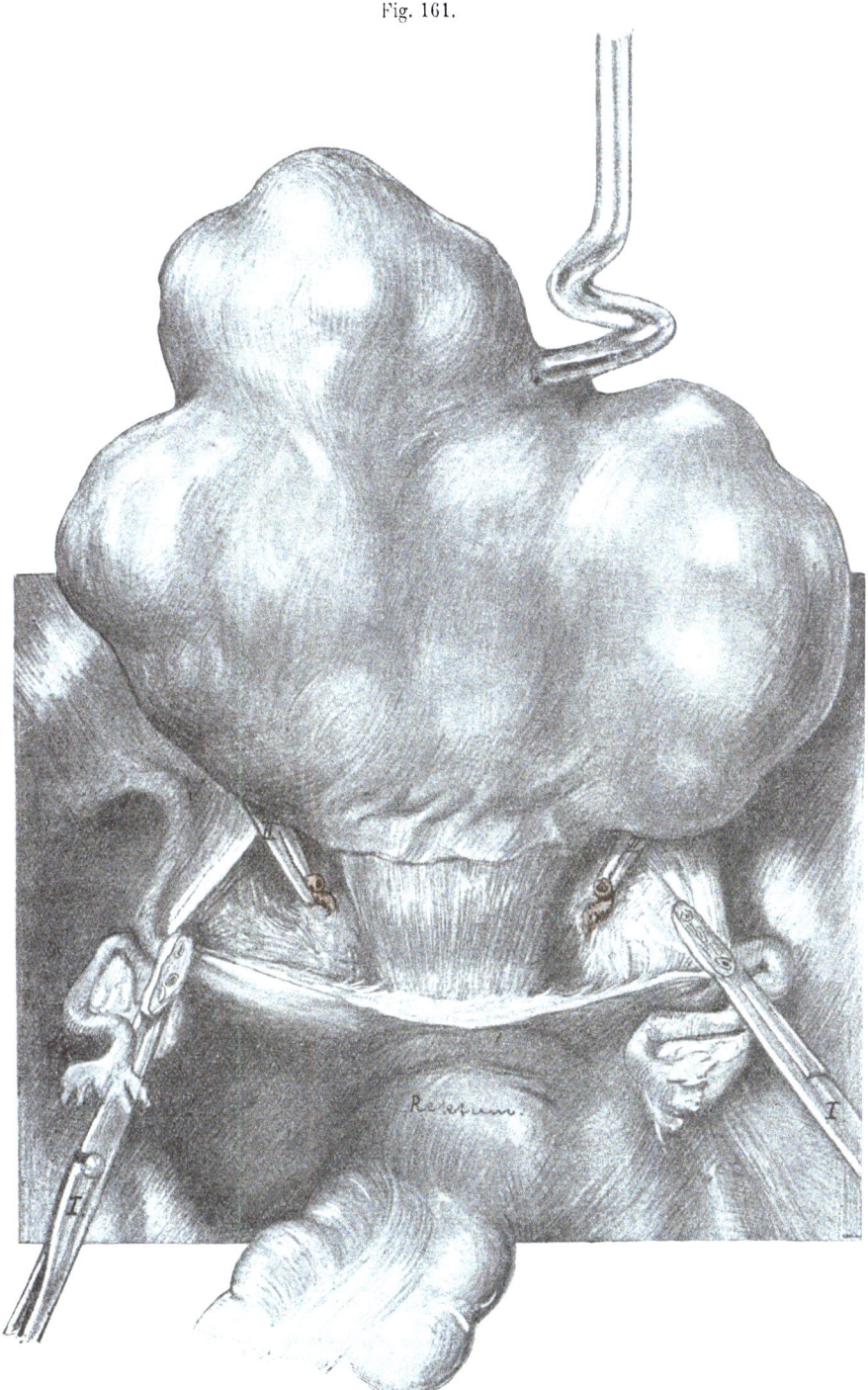

Abdominale Totalexstirpation bei Myom.
Der Uterus ist stark symphysenwärts gezogen. Der hintere Vereinigungsschnitt von Klemme *I*
bis Klemme *I*.

klemmen der Uterinae ist hier naturgemäß weit einfacher als bei der erweiterten Totalexstirpation, da das Gefäß in die straffen Fasern des Bindegewebes (Fascia endopelvina) eingebettet und, medial vom Ureter erfaßt, weniger leicht ausgerissen werden kann. Gleichzeitig mit der Arteria uterina werden die beiden Venae uterinae mit unterbunden. Der Geübtere wird zunächst die Klemmen liegen lassen und die Unterbindungen im Zusammenhang später vornehmen.

3. Akt: Hinterer Vereinigungsschnitt, Auslösen der Zervix aus der Scheide.

Der Uterus wird jetzt stark nach vorn, symphysenwärts gezogen. Das hintere Blatt des Lig. latum von Klemme I zu Klemme I abpräpariert (Fig. 161). Auch hier

Fig. 162.

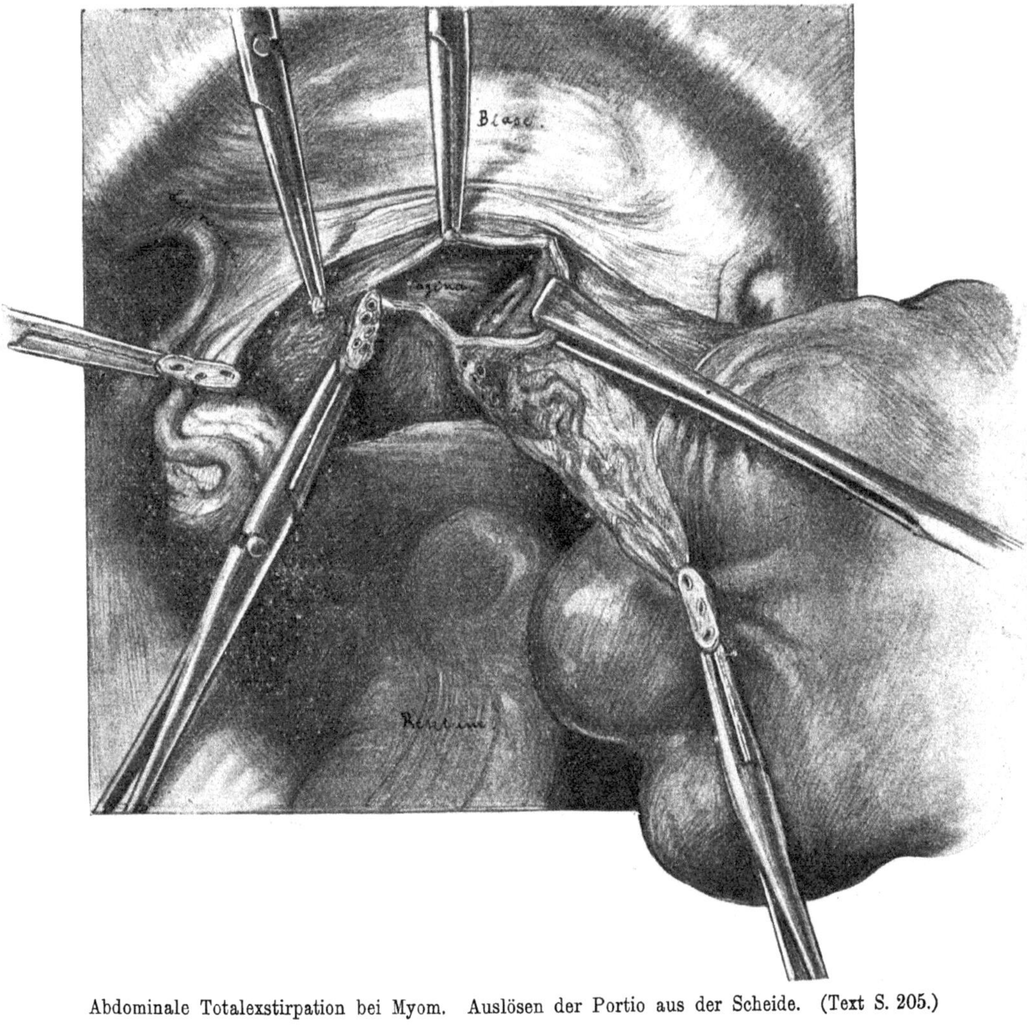

Abdominale Totalexstirpation bei Myom. Auslösen der Portio aus der Scheide. (Text S. 205.)

muß das die Zervix überkleidende viszerale Bauchfell, das man an den Rändern am besten mit Kocher'schen Klemmen faßt, scharf abpräpariert werden. Hierauf wird der Uterus zunächst wieder, wie in Fig. 160, nach hinten, promontoriumwärts gezogen. Die Stelle der Portio ist deutlich erkennbar; besonders deutlich, wenn man die Scheide vorher fest austamponiert hatte. Jetzt schneidet man (nach Entfernung des Tampons von der Scheide her durch einen bei der Operation unbeteiligten Assistenten) die Scheide an ihrer vorderen Wand quer mit einer spitzen Schere oder dem Messer ein und erfaßt den distalen, blasenwärts gelegenen Scheidenrand mit einer Kocher'schen Klemme, den proximalen, uterinwärts gelegenen Vaginalteil eventuell zusammen mit der Portio mit einer Krallenzange (Fig. 162). Indem man nun den Uterus nach rechts verlagert,

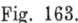
Fig. 163.

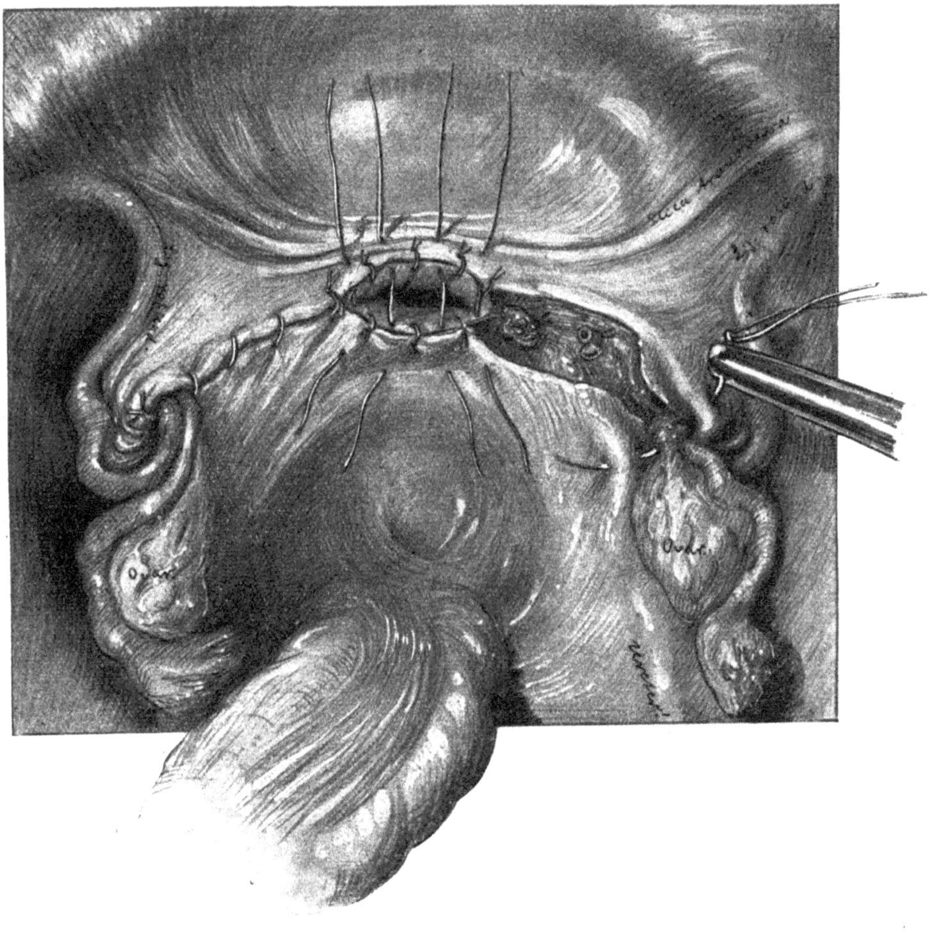

Die Naht der Exstirpationswunde. (Text S. 207 Fußnote 1.)
Soll drainiert werden, so läßt man die die Scheide verschließenden, ungeknotet dargestellten Nähte fort. Man achte auf die Versenkung[1]) der Adnexstümpfe und auf den Ureter.

klemmt man die laterale Seite der Vagina nochmals ab, umschneidet sie und führt das gleiche Manöver auf der rechten Seite der Vagina aus. Wir werden auf die Arterien und Venen der Scheide noch bei unseren operations-anatomischen Besprechungen zurückzukommen haben. Das weitere Auslösen des Uterus geschieht jetzt ohne Schwierig-

---

1) Sehr hübsch und schnell kann man auch die Adnexstümpfe in der auf Figg. 121 und 122 skizzierten Art und Weise invaginieren; ich wende diese meine Invaginationsmethode jetzt in jedem Falle an.

keiten, indem man mit einer Cooper'schen Schere die noch an der Portio festsitzenden Scheidenpartien dicht an dieser durchtrennt.

Fig. 164.

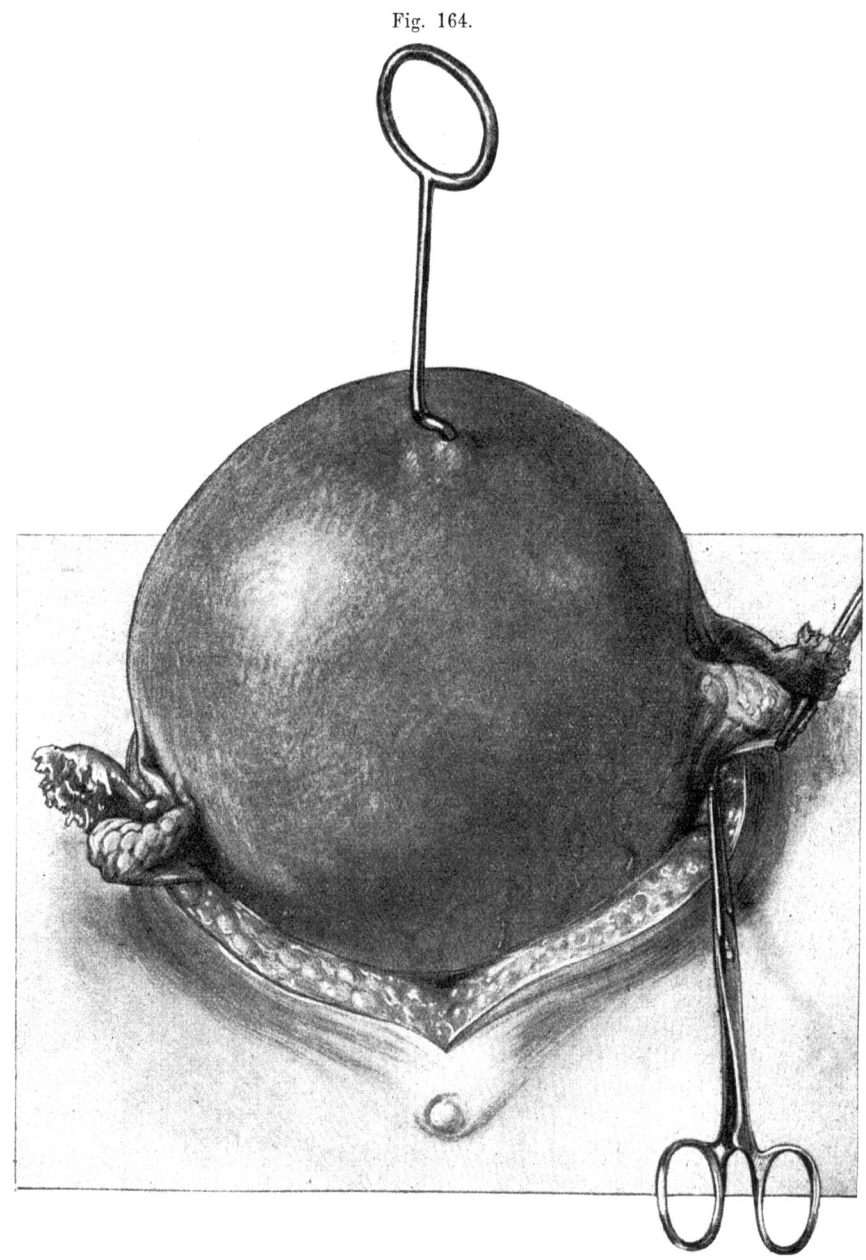

Exstirpation eines mannskopfgroßen Myoms.
Der Tumor ist vor die Bauchdecke gewälzt. Das rechte Ligamentum infundibulo-pelvicum ist abgeklemmt und durchschnitten.

4. Akt: Die Unterbindung der Gefäße und die Naht der Peritonealwunde.

Die Naht wird Ihnen nach dem bei der erweiterten Totalexstirpation Besprochenen aus der Fig. 163 ohne weiteres verständlich sein, aus der Sie auch ersehen, daß wir die Stümpfe der Adnexe in der gleichen Weise mit einer Lembertnaht versenken, wie wir das in Fig. 147 für die Stümpfe der Ligamenta infundibulo-pelvica beschrieben und dargestellt haben[1]). Hat man Zweifel über den aseptischen Verlauf der Operation, so verschließt man die Scheide nicht, wie ich es dargestellt habe, sondern benutzt sie als zweckmäßiges Drainagerohr. Sehr hübsch sehen Sie in unserem Präparat (Fig. 163) die Plica transversa und die Plica ureterica dextra entwickelt. Den Verlauf des 5. Aktes, den Schluß der Bauchhöhle, brauche ich nicht mehr besonders zu beschreiben[2]).

Fig. 165.

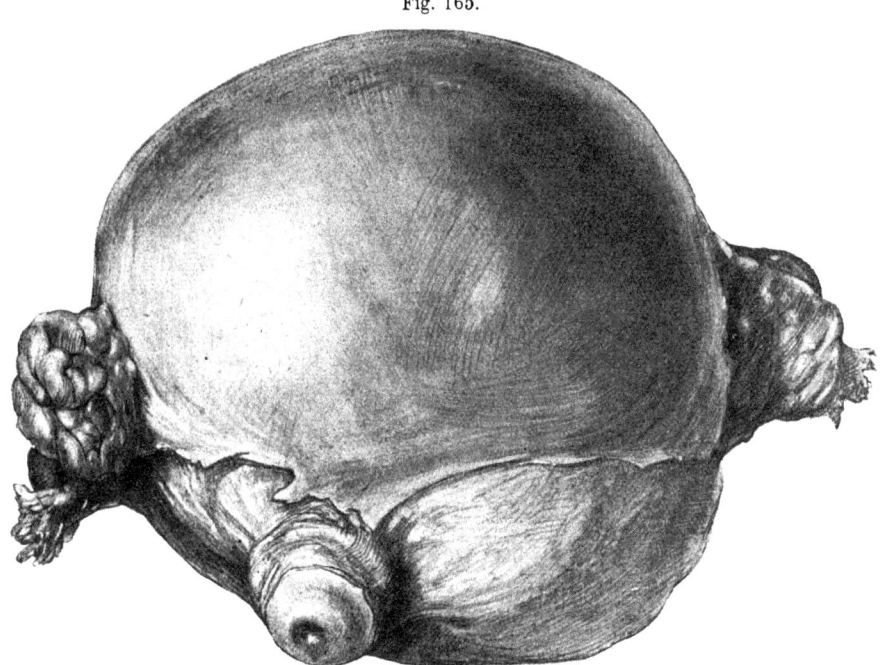

Das exstirpierte Präparat des in Fig. 164 dargestellten Falles von hinten gesehen. Die klein-zystischen degenerierten Ovarien sind mitentfernt.

Die supravaginale Amputation.

Entsprechend den Worten Bumm's: „Der Schritt von der Totalexstirpation zur Amputation und Zurücklassung eines Stumpfes ist in chirurgischer Hinsicht kein glücklicher, und ich kann nur warnen, diesen Schritt mitzumachen"[3]), brauchte ich die supravaginale Amputation gar nicht mit Ihnen zu üben. Wenn ich dieses gleichwohl tue, so geschieht es deshalb, weil unter Umständen die supravaginale Methode, besonders bei sehr großen Tumoren, für den Anfänger wesentlich leichter sein kann als die Totalexstirpation. Aber auch in diesen Fällen möchte ich nur einer provisorischen Amputation das Wort reden; ist der Tumor entfernt, dann wird der Zervixstumpf

---

1) Die Blutung aus dem Scheidenwundrand wird ohne weiteres durch die Knopfnähte, die das vordere bzw. das hintere Peritoneum an die Scheide fixieren (auf Fig. 163 kurz geschnitten) gestillt. Blutende Gefäße an den Seitenpartien werden, wenn nötig, durch Umstechung versorgt (vgl. auch S. 213).

2) Wer sich für einige wichtige, andere Methoden der Totalexstirpation interessiert, findet dieselben am Schluß des Buches in Tabelle XIII erwähnt; dort auch einiges zur Geschichte der Operation.

3) Gesellsch. f. Geburtsh. u. Gyn., Sitzung vom 25. Januar 1907.

alsbald aus dem nunmehr übersichtlich gewordenen Operationsterrain in der Weise entfernt, daß man ihn ringsherum mit Klemmen faßt und ihn in der geschilderten Art und Weise aus der Vagina auslöst[1]). Interessant ist die Geschichte der supravaginalen Amputation, und ich habe sie Ihnen deshalb auf Tabelle XV (am Schluß des Buches) in einer kurzen Uebersicht zusammengestellt. Wer sich aus historischem Interesse ein genaues Bild der supravaginalen Amputation mit extraperitonealer Stielversorgung machen will, sei auf die Vorlesung in dem geburtshilflichen Teil (Vorlesung XVI) unseres Buches über die Porro'sche Operation verwiesen.

Technik der Operation.

Ist man von vornherein entschlossen, die supravaginale Amputation auszuführen, so kann die Desinfektion der Scheide unterbleiben, die Tamponade der Vagina hingegen bietet für den Operateur dieselben Annehmlichkeiten wie bei der Totalexstirpation. Die Beckenhochlagerung, die Laparotomie und die Unterbindung der Arteriae ovaricae wird in gleicher Weise ausgeführt, ebenso die Bildung des vorderen und hinteren Peritoneallappens. Es ist häufig zweckmäßig, auf die Bildung eines hinteren Peritoneallappens, wie Sie ihn auf unserer operations-anatomischen Fig. 166 dargestellt sehen, ganz zu verzichten, dann fällt der peritoneale Schnittrand mit dem hinteren Zervixwundrand zusammen, und zur Deckung des Stumpfes wird nur der vordere Lappen verwandt. Der Stumpf soll möglichst klein sein und dicht über den Ligaturen der Uterina abgetragen werden. Wesentlich ist es, nicht den Hauptstamm der Arteria uterina, sondern nur den nach oben, korpuswärts ziehenden Ramus cervicalis zu unterbinden. Bezüglich der Details hierbei verweise ich auf unsere operations-anatomischen Betrachtungen. Den Schnitt durch die Zervix legt man am besten wie bei der Portioamputation (siehe Vorlesung XIV) keilförmig an, so daß die Spitze des Keils nach dem Zervikalkanal gerichtet ist. Auf diese Weise kann man alsdann durch 2 oder 3 Katgutknopfnähte die Zervixwunde zusammenziehen. Die Naht der Peritonealwunde ist völlig analog der bei der Totalexstirpation geschilderten und in Fig. 163 dargestellten, nur noch einfacher, da die Versorgung der Scheide fortfällt. Die fortlaufende Naht geht von links nach rechts, von dem einen Adnexstumpf, bzw. von dem einen Ligamentum infundibulo-pelvicum zum anderen, über den Zervixstumpf, den die Naht nicht mitfaßt, hinweg.

Fehlerquellen.

Es muß hier auf das gleichnamige Kapitel bei der erweiterten Totalexstirpation verwiesen werden (S. 187—190). Die dort ad 1, 4 und 11 geschilderten Fehler können auch bei diesen letztbesprochenen Operationen gemacht werden. Als neue Fehler kommen hinzu:

1. *Die Umstechung oder Abklemmung des Ureters bei der Ligatur der Arteria uterina.*

Hält sich der Operateur dicht am Uterus, so kann ihm — nicht besondere pathologische Verhältnisse vorausgesetzt — dieses Mißgeschick nicht passieren. Ein Blick auf unser anatomisches Präparat Fig. 166 macht Ihnen das Gesagte ohne weiteres verständlich.

---

[1]) Daß es gleichwohl gelingt, auch ohne vorherige supravaginale Amputation recht große Tumoren total zu entfernen, zeigen Ihnen die Figg. 164 und 165. In letzter Zeit mache ich wieder mehr Gebrauch von der heute gute Resultate ergebenden supravaginalen Amputation. Vereinigt mit der Methode der Invagination der Adnexe in die Stumpfecken, wird so ein dem Normalen völlig gleichender anatomischer Zustand geschaffen, der mir für die Erhaltung des Suspensionsapparates nicht gleichgültig zu sein scheint.

2. Das Abklemmen der Uterina vor ihrer Teilungsstelle in den Ramus ascendens und descendens.

Auch hier ist dieser Fehler nur möglich, wenn sich der Operateur von der Uterusseitenkante nach lateralwärts entfernt; übrigens ist dieses Vorgehen nur bei der supra-

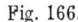

Fig. 166.

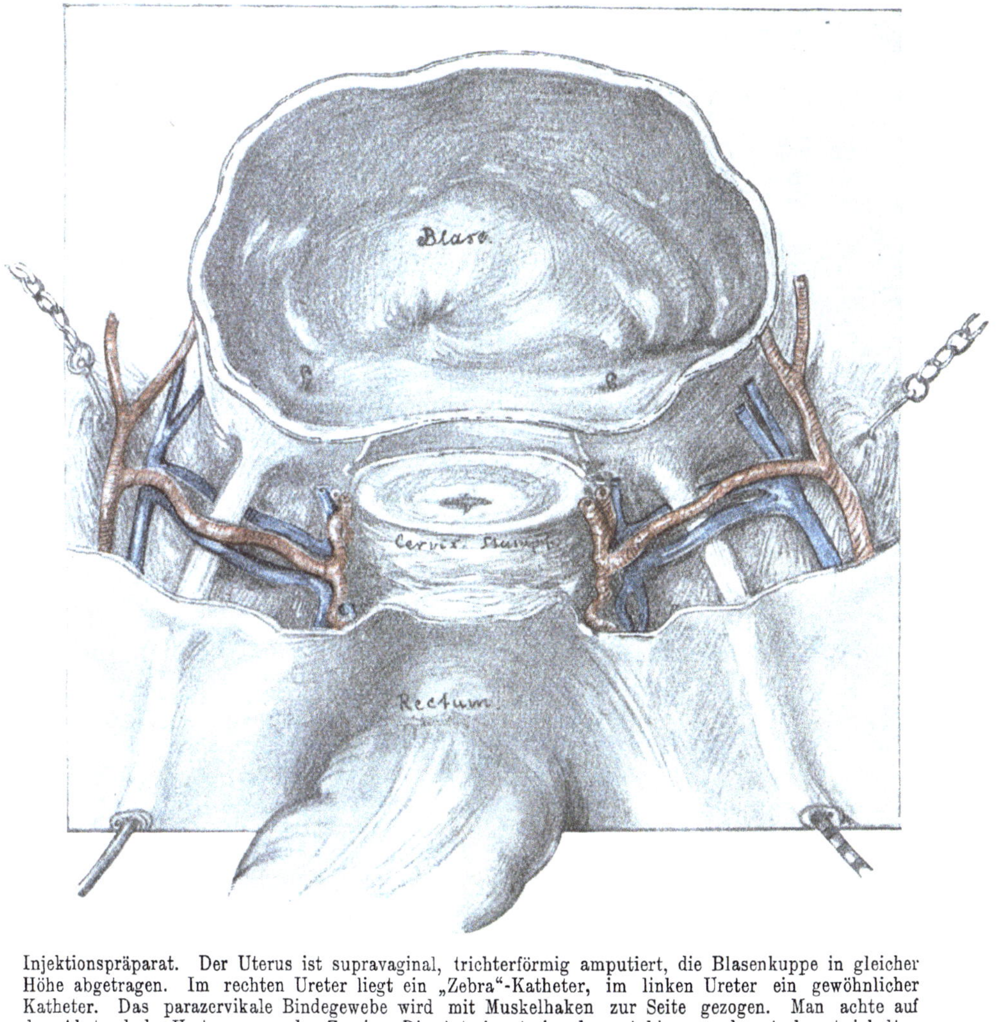

Injektionspräparat. Der Uterus ist supravaginal, trichterförmig amputiert, die Blasenkuppe in gleicher Höhe abgetragen. Im rechten Ureter liegt ein „Zebra"-Katheter, im linken Ureter ein gewöhnlicher Katheter. Das parazervikale Bindegewebe wird mit Muskelhaken zur Seite gezogen. Man achte auf den Abstand der Ureteren von der Zervix. Die Arteria uterina kommt hier aus der stark entwickelten Arteria vesicalis superior (umbilicalis). Der Plexus venosus utero-vaginalis kommuniziert mit dem Plexus vesico-vaginalis durch die Venae uterinae (superior et inferior).

vaginalen Methode von etwaigen Folgen (Ernährungsstörungen des Stumpfes) begleitet, nicht bei der Totalexstirpation, bei der man am besten die Uterina dicht vor der Teilungsstelle, aber medialwärts vom Ureter unterbindet (siehe die mit o bezeichnete Unterbindungsstelle auf Fig. 167).

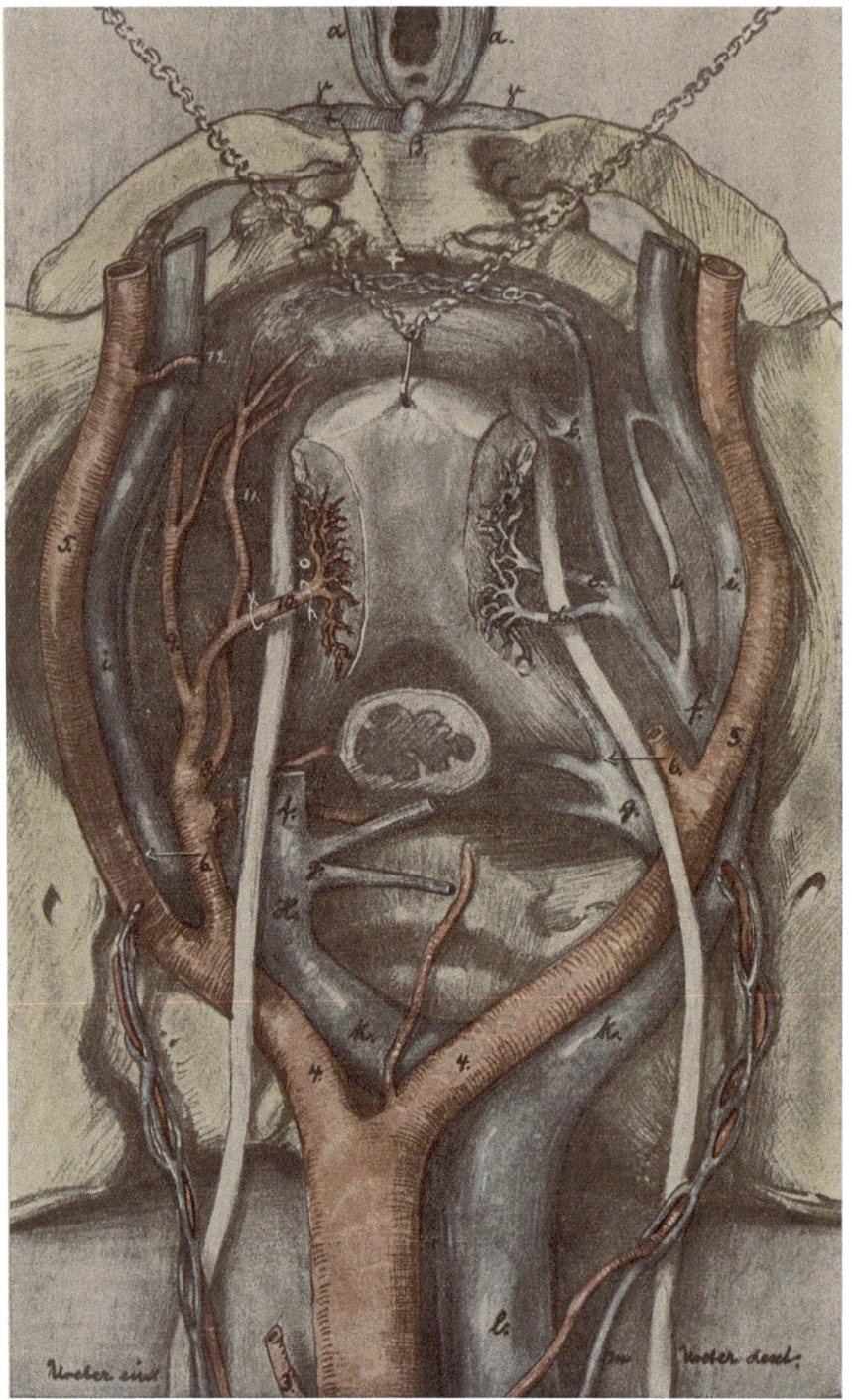

Fig. 167. Uebersicht der Arterien (links) und der Venen (rechts) des kleinen Beckens. (Beckenhochlagerung; vgl. Angaben unter Fig. 91.)

1. Aorta. *2.* A. ovarica. *3.* A. mesenterica inferior. *4.* A. iliaca communis. *5.* A. iliaca externa. *6.* A. iliaca interna. *7.* A. glutaea inferior. *8.* A. pudenda communis. *9.* A. obturatoria. *10.* A. uterina. *11.* A. vesicalis superior. *12.* A. epigastrica inferior. *a.* Plexus pudendalis. *b.* Plexus vesico-vaginalis. *c.* Vena uterina inferior. *d.* Vena uterina superior (*c.* und *d.* vom Plexus utero-vaginalis). *e.* Vena obturatoria. *f.* A. iliaca interna (Kownatzki). *g.* A. iliaca media (Kownatzki) vom Plexus haemorrhoidalis. *H.* Gemeinsamer Stamm von *f.* und *g.*: Vena hypogastrica. *i.* Vena iliaca externa. *k.* Vena iliaca communis. *l.* Vena cava. *m.* Vena ovarica. *α.* Bulbus vestibuli. *β.* Clitoris. *γ.* Crus clitoridis.

3. *Das unnötige Umstechen des Zervixstumpfes.*

Wie wir bei unseren technischen Ausführungen betont haben, soll das Zusammenziehen des keilförmig resezierten Stumpfes nur mit 2 oder 3 Katgutligaturen erfolgen, alles Zuviel ist hier schädlich. Aber gerade bei diesem Fehler sehen Sie, wieviel einfachere und glattere Wundverhältnisse bei der Totalexstirpation zurückbleiben.

Operations-anatomische Betrachtungen.

Wir befinden uns bei beiden Operationen während ihres ganzen Verlaufes medialwärts vom Ureter, wie es Ihnen ohne weiteres ein Blick auf unsere Fig. 167 zeigt. Den größten Teil der operations-anatomisch wichtigen Momente haben wir schon in der vorigen Vorlesung besprochen, so daß wir uns hier mit der Betrachtung zweier Punkte begnügen können: 1. Die Lage der Ureteren und Gefäße in der Zervixgegend und 2. die Gefäßversorgung der Scheide.

1. *Die Lage der Ureteren und der Gefäße in der Zervixgegend* wird Ihnen am besten verständlich, wenn Sie so vorgehen, wie ich es bei der Darstellung des Injektionspräparates Fig. 166 getan habe: Der Uterus ist supravaginal amputiert. In gleicher Höhe mit dem Zervixstumpf ist die Blase abgetragen, so daß man gut die Eingangsöffnung in die Urethra und das Trigonum übersehen kann. Der größeren Klarheit halber ist in den rechten Ureter ein sogenannter Zebrakatheter, in den linken Ureter ein einfacher Katheter eingeführt, deren Köpfchen an den Ureterostien herausgucken. Nunmehr wurde, während die Ureteren möglichst in situ gelassen wurden, das parazervikale Bindegewebe mit Muskelhaken zur Seite gezogen, um es zu spannen und sich so das Präparieren der Gefäße und der Ureteren zu erleichtern. Sie sehen jetzt ohne weiteres, daß zwischen den Ureteren und der Zervix ein Abstand von etwa Fingerbreite besteht und daß der linke Ureter noch etwas weiter von der Zervix entfernt ist. Die Arteria uterina entspringt hier abnorm tief aus der Arteria umbilicalis (Arteria vesicalis superior); die Teilungsstelle in den Ramus cervicalis und in den Ramus cervico-vaginalis liegt dicht an der Uteruswand. Die Vena uterina superior et inferior fassen den Ureter und bilden eine Vereinigung zwischen dem medial gelegenen Plexus utero-vaginalis und dem lateral gelegenen Plexus vesico-vaginalis (auf Fig. 167 sind die Sammeläste aus dem Plexus vesico-vaginalis mit *a* und *b*, die aus dem Plexus utero-vaginalis mit *c* und *d* bezeichnet).

2. *Die Gefäße der Vagina.* Die Scheidengefäße gewinnen hier für uns eine besondere Bedeutung. Wir haben bei der Totalexstirpation die Beobachtung gemacht, daß wir trotz Ligatur des Hauptastes der Uterina, trotzdem also Ramus ascendens und descendens totgelegt wurden, noch eine Klemme an den Scheidenrand legen mußten (vgl. hierzu Fig. 162), wenn wir eine Blutung vermeiden wollten. Diese Blutung stammt aus einer Kommunikation des Ramus cervico-vaginalis (descendens) arteriae uterinae mit den übrigen Scheidenarterien.

Diese Scheidenarterien sind:
1. Im oberen Drittel: der Ramus cervico-vaginalis arteriae uterinae.
2. Im mittleren Drittel: die Arteria vesicalis inferior (die Waldeyer daher sehr zweckmäßig als Arteria vesico-vaginalis bezeichnet wissen will), in Fig. 167 kommt sie aus der Arteria obturatoria *(9)*, meist jedoch kommt sie direkt aus der Arteria hypogastrica.

212 IX. Vorlesung.

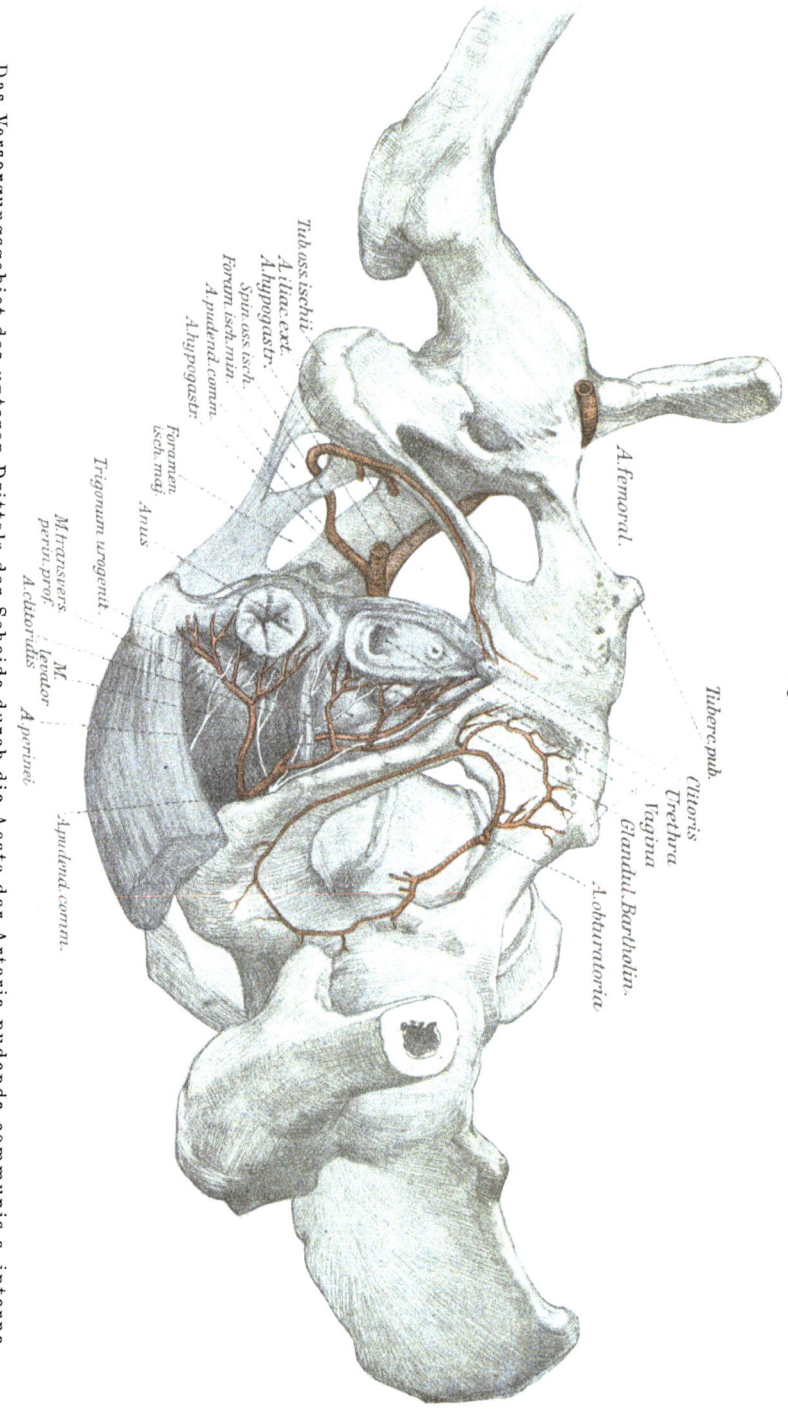

Fig. 168.

Das Versorgungsgebiet des unteren Drittels der Scheide durch die Aeste der Arteria pudenda communis s. interna. Man sieht auf der rechten Seite wie die Arterie um die Spina ossis ischii herumläuft.

3. Im unteren Drittel: die Arteria haemorrhoidalis media und die Arteria pudenda interna (den Verlauf der letzteren sehen Sie in Fig. 168 dargestellt).

Zu diesen genannten Arterien erwähnen Testut und Jakob noch einen direkt aus der Arteria hypogastrica stammenden Zweig, den sie als Artère vaginale bezeichnen. Dieselbe versorgt den ganzen Seitenrand der Vagina mit Blut und kommuniziert mit der gleichnamigen Arterie der anderen Seite. Dieses reiche Arteriennetz zeigt Ihnen, wie wichtig bei der Totalexstirpation die exakteste Umsäumung des Scheidenrohres mit Knopfnähten ist, um eine Nachblutung zu verhüten.

Ein ebenso reiches Verzweigungs- und Kommunikationsgebiet haben die Venen, die mit allen benachbarten Plexus im engsten Konnex stehen und ebenfalls besonders stark an den Seitenwänden der Vagina entwickelt sind.

Operations=pathologische Betrachtungen.

Wenn Sie sich an die abwechselungsreiche Technik bei den verschiedenen, in operations-pathologischem Sinne uns interessierenden Ovarialtumoren erinnern (S. 136 ff.), dann werden Sie ohne weiteres begreifen, daß auch bei den Myomen die technischen Maßnahmen je nach Lage und Art der Geschwülste variieren müssen.

Wann wir den vaginalen, wann wir den abdominalen Weg zu wählen haben, ist eine Frage von solcher aktueller Wichtigkeit, daß wir sie in einer besonderen Vorlesung am Schluß unserer vaginalen Uebungen besprechen werden, dann erst, wenn Sie selbst in der Lage sein werden, sich über die Vorzüge und Nachteile der vaginalen Operationen ein Urteil zu bilden. Während wir über diese Frage schon vor der Operation durch die bimanuelle Untersuchung uns klar sein sollen, kommt es häufig erst während der Operation zur Entscheidung darüber, ob man konservativ oder radikal vorgehen soll. Daß wir unter dem radikalen Vorgehen im allgemeinen nur die Totalexstirpation verstehen und die supravaginale Amputation nur für Ausnahmefälle reserviert wissen wollen, haben wir schon eingangs betont[1]).

1. *Die subserösen gestielten Myome* werden dem Operateur die geringsten Schwierigkeiten bieten. Man wälzt sie vor, wie wir es bei den gestielten Ovarialtumoren geübt haben, unterbindet mit 2 Durchstechungsligaturen den Stiel und trägt sie dann ab. Besser ist es, aus der Stelle, an welcher der Stiel dem Uteruskörper aufsitzt, einen kleinen Keil (wie bei der Resektion des Ovariums) zu exzidieren und die kleine Uteruswunde dann mit 2 oder 3 Katgutknopfnähten so zu vereinigen, daß die Parietalserosa gut und breit aneinander gelagert wird. Bei der einfachen Unterbindung könnten doch einmal Darmschlingen adhärent werden und zum Ileus Veranlassung geben.

2. *Die interstitiellen (intramuralen) Myome* bieten in technischer Hinsicht dem Operateur die größte Abwechselung dar. Das schöne Situspräparat, das in Fig. 169 dargestellt ist, zeigt Ihnen einen Tumor in der Lage, wie er sich dem Operateur bei der Operation bietet. Die Frage, ob man dieses Myom, dessen Größe im queren Durch-

---

[1]) Der Zufall will es, daß ich gerade jetzt, da ich diese Zeilen schreibe (1. Aufl.), eine Patientin zu operieren habe, bei der sich nach einer supravaginalen Operation, die in Budapest ausgeführt worden war, $1^1/_2$ Jahre später ein Karzinom an dem Zervixstumpf bildete. Und diese Beobachtungen stehen nicht vereinzelt da. Vgl. Frommel's Jahresbericht und Döderlein und Krönig, l. c.

messer 10 cm, im geraden Durchmesser (Sagittaldurchmesser) 7 cm beträgt, vaginal oder abdominal operieren soll, lassen wir an dieser Stelle unberücksichtigt (vgl. das betreffende Kapitel im II. Teil unseres Buches). Hier interessiert uns nur, sollen wir radikal oder konservativ vorgehen. Zunächst wissen wir durch Winter's Untersuchungen, daß die konservativen Myomoperationen 5—7,5 pCt. schlechtere primäre Resultate geben wie die radikalen. Alsdann ist die Zahl und der Sitz der Myomknoten zu berücksichtigen. Man wird sich leichter entschließen einen Uterus zu er-

Fig. 169.

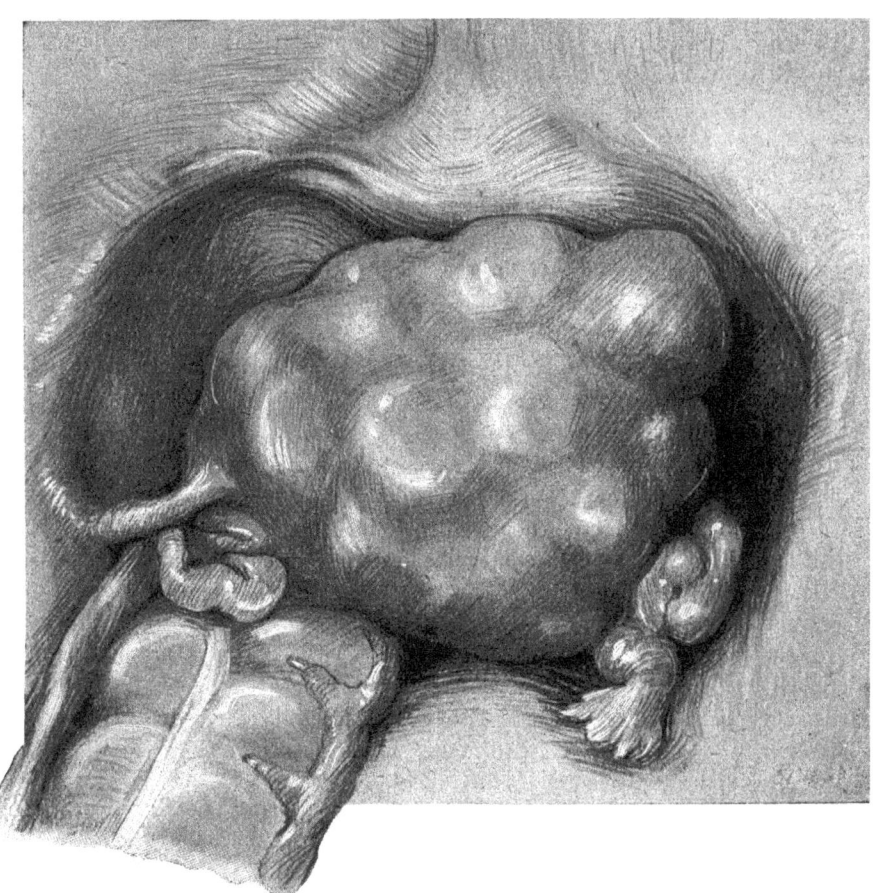

Situsbild einer mit Myomknoten durchsetzten Gebärmutter (Weichteilbecken, Sammlungspräparat).

halten, in dem sich ein einziger Knoten befindet, wie etwa der in der Hinterwand unseres Präparates (Fig. 170) oder auch in dem Sagittalschnitt (Fig. 171), als einen Uterus, der von einer großen Zahl von Myomknoten und Knötchen durchsetzt ist (die Vorderwand und der Fundus unseres Präparates Fig. 169). Außerdem wird man zu berücksichtigen haben, ob die Knochen oberflächlich liegen oder ob sie die Uteruswand nahezu oder vollständig durchsetzen, so daß bei dem konservativen Vorgehen die Gefahr besteht, das Cavum uteri zu eröffnen. Die Gefahr der Eröffnung des Kavums hat man sich nun nicht so vorzustellen, daß durch die Uterushöhle Keime in das Wundgebiet dringen. Das

Uteruskavum ist — besondere Umstände, etwa eine Pyometra, ausgenommen —, wie ich mich des öfteren bei meiner Dreitupferprobe über-

Fig. 170.

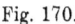

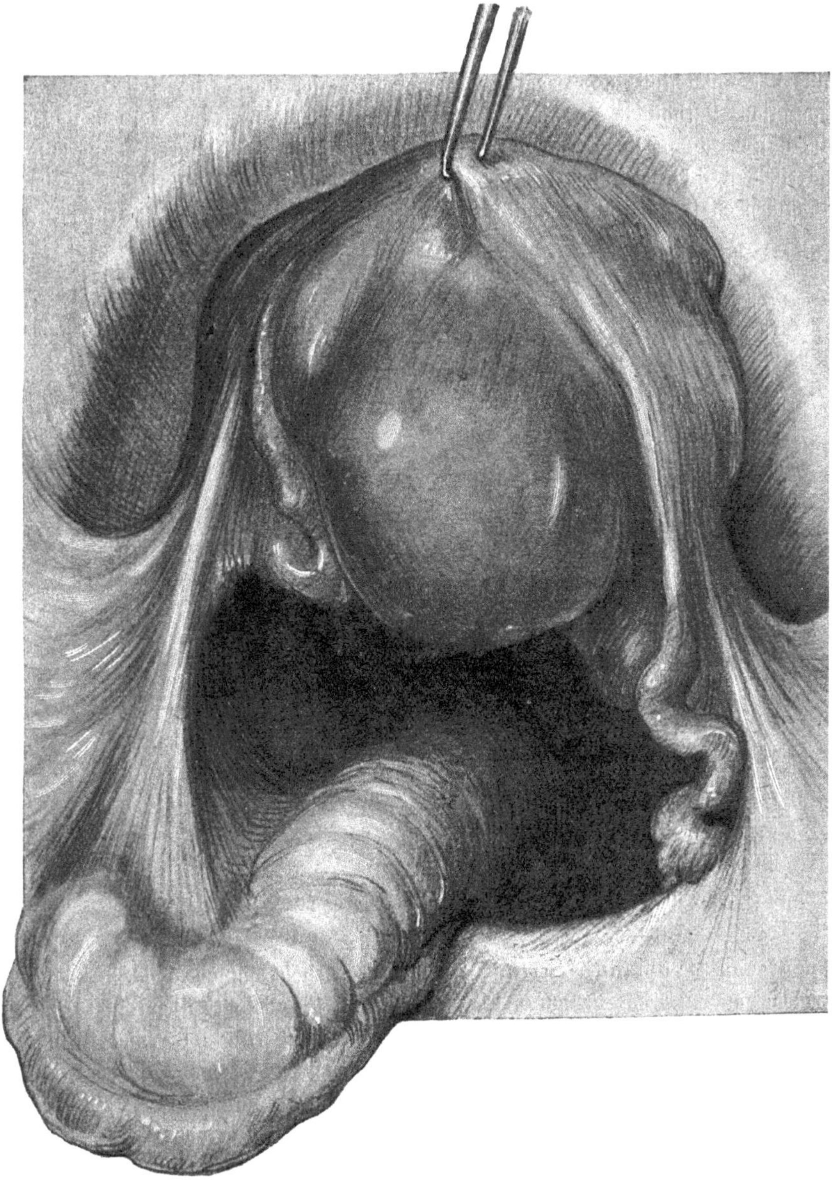

Dasselbe Präparat wie Fig. 169. Der Uterus ist mittels Kugelzange aus dem Becken herausgehoben, um den größeren Myomknoten an der Hinterwand zu zeigen und die häufig zu beobachtende Verbindung des Lig. infundib.-pelvicum mit der Flexura sigmoidea zu demonstrieren (Ligamentum infundibulo-colicum).

zeugen konnte, keimfrei. Die Blutstillung eines tiefen Myombettes, etwa eines, wie das in Fig. 171, ist häufig keine absolut sichere. Es sickert jetzt nach der Operation Blut in das Kavum und von dort durch die Zervix nach außen. Allmählich wird dieses

Blut von Scheidenkeimen besiedelt, die auf diesem Wege also erst sekundär in das Wundgebiet gelangen. Eine weit größere Gefahr aber birgt eine solche Operation in sich, wenn die Trägerin eines solchen Uterus gravid wird. Hier ist der Fall von Fundusruptur nach konservativer Myomotomie von Krönig und Döderlein schon deshalb besonders lehrreich, weil er in allen Etappen meisterhaft schön in naturgetreuen Skizzen dargestellt worden ist. (Operative Gynäkologie, 2. Aufl.) Sie sehen, daß uns der Entschluß, konservativ vorzugehen, weder durch die Statistik noch durch die Operations-Pathologie besonders leicht gemacht wird. Wir werden uns im allgemeinen nur dann dazu entschließen, wenn neben der operations-pathologischen Besonderheit der Geschwulst das jugendliche Alter und der Wunsch der Patientin auf Nachkommenschaft oder auf Erhaltung des Uterus drängen. Die Ausführung einer

Fig. 171.

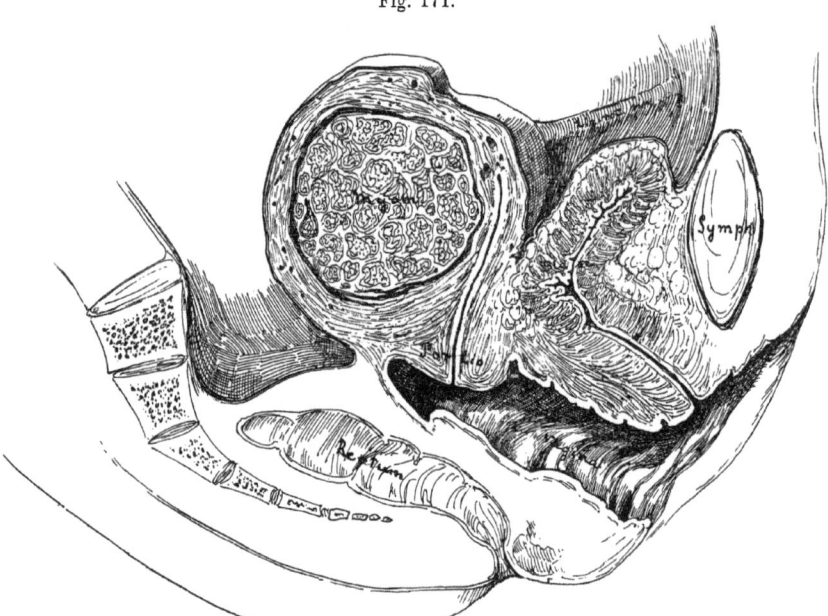

Sagittalschnitt durch ein in der Hinterwand der Gebärmutter liegendes solitäres Myom.
(Sammlungspräparat.)

konservativen Myomenukleation ist außerordentlich einfach und Sie können dieselbe leicht an unserem Präparat Fig. 172 üben. Ein Schnitt über die Uterusserosa legt den sehnig-weißglänzenden Myomknoten frei. Er wird mit einer Krallenzange angefaßt, während der zu erhaltende Uterus schonender mit einem dicken Haltefaden fixiert wird. Statt vieler komplizierter Instrumente, Raspatorien usw., oder auch statt der Hände benutze ich (übrigens auch Henkel u. a.) eine Cooper'sche Schere, die bei gleichzeitigem Zug mit der Krallenzange mithilft, die Geschwulst aus ihrem Bett zu lösen. In den nun folgenden Figg. 173 (1) bis 175 (3) sehen Sie die Versorgung des Myombettes mit fortlaufender Katgutnaht dargestellt. In gleicher Weise werden die übrigen Knoten entfernt.

3. *Die submukösen Myome* werden ihrem Sitz entsprechend von der Vagina her operiert und werden wir daher die Besprechung dieser technischen Maßnahmen auf den II. Teil unseres Buches verschieben.

Fig. 172, 173 (1.), 174 (2.) und 175 (3.).

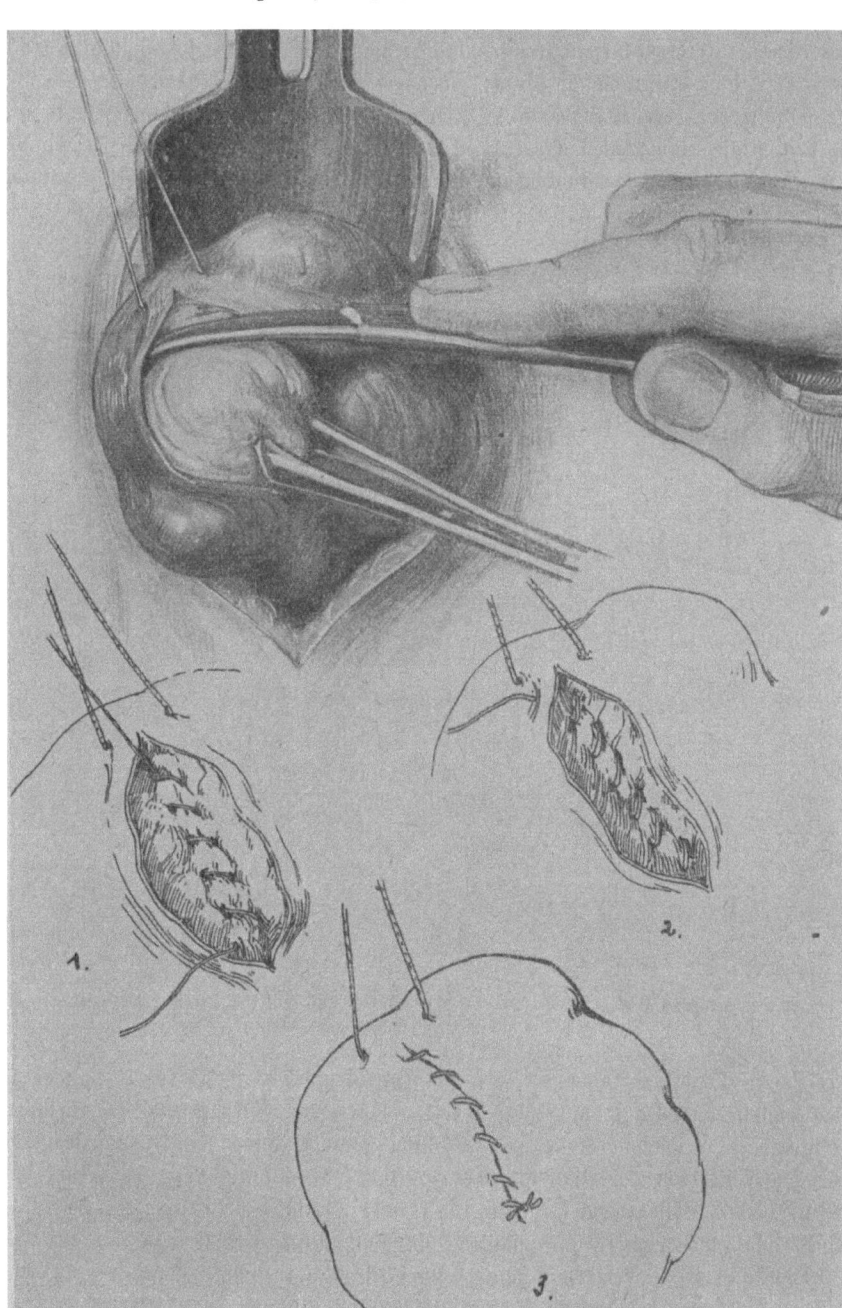

Abdominale konservative Myomotomie (Morcellement).
1, 2, 3 stellen das Vernähen des Geschwulstbettes dar.

Sehr häufig finden sich an ein und demselben Uterus alle 3 Arten von Myomen, subseröse, interstitielle und submuköse; in einem solchen Fall wird man natürlich am zweckmäßigsten die Radikaloperation ausführen.

Besonders interessant in operations-pathologischer Hinsicht sind die Zervixmyome und die intraligamentär (besser mesometrisch) entwickelten Myome. Es ist wohl von vornherein klar, daß es unmöglich ist, in dem Rahmen unserer Vorlesungen alle die verschiedenen Möglichkeiten und alle die verschiedenen Beziehungen zu den Nachbarorganen zu berühren, die sich hier bieten können. (Hierfür empfehle ich Ihnen die grundlegende Arbeit Robert von Olshausen's in dem Veit'schen Handbuch, 1907, Bd. I.)

Fig. 176.

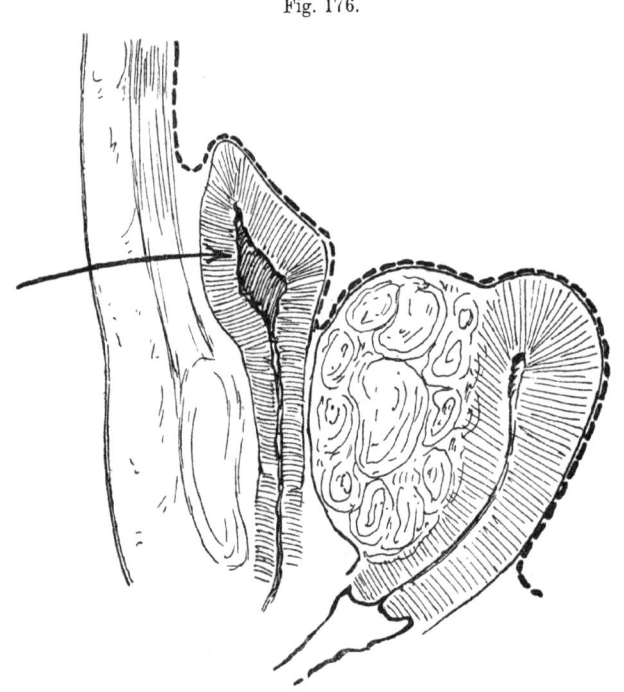

Myom der vorderen Wand, durch das die Blase hoch über die Symphyse erhoben ist. Die Blase im nahezu entleerten Zustand.

Die Zervixmyome, aber auch die Korpusmyome, deren Wachstum nach der Zervix zu tendiert, werden in notwendige Beziehungen zum Rektum und zur Harnblase treten müssen, je nachdem sie an der vorderen oder hinteren Wand lokalisiert sind. Einen solchen Fall von Zervixmyom, und zwar der vorderen Wand, zeigt Ihnen die Skizze Fig. 176. Hier sehen Sie die entleerte Blase hoch über die Symphyse gehoben, so daß derjenige, der an diese Möglichkeit nicht denkt, beim Laparotomieschnitt leicht dieselbe verletzen kann. Hier wird man technisch genau so vorgehen, wie wir es geübt haben, und nach dem vorderen oder hinteren Vereinigungsschnitt den Tumor auszuschälen suchen. War der nach der Ausschälung entstehende Wundraum sehr groß, so wird man ihn zweckmäßig nach dem Muster unserer Winkeldrainage per vaginam drainieren. Auch bezüglich der Blutstillung gelten dann dieselben Regeln, die wir bei der erweiterten Totalexstirpation anzuwenden gelernt haben. Besonders gefährlich aber werden die Myomoperationen, in denen sich der Tumor mesometrisch entwickelt. Hier kommt der Tumor, wie wir es schon bei den mesometrischen Ovarialtumoren beschrieben haben, in die allernächste Nachbarschaft des Ureters, der entweder nach unten auf den Beckenboden zu oder nach lateralwärts von dem wachsenden Tumor verdrängt wird. Schon beim Ausschälen der Geschwulst aus ihrem bindegewebigen Bett können Zerreißungen und Gewebsläsionen des Ureters vorkommen. Eine besonders häufige Art der Ureterverletzung beschreibt v. Olshausen (l. c.): „Wenn derselbe in der Tiefe des Beckenbodens als dicker weißer Strang in großer Ausdehnung freiliegt, wie das bisweilen der Fall ist, dann kann man ihn ja leicht vermeiden. Gewöhnlich aber wird er, auch bei ausgedehnten Ausschälungen, nicht sichtbar. Die Gefahr, ihn zu ligieren, ist dann um so größer, als derselbe sehr oft durch den Tumor verdrängt ist und einen abnormen Verlauf hat. Es kommt aber noch hinzu, daß eine kleine Arterie, ein Zweig der Arteria vesicalis, welcher zum Ureter geht, gerade sehr oft anreißt und die zu stillende Blutung bedingt; bei der unmittelbaren Lage dieser Arterie neben dem Ureter ist dann das Unglück der Ureterunterbindung leicht geschehen."

Bei so schwierigen Fällen wird man, wenn es technisch irgend angängig ist, den Ureter so freizulegen suchen, wie wir es bei der erweiterten Totalexstirpation gelernt haben. Vor allen Dingen aber wird man beim Unterbinden die größtmögliche Vorsicht walten lassen. Unsere stumpfen Klemmen haben, wenn man sie richtig zu gebrauchen gelernt hat, den großen Vorteil, daß der dickwandige Ureter, wenigstens wenn er tangential an ihnen vorbeiläuft, beim Klemmenschluß ausweicht. Ganz besonders ist vor Umstechungen in diesem gefährdeten Terrain zu warnen. Ein gutes Mittel, um bei so schwierigen Unterbindungen Zeit zur Orientierung zu gewinnen, ist die provisorische Ausschaltung der Arteria hypogastrica durch Fingerdruck.

Feste Verwachsungen mit dem Darm und dem Omentum sind nicht allzu selten und erfordern besondere Vorsicht. (Vgl. hierzu unsere Vorlesung über die Operationen am Darm, Vorlesung XI.)

Bei verjauchten Myomen, die so groß sind, daß man sie vom Abdomen her operieren muß, wird man nach den Erfahrungen der erweiterten Totalexstirpation so vorgehen, daß man durch geeignete Maßnahmen einen Uebertritt endogener Keime verhütet und dann breit durch das offen gelassene, aber in der geschilderten Art und Weise versorgte Scheidenrohr drainiert.

In ganz besonders schwierigen Fällen, bei denen die geschilderten Operationsmethoden nicht zum Ziele führen, wird man gelegentlich auch heute noch die Kastration oder die atrophisierende Arterienunterbindung ausführen. Die Technik dieser beiden Operationen dürfte Ihnen nach dem Gesagten nicht schwer fallen. (Vgl. auch Vorlesung VII, S. 148, und Vorlesung VIII, S. 196.)

X. Vorlesung.
Operationen an der Blase, dem Ureter, der Niere.

Die Gründe, weshalb der operierende Gynäkologe auch mit den Grenzgebieten seiner eigentlichen Tätigkeit Bescheid wissen muß, habe ich schon in der ersten Vorlesung mit Ihnen besprochen. Sie haben in dem bisherigen Verlauf unserer Uebungen oft Nebenverletzungen der Blase und der Ureteren gesehen und selbst gemacht. So brauche ich es vor Ihnen nicht nochmals langatmig zu begründen, daß ich es für die Pflicht desjenigen halte, der Operationskurse lehrt, Ihnen auch die Mittel und Wege zu zeigen, wie man diese unabsichtlich gesetzten Wunden heilt. Die übrigen gelegentlich an diesen Organen zu machenden Eingriffe werde ich nur kursorisch behandeln und verweise ich Sie diesbezüglich auf das jüngst erschienene Buch von Schmieden[1]).

Operationen an der Blase.
1. Unbeabsichtigte Verletzungen der Blase bei abdominalen Operationen.
a) Beim Laparotomieschnitt.

Schon bei der Laparotomie kann die Blase verletzt werden. Daraus folgt für den Operateur die wichtige Regel, niemals den ersten Schnitt zu tun, ohne nochmals an den Assistenten die Frage gerichtet zu haben: „Ist die Patientin katheterisiert?" Aber selbst bei katheterisierter Patientin ist Aufmerksamkeit und Vorsicht am Platze; das lehren Sie die Fälle von abnormem Hochstand der Blase, wie ich sie Ihnen gelegentlich der Besprechung des Tuberkulumschnittes (Fig. 76, S. 95) und bei Zervixmyomen (Fig. 176, S. 218) vorstellen konnte.

Wollen Sie sich von der anatomischen Lagerung der Blase eine gute Uebersicht schaffen, so bitte ich Sie, sich daraufhin nochmals die Sagittalschnitte, die ich Ihnen im Verlauf unseres Kurses zeigen konnte, anzusehen (Tafel II am Schluß des Buches und die übrigen Sagittalschnitte im Text). Sie sehen an diesen Präparaten ohne weiteres, daß im allgemeinen der Peritonealüberzug nur den Vertex vesicae und einen Teil der Hinterwand bekleidet, etwa wie in Fig. 350. In der Gravidität (Stöckel) oder auch durch wachsende Uterustumoren (Myome) wird das Bauchfell von der Hinterwand fortgedrängt. Ein Teil der Hinterwand kann dann auch nach der Rückbildung des Organs von seinem Peritonealüberzug freibleiben, wie Sie es auf Fig. 112, dem Beckendurchschnitt einer Multipara dargestellt sehen. Seltener sind die Fälle, in denen das Peritoneum an der Vorderwand wie zu einem Cavum peritoneale praevesicale einsinkt; einen solchen Fall zeigt Ihnen das Präparat Fig. 348 und die Figg. 177 und 178, die den Darstellungen

---

1) Der chirurgische Operationskursus. Leipzig 1910, Joh. Ambr. Barth.

Waldeyer's[1]) und Testut's[2]) entnommen sind. Die Wichtigkeit dieser Anomalie für den Operateur bei der Sectio alta und den modernen, extraperitonealen Kaiserschnittsverfahren werden wir noch genauer zu würdigen haben.

Fig. 177.

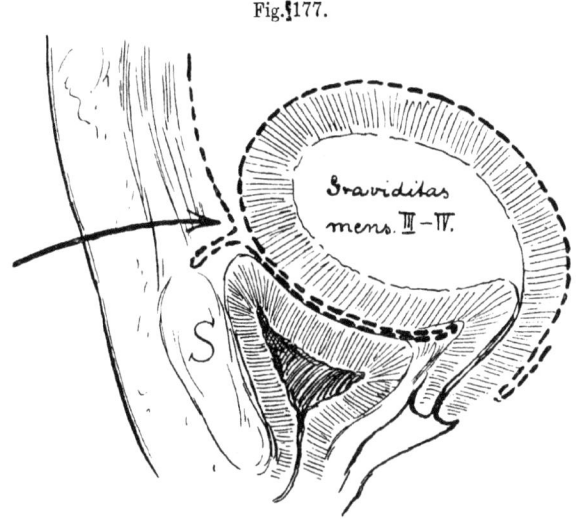

Symphysenblindsack des Blasenbauchfells (nach Waldeyer).
Wichtig für die Sectio alta und das extraperitoneale Kaiserschnittsverfahren nach Sellheim, unwesentlich für das Verfahren von Latzko und von Solms.

Fig. 178.

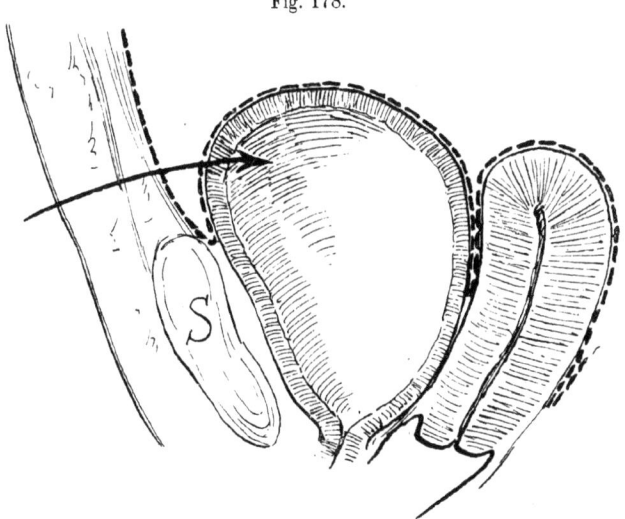

Trotz stark gefüllter Blase ist die Vorderseite nicht extraperitoneal zugängig (nach Testut).

---

1) Waldeyer hat diesen „Symphysenblindsack des Blasenbauchfells" beim Weibe ziemlich häufig angetroffen. Ich selbst habe ihn in 92 Fällen an der Leiche und an der Lebenden, in denen ich darauf achtete, 5 mal gesehen (l. c. S. 740).

2) Testut hat diesen Tiefstand des Peritoneums bei gefüllter Blase besonders bei Individuen mit Inguinal- oder Kruralhernien beobachtet. (Testut und Jakob. II. S. 414.) In unserem Sagittalschnitt (bei einer Inguinalhernie) ist diese Anomalie nicht entwickelt (Fig. 349).

Während in der Norm die entleerte Blase, wie Sie an unseren Sagittaldurchschnitten und bei der Ausführung des Tuberkulumschnittes gesehen haben, unterhalb des oberen Schoßfugenrandes gelegen ist und so nicht in den Bereich des die Bauchwand durchschneidenden Messers gelangen kann, besteht bei Tumoren des Uterus (besonders also bei Myomen) die Möglichkeit, daß auch die entleerte Blase den oberen Symphysenrand weit überragen kann (Fig. 176). Bei der gefüllten Blase ist dieses die Regel (Fig. 179). Gelegentlich sieht man bei Infantilismus oder auch sonst als Ueberbleibsel des infantilen Zustandes, daß die Blase durch den Urachus hochgehoben wird und dann auch im entleerten Zustande den oberen Schoßfugenrand überragt (Fig. 76). Fig. 180 wird Ihnen die anatomischen Grundlagen für das Zustandekommen dieses Blasenhochstandes durch Verkürzung des Urachus besonders klarmachen. Jedenfalls lehren Sie alle diese Fälle, daß man selbst bei entleerter Blase vorsichtig operieren soll.

Fig. 179.

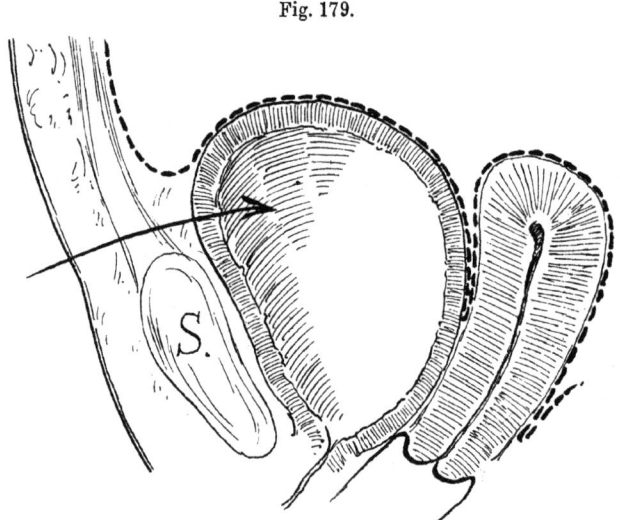

Normaler Situs bei gefüllter Blase.

Ist die **Blasenverletzung** geschehen, so soll man sie sofort und in zwei Etagen mit Katgut vernähen (Stöckel). Von Stöckel ist das Wort von der guten „Heilfähigkeit" der Blase geprägt und ich kann das nur unterschreiben. Ich pflege die Mukosa nicht zu nähen, sondern im allgemeinen nur die Muskularis, wenn dabei die fortlaufende Naht hier und da die Mukosa durchbohrt, so schadet das garnichts. (Nur Seide darf man nicht dazu verwenden, da dieselbe leicht in die Blase wandert und dann zur Ursache von Steinbildungen wird.) Darüber wird dann das Peritoneum in fortlaufender Lembertnaht vernäht. Gerade diese Peritonealnaht ist von besonderer Wichtigkeit; sie ist die schützende Decke über die Naht der Muskularis. Außerdem wissen Sie, daß seroseröse Peritonealnähte schnell schon wenige Stunden nach der Operation verkleben und dadurch einen vorzüglichen Abschluß gewähren. Von ganz besonderer Bedeutung aber ist nach einer Blasennaht die Dauerdrainage mittels eines Skene'schen Pferdefußkatheters (vgl. Fig. 151).

„**Die dauernde Blasendrainage** hat folgende Vorteile: Die Blase ist und bleibt leer. Es ist ausgeschlossen, daß das Urinniveau die Nahtstelle erreicht, wenn der Harn sofort

Operationen an der Blase bei Verletzungen derselben. 223

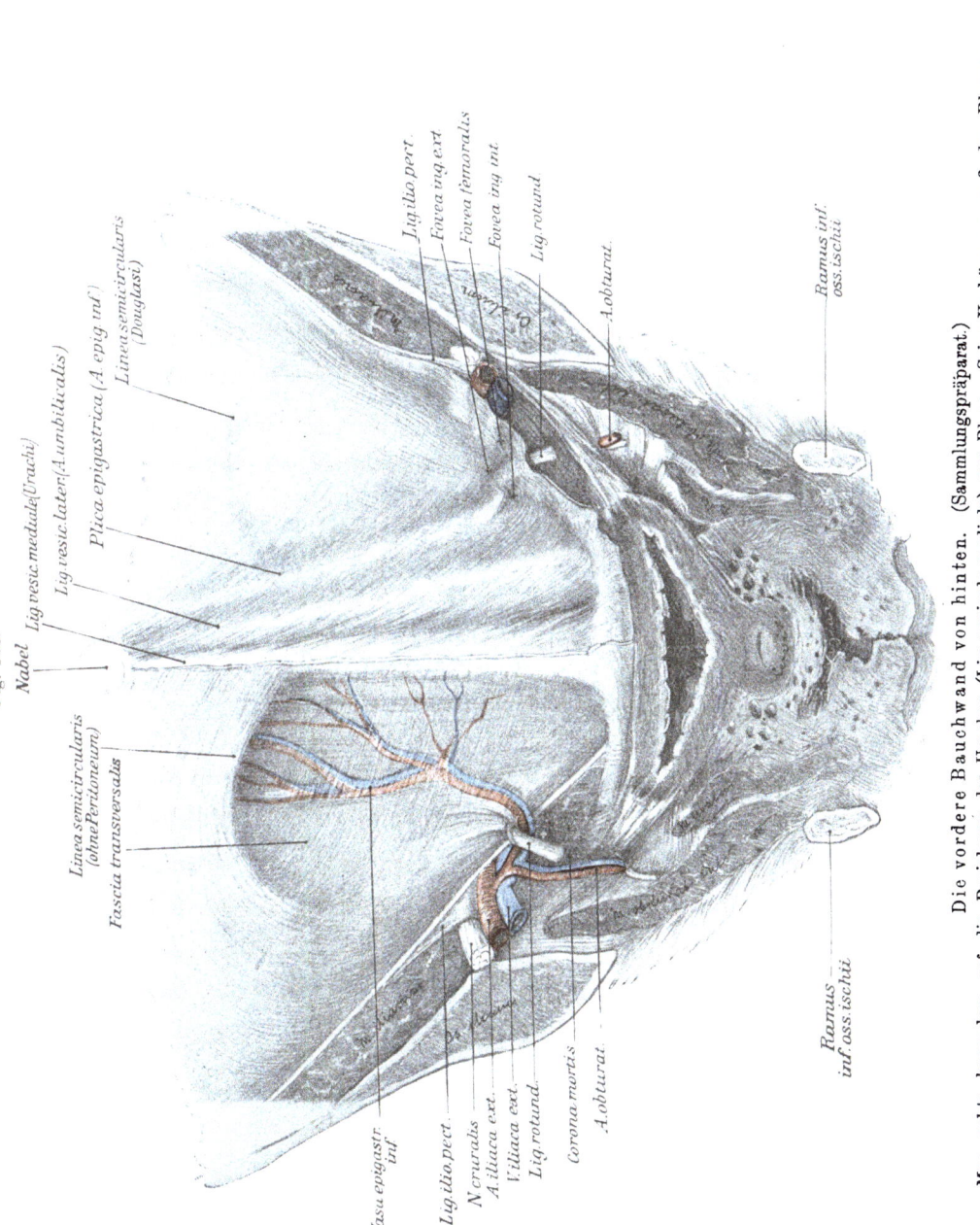

Fig. 180.

Die vordere Bauchwand von hinten. (Sammlungspräparat.)
Man achte besonders auf die Beziehung des Urachus (Lig. vesicale mediale) zur Blase. Seine Verkürzung muß den Blasenvertex heben.

durch den Katheter nach außen geleitet wird. Die Blase ist außerdem ruhiggestellt, die Muskulatur ist nicht in Tätigkeit, abwechselnd erschlaffend und sich kontrahierend, sondern sie ist gleichmäßig zusammengezogen. Selbst wenn die Naht an einer Stelle sich lösen sollte, würde sie nicht klaffen, weil die Wundränder infolge dieses Kontraktionszustandes die Tendenz haben, sich aneinander zu legen. Und wird die verletzte Stelle garnicht genäht, so kann sie, vorausgesetzt, daß das Loch nicht zu groß ist, spontan heilen!" (Stöckel). (Vgl. hiermit den Erfolg von Blundell. Vorlesung XV: Blasenfisteln.)

b) Beim Abschieben der Blase von der Zervix.

Beim Abschieben der Blase von der Zervix, wie wir es bei der erweiterten, der einfachen und der supravaginalen Exstirpation des Uterus geübt haben, entstehen nicht selten Einrisse oder schwere Gewebsläsionen, die — wenn sie nicht sofort erkannt werden — bald nach der Operation zur Fistelbildung führen müssen. Um diesen Gefahren, die sich, abgesehen von besonderen Erkrankungsformen, die, wie das Karzinom, auf die Blase übergreifen, vermeiden lassen, zweckmäßig zu begegnen, denke man immer daran, daß man bei dem vorderen Vereinigungsschnitt an der Blasen-Zervixgrenze möglichst tief auf die Zervix zu einschneidet, dann kommt man, ich möchte sagen von selbst, in die richtige Schicht für das stumpfe Ablösen.

Auch hier ist eine doppelte Naht, wie vorher beschrieben, zu erstreben, und es ist bei dem Sitz der Blasenverletzung nicht immer leicht, die Nahtstelle der Muskularis mit Peritoneum zu überkleiden. Eine gewisse Ueberdachung mit Peritoneum erreichen wir immer, wenn wir das Blasenperitoneum an die vordere Scheidenwand annähen, wie wir das geübt haben. (Vgl. hierzu die Figg. 147, 148 und 150.)

Sehr unangenehm sind die Blasenverletzungen, die bei den extraperitonealen Kaiserschnitten passieren. Hier kann man entsprechend dem ganzen Aufbau der Operation kein Peritoneum zur Deckung verwenden, und die frisch genähte Blase kommt dauernd in Berührung mit den Wundsekreten des extraperitonealen Wundraumes. Dadurch ist die Prognose der Heilung eine viel ungünstigere bei diesen Verletzungen. Erst jüngst (1. Aufl.) riß ich gelegentlich eines extraperitonealen Kaiserschnittes die Blasenwand beim Abschieben ein, nähte sie sofort in der beschriebenen Art und Weise. Die Rißstelle befand sich an der Seitenwand der Blase, grenzte also unmittelbar an den extraperitonealen Wundraum. Die Folge war, daß die Naht nicht dicht hielt, eine Blasenbauchdeckenfistel entstand, die ich dann später durch Sekundärnaht zum Verheilen bringen konnte.

c) Die Sectio alta. (Technik und Operations-Anatomie.)

Obwohl die Sectio alta nur selten von den Gynäkologen zur Heilung von Fistelbildungen (Trendelenburg) benutzt wird und durch Anwendung des Operationszystoskopes noch mehr an Bedeutung verloren hat, so wollen wir sie dennoch an der Leiche üben, schon um Ihnen dieses neuerdings durch die extraperitonealen Kaiserschnitte wieder so wichtig gewordene Operationsterrain gut demonstrieren zu können.

Vorbereitung: Wir legen ein Skene'sches, mit einem Gummischlauch armiertes Röhrchen in die Harnröhre und füllen die Harnblase etwa mit 300—400 ccm 2 proz. Borsäurelösung auf und klemmen alsdann mit einer Klemme das Gummiröhrchen ab. Der Pferdefußkatheter bleibt also in situ. Alsdann führen wir einen Kolpeurynter in das Rektum ein und füllen ihn ebenfalls mit Borsäurelösung. Läßt sich außerdem noch ein kleinerer Ballon in die Scheide einführen und auffüllen, um so besser. Beide Kolpeurynter oder, wenn der eine genügt, der eine, drängen die Blase stark nach vorn und nach oben und erleichtern so dem Operateur das Arbeiten in der Tiefe.

1. Akt: Die Schnittführung.

Als Schnittführung empfehle ich Ihnen den S. 90 geschilderten Tuberkulumschnitt. Man durchtrennt zuerst die Haut, das Unterhautzellgewebe, die Scheide der Mm. pyramidales und der Recti. Die Scheiden dieser beiden Muskelgruppen werden wie beim Pfannenstiel'schen Schnitt nach oben präpariert und nun die Muskeln stumpf in der Medianen auseinander gedrängt. Braucht man viel Platz, so werden sie entweder eingekerbt oder einfach quer durchschnitten. Da nun die Musculi recti sich an dem oberen vorderen Symphysenrand inserieren, die Fascia transversalis aber am oberen hinteren Rand der Schoßfuge befestigt ist, so muß, je näher wir dem oberen Schoßfugenrand operieren, um so mehr ein auf dem Sagittalschnitt dreieckiger Raum entstehen: das Spatium suprapubicum praefasciale. In diesen „retromuskulären" Raum gelangen wir jetzt und sind alsbald auf der Fascia transversalis angelangt. Hat man nun vorsichtig diese Faszie durchtrennt, so befinden wir uns in dem Cavum Retzii, s. Spatium praevesicale. Für den Operateur ist es jetzt wesentlich, zu wissen, „daß man hier, bevor man an die Blasenwand gelangt, auf eine glatte Schicht stoßen wird, die Fascia vesicae, hinter der noch ein Fettlager (subfasziales Fett) kommt, dann erst auf die Blasenwand mit ihren Venenplexus" (Waldeyer, l. c., S. 513). Diese Fasziengebilde und Fettlager werden vom Operateur möglichst stumpf nach oben abgeschoben und damit gleichzeitig die Umschlagstelle des Peritoneums, die nur bei sehr mageren Personen oder bei atypischem, tiefem Sitz zu Gesicht kommt, nach oben, nabelwärts gedrängt und mit einem stumpfen Wundhaken nach oben gehalten. Jetzt sind wir auf der extraperitonealen vorderen Blasenwand angelangt und sehen auf ihr die von dem Blasenvertex kommenden und sich nach der Seite der Blase gabelnden Venen verlaufen. Fig. 181 zeigt uns das Bild, wie es sich uns nach Ausführung des Tuberkulumschnittes bietet, nur daß hier infolge der atypischen hohen Lagerung der Blase von einer Auffüllung mit Flüssigkeit Abstand genommen wurde.

Außerdem kommt noch der Plexus pudendalis, der Anfangsteil der Vena iliaca media (Kownatzki) in Frage. „Der Plexus pudendalis wird dadurch, daß man zur Vornahme des Eingriffes die Blase mit Wasser füllt und sie außerdem noch durch einen in das Rektum gelegten Kolpeurynter nach vorn und oben drängt, gegen die Symphyse komprimiert. Seine Venen werden infolgedessen blutleer. Diese zusammengefallenen und erschlafften Gefäße kann man stumpf mit den Fingern oder der Pinzette ohne Schwierigkeit beiseite schieben" (Kownatzki, l. c., S. 31).

2. Akt: Die Eröffnung der Blase.

Um eine gute Uebersicht zu haben, eröffnen Sie die Blase jetzt quer, doch so, daß Sie zunächst die Blasenwand nach dem Rate Trendelenburg's und Witzel's mit Fäden, die Sie lang lassen, ringsum an die Bauchwunde fixieren. Bei dem Eröffnungsschnitt müssen einige Venae vesicales anteriores durchtrennt und mit stumpfen Klemmen gefaßt werden. Während jetzt der Assistent an den Fixationsfäden die vordere Blasenwand ringsum anspannt und dadurch die venöse Blutung allein schon beschränkt, und während der Operateur zum Einschneiden bereit das Messer zur Hand nimmt, öffnet ein zweiter, bei der Operation sonst nicht beteiligter Assistent das mit einer Klemme verschlossene Gummiröhrchen des Skene'schen Dauerkatheters. Wird das geschickt gemacht, so kann man eine Berieselung der Wunde mit dem Blaseninhalt sicher vermeiden. Es bietet sich Ihnen nun ein Bild des Blaseninnern, wie es die Fig. 182 darstellt. Bei gutem Licht[1]) und richtiger Freilegung übersehen Sie den ganzen Blasenboden, die Mündungsstelle der Ureteren und die dieselben verbindende, an unserem Präparat nur wenig vorspringende Plica intraureterica. Diese letztere

Fig. 181.

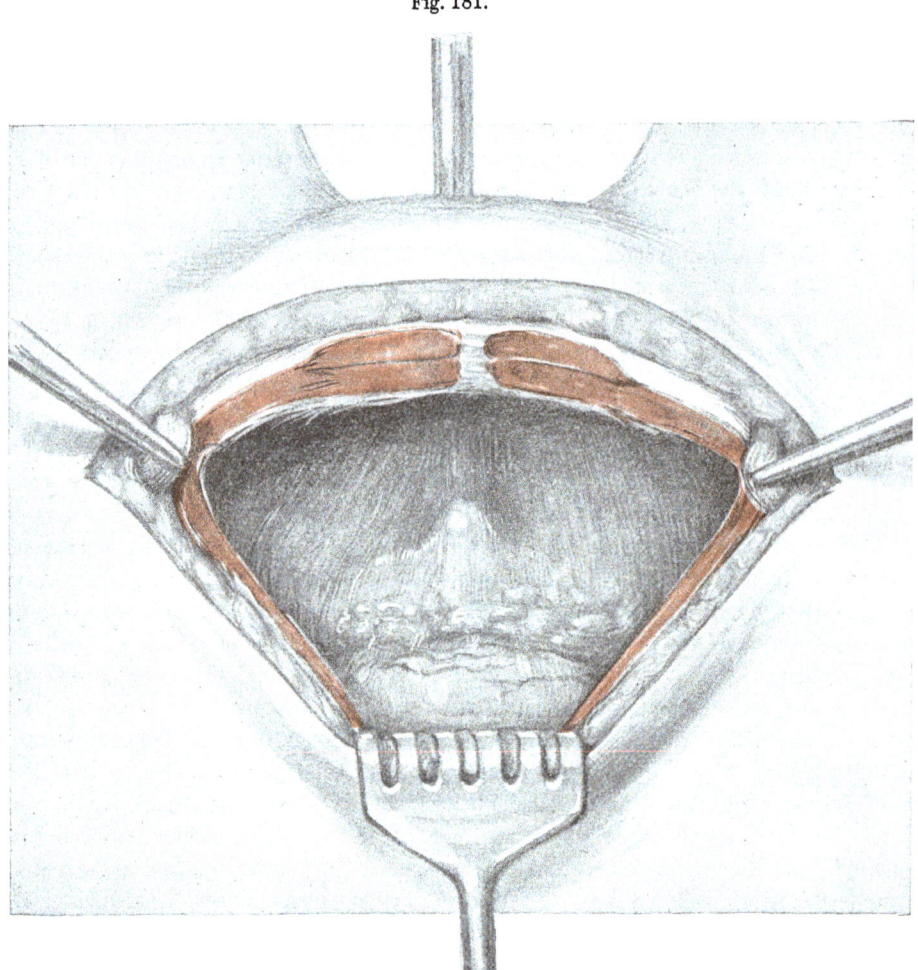

Abnormer Hochstand der entleerten Blase bei Ausführung des Tuberkulumschnittes (eigene Beobachtung). Man sieht nahe dem proximalen Wundrand die Umschlagsstelle des Peritoneums. Situs wie bei der Sectio alta und gefüllte Blase.

teilt den Blasengrund in 2 Abschnitte, in das symphysenwärts gelegene Trigonum Lieutaudii und in den uterinwärts gelegenen Fundus vesicae (bas fond).

Ich empfehle Ihnen jetzt zur Uebung eine Fistel anzulegen und diese nach Anfrischung der Ränder mit dünnem Katgut (Nr. 2) in der Tiefe zu nähen (Seide ist hier natürlich ebenso verpönt, vgl. S. 222). Die Fäden müssen kurz abgeschnitten werden.

---

[1]) Entweder operiert man mit einer Stirnlampe oder aber läßt ein ad hoc sterilisiertes Zystoskop zur Beleuchtung von einem Assistenten in die Blasenwunde halten.

3. Akt: Der Schluß der Blasenwunde.

Auch hier nehmen wir von einer Naht der Schleimhaut Abstand. Es empfiehlt sich jedoch, die Naht der Muskularis nach Art der Lembertnaht zu machen, um eine feste Vereinigung zu erzielen. Die Hauptsache ist auch hier die Dauerdrainage. Lösen Sie jetzt die zu Beginn gelegten Fixations- und Haltefäden, dann sehen Sie

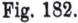

Fig. 182.

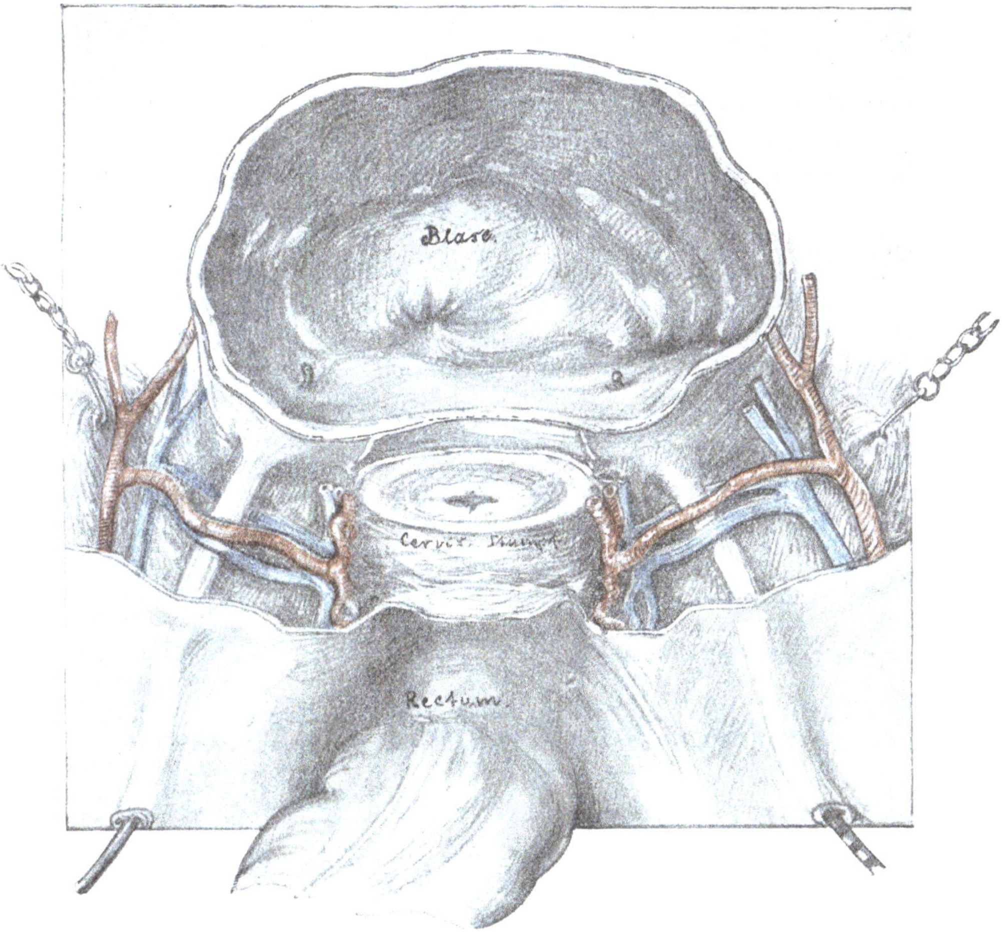

Der Blick auf den Blasengrund, wie wir ihn bei der Sectio alta haben.

sogleich noch einen zweiten Vorteil der Dauerdrainage. Die ursprünglich in gleichem Sinne wie der Bauchschnitt angelegte Blasensectio verschiebt sich bei entleerter Blase vollkommen, so daß niemals Nahtlinie an Nahtlinie herankommt.

4. Akt: Schluß der Bauchwunde.

Wollen Sie den prävesikalen Raum nach außen drainieren, so müssen Sie sorgfältig beachten, daß der Drain nicht die Nahtlinie der Blasenwunde berührt. Unbedingt nötig ist die Drainage nach außen keineswegs, da Sie bei gut funktionierendem Dauerkatheter eine Urininfiltration nicht zu fürchten haben.

Die postoperativen Ernährungsstörungen der Blase erfordern noch eine kurze Besprechung. Am häufigsten treten sie nach der erweiterten Totalexstirpation auf. Während Stöckel diese von ihm als Cystitis dissecans gangraenescens beschriebene Form hauptsächlich auf Rechnung der durch die Unterbindung der Venen bedingten venösen Stase gesetzt wissen will, die Unterbindung der Art. vesicalis superior als unbedenklich hinstellt, behauptet unser bester Kenner der Venen des weiblichen Beckens, Kownatzki, das Gegenteil: „Einmal werden kaum jemals alle Blasenvenenstämme unterbunden werden, so daß die übrigbleibenden für die ausfallenden eintreten können, und zweitens steht der vordere Teil der Vena iliaca media mit den äußeren Genitalvenen und durch diese mit der Vena obturatoria und der Vena iliaca externa in ausgiebiger Verbindung, durch die Venae pubicae auch direkt mit der Vena obturatoria und iliaca externa".

Des weiteren macht er sodann die Unterbindung der Arteriae vesicales superiores dafür verantwortlich. Mit den Arterien aber — es kommen hier in Frage die Arteriae vesicales superiores, die Arteriae vesicales inferiores und gelegentlich Zweige aus der Arteria haemorrhoidalis media — verhält es sich diesbezüglich genau so wie mit den Venen.

Die Ursache dieser Störungen ist hinlänglich durch die bei dieser eingreifenden Operation notwendigen Quetschungen und Gewebsläsionen gegeben. Die lädierte Blasenwand bleibt in dem extraperitonealen Wundgebiet liegen und bietet so der Durchwanderung von Keimen die beste Gelegenheit. Es ist das gleiche wie bei der extraperitonealen Blasennaht und der mit dem schützenden Deckmantel des Bauchfells bekleideten Naht; die eine ist gefährdetes Gebiet, die wundsekretreiche Nachbarschaft infiziert sie, die andere gibt trocken und gut versorgt die beste Prognose (vgl. hierzu auch die S. 224 erwähnte Nebenverletzung beim extraperitonealen Kaiserschnitt).

Operationen am Ureter.
Die unabsichtliche Verletzung der Ureteren bei abdominalen Operationen.
(Operations-Anatomie).

Wir haben bei Berücksichtigung der unabsichtlichen Ureterverletzungen nur das zu wiederholen und uns in das Gedächtnis zurückzurufen, was wir bei unseren bisherigen Uebungen schon praktisch erfahren und gesehen haben.

Es ist von vornherein klar, daß die Behandlung dieser Nebenverletzungen variieren muß je nach der Stelle, an welcher der Ureter verletzt ist. Die anatomische Einteilung in eine Pars abdominalis und in eine Pars pelvina, die wieder in eine Portio parietalis und in eine Portio visceralis geschieden ist, reicht für unsere operations-anatomische Beschreibung nicht aus. Zur Illustration dieser operationsanatomischen Betrachtungen verweise ich Sie auf unsere Präparate Fig. 183 und die Beckendurchschnitte Tafel II am Ende des Buches.

Unter Berücksichtigung dieser Figuren (desgl. Fig. 182) und der verschiedenen Beckensitus (Tafel I) wird Ihnen die Uebersicht auf S. 231 ein gutes Verständnis der anatomischen Lage des Ureters gestatten. Die Ureteren liegen in ihrem ganzen Verlaufe von den Nieren bis zur Blase retroperitoneal. Die Pars abdominalis mit der ersten Kreuzungsstelle, nämlich mit den Ovarialgefäßen, die über die Harnleiter verlaufen (Fig. 183), bedarf keiner besonderen Besprechung.

Neben diesen, ich möchte sagen, fast typischen, durch die Anatomie und den Gang der Operation gegebenen Verletzungsstellen, gibt es natürlich noch eine große Zahl von Läsionsmöglichkeiten, sobald sich durch pathologische Prozesse das Operationsterrain verändert. Hier können natürlich nur allgemeine Betrachtungen gegeben werden. Die Truppen, die geübt sind, auf dem heimischen Uebungsfelde alle Bewegungen, Manöver und Formationen auszuführen, werden sich auch auf dem andersartigen Gelände in Feindesland zurechtfinden! Geschwülste und entzündliche Veränderungen der Tube und der Ovarien können im Bereich des Lig. infundibulo-pelvicum dem Ureter so nahe kommen, daß sie ihn direkt komprimieren, bei der Operation aber kann der so dicht angelagerte Ureter dem Unkundigen beim ersten Schnitt zum Opfer fallen. Besonders gefährlich aber sind dem Ureter alle mesometrisch entwickelten Tumoren, mögen sie nun von der Tube,

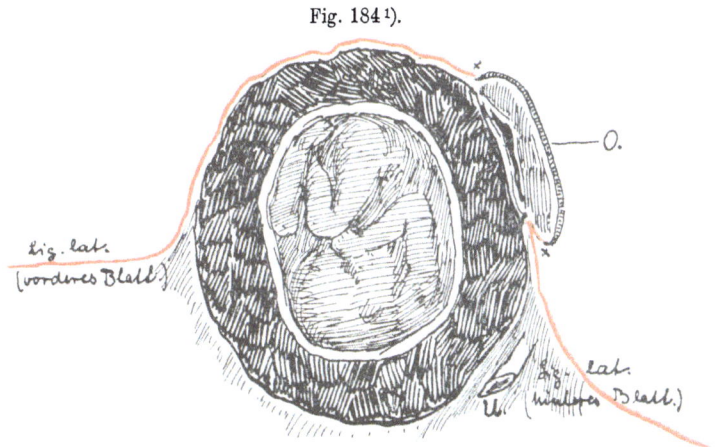

Fig. 184[1]).

Mesometrisch (intraligamentär) entwickelte Tubargravidität.
Die Bezeichnungen wie in Fig. 101. Man achte auf den Ureter! (U.).

vom Eierstock oder vom Uterus ausgehen. Hier kann man zweckmäßig für den Operateur drei nach der Wachstumsrichtung der Geschwülste verschiedene Kategorien unterscheiden:

1. Die mesometrisch entwickelten Geschwülste und Exsudate, die den Ureter medialwärts und distalwärts nach dem Beckenboden zu oder aber proximalwärts, so daß der Ureter von der Geschwulst gehoben wird, verdrängen.
2. Diejenigen mesometrisch entwickelten Geschwülste und Exsudate, die ihn lateralwärts verdrängen.
3. Diejenigen mesometrisch entwickelten Geschwülste und Exsudate, die den Ureter gewissermaßen umfassen. Der Ureter liegt hier also mitten in dem pathologisch veränderten Gewebe.

ad 1. Die Verdrängung des Ureters bei mesometrisch entwickelten Tumoren nach medial- und distalwärts ist wohl die häufigste. Die seltene mesometrisch entwickelte Tubargravidität (Fig. 184) und die mesometrisch entwickelten Ovarialtumoren

---

[1]) Fig. 184 ist vor die Fig. 183 (S. 230) aus druck-technischen Gründen gesetzt.

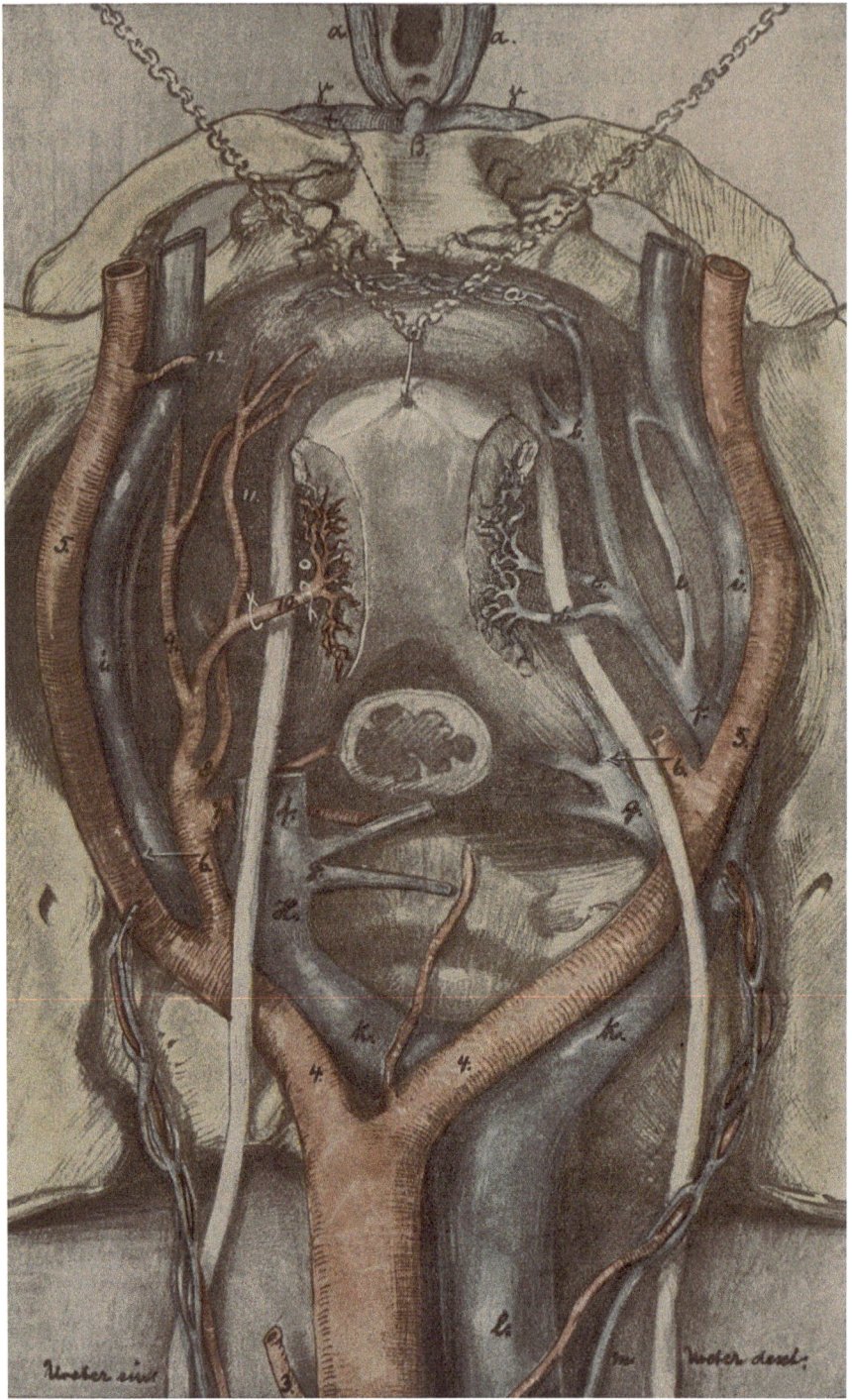

Fig. 183. Uebersicht der Arterien (links) und der Venen (rechts) des kleinen Beckens. (Beckenhochlagerung; vgl. Angaben unter Fig. 91.)

1. Aorta. *2.* A. ovarica. *3.* A. mesenterica inferior. *4.* A. iliaca communis. *5.* A. iliaca externa. *6.* A. iliaca interna. *7.* A. glutaea inferior. *8.* A. pudenda communis. *9.* A. obturatoria. *10.* A. uterina. *11.* A. vesicalis superior. *12.* A. epigastrica inferior. *a.* Plexus pudendalis. *b.* Plexus vesico-vaginalis. *c.* Vena uterina inferior. *d.* Vena uterina superior (*c.* und *d.* vom Plexus utero-vaginalis). *e.* Vena obturatoria. *f.* A. iliaca interna (Kownatzki). *g.* A. iliaca media (Kownatzki) vom Plexus haemorrhoidalis. *H.* Gemeinsamer Stamm von *f.* und *g.*: Vena hypogastrica. *i.* Vena iliaca externa. *k.* Vena iliaca communis. *l.* Vena cava. *m.* Vena ovarica. *α.* Bulbus vestibuli. *β.* Clitoris. *γ.* Crus clitoridis.

Verletzungen des Ureters.

Die Pars pelvina des Ureters in ihrer operations-anatomischen Bedeutung.

Vgl. hierzu die herausklappbaren Situsbilder und Sagittalschnitte Tafeln I und II.

Hauptabschnitte	Nebenabschnitte. Ihre Beziehung zu den Nachbarorganen	Verletzungsmöglichkeit und operative Konsequenzen
Die Pars parietalis reicht von der Flexura margin. bis zum Beginn der Pars visceralis. Bei mageren Individuen sieht man diesen ganzen Abschnitt durch das Peritoneum hindurchschimmern, besonders wenn der Uterus stark symphysenwärts gezogen wird (Wertheim), z. B. Fig. 143.	a) Kreuzungstelle mit den großen Gefäßen. Dabei kreuzt der rechte Ureter die Vasa iliaca comm. mehr distalwärts, ist also weiter von der Mittellinie entfernt, wie der linke Ureter (Fig. 183). Daß „gewöhnlich" der rechte Ureter die A. iliaca externa (also nicht die communis) kreuzt (Luschka, Stöckel), kann ich ebensowenig wie Waldeyer bestätigen (vgl. auch Fig. 139).	
	b) Paralleler Verlauf zum Lig. infundibulo-pelvicum. Hierbei ist der Verlauf der Ovarialgefäße zum Margo mesovaricus ovarii, der Verlauf des Ureters zum Margo liber ovarii gerichtet (vgl. Tafel II Fig. 352).	Beim Durchtrennen des Lig. inf.-pelv. ist diese Möglichkeit einer Ureterverletzung gegeben (vgl. S. 116, Fig. 88 u. Fig. 94). Eine Implantation in die Blase ist unmöglich. Es kommt in Frage: 1. Die Ureterorrhaphie. 2. Das Einnähen des unterbundenen oder offenen renalen Ureterendes in die Bauchwunde. 3. Die Nephrektomie (Stöckel).
	c) Der weitere Verlauf an dem hinteren Blatt des Lig. latum. Bei normalem Situs der Ovarien liegt der freie Rand derselben gewissermaßen dem Ureter auf. Beim Descensus ovarii liegen sie dem Margo mesovaricus genähert und von den Ovarien gedeckt. Die A. umbilicalis (vesicalis superior) und die A. uterina verlaufen ihm parallel und lateralwärts (Figg. 183, 139 u. a. m.).	Bei Verletzungen die gleichen operativen Möglichkeiten wie bei b).
	d) Die Abgangsstelle vom Lig. latum ins Parametrium. Diese ist bei der erweiterten Totalexstirpation (Fig. 143 u. 144) besonders gut demonstrabel. Bei ausgespannten retrouterinen Falten laufen die Ureteren diesen parallel (Fig. 182).	Beim hinteren Vereinigungsschnitt (erweiterte Totalexstirpation). Hierbei die gleichen Möglichkeiten wie bei b) und c) in besonderen Fällen schon die Implantation in die Blase möglich.
Die Pars visceralis im parametranen Bindegewebe, in der Basis des Lig. latum gelegen, von der Eintrittsstelle bis zur Blase reichend. Stark nach der Mittellinie zu divergierender Verlauf der Ureteren (Fig. 182).	e) Verlauf im Bereich der Zervix. Kreuzungstelle mit der A. uterina, Lage zu den venösen Plexus. Die Art und Weise, wie die Ureteren zur Zervix (und zwar ihrer supravaginalen Partie) gelegen sind, ist in Fig. 182 klargelegt. Der Abstand der Ureteren von der Zervix beträgt im Mittel etwa 1,5—2 cm. In diesem Abschnitt liegt auch die Kreuzungstelle mit der A. uterina, der Vena uterina superior et inferior (Figg. 182, 183; Fig. 139ff.). Entspringt, wie in dem Präparat Fig. 182 die Arteria uterina aus der A. vesicalis superior, so liegt die Kreuzungstelle nach blasenwärts (distalwärts). Wie zwischen zwei Kissen ruht der Ureter hier zwischen dem Plexus uterovaginalis (medial) und dem Plexus vesicovaginalis (lateral), deren Hauptmenge Blutes sich in die Vena iliaca interna (Kownatzki) (Fig. 183f.) ergießt.	Bekannte Verletzungsstelle. Stillt man die nicht seltenen Blutungen nicht durch Tamponade, wie beschrieben, so faßt man hier leicht den Ureter mit und unterbindet, bzw. durchschneidet ihn. Hier wird eine Implantation in die Blase leicht möglich sein.
	f) Verlauf im Bereich der Vagina und der Blase. In der Höhe des tiefsten Punktes der Portio liegen die Ureteren der Scheide dicht an, zwischen der und dem Fundus vesicae sie in lockeres Bindegewebe eingebettet liegen. Sie lassen sich jedoch hier wie bei e) leicht abschieben. Diese Partie wird als Portio extramuralis, die in die Blase eindringende und dieselbe ihrem Verlaufe entsprechend schräg durchbohrende Partie als Portio intramuralis beschrieben. (Bezüglich der Präparation von der Vagina her vgl. Fig. 337.)	Bei Verletzungen ist hier stets die Implantation in die Blase vorzunehmen.

Bes. Bem.: Ueber die Gefäßversorgung des Ureters siehe S. 198ff.

(Fig. 185), wie die vom Corpus uteri ausgehenden und die Blätter des Lig. latum auseinanderdrängenden Myome, werden entsprechend ihrer Wachstumsrichtung eine solche Dislokation bedingen müssen. Man kann dieses an der Leiche ohne Schwierigkeit durch Injektion von Gelatine zwischen die beiden Blätter des breiten Mutterbandes demonstrieren. Erfolgt das Wachstum einer Geschwulst jedoch von distalwärts, d. h. in der Richtung vom Beckenboden her, so wird der Ureter über die Geschwulst verlaufen müssen und wird dann, wie ich mich bei meinen Kursen, wenn ich von unten her injizierte, überzeugen konnte, als das „Ligamentum rotundum" angesprochen! Unter Umständen ist der Ureter so fest mit der Geschwulst verwachsen, daß er beim

Fig. 185.

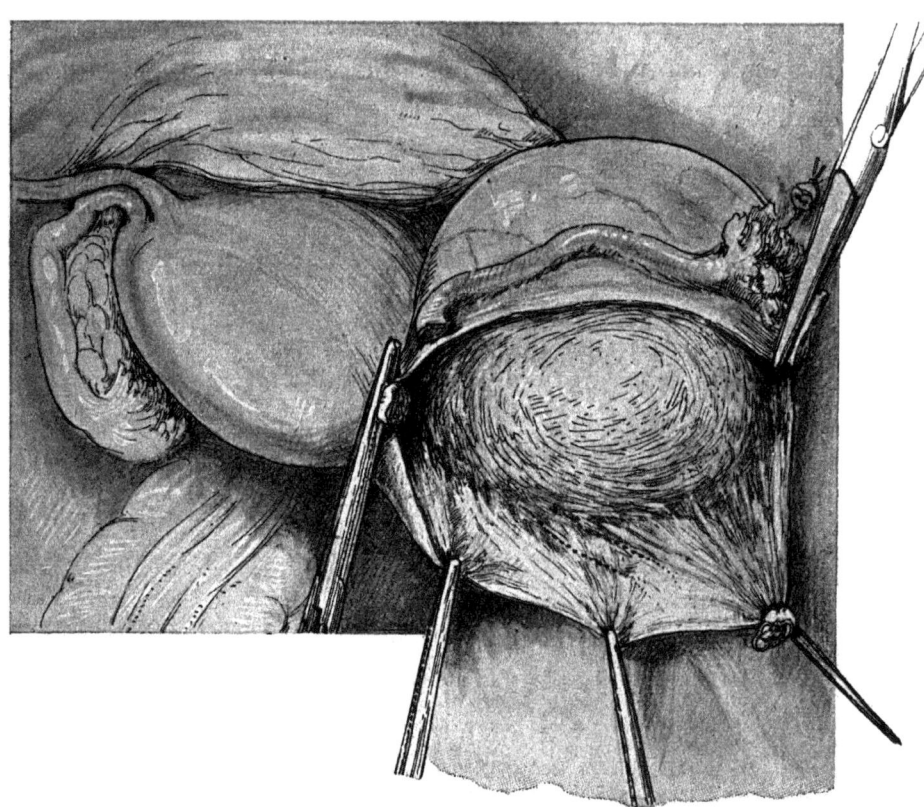

Mesometrisch entwickelter Ovarialtumor. Der Ureter ist medial- und distalwärts verdrängt.

Ausschälen zerrissen wird. Wer die operations-pathologischen Verhältnisse kennt, wird durch präliminares Freipräparieren, beginnend bei der stets leicht zu findenden Flexura marginalis, dieses zu vermeiden wissen.

ad 2. Geschwülste, die von der Cervix uteri ihren Ausgang nehmen, werden den Ureter zunächst in seiner Pars visceralis nach lateralwärts verlagern müssen. Doch sind dieses seltenere Fälle.

ad 3. Ein Ummauern des Ureters kommt am häufigsten bei den Karzinomen vor und betrifft ebenfalls die Pars visceralis. Hier ist oft statt des mühsamen Ausschälens, bei dem trotz aller Mühe der Ureter lädiert und „fistelfähig" gemacht wird,

Verletzungen des Ureters. 233

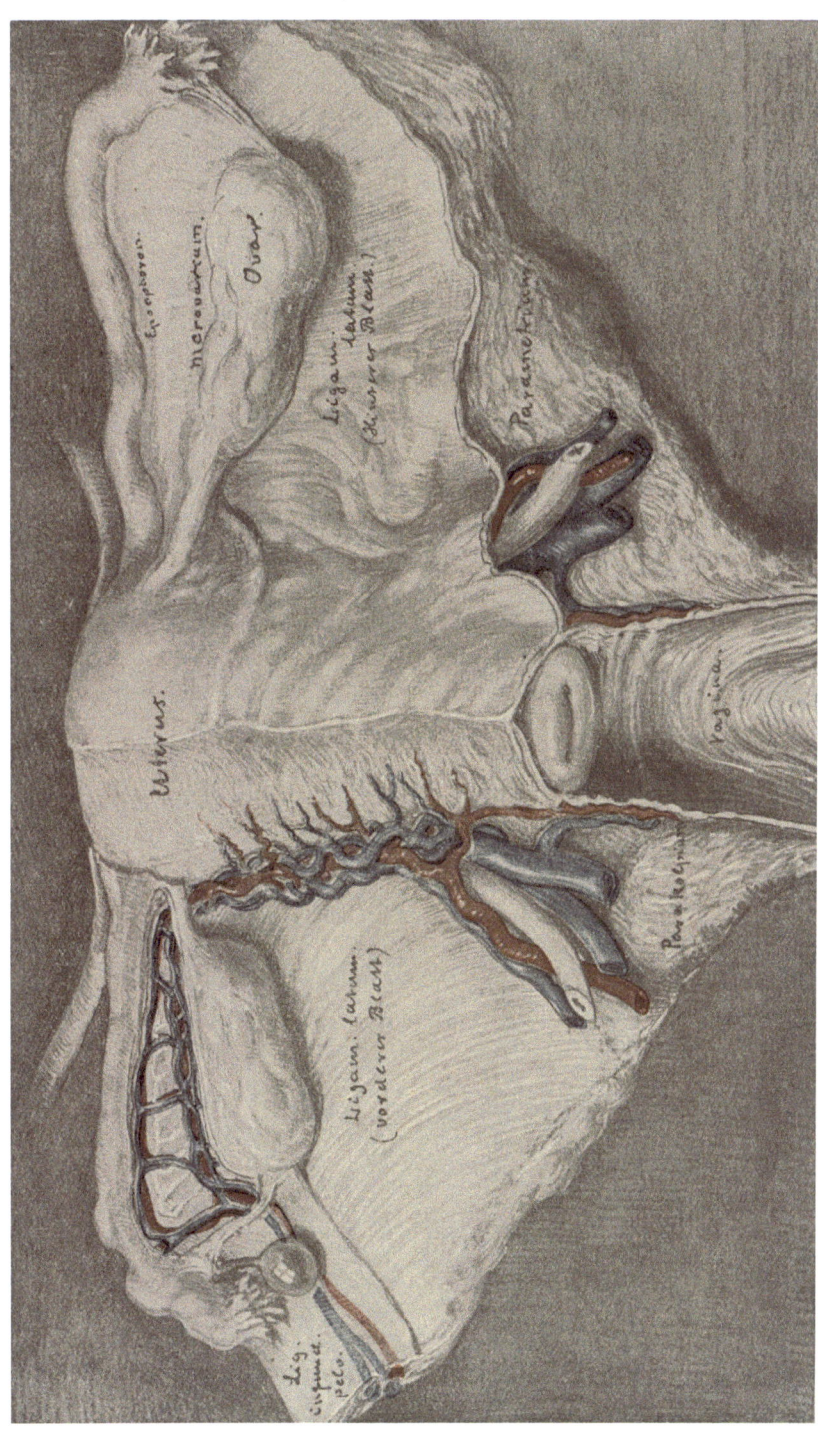

Fig. 186.

Man achte auf den Unterschied zwischen dem Durchschnitt von Ureter, Arterie und Vene (Text S. 234).

ein einfaches bewußtes Durchschneiden mit sofortiger Implantation das bessere Verfahren.

Schließlich wäre ein seltenes Vorkommnis zu erwähnen, nämlich ein doppelter Ureter. Dem von Stöckel (l. c. S. 557) zitierten Falle wohnte ich selbst bei. Hier wurde von dem Operateur der eine Ureter beim Ausschälen durchrissen, der andere für einen Bindegewebsstrang gehalten und durchschnitten.

Es ist hier vielleicht der Ort, Ihnen den Unterschied zwischen dem durchschnittenen Ureter und einem durchschnittenen Gefäß zu zeigen (Fig. 186, vgl. auch hierzu Fig. 88). Hier sehen Sie dünnwandige Venen, dickwandige Arterien und die Ureteren durchschnitten. Während die Gefäßintima dem Gefäßrohr dicht anliegt, quillt die faltige Ureterschleimhaut etwas hervor und gibt dem Lumen ein sternartiges Aussehen.

Die operativen Maßnahmen bei Ureterverletzungen.

Eine Uebersicht der operativen Maßnahmen und gleichzeitig den jeweiligen Anwendungsmodus finden Sie in der auf S. 231 aufgestellten Tabelle[1]).

1. Die Unterbindung des durchschnittenen Ureters.

Das einfachste ist die Unterbindung des renalen Abschnittes und Versenken des Stumpfes. Trotzdem dieses einfache, aber aus leicht verständlichen Gründen mehreren Operateuren bewußt oder unbewußt geglückt ist, soll man doch dem Vorschlage Stöckel's folgen, und das unterbundene Ende in die Bauchwunde einnähen. Das geht leicht und schnell; kommt es zu einer Verödung der Niere ohne Komplikationen, um so besser; geht die Ligatur auf oder muß man sie lösen, so hat man noch immer Zeit, die Nierenexstirpation vorzunehmen.

2. Die Ureterorrhaphie.

Von den vielen angegebenen Verfahren, deren Endeffekt stets wegen der Möglichkeit einer Stenosenbildung zweifelhaft ist, wollen wir die Invaginationsmethode nach van Hook üben. Fig. 187 zeigt Ihnen das Wesentliche der Operation. Zunächst wird das vesikale Ende des Ureters abgebunden. Etwas distalwärts von der Unterbindung wird der Ureter auf etwa $1/_2$—1 cm aufgeschlitzt und das etwas zugespitzte renale Ende durch eine Doppelnadel, wie sie Ihnen die Fig. 187 zeigt, invaginiert. Der doppelte Faden wird alsdann geknotet und der Invaginationsschlitz mit feinen Katgut-

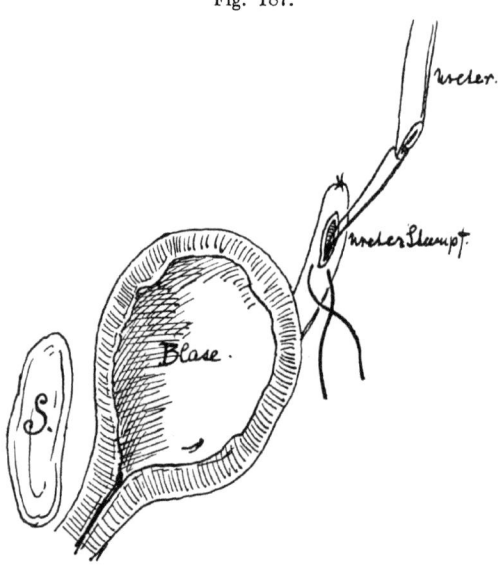

Fig. 187.

Ureterorrhaphie (Invaginationsmethode).

---

1) Ist der Ureter nur seitlich verletzt, so näht man ihn vorsichtig mit feiner, runder Darmnadel und ganz dünnem Katgut (nicht Seide!) zusammen und sucht die Nahtlinie, wenn irgend möglich, mit Peritoneum zu decken.

Fig. 188, 189 (1.) und 190 (2.).

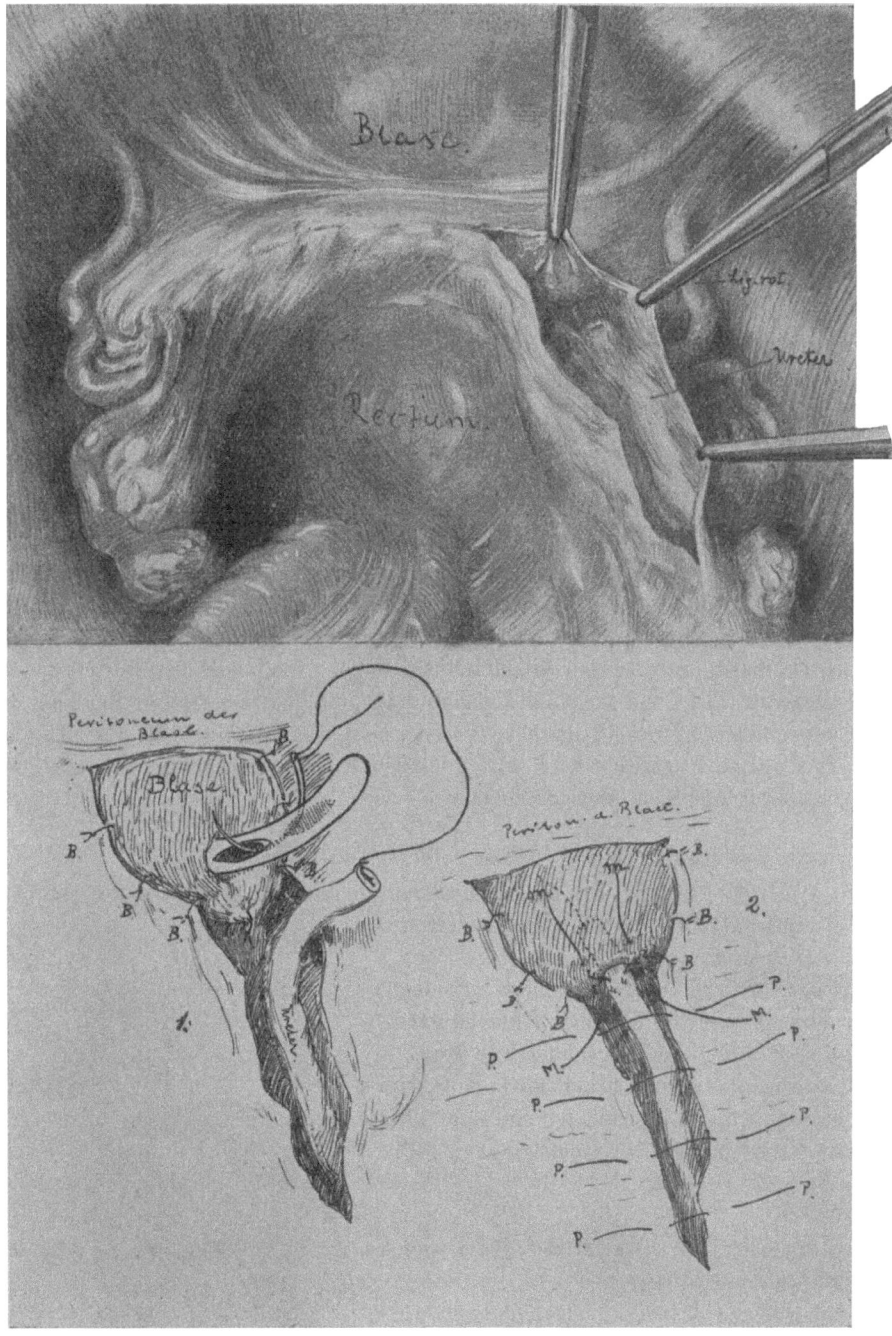

Die abdominale Ureterimplantation.

Fig. 188 stellt den Situs nach einer abdominalen Totalexstirpation wegen Myom mit Erhaltung der Adnexe dar. Die Stelle der Fistel ist freigelegt. Fig. 189 (1.) und 190 (2.) zeigt die Implantation. B = Blasennähte. U = Ureter-Blasennähte. M = „Muff"nähte. P = Peritoneale Decknaht.

knopfnähten, die vorsichtig den renalen, versenkten Stumpf mitfassen, völlig vereinigt. Stöckel empfiehlt alsdann noch, das renale und das vesikale Ende auf ihrer Unterlage zu fixieren, um die Peristaltik im Nahtgebiet gewissermaßen abzudämmen. Wichtig ist auch hier die Ueberkleidung des Ureters mit Peritoneum.

3. Die Implantation des Ureters in die Blase.

Das nach Stöckel „typische Heilverfahren" ist aber die Implantation: diese ist stets nach Möglichkeit zu erstreben und gibt, wie ich aus eigener Erfahrung weiß, ganz vorzügliche Erfolge. Wir wollen jetzt die Implantationsmethode nach Stöckel, die in den Kliniken von Fritsch und Bumm stets geübt wird, unserem Verständnis näher rücken.

Unser Präparat Fig. 188 stellt ein Becken dar, aus dem ein Myom exstirpiert wurde und sich alsdann eine Ureterfistel bildete, die den Urin subperitoneal durch die Scheide entleerte. (Wird die Ureterimplantation unmittelbar nach dem Durchschneiden während der Operation ausgeführt, so fällt natürlich der 1. Akt der jetzt zu schildernden Operation fort.)

1. Akt: Das Aufsuchen des Ureters, das Freilegen bis zur Fistelöffnung.

Das Aufsuchen des Ureters bietet uns keine Schwierigkeiten mehr. **Unterhalb der Flexura marginalis finden wir ihn an der Kreuzungsstelle mit den großen Gefäßen** um so eher, als er, wie bei Fisteln gewöhnlich, etwas dilatiert ist. Mit einem leichten Schnitt parallel zu seinem Verlauf spalten wir das Peritoneum und ziehen den lateralen, peritonealen Wundrand zur Seite. Jetzt liegt der Ureter diesem herübergezogenen Teil des Bauchfalls dicht an (Fig. 189). Wir verfolgen ihn nun wie bei der erweiterten Totalexstirpation so weit nach abwärts, bis wir die Fistelöffnung sehen. Das distale Ureterende wird jetzt mit einer Klemme zugedrückt und auf etwa 3—5 cm abgelöst und nach oben geschlagen.

2. Akt: Die Annäherung der Blase und ihre Fixation am Bauchfell (Witzel).

Nicht der Ureter soll der Blase, sondern die Blase muß dem Ureter genähert und in dieser Lage fixiert werden. Dieses erreicht man so, daß man in die Blase einen männlichen Katheter schiebt und mit diesem den lateralen Teil der Blasenkuppe sich vom Assistenten ureterwärts drängen läßt. Der so entstehende kegelförmige Blasenzipfel wird alsdann an dem Peritoneum mittels Katgutknopfnähten, die nur die Muskularis durchdringen sollen, befestigt (Figg. 189 und 190 B).

3. Akt: Das Durchbohren der Blase und die Implantation des Ureters.

Auf den eingeführten Katheter, den man nicht an die Spitze der kegelförmig fixierten Blase, sondern etwas tiefer (vgl. Fig. 189) vordrängt, wird jetzt mit einer spitzen Schere eingeschnitten, so daß ein Loch entsteht, das gerade den Ureter

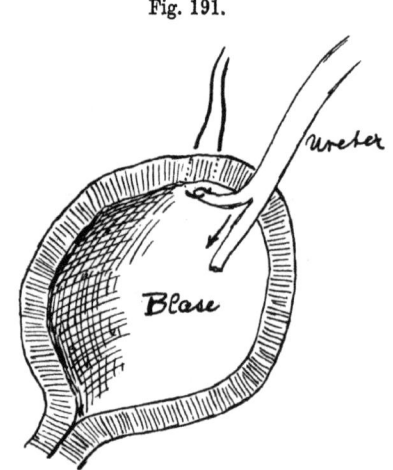

Fig. 191.

Implantationsverfahren nach Franz.

passieren läßt. Vorher ist das fistulöse Endstück des ausgelösten Ureterabschnittes reseziert und der Ureter mit einem feinen Katgutfaden (Fig. 189) armiert. Die Nadel wird jetzt durch die Katheteröffnungen am besten mit der Nadel hindurchgeführt und der Faden, der länger sein soll als ihn unsere Figur darstellt, nur mit seinem Ende an den Katheter geknotet. Jetzt wird der Katheter vorsichtig zurückgeleitet, bis der Faden, die ganze Blase passierend, an der Urethra zum Vorschein kommt. Dadurch ist jetzt auch der Ureter in das Blasenloch hineingeschlüpft und ragt etwa 0,5 cm weit frei in die Blase (Fig. 190). Mit einigen ganz feinen Nähten wird er alsdann in der Blasenöffnung fixiert (Fig. 190 u). Nun wird die Blase, auf deren Zipfel der Ureter wie auf einem „Luftkissen" (Stöckel) ruht, muffförmig über den Ureter ge-

Fig. 192.

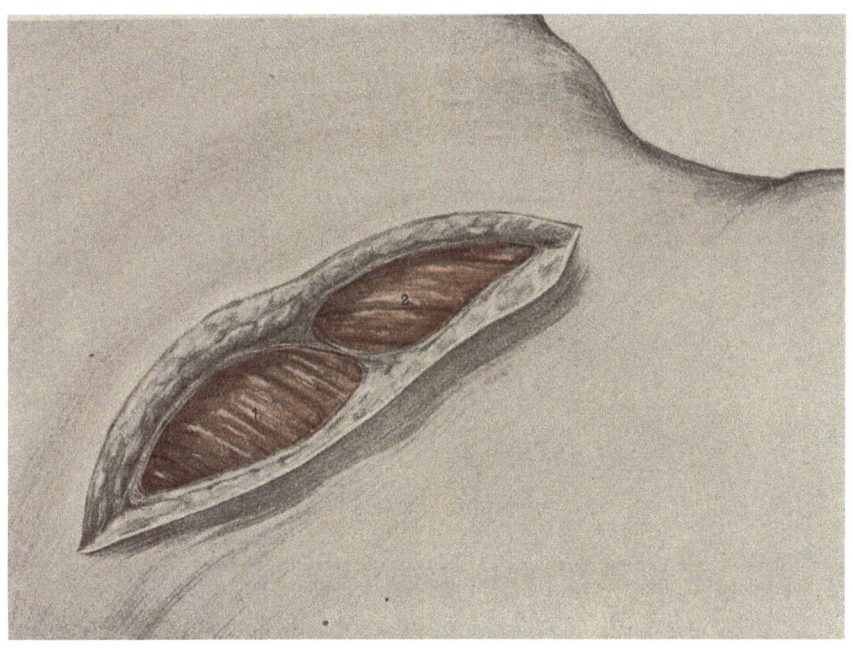

Die Leiche ist auf die Seite gelagert. Der Schnitt läuft der 12. Rippe parallel. Die Haut, das Unterhautbindegewebe und das oberflächliche Blatt der Fascia lumbodorsalis ist durchtrennt. Der M. latissimus (1) und der M. obliquus externus (2.) sind freigelegt.

zogen und am Bauchfell fixiert (Fig. 190 M). Schließlich wird das Peritoneum über dem Ureter (Fig. 190) und der Blase geschlossen.

In Fig. 191 sehen Sie die einfache, aber sehr gute Resultate gebende Methode der Implantation nach Franz skizziert, die Sie nach dem eben geübten Verfahren leicht ohne weitere Anleitung an der Leiche ausführen können.

4. Die Nephrektomie.

Wir haben gesehen, daß bei einer Reihe von Ureterverletzungen die Exstirpatio renis das Ultimum refugium darstellt und daß daher der Operateur, der im Bereich der Ureteren zu operieren gezwungen ist, diese Operation ebenfalls beherrschen muß. Außerdem müssen Sie auch als Geburtshelfer es verstehen, die Niere lege artis freizulegen, um gegebenenfalls bei der Eklampsie die Decapsulatio renum vornehmen zu können (vgl. den Geburtshilflichen Teil in diesem Buche; Vorlesung XVI, Fig. 409). Tritt unvermutet nach einer Ureterdurchschneidung während der Operation die Frage an Sie heran, die Niere sofort zu exstirpieren, so dürfen Sie dieses nur tun, wenn Sie sich — was vor der erweiterten Totalexstirpation niemals versäumt werden sollte! — durch den Ureterkatheterismus vor der Operation von der normalen Funktion der anderen Niere überzeugt haben. Haben Sie dieses versäumt oder sind Sie Ihrer Sache nicht ganz sicher, so empfiehlt es sich mehr, zunächst nach dem Vorschlage Stöckel's den durchschnittenen Ureter abzubinden, in die Bauchwunde einzunähen und den weiteren Verlauf abzuwarten.

Vorbereitung: Die Leiche wird auf einen horizontalen Tisch gelagert, auf die Seite gelegt und unter die untere Seite zwischen 12. Rippe und Krista ein etwa 20 cm

Fig. 193.

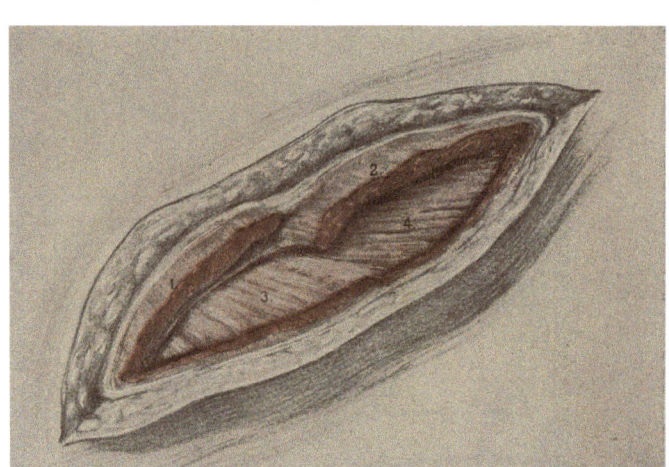

Zweiter Schnitt. Der M. latissimus dorsi *(1.)* und der M. obliquus externus *(2.)* sind durchschnitten.
Der dünne M. serratus postic. inf. *(3.)* und der M. obliquus internus *(4.)* sind sichtbar.

hoher Holzklotz (bei der Lebenden eine entsprechende Rolle) geschoben. Durch diese Lagerung wird auf der dem Operateur zugekehrten Körperhälfte der Abstand zwischen dem Darmbeinkamm und der 12. Rippe vergrößert.

1. Akt: Die Schnittführung.

Von den Gebilden, die Sie sich zunächst in unserem Operationsgebiet aufsuchen müssen, um den Schnitt richtig zu lokalisieren, ist zu erwähnen: Erstens die 12. Rippe, zweitens die Processi spinosi der Lendenwirbel und drittens dicht neben diesen gelegen die stark konvex vorspringende Muskelmasse des M. sacrospinalis. (Was man von außen an dem Körper sehen und fühlen kann, ist der M. sacrospinalis; dieser zerfällt in 3 Unterabteile: den lateral gelegenen M. ilio-costalis lumborum [s. M. sacrolumbalis], den mehr medial gelegenen M. ilio-costalis dorsi und den am meisten medial gelegenen M. ilio-costalis cervicis.) Diese 3 anatomischen Gebilde lassen sich selbst bei fetten Individuen gut sehen oder abtasten. Gustav Simon, der die erste Nephrektomie im Jahre 1869 machte, legte den Schnitt dicht neben den lateralen Rand des M. sacrospinalis, von der 11. Rippe beginnend bis zur Mitte des Abstandes der 12. Rippe und der Crista ossis ilei. Da der schräge Lendenschnitt nach v. Bergmann eine bessere Uebersicht gewährt, so wollen wir diesen in der in der Bier'schen Klinik (vgl. Schmieden, l. c.) geübten Modifikation üben.

Der Schnitt läuft parallel der 12. Rippe, etwa zweifingerbreit unter dieser. Er beginnt in dem Winkel zwischen der 12. Rippe und dem Seitenrande des M. sacrospinalis und reicht etwa bis zur mittleren Axillarlinie (Fig. 192).

2. Akt: Das Freilegen der Niere.

Nach dem Durchschneiden der Haut und des Unterhautfettgewebes gelangen wir im medialen Teil des Schnittes auf das hintere Blatt der starken Fascia lumbodorsalis, im lateralen Teil auf die Faszie des M. obliquus externus. Die Faszien werden durch-

Fig. 194.

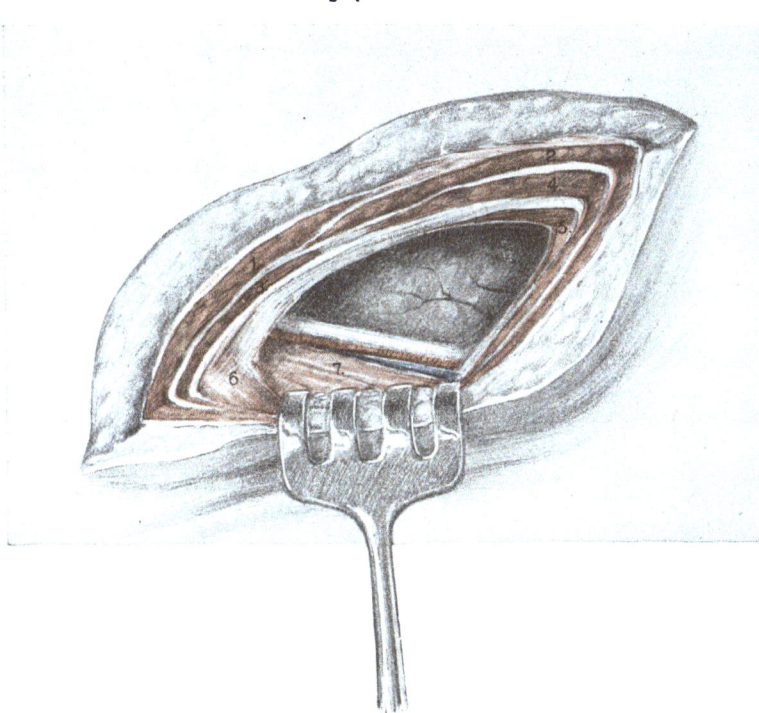

Dritter Schnitt. Die Bezeichnungen der durchschnittenen Muskeln *(1. 2. 3. 4.)* wie in Fig. 193. Außerdem sieht man den angeschnittenen M. transversus abd. *(5.)*, der auf der dünnen Fascia transversalis lagert. Der Rand des M. sacrospinalis *(6)* und der M. quadratus lumborum *(7)*, sowie der M. ileohypogastricus und die Vasa lumbalia sind freigelegt. Die Fettkapsel der Niere ist sichtbar.

trennt und wir sehen nun die beiden genannten Muskeln vor uns liegen (Fig. 192). Von dem medialen Teil des hinteren Blattes der Fascia lumbodorsalis entspringen die Muskeln: Latissimus dorsi (in den Figuren 1) und der nach dem Durchschneiden des M. obliquus externus und des M. latissimus dorsi sichtbar werdende M. serratus posticus (3). Dieser ist bei mageren Personen oft so dünn, daß man ihn nur schlecht im Operationskursus demonstrieren kann. An den lateralen Teil des hinteren Blattes der Fascia lumbodorsalis tritt der jetzt ebenfalls sichtbar werdende M. obliquus

Fig. 195.

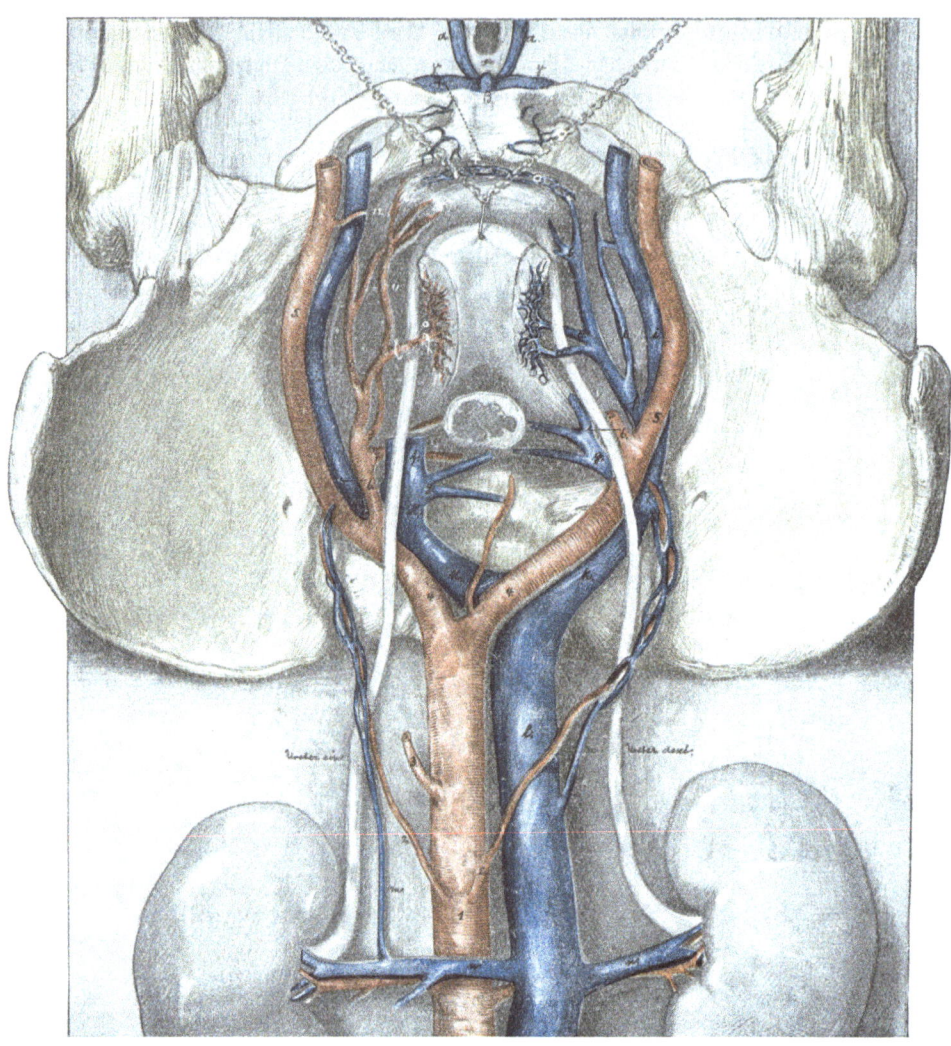

Uebersicht der Arterien (links) und der Venen (rechts) des kleinen Beckens.
(Beckenhochlagerung.)

Die linke Seite ist nach einem Injektionspräparat meiner Sammlung gezeichnet, die Venen nach einer Figur aus dem Atlas von Kownatzki (l. c.). Die Adnexe sind entfernt. Das Rektum reseziert, der Uterus mit Muskelhaken nach vorn gezogen.

1. Aorta. 2. Arteria ovarica. 3. Arteria mesenterica inferior. 4. Arteria iliaca communis. 5. Arteria iliaca externa. 6. Arteria iliaca interna. 7. Arteria glutaea inferior. 8. Arteria pudenda communis. 9. Arteria obturatoria. 10. Arteria uterina. 11. Arteria vesicalis superior. 12. Arteria epigastrica inferior. a. Plexus pudendalis. b. Plexus vesico-vaginalis. c. Vena uterina inferior. d. Vena uterina superior (c. und d. vom Plexus utero-vaginalis). e. Vena obturatoria. f. Arteria iliaca interna (Kownatzki). g. Arteria iliaca media (Kownatzki) vom Plexus haemorrhoidalis. H. Gemeinsamer Stamm von f. und g.: Vena hypogastrica. i. Vena iliaca externa. k. Vena iliaca communis. l. Vena cava. m. Vena ovarica. α. Bulbus vestibuli. β. Clitoris. γ. Crus clitoridis.

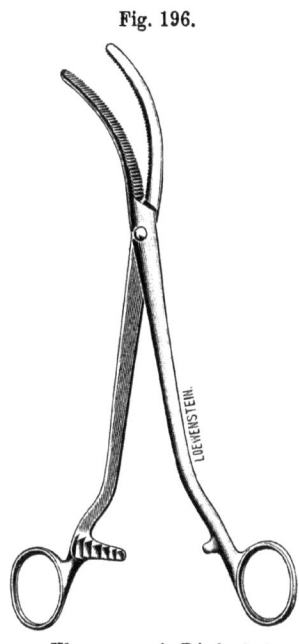

Fig. 196.

Klemme nach Richelot.

internus (4, Fig. 193) heran und der nach dem Durchschneiden dieses Muskels und des M. serratus posticus erscheinende M. transversus abdominis (5, Fig. 194). Jetzt wird auch das vordere Blatt der Fascia lumbodorsalis sichtbar, das, wie es Ihnen unser Präparat Fig. 194 zeigt, über die hintere Seite des M. quadratus (7) hinwegzieht und dann mit beiden Blättern den M. sacrospinalis (6) umfaßt. Am Rande des M. quadratus lumborum (7) sehen Sie den N. ilio-hypogastricus und einen ventralen Ast der Arteriae lumbales mit einer Begleitvene verlaufen. Von der Vorderseite des M. quadratus lumborum ist die Nierenkapsel nur von der subserösen Fettschicht und der dünnen Fascia transversalis getrennt (auf unserem Präparat Fig. 194 bereits durchschnitten).

3. Akt: Das Luxieren der Niere.

Während jetzt mit stumpfen Haken die Wunde möglichst breit auseinandergehalten wird, wird mit den zwei Zeigefingern (ähnlich wie bei der erweiterten Totalexstirpation das vordere und hintere Blatt des Ligamentum latum) die Fettkapsel der Niere parallel dem Rande des M. quadratus stumpf aufgerissen. Der vordere Wundrand der Nierenkapsel wird jetzt möglichst weit nach lateralwärts abgeschoben und damit sogleich die Umschlagsstelle des Peritoneums den Augen des Operateurs und etwaigen Insulten während der Operation entrückt. In dieser Lage werden die genannten Gebilde durch einen stumpfen Haken gehalten. Alsdann geht der Operateur mit der ganzen Hand in die Wunde ein, löst die Niere stumpf und luxiert sie, indem ein Assistent ihm vom Bauch her die Niere entgegendrückt, nach außen. Die Fettkapsel bleibt in situ. Dieser Akt fällt dem Geburtshelfer, der die manuelle Lösung der Placenta acreta zu machen versteht, nicht übermäßig schwer. Auf der rechten Seite geht es meist leichter wie links, da die rechte Niere entsprechend ihrer Nachbarschaft mit der Leber meist fingerbreit tiefer steht wie die linke (Fig. 195). Vorsicht ist an den beiden Nierenpolen geboten. Etwa sich zeigende Stränge sind stets zu unterbinden, „da sie nicht selten Endäste der Nierenarterie enthalten" (Stöckel).

4. Akt: Die Exstirpation der Niere.

Jetzt liegt die Niere luxiert vor uns[1]) und wir können stumpf das Fettgewebe vom Hilus fortschieben und sehen jetzt die Gebilde: den Ureter und die Gefäße so vor uns wie auf der Fig. 195. Mit einer Deschampschen Nadel (vgl. Fig. 303) werden die Arterie und die Vene umfaßt und fest unterbunden. Alsdann führt man das gleiche Manöver am Ureter aus. Jetzt wird die Niere abgetragen. Die Stümpfe der Gefäße werden der Sicherheit halber nochmals mit Kocher'schen Klemmen

Fig. 197.

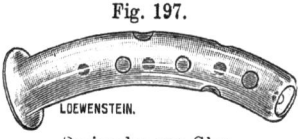

Drainrohr aus Glas.

---

1) Zum Festhalten der Niere verwende ich die Ihnen ja bekannte Mainzer'sche Klemme.

gefaßt, unterbunden und diese Fäden, um ein Abgleiten zu verhüten, mit der zuerst gelegten Ligatur verbunden. In schwierigeren Fällen läßt man lieber ein Stück Nierengewebe stehen, als sich dem höchst gefährlichen Abrutschen der Ligaturen auszusetzen. In einigen Fällen bedient man sich zweckmäßig einer seitlich gebogenen Klemme (Fig. 196) und unterbindet dann erst nach dem Durchschneiden.

5. Akt: Schluß der Wunde und Drainage.

Da lumbale Hernienbildungen nach dieser Operation nicht selten sind, so werden in Etagen die einzelnen durchschnittenen Muskellager vernäht. Nur am hinteren Rande, dicht am M. sacrospinalis, bleibt ein Teil der Wundecke offen. Ich nehme dazu ein Drainrohr aus Glas (Fig. 197), dessen Länge der jeweiligen Dicke der Bauchwand entspricht, dessen Lumen so groß sein soll, daß man den Zeigefinger bequem hindurchstecken kann, und tamponiere durch dieses Drain die Wundhöhlenlücke mit einem Vioformgazestreifen.

In schwierigen Fällen kann man den beschriebenen Schnitt nach beiden Seiten erweitern, temporär das Peritoneum eröffnen und alsdann auch die andere Niere abtasten. Nach oben kann man sich durch subperiostale Resektion der 12. Rippe (cave Pleura!) einen großen, vorzüglich übersichtlichen Zugang schaffen. Hierüber wie über die Nephrotomie und die Nephropexie verweise ich auf die chirurgischen Lehrbücher.

XI. Vorlesung.
Operationen am Darm. Appendektomie.
Herniae inguinales, femorales, umbilicales, ventrales.

Da wir nur die *Darmoperationen* üben wollen, die bei jedem schwierigeren gynäkologischen Eingriffe erforderlich werden können, möge ein praktisches Beispiel die Notwendigkeit, diese Technizismen zu kennen, erläutern.

Gerade bei Frauen, die geboren haben, sind schwere Verwachsungen der Därme unter sich, wie mit dem parietalen Bauchfell, recht häufig. In einem solchen Falle ließ ich im Kurs die Laparotomie ausführen. Bei Eröffnung des Peritoneums wurde alsbald der Darm angeschnitten (Fig. 198).

1. Einfache Naht bei Verletzungen des Darmes.

In diesem Falle ist nur die Serosa und die Muskularis durchtrennt. Mit einer einfachen Nähnadel und ganz feiner Seide, die sich besser dem Oehr der Nadel anschmiegt, wie das sprödere Katgut, wird der Riß mittels einer typischen Lembertnaht vernäht (Fig. 199). Die linke Hand des Operateurs hebt mit einer anatomischen Pinzette die Serosafläche am rechten Wundrande zu einer Falte auf, diese wird von der Nadel durchbohrt; jetzt wird die Serosafläche des linken Wundrandes ebenfalls hochgehoben und durchstochen. Besser als in Fig. 199 sehen Sie das Charakteristische der Lembertnaht in Fig. 201 (1) [die beiden offenen Nähte oberhalb des unteren, geknoteten Haltefadens]. Den Effekt, d. h. die breite Aneinanderlagerung der schnell verklebenden Serosaflächen, zeigt Ihnen der schematische Durchschnitt in Fig. 203 (3). Ziehen Sie es vor, mit einer krummen Nadel und dem Nadelhalter zu operieren, so dürfen Sie zur Naht des Darmes niemals eine dreikantige (Fig. 213) Nadel wie bisher, sondern stets eine runde Nadel (Fig. 215) verwenden. Die dreikantige Nadel würde das feine viszerale Peritoneum zerreißen. Für den Ungeübten empfiehlt es sich in einem solchen Falle wie dem dargestellten (Fig. 198), statt der in Fig. 202 (2) geübten fortlaufenden Naht, lieber einzelne Knopfnähte [Fig. 201 (1)] anzulegen. Er beginnt dann mit einem Haltefaden am unteren Ende der Wunde, knotet ihn; legt alsdann einen zweiten Faden durch das obere Ende, läßt beide vorsichtig von dem Assistenten halten und legt schließlich zwischen diesen beiden Fäden die übrigen Nähte. Darmnähte müssen geübt werden, sie müssen leicht, elegant und mit peinlicher Genauigkeit ausgeführt werden. Hic locus est ubi mors gaudet succurrere vitae. Hier ist der Ort, ihre Ausführung zu erlernen; wer erst in der Stunde der Gefahr seine erste Darmnaht versucht, der wird von seinem Endergebnis nicht befriedigt werden.

2. Die Darmresektion und zirkuläre Vereinigungsnaht.

In demselben Falle wurde eine Dünndarmschlinge, die breit an dem Uterus adhärent war, in einer Ausdehnung von etwa 5 cm Länge und 3 cm Breite ihrer Serosafläche und eines Teiles ihrer Muskularis beraubt (Figg. 198 u. 199). Hier in der gleichen Weise durch eine einfache Darmnaht den Defekt zu schließen, würde aus

Fig. 198 und Fig. 199 (1.).

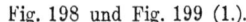

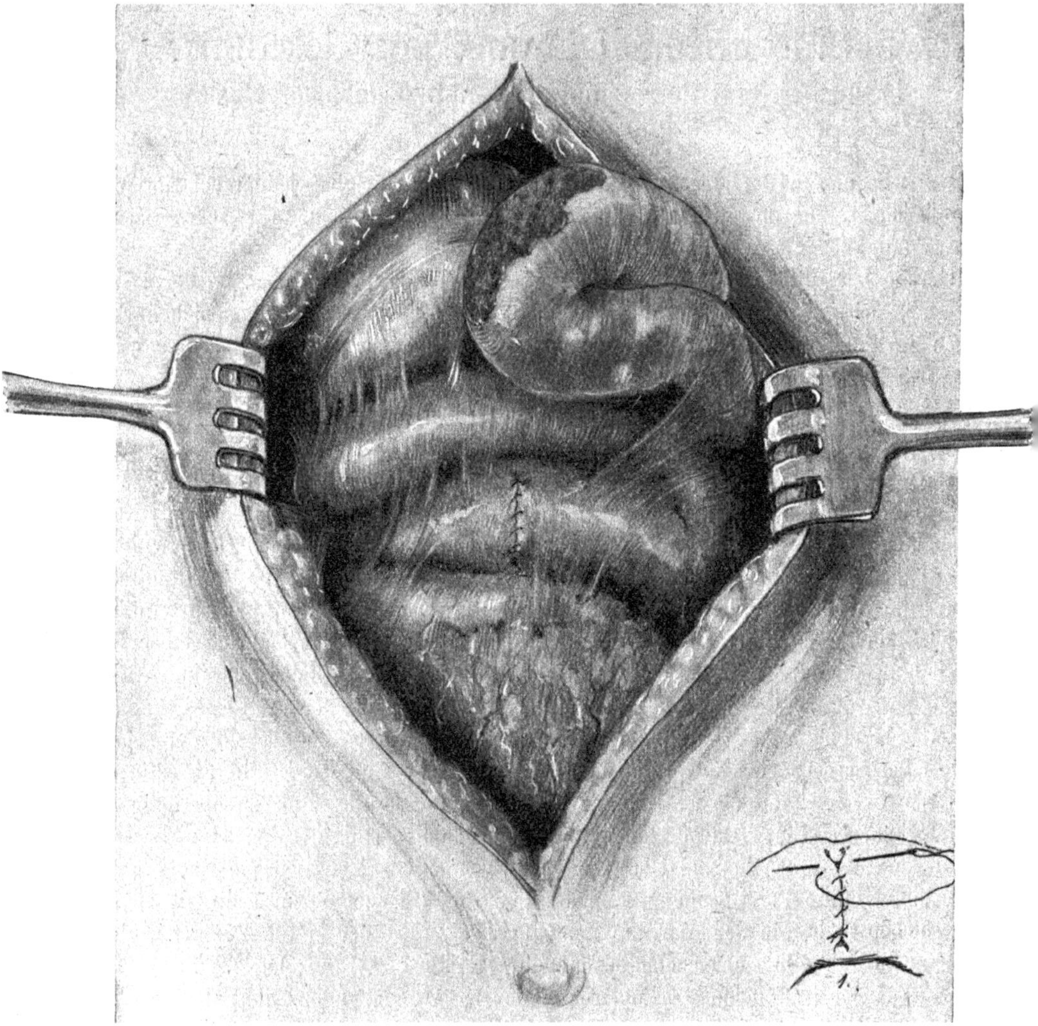

Bei der Eröffnung der Bauchhöhle ist der Darm verletzt und sofort wieder vernäht. (Die Lembertnaht mit der geraden Nadel Fig. 199 [1.].) Bei dem Freilegen des Uterus ist eine Dünndarmschlinge schwer verletzt. Man sieht die wunde Darmfläche an dem symphysenwärts gelegenen Teil der Laparotomiewunde.

zwei Gründen nicht zum Ziele führen: Einmal würde durch die Naht das Darmlumen über Gebühr verengert werden, zum andern würde die lädierte Muskularis keine guten Heilaussichten gewährleisten können. Die fast sichere Aussicht einer Striktur und einer

Fig. 200, Fig. 201 (1.), Fig. 202 (2.) und Fig. 203 (3.).

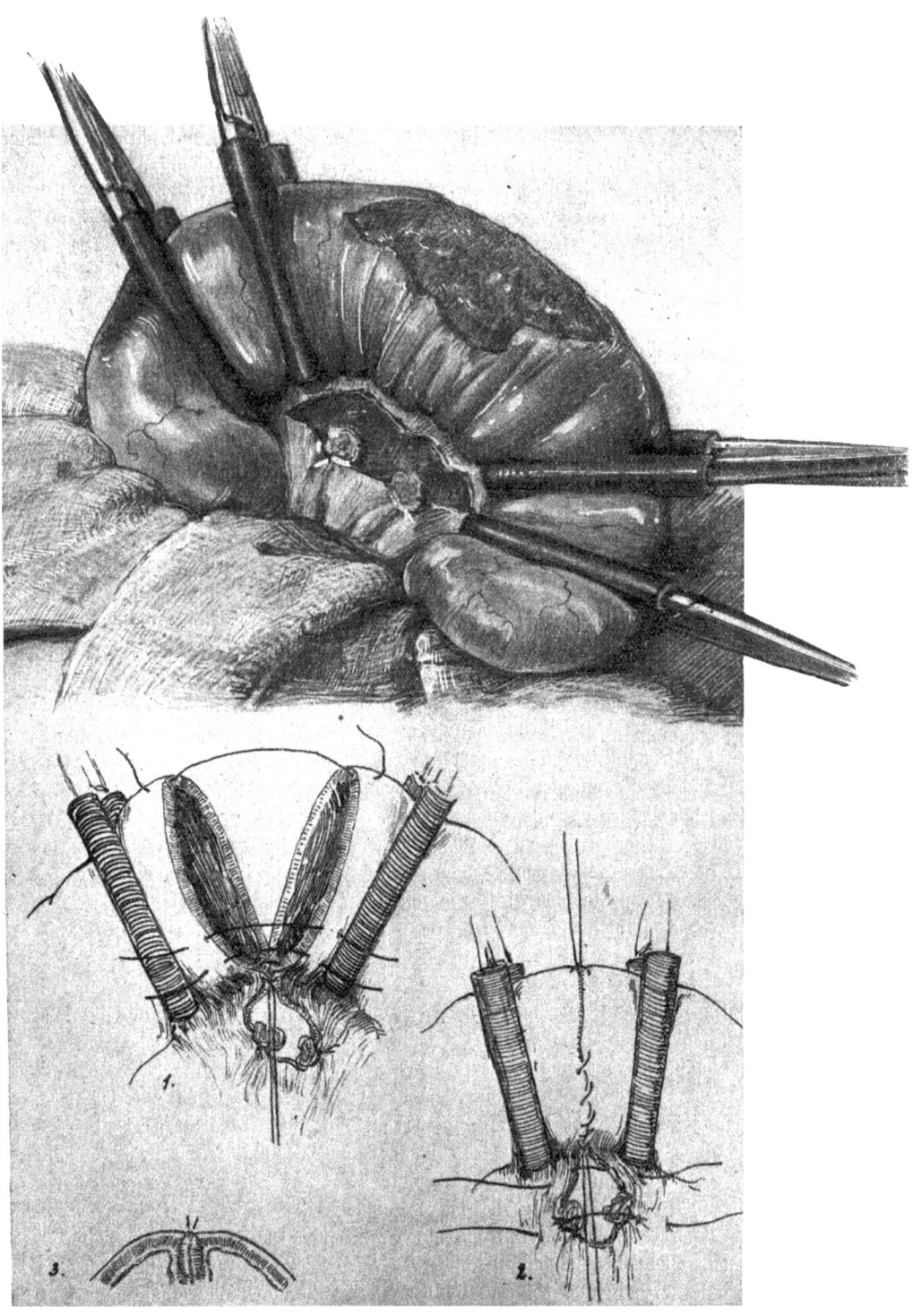

Die in Fig. 198 gezeichnete lädierte Darmschlinge ist vorgezogen, ringsum mit Gazeservietten abgedeckt und mit „Schlauch"-Klemmen verschlossen. Das Mesenterium ist abgebunden. Fig. 201 (1.) und Fig. 202 (2.) zeigen die Montierung der Haltefäden und die Lembertnaht: 1. mit Knopfnähten, 2. mit fortlaufendem Faden, 3. im Durchschnitt. Fig. 203 (3) zeigt die Wirkung der Lembertnaht im Durchschnitt.

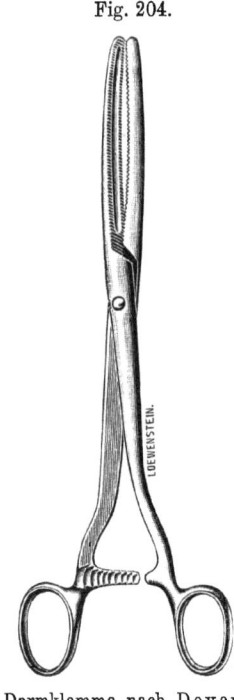

Fig. 204.

Darmklemme nach Doyen.

sekundären postoperativen Darmperforation wäre also die Folge eines solchen Vorgehens.

In solchen Fällen ist die Darmresektion am Platze und ich will mit Ihnen ein Verfahren üben, das mir immer gute Resultate gegeben hat: *die zirkuläre Resektionsnaht.*

Vorbereitung: Zunächst wird das für die Resektion bestimmte Darmstück aus dem Abdomen heraus auf Gazemullkompressen gelagert (Fig. 200). Diese Kompressen müssen den betreffenden Darmabschnitt so umlagern, daß eine Beschmutzung der freien Bauchhöhle ganz ausgeschlossen ist. Jetzt nimmt man den zu resezierenden Darmabschnitt zwischen Zeige- und Mittelfinger und streicht die Ingesta nach links und rechts aus dem Darmlumen des kranken Teiles in den gesunden. Ober- und unterhalb muß nun der Darm provisorisch verschlossen werden. Darmklemmen nach Doyen (Fig. 204) sind nicht vorbereitet, da niemand an eine Darmverletzung gedacht hatte und so müssen wir uns anders helfen Vier von den uns ja bekannten stumpfen Klemmen werden mit dünnen Drainageröhrchen aus Gummi überkleidet und dienen nun zum Abklemmen des Darmes, wie es Ihnen die Fig. 200 zeigt.

1. Akt: Die Resektion.

Die Resektion beginnt mit dem Ablösen des Mesenteriums von dem zu resezierenden Darmabschnitt. Es werden zunächst einige Umstechungsligaturen angelegt und dann der Darm vor diesen von seinem Mesenterialansatz mit der Schere abgeschnitten (Fig. 200). Jetzt wird zwischen den beiden Klemmenpaaren mit einer geraden Schere das erkrankte Darmrohr herausgeschnitten. Hierbei ist zu berücksichtigen, daß die Schnitte nicht quer zur Achse des Darmes angelegt werden, sondern schräg liegen, so daß von der konvexen, freien Partie mehr fortgenommen wird, wie von der Mesenterialseite. Dadurch vermeidet man eine Stenosenbildung und gewährleistet eine gute Ernährung des Darmrohres.

2. Akt: Die zirkuläre Naht.

Um jetzt das Darmrohr gut halten zu können, wird durch die Stelle des Mesenterialansatzes, ohne den Darm mitzufassen, aber dicht an seiner Serosafläche, der erste Haltefaden hindurchgelegt und geknotet (Fig. 201 [1]). Der zweite Haltefaden fixiert die dieser Stelle am meisten gegenüberliegende des Darmrohres (Figg. 201 [1] und 202 [2]). Werden jetzt diese beiden Haltefäden von dem Assistenten straff gehalten, so liegen schon ohne weiteres die Wundränder aneinander. Man beginnt jetzt von unten nach oben, wie bei der vorher beschriebenen einfachen Darmverletzung, mit einer fortlaufenden Lembertnaht, die also vom unteren Haltefaden bis zum oberen Haltefaden reicht und dort geknotet wird (Fig. 202). Alsdann wird der Darm umgelegt, so daß jetzt die Rückseite nach oben kommt, die nun in der gleichen Weise von Haltefaden zu Haltefaden mit fortlaufender Naht verschlossen wird. Schließlich vernäht man den Schlitz im Mesenterium mit einigen Knopfnähten (Fig. 202). Die mit Gummiröhren armierten Klemmen oder die Doyen'schen Darmklemmen (Fig. 204) werden entfernt und die Operation ist beendet. Alle Nähte sind mit feiner Seide ausgeführt. So sehr ich der

Ueberzeugung bin, daß unser Kumolkatgut, das sich ja schwer resorbiert, ebenfalls mit gutem Erfolg Anwendung finden könnte, so ziehe ich doch bei allen Darmnähten die Seide vor, die sich weit besser den Geweben anschmiegt und ganz vorzüglich adaptierte Nähte gestattet.

Von den übrigen Operationen am Darm wollen wir wegen Zeitmangels nur noch die Appendektomie besprechen; ich möchte aber nicht unterlassen, Ihnen zu raten, sich an der Hand eines chirurgischen Lehrbuches genau mit der Darmchirurgie vertraut zu machen. Bei der erweiterten Totalexstirpation ist gelegentlich die Dickdarmresektion nicht zu umgehen und in der Nachbehandlung schwieriger Fälle, bei Ileus u. a. m., wird man mit der Kolostomie und dem Anus praeternaturalis Bescheid wissen müssen. Diese kurzen Hinweise, die sich noch durch zahlreiche weitere Beispiele vermehren ließen, mögen in Ihnen die Ueberzeugung vertiefen, die Sie hoffentlich in unserem Kurse schon selbst gewonnen haben, daß wir Abdominalchirurgen sein müssen, wenn wir abdominal operieren wollen!

3. Die Appendektomie.

Während wir bisher unsere operations-anatomischen Betrachtungen an den Schluß unserer Uebungen zu setzen pflegten oder uns während der Ausführung der technischen Maßnahmen über das anatomische Milieu zu orientieren suchten, ist es für die Operation am Wurmfortsatz zweckmäßiger, dieselbe an die Spitze zu setzen. Haben Sie sich an der Hand einiger Präparate über seinen Situs einigermaßen orientiert, dann wird Ihnen nach unseren bisherigen Uebungen am Darm die Exstirpation keine Schwierigkeiten mehr bereiten.

Operations-anatomische und operations-pathologische Betrachtungen.

Zökum und Processus vermiformis haben gewöhnlich in der Fossa iliaca dextra ihre Lage. Die Verschieblichkeit dieser neuen Gebilde jedoch ist eine große und es interessiert uns als Gynäkologen besonders, wie oft sich diese Lage oberhalb des kleinen Beckens in eine Lage verwandelt, die in innigere Beziehungen zum kleinen Becken und damit zu den weiblichen Geschlechtsorganen tritt.

Uebersicht der Lagebeziehungen von Zökum und Appendix nach Testut und Jakob (l. c.).

Zökum	Prozent bei Männ.	Frauen	Processus vermiformis (Fig. 205)	Prozent
1. Positio normalis (Fossa iliaca dextra)	78	70	1. Positio descendens (ins kleine Becken reichend)	41,5
2. Positio proximalis (fast unter der Leber gelegen)	3	3	2. Positio ascendens (hintere Seite des Kolon, bis zur Niere oder Leber reichend)	13
3. Positio distalis (im kleinen Becken)	16	30	3. Positio externa (an der Spina iliaca ant. sup. vor dem Zökum) . . .	26
			4. Positio interna (nach dem Ileum zu gelegen)	17

Obgleich Ihnen diese tabellarische Uebersicht nicht alle Möglichkeiten der Lagerung von Zökum und Appendix zeigen kann, so ersehen Sie für unser Gebiet doch so viel, daß in einem großen Teil der Fälle gerade bei der Frau die Tieflage des Zökums (Positio distalis 30 pCt.!) und die Positio descendens des Appendix (41 pCt. bei beiden Geschlechtern) eine notwendige Beziehung dieses letztgenannten Organes zu den weiblichen Genitalorganen hervorrufen muß.

Zur Illustration dieser nahen Beziehungen zwischen Appendix und speziell den rechten Adnexen einige Beispiele. Zunächst bitte ich Sie, sich den Sagittaldurchschnitt

Fig. 206 recht genau anzusehen. Es ist dieses die häufigste Lagerung von Zökum und Appendix. Das Zökum befindet sich, wie Sie sehen, in der Positio normalis in der Fossa iliaca gelegen, die Linea terminalis nicht überschreitend, der Appendix in der Positio descendens, und Sie sehen hier besonders schön entwickelt eine Bauchfellduplikatur, die sich von dem Appendix zum Ovarium erstreckt und die als Ligamentum appendiculo-ovaricum (Ligamentum Clado) beschrieben ist; dieses Band geht gewissermaßen in das Lig. infundibulo-pelvicum über. Da das Vorhandensein dieser Bauchfellduplikatur von einer Reihe von Autoren geleugnet wird, möchte ich noch besonders

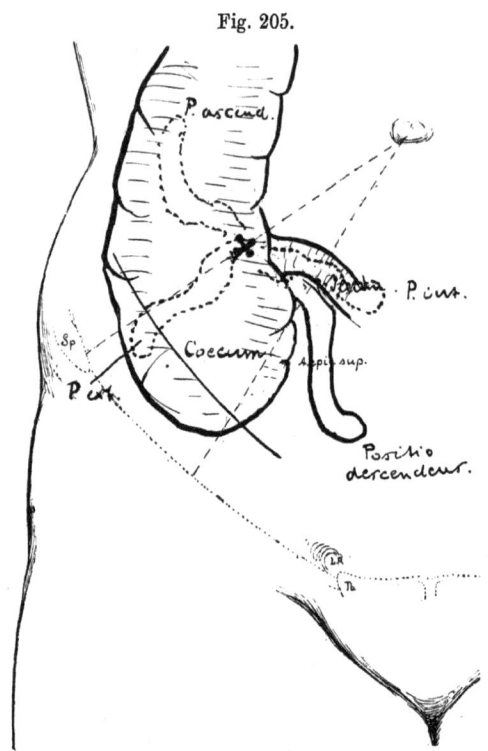

Fig. 205.

Projektion der 4 Lagen des Appendix auf die Bauchdecken.

hervorheben, daß Testut und Jakob seine Existenz ebenfalls annehmen (in 20 pCt. der von Lafforgue beobachteten Fälle). Hiermit decken sich meine eigenen Erfahrungen; ich konnte in 143 daraufhin untersuchten Sektionspräparaten in 32 Fällen unschwer das Band demonstrieren. Dieses Band hat aber eine noch größere Bedeutung wegen der in ihm verlaufenden, den Appendix mit dem Ovarium verbindenden Lymphbahnen: „Dans ce repli cheminent des lymphatiques, unissant l'ovaire à l'appendice" (Testut et Jakob). Obgleich in unserem Sagittalschnitt Fig. 206 die nahe Berührung des Appendix mit den Adnexen infolge des Tiefstandes der letzteren nicht ersichtlich ist, so werden Sie gleichwohl begreifen, daß drei Hauptwege der Infektionsmöglichkeit von hüben nach drüben und umgekehrt gegeben sind:

    1. Per continuitatem.
    2. Auf dem Lymphwege.
    3. Unterhalb dieser Peritonealplika, also subserös oder extraperitoneal.

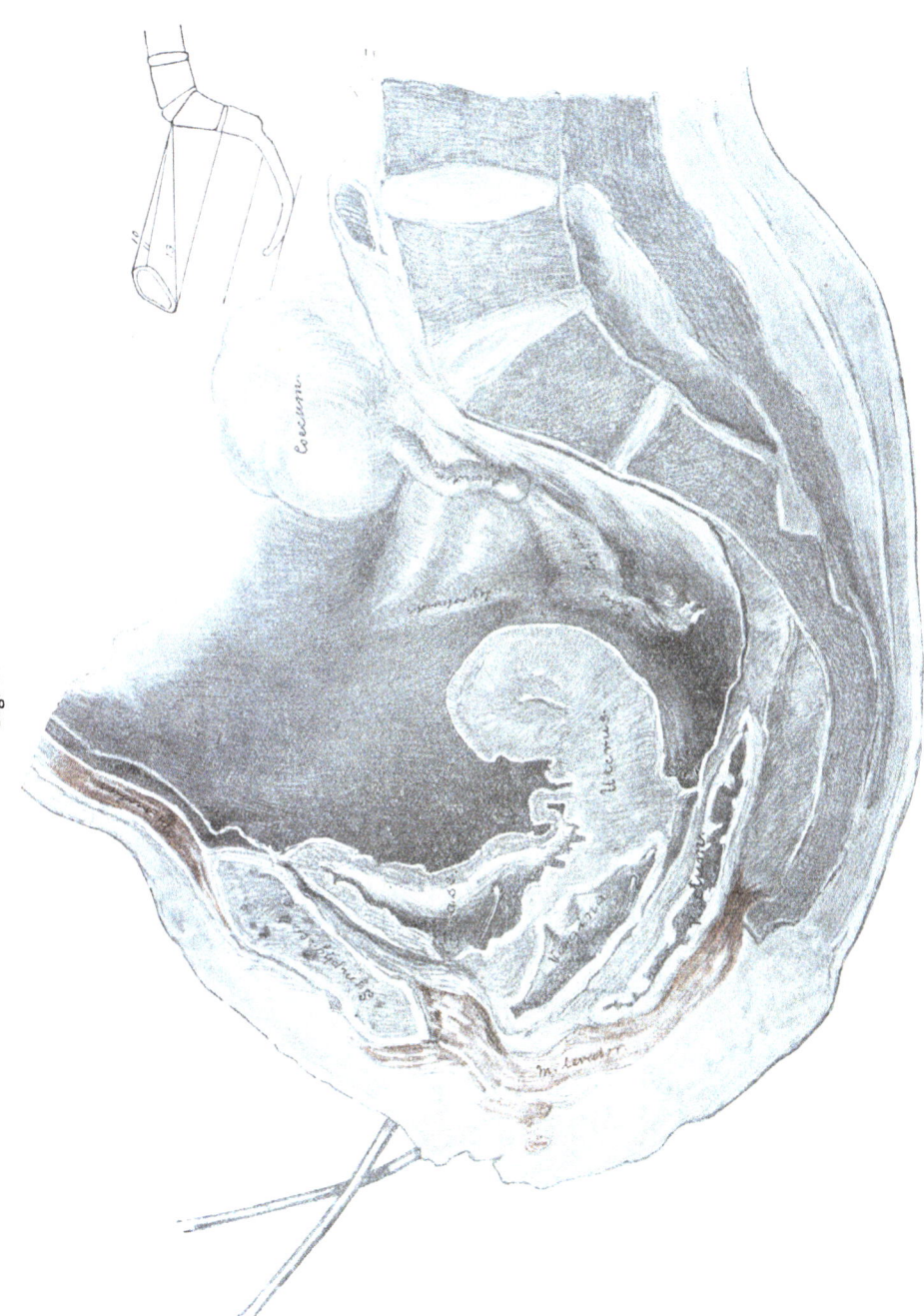

Fig. 206. Beziehungen des Appendix (Positio descendens) zu den rechten Adnexen. Insertion des Mesenteriolums an dem Zökum und gleichzeitig an dem Peritoneum der Fossa iliaca. (Verminderte Beweglichkeit des Wurmfortsatzes.)

Ein besonders instruktives Präparat dieser Art möchte ich Ihnen noch demonstrieren (Fig. 207). Es war eine Frau, die nach einem kriminellen Abort an Septikopyämie zugrunde ging. Sie sehen den Appendix die rechten Adnexe berühren und mit frischen Adhäsionen an diese und die Darmschlingen fixiert. Hier ist also der Prozeß von den Adnexen auf den Wurmfortsatz übergegangen. Unter Umständen können die Verwachsungen mit den Adnexen so innige sein, daß der Operateur beim scharfen Durchtrennen der Verwachsungen mit diesen den Appendix durchschneidet. In einem solchen Falle trat dann — da der Operateur es unterließ, den Wurmfortsatz lege

Fig. 207.

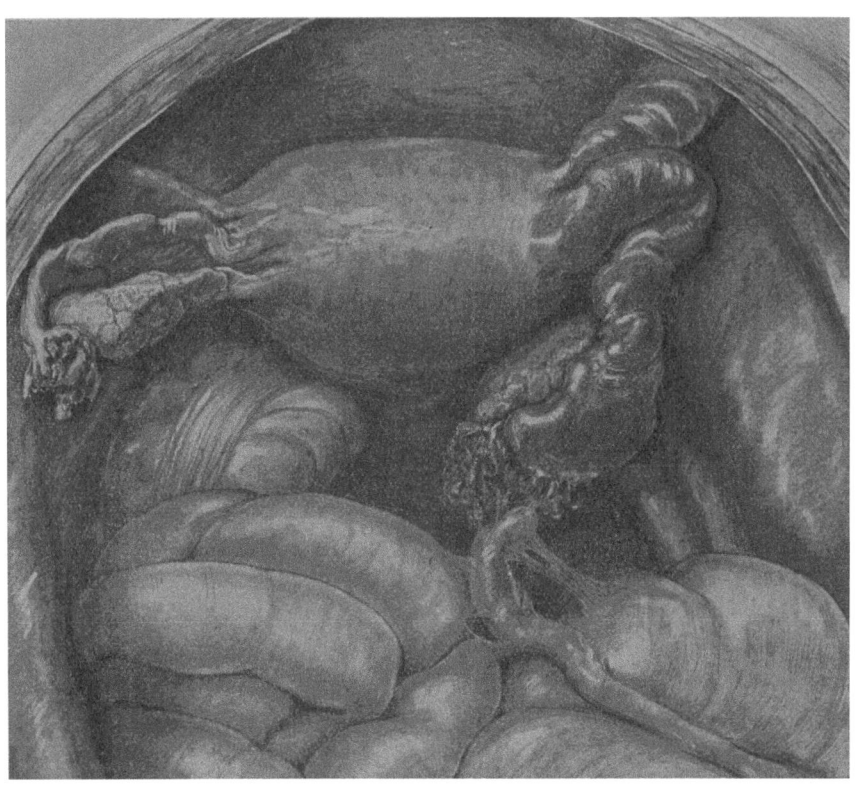

Situspräparat meiner Sammlung. Exitus an Septikopyämie und rechtsseitiger Thrombophlebitis. Rechtes Ligamentum ödematös geschwollen. Salpingitis septica dextra. Sekundäre Appendizitis.

artis zu unterbinden — in den nächsten Tagen der Tod der Patientin ein. Besonders gefährlich wird die Situation, wenn der Appendix an ganz atypischen Stellen gelegen ist. So fand ich ihn einmal im hinteren Douglas und einmal fest mit den Adnexen der linken Seite verwachsen.

Interessante Variationen beobachtet man auch bezüglich der Fixation des Appendix mittels seines Mesenteriolums. An dem Mesenteriolum haben wir einen freien Rand und eine Basis zu unterscheiden. Gewöhnlich ist nun die Basis des Mesenteriolums an das Zökum und die Einmündungsstelle des Ileums fixiert (Fig. 213), so daß der Appendix über eine ziemlich große Bewegungsfreiheit verfügt. Inseriert die

Basis des Mesenteriolums gleichzeitig an dem Peritoneum der Fossa iliaca (Fig. 206), so wird seine Beweglichkeit erheblich eingeschränkt, und besitzt schließlich der Appendix überhaupt kein Mesenteriolum, so überkleidet ihn einfach das Peritoneum an seiner Vorderfläche, während die Hinterseite extraperitoneal gelagert ist. In dem letztbeschriebenen, ziemlich seltenen Falle ist der Prozessus für den Operateur, der diese Lagerung nicht kennt, natürlich recht schwer zu finden. (Ich hatte Gelegenheit, vor etwa einem Monat einen solchen Fall gelegentlich einer Adnexoperation zu beobachten.)

Ungleich komplizierter werden die Verhältnisse, wenn sich an dem Appendix schwere entzündliche Prozesse abspielen oder abgespielt haben. Es würde den Rahmen unseres Buches bei weitem überschreiten, wollte ich auf alle diese operations-patho-

Fig. 208.

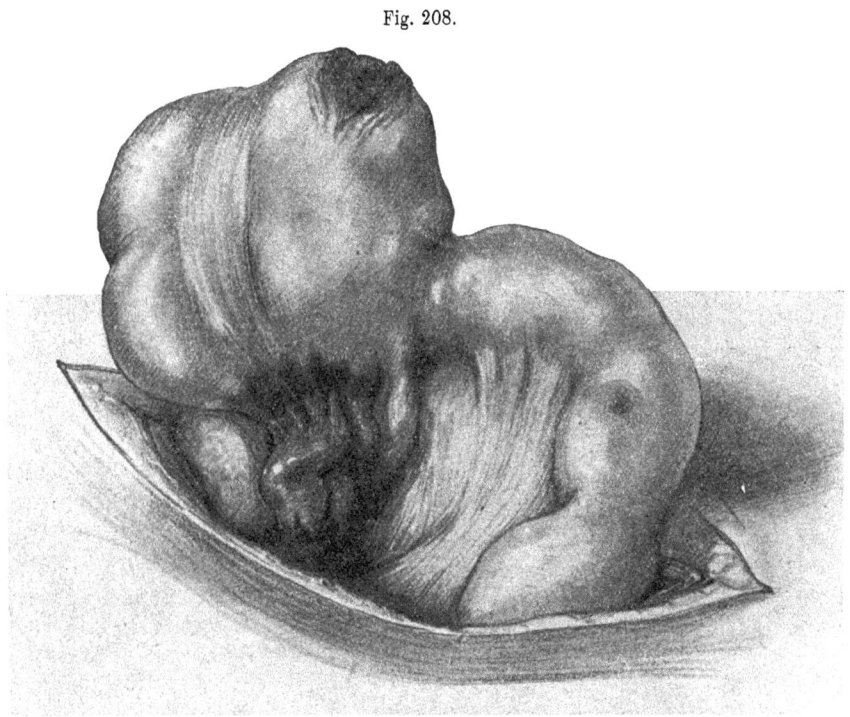

Tuberkulöse Appendizitis.
Perforation des Wurmfortsatzes.   Tuberkulöses Geschwür am Ileum.   Beobachtung bei der Sektion.
(Zeichnung nach der Natur.)

logisch so wichtigen und interessanten Situsanomalien eingehen. Gleichwohl möchte ich nicht versäumen, Ihnen wenigstens dieses schöne Sektionspräparat einer tuberkulösen Appendizitis zu zeigen (Fig. 208). Sie sehen den Appendix völlig perforiert, außerdem am Zökum ein durchgebrochenes tuberkulöses Geschwür und am Ileum ein im Entstehen begriffenes.

Die Häufigkeit der Appendixerkrankungen bei der Frau ist eine sehr große: Krönig und Döderlein (l. c.) fanden in 50 pCt. ihrer Fälle den Appendix erkrankt oder aber erkrankt gewesen, und halten es deshalb für wichtig, bei jeder Laparotomie den Appendix mitzuexstirpieren. Ich möchte schon hier besonders betonen, daß gerade bei entzündlichen Erkrankungen der Adnexe oder des Uterus aus dieser Ueberlegung heraus der abdominale und nicht der vaginale Weg zu beschreiten ist.

Und deshalb, meine Herren, ist es wichtig, daß Sie sich mit der Technik dieser Operation vertraut machen.

Fig. 209.

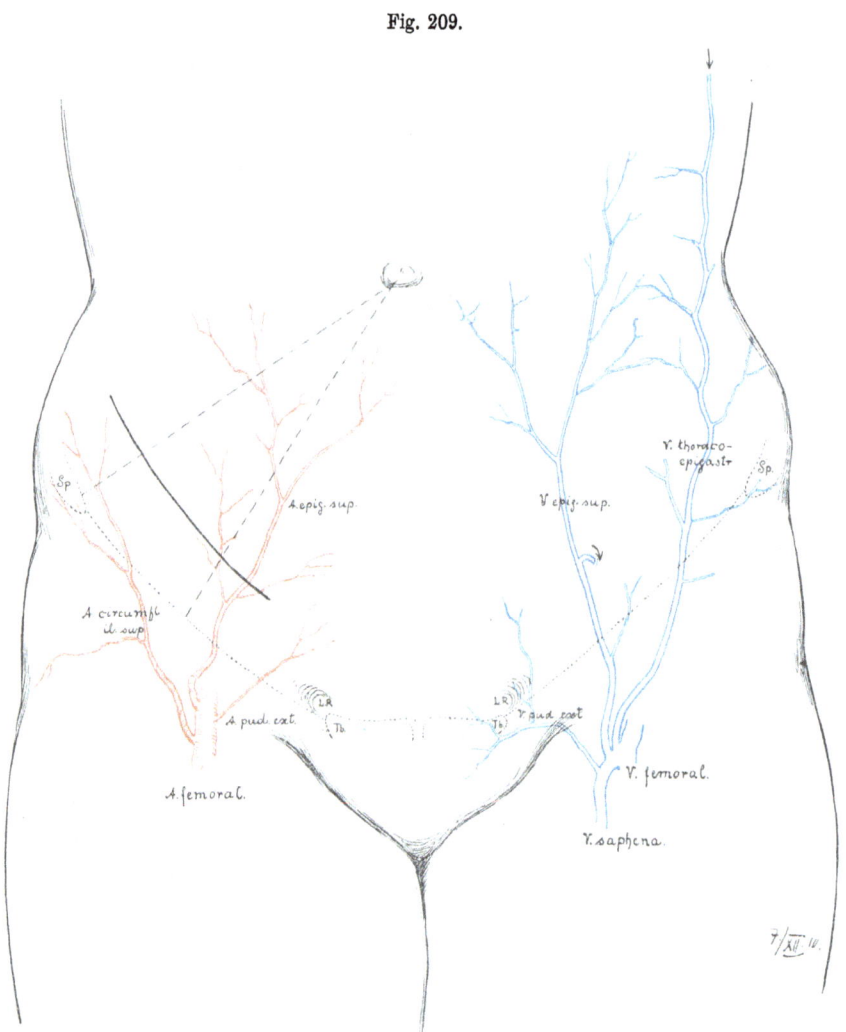

Lage des Appendixschnittes.

Rechts oberflächliche Arterien, links oberflächliche Venen, man achte auf die Anastomose der Vena thoracalis mit der Epigastrica superficialis durch die Vena thoraco-epigastrica. Die Anastomose mit der Vena epigastrica inferior ist durch einen Pfeil gekennzeichnet.

(Schema unter Benutzung der Fig. 504 im anatomischen Atlas von Spalteholz.)

Die Technik der Appendektomie.

Die Schnittführung. Die Schnittführung wird sich im allgemeinen nach der Hauptoperation zu richten haben. Vom extramedianen Längsschnitt und vom Pfannenstiel'schen Querschnitt aus kann man mit leichter Mühe an den Appendix gelangen. Eine ausgezeichnete Uebersicht gibt die Vereinigung des Tuberkulumschnitts mit einem kleinen rechtsseitigen Flankenschnitt. Der kosmetische Erfolg ist trotzdem ein überraschender. Hat man schon vor der Operation an eine gleichzeitige Exstirpation von Appendix und rechten Adnexen gedacht, so wählt man zweckmäßig den Lennander-Schnitt, den man dann aber nicht an die mediale, sondern an die laterale Seite der rechten Rektusscheide verlegt. Hierbei hat man jedoch an die Vasa epigastrica inferiora zu denken (Fig. 180), sie vorsichtig beiseite zu schieben oder aber prophylaktisch abzuklemmen, zu durchschneiden und zu unterbinden.

Fig. 210.

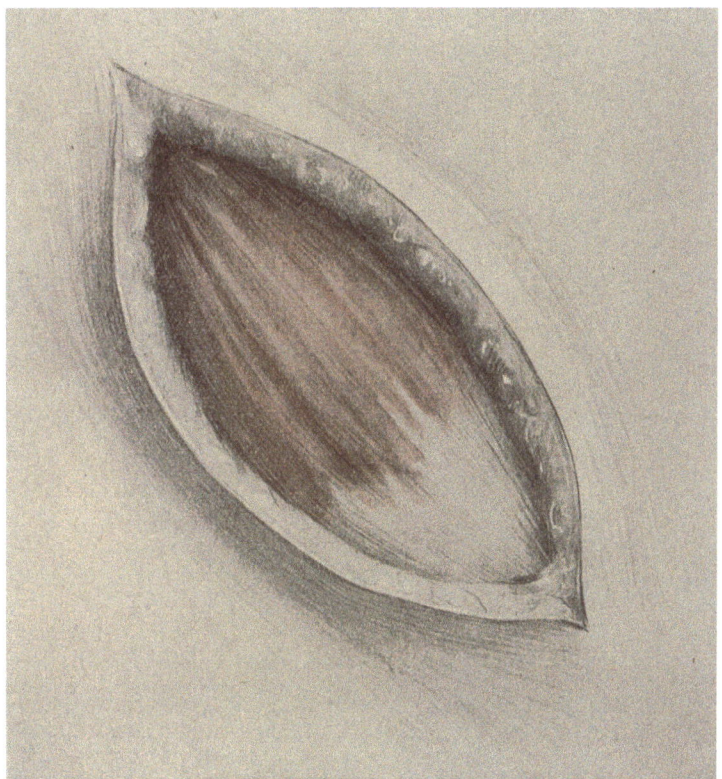

Appendektomieschnitt (erste Schicht).
M. obliquus externus ($^2/_3$ fleischig, $^1/_3$ Aponeurose).

Heute, wo wir an der Leiche nur eine Appendektomie üben wollen, empfiehlt es sich, den Mac Burney'schen Schnitt[1]) (auch Zickzackschnitt [Riedel] oder Wechselschnitt [Sprengel] genannt) zu wählen.

Die Fig. 209 zeigt Ihnen die Lage des Schnittes, der 3 Finger breit oberhalb und parallel dem Poupart'schen Bande verläuft. Im distalen Teile des Schnittes liegen die Vasa epigastrica superficialia, die abgeklemmt, durchschnitten und ligiert werden. Ein Vergleich dieser Figur mit der Fig. 205 zeigt Ihnen, daß sich der Schnitt ganz nahe dem Mac Burney'schen Punkte, d. h. dem Mittelpunkt der Verbindungslinie von Spina iliaca anterior superior und dem Nabel befindet.

---

1) Vgl. hierzu Sprengel, Archiv f. klin. Chir. Bd. 92. Heft 2.

1. Akt: *Die Eröffnung der Bauchhöhle.*

Unser Schnitt fällt zu $^2/_3$ in die fleischige Partie des Musculus obliquus externus, zu $^1/_3$ in seine Aponeurose (Fig. 210). Die Muskelfasern werden stumpf mit dem Griffe des Skalpells (vgl. Fig. 47), die Aponeurose scharf parallel zu seiner Faserrichtung durchtrennt und mit stumpfem Haken zur Seite gezogen; es erscheinen die Fasern des M. obliquus internus (Fig. 211). Nun werden diese Faserzüge und die

Fig. 211.

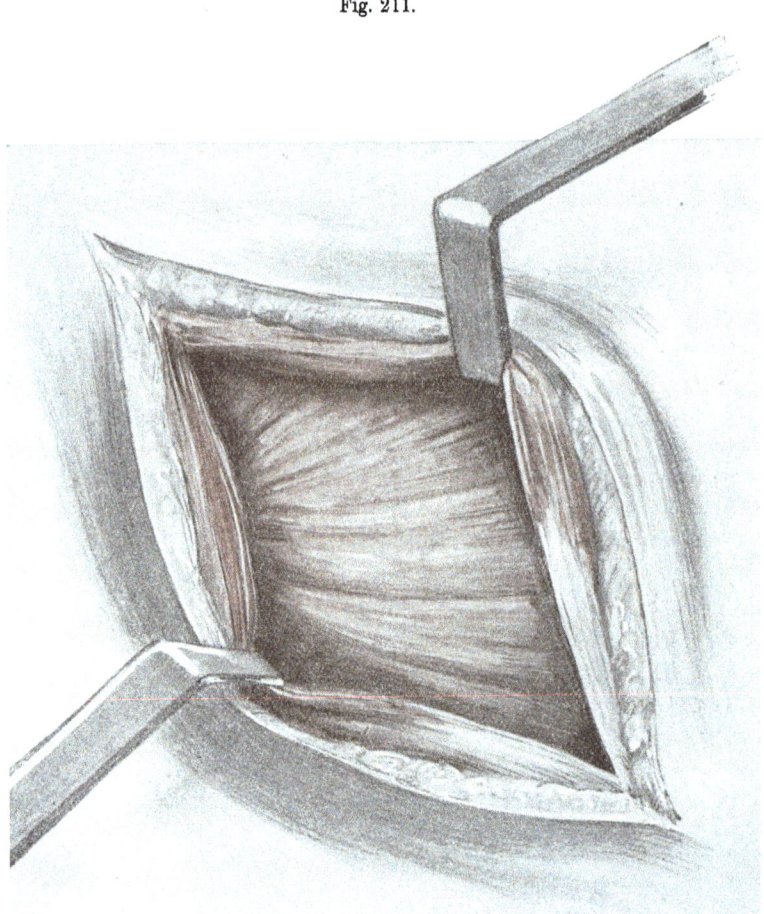

Appendektomieschnitt (zweite Schicht).
Der M. obliquus internus ist freigelegt.

des darunterliegenden Musculus transversus wiederum in der Richtung ihres Verlaufes stumpf durchtrennt und mit Haken nach oben und unten gezogen (Fig. 212). Jetzt liegt die Fascia transversalis und das Peritoneum vor uns. Wenn wir uns daran erinnern, was wir über die Schnittrichtung und ihre Beziehung zur Hernienbildung in der Vorlesung IV gesagt haben, so müssen wir diese Schnittführung als geradezu ideal bezeichnen (vgl. hierzu auch Figg. 42 und 43), die Ihnen die Projektion der Richtungslinien auf die Bauchdecken zeigen). Das Peritoneum wird jetzt ganz vorsichtig gleichzeitig mit der Fascia transversalis zwischen zwei stumpfen Klemmen (vgl. Fig. 48) eröffnet.

Fig. 212.

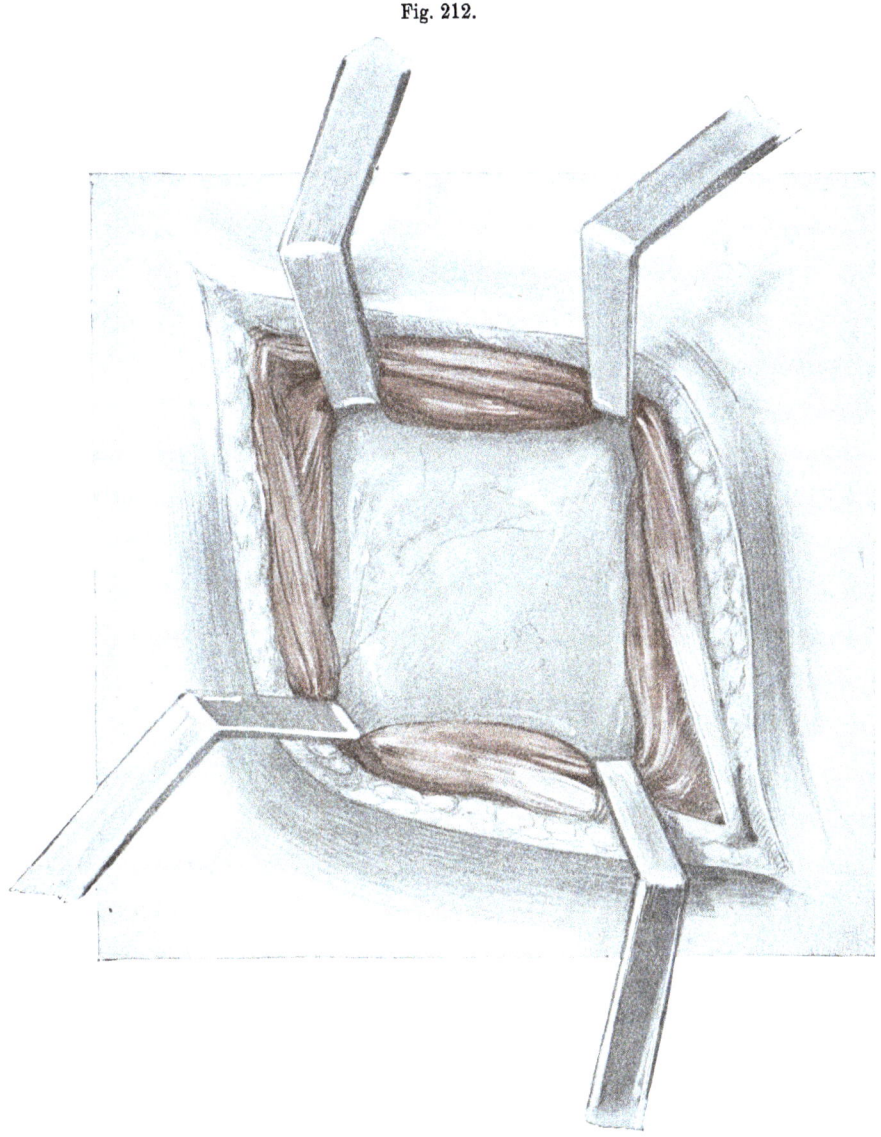

Appendektomieschnitt.
In der Richtung des Faserverlaufes des M. obliquus internus ist dieser und der M. transversus auseinandergedrängt und die Fascia transversalis + Peritoneum freigelegt.

2. *Akt: Das Vorziehen des Zökums und des Appendix. Das Abbinden und Durchtrennen des Mesenteriolums.*

Die durch die Ausführung der Braxton-Hicks-Wendung geübten zwei Finger (Zeige- und Mittelfinger) der linken Hand gehen ein und ziehen den Wurmfortsatz ohne Mühe hervor. In schwierigeren Fällen ist es jedoch geraten, sich nicht von seinem Gefühl, sondern von seinem Gesicht leiten zu lassen. Man legt sich die Bauchwunde mit zwei stumpfen Haken ordentlich frei, sucht sich die freie Tänie am Zökum auf und findet, wenn man sie weiter verfolgt, an ihrer Wurzel die Abgangsstelle des Processus vermiformis (Fig. 213). Jetzt wird das Mesenteriolum mit der scharfen Nadel umstochen, ein- oder zweimal so wie es seine Lage erfordert (Fig. 213) und alsdann durchtrennt.

Fig. 213.

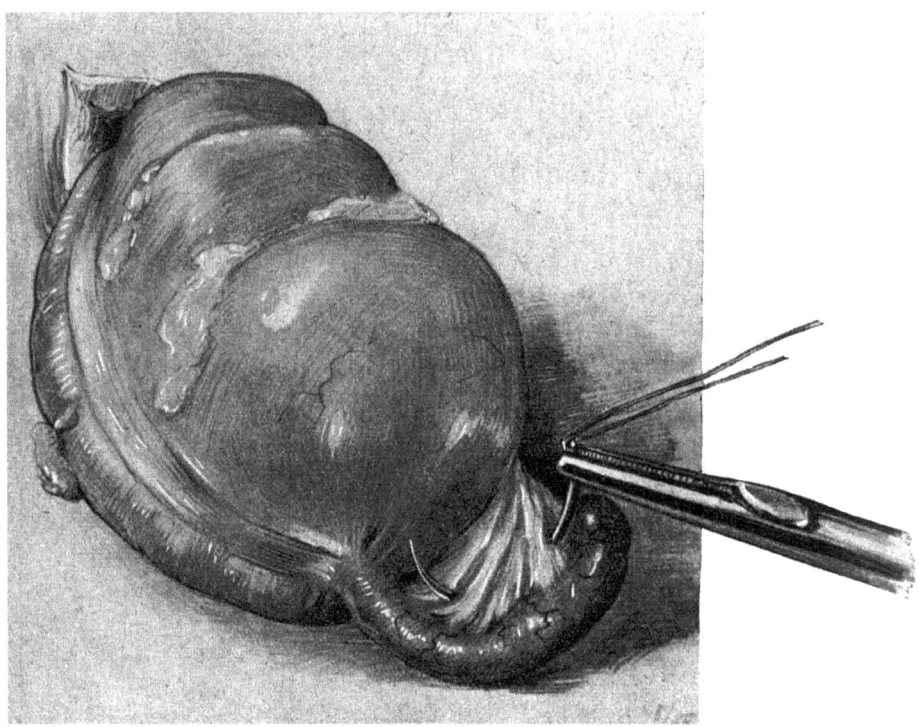

Das stark geblähte Zökum ist verzogen. Der entzündete und an seiner Spitze stark verdickte Wurmfortsatz wird sichtbar. Abbinden des Mesenteriolums mit scharfer Nadel. Man achte auf die freie Tänie!

3. Akt: Die Exstirpation des Wurmfortsatzes.

Das Zökum und der jetzt frei bewegliche Wurmfortsatz werden auf Gazetücher gelagert, die den übrigen Bauchfellraum gut abschließen sollen (Fig. 214). Der Appendix wird mit einer stumpfen Klemme an dem Stumpfe des Mesenteriolums (nicht an seiner Spitze, Gefahr des Platzens!) gefaßt und nun zwei starke Seidenfäden um seine Einmündungsstelle am Zökum herumgelegt und zugeschnürt. Zwischen diesen beiden, eine Keimverschleppung verhütenden Seidenfäden wird jetzt der Prozessus mit dem schneidenden Paquelin abgetrennt. (Sie erinnern sich an das analoge Manöver beim Durchtrennen der Scheide bei der erweiterten Totalexstirpation wegen Karzinoms.)

4. Akt: Das Uebernähen des Stumpfes.

Das Uebernähen des Stumpfes erfolgt mit einer einfachen, aber desto exakter ausgeführten Lembertnaht. Sie sehen die Ausführung dieser fortlaufenden Naht so deutlich in unserer Fig. 215 dargestellt, daß ich mir weitere Worte sparen kann. Viele Operateure ziehen hier die Tabaksbeutelnaht vor, die ich Ihnen bei anderer Gelegenheit (Fig. 220) zeigen werde. Auch hier ist dem Anfänger statt der fortlaufenden Naht mehr die einfache Seidenknopfnaht zu empfehlen.

Fig. 214.

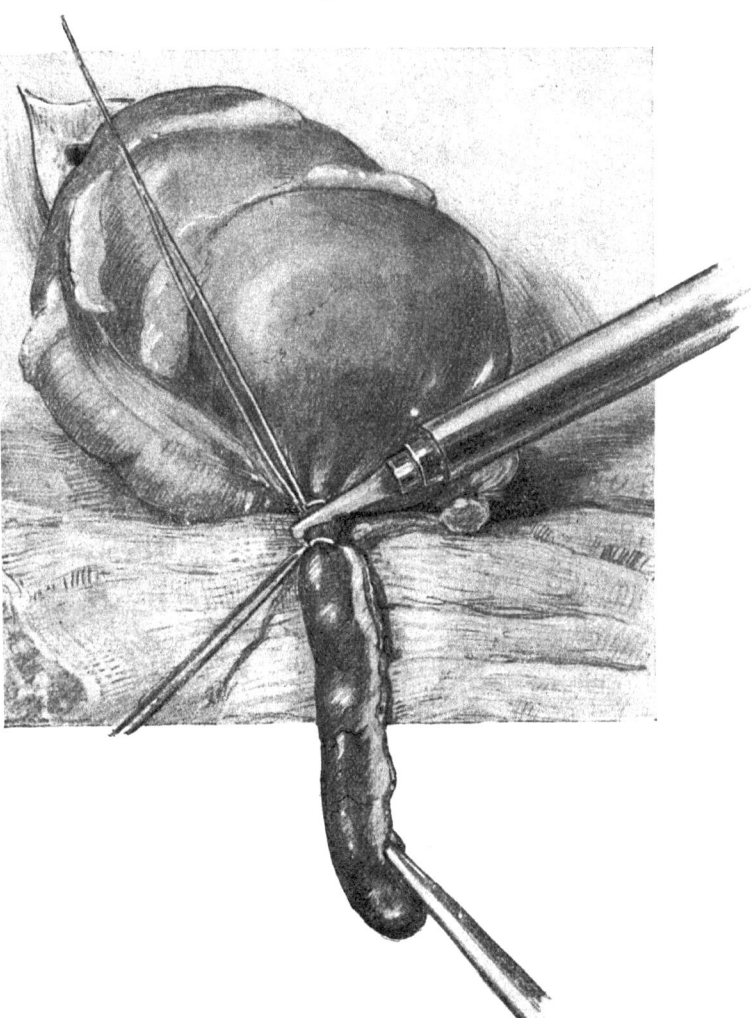

Der Wurmfortsatz ist mit zwei starken Seidenligaturen versehen, nachdem er vom unterbundenen Mesenteriolum abgeschnitten. Zwischen den Ligaturen wird er mit dem Paquelin abgetragen.

5. *Akt*: *Die Naht der Bauchdecken.*

Wir nähen dieselben in 5 Etagen:
    1. Peritoneum und Fascia transversalis.
    2. M. transversus abdominis und obliquus internus.
    3. M. obliquus externus.

4. Fettnaht.
5. Hautnaht mit Michel'schen Klemmen.

Alle Nähte werden mit Katgut (Nr. 4) angelegt. Silkwormgutfäden verschließen die Aponeurose des M. obliquus externus.

Fig. 215.

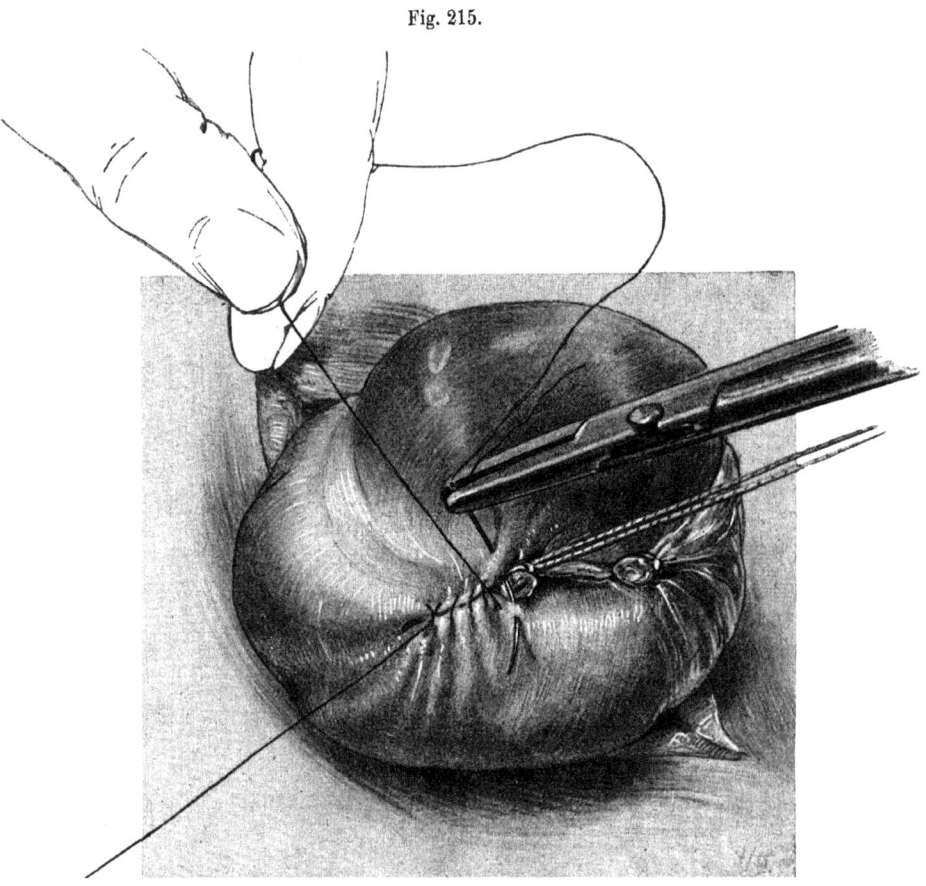

Uebernähen des Stumpfes mit dünner Seide in fortlaufender Naht. Der fortlaufende Faden wird vom Assistenten straff gehalten, ebenso der links im Bilde befindliche Anfangsfaden (runde Nadel).

Die wichtigsten Hernien und ihre Behandlung.

Auch hier kann und will unser Buch nicht erschöpfend sein. Da aber jeder Gynäkologe in die Lage kommen kann, die häufigsten Formen der Hernien operieren zu müssen, so wollen wir diese wenigstens heute besprechen und sie, soweit das an der Leiche möglich ist, üben.

1. Die Herniae inguinales.

„Auch wenn wir an der Leiche keinen Bruch, und somit keinen Bruchsack, vorfinden, läßt sich dennoch die Operation vortrefflich einüben, denn das Wesen der Operation ist die Methode des Bruchpfortenverschlusses" (Schmieden, l. c.). Die

Fig. 216.

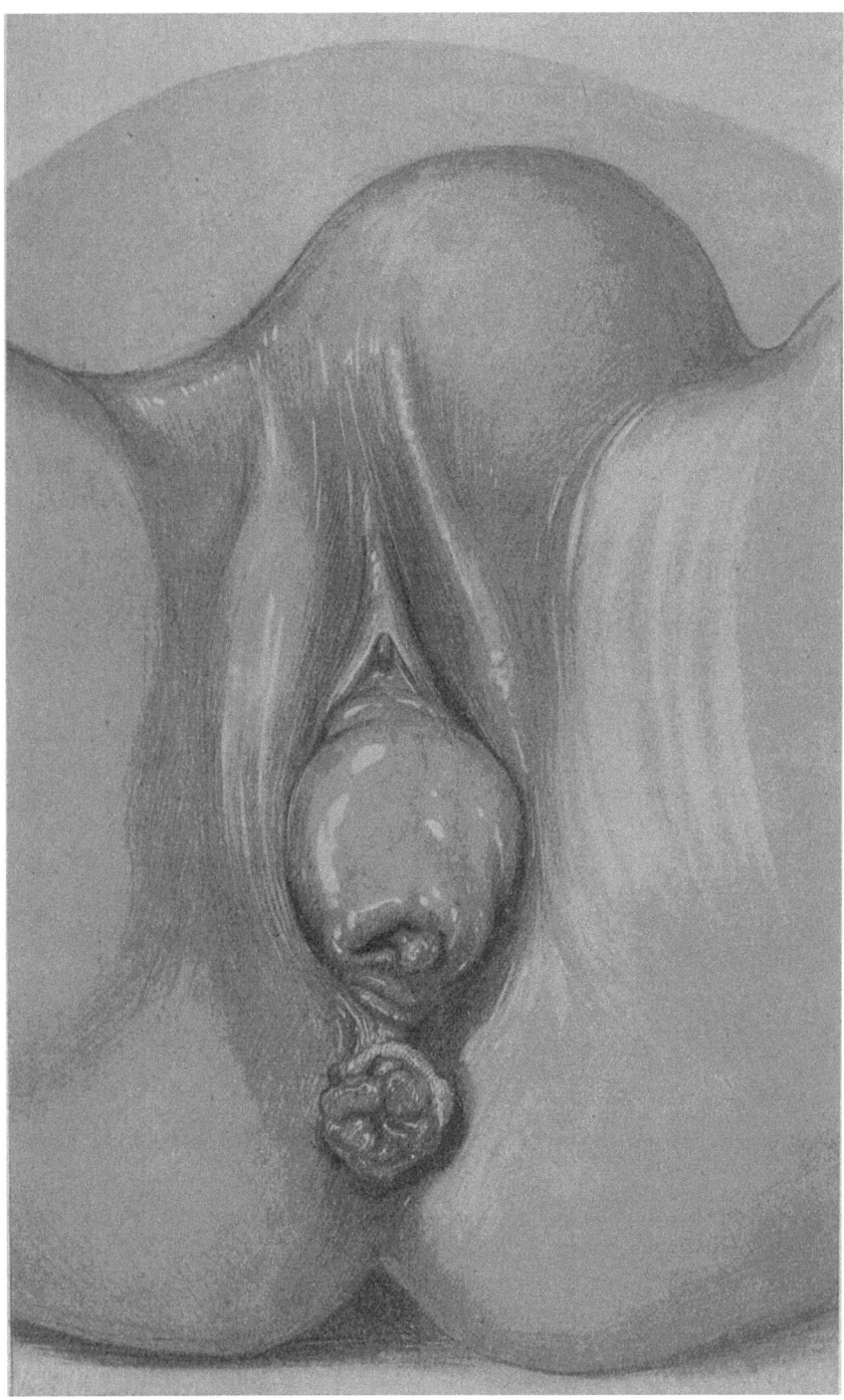

Fall von gleichzeitigem Bestehen einer Inguinalhernie, eines Totalprolapses des Uterus und eines Mastdarmvorfalles. (Eigene Beobachtung.)

Leistenhernien interessieren uns aber ganz besonders, weil wir sie nicht selten bei Frauen mit Prolapsen (vgl. Fig. 216 und Fig. 344, Taf. I) und gelegentlich der Ausführung der Alexander-Adams'schen Operation (siehe Vorlesungen II und III) vorfinden und dann heilen müssen. Die operations-anatomisch in Frage kommenden Gebilde im Leistenkanal sind Ihnen daher schon hinlänglich bekannt, und ich kann Sie einladen,

Fig. 217.

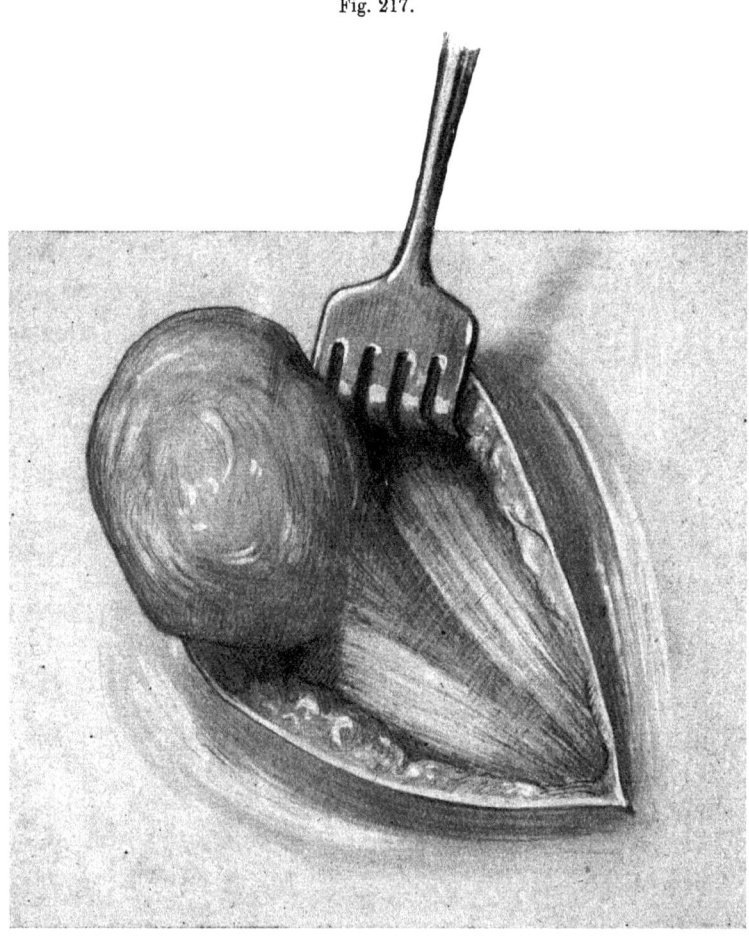

Der rechte Leistenkanal ist freigelegt. Man sieht den Bruchsack sich verwölben. Derselbe ist noch von der Fascia propria (F. spermatica ext., Proc. vaginalis fasciae transversalis) überkleidet. (Beckenhochlagerung.)

der Operation einer Leistenhernie beizuwohnen, um Ihnen dabei die operations-pathologischen Besonderheiten zu demonstrieren.

Nach dem Hautschnitt[1]), der in der gleichen Weise angelegt wird, wie der Schnitt bei der Alexander-Adams'schen Operation, sehen Sie den stark erweiterten Leistenkanal bläulich hindurchschimmern und an dem Annulus inguinalis externus sich den Bruchsack hervorwölben (Fig. 217). Jetzt eröffnen wir den Leistenkanal. Jedoch ist es

---

1) Das Unterhautzellgewebe und die Fascia subcutanea sind ebenfalls durchschnitten, die Gefäße abgeklemmt und unterbunden (siehe Vorlesung II).

zweckmäßig, ihn oberhalb, d. h. distalwärts von dem Bruchsack, zu inzidieren, um letzteren zu schonen. Sie machen zwischen den deutlich sichtbaren Fibrae intercolumnares (Fig. 217) ein kleines Loch, führen die stumpfe Branche einer geraden Schere in dieses Loch hinein und schneiden jetzt tuberkulumwärts den Leistenkanal auf, wie es Ihnen die Fig. 218 zeigt. Mit diesem Schnitt haben wir alsbald das Lig. rotundum freigelegt, das deutlich sichtbar über den Bruchsack verläuft.

Fig. 218.

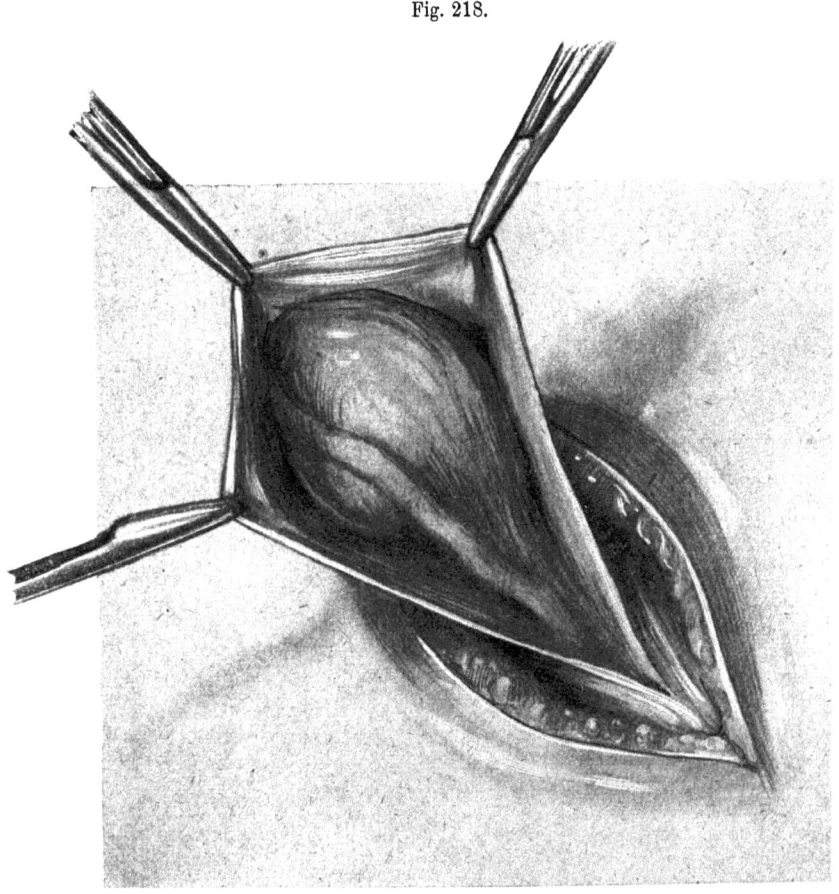

Der Leistenkanal und die Fascia propria ist eröffnet.
Man sieht das Ligamentum rotundum über den eigentlichen Bruchsack ziehen.

Die Eröffnung des Peritoneums nehmen wir am besten so vor, wie wir es bei der Alexander-Adams'schen Operation geübt haben, d. h. im Processus vaginalis peritonei. Durch Zug an dem Lig. rotundum machen wir uns den Prozessus sichtbar und inzidieren ihn mit äußerster Vorsicht. Jetzt geht der Zeigefinger der linken Hand in das Peritoneum ein, sucht sich den inneren Zugang zum Bruchsack und tastet diesen sorgfältig aus, um in Erfahrung zu bringen, ob nicht Netz, Darm oder Genitalorgane in dem Bruchsack adhärent sind (Fig. 219). In diesem Falle ist, wie Sie sehen, der Bruchsack leer, die Därme und das Netz sind bei der steilen Beckenhochlagerung zurückgesunken, da sie in dem Bruchsack nicht fixiert waren. Nun nehmen wir eine stumpfe Klemme, führen sie in gleicher Weise in den Bruchsack ein, wie soeben den Zeigefinger, fassen die Innenfläche seiner Kuppe und invertieren ihn, indem wir die Klemme zurückziehen (Fig. 220). Jetzt ist, wie Ihnen ein Vergleich der beiden Figg. 219 und 220 zeigt, die glänzende, mit Peritoneum überkleidete Innenfläche des Bruchsackes nach außen gekehrt. Diese Methode der „Invaginationsverlagerung" ist von Kocher angegeben, nur faßt Kocher die Bruchsackkuppe von außen und stülpt

Fig. 219.

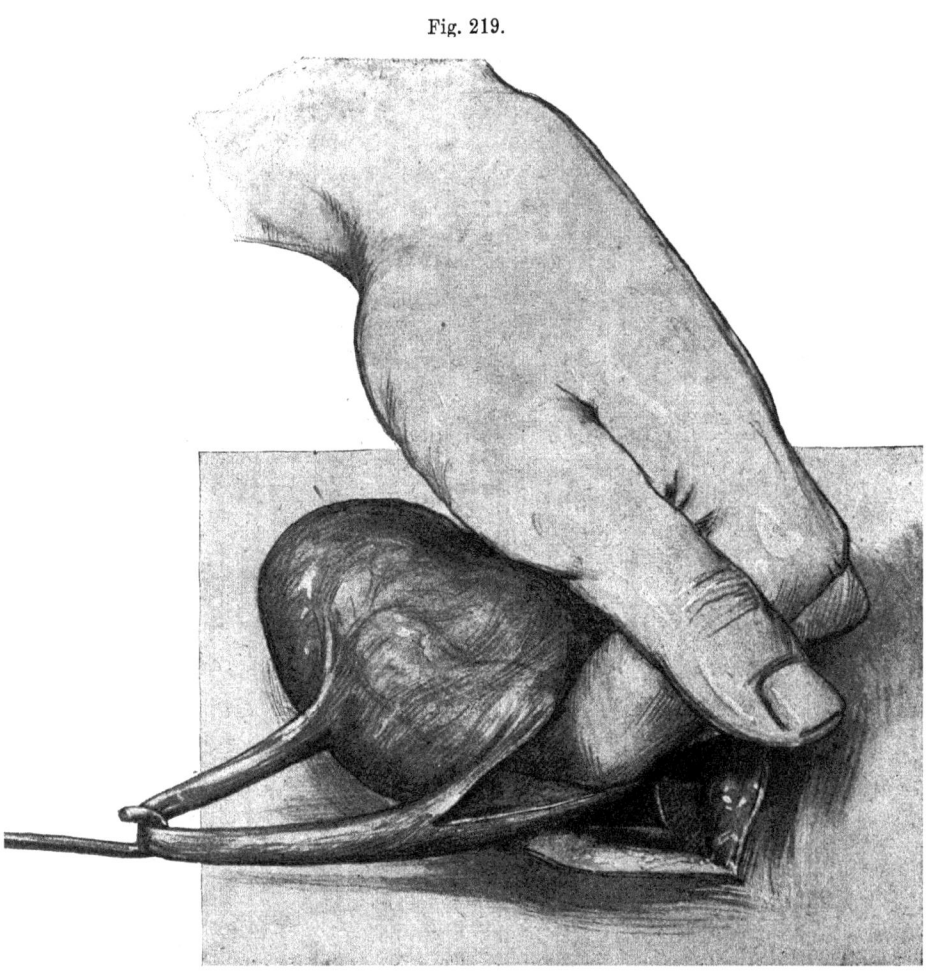

Der Prozessus ist eröffnet, der Zeigefinger der linken Hand tastet das Innere des Bruchsackes aus.

sie alsdann nach innen zu ein; der Effekt ist jedoch der gleiche. Um das untere Ende des so invertierten Bruchsackes legen wir alsdann eine einfache Tabaksbeutelnaht (Fig. 220), schnüren dieselbe fest zu und versenken sie alsdann (Fig. 221 [Kocher, Quervain]). Alsdann verschließen wir den Processus vaginalis peritonei mit zwei oder drei Katgutknopfnähten. Nunmehr verschließen wir den Leistenkanal; den proximalen Teil mit einfachen Silkligaturen, die dabei die darunterliegenden Muskelfasern des M. obliquus internus mitfassen. Die untere, distale Partie des Leistenkanales

verschließen wir mit Matratzennähten[1]), die wiederum den M. obliquus internus mitfassen. Wir gewinnen so ein vierfaches Dach des Leistenkanales (vgl. hierzu Fig. 222):
1. M. obliquus internus.
2. Der mediale Rand der Aponeurose des M. obliquus externus.
3. Der laterale, durch die Matratzennaht über den medialen gezogene Rand der Aponeurose.
4. Die beiden über die Nahtlinie der Aponeurose aufgelagerten und fixierten Schenkel des Lig. rotundum.

Fig. 220.

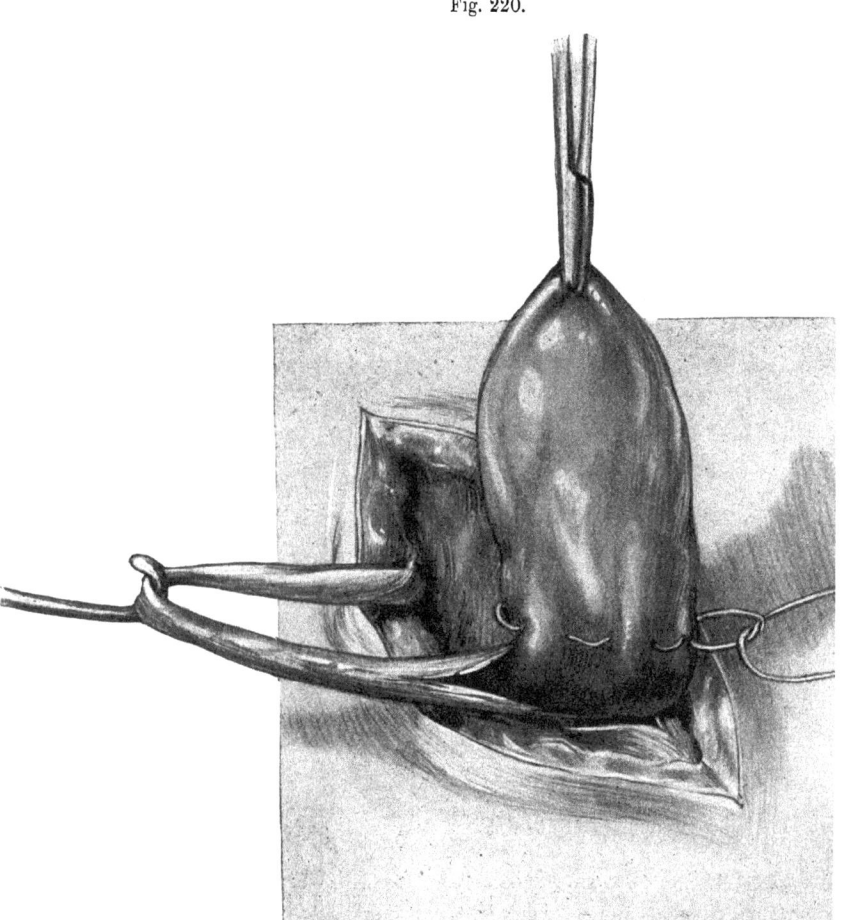

Der Bruchsack ist mittels stumpfer Klemme invertiert.
Man sieht jetzt seine glänzende Innenfläche. Tabaksbeutelnaht.

Die Kombinationsmethode der Bassini'schen Operation mit der Alexander-Adams'schen können wir an jeder Leiche üben. Hat man das Lig. rotundum allzusehr beim Freilegen lädiert, so empfiehlt es sich, statt dasselbe auf die Aponeurose aufzulagern, es abzuschneiden und mit ihm eine Pelotte zu bilden, wie wir es bei der Alexander-Adams'schen Operation getan haben.

---
1) Vgl. die Naht nach Mayo unter „Herniae ventrales".

Operations-anatomische Betrachtungen.

Wir haben uns zunächst ganz kurz über den Weg zu orientieren, den die Hernien in ihrer Entwicklung nehmen. Den Unterschied von äußeren und inneren Leistenhernien, wie beim Manne, je nachdem sich das Bauchfell lateralwärts von den Vasa epigastrica inferiora in der Fovea inguinalis externa oder innerhalb von den Gefäßen in der Fovea inguinalis interna (vgl. hierzu Fig. 224) einstülpt, brauchen wir beim Weibe nicht zu machen, da innere Leistenhernien bisher nicht zur Beobachtung gekommen sind (Waldeyer). Wenn wir also beim Weibe von Leistenhernien reden, so verstehen wir darunter äußere Leistenhernien, d. h. solche, deren Lage zu

Fig. 221.

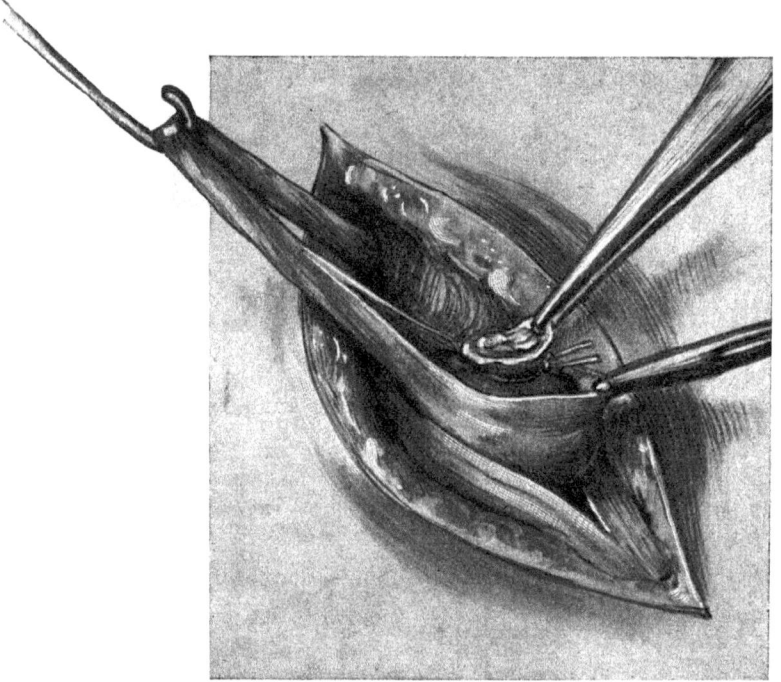

Der mit der Tabaksbeutelnaht abgebundene Bruchsack wird amputiert und alsdann versenkt.

den genannten Gefäßen sich ebenso verhält, wie das Lig. rotundum. Die Hauptursache des Entstehens von Leistenhernien sehen wir, wenn man die angeborenen Leistenhernien nicht mitrechnet, in den Größendifferenzen des Lig. rotundum und in Spannungsschwankungen der Bauchdecken, wie sie durch die Gravidität bedingt sind.

Vergleichen Sie unsere zahlreichen Situspräparate mit dem Präparat eines frisch entbundenen Uterus (Fig. 374) und Sie werden sich selbst ein Urteil bilden können, wie gewaltig die Größenveränderung ist, der die runden Mutterbänder durch die Schwangerschaft unterworfen sind. Während nun die angeborenen Hernien in der Regel den Processus vaginalis peritonei als natürliche Eintrittspforte benutzen werden (einen solchen Fall zeigt Ihnen unser Sammlungspräparat Fig. 344, Taf. I), stülpen die nach Geburten auftretenden Hernien in dem auf unserer Fig. 224 mit einem

Kreuzchen bezeichneten Raum der Fovea inguinalis externa das Bauchfell vor sich her. Hier ist durch das früher so dicke und jetzt rückgebildete Ligament ein Locus minoris resistentiae zurückgeblieben, der nur von ganz lockerem, wenig widerstandsfähigem Bindegewebe ausgefüllt ist. Ein solcher Fall war der eben Ihnen voroperierte. Sie sehen in Figg. 219, 220 und 221 den Processus vaginalis peritonei frei und den Bruchsack in dem daneben gelegenen, soeben beschriebenen Raum entwickelt. Wie leicht bei der Alexander-Adams'schen Operation durch Trichterbildung des Prozesses eine artifizielle Hernienanlage gebildet werden kann, sehen Sie an unserem gehärteten Operationspräparat Fig. 223 auf der linken Seite dargestellt. Wie man dieses verhütet, haben wir in Vorlesungen II und III genugsam besprochen.

Fig. 222.

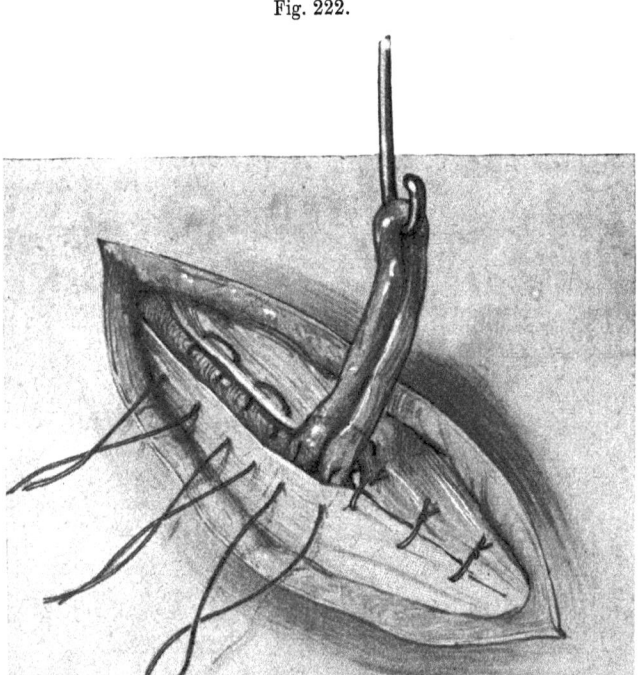

Der laterale Aponeurosenrand wird unter dem medialen durch die Matratzennaht gezogen.
Das Ligamentum rotundum wird auf die Aponeurose aufgenäht.

Die Beziehung der Vasa epigastrica inferiora zum Bruchsack ist wichtig, wenn es sich um eine eingeklemmte Hernie handelt. Gelingt die Reposition nicht, so wird man nach Eröffnung des Bruchsackes den inneren Bruchsackhals abtasten und alsdann den Einkerbungsschnitt mit einem geknöpften Messer schräg nach oben (proximal)- und lateralwärts zu richten haben (vgl. hierzu Fig. 224).

Die Hüllen der äußeren Leistenhernien

bestehen der Reihe nach von außen nach innen gerichtet:
1. Haut und Unterhautfettgewebe.
2. Die Fascia spermatica externa (A. Cooper), wahrscheinlich von der Aponeurose des M. obliquus externus stammend.

3. Processus vaginalis fasciae transversalis.

(2. und 3. zusammen auch als Fascia propria bezeichnet. Es fehlen bei der Frau die Muskelfasern des M. cremaster [Waldeyer]).

4. Peritoneum (der eigentliche Bruchsack).

Der Inhalt der äußeren Inguinalhernien besteht aus Dünndärmen, Netz, Dickdarm, Zökum und Processus vermiformis, Tube, Ovarium und selten dem Uterus[1]).

Fig. 223.

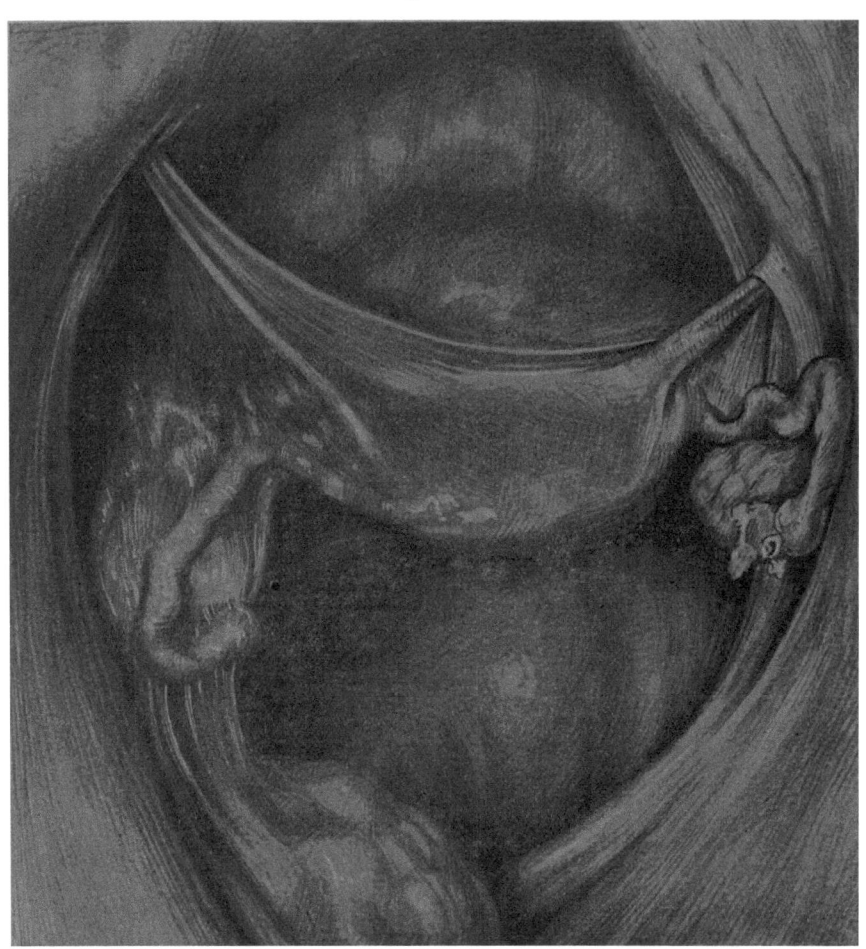

Situspräparat. Links ist durch Anziehen des Ligamentum rotundum ein Trichter entstanden: artifizielle Bruchanlage. Text S. 265.

2. Die Herniae femorales.

Die Schenkelhernien, die sich leicht von den Leistenhernien dadurch unterscheiden lassen, daß sie entsprechend der Anatomie unterhalb des Poupart'schen Bandes entstehen, sind bei der Frau etwa viermal so häufig (Waldeyer) wie beim Mann.

---

[1]) Alles weitere ist in den Lehrbüchern der Chirurgie einzusehen; es sei besonders auf die Arbeit Graser's im Handbuch der praktischen Chirurgie, III. Aufl., Bd. III, Verlag von Enke, hingewiesen.

Die Herniae femorales. 267

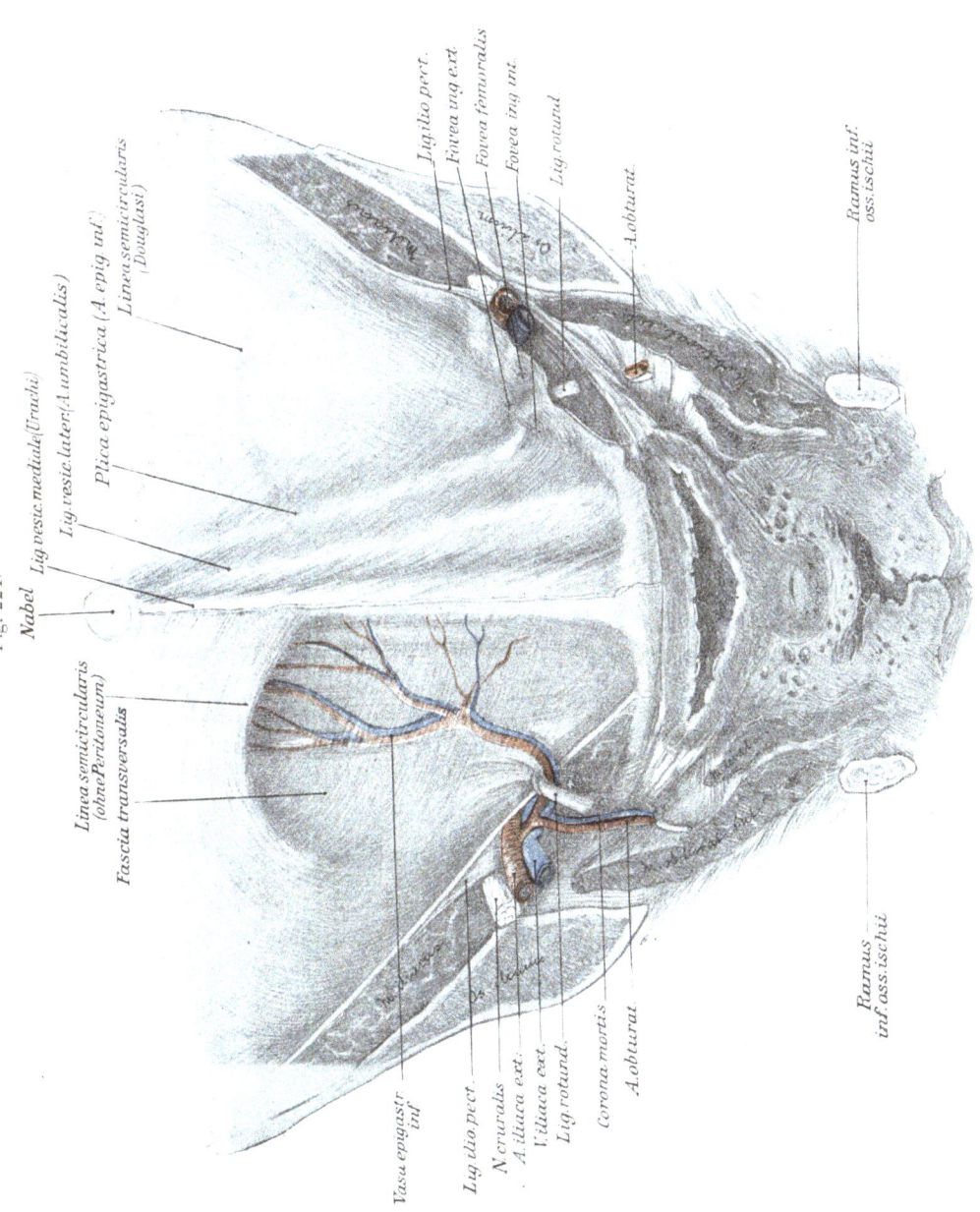

Fig. 224.

Hintere Bauchwand: Man achte auf die verschiedenen Eintrittspforten der Hernien. Links ist die Corona mortis dargestellt.

Unbeabsichtigterweise sind wir bei der Alexander-Adams'schen Operation schon einmal (S. 40, Fig. 32) in das Gebiet des Schenkelkanales gelangt.

Da hier die Verhältnisse dem Gynäkologen weniger bekannt sind, so beginnen wir unsere Besprechungen mit der Operations-Anatomie dieser Bruchform.

Operations-anatomische Betrachtungen.

Bei der Betrachtung unseres Präparates (Fig. 224) sehen Sie auf der rechten Seite unterhalb des Poupart'schen Bandes, medial von den großen Gefäßen und lateral von dem Ligamentum rotundum, die Fovea femoralis; diese ist die innere Eintrittspforte der Schenkelhernien (Annulus femoralis internus).

Auf der linken Seite unserer Fig. 224 sehen Sie einige besonders wichtige **Gefäßanomalien** gezeichnet. Sie sehen dort die Art. obturatoria aus der Art. epigastrica inferior entspringen und so die ganze laterale Seite der Fovea femoralis (durch ein weißes Kreuz gekennzeichnet) abschließen. In seltenen Fällen verläuft die Art. obturatoria medianwärts von der Fovea femoralis (in der Figur weiß punktiert), dieselbe ist dann wie von einem Kranz von Gefäßen umgeben: die Corona mortis. Proximalwärts, d. h. oben die Art. epigastrica inferior, lateralwärts die großen Gefäße, medialwärts und distalwärts die Art. obturatoria aus der Art. epigastrica inferior. Es bleibt also nur lateralwärts ein kleiner, gefäßreicher Abschnitt zwischen den großen Gefäßen und der Art. obturatoria übrig. Wie Sie sehen werden, ist diese interessante und früher, wie schon ihr Name sagt, so überaus gefürchtete Gefäßanomalie heute „praktisch unwichtig" (Schmieden, l. c.) geworden.

Wir kommen nunmehr nach Besprechung der Eintrittspforte und ihrer Topographie (Fovea femoralis) zur **Anatomie des Schenkelkanales selbst.** Das Lig. Pouparti verbindet wie eine Hängebrücke die Spina iliaca anterior superior mit dem Tuberculum pubicum (Fig. 224). Diese brückenartige Anlage des Poupart'schen Bandes wird an zwei Stellen noch gestützt: erstens durch das Lig. ilio-pectineum, das vom Poupart'schen Bande zur Eminentia ilio-pectinea verläuft, und zweitens durch das Lig. Gimbernati s. lacunare, das vom medialen Ende des Poupart'schen Bandes zum Pecten ossis pubis zieht (auf unserer Fig. 224 nicht besonders bezeichnet, aber deutlich auf der linken Seite zu erkennen). Durch diese Bänder wird der Raum zwischen dem Poupart'schen Bande und dem knöchernen Becken in zwei Fächer geteilt, in ein größeres, lateralwärts gelegenes Fach: die Lacuna musculorum, in dem außer den Muskeln der N. cruralis gelegen ist, und in ein kleineres medianwärts gelegenes Fach: die Lacuna vasorum. Das letztgenannte Fach kommt für unsere Betrachtungen in Frage. Es wird begrenzt: oben, proximalwärts, vom Lig. Pouparti, unten, distalwärts, von der Faszie des M. pectineus, der auf dem horizontalen Schambeinaste gelegen ist, lateralwärts vom Lig. ilio-pectineum und medialwärts vom konkaven Rande des Lig. Gimbernati s. lacunare. In dieser Lacuna vasorum liegen die großen Gefäße: Am meisten lateral und proximalwärts die Arteria femoralis, medial und distalwärts von dieser die Vena femoralis. Dadurch, daß die Fascia transversalis fest mit der Scheide der beiden großen Gefäße verwächst, ist dieser Raum völlig von der Bauchhöhle abgeschlossen. Hingegen besteht in dem nun übrigbleibenden medialwärts gelegenen, also zwischen den Gefäßen und dem Lig. Gimbernati befindlichen Raum, keinerlei Abschluß zur Bauchhöhle. Dieser Raum ist entsprechend dem weiteren Abstehen der Darmbeinkämme beim Weibe größer als beim Manne und erklärt so das viermal häufigere Auftreten von Schenkelhernien beim weiblichen Geschlecht. In diesem Raum liegt frei und verschieblich im lockeren Fett- und Bindegewebe gelagert die Rosenmüller'sche Drüse, unfähig, den vordringenden Därmen einen Widerstand entgegenzusetzen.

Die weiteren anatomischen Besonderheiten an der Vorderseite des Schenkels erkennen Sie am besten, wenn wir sie an der Leiche uns freilegen. Zunächst tasten Sie sich die Stelle ab, an der Sie bei der Lebenden die Pulsation der Arteria femoralis fühlen. Der Geburtshelfer, der die Anwendung des Momburg'schen Schlauches versteht, ist gewöhnt, diese Stelle zu tasten. 3 cm kranialwärts und etwa 2 cm

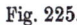

Fig. 225.

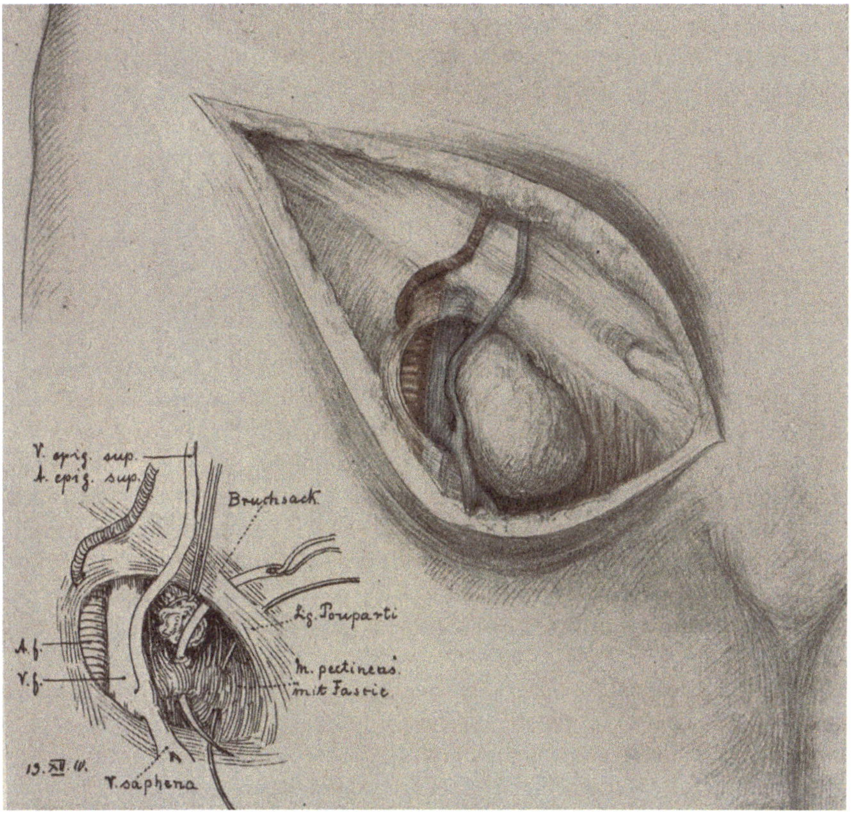

Fig. 225: Das Freilegen einer Femoralhernie.   Fig. 226: Die Naht einer Femoralhernie.
A. f. = Arteria femoralis.   V. f. = Vena femoralis.

distalwärts parallel und unterhalb des Poupart'schen Bandes machen Sie jetzt einen Hautschnitt und durchtrennen die Haut, das Unterhautzellgewebe und die Fascia superficialis. Jetzt sind Sie auf der Fascia lata angelangt. Diese besteht aus zwei Blättern, dem oberflächlichen, das, vom Poupart'schen Bande kommend, wie eine „Schürze" (Waldeyer) die Arteria und Vena femoralis bedeckt, und das tiefere Blatt, das die Gefäße von hinten überkleidet und den M. iliopsoas und den M. pectineus überzieht. Diese beiden Blätter bilden die schon erwähnte Gefäßscheide (Vagina vasorum communis) der großen Gefäße. Medialwärts von den großen Gefäßen wird die Fascia lata sehr dünn, dort heißt sie Fascia cribrosa. Diesen dünnen Teil, die Fascia cribrosa, präparieren wir jetzt fort, um die Fossa ovalis darzustellen. Jetzt haben wir den medialen Teil der großen Gefäße freigelegt (Fig. 225) und gleichzeitig den als Plica falciformis beschriebenen Rand der Fossa ovalis. Der mediale Schenkel dieser Plica tritt in innige Beziehung zur Fascia pectinea, der laterale Schenkel verläuft bis zum Poupart'schen Bande. Von Gefäßen sehen wir jetzt (Fig. 225) die Arteria epigastrica superficialis und die in diesem Falle aus der Vena saphena (die ebenfalls sichtbar ist) kommende Vena epigastrica superficialis, außerdem die uns schon von der Alexander-Adams'schen Operation her bekannten Venae pudendae externae, die quer über die Fossa ovalis verlaufen (vgl. Fig. 32; auf Fig. 225 sind diese Gefäße durchschnitten und daher nicht sichtbar).

Der Entstehung entsprechend sind die Hüllen der Femoralhernien äußerst einfach zu verstehen. Sie bestehen von außen nach innen:

1. Haut und Unterhautfettgewebe.
2. Fascia superficialis.
3. Fascia propria, gebildet von der Fascia cribrosa und dem im Schenkelkanal befindlichen lockeren Fett- und Bindegewebe.
4. Der eigentliche Bruchsack (Peritoneum).

Zu bemerken ist, daß es keine angeborenen Schenkelhernien gibt.

Technik der Radikaloperation.

Ueber das Freilegen des Bruchsackes brauche ich nach dem bisher Gesagten und Geübten nichts mehr hinzuzufügen. Als Methode des Verschlusses der Bruchpforte üben wir die von Schmieden (l. c.) als die beste bezeichnete. Wir vernähen nach Versenkung des eröffneten und von seinem Inhalt befreiten, durch eine Tabaksbeutelnaht verschlossenen und resezierten, diesmal nicht invertierten Bruchsackes (Fig. 226) das Lig. Pouparti mit der Fascia pectinea, indem wir mit der Nadel möglichst noch das Periost des horizontalen Schambeinastes mitfassen. Sie sehen die Details in unserer Fig. 226 dargestellt. 2 oder 3 Nähte genügen. Als Nähmaterial wählen wir Silkwormgutfäden.

Handelt es sich um eingeklemmte Hernien und muß der Bruchsackhals durch das geknöpfte Messer erweitert werden, so legt man den Schnitt nach medial- und distalwärts (unten) an (vgl. Fig. 224, rechte Seite). Im Falle einer Corona mortis müßte man alsdann die Arteria obturatoria theoretisch verletzen, aber einmal ist diese Anomalie sehr selten, zum andern weicht das Gefäß häufig dem Messer aus, oder kann beim Touchieren, das dem Schneiden stets voranzugehen hat, gefühlt, abgeklemmt und unterbunden werden.

3. Die Herniae umbilicales.

Bezüglich der Anatomie der Nabelgegend verweise ich auf das in Vorlesung VIII, S. 167, Gesagte; außerdem erkennt man die in Frage kommenden Gebilde deutlich auf den beistehenden Figuren.

Wiederum sind es unsere Frauen, die durch die Schwangerschaften ganz besonders zur Bildung von Nabelhernien disponieren. Die einfachste und anatomisch am besten fundierte Operation der Nabelhernien scheint mir die Methode von Graser zu sein.

Technik.

Graser (l. c.) beginnt mit einem großen Querschnitt über die Hernie (Querschnitte waren schon vorher von Keen 1888, Biondi 1895, Bumm 1900 geübt und empfohlen). Der Bruchsack, der bei den Nabelhernien lediglich aus der Haut und dem

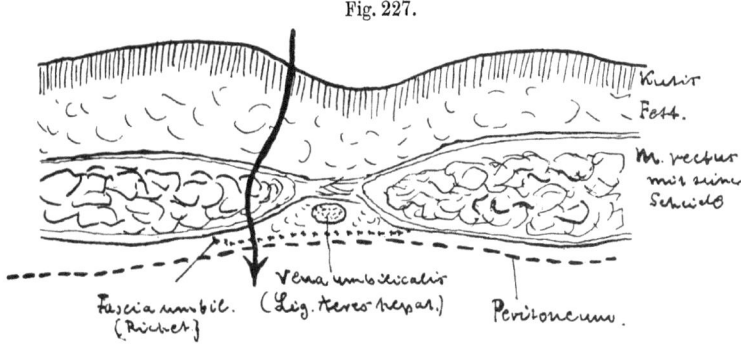

Fig. 227.

Horizontalschnitt durch den Nabel. Nach Testut und Jakob.
Der Pfeil ist für unsere jetzige Betrachtung ohne Bedeutung.

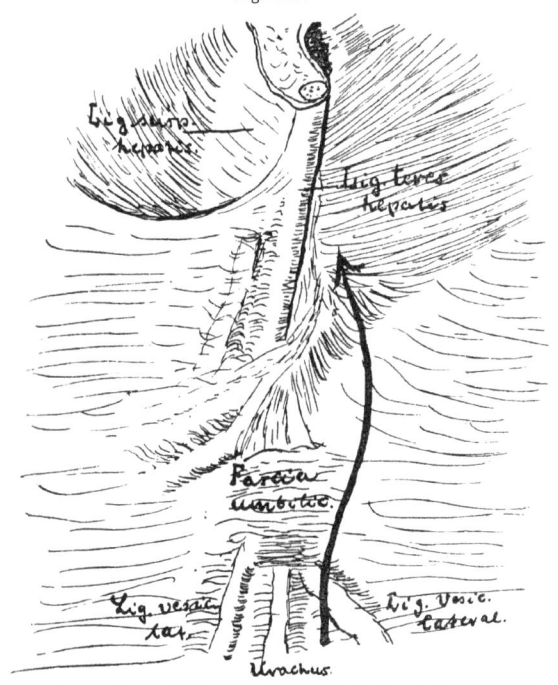

Fig. 228.

Die Nabelgegend von hinten gesehen. Nach Testut und Jakob.

eigentlichen Peritoneum besteht, wird eröffnet, die in ihm befindlichen Gebilde abgelöst und reponiert. Die verdünnten Stellen des Bruchsackes werden bis zum Bruchring reseziert. Jetzt wird, wie beim Pfannenstiel'schen Schnitt, die vordere Rektusscheide quer gespalten und nach oben und unten, wie wir das ja schon geübt haben, möglichst

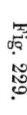

Fig. 229.

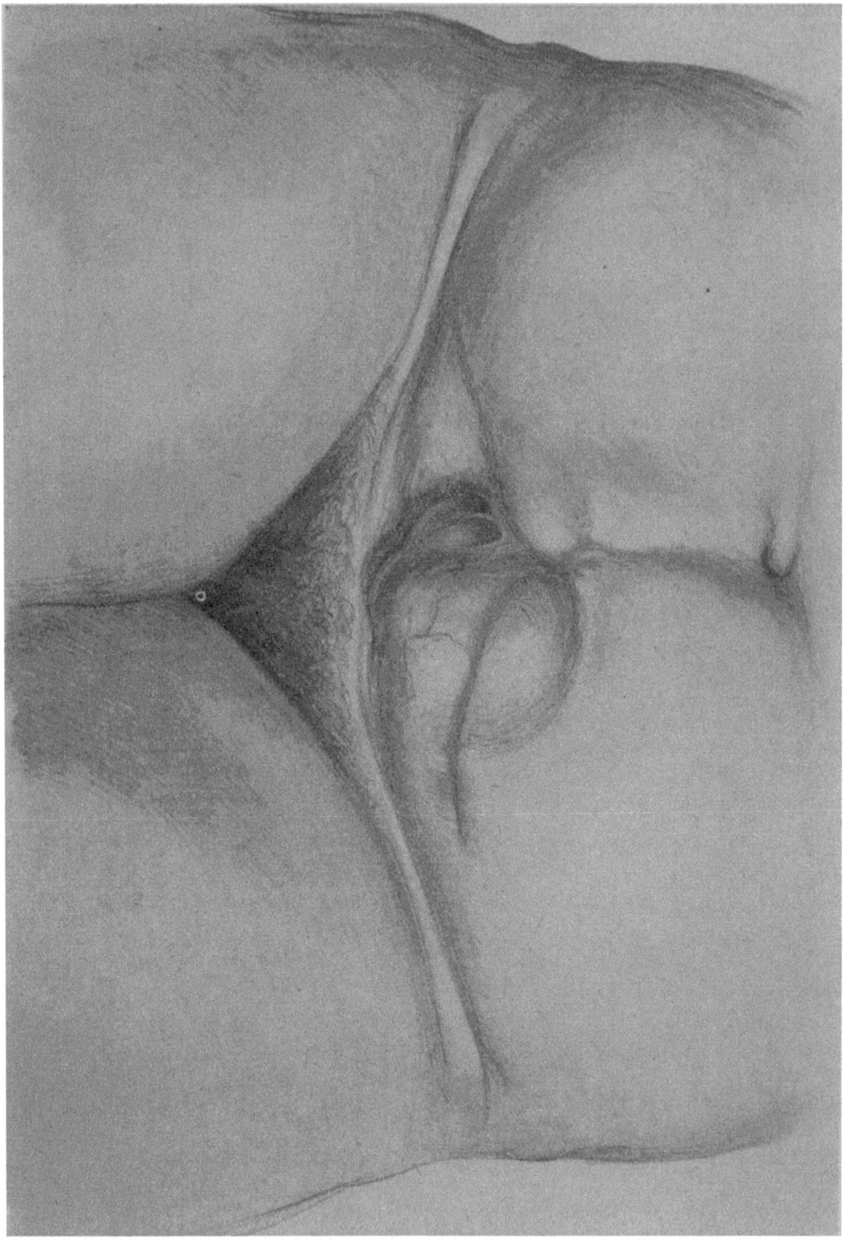

Bauchnarbenbruch. (Eigene Beobachtung.)

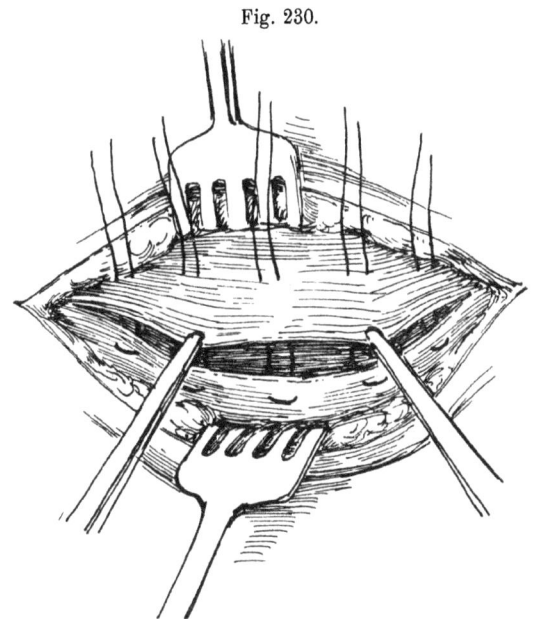

Fig. 230.

Aponeurosennaht mittels Matratzennähten eines Bauchnarbenbruchs nach Mayo.

stumpf zurückpräpariert. Die hintere Rektusscheide wird nun mittels Längsschnitten gespalten und die Rektusbäuche gewissermaßen durch stumpfe Präparation „enthülst". Die Naht erfolgt nun so, daß die hintere Rektusscheide + dem Peritoneum mit Katgutknopfnähten vereinigt wird. Alsdann werden ebenfalls unter möglichstem Schonen der Muskelfasern die Bäuche der Rekti ebenfalls durch Katgutknopfnähte zusammengebracht. Die Naht der vorderen Rektusscheide mache ich mit Silkwormgutfäden nach der Methode von Mayo (siehe unter Bauchnarbenhernien, Figg. 230 und 231; [Graser nimmt Jodseide]), schließlich folgt die Fettnaht und der Verschluß der Hautwunde.

4. Die Herniae ventrales post operationem (Bauchnarbenbrüche).

Auch diese Brüche lassen sich an der Leiche gut üben, wenn man vor Beginn des Kurses künstlich einen Defekt der Aponeurose herstellt.

Nach Bumm[1]) hat man von den Bauchnarbenbrüchen den sogenannten Bauchbruch multiparer Frauen zu unterscheiden, der lediglich auf einer Dehnung der Bauchwand und einer Diastase der Rekti basiert und einer eigentlichen Bruchpforte entbehrt. Ein Gleiches kann in alten Laparotomienarben statthaben und Bumm bezeichnet dann solche Bauchnarbenbrüche als „unechte".

Bei den echten Bauchnarbenbrüchen wird die Bruchpforte von dem scharfrandigen Loch in der vorderen Rektusscheide gebildet, das man deutlich tasten kann.

Fig. 229 zeigt Ihnen einen Fall von echtem Bauchnarbenbruch, der zuerst nach einer Laparotomie, die von anderer Seite gemacht war, entstanden war und die Größe eines Kindskopfes hatte. Nach der Operation mittels Querschnittes rezidivierte der Fall nochmals und Sie sehen jetzt an der Kreuzungsstelle der beiden Narben eine gut kinderfaustgroße Hernie entstanden.

Bumm faßt in dem zitierten Artikel seine Maßnahmen in folgenden 3 Punkten zusammen:

Fig. 231.

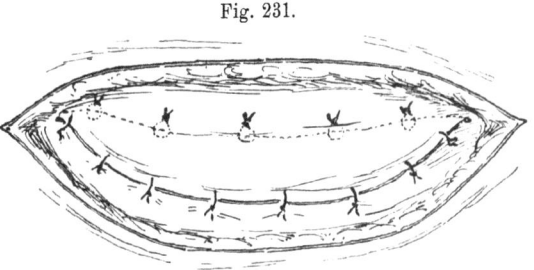

Die Naht nach Mayo ist beendet. Der untere Faszienlappen ist durch die Matratzennaht unter den oberen gezogen und sein Rand auf diesem nochmals durch Knopfnähte befestigt.

---

1) Zentralblatt f. Gynäkologie. 1899.

1. Mobilisation der vorderen Rektusscheide.
2. Entspannungsschnitte, wenn nötig, am äußeren Rande der Rekti durch die Faszie.
3. Quere Naht der vorderen Rektusscheide mit Silkwormgut unter starker Beugung des Rumpfes.

Da bei den Bauchnarbenbrüchen unterhalb des Nabels (d. h. unterhalb der Linea semicircularis Douglasii [Fig. 224]) eine hintere Rektusscheide nicht besteht, so ist die Methode Bumm's hier der „Enthülsungsmethode" von Graser vorzuziehen. Ich schließe jetzt die vordere Rektusscheide — und so wollen wir es auch üben, nach dem Verfahren von Mayo (Ann. of Surg., 1899, Vol. 29, p. 51), nach dem auch Kelly vorzügliche Resultate gesehen hat: Nach der Mobilisation der vorderen Rektusscheide zieht man den unteren Aponeurosenlappen durch Matratzennähte (Fig. 230) unter den oberen und fixiert alsdann nochmals den freien Rand des oberen Lappens durch Knopfnähte an den unteren (Fig. 231). Als Nahtmaterial verwende ich Silkwormgut.

XII. Vorlesung.
Operationen an den verwachsenen Adnexen (Adnextumoren).

Obgleich die Aera aktiven Vorgehens bei den Adnextumoren einer streng konservativen Richtung Platz gemacht hat, so möchte ich unseren abdominalen Abschnitt nicht schließen, ohne Ihnen wenigstens einige technische Grundzüge dieser oft außerordentlich schwierigen Operationen gegeben zu haben. Wir werden dabei oft auf Ihnen schon bekannte Technizismen stoßen. Nicht selten muß man aber bei anderen Operationen, z. B. bei der erweiterten Totalexstirpation, sich zuerst mühsam einen Weg durch die verwachsenen Darmschlingen bahnen, die durch Adhäsionen gänzlich unkenntlich gemachten Adnexe auslösen, um zu dem eigentlichen Operationsgebiet zu gelangen. — Obgleich diese Operationen eigentlich in die Vorlesung gehören, die von den Operationen an der Tube und dem Eierstock handeln, so habe ich sie doch von diesen abgetrennt, um sie erst in der letzten Stunde unserer Uebungen in der Abdominalchirurgie des Weibes zu besprechen: An solche schwierigen Gebiete soll sich erst der wagen, der hinlänglich mit den anderen gynäkologischen Operationen und den Operationen am Darmtraktus Bescheid weiß.

Bei der Vielgestaltigkeit der operations-pathologischen Bilder ist es natürlich unmöglich, Ihnen ein umfassendes Bild aller der verschiedenen technischen Maßnahmen, die bei der Pelveo-Peritonitis chronica in Anwendung kommen, zu geben. Es ist nur ein Notbehelf, wenn ich zu einer Dreiteilung, in einfache, mittelschwere und schwere Fälle greife.

1. *Einfache Fälle:* Stumpfes und scharfes Lösen der Adhäsionen. Herauslagern des Uterus und der Adnexe aus dem Adhäsionsgebiet.

Als Beispiel möge Ihnen unser Präparat Fig. 232 dienen. Hier kann man unter Umständen ganz konservativ vorgehen. Man durchschneidet zunächst, indem man den Uterus mit einem Haltefaden nach vorn zieht, die Adhäsionen zwischen seiner Hinterwand und dem Rektum und stillt eine etwaige Blutung am Uterus durch Bestreichen mit dem glühenden Paquelin, im Douglas'schen Raum durch Tamponade mit einem gestielten Bauchtuch. Alsdann wird man stumpf die Adnexe auszuschälen suchen, muß man hier und da scharf vorgehen, so schneide man immer in der Richtung auf die Adnexe, niemals in der Richtung nach dem Darm zu. Sind Uterus und Adnexe freigemacht, so müssen sie, wenn anders man neue, postoperative Verwachsungen vermeiden will, aus dem Operationsterrain entfernt werden: Der Uterus durch meine Methode der Resektion und Implantation oder durch Verkürzung der runden Mutterbänder im Leistenkanal. Jedoch ist letzteres nur statthaft, wenn die Operation Ihrer Ansicht nach aseptisch verlaufen ist, da sonst eine unnötige Komplikation durch die Verbreitung der endogenen Keime in die Bauchwunde die Folge wäre. Sind nach erfolgter Fixation der Gebärmutter die Adnexe noch immer im Adhäsionsgebiet, so wird man durch Verkürzen des Lig. ovarii proprium (Ovariopexie Figg. 112 und 116) sie völlig daraus entfernen.

2. *Mittelschwere Fälle:* Stumpfes und scharfes Lösen der Adhäsionen, Exstirpation der erkrankten Adnexe.

In dieser Art und Weise würden wir gegebenen Falles vorgehen können, wenn wir einen Adnexsitus vor uns haben, wie er sich uns auf der linken Seite des Präparates Fig. 233 bietet. Nach dem Lösen der Adnexe werden, wie Sie ja wissen, 4 Klemmen

Fig. 232.

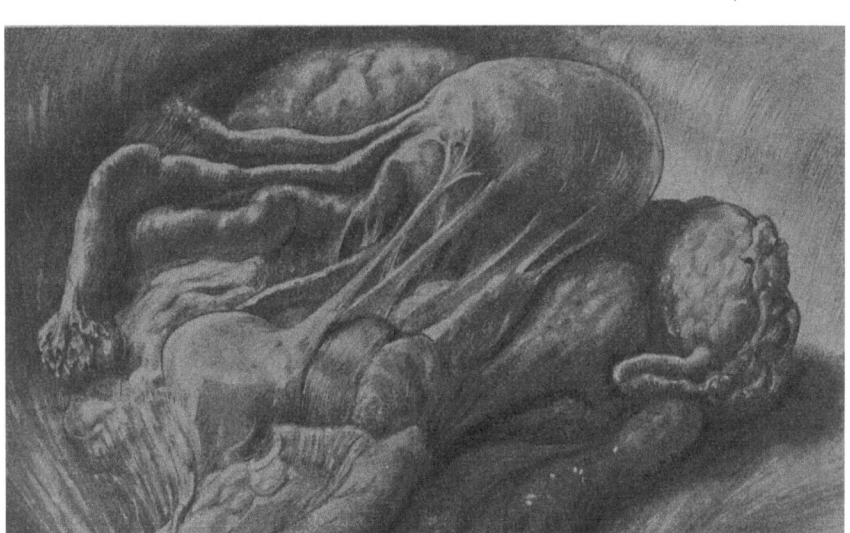

Pelveo-Peritonitis: Beispiel eines leichten Falles (Sammlungspräparat).

angelegt: zwei an das Lig. infundibulo-pelvicum, zwei an die Fundusecke des Uterus, unter möglichster Schonung des Lig. rotundum[1]). Alsdann durchschneidet man zwischen den zwei Klemmenpaaren, unterbindet die Stümpfe, löst den Adnextumor heraus und versorgt das Wundbett mit Peritoneum. Daß hierbei leicht Stumpfexsudate auftreten können, und daß daher diese Methode nicht immer ideale Resultate gibt, werden Sie sich sagen können. Ich brenne in solchen Fällen gern das Tubenrohr (die Pars interstitialis tubae) mit einem spitzen Paquelin aus. Fundusecke und Lig. infundibulo-pelvicum-stumpf müssen gut peritonisiert werden, in der Art und Weise, wie wir das bereits (S. 205 Fig. 163 und Fußnote) geübt haben.

3. *Schwere Fälle:* Exstirpation der Adnexe und des Uterus.

In einem Teil der schweren und auch der mittelschweren Fälle wird man sich entschließen müssen, aus technischen Rücksichten und aus operations-bakterio-

---

1) Unter Umständen wird man aus operations-bakteriologischen Gründen dieses Durchschneiden statt mit dem Messer, mit dem Paquelin wie bei der Appendektomie vornehmen.

logischen Bedenken den Uterus mitzuentfernen. Hier kann man so vorgehen, daß man zunächst den Uterus in der uns bekannten Art und Weise exstirpiert, alsdann von medial nach lateralwärts die Adnexe gewissermaßen „herausrollt" und exstirpiert.

Am schönsten wird dieses „Herausrollen" der adhärenten Adnexe erreicht durch die Totalexstirpation mit Spaltung des Uterus nach J. L. Faure und Howard A. Kelly. Wir wollen im folgenden die Operation an unserem Präparat Fig. 233 üben.

Fig. 233.

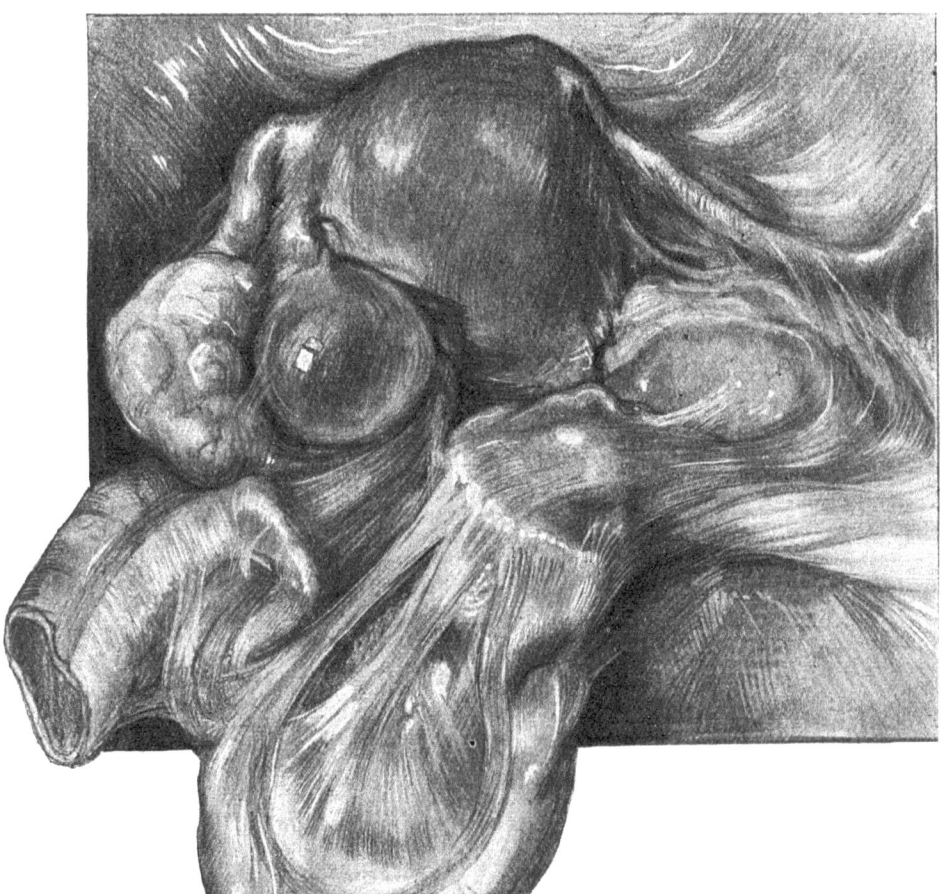

Pelveo-Peritonitis: Beispiel eines schweren Falles (Sammlungspräparat).

Technik der Faure'schen Totalexstirpation.

Vorbereitung. Desinfektion der Scheide nicht vergessen. Beckenhochlagerung.

1. Akt: Laparotomieschnitt. Freilegen des Operationsterrains. Lösen etwaiger Adhäsionen, so daß der Uterus frei beweglich wird.

2. Akt: Der Uterus wird mit zwei Krallenzangen gefaßt und symphysenwärts gezogen. Mit einem Scherenschlag (d'un coup de ciseaux, Faure) durchtrennt man das Peritoneum an der Blasen-Zervixgrenze und schiebt mit einem Stieltupfer die Blase abwärts (Fig. 234, 1—1'). — Jetzt schneidet man den Uterus mit einer kräftigen Schere in der Mittellinie, am Fundus beginnend, auf, bis man in die Scheide, die dabei eröffnet wird, gelangt (Fig. 234, 2; Fig. 235, 2—2'). Alsdann verschorft Faure mit dem Paquelin die Schleimhaut von Zervix und Korpus: „La cavité utérine se trouve dès lors stérilisée et aussi aseptique que peut l'être un organe quelconque". Daß man auf diese Weise tatsächlich ein Organ aseptisch wenigstens an seiner Oberfläche machen kann, entspricht unseren bakteriologischen Erfahrungen.

Fig. 234.

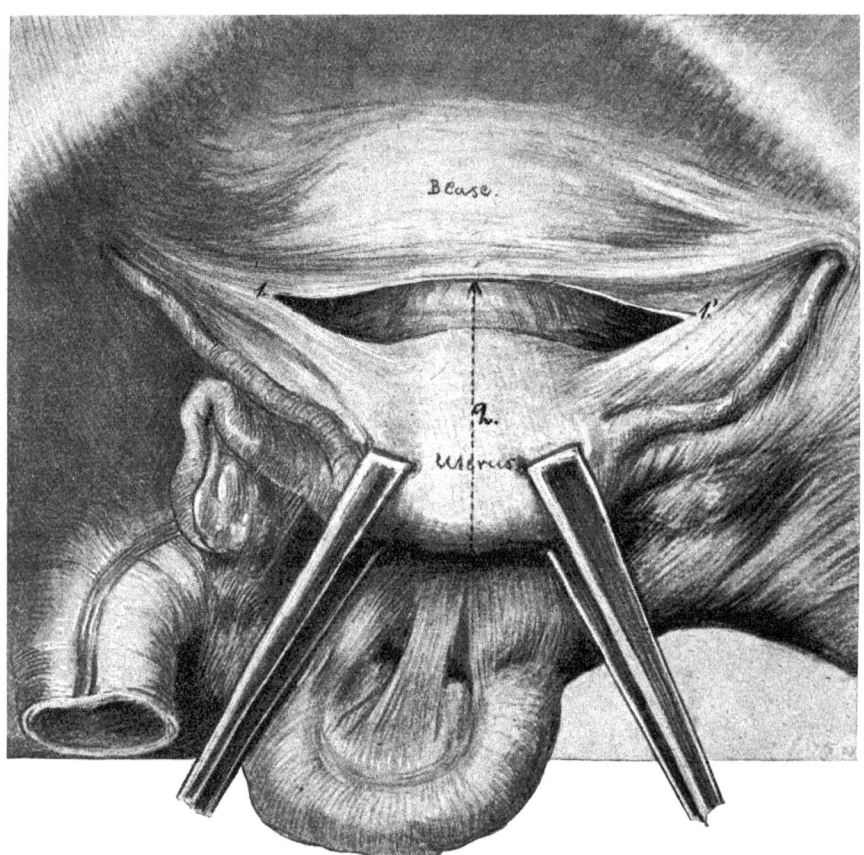

Totalexstirpation des Uterus und der Adnexe nach J. L. Faure und Howard A. Kelly.
1 1' = erster Schnitt, *2* = zweiter Schnitt.

3. Akt: Man erfaßt jetzt die linke Uterushälfte an der hinteren Seite, zieht sie nach oben und löst sie von der Scheide ab; bei weiterem Zug nach oben spannt sich die Arteria uterina an (Fig. 235, 3); diese wird abgeklemmt und unterbunden.

4. Akt: Durch weiteren Zug nach oben, in dem die rechte Hand stumpf das Parametrium abdrängt, wird das Ligamentum latum angespannt und durchschnitten (Fig. 235, 4; Fig. 236, 4).

Fig. 235.

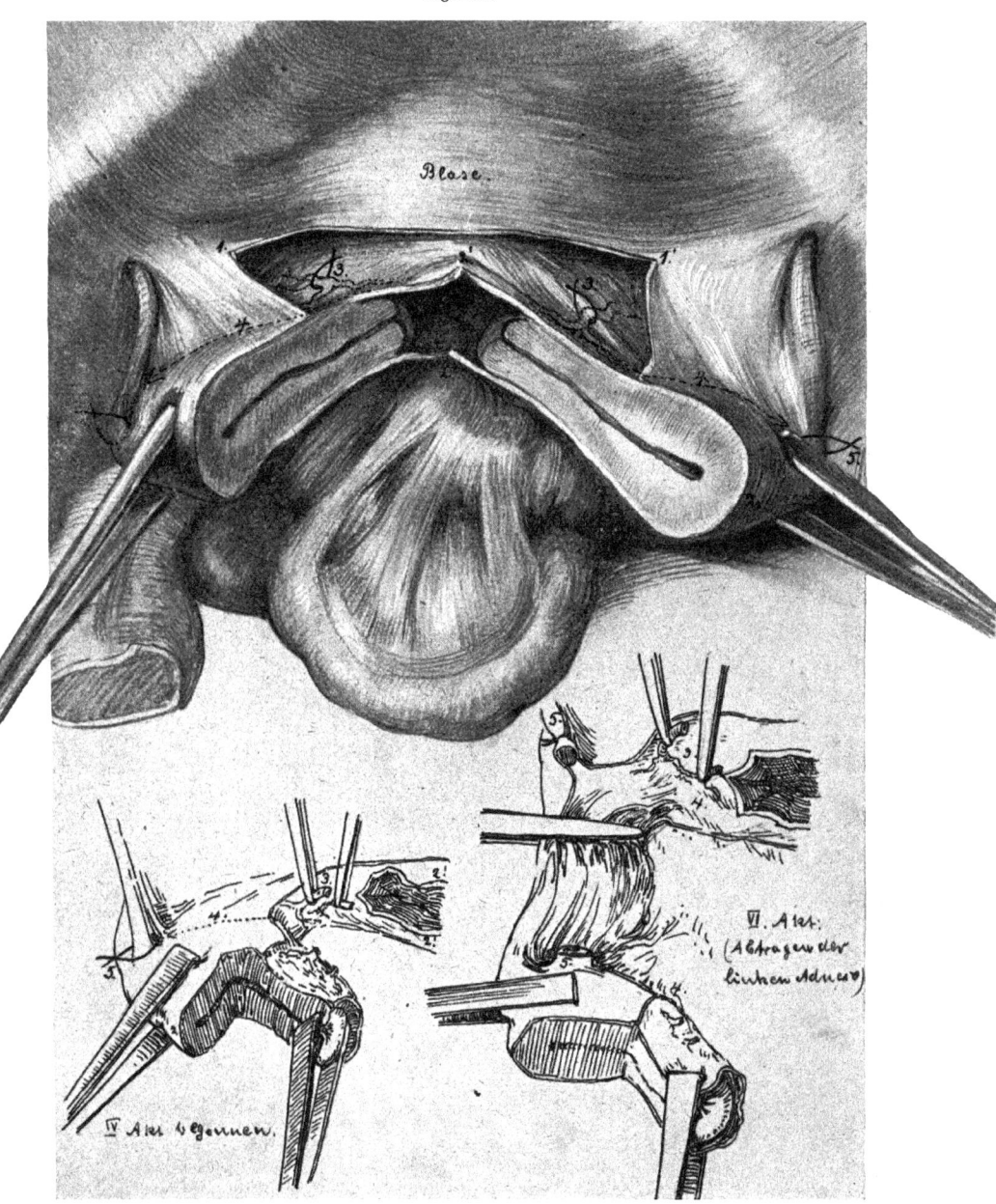

Fig. 236. Fig. 237.

Die Totalexstirpation des Uterus und der Adnexe durch Hemisektio und „Aufrollen"
der Adnexe.
Die einzelnen Etappen sind durch Zahlen gekennzeichnet.

5. Akt: Jetzt erfolgt das Durchschneiden und Abbinden des linken Ligamentum rotundum (Fig. 235, 5, 236, 5, 237, 5).

6. Akt: Nunmehr hängt die linke Uterushälfte nur noch an ihren Adnexen, dieselben werden unter fortwährendem Zuge mit der rechten Hand von unten her ausgeschält, bis sie schließlich nur noch an dem Lig. infundibulo-pelvicum hängen, dieses wird abgeklemmt und unterbunden (Fig. 237).

Fig. 238.

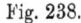

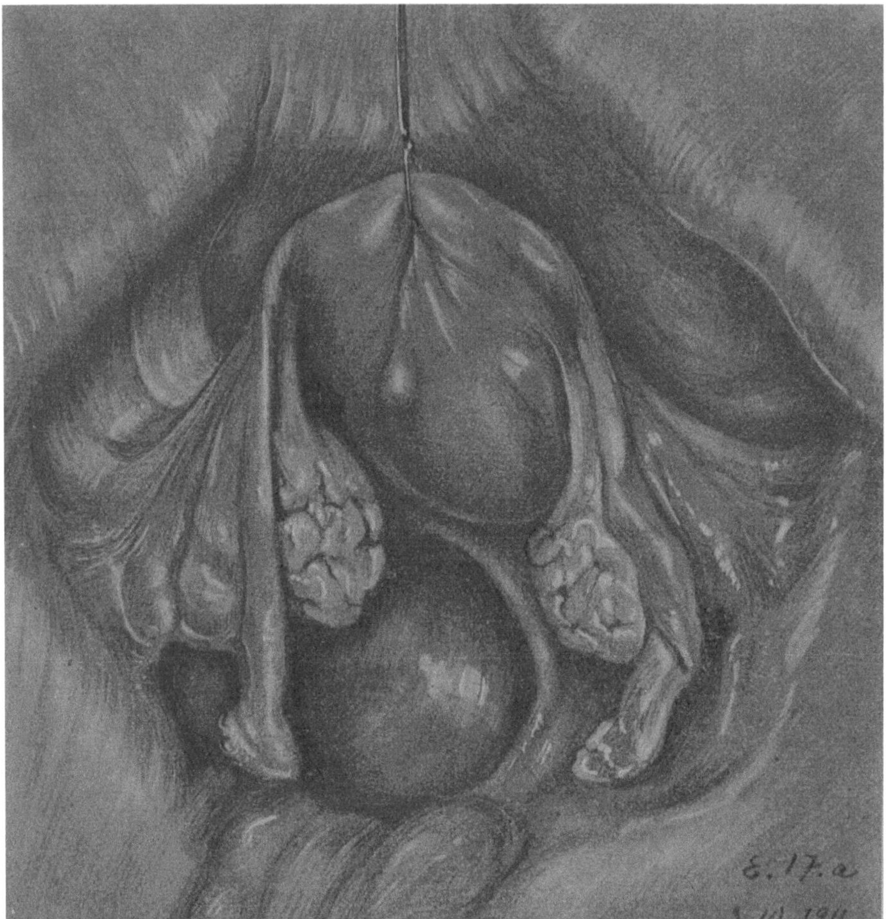

Beckensitus meiner Sammlung zur Demonstration des gewöhnlichen Verhaltens des Ligamentum infundibulo-pelvicum dextrum. Keine Verbindung zwischen Darm und Ligament!

Jetzt wird Akt 3 bis 6 auf der rechten Seite wiederholt.

Alsdann nähen wir das Blasenperitoneum an die vordere, das Rektumperitoneum an die hintere Scheidenwand, schließen beiderseits den peritonealen Wundspalt, vom Lig. infundibulo-pelvicum beginnend, bis zur Scheide und drainieren nach außen.

Bei jeder Operation, bei der man eine Pelveoperitonitis findet, wird man die

Pflicht haben, den Appendix zu inspizieren. Hieraus ergibt sich weiter die schon dort betonte Notwendigkeit, diese Operationen vom Abdomen her anzugreifen.

Fig. 239.

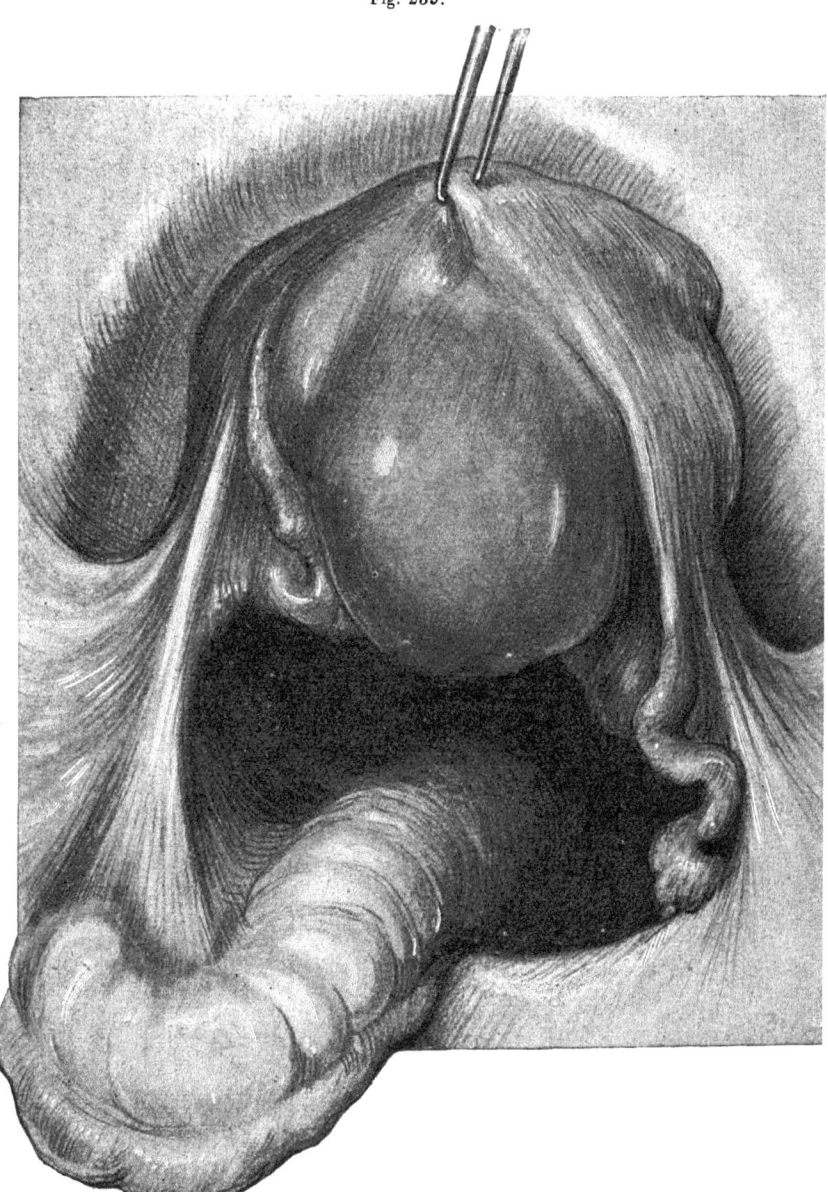

Myoma uteri in situ mit deutlich entwickeltem Ligamentum infundibulo-colicum. (Sammlungspräparat.)

Operations - Anatomie. Die Beziehungen der weiblichen Sexualorgane zum Intestinaltraktus durch Bauchfellduplikaturen.

Die soeben geübte Operation gibt mir eine willkommene Gelegenheit, Ihnen an der Hand meiner Sammlung zu zeigen, daß nicht nur auf der rechten Seite durch das Ligamentum appendiculo-ovaricum (vgl. das auf S. 248 Gesagte), sondern auch auf der linken Seite bandartige Beziehungen zwischen den Sexualorganen und den Därmen bestehen können. Beziehungen, die nicht nur ein hohes ätiologisches Interesse (Adnextumoren bei Virgines ohne vorhandene Gonorrhoe!), sondern auch operations-

Fig. 240.

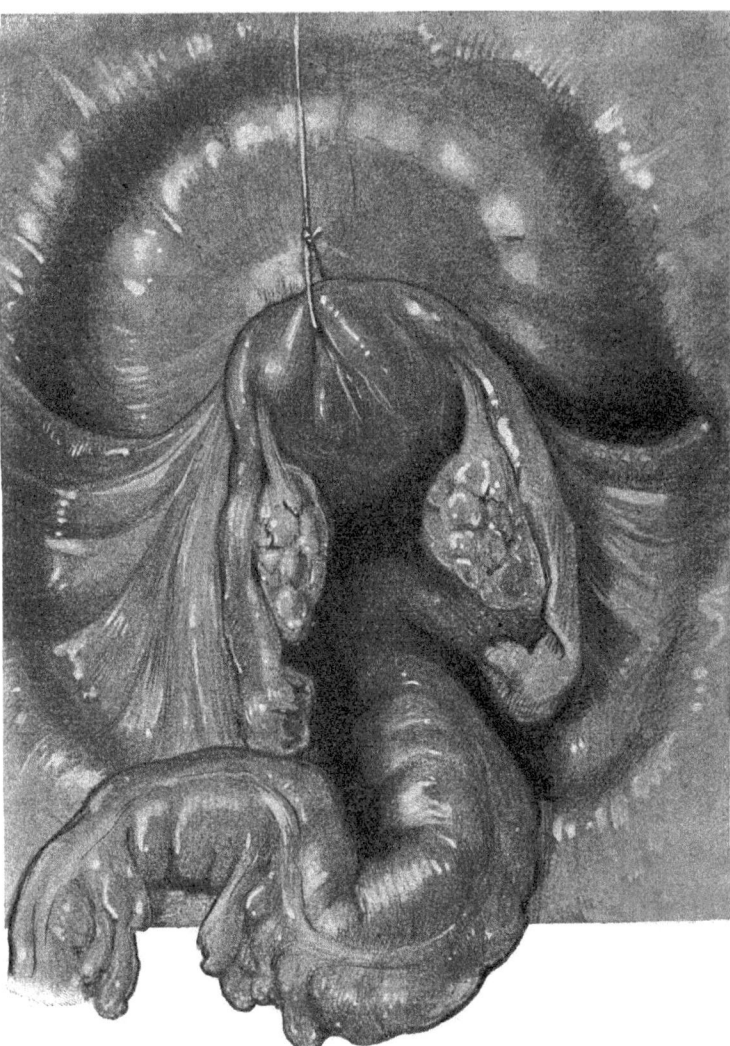

Deutlich entwickelte Bandverbindung zwischen Ligamentum infundibulo-pelvicum und Flexura sigmoidea: Ligamentum infundibulo-colicum. (Sammlungspräparat.)

anatomisch wissenwert sind. Man findet nämlich nicht allzu selten ein Band, das, vom linken Ligamentum infundibulo-pelvicum ausgehend, sich zum Mesenterium der Flexura sigmoidea erstreckt und für das ich den Namen **Ligamentum infundibulo-colicum** vorschlage. Meine Untersuchungen über das Band sind noch nicht ab-

Fig. 241.

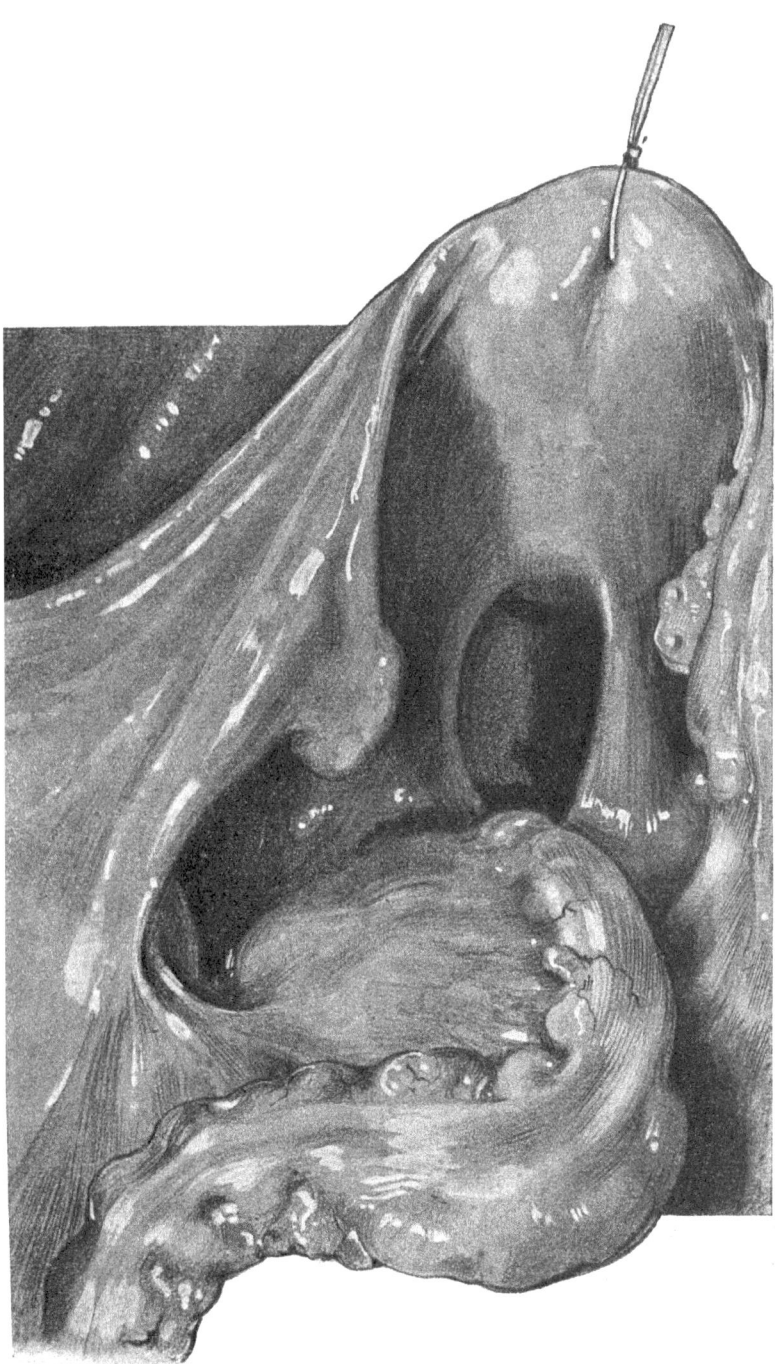

Deutlich entwickeltes Ligamentum infundibulo-colicum. Einseitig entwickelte Salpingitis chronica. (Sammlungspräparat, Katalog Nr. E. B.)

geschlossen[1]), aber ich wollte Ihnen an dieser Stelle doch nicht die Demonstration der interessanten Präparate vorenthalten. In Fig. 238 sehen Sie den gewöhnlichen Befund: keine Bauchfellduplikatur verbindet das Kolon mit dem Lig. infundibulo-pelvicum. Währenddessen zeigen Ihnen die Figg. 239, 240 und 241 drei verschiedene Fälle meiner Sammlung mit schön entwickeltem Lig. infundibulo-colicum[2]).

Meine Herren! Wir sind am Ende unserer Uebungen vom Abdomen her und wir begeben uns nun zu den vaginalen Operationen. Vergessen Sie bei diesen niemals, was Sie bei den abdominalen Operationen gelernt haben: **Chirurgisch vorgehen heißt anatomisch vorgehen, anatomisch vorgehen heißt unter der Leitung des Auges operieren;** daß dieses auch beim vaginalen Operieren möglich ist, mögen Ihnen die nun folgenden Vorlesungen beweisen; dann werden Sie am Schlusse unseres Kurses selbst die oft bestrittenen Grenzen zwischen „vaginal" und „abdominal" ziehen können!

---

1) Vgl. auch Liepmann, Ligamentum infundibulo-colicum usw. Virchow's Archiv. März-Heft 1912.

2) Die Bezeichnungen dieses Bandes zu der von Treitz beschriebenen Plica genito-enterica habe ich l. c. beleuchtet.

ZWEITER TEIL.

Die vaginalen Operationen.

(XIII.—XV. Vorlesung, Figuren 242—368.)

XIII. Vorlesung.

Einleitung. Die Operationen an der Vulva (Totalexstirpation wegen Karzinoms), an der Scheide und dem Damm.

Operations-Anatomie und Operations-Pathologie (mit besonderer Berücksichtigung des Prolapses).

(Vgl. auch Tabelle XVI.)

Einleitung.

Während wir bei unseren abdominalen Operationsübungen lediglich auf die Leiche angewiesen waren, können wir bei den vaginalen Methoden uns sehr zweckmäßig des Schultze-Winckel'schen Phantoms bedienen, in das die entsprechend konservierten[1]), durch die übliche Virchow'sche Sektionstechnik entfernten Genitalien eingenäht werden. In den letzten Jahren habe ich auch die so präparierten und vor dem Kursus gesammelten Genitalien in sezierte Leichen einnähen lassen; das wirkt natürlicher und bietet daher zur Demonstration noch bessere Verhältnisse.

Aber alle diese Methoden sind nur ein Notbehelf bei mangelndem Material. Will man wirklich in die völlig veränderten anatomischen Verhältnisse während der vaginalen Operation eindringen, so genügen sie nicht. Hierfür gibt es nur zwei Möglichkeiten:
1. Man operiert an der Leiche und demonstriert während der verschiedenen Akte der Operation von der ad hoc geöffneten Bauchhöhle her das veränderte Situsbild oder
2. man bricht die Operation an einem besonders wichtigen und für den Anfänger anatomisch schwer verständlichen Punkt ab, härtet das Weichteilbecken in Formalin und macht nach der Härtung Schnitte durch das Präparat.

Die wissenschaftliche, operations-anatomische Grundlage ist gerade bei dem vaginalen Operieren für den Anfänger von um so größerer Wichtigkeit, als ihm die Anatomie in der durch die Operation selbst bedingten

---

1) Winckel gab folgende Lösung an, die ich immer benutze:
    Hydrargyri bichlorati 1,0
    Glycerini 250,0
    Aq. commun. 1000,0
In der Lösung bleiben die Präparate lange Zeit weich und operationsfähig.

Verlagerung der Organe völlig neu und — wie ich oft beobachten konnte — nur schwer verständlich ist. Deshalb werden wir von diesen beiden Methoden, so oft es unser Material und unsere Zeit gestattet, Gebrauch machen.

Die Lagerung der Leiche.

Während wir bisher mit wenigen Ausnahmen (gebückt sitzende Stellung bei der Lumbalanästhesie, Seitenlage bei der Nephrektomie, einfache Rückenlage bei der Appendektomie usw.) die Leiche in Beckenhochlagerung brachten und in dieser Stellung den Situs und die anatomischen Gebilde zu betrachten und uns zu orientieren gelernt haben, werden wir jetzt die Leiche in die Ihnen bekannte Steißrückenlage zu bringen haben. Ein Strick wird bei der auf dem Rücken liegenden Leiche oberhalb der Kniekehle geknotet, unter dem Hals herumgeführt und nun, nachdem die Oberschenkel stark nach dem Abdomen zu flektiert werden, wiederum oberhalb der Kniekehle des anderen Beines festgebunden. Jetzt wird die so mit flektierten, gespreizten Oberschenkeln, in Steißrückenlage befindliche Leiche an den Tischrand gezogen, bis Damm und Vulva die Kante etwas überragen. Ein um den Tisch und über dem Bauch geknoteter Strick muß häufig, aber nicht immer zur Fixation des Körpers dienen. Nun liegt die Leiche da, wie wir sie auf einem gynäkologischen Stuhl nicht besser lagern könnten.

Das Freilegen des Operationsterrains[1]).

Während wir bei den abdominalen Operationen uns zunächst einen Zugang zu unserem Operationsterrain durch den Schnitt zu schaffen hatten, liegen bei den vaginalen Operationen die Verhältnisse wesentlich anders. Hier ist die Vagina als der natürliche Zugangsweg zu den Genitalien von der Natur gegeben und wir haben nur nötig, ihn für unsere Zwecke entsprechend durch Spekula zu erweitern. Die Bedeutung des richtigen Freilegens des Operationsterrains spielt aber hier ebenfalls eine deshalb so wichtige Rolle, weil uns durch die Anatomie dieser Gegend gewisse Grenzen gesetzt sind, die sich selbst mit Hilfsschnitten durch den Damm nur bis zu einem gewissen Grade überwinden lassen. Wir werden, wie bisher, die verschiedenen wichtigen Hilfsmittel hierzu bei den ersten Operationen, bei denen sie in Aktion treten, besprechen. Zu allen vaginalen Operationen gebraucht man am besten 2 Assistenten, die die Beine der Patientin hinter ihren Rücken nehmen und von denen der eine die Spekula hält, der andere tupft und dem Operateur zur Hand ist.

Allgemeine operations-bakteriologische Betrachtungen.

Die Scheide ist durch keinerlei Desinfizientien keimfrei zu machen, aber mit den Bauchdecken ist es in diesem Punkte nicht anders. Gleichwohl kann man sagen, daß in der Regel die Scheidenkeime, die während der Operation in das Abdomen gelangen, ebenso wenig eine deletäre Wirkung entfalten, wie die von den Bauchdecken in das Peritoneum gelangenden. Hierfür dient zum Beweis die Dreitupferprobe, vor allem aber das klinische Verhalten der Patientinnen selbst. Jedem Operateur wird es vorgekommen sein, daß er bei einem schwierigen Fall vom Abdomen

---

[1]) An der Leiche kann man die Uebersicht des vaginalen Operationsterrains für den Anfänger wesentlich dadurch erleichtern, daß man vor dem Beginn der Operation die Hebosteotomie ausführen läßt. Wertheim empfiehlt in seiner „Technik der vaginalen Bauchhöhlenoperationen" die Symphyseotomie, weil durch sie „eine nicht unbeträchtliche Erweiterung und Abflachung der Vagina" erzielt wird.

her die Scheide unvorhergesehen eröffnen mußte, ohne daß sie desinfiziert war. **Keime traten über, das erwies die Dreitupferprobe, aber der Heilungsverlauf war ein glatter.** Zum anderen machen wir stets ein experimentum in viva, wenn wir bei steril verlaufenden Operationen (daß sie steril waren, lehrt uns am Tage darauf die bakteriologische Untersuchung) die keimfreie Bauchhöhle mit der Scheide in offene Kommunikation (Scheidendrainage) brachten, ohne irgend eine Reaktion zu sehen. Diese Beispiele sollen keineswegs die Möglichkeit in Abrede stellen, daß gelegentlich in der Scheide deponierte, virulente Keime gefährlich werden können; die Möglichkeit besteht, aber diese Möglichkeit ist sehr selten[1]).

Einteilung der vaginalen Operationen.

Die Einteilung der vaginalen Operationen ergibt sich durch die Anatomie von selbst. Die ersten zu besprechenden Maßnahmen nimmt man ohne Eröffnung des Peritoneums vor; das sind die Operationen an den äußeren Genitalien, an der Scheide, dem Damm, an der Portio vaginalis, der Zervix und an dem Uterus, soweit wir die Zervix durch Dilatation oder Schnitt als Zugangspforte ohne Eröffnung des Bauchfells benutzen können.

Die zweite Gruppe sind diejenigen Operationen, die, wie die meisten der von uns geübten abdominalen Methoden, erst nach Eröffnung der Bauchhöhle (Kolpo-Köliotomie) vorgenommen werden.

Schließlich wären dann noch die vaginalen Operationen an der Blase und dem Ureter zu demonstrieren.

Vaginale Operationen ohne Eröffnung des Bauchfelles.
I. Die Operationen an der Vulva.

Von den Operationen an der Vulva wollen wir nur eine einzige üben: die Exstirpation der Vulva bei Karzinom. Einmal, weil sich die Technik der kleineren Operationen, partielle Exstirpationen und Inzisionen, dann gewissermaßen von selbst ergibt, zum anderen, weil diese Operation uns über alle in operations-anatomischer Hinsicht wichtigen Gebilde informiert. Sie sehen in Fig. 242 einen Fall meiner Privatpraxis mit weit vorgeschrittenem Karzinom der Vulva nach dem Leben dargestellt.

Die Schnittführung. Die Schnittführung ist aus der beistehenden Fig. 243 ohne weiteres ersichtlich. Wir haben 3 Schnittbezirke zu unterscheiden: Erstens den Schnitt am Außenrande der großen Schamlippen, zweitens den Schnitt am Scheidenrande, an der Grenze von Scheidenschleimhaut und äußerer Haut, und drittens den Schnitt in der Regio inguinalis beiderseits zur Ausräumung der Glandulae inguinales superficiales. Wie der erste und zweite Schnittbezirk in diese beiden doppelseitigen übergeht, sehen Sie ohne weiteres aus unserer Figur.

---

[1] Geburtshilfliches Seminar (l. c. S. 287): „Ich halte es auch nach meinen gemeinsam mit Dr. Hikmed angestellten Versuchen für wesentlich, in allen diesen Fällen nach dem letzten Kohabitationstermin zu forschen. Da sich in ca. 75 pCt. aller von uns untersuchten Präputialsäcke Streptokokken, zum Teil hämolytische und höchst wahrscheinlich virulente befinden, so ist die Möglichkeit einer Infektion auf dem Wege, wie wir es in unserem Falle sehen, nicht von der Hand zu weisen".

Die Größe der Exstirpationsfigur hat sich naturgemäß stets nach dem jeweiligen klinischen Verhalten zu richten und ist bestimmt durch die Absicht, möglichst im Ge-

Fig. 242.

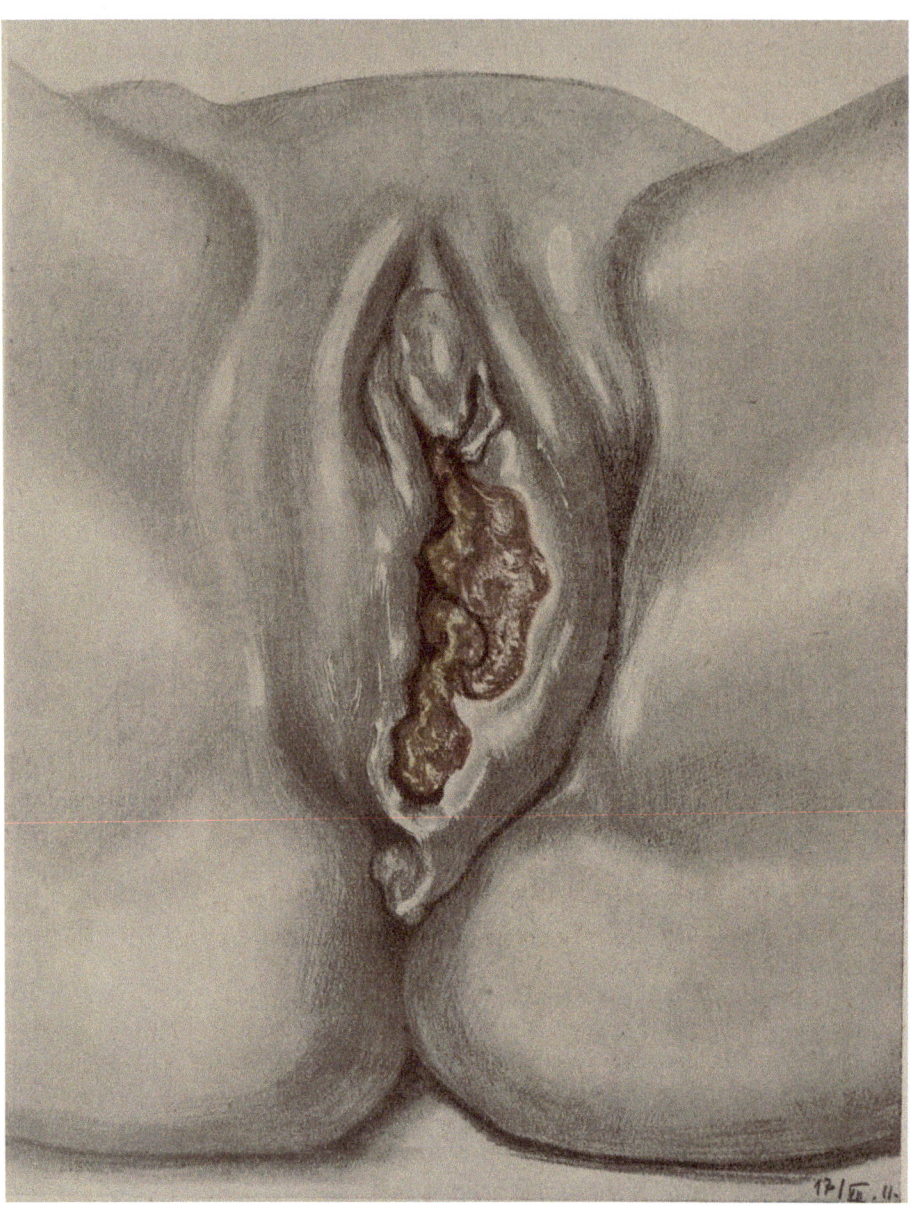

Weit vorgeschrittenes Karzinom der Vulva. (Eigene Beobachtung.)
Die Glandulae inguinales dextrae sind stark geschwollen.

sunden zu operieren. Wir beginnen unseren Schnitt etwa zweifingerbreit unterhalb der Spina iliaca ant. sup. (1), gehen bogenförmig bis etwa fingerbreit oberhalb der

Commissura labiorum anterior (1') und von dort bogenförmig wiederum bis etwa zweifingerbreit unterhalb der Spina iliaca anterior superior hinauf (1''). Alsdann wird der zweite Schnitt, wiederum bei 1 beginnend, rings um die Vulva möglichst bis zum Sphincter ani (2) reichend ohne diesen zu verletzen bis zur anderen Seite nach 1'' geführt. Schließlich wird drittens die Scheide umschnitten, und zwar dicht an der Schleimhautgrenze, unter Schonung der Harnröhrenöffnung.

Fig. 243.

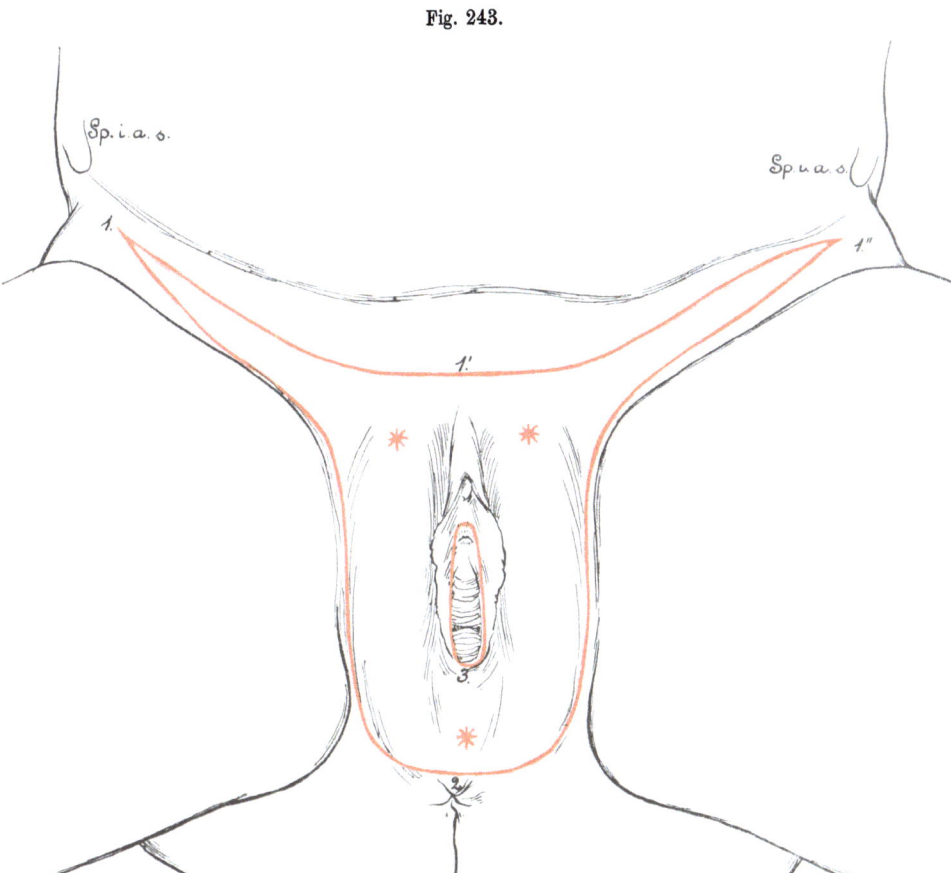

Die Exstirpation der Vulva (schematisch).
1. 1'. 1''. 2. äußerer Umschneidungsrand. 3. innerer Umschneidungsrand.
Die Sterne zeigen die Stellen für die Drains an.

Operations-anatomische Betrachtungen.

Bei dieser Schnittführung müssen natürlich eine große Zahl von Arterien und Venen gefaßt und unterbunden werden. Im Bereich der Regio inguinalis beiderseits kommen wir in die uns von der Alexander-Adams'schen Operation, der Operation der Inguinalhernien und der Femoralhernien her bekannten Gebiete; hier ist an die Aeste der Arteria femoralis zu denken: am meisten lateral die Arteria circumflexa ilium superficialis s. anterior, dann die Arteria epigastrica superficialis und drittens am meisten medial an die Arteriae (mehrere kleine Aeste) pudendae externae.

Die gleichnamigen[1]) Venen, die die Arterien begleiten, ergießen sich in die Vena saphena magna.

Im Bereich des zwischen dem Scheidenschnitte (3) und dem äußeren Labialschnitte gelegenen Gebietes kommen wir mit folgenden Gefäßbezirken in Berührung: Die Arteriae

Fig. 244.

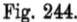

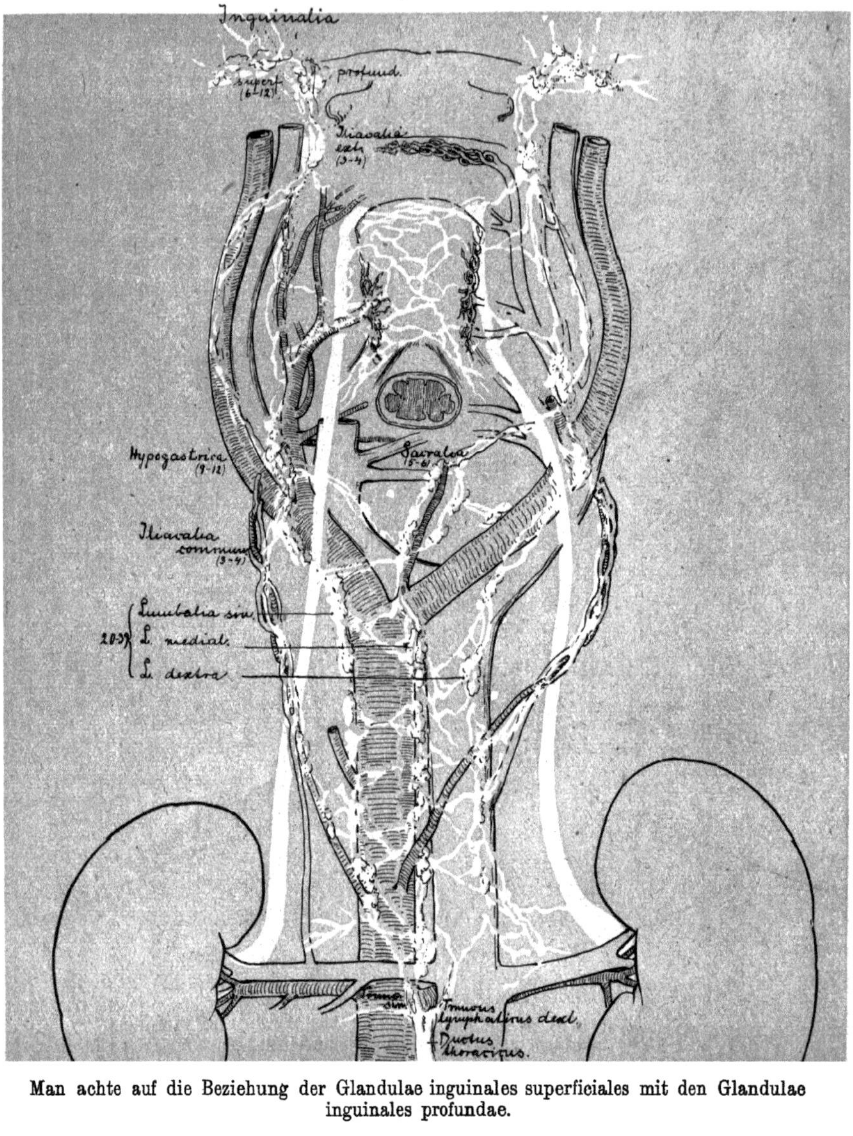

Man achte auf die Beziehung der Glandulae inguinales superficiales mit den Glandulae inguinales profundae.

pudendae externae (Mons pubis und oberer Teil der großen Labien), die Arteria dorsalis clitoridis und die Arteriae labiales posteriores aus der Arteria pudenda interna (vgl. Fig. 271), der Ramus anterior aus der Arteria obturatoria

---

[1]) An Stelle einer Vena circumflexa ilium superficialis tritt die Vena thoracoepigastrica, die einen Teil ihres Blutes in die Vena thoracalis lateralis und durch sie in die Vena axillaris ergießt (vgl. auch Fig. 209).

(Seitenfläche der großen Labien); in der Analgegend hauptsächlich Aeste der Arteria pudenda interna: die Rami haemorrhoidales inferiores und die Arteria perinei (vgl. Fig. 271). — Die gleichnamigen Venen, die weitgehend anastomosieren, haben im wesentlichen 3 Abflußgebiete: 1. Die Vena saphena magna durch die Venae pudendae externae. 2. Die Vena pudenda interna durch die Venae dorsales clitoridis usw. und im Analteil durch die Venae haemorrhoidales inferiores. 3. Die Vena obturatoria durch zahlreiche Anastomosen.

Besonders wichtig sind auch bei dieser Operation die Lymphdrüsen. Wir werden durch unseren Schnitt in erster Linie die 6—12 Lymphdrüsen in der Leistengegend, die Glandulae inguinales superficiales, die teils oberhalb, teils unterhalb des Ligamentum Pouparti gelegen sind, entfernen können. Wir müssen uns aber klar machen, daß die Vasa efferentia dieser Drüsen mit den Glandulae inguinales profundae (zu denen auch die uns von den Schenkelhernien her be-

Fig. 245.

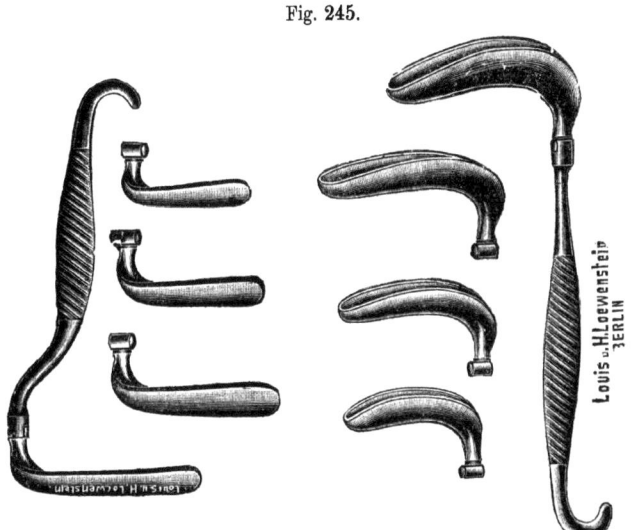

Oberes und unteres Blatt des Scheidenspekulums nach Bozemann.

kannte Rosenmüller'sche Drüse gehört) in Verbindung stehen und durch diese wiederum mit den Glandulae iliacae in Beziehung treten (Fig. 244). Auch hier wird also die Ausräumung der Drüsen, wie beim Uteruskarzinom, nicht immer von einem vollen Erfolg begleitet sein können.

Das Abpräparieren des Wundlappens.

Nachdem man durch zahlreiche Klemmen die Blutung gut gestillt hat, wird mit Krallenzangen der zwischen den Schnittflächen gelegene obere Lappenrand gefaßt und mitsamt den Lymphdrüsen, dem Fett und dem Bindegewebe so sauber wie möglich von seiner Unterlage abpräpariert. Im oberen Teil des Schnittes sieht man jetzt die Aponeurose des M. obliquus externus und den äußeren Leistenring freipräpariert, das Lig. Pouparti und ein Stück der Fascia lata. Im Bereich der Scheide ist das Trigonum urogenitale und der Musculus perinei profundus freigelegt. Der M. bulbocavernosus und der M. perinei superficialis ist mit dem Wundlappen zugleich mitexstirpiert worden (unter Umständen müssen sogar Teile des Trigonum urogenitale mit fortgenommen werden).

Die Naht. Die Naht dieser sehr komplizierten Wunde wird man am besten mit durchgreifenden Silkwormgutfäden ausführen und an den Stellen stärkster Spannung kurze Drainageröhrchen einlegen. (Diese Stellen sind auf unserer Figur mit Kreuzen markiert worden.)

Die Operationen an der Scheide und dem Damm werden wir uns am besten klarmachen können, wenn wir die in der Praxis so überaus häufig ausgeführte vordere und hintere Kolporrhaphie besprechen.

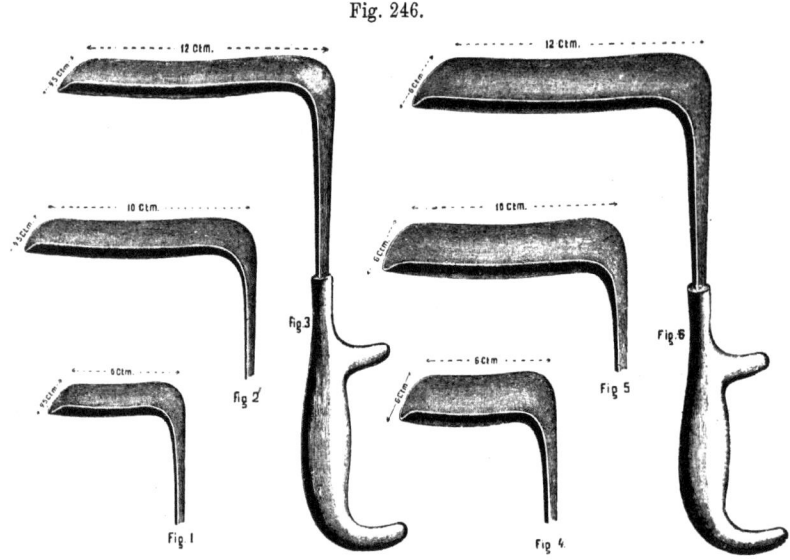

Fig. 246.

Scheidenspekula nach Doyen.

II. Die Operationen an der Scheide und dem Damm.

1. Die Kolporrhaphia anterior.

Ohne uns zunächst um den Effekt dieser Operationen zu kümmern, wollen wir an einer geeigneten Leiche die Technik üben. Die Lagerung der Leiche ist bei allen vaginalen Operationen die eingangs beschriebene. Es handelt sich in unserem speziellen Falle um einen geringen Grad von Deszensus der Vagina, wie Sie das an unserem Präparat Fig. 247 ohne weiteres erkennen können.

Das Freilegen des Operationsterrains. Es empfiehlt sich, zum Freilegen der Portio und zur Desinfektion der Scheide vor dem eigentlichen Beginn der Operation andere Spekula zu gebrauchen, wie zur Operation selbst. Zur Vorbereitung der Vagina nehme ich die entenschnabelförmigen Modelle, deren erstes Sims konstruiert hat. Die Form desselben sehen Sie in Fig. 245 dargestellt, nur ziehe ich es vor, Spekula aus einem Stück zu verwenden. Man unterscheidet an ihnen das untere Blatt, das auf die hintere Scheidenwand zu liegen kommt (in Fig. 245 rechts), und das obere Blatt mit flacher Platte und einer Symphysenkrümmung am Griff. Zuerst wird das untere Blatt eingeführt und zwar schonend, indem man es in Kantenstellung in die Scheide bei entfalteter Vulva hineingleiten läßt. Ganz ähnlich, wie wir das beim Einführen des Stöckel'schen Spekulums in die Laparotomiewunde geübt haben (S. 64, Fig. 50). Der

Assistent erfaßt jetzt den Griff und zieht mit kräftigem Zug das Spekulum rektalwärts, wobei er zu berücksichtigen hat, daß die Spitze der in der Vagina liegenden Platte **tiefer** liegt, als der Teil der Platte, der sich am Rande

Fig. 247.

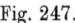

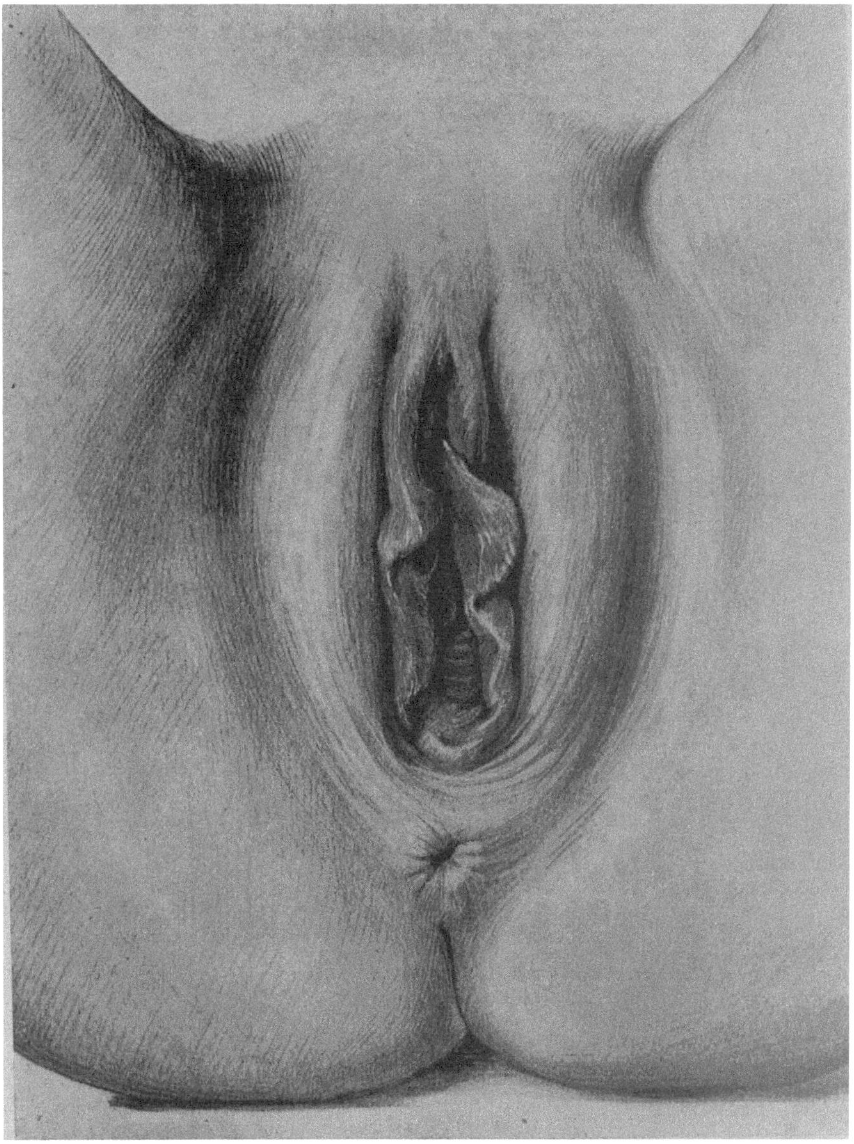

Die Vulva klafft. Die vordere Scheidenwand ist deszendiert und in der Rima pudendi sichtbar. Der Damm ist schlecht erhalten.

des Dammes befindet. Der Operateur ermuntert ihn hierzu mit den Worten; „Die Spitze berücksichtigen!" Sonst gleitet das Spekulum leicht bei starkem Zug aus der Scheide heraus, fährt über die Analpartie und muß von neuem desinfiziert werden.

Alsdann wird das obere Blatt in die Vagina hineingeschoben und vom Operateur so lange gerichtet, bis er die Portio vaginalis gut sehen kann. (Da ich in meinen Kursen oft beobachten konnte, daß statt der Portio eine beliebige Schleimhautfalte der Vagina eingestellt und dann vorgezogen wurde, verweise ich Sie auf die Figg. 277, 295, 307 u. a. m. gelegentlich der Besprechung der Operationen an der Portio.) Jetzt wird

Fig. 248.

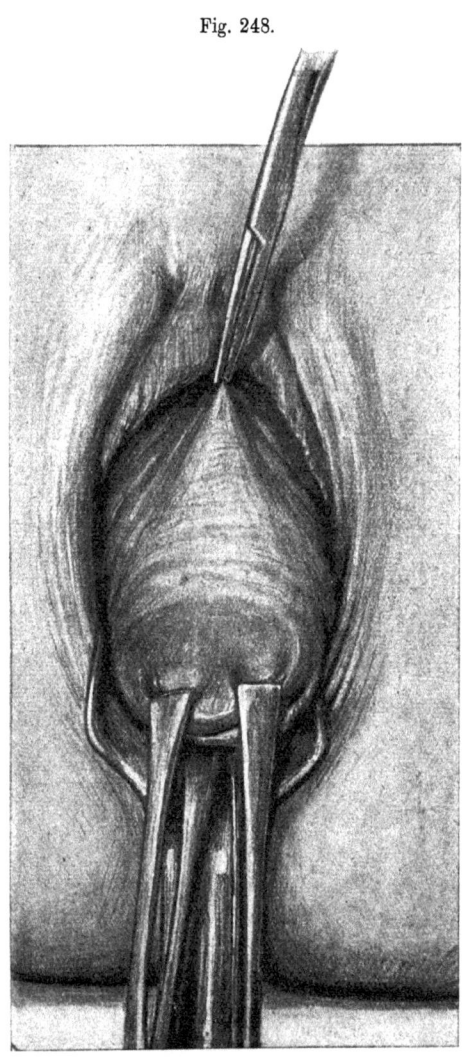

Die Portio ist vorgezogen. Die Klemme ist dicht unter der Urethra angelegt und bezeichnet die Stelle, wo der Schnitt zu beginnen hat.

die Portio mit einer oder zwei kräftigen Krallenzangen gefaßt. Nach der Desinfektion lassen Sie die Krallenzangen an der Portio, decken die äußeren Genitalien mit sterilen Tüchern ab, wie Sie das nur an der Lebenden erlernen können, und wechseln nunmehr die Spekula. Zur eigentlichen Operation gebrauche ich die Spekula nach Doyen (Fig. 246). Kommt es uns darauf an, die Portio vorzuziehen, so nehmen wir ein solches mit ganz kurzer Platte (1 oder 4 auf unserer Figur), die Breite richtet sich nach der Beschaffenheit der Vulva. Würden wir eine lange Platte nehmen, so würde das Spekulum direkt unserem Vorhaben, den Uterus herabzuziehen, entgegenarbeiten, wie Sie leicht ohne weitere Worte verstehen werden.

Fig. 249.

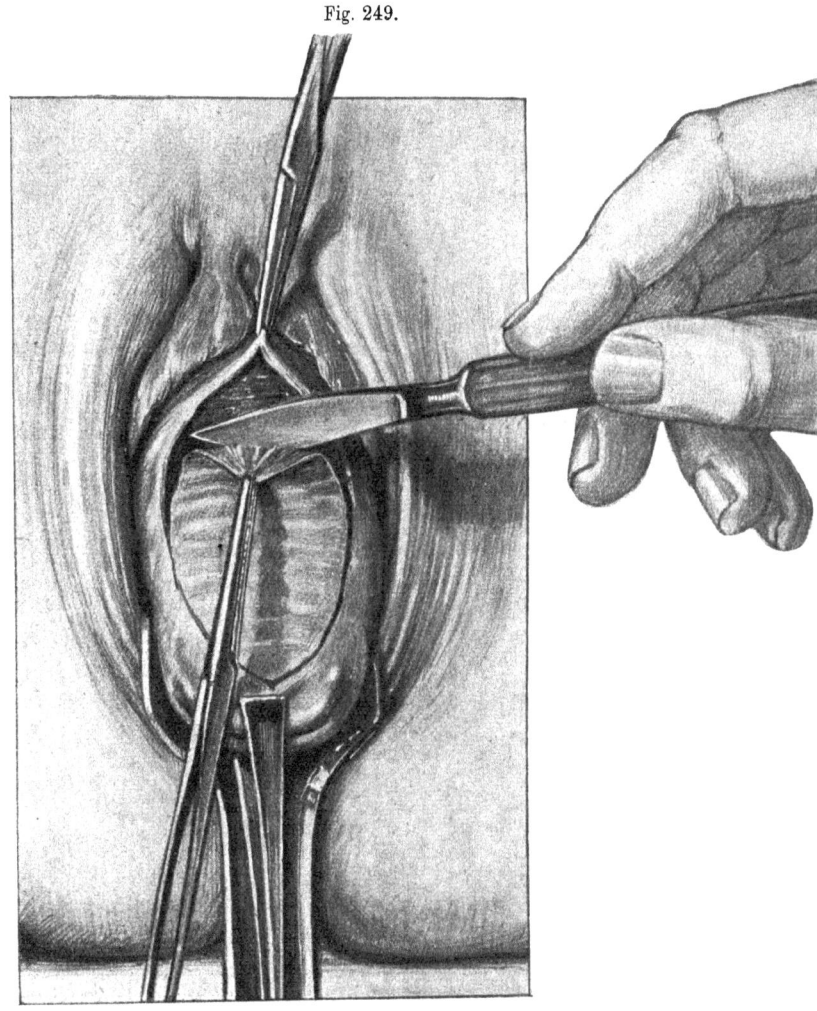

Ovalärschnitt. Der Lappen wird „abgezogen". Das Messer, dessen Schneide dem Lappen zugewandt ist, durchtrennt vereinzelte Bindegewebszüge.

1. Akt: Das Vorziehen der Portio. Die Schnittführung. Das Abpräparieren des Scheidenlappens.

Die Portio ist jetzt vor die Vulva gezogen und damit die ganze vordere Scheidenwand (Fig. 248). Die Falten der Columna rugarum anterior sind durch den Zug ausgeglichen, die Scheide erscheint mehr glatt und wird nun noch durch eine Klemme, die etwa $1/2$—1 cm unterhalb der Harnröhrenöffnung angelegt wird, gespannt. An dieser Klemme beginnt unser Kolporrhaphieschnitt. Der Kolporrhaphieschnitt soll zweierlei bezwecken, einmal soll er die Scheide verengern, zum andern soll er uns einen Zugang gewähren zu dem die Blase in ihrer Lage haltenden Stützgerüst. Beides erreichen wir mit dem einfachen Ovalärschnitt, dessen Größe sich nach der Weite der Scheide zu richten hat, und den Sie in Fig. 249 dargestellt sehen. Dieser Schnitt hat nur die Scheide zu durchtrennen; man muß sich hüten, ihn zu tief zu führen, da man sonst die dahintergelegene Blase verletzen kann; aber auch ein zu oberflächlicher

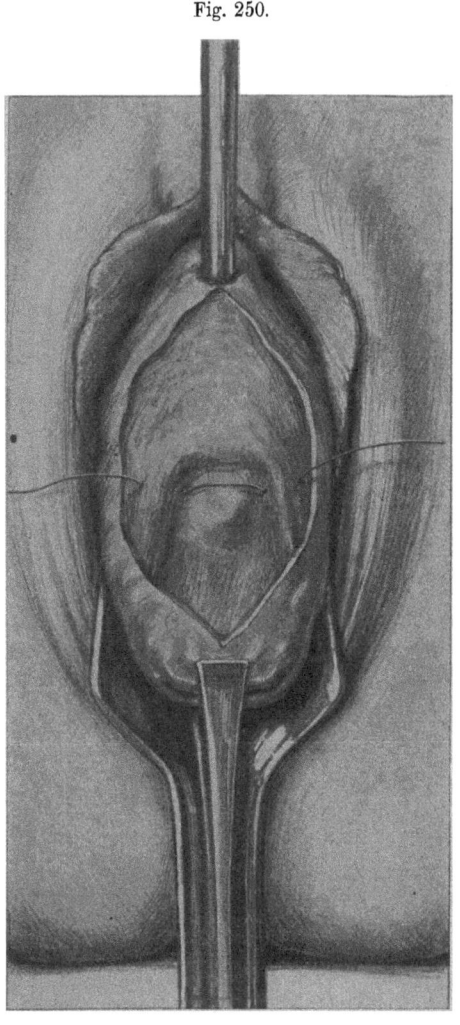

Fig. 250.

Der Scheidenlappen ist abpräpariert. Man sieht die Blase, in die ein Katheter eingeführt ist, und die beiden Faszienschenkel zwischen Zervix und Blase. Der erste versenkte Faden ist gelegt.

Schnitt ist nicht zu empfehlen, da man dann den Lappen nicht in einem Stück, „wie ein Abziehbild" pflegte Straßmann zu sagen, abziehen kann und Schleimhautinseln stehen bleiben, die man alsdann sorgfältig entfernen muß, damit die Naht gut und exakt wird. Das kostet Zeit und Mühe und ist unnötig. — Ist man hingegen in der richtigen Schicht, so genügt ein sanfter Zug mit einer Klemme, die die Spitze des Wundlappens erfaßt, um ihn einfach „abzuziehen"; nur hier und da müssen mit dem

Messer, dessen Schneide dem Scheidenlappen zugewandt sein muß, einige kleine Bindegewebsfasern durchtrennt werden (Fig. 249). Der Assistent tupft häufig mit einem Stieltupfer und schiebt auch dabei die Blase von dem Lappen ab.

Fig. 251.

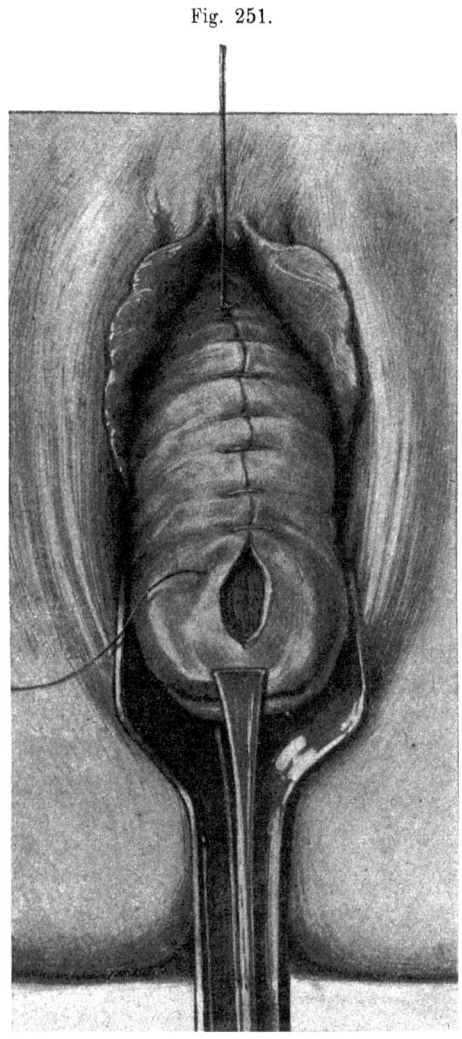

Fortlaufende Naht der Scheide mit Katgut.

2. Akt: *Die Naht.*

Nachdem wir den Scheidenlappen abpräpariert haben, sehen wir die Blase vor uns liegen, im oberen Teile unserer Wunde mit Bindegewebe bedeckt, während sie im unteren Teile, besonders wenn wir einen männlichen Katheter einführen, deutlich zwischen zwei Bindegewebssäulen, die von der Zervix ausgehend die Blase stützen, zum Vorschein kommt (Fig. 250). Diese beiden säulenartigen Gewebsmassen sind Teile der Fascia visceralis pelvis (Fascia endopelvina) und man findet in ihr an dieser Stelle nicht selten von der Zervix kommende Muskelfasern beigemengt. Unsere erste Aufgabe ist es nun, diese beiden Stützsäulen oder Gewebsbalken der Blase, auf die Bumm schon seit Jahren besonderes Gewicht gelegt hat, durch eine Naht zu vereinigen[1]). Wie die Naht anzulegen ist, sehen Sie in Fig. 230 dargestellt. 3 oder 4 Katgutknopffäden werden in den meisten Fällen genügen, um die prolabierte Blase oben fixiert zu halten. Während der Naht dieser beiden Gewebsschenkel empfiehlt es sich,

Fig. 252.

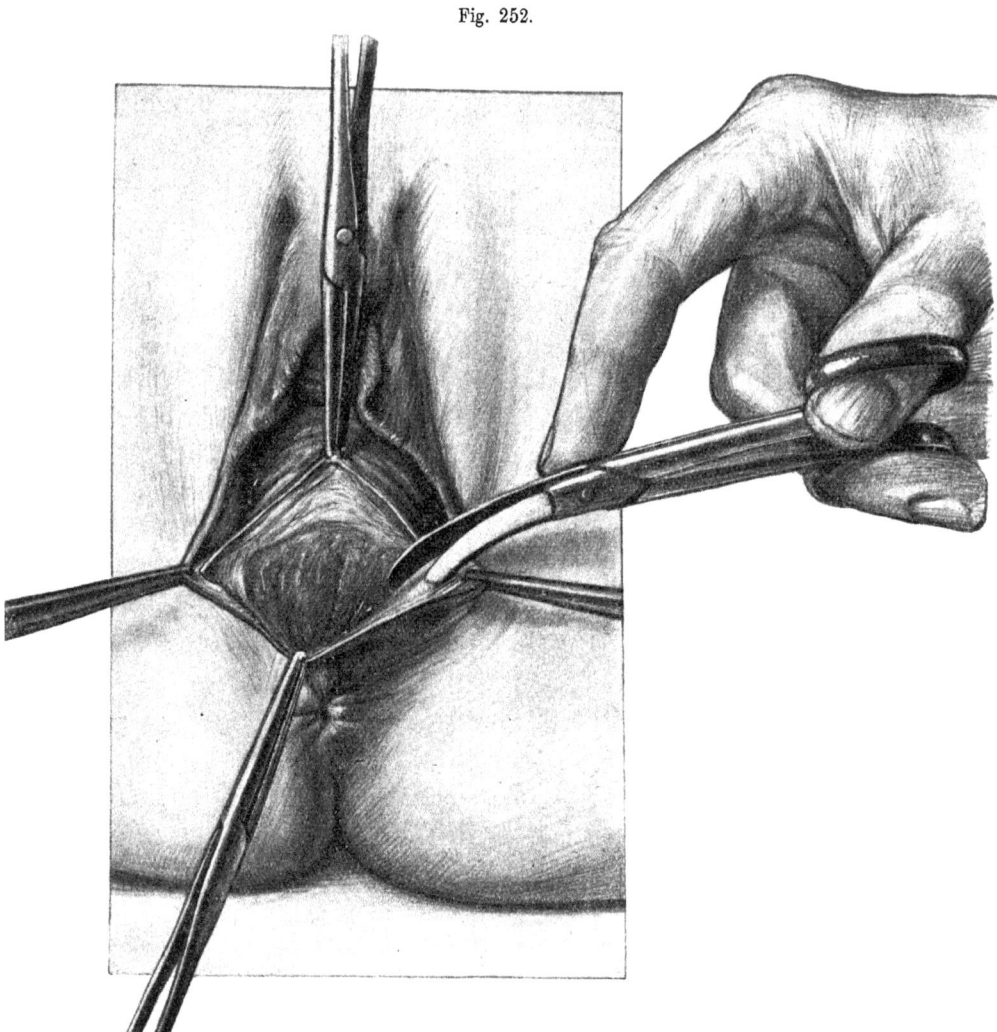

Die Anfrischungsfigur bei der Kolpoperineorrhaphie.
Der Lappen ist bis zur Basis abpräpariert. Die Schere legt nunmehr die Fascia perinei frei.

mit einem stumpfen Instrument, etwa einem Katheter, von unten her zwischen den Schenkeln den untersten sichtbaren Pol der Blase nach oben zu schieben, also genau

---

1) In neuerer Zeit hat Bumm Versuche gemacht, ein Stück der Fascia lata zu transplantieren. Der Erfolg ist abzuwarten. Aber selbst bei bester Heilung kann ich nicht einsehen, wie dieses Faszienstück an seinen lateralen Partien einen Halt finden soll. Mir scheint, es muß wie ein lose gehaltenes Sprungtuch wirken.

Fig. 253.

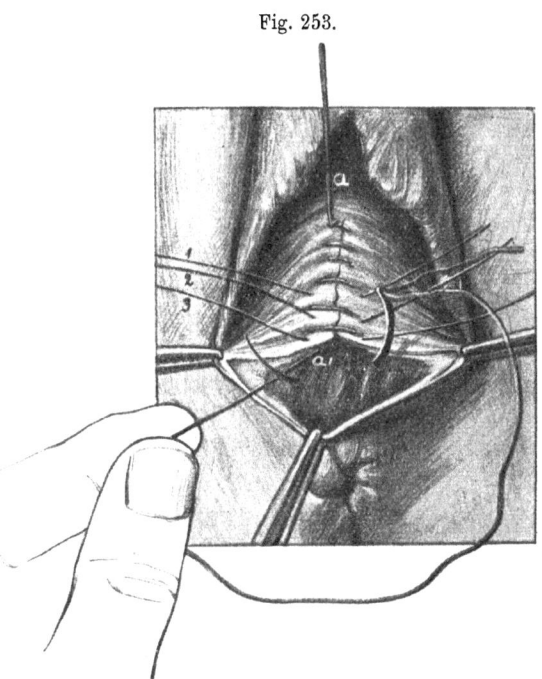

$a-a'$ Scheidennaht. *1, 2, 3* Silk-Entspannungsfäden.

das Umgekehrte zu tun, was wir erstens bei Einführung des Katheters durch die Urethra getan haben. Nach Vereinigung der Faszienschenkel wird die Scheide mit fortlaufendem Katgut genäht, wie Ihnen das ohne weiteres die Fig. 251 zeigt.

2. Die Kolpo-Perineorrhaphie
(Kolporrhaphia posterior und Perineoauxesis).

Das Freilegen des Operationsterrains. Das untere Blatt des Spekulums wird entfernt, während man das obere Blatt einführt, um eine bessere Uebersicht der hinteren Scheidenwand zu haben. Jetzt faßt man mit einer Klemme in der Mittellinie die hintere Scheidenwand und entfernt das obere Blatt des Spekulums. Wie weit dieser Punkt von dem Außenrande der Vulva abliegt, hängt von dem jeweiligen Falle ab. Die Endpunkte der kleinen Labien werden jetzt ebenfalls mit Klemmen gefaßt; soll der Damm sehr hoch werden, so faßt man die kleinen Labien etwas oberhalb der Endpunkte. Läßt man jetzt die 3 Klemmenspitzen sich berühren, so hat man eine ungefähre Uebersicht von den Größenverhältnissen der Scheide und des Dammes nach der Operation. Bei Frauen in geschlechtsreifem Alter und auch bei solchen, die noch Verkehr haben, darf man natürlich die Scheide nicht allzusehr verengern.

1. Akt: Die Schnittführung und das Abpräparieren des Scheiden-Dammlappens.

Die Verbindungslinie der oberen Klemme mit der Klemme links und rechts gibt die Schnittführung an (Fig. 252). Zunächst wird die Scheide zwischen der oberen Klemme und der Klemme rechts gespannt und mit dem Messer auf der so entstehenden Scheidenkante eingeschnitten, alsdann macht man dasselbe Manöver auf der linken Seite. Wir präparieren nun, indem wir den dreieckigen Scheidenlappen mit Klemmen fassen, diesen so von seiner Unterlage bis zu seiner Basis ab, daß wir nur die Haut ablösen, das darunterliegende Bindegewebe aber nach

Fig. 254.

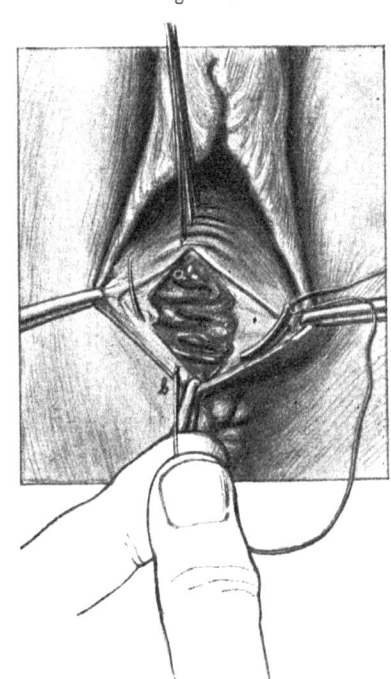

$a'-b'$ tiefe Dammnaht bei *b*. Beginn der Naht der Faszie.

Fig. 255.

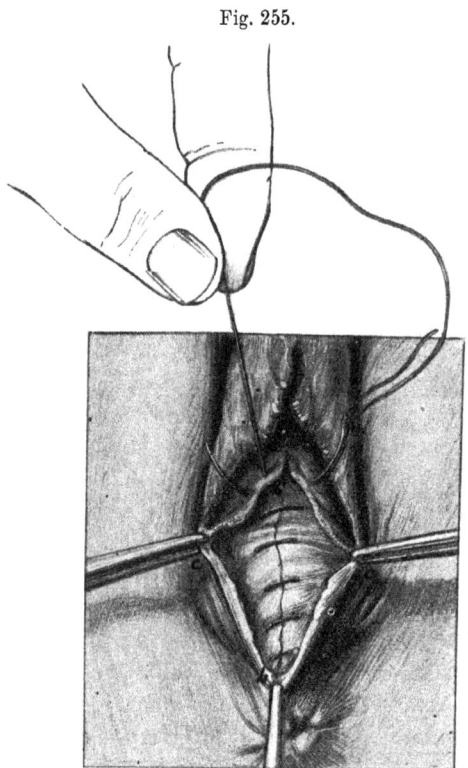

Fasziennaht (b—b') und Beginn der Scheidennaht (2. Etappe).

Möglichkeit schonen. Sind wir an der Basis angelangt, so unterminieren wir die Seitenwände des Lappens mit der Schere, wie es Ihnen die Fig. 232 deutlich zeigt, wir gewinnen so die dünne, subkutane Fascia perinei, die in der Mitte unserer Anfrischungsfigur schlecht entwickelt ist, an den Seiten aber auf diese Weise stets gut darzustellen ist (vgl. hierzu Figg. 253, 254, 255). Hat man auf diese Weise die Fascia perinei abgelöst, so bildet der Hautlappen nunmehr eine fast transparente Gewebsplatte, die vollends durch einen nach unten konvexen bogenförmigen Schnitt, von der Klemme links zur Klemme rechts abgetragen wird.

2. Akt: Die Naht.

Da es gerade bei den plastischen Operationen außerordentlich auf eine exakte Naht ankommt, so werden wir dieselbe hier genau zu üben haben. Diese Naht setzt sich aus folgenden Abschnitten zusammen:

1. **Fortlaufende Scheidennaht** (Katgut). Fig. 253, a—a'.
2. **Zwei bis drei Entspannungsnähte** (Silk). Fig. 253, 1. 2. 3.
3. **Fortlaufende, versenkte Perinealnaht** (Katgut, derselbe Faden wie bei 1.). Fig. 253 bei a' beginnend. Fig. 254 von a' bis b.
4. **Fortlaufende, versenkte Fasziennaht.** (Katgut, derselbe Faden wie bei 1. und 3.). Fig. 254 bei b beginnend. Fig. 255 von b bis b'.
5. **Fortlaufende Scheidennaht, 2. Etappe** (Katgut, derselbe Faden wie bei 1. 3. und 4.). Fig. 255 bei b beginnend, dort, wo die Naht 1 bei a' (Fig. 253) in die Tiefe ging. Diese Naht findet ihr Ende und wird dort geknotet, wo die Klemme links und die Klemme rechts fixiert waren, d. h. an den Endpunkten der kleinen Labien (vgl. den Knoten dort auf Fig. 256).
6. **Hautnaht des Dammes mit Michel'schen Klammern.** Fig. 256.

Dieser detaillierten Gruppierung der Nahtbezirke ist nur noch wenig zur Erläuterung hinzuzufügen. Sie sehen, daß wir zu der gesamten Naht im wesentlichen einen fortlaufenden Katgutfaden (Dronke Nr. 4) gebrauchen. Nachdem dieser an die Stelle der größten Spannung gelangt ist, wird er zunächst vom Assistenten straff gehalten und es werden nun zunächst 3 Silkwormgutfäden in die Vagina gelegt (Fig. 253, 1. 2. 3.) und geknotet. Zwischen diesen Fäden hindurch geht jetzt der fortlaufende Faden weiter und gelangt nun, indem er den linken Scheidenwundrand von oben nach unten durchbohrt, in die Tiefe. Hat er dort die Gewebe[1]) zusammengerafft, so wendet er sich, indem er den rechten

---

[1]) Hier befinden sich auch die von einem vorderen und einem hinteren Fascienblatt bekleideten Levatorschenkel, die also bei richtiger Ausführung auch bei dieser Methode vereinigt werden. Weiteres siehe in diesem Kapitel unter „5. Levator-Naht", Fig. 264 und S. 307 u. 321.

Faszienlappen von innen nach außen durchsticht (Fig. 254, b) in die Fascia perinei, diese von unten nach oben vereinigend. Schließlich geht er zum Scheidenwundrand zurück, ihn von innen nach außen durchbohrend und in dem Endpunkt der kleinen Labien seinen Abschluß findend. Ich habe diese Naht so genau dargestellt, weil ich weiß, wie schwer sie dem Anfänger fällt, und ich bitte Sie, dieselbe an der Hand unserer Figuren, so oft Sie nur irgend können, zu üben.

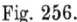

Fig. 256.

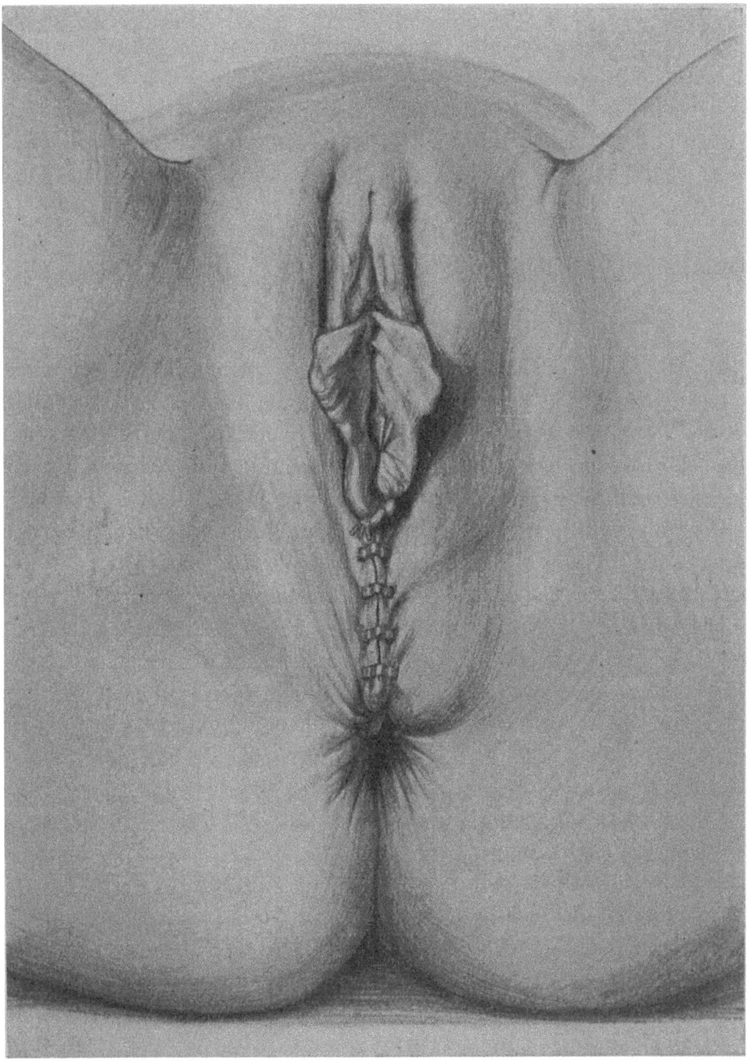

Die Operation ist beendet. Man vergleiche Fig. 247 mit dieser, um den Effekt der Operation zu beobachten. (Man achte auf die Höhe des Dammes und den Scheidenschluß.)

Fehlerquellen. Ein sehr häufiger Fehler wird von dem Anfänger gemacht, wenn er den fortlaufenden Faden von einer Schicht in die nächst tiefere oder höhere führt. Er läßt dann leicht den Faden den Wundrand passieren, krempelt diesen dadurch ein und schafft so einen Locus minoris resistentiae. Dieses tritt, um mich konkreter auszudrücken, ein, wenn er von der Scheide kommend (Nr. 1 unserer Gruppierung auf S. 302) statt erst durch den linken Wundrand der Scheide und dann in die Tiefe zu gehen, schon einen halben Stich früher, d. h. wenn der Faden eben den rechten Scheidenwundrand von unten nach oben durchbohrt hat, in der Tiefe die Naht weiterführt; dann muß, wie Sie jetzt leicht verstehen werden, wenn Sie dabei Fig. 253 betrachten, der Faden den Wundrand überschneiden.

Ein weiterer Fehler wird bei der Fasziennaht gemacht, wenn diese die tiefere Katgutnaht mit umgreift; dadurch gibt es leicht Ernährungsstörungen. Die Gewebe müssen vielmehr, ähnlich wie bei der Lembertnaht, gefaßt werden, wie es Ihnen die Figur 254 deutlich zeigt.

Schließlich neigt der Anfänger beim Abpräparieren des Lappens sehr leicht dazu, zu viel Gewebe fortzunehmen; dann entsteht ein gewebsarmer, dürftiger, zweckloser Damm aus vielen Katgutfäden und wenig Gewebsbestandteilen. Der Hautlappen muß „transparent" sein, dann haben Sie gut operiert. An die Stelle dieser Operation ist in neuester Zeit bei vielen Operateuren „die Levatornaht" getreten, die Sie in dieser Vorlesung unter 5 dargestellt finden (vgl. auch das S. 302 Fußnote Gesagte).

3. Die Operation des frischen Dammrisses 3. Grades.

Nach unseren bisherigen Uebungen wird Ihnen die Naht des Dammrisses 3. Grades keine Schwierigkeiten bereiten. Die Hauptsache ist auch hier das richtige und gute Freilegen des Operationsterrains. Durch Einlegen eines oberen Blattes des Spekulums können Sie die Rißstelle in der hinteren Scheidenwand gut übersehen. Bei der Lebenden kann ein über faustgroßer Wattebausch, den Sie in die Scheide einführen und bis über die Rißstelle hinaufschieben, häufig das Spekulum ersetzen, gleichzeitig verhindert es, daß Blut aus dem Uterus die gute Uebersicht stört. Sehr häufig — wie auch an unserem Präparat (Fig. 257 [I.]) — ist die Columna rugarum posterior auf beiden Seiten eingerissen; in unserem speziellen Fall geht der Riß rechts höher hinauf als der linke. Die beiden oberen Rißstellen werden mit 2 Kocher'schen Klemmen gefaßt, ebenso die beiden untersten Rißränder am M. sphincter externus (vgl. Fig. 258 [II.]; hier sind nur die beiden oberen Klemmen gezeichnet, die unteren aber aus Platzmangel fortgelassen). Die Naht wird in folgenden Etappen angelegt:

1. Extramuköse Naht des Rektums, Naht des Musculus sphincter externus mit dünner Seide (aus den in der Vorlesung über Darmoperationen angegebenen Gründen). Fig. 258 (II.), a.
   Bem.: Wie ihr Name sagt, liegt die Naht außerhalb des Schleimhautrohres des Rektums.
   (Durch diese Naht wird der Dammriß 3. Grades in einen solchen 2. Grades verwandelt.)
2. Knopf- und fortlaufende Naht der Scheidenwunden mit Katgut (Dronke Nr. 4.) Fig. 258 (II.), b.
3. Versenkte Dammnaht (Knopf- oder fortlaufende Nähte) mit Katgut (Dronke Nr. 4). Fig. 259 (III.), d.
   (Jetzt ist der Dammriß 2. Grades in einen solchen 1. Grades verwandelt).
   Bem.: Die Naht umfaßt nicht, sondern übergreift die Dammnaht; vgl. auch Fig. 254 u. Text S. 302 u. 303 (unter „Fehlerquellen") u. Fig. 256.
4. Die Hautnaht mit Michel'schen Klammern. Fig. 260 (IV.).

4. Die Operation des alten Dammrisses nach Lawson Tait und Sänger.

Während wir beim **frischen** Dammriß mit der einfachen Naht durch anatomisch richtige Vereinigung der Gewebe zum Ziele kommen, müssen wir uns beim alten Dammriß erst Wunden schaffen, die wir alsdann in zweckmäßiger Art und Weise zu vernähen haben. Dieses erreichen wir mit Hilfe dreier, prinzipiell verschiedener Methoden.

1. **Die Anfrischungsmethode** (nach Simon, Hegar, Freund u. a. m.). Dieselbe unterscheidet sich im Prinzip durch nichts von der von uns schon geübten Kolpoperineorrhaphie (S. 301).
2. **Die Lappenspaltungsmethode** (nach Lawson Tait, Sänger, A. R. Simpson, Zweifel). Wir werden alsbald die von Lawson Tait angegebene Methode zu besprechen haben.
3. **Die reine Spaltungsmethode** nach Fritsch. Diese Methode hat Fritsch schon lange vor Einführung des Lawson Tait'schen Verfahrens angewandt (zit. nach Hegar, l. c.).
4. **Die einfache Narbenanfrischung** nach Walcher und Küstner.

Ich habe Ihnen die verschiedenen Methoden angeführt, um Ihnen klarmachen zu können, warum wir beim „alten" Dammriß statt der uns bekannten Kolpoperineorrhaphie nach anderen, anatomisch besser fundierten Methoden uns umsehen müssen. Beim Vorfall, also **bei Gewebsüberschuß, ist die Anfrischungsmethode am Platze, bei Defekten**, wie in unserem Falle, können nur **Operationsverfahren** eine Berechtigung haben, **die**, statt Gewebe zu opfern, **gewebssparend vorgehen** (wie die unter 2. 3. und 4. genannten Verfahren). „Jede Methode der Dammplastik, wo Wundflächen durch Wegschneiden von Schleimhautpartien geschaffen werden, ist theoretisch falsch, denn wer wird im Prinzip einen Defekt durch Schaffen eines neuen Defektes decken wollen"[1]).

Wir werden von allen diesen Methoden nur die von Lawson Tait (besser gesagt die von Voss, der sie nach Sänger[2]) schon im Jahre 1865 ausführte) besprechen, und zwar dem Prinzip unserer Uebungen entsprechend, in erster Linie nur diejenigen Operationen zu berücksichtigen, deren Ausführung auch heute noch die meiste Verbreitung hat.

Die Technik der Operation. Sie sehen in Fig. 261 das Präparat eines alten Dammrisses 3. Grades dargestellt. Es hat sich zwischen Vagina und Rektum (die Analpartie in dem Defekte entsprechend halbmondförmig mit der Konkavität nach vorn gerichtet) ein scharfer, als horizontale, weiße Linie verlaufender Narbensaum gebildet. Auf diesem scharfen Nebensaum wird, wie es Ihnen die punktierte Linie zeigt, der erste Schnitt angelegt, der bezweckt, die Vagina vom Rektum abzulösen. Auf diesem Schnitt stehen die beiden anderen für die Lappenbildung nötigen senkrecht und reichen von den Endpunkten der kleinen Labien bis zu der Stelle, wo der durchrissene und retrahierte Sphincter ani gelegen ist. So entsteht eine H-förmige Schnittfigur. Nun müssen bei dieser Art der Schnittführung zwei Lappen entstehen, ein vaginaler, der nach oben und ein rektaler, der nach unten geklappt wird. Am unteren Lappen suchen wir uns zunächst die, wie schon gesagt, quer durchrissenen und retrahierten Sphinkter-

---

1) Fritsch, Zentralbl. f. Gyn. 1887. S. 474.
2) Zentralbl. f. Gyn. 1888. S. 765.

fasern auf, was nicht leicht ist, aber nach einiger Uebung stets gelingt (Fig. 262). Auch diese nähe ich lieber mit Seide als mit Katgut. Einige Fäden runden extramukös das Mastdarmrohr. Dann folgt die versenkte fortlaufende Katgutnaht (Fig. 263) und

Fig. 257 (I.), Fig. 258 (II.), Fig. 259 (III.) und Fig. 260 (IV.).

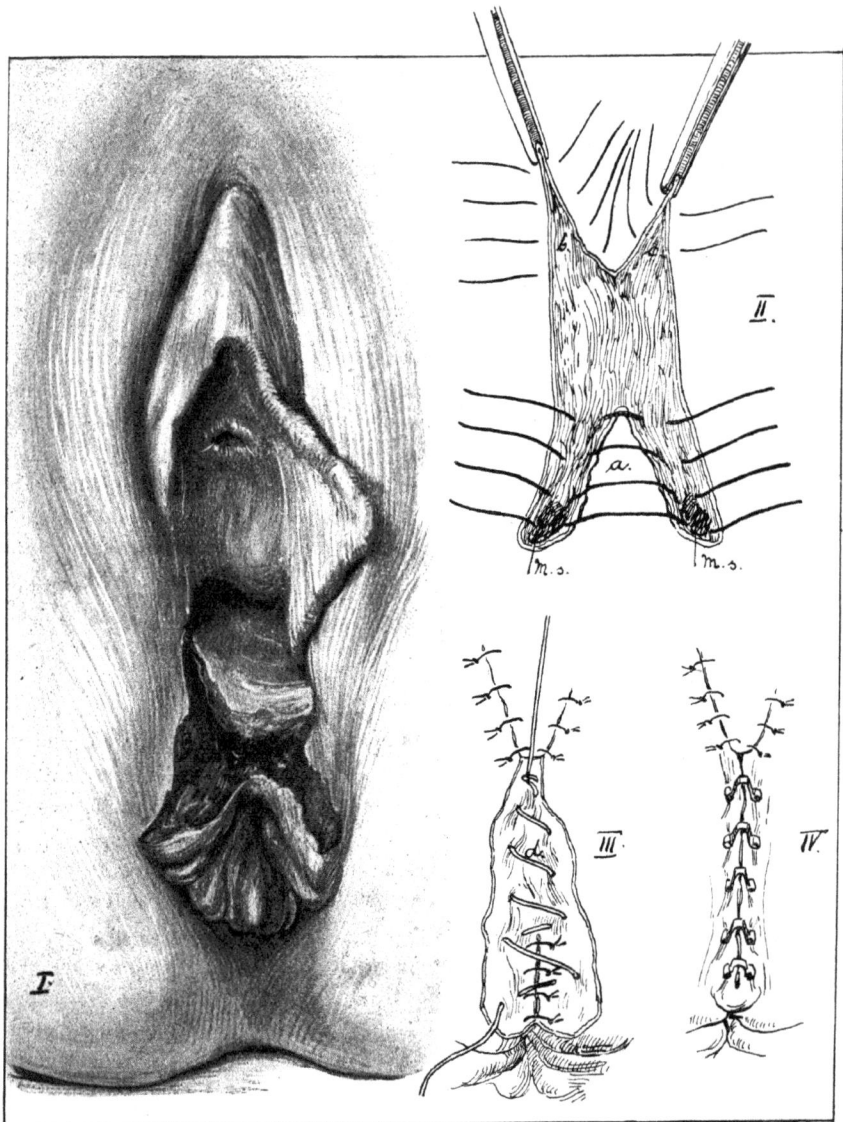

I. Frischer Dammriß 3. Grades. *II. a.* Naht des Rektums und des Sphinkters *(M.s.)*, *b.* Scheidennaht. *III.* Tiefe Dammnaht *a.* *IV.* Hautnaht mit Michel'schen Klammern.

schließlich die Hautnaht. Da der Scheidenlappen nach oben präpariert wurde, muß dort ein Pürzel entstehen. Dieser nach Hegar „viel gerügte" Pürzel ist zu vermeiden, wenn man ein kleines Dreieck (die Spitze nach innen, die Basis nach außen gekehrt) aus dem nach oben gekrempelten Scheidenlappen exzidiert und dann den Scheidenwundrand von der Scheide her vernäht. Die Hautnaht machen Sie in der geübten Art und Weise mit Michel'schen Klammern.

Fig. 261 (1.), Fig. 262 (2.) und Fig. 263 (3.).

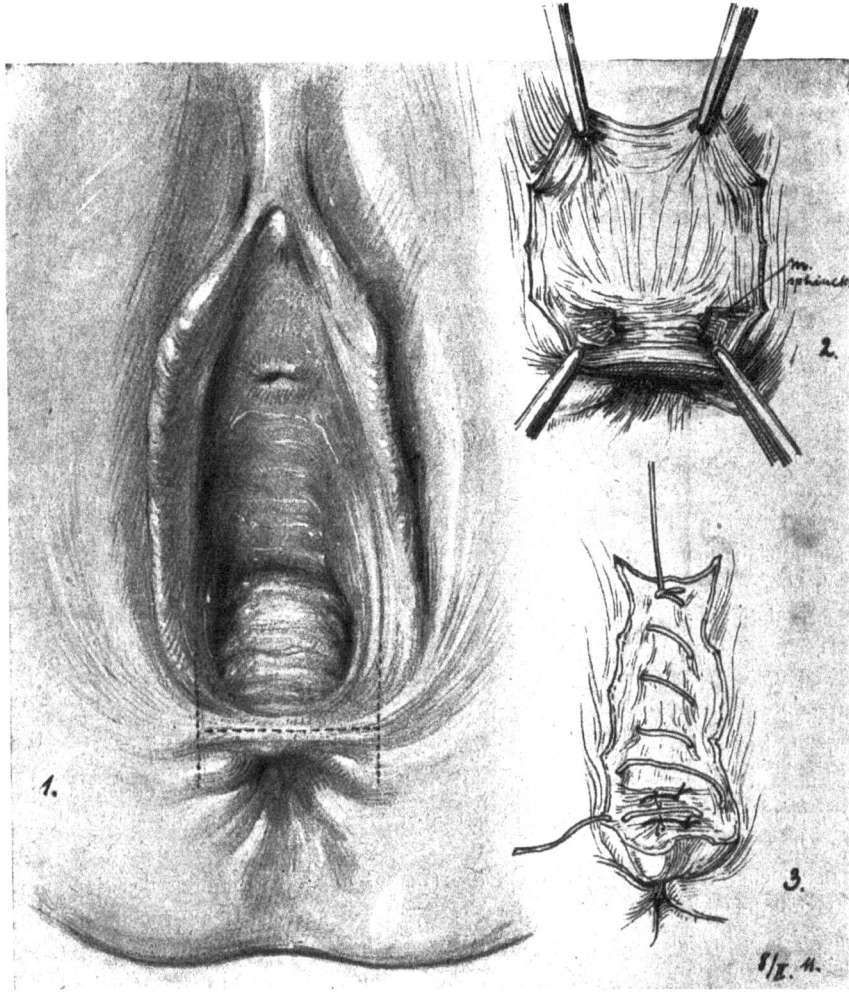

1. Alter Dammriß 3. Grades (Sammlungspräparat). Methode nach Voss-Lawson Tait. *(1. 2. 3.)* (Text S. 305.)

5. Die Levator-Naht.

Die Vereinigung der Levatoren erfreut sich in Deutschland neuerdings besonders auf die Anregung von Krönig[1]) und Heidenhain[2]) einer stets steigenden Beliebtheit.

---

1) Bemerkungen zur Prolapsoperation. Arch. f. Gyn. Bd. 92. S. 83.
2) Ueber eine neue Prolapsoperation. Arch. f. Gyn. Bd. 88. S. 417.

Fig. 264.

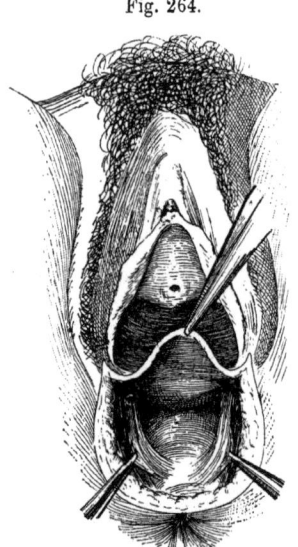

Bogenschnitt zur Freilegung der Levatoren nach Proust (l. c.).

Nach Hartmann[1]) war es zuerst Charles P. Noble[2]), der die prinzipielle Myorrhaphie in Amerika im Jahre 1897 ausführte. In Deutschland gebührt das Verdienst, zielbewußt die Levatoren nach einem Bogenschnitt, wie Ihnen die Fig. 264 zeigt und wie ihn zuerst Frank angegeben hat, freigelegt und vereinigt zu haben: Ziegenspeck[3]). In Frankreich sind besonders Duval et Proust[4]) (siehe auch unsere Fig. 264), Delbet[5]) und schließlich Hartmann[1]), in Amerika Kelly[6]) und Holden[7]) zu erwähnen.

Was nun den Hautschnitt anbetrifft, so ziehen die meisten Operateure jetzt den Bogenschnitt der Hegar'schen Anfrischungsfigur vor. Dieser Schnitt stellt die einfache alte, von Fritsch angegebene reine Spaltungsmethode dar. Auch hier wird, um den „viel gerügten Pürzel" zu vermeiden, ein kleines Dreieck mit der Spitze nach innen und der Basis nach außen aus dem nach oben gezogenen (vgl. Fig. 264) Scheidenlappen exzidiert und die Scheide alsdann von der Innenseite her vernäht. Viele Operateure sehen in dieser Spaltungsmethode schon eine wesentliche Verbesserung: „es wird keine Haut mehr fortgeschnitten."

So berechtigt, wie Sie gesehen haben, dieser Standpunkt bei der Operation des alten Dammrisses war: wo wenig ist, soll man nicht noch das wenige verringern, so unberechtigt ist dieses bei dem Prolaps der hinteren Scheidenwand: Man macht ein Kleid enger, indem man ein Stück Stoff herausschneidet und man reduziert das Scheidenrohr am besten in gleicher Weise, wie es Ihnen die Fig. 252 zeigt. Auch bei dieser Methode wird ja die Haut des Dammes nach Möglichkeit geschont.

Das Wesentliche der Methode ist also nicht der Hautschnitt, sondern das Freilegen und Vereinigen der beiden Levatorschenkel. Wollen Sie diese bei der Operation schnell und sicher finden, so ist es zweckmäßig, sie bei der Lebenden in jedem Falle gynäkologischer Untersuchung zu tasten. Das gelingt außerordentlich leicht, wenn Sie mit 2 Fingern in die Seitenpartie der Scheide eindringen und die Patientin nun auffordern, den After einzuziehen. Dann fühlen Sie ganz deutlich die Muskelaktion des Levators[8]).

In gleicher Weise tasten Sie bei der Operation nach Eröffnung des Septum rectovaginale mit leichter Mühe bei der Lebenden wie bei unseren Uebungen die muskulösen Partien dieses Muskels. Jetzt schlingen Sie am besten dieselben mit einem Faden an, ziehen Sie in die Mediane und vereinigen sie dort. Ueber die Muskelnaht legen wir alsdann wie in Figg. 254 u. 255 die Fasziennaht.

---

1) Gynécologie opératoire. 1911. Paris, Steinheil.
2) A contribution to the technique of operations for the cure of lacerations of the pelvic floor in women. Americ. gyn. a. obstetr. journ. 1897. A. X. p. 413.
3) Zentralbl. f. Gyn. 1891 S. 1251.
4) Presse médicale. 1902. p. 1120.
5) Bull. et mém. de la soc. de chir. 1902. p. 1092.
6) Operative Gynäkologie. 1907. A. I. London, Sidney Apleton.
7) Amer. journ. obstetr. 1905. p. 497.
8) Wie Martin in seinem Atlas S. 65 die Möglichkeit dieses Tastens der Levatoren bei der Lebenden bestreiten konnte, ist mir völlig unerfindlich.

Fig. 265.

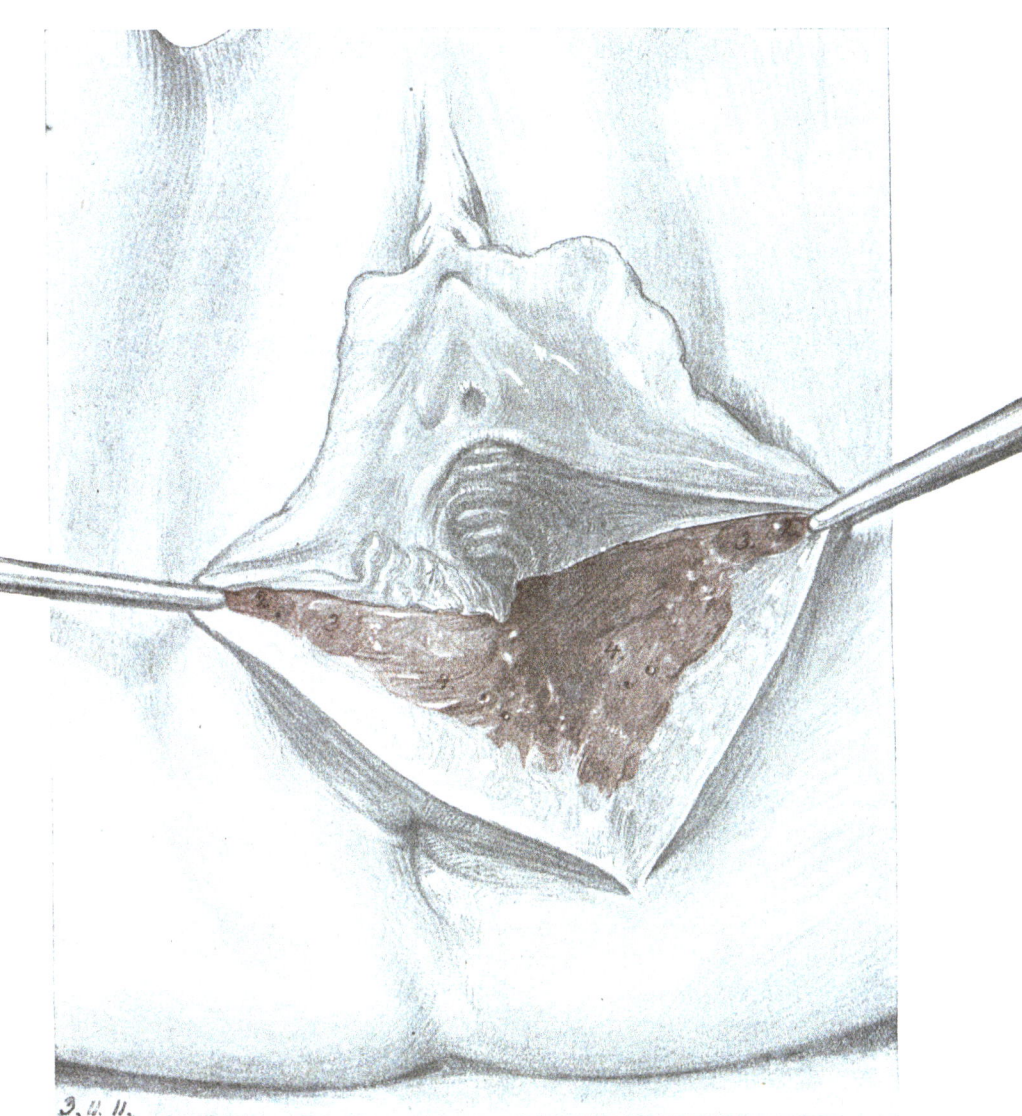

Der paravaginale Hilfsschnitt. (Wie gewöhnlich auf der linken Seite angelegt.)
1. Columna rugarum posterior, an deren linker Seite der Schnitt bis zur Portio läuft. *2.* M. sphincter vaginae (Constrictor cunni). *3.* M. perinei profundus. *4.* Durchschnittene Fasern des Levator ani. Zwischen den Faserzügen einige klaffende arterielle Muskelästchen.

Bezüglich des Wertes und der Gefahren bei diesem Vorgehen (Levator-Naht) verweise ich Sie auf unser Kapitel „Operations-pathologische Betrachtungen", S. 321.

6. Die Hilfsschnitte an der Scheide und am Damm.

Durch die beiden seitlich des Mastdarms gelegenen weichen Fettpolster des Cavum ischiorectale und durch die richtige Anwendung und Haltung der Spekula werden wir in den meisten Fällen genügend Spielraum für unsere operativen Maßnahmen haben. Jedoch gibt es einige Fälle, wo diese so erzielte Uebersicht nicht ausreicht und wir zu anderen Hilfsmitteln unsere Zuflucht nehmen müssen. Diese Hilfsmittel wurden schon bald nach der ersten Ausführung größerer vaginaler Operationen von den Operateuren geübt, so u. a. von v. Olshausen und v. Winckel. Später war es dann Dührssen, der diesen Schnitt schon seit 1887 in die Geburtshilfe, seit 1891 (Charité-Annalen) in die Gynäkologie einführte und dessen wesentlichstes Moment, die Durchtrennung des M. levator ani, von ihm besonders betont wurde. Trotzdem führt dieser Schnitt den Namen Schuchardt's, der ihn zuerst 1894 publiziert hat.

Die Technik des paravaginalen und pararektalen Hilfsschnittes. Man legt sich die hintere Scheidenwand durch ein vorderes Blatt des Spekulums frei, bis man die Portio gut sehen kann. Alsdann wird mit dem Messer die Scheide seitlich, in unserem speziellen Fall auf der linken Seite dicht neben der Columna rugarum posterior gespalten, der Schnitt außen alsdann weitergeführt, so daß der M. sphincter vaginae (s. bulbo-cavernosus, constrictor cunni), der M. transversus perinei superficialis und profundus und alsdann der M. levator ani durchschnitten wird (Fig. 265). Schuchardt führt den Schnitt noch weiter nach hinten, so daß er den Anus unter Schonung des M. sphincter in einem zum After konkaven Bogen umschneidet und dadurch bis zu den Muskelfasern des M. coccygeus, diesen selbst durchschneidend, reicht. Wie groß Sie den Schnitt anlegen wollen, hängt von dem jeweiligen Zweck, den Sie damit verfolgen, ab. Daß Sie dadurch ganz erheblich an Raum gewinnen, können Sie an jeder Leiche selbst beobachten. Die Naht erfolgt nach den gleichen Prinzipien unter zweckmäßiger Benutzung der Kocher'schen Klemmen zum Freilegen, wie wir das ja heute schon verschiedentlich geübt haben. Haben Sie die Naht gut angelegt, so muß das anatomische Bild völlig rekonstruiert werden.

Die Blutung steht gewöhnlich durch die Kompression mit dem unteren Blatt des Spekulums. Sollten einige Gefäße spritzen —

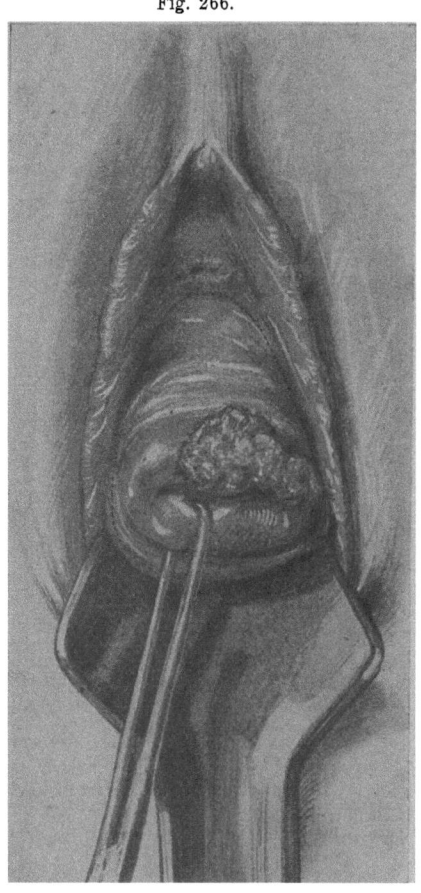

Fig. 266.

Auf die Scheide übergreifendes Portiokarzinom. Die Schnittführung ist durch die punktierte Linie gekennzeichnet.

Fig. 267.

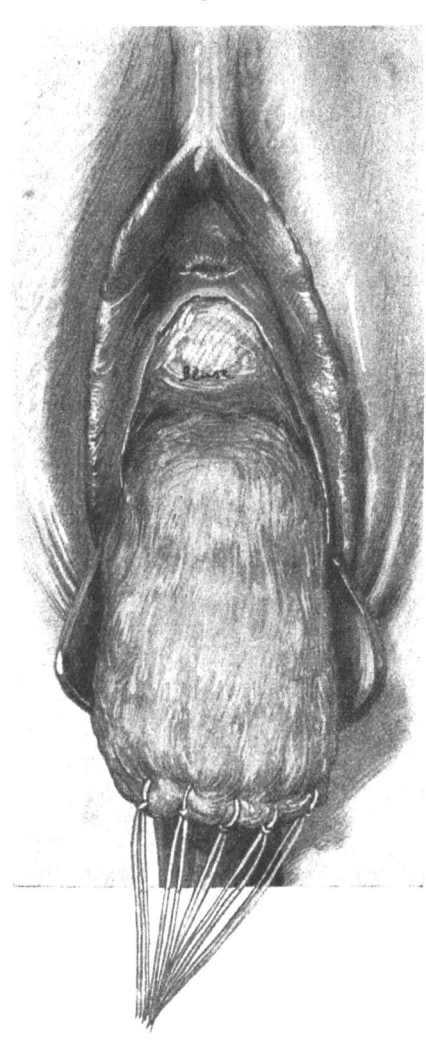

Die Scheidenschleimhaut ist umgekippt, ausgestopft und zugenäht. Man sieht die Blase freigelegt.

man sieht einige klaffende kleine Arterien auf unserem nach der Natur gezeichneten Bilde dargestellt — so werden sie gefaßt und unterbunden.

7. Die Totalexstirpation der Scheide.

Bei malignen Neubildungen der Scheide wird man in seltenen Fällen das ganze Vaginalrohr zu exstirpieren haben. Wir machen zunächst einen zirkulären Schnitt an der Schleimhaut-Hautgrenze oder wenigstens dicht dahinter (Fig. 266). Es ist fast der gleiche Schnitt, wie wir ihn als inneren Zirkulärschnitt bei der Totalexstirpation der Vulva (siehe dort Fig. 243, 3) geübt haben. Auch hier wird nach Möglichkeit die Harnröhre geschont. Alsdann fasse ich den inneren Wundrand dieses Zirkulärschnittes ringsum mit Kocher'schen Klemmen, präpariere das Scheidenrohr ab, indem ich es invertiere, stopfe es alsdann mit einem in essigsaure Tonerde getauchten Tampon so fest wie irgend möglich aus und verschließe alsdann durch Knopfnähte, die den inneren Wundrand von oben nach unten vereinigen, die Vagina. Auf diese Weise verwandeln wir das schlechtpräparierbare, schlaffe Scheidenrohr gewissermaßen in einen festen Tumor, den wir nun aus dem parakolpischen Bindegewebe bald stumpf, bald scharf mit der Cooper'schen Schere ausschälen können (Fig. 267). Im vorderen und oberen Teil der so gelösten Scheide sehen wir die Blase erscheinen, und gehen wir noch höher hinauf, so kommen wir an die Umschlagsstelle des Peritoneums auf die Plica vesico-uterina, vorn und hinten auf das Douglasperitoneum.

Wir eröffnen jedoch das Peritoneum nicht, sondern tamponieren nunmehr den parakolpischen Wundraum mit Gazestreifen und exstirpieren alsdann den Uterus und die Adnexe vom Abdomen her in der Art und Weise der von uns geübten erweiterten Totalexstirpation.

Das Mißliche dieser Operation ist es, daß wir den großen, zylindrischen parakolpischen Wundraum nicht versorgen können. Die Blutstillung erfolgt durch Tamponade bis auf die spritzenden Arterien, die unterbunden werden müssen, die Heilung geht per granulationem vor sich.

Operations-anatomische Betrachtungen.

Die Anatomie dieses Gebietes ist besonders schwer und neuerdings wieder ein beliebtes Thema geworden. Besonders hat in der letzten Zeit das prachtvolle, anatomische Werk von Halban und Tandler, Anatomie und Aetiologie der Genitalprolapse beim Weibe, klärend und anregend gewirkt. Aus der Bumm'schen Klinik erscheint soeben ein Atlas von Ed. Martin über denselben Gegenstand. Martin hat das Verdienst, die seinerzeit von Kocks ausgeführten Untersuchungen von neuem bestätigt zu haben, wie wir noch des Genaueren sehen werden. (Vgl. auch Waldeyer, l. c., S. 770.)

Unsere Absicht kann es nun nicht sein, erschöpfend dieses große Gebiet, so interessant es auch ist, zu behandeln. Wie wir es immer nach unseren Uebungen getan haben, wollen wir auch hier an der Hand unserer eigenen Präparate und unserer an der Leiche während der Operationen gemachten Erfahrungen uns eine gute Uebersicht und ein eigenes Urteil zu bilden suchen.

Der knöcherne Beckenausgang, der uns von der Geburtshilfe her hinlänglich bekannt ist, stellt beim Weibe eine besonders weite und geräumige Apertur dar (Fig. 268). Dieser offene Raum muß durch Gewebslager verschlossen werden, um den Beckeneingeweiden den nötigen Halt zu gewähren. Um uns diese Gewebslager klar vor Augen zu führen, haben wir drei Möglichkeiten: Erstens die Präparation von der Beckenhöhle her nach außen, zweitens die Präparation von den äußeren Genitalien nach innen und schließlich die zweckmäßigen Sagittal- und Frontalschnitte durch gehärtete Präparate.

Wir beginnen mit der Präparation des durch Weichteilmassen verschlossenen Beckenausgangs von der Beckenhöhle her. Hier kann ich bei Ihnen schon einen großen Teil der Anatomie voraussetzen, wenn Sie sich nur an die Erfahrungen erinnern wollen, die Sie gelegentlich der Ausführung der erweiterten Totalexstirpation des Uterus und seiner Adnexe gemacht haben. Die ganze Beckenhöhle, mit Ausnahme der Teile des Ovariums, die durch die Farre'sche Linie begrenzt werden, ist mit Peritoneum überkleidet. Wenn wir dieses bei der genannten Operation zurückpräparieren, so sehen wir den Uterus hauptsächlich durch ein durch besondere Elastizität und Widerstandskraft ausgezeichnetes Bindegewebe verankert, das Waldeyer als eine Differenzierung des subperitonealen Bindegewebes auffaßt und mit der Fascia subcutanea vergleicht. Diese Verankerung des Uterus erfolgt in dreifachem Sinne, nach vorn, nach den Seiten zu und nach hinten.

1. Nach vorn: das Ligamentum pubo-vesico-uterinum.
2. Nach den Seiten: das Ligamentum cardinale (Kocks) s. Ligamentum transversum (Mackenrodt).
3. Nach hinten: die Ligamenta sacro-uterina.

Alle diese Bänder sind Teile der Fascia endopelvina und mit allen diesen Bändern mußten wir bei unserem operations-anatomischen Vorgehen gelegentlich der Ausführung der erweiterten Totalexstirpation in Berührung kommen[1]). Das Lig. pubo-vesico-uterinum ist Ihnen beim Abschieben der Blase von der Zervix sowohl bei den abdominalen Operationen, wie bei der vorderen Kolporrhaphie bekannt geworden. Während wir es bei der letztgenannten Operation schonten, um es durch die Naht als stützende Unterlage für die Blase zu verwenden, konnten wir es bei der abdominalen Totalexstirpation ohne weiteres stumpf abschieben oder mußten nur hier und da scharf mit der Schere nachhelfen.

---

[1]) E. Martin nennt die gesamte Fascia endopelvina: Retinaculum uteri, eine Bezeichnung, die mir nicht prägnant genug erscheint; will man statt der guten Bezeichnung Fascia endopelvina eine andere nehmen, so schlage ich den Namen: Ligamenta suspensoria uteri vor.

Die Ligamenta sacro-uterina mußten wir beim Ablösen des Peritoneums von der hinteren Zervixwand abpräparieren und Sie entsinnen sich, daß dies nur mit Hilfe der Schere, also scharf gelang.

Das Lig. cardinale s. transversum war die mächtige Bindegewebsmasse, die auszulösen der Zweck der erweiterten Totalexstirpation war und die ich Sie nochmals in Fig. 269 anzusehen bitte.

So weit kamen wir bei unserer Operation. Die nun folgende tiefere Schicht müssen wir uns jetzt ad hoc an einem Weichteilbecken freipräparieren.

Hier treffen wir das nach der soeben besprochenen Fascia endopelvina nächstfolgende Faszienblatt: die Fascia pelvis parietalis. Eine Vorstellung ihrer Lage

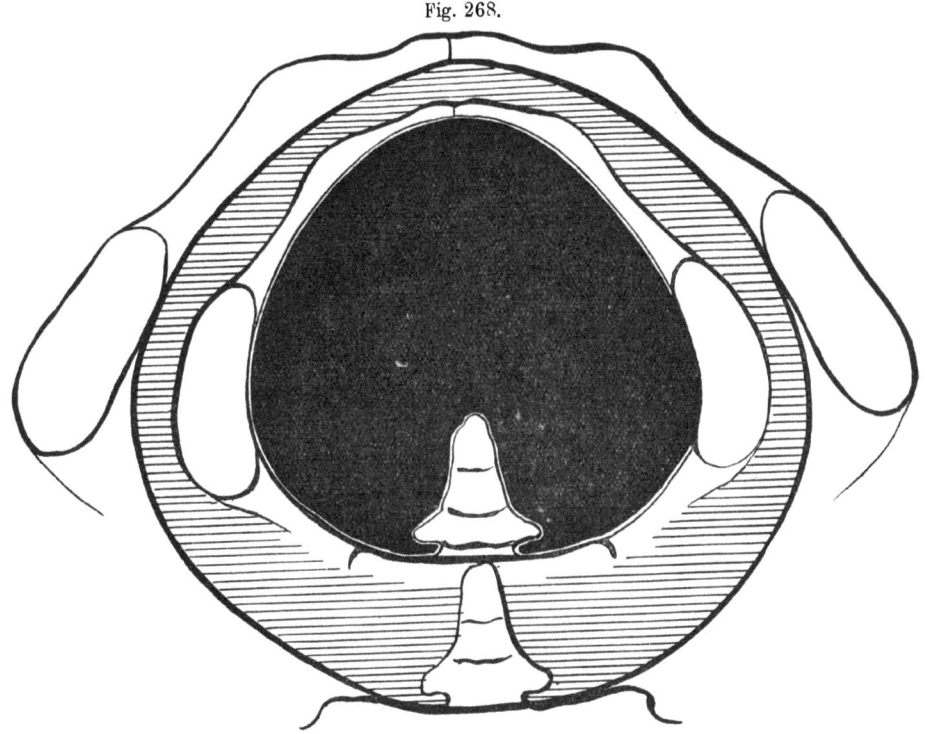

Fig. 268.

Die normalweite Beckenausgangsapertur ist schraffiert (die innere schwarze Apertur denke man sich fort; das Bild ist dem „Geburtshilflichen Seminar" entnommen).

kann ich Ihnen nicht besser geben, als wenn ich die Beschreibung Waldeyer's (l. c. S. 904) zitiere:

„Um zunächst eine allgemeine Vorstellung von der Fascia pelvis parietalis zu gewinnen, denke man sich die trichterförmige Beckenhöhle (Fig. 270, modifiziert nach eigenen Präparaten und nach Testut), in welche man von oben hineinschaut, mit einem dünnen Blatte belegt, welches überall da deutlich ist, wo es die roten Muskeln bedeckt, aber verschwindend dünn wird, wo es auf dem Perioste liegt, also hinter der Symphyse, auf der vorderen Kreuz- und Steißbeinfläche und an der Linea terminalis. So aufgefaßt, erscheint die Fascia pelvis parietalis als der untere blindsackartige Teil der großen Fascia endoabdominalis, welche das nach unten ausgebauchte Diaphragma pelvis ebenso in continuo überkleidet, wie sie oben die untere Fläche des Diaphragma thoraco-abdominale überzieht."

Mit den Spezialfaszien der Mm. piriformis, obturator internus, levator ani, coccygeus ist die Fascia pelvis parietalis verwachsen.

Heben wir nun das Faszienblatt ab, so sehen wir das Diaphragma pelvis vor uns liegen (Fig. 270). Die Bezeichnungen und Unterschriften dieser Figur erübrigen uns eine weitere detaillierte Beschreibung. Eine Einteilung des M. levator ani in einen M. puborectalis, M. pubococcygeus, M. ileococcygeus und M. ischio-

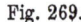

Fig. 269.

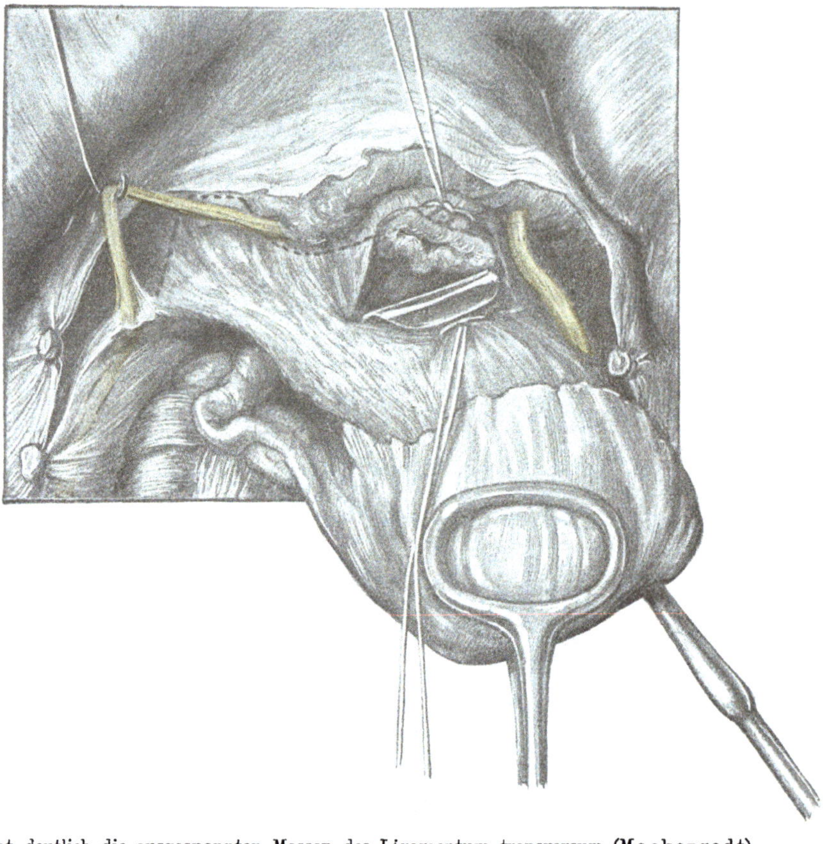

Man sieht deutlich die ausgespannten Massen des Ligamentum transversum (Mackenrodt).

coccygeus erscheint mir für unsere Zwecke nicht sonderlich notwendig, statt dessen wollen wir mit Halban und Tandler die Levatorplatte von den Levatorschenkeln unterscheiden. Sie sehen deutlich in unser Fig. 270 dargestellt, wie die Levatorschenkel einen längsovalen Raum zum Durchtritt des Urogenitalapparates freilassen. Diesen Raum bezeichnen die genannten Autoren als Hiatus genitalis.

Nunmehr verlassen wir den Beckenboden und suchen uns die Verhältnisse von den äußeren Genitalien nach innen her präparatorisch vorgehend klar zu machen.

Auch hier brauchen wir auf die anatomischen Gebilde, die in unserem Präparat Fig. 271 genau bezeichnet sind, nicht näher einzugehen und wir wenden uns deshalb sofort der Besprechung des Faszienapparates zu. Zwischen hinterer Kommissur und dem M. sphincter ani externus sehen Sie auf unserer Figur deutlich das Centrum perineale, das Sie soeben in seiner Ansicht vom Beckenraum in Fig. 270, 5 betrachtet haben. Hier vereinigen sich alle Fasziengebilde, die für uns wichtig sind. An dieser Stelle treten zunächst das obere und untere Faszienblatt des Trigonum urogenitale zusammen, ferner die Fascia perinei, die Faszie des M. sphincter, die Faszie der Mm. bulbo-cavernosi, die Faszie des M. transversus perinei und

Fig. 270.

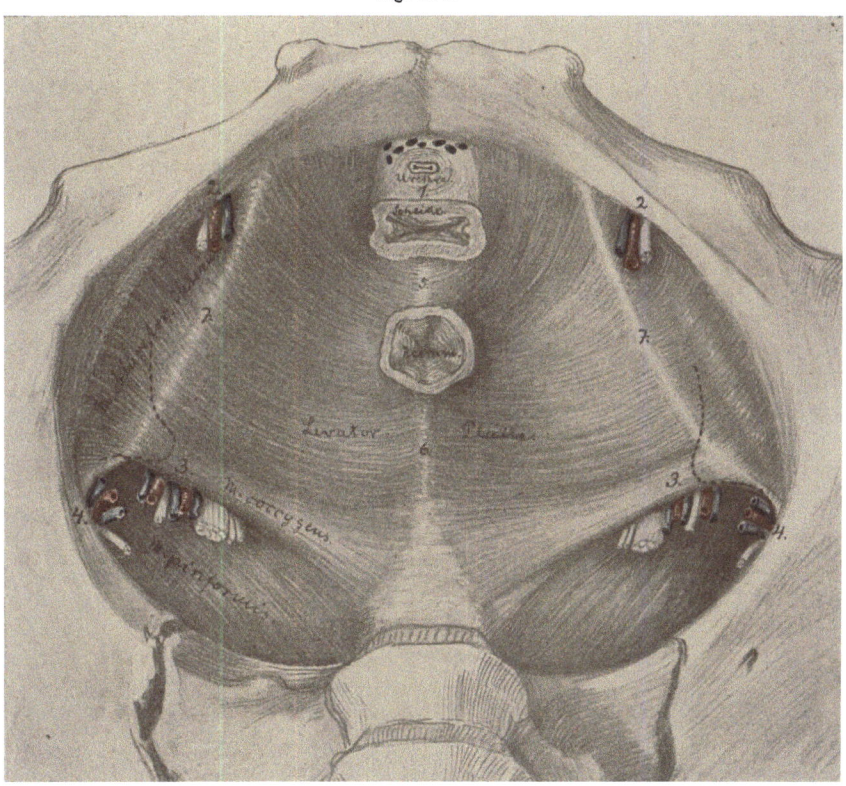

Das Diaphragma pelvis (die Fascia pelvis parietalis und die Spezialfaszien der Muskeln sind entfernt) modifiziert nach Testut.
1. Hiatus genitalis. 2. Foramen obturatorium mit Gefäßen und Nerven. 3. Foramen infrapiriforme; von außen nach innen: Vasa pudenda, N. pudendus, Vasa glutaea inf., N. ischiadicus, N. glutaeus inf. und N. cutaneus femor. post. 4. Foramen suprapiriforme: Vasa glutaea sup. und N. glutaeus sup. 5. Centrum perineale. 6. Lig. ano-coccygeum. 7. Arcus tendineus M. levatoris.

schließlich vom Beckenraum her die Fascia pelvis visceralis (Fig. 270, 5). Diese Stelle ist aber die bei Dammrissen am meisten gefährdete, und wir haben bei der Kolpoperineorrhaphie auf die Naht dieser Faszienvereinigung (Bumm) besonderes Gewicht zu legen. Da dieser gesamte Faszienapparat — wie wir gesehen haben — auch mit den Fasern des Levatorschenkels in Beziehung steht (Fig. 271), so muß naturgemäß eine Annäherung dieser Fasern bei exakter Fasziennaht erfolgen. Diese Beziehung des Faszienapparates zum Levator besteht

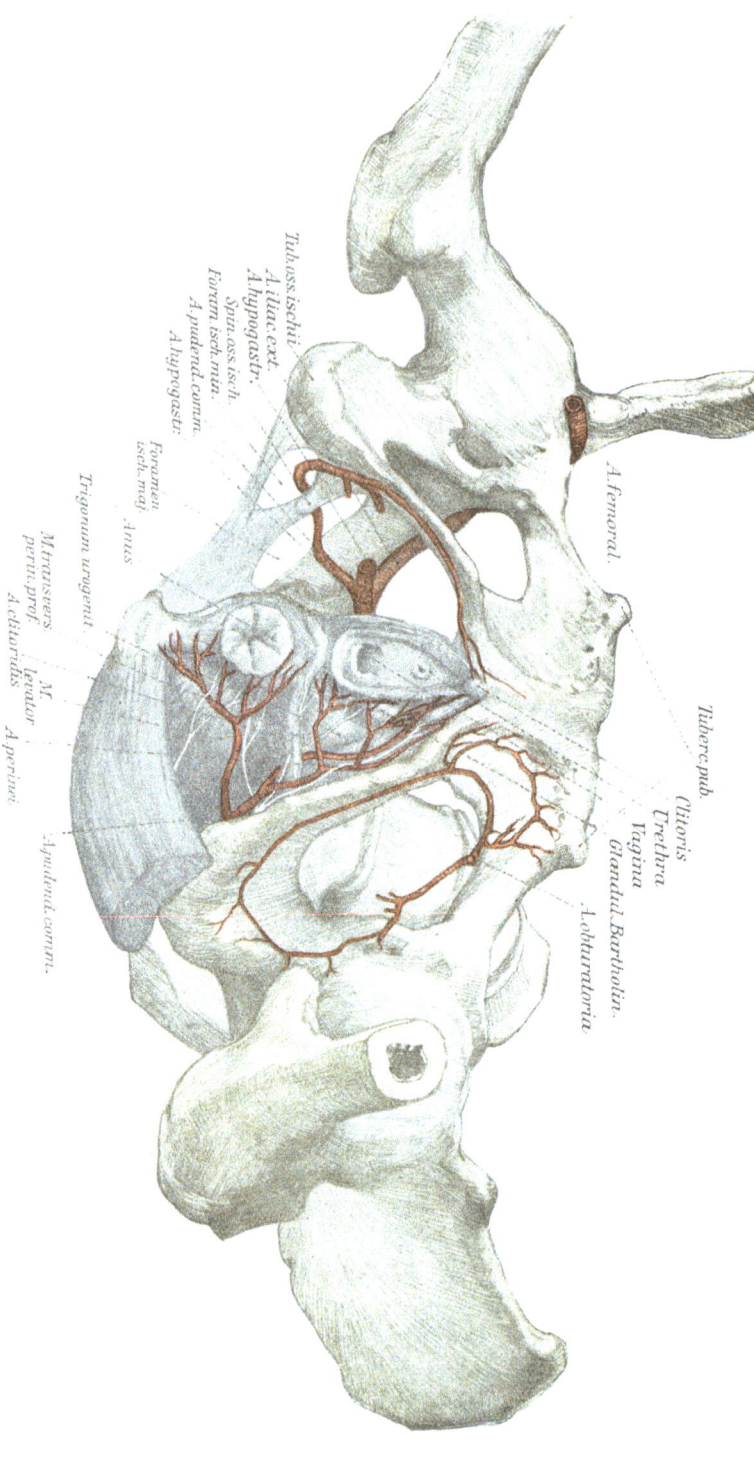

Fig. 271.

Das Versorgungsgebiet des unteren Drittels der Scheide durch die Aeste der Arteria pudenda communis s. interna. Man sieht auf der rechten Seite wie die Arterie um die Spina ossis ischii herumläuft. (Text S. 320.) Man beachte besonders das Centrum perineale und seine Beziehungen zum muskulären Apparat des Beckenbodens, insbesondere zum Trigonum urogenitale und zum M. levator ani. (Text S. 314.)

aber nicht nur an der Innenseite, sondern durch die dünne Faszie des M. sphincter und an der Außenseite. Die Faszie des Sphinkter ist nämlich eine Fortsetzung der unteren, lateralen Faszie des Levator ani (vgl. Fig. 271). Die äußere Faszie des Trigonum urogenitale bedarf keiner besonderen Beschreibung, die innere Faszie aber geht auf die Faszie des Obturator internus und auf die Fascia pelvis parietalis über. Von der Fascia perinei ist noch zu bemerken, daß sie nach den Seiten hin stärker entwickelt ist, als gegen die Mitte des Dammes zu.

Nachdem wir uns so die schwierigen Faszienverhältnisse des Beckenbodens an der Hand der beiden Muskelpräparate Figg. 270 und 271 klar gemacht haben, wollen wir an einem Frontalschnitt und an einem extramedianen Sagittalschnitt gewissermaßen rekapitulierend diese wichtige Gegend betrachten. An unserem Präparat Fig. 272 sehen Sie die hier gewaltig entwickelten Bindegewebsmassen der Fascia endopelvina (Lig. cardinale seu Lig. transversum), außerdem die durchschnittenen, trichterförmig nach vorn und oben konvergierenden Levatorschenkel. An unserem Präparat Fig. 273, S. 319 sehen Sie nochmals deutlich den Verlauf des Levatorschenkels der linken Seite dargestellt; es wird Ihnen ohne weiteres klar sein, besonders im Hinblick auf Fig. 270, daß dieser nur bei extramedianer Schnittführung sichtbar zu machen ist, der Medianschnitt durch die Symphyse aber den Hiatus genitalis, das Centrum perineale und das Lig. anococcygeum trifft.

Die Stellung des Uterus spielt nächst dem Beckenboden und der Fascia endopelvina für die Erhaltung seiner Lage eine außerordentlich wichtige Rolle. Befindet sich der Uterus nämlich wie normalerweise in Anteversio-flexio, so findet sein Korpus in der Blase ein Stützlager, das wie ein Prellbock bei Erhöhung des intraabdominalen Druckes die Tendenz zu deszendieren paralysiert[1]). Bei der Retroversioflexio liegt entsprechend der Tiefe des Douglas'schen Raumes das Stützlager, das hier von der Steißbein- und Kreuzbeingegend gestellt wird, bedeutend tiefer, die Neigung, zu deszendieren wird also um so größer sein. Die günstigsten Bedingungen für einen Deszensus sind aber gegeben, wenn sich die Gebärmutter in Mittelstellung befindet, da „die Uterusachse dabei mit der Achse der Vagina zusammenfällt". Alles dieses wird durch die geistreich ersonnenen Experimente von Halban und Tandler (l. c.) verständlich gemacht, nur daß diese Autoren die Bedeutung der Fascia endopelvina leugnen. Wir haben also gesehen, daß wir normalerweise bei Anteversio-flexio mit 3 Komponenten[2]) zu rechnen haben:

1. Das Stützlager, erster Kategorie: die Blase.
2. Der Suspensionsapparat: die Fascia endopelvina.
3. Das Stützlager, zweiter Kategorie: der Beckenboden.

Der Beckenboden hat aber gewissermaßen einen Locus minoris resistentiae in dem Hiatus genitalis (Halban und Tandler) und die Gefahr eines Vorfalls oder einer partiellen Elongatio wird immer eintreten, wenn das ganze Organ oder ein Teil desselben in die Richtung dieser „Bruchpforte" bei erschlafftem Suspensionsapparat und veränderter Stellung fällt. Während also Halban und Tandler das Verdienst haben, in klassischer Weise die Verhältnisse des muskulösen Beckenbodens von neuem zu

---

1) Besonders schön kann man diese Verhältnisse an Becken von Frühgeburten und neugeborenen Mädchen studieren. Auch für die Frage des „Unwertes" der Lig. rotunda hinsichtlich der Anteversioflexio-Stellung sind diese Präparate vortrefflich zu benutzen.

2) Meine persönlichen Erfahrungen stützen sich außer den hierfür notwendigen Untersuchungen an der Lebenden auf 126 Untersuchungen an der Leiche.

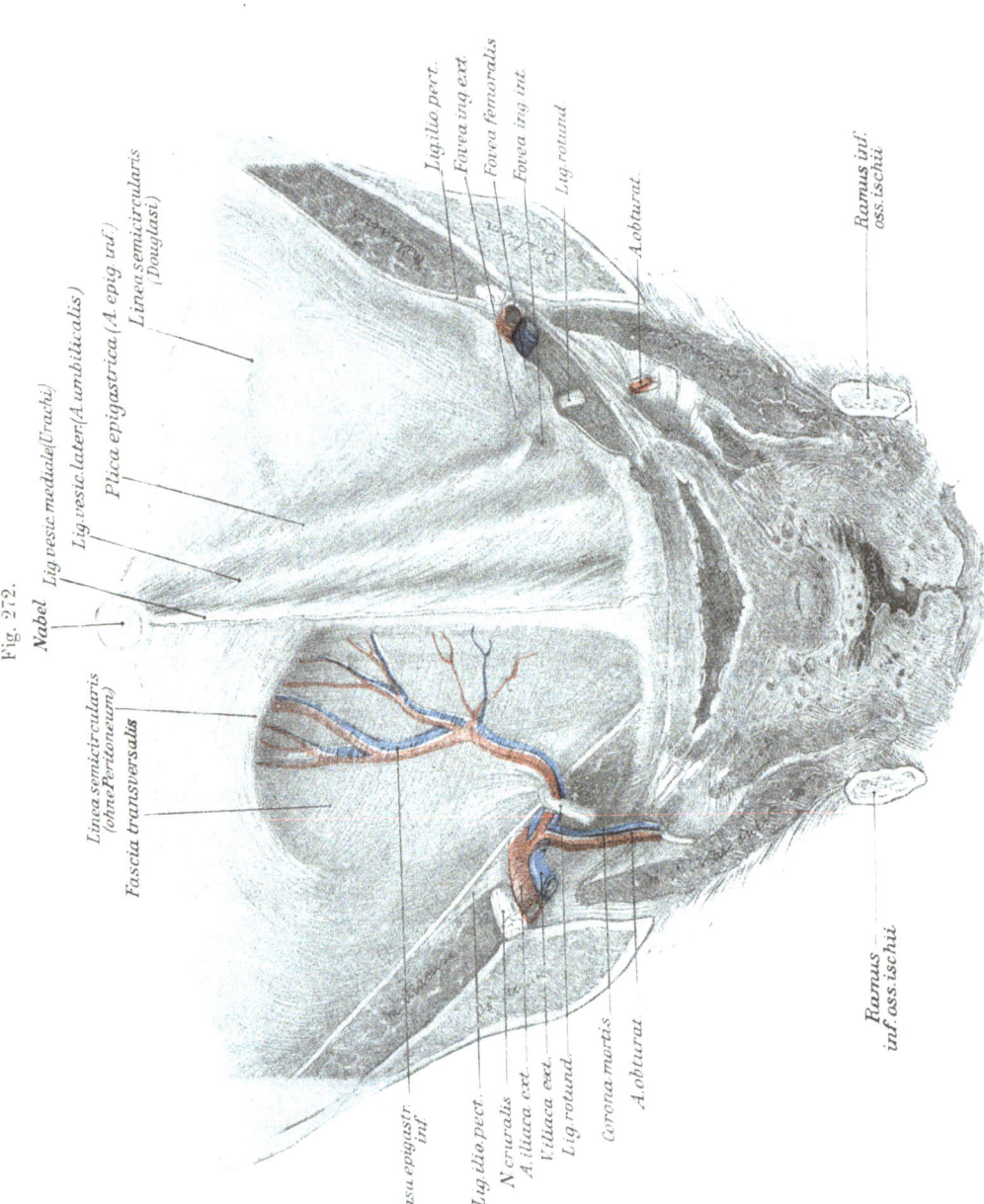

Fig. 272.

Frontalschnitt. Ansicht von hinten. Man suche sich die neben der Zervix gelegene Fascia endopelvina und die beiden Levatorschenkel auf. (Text S. 317.)

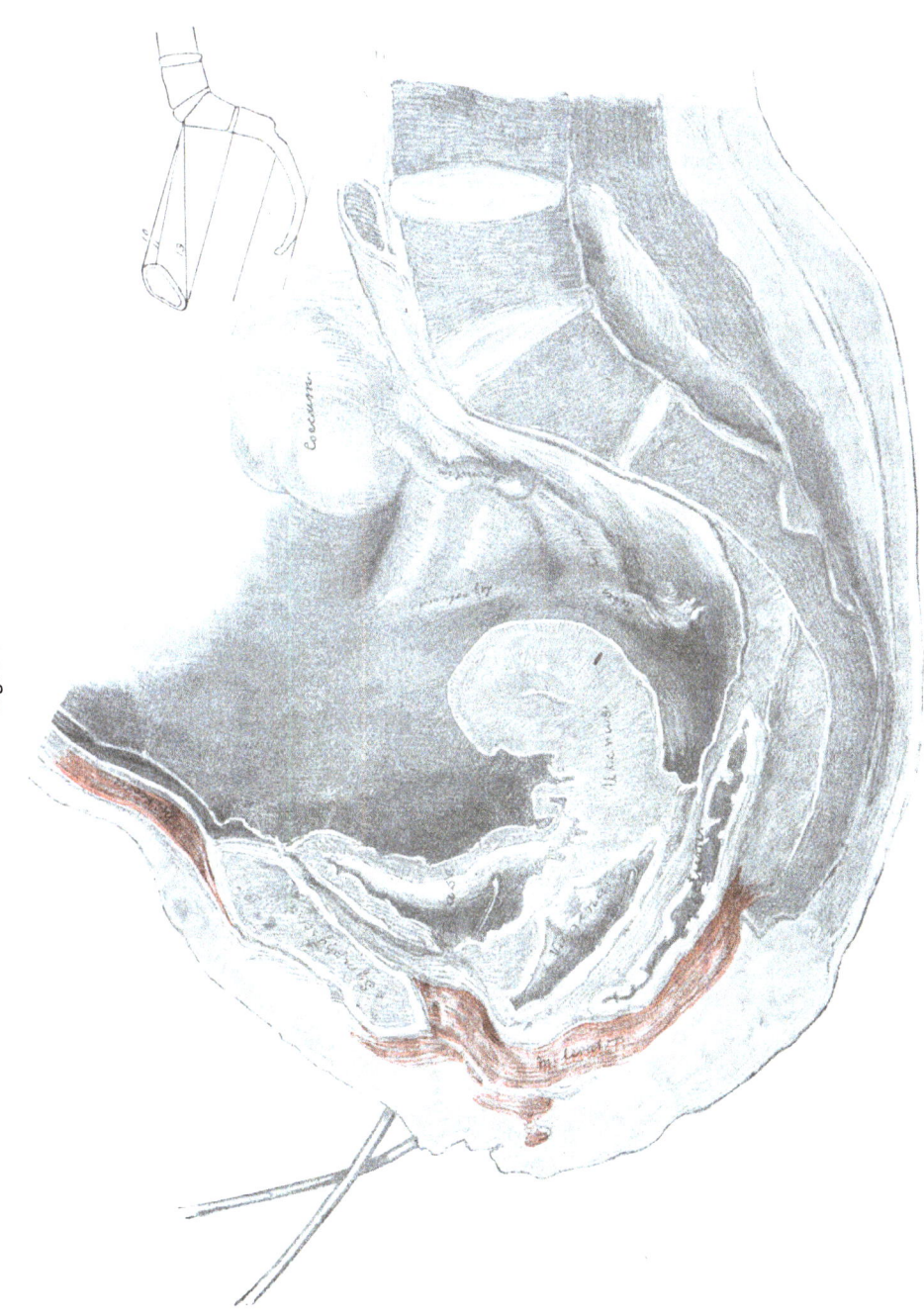

Fig. 273. Extramedianer Sagittalschnitt. (Sammlungspräparat.) Zur Demonstration des Verlaufes des linken Levatorschenkels um die Scheide und seiner Fixation am Os pubis. (Text S. 317.)

klären, möchte ich der Gerechtigkeit willen Ihre Aufmerksamkeit auf das Werk von Kocks richten, der schon im Jahre 1880 folgende uns heute sehr modern anmutende Sätze aufstellte:

„Es sind hiernach die Ligamenta cardinalia ... die wichtigsten Träger des Uterus" (l. c. S. 60) und weiter:

„Das Peritoneum jedoch sowie alle Ligamente tragen nur dazu bei, den Uterus in seiner Lage unter gewissen Umständen zu erhalten, während stets in erster Instanz der Beckenboden mit seinen Faszien und hier zuerst die Basalstränge der Ligamenta lata wirksam sind; sie sind es, die eigentlich den Uterus hindern, samt seinen anderen Ligamenten und den Peritonealfalten dem intraabdominalen Drucke zu folgen, und zu sinken, sie sind es, die dem oft sehr großen abdominalen Druck den Hauptwiderstand entgegensetzen."

Wenn Sie diesen Worten Kocks diejenigen Ed. Martin's (1911, l. c. S. 63) gegenübersetzen: „Diese Ausführungen haben, glaube ich, den Beweis gebracht, daß die Beckeneingeweide in erster Linie durch einen Suspensionsapparat in ihrer Lage im Becken gehalten werden, durch den oberen Befestigungsapparat. Bis zu einem gewissen Grade unterstützt werden diese Haftmittel durch den Beckenboden, durch den unteren Befestigungsapparat," so sehen Sie eine völlige Uebereinstimmung der Untersuchungen Martin's mit denen, die Kocks im Jahre 1880 angestellt hat. (Im übrigen sei auf das Werk der genannten Autoren verwiesen. Siehe auch in dem Abschnitt: Operationspathologische Betrachtungen nach der Schauta-Wertheim'schen Prolapsoperation, Vorlesung XV.)

Der Gefäßverlauf ist aus Fig. 271 ohne weiteres ersichtlich. Das Becken ist schiefgestellt, um das Verhalten der Arteria pudenda communis zu zeigen, die zuerst durch das Foramen infrapiriforme (Fig. 270, 3) das Becken verläßt, um dann, indem sie um die Spina ossis ischii herumbiegt, durch das Foramen ischiadicum minus wieder in den Beckenraum, d. h. in das Cavum ischio-rectale zu gelangen. (Die in unserer Fig. 271 nicht bezeichneten Aeste der Pudenda, die zum Rektum verlaufen, sind die Arteriae haemorrhoidales externae). Im übrigen sei auf die anatomischen Betrachtungen im Anschluß an die Totalexstirpation der Vulva S. 291 verwiesen.

Es empfiehlt sich für den Anfänger, an der Hand unserer anatomischen Präparate bei allen im vorhergehenden beschriebenen Operationen sich diejenigen anatomischen Gebilde klar zu machen, die durch die dabei nötigen Schnitte und Nähte in Frage kommen.

Operations-pathologische Betrachtungen.

Ohne auf die noch strittige Frage der Aetiologie der Vorfälle im einzelnen einzugehen, wollen wir nach unseren soeben vorgenommenen anatomischen Studien die Gesichtspunkte besprechen, die unsere operativen Maßnahmen beeinflussen müssen.

Im Voraus aber muß bemerkt werden, daß für alle Arten des Deszensus und Vorfalls aus den im vorigen Kapitel angegebenen Gründen die Anteflexio-versio uteri nach Ausführung der Dammoperation die notwendige Lagerung des Uterus ist, um ein Rezidiv zu verhüten.

Im einzelnen ist folgendes zu bemerken:

1. Bei Defekten des Dammes, wie wir sie beim alten Dammriß 3. Grades (Fig. 261, S. 307) angetroffen haben, müssen wir die Lappenspaltung anwenden: „Wer wird einen Defekt durch Schaffen eines neuen Defektes decken wollen?" (Fritsch).

2. Beim Deszensus der vorderen und hinteren Scheidenwand ist die Methode der vorderen und hinteren Kolporrhaphie am Platze. Hier ist zu viel Scheide vorhanden, man kann sie also verengern! Die so verengerte Scheide muß aber ihr anatomisches Substrat wieder erhalten. Das geschieht vorn durch Vereinigung der Fascia endopelvina[1]) (Figg. 254 und 255). (Eine Vereinigung der Ligamenta transversa s. cardinalia, wie sie Bumm dabei vornehmen will, halte ich aus anatomischen Gründen — Verlauf der Uteringefäße — für nicht empfehlenswert und schwer ausführbar[2]). Am Damm aber geschieht das durch exakte Vereinigung des oben beschriebenen Faszienapparates (vgl. Bumm, l. c.). In den meisten Fällen werden bei dieser Vereinigung, wie wir gesehen haben, die Levatorschenkel durch den Faszienzug von selbst einander genähert werden. Ich glaube, man soll bei der Dammplastik jetzt plötzlich nicht allzu sehr den Anatomen hervorkehren wollen, zumal man ja durch die Vereinigung der Levatoren wohl eine Stütze des Dammes also ein plastisches Resultat erzielt, niemals aber eine den normal anatomischen Verhältnissen gleichende Lagerung der Levatorschenkel und des Centrum perineale zu schaffen imstande ist! Und ich möchte nicht unterlassen, Sie auf die Worte Faure's[3]) aufmerksam zu machen: „L'opération (nämlich die alte Perineoplastik) est moins régulière, moins scientifique, moins anatomique, mais le résultat, qu'elle donne est sensiblement le même. Peut-être même est-il meilleur car rien n'est moins démontre que la solidité de sutures placées sur les bords dénudés des releveurs. Les fibres musculaires sont trop friables et mieux vaut qu'elles soient doublées d'une couche épaisse de tissus voisins." Ob wir bei dem Freilegen der Levatormuskulatur und ihrer nachherigen Nahtvereinigung nicht dasselbe erleben werden, wie wir es bei der Rektusmuskulatur gesehen haben, nämlich Atrophie, bleibt abzuwarten. Hier ist es zweckmäßiger statt mit neuen Methoden hervorzutreten, erst die Dauererfolge abzuwarten. **Für mich folgt vorläufig aus diesen Ueberlegungen das eine: die Levatoren zwar zu vereinigen, aber sie nicht allzu anatomisch freizulegen, sondern schnell und schonend das umliegende, für den Verschluß von Hernien so wichtige Fasziengewebe mitzufassen.** — Nachdem Bumm[4]) schon im Jahre 1894 auf die Gefahr der Lungenembolie nach der Frank'schen Methode hingewiesen hat, nachdem Bumm[5]) alsdann 1910 bei der Demonstration des Levators eine Rektumverletzung selbst machte, kann man wohl von einer absoluten Ungefährlichkeit aller dieser Methoden nicht mehr sprechen. Und es ist Franz[6]) vollständig beizupflichten, wenn er, der glänzende Techniker, davor warnt, orthopädische Operationen, denn das sind doch alle Prolapsoperationen, zu lebensgefährlichen Eingriffen zu gestalten, nur um anatomische Arbeiten in klinische Erfolge umzusetzen. Bei einfachen Vorfällen genügen die Methoden der Perineorrhaphie, bei schweren großen Vorfällen versagen bislang fast alle Methoden.

3. Beim Deszensus oder Prolapsus uteri werden wir ebenfalls versuchen, den Uterus nach anatomischen Gesichtspunkten in seine normale Lage zurückzubringen

---

1) Vgl. Bumm, Sitzung der Berliner gynäkol. Gesellschaft. 26. November 1910.
2) Bumm selbst ist jetzt Anhänger der Levatornaht (vgl. Sitzung der Berliner gynäkol. Gesellschaft. 8. Dezember 1911).
3) Faure et Sireday, Traité de gynécologie. Paris, Doin et fils.
4) Zentralblatt f. Gynäkol. 1894. S. 689.
5) Sitzung der Berliner gynäkol. Gesellschaft. 14. Januar 1910.
6) Sitzung der Berliner gynäkol. Gesellschaft. 8. Dezember 1911.

und dort zu halten. Diesem Vorgehen aber stellen sich gewisse Schwierigkeiten entgegen. Auf den fixatorischen Unwert der Ligamenta rotunda sind wir schon in der II. Vorlesung (S. 42) eingegangen. **Die Befestigung des Uterus muß man sich so vorstellen,** als wenn durch die Zervix des Organs eine Stricknadel in transversaler Richtung hindurchgesteckt ist und ihn in sagittaler Richtung zwei ebenfalls horizontal gelegene biegsame Stäbchen aus Fischbein durchbohren. Die so gewissermaßen durch ein Haltekreuz vergrößerte Basis des Organs ruht auf einem muskulären Spalt. Ohne das Haltekreuz würde es ständig bei einem Druck von oben Gefahr laufen, in den Spalt hineinzugleiten; mit dem Haltekreuz, dessen transversale Schenkel auf den den Spalt begrenzenden Muskelfasern senkrecht stehen, findet es an dem Muskellager einen kräftigen Stützpunkt. Ein so fixiertes Organ wird seine Hauptbewegungen in einer horizontalen, transversalen Axe, also nach vorn und hinten ausführen können, und diese Beweglichkeit wird nur ein wenig beschränkt durch die horizontalen, sagittalen

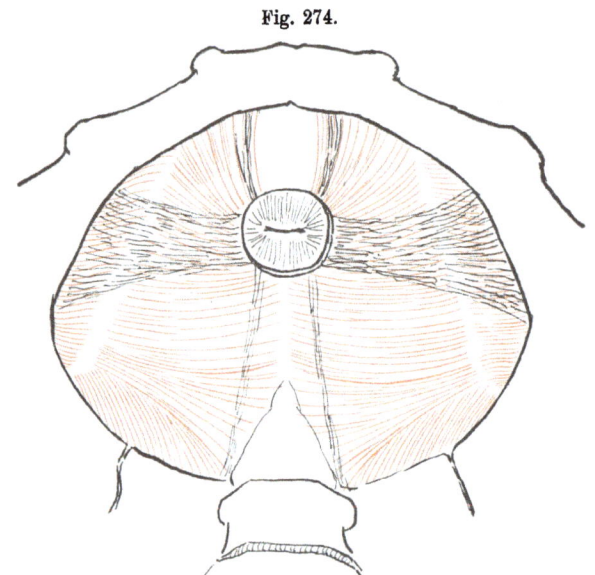

Fig. 274.

Schema der Verankerung des Uterus durch die Fascia endopelvina.

Pfeiler, die wir ja aber als besonders biegsam angenommen haben. Diese meine Anschauungen decken sich in den wesentlichen Punkten mit denen von Kocks (l. c.). Vergleichen wir nun mit diesem Vergleichsmodell unsere Fig. 274: Sie sehen dort in das Becken hinein, wie in Fig. 269. Das Diaphragma pelvis ist mit der Fascia pelvis parietalis bekleidet und die Muskelfasern schimmern hindurch. Darüber sehen Sie nun die abgeschnittene Zervix auf ihrem Haltekreuz ruhen; Sie sehen die mächtigen transversalen Schenkel, das Lig. transversum s. cardinale, Sie sehen ferner die dünnen elastischen Ligamenta pubo-vesico-uterina nach vorn und die Ligamenta retro-uterina nach hinten ziehen. Denken Sie sich nun diese ganzen Ligamente, die in ihrer Gesamtheit, wie wir wissen, als Fascia endopelvina bezeichnet sind, fort, so besteht die Gefahr, daß trotz kräftiger Entwicklung der Levatorschenkel, wie in unserem Präparat, der Uterus bei Druck von oben in den Hiatus genitalis hineingepreßt wird, genau wie bei einer Hernienbildung in der Laparotomiewunde die Muskelnarbe durch den Innendruck zum Auseinanderweichen gezwungen wird. Nun können Sie sich

Fig. 275.

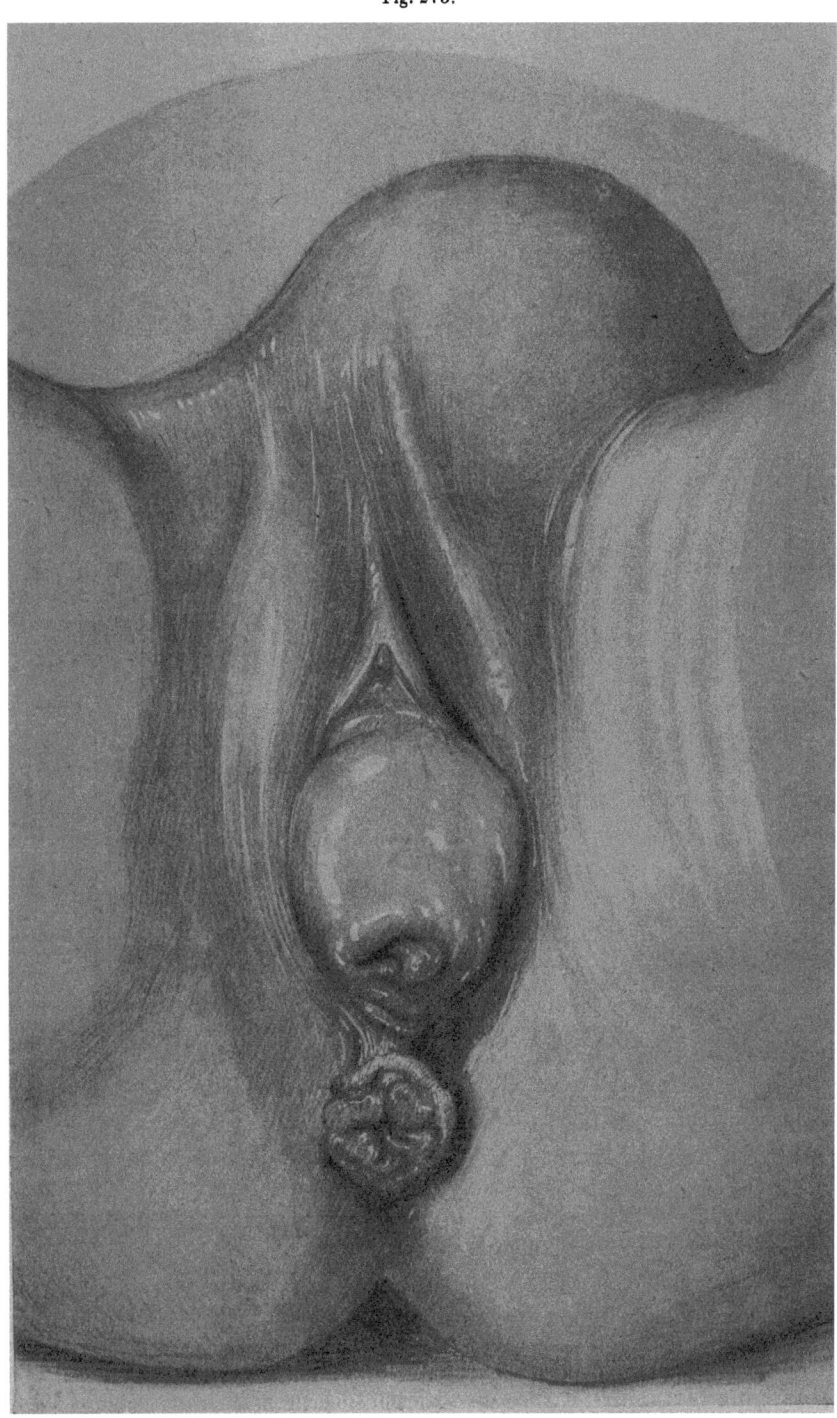

Fall von gleichzeitigem Bestehen einer Inguinalhernie, eines Totalprolapses des Uterus und eines Mastdarmvorfalles. (Eigene Beobachtung.
Man achte auf den Zervikalpolypen, der sich in beginnender karzinomatöser Degeneration befindet.

denken, daß der Uterus mit seinem Haltekrenz (Fascia endopelvina) seine Lage bewahren kann, wenn das Diaphragma oder sagen wir prägnanter die

Fig. 276.

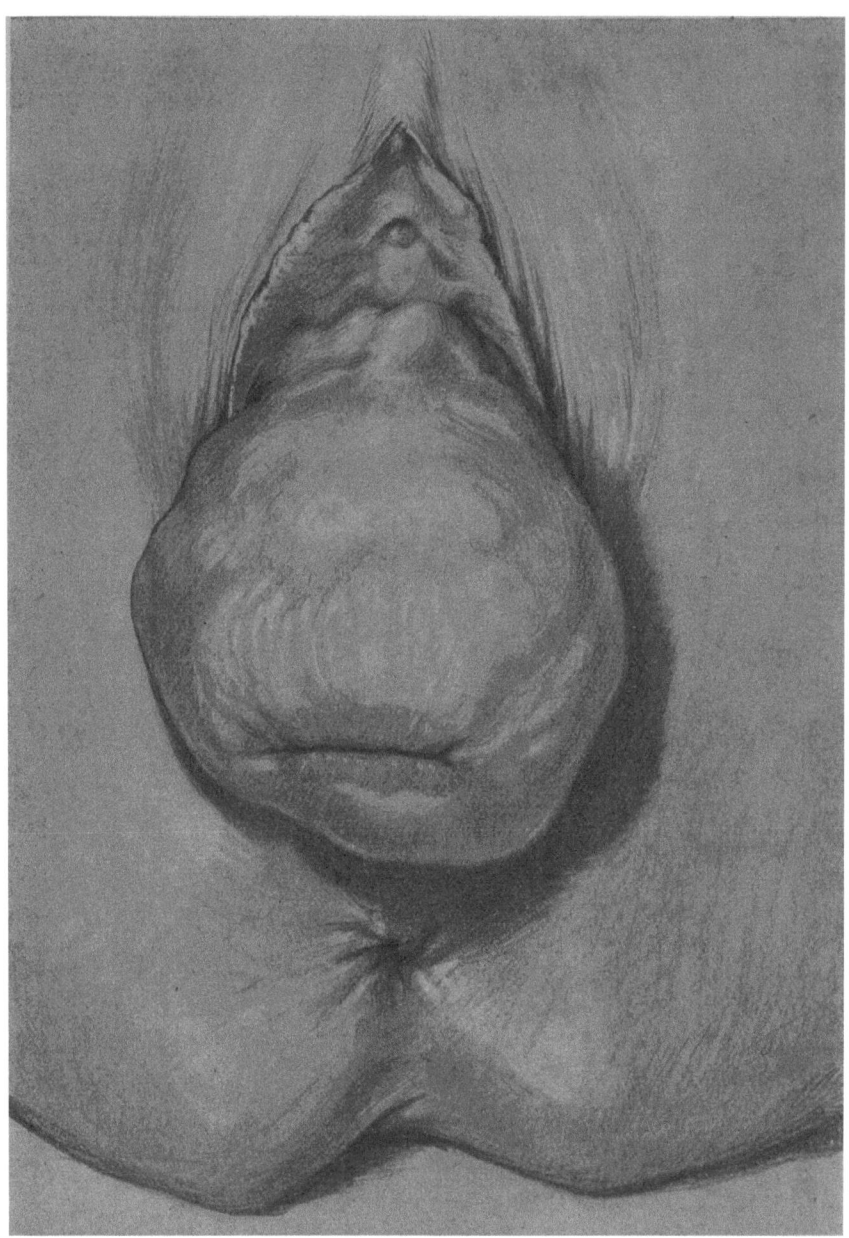

Totalprolaps mit großer Zystozele (nach der Natur gezeichnet).

Levatorschenkel defekt werden. Hierfür dienen als experimentum in viva diejenigen Frauen, die nach Exstirpation der Vulva mit Fortnahme eines Teiles der Levatorschenkel keinen Vorfall bekommen haben. Atrophiert aber das Haltekreuz bei intaktem Diaphragma, so gibt es meines Erachtens nur drei Möglichkeiten: entweder der Uterus ist anteflektiert und findet bei Erhöhung des abdominalen Druckes auf der Blase einen gewissen Ruhepunkt, oder er ist retroflektiert und stützt sich alsdann auf die Levatorplatte. Sobald er aber drittens, sei es bei gefüllter Blase oder bei gefülltem Rektum, in das Bereich des Hiatus gelangt, so wird er keilförmig bei stärkerem Innendruck im Abdomen die Levatorschenkel auseinanderpressen und prolabieren.

Mit anderen Worten: die Fascia endopelvina funktioniert als Haltekreuz, die Levatorschenkel als Widerlager bei der Erhaltung des Uterus in seiner normalen Lage. Es ist, wie schon mehrfach hervorgehoben, das Verdienst von Bumm und E. Martin, in jüngster Zeit wieder auf die Bedeutung der Fascia endopelvina, d. h. auf die vorzüglichen Untersuchungen von Kocks hingewiesen und durch klinische und anatomische Untersuchungen gestützt zu haben. Sie haben bei unseren eigenen anatomischen Untersuchungen die gleichzeitig und unabhängig von denen Martin's unternommen wurden, gesehen, daß wir im großen und ganzen zu demselben Ergebnis gelangt sind. Und ich verweise Sie nochmals auf unsere S. 311ff. und S. 321ff. genau präzisierten Ansichten.

Für unser operatives Verhalten kommen nun 3 verschiedene Formen des Vorfalls in Frage.

a) **Der Uterus befindet sich in normaler Haltung (Anteversio-flexio)**, die Portio steht in der Spinalebene (Hodge). Der Beckenboden ist defekt. Die Scheidenwände sind deszendiert. Nur möglich bei erhaltener Fascia endopelvina.

Operationsverfahren: Wie sub 2., S. 321.

b) **Der Uterus ist retroflektiert oder anteflektiert und deszendiert, der Beckenboden ist intakt.**

Operationsverfahren: Da wir das Haltekreuz nicht restituieren können, so müssen wir den Uterus suspendieren, entweder durch die Alexander-Adams'sche Operation, die Resektions- und Implantationsmethode, durch die Ventrifixur oder durch die Kocher'sche Exohysteropexie.

c) **Der Uterus ist deszendiert, die Scheide ist deszendiert, der Beckenboden ist defekt** (Fig. 276).

Operationsverfahren: 1. Schaffung eines festen Beckenbodens: Fasziennaht. Levatornaht. 2. Suspension des Uterus zum Ersatz für das fehlende Haltekreuz; dadurch wird gleichzeitig der Gebärmutter das Stützlager (1. Kategorie, S. 317), das es an der Blase findet, wiedergegeben.

d) **Dieselben Verhältnisse wie sub c) bei klimakterischen Frauen oder bei entzündetem metritischem oder sonst erkranktem Uterus.** Fig. 275. Karzinomatöser Polyp an der Portio.

Operationsverfahren: 1. Vaginale Totalexstirpation (siehe dort) und 2. Schaffung eines guten Beckenbodens wie sub c).

e) **Der Descensus oder Prolapsus vesicae (Zystozele) ist so stark entwickelt, daß eine Raffung der Blase und ein Verschluß der Balken, die von der Fascia endopelvina, wie bekannt, gebildet werden, nicht ausreicht** (Fig. 276).

Operationsverfahren: Interpositio vesico-vaginalis (siehe Vorlesung XVI).

f) **Bei der Elongatio colli** ist außer den geschilderten Operationsverfahren die Portioamputation (Vorlesung XIV) am Platze.

XIV. Vorlesung.
Die Operationen am Uterus.
(Vgl. auch Tabelle XVII.)

A. Operationen am Uterus ohne Eröffnung des Peritoneums.

Die Operationen an dem Uterus auf vaginalem Wege ohne Eröffnung des Peritoneums sind die einfachsten und leichtesten, die wir bisher geübt haben. Wir beginnen mit der Sondierung des Uterus.

1. Die Sondierung.[1)]

Wir legen uns zunächst mittels des vorderen und hinteren Blattes die Portio frei (vgl. auch Vorlesung XIII, S. 294 ff.) und haken die obere Lippe mit einer Kugelzange an (Fig. 277). Alsdann fassen wir die Sonde ganz lose an, so daß der Daumen der rechten Hand nach oben gerichtet ist und der Sondengriff zwischen diesem und dem Zeigefinger balanziert. Bei dieser Haltung kann sie bei dem geringsten Widerstande in die Vola manus gleiten (Fig. 278). Das Einführen geschieht ruhig und sicher, um jede Berührung der Sondenspitze mit der Scheide und der Portio zu vermeiden. Alsdann nach Einführung der Sonde bis zu einem fühlbaren Widerstand an der Funduswand (bei Zervikaltumoren ist eine Verwechslung möglich!) geht der Zeigefinger der linken Hand an die Portio, berührt die Sonde und wird an diesem Punkte beim Herausziehen belassen, um die Länge des Uterus festzustellen.

2. Die Dilatation der Zervix.

Die Wichtigkeit der Dilatation kann ich nur mit denselben Worten betonen, wie in meinem geburtshilflichen Seminar: Kein intrauteriner Eingriff ohne Dilatation, keine Dilatation ohne vorherige Sondierung. Wir haben drei Arten der Dilatation: die langsame, die forcierte und die kombinierte Dilatation. Für die Gynäkologie kommt von der langsamen Dilatation nur die mit Laminaria in Frage. Benutzen Sie hierzu möglichst lange Laminariastifte, damit Sie sicher sind, den inneren Muttermund zu überwinden. In Fig. 274 sehen Sie die richtige Haltung des wie eine Sonde einzuführenden Laminariastiftes, in Figg. 280 und 281 die üblichen Fehler beim Einlegen der Stifte dargestellt, in Fig. 282 den richtig eingelegten Stift.

Zur forcierten Dilatation gebrauchen Sie ein besonderes Instrumentarium. Ich benutze meist die Hegar'schen Metalldilatatoren (Fig. 283); sehr gut und kom-

---

[1)] Wer sich sub 1, 2 und 3 genauer über die Fehlerquellen orientieren will, den verweise ich auf Vorlesung XIX in meinem „Geburtshilflichen Seminar", II. Aufl., Hirschwald, 1918, dem auch die Figg. 277—290 entstammen.

Fig. 277.

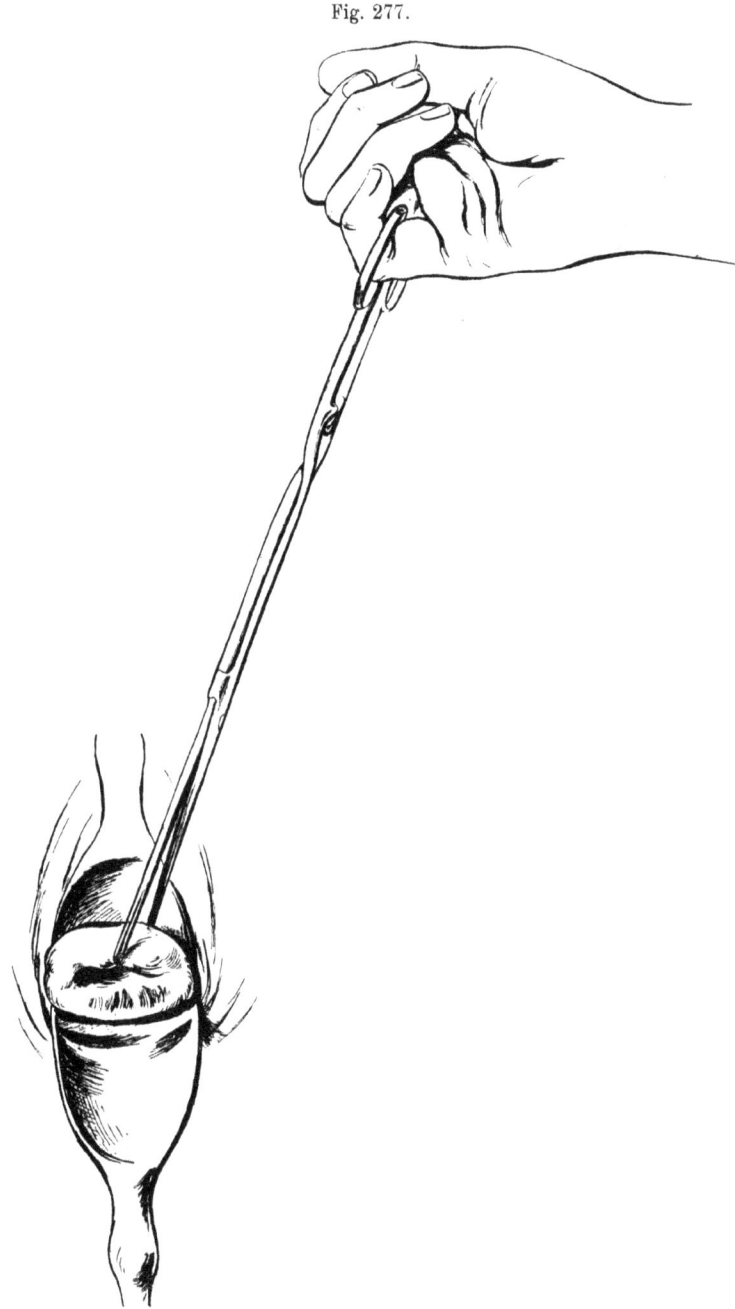

Portio mit Spekulis freigelegt. Die vordere Lippe mit der Kugelzange angehakt und — um ein „Reißen" zu vermeiden — mit dem kleinen Finger gehalten.

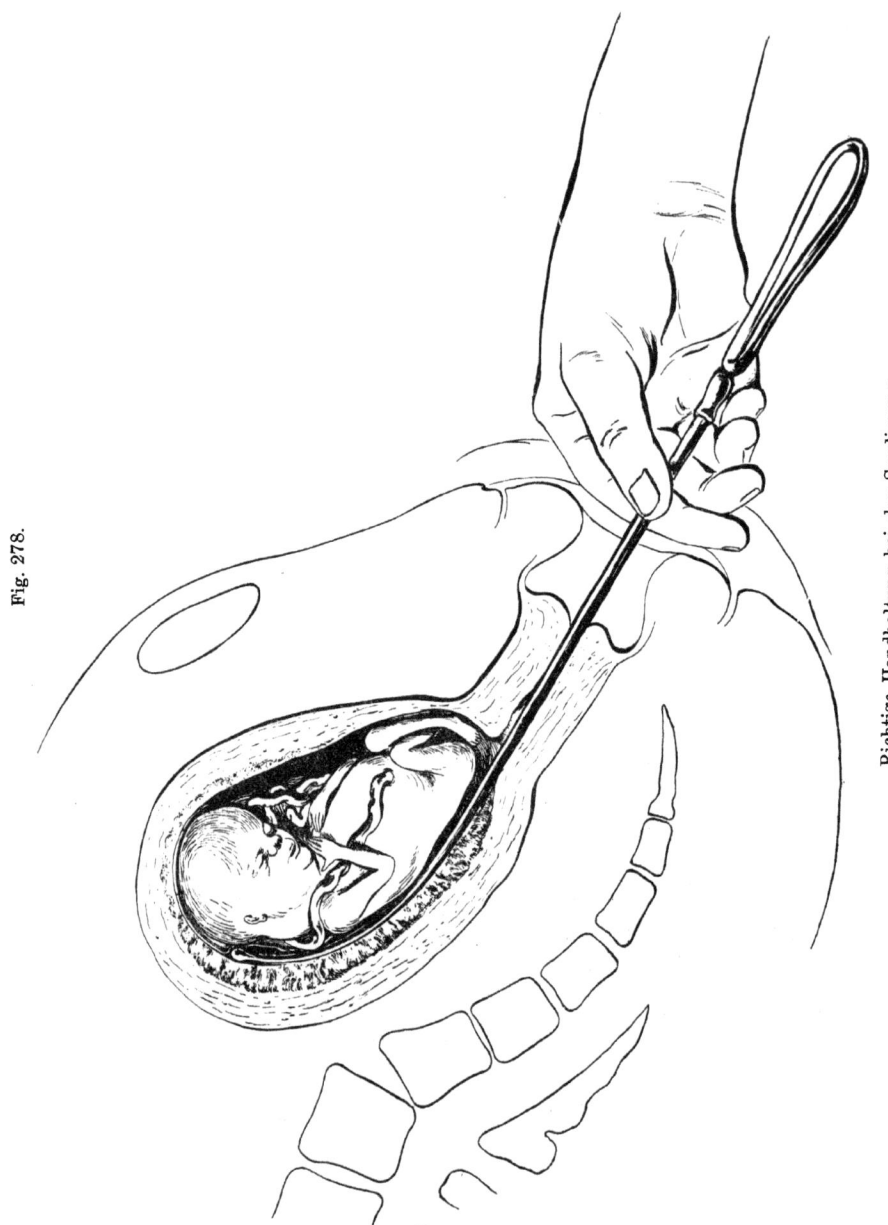

Fig. 278. Richtige Handhaltung bei der Sondierung.

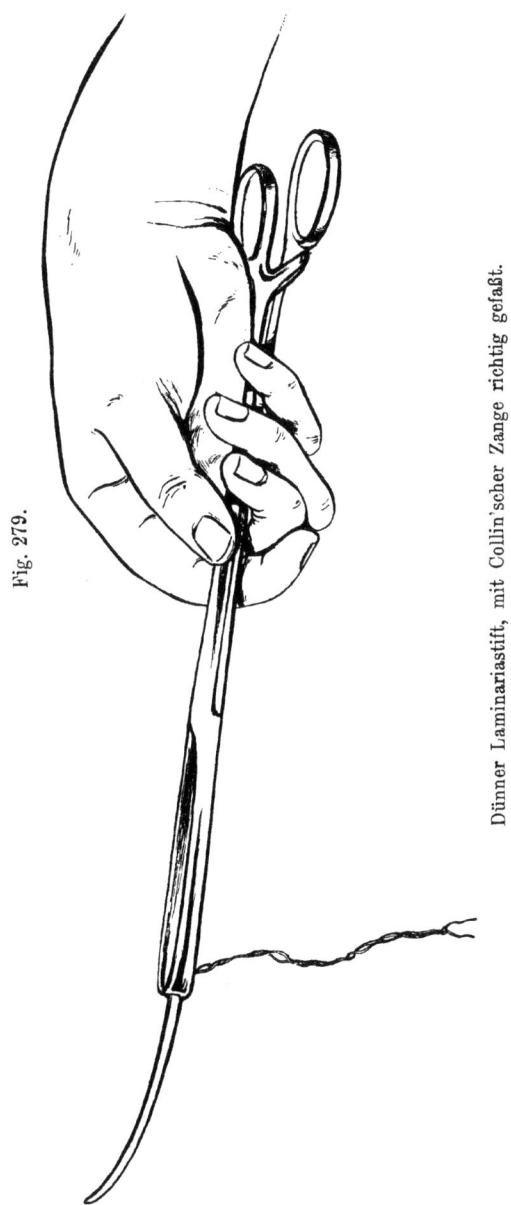

Fig. 279. Dünner Laminariastift, mit Collin'scher Zange richtig gefaßt.

pendiöser sind die von Landau [Figg. 284/285[1])]. Die Dilatatoren werden in Sondenhaltung Nummer für Nummer eingeführt; will man bei Endometritis curettieren, so genügt es bis Nr. 8 zu dilatieren (Fig. 286). Will man den Uterus austasten, so muß man stärkere Nummern nehmen, doch muß man damit sehr vorsichtig sein, da leicht innere Zerreißungen der Zervix vorkommen (Fig. 287). In vielen Fällen, wo man zur

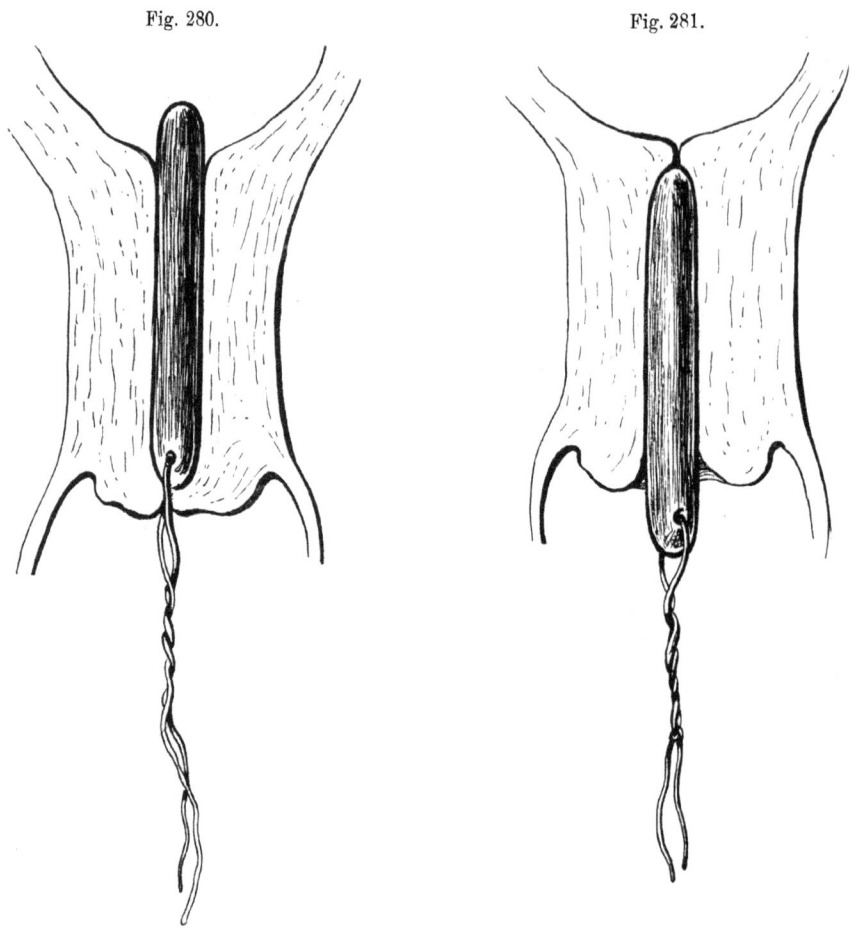

Fig. 280.

Fig. 281.

Der Laminariastift ist zu weit eingeschoben; um ihn zu entfernen, muß man die vordere Lippe spalten. (Vgl. hiermit die richtige Lage Fig. 282.)

Schlecht eingelegter Laminariastift. Der Stift ist gequollen, hat aber, da er nur bis zum inneren Muttermund eingelegt war, diesen gar nicht erweitert. (Vgl. hiermit die richtige Lage Fig. 282.)

Innenfläche der Gebärmutterhöhle gelangen muß, ist der extraperitoneale Zervixschnitt nach Ablösung der Blase mehr zu empfehlen (siehe später).

Sehr gut ist auch für die Gynäkologie das kombinierte Verfahren zu gebrauchen: Am Abend zuvor Einlegen eines Laminariastiftes, am nächsten Vormittag die Dilatation mit Hegar'schen Stiften.

---

[1]) Sehr kompendiös und praktisch ist ein von Jolly konstruiertes Dilatationsbesteck, bei dem die einzelnen Nummern ineinandergeschoben werden und so leicht transportiert werden können. Münch. med. Wochenschrift 1912. Nr. 4. S. 201.

Das Gefährliche aller Dilatatoren ist, daß sie der Krümmung der Gebärmutter nur bis zu einem gewissen Grade angepaßt sind, bei starker Anteflexio sind Perforationen an der Hinterwand des Uterus aus diesem Grunde nicht so selten.

3. Die Curettage (Abrasio, Auskratzung).

Die Curettage des Uterus wurde zuerst von Recamier im Jahre 1846 mit der von ihm konstruierten Curette vorgenommen. Das Verdienst, die Abrasio zu dia-

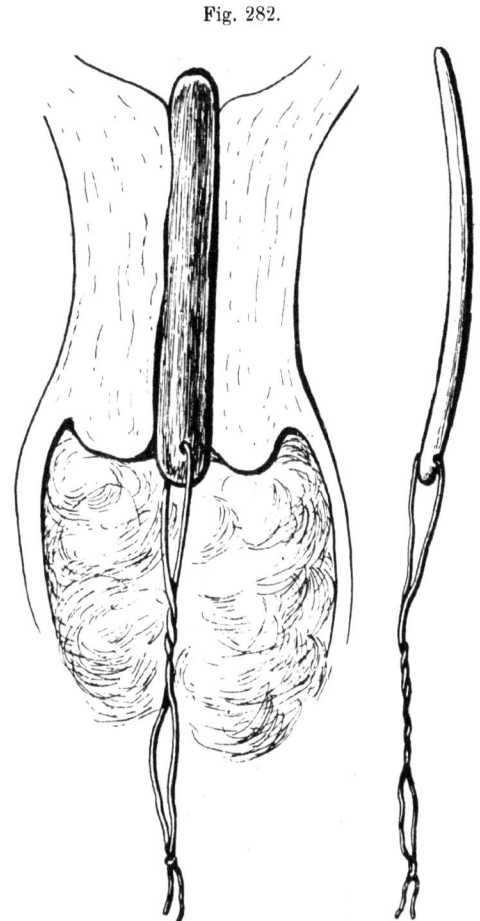

Fig. 282.

Richtig eingelegter dicker Laminariastift, der mittels Scheidentamponade in situ gehalten wird. (Daneben zum Vergleich ein dünner Stift.)

gnostischen und therapeutischen Zwecken in Deutschland eingeführt zu haben, gebührt Hegar. (Operative Gynäkologie, I. Aufl., 1874, S. 267.)

Die Sondierung und Dilatation hat der Curettage voranzugehen. Zwängt man eine dünne Curette (Fig. 288) ohne Dilatation in die Zervix ein, so kann man zuweilen nachher eine Hämatometra entstehen sehen. Besonders mißlich ist dieses Verfahren bei Aborten, hier kann nach einer solchen Curettage ohne Dilatation sogar das ganze Ei zurückbleiben (Fig. 289). Unterbleibt aber die Sondierung, so kann eine Retroflexio übersehen und eine Perforation gemacht werden (Fig. 290).

Fig. 283.

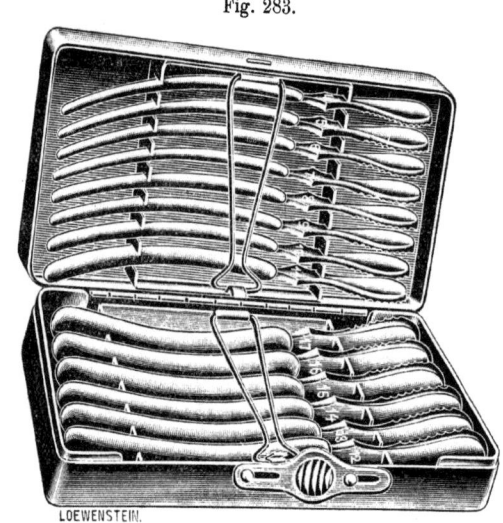

Dilatatoren nach Hegar.

Fig. 284.

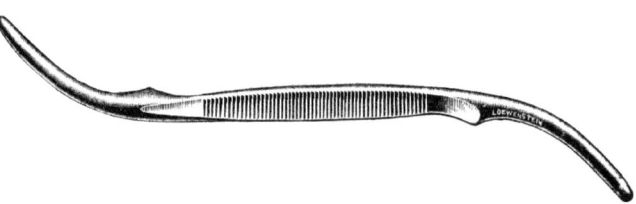

Fig. 285.

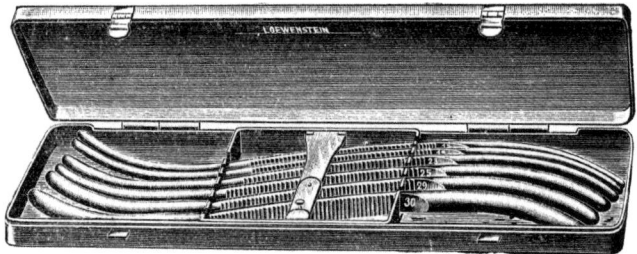

Dilatatoren nach Landau.

Beim Curettieren selbst wird die Curette leicht und lose gehalten, wie eine Sonde; zunächst wird die Vorderwand, alsdann unter Drehung des Handgelenkes die Hinterwand (jetzt liegt der haltende Daumen unten am Griff) und schließlich die

Fig. 286.

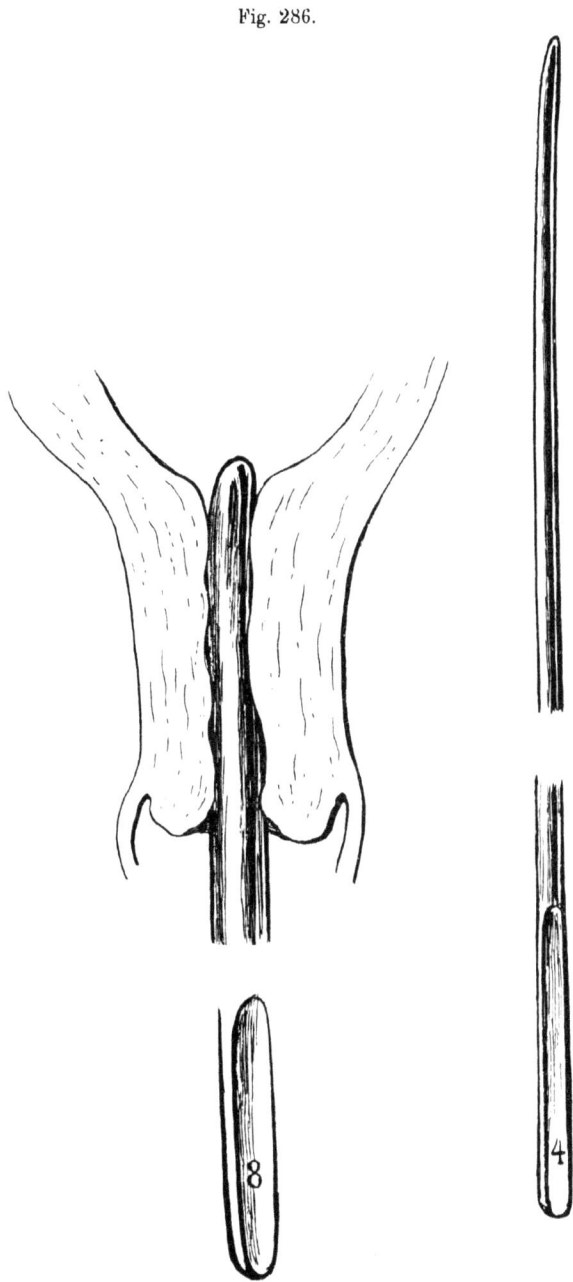

Dilatation mit Hegar'schen Stiften bis Nr. 8 (daneben Nr. 4).

4. Die Emmet'sche Operation (die Hystero-Trachelorrhaphie).

Die von Emmet (1874) angegebene Methode besteht darin, bei alten Zervixnarben diese zu exzidieren, und dadurch der Bildung eines Lazerationsektropiums

Fig. 287.

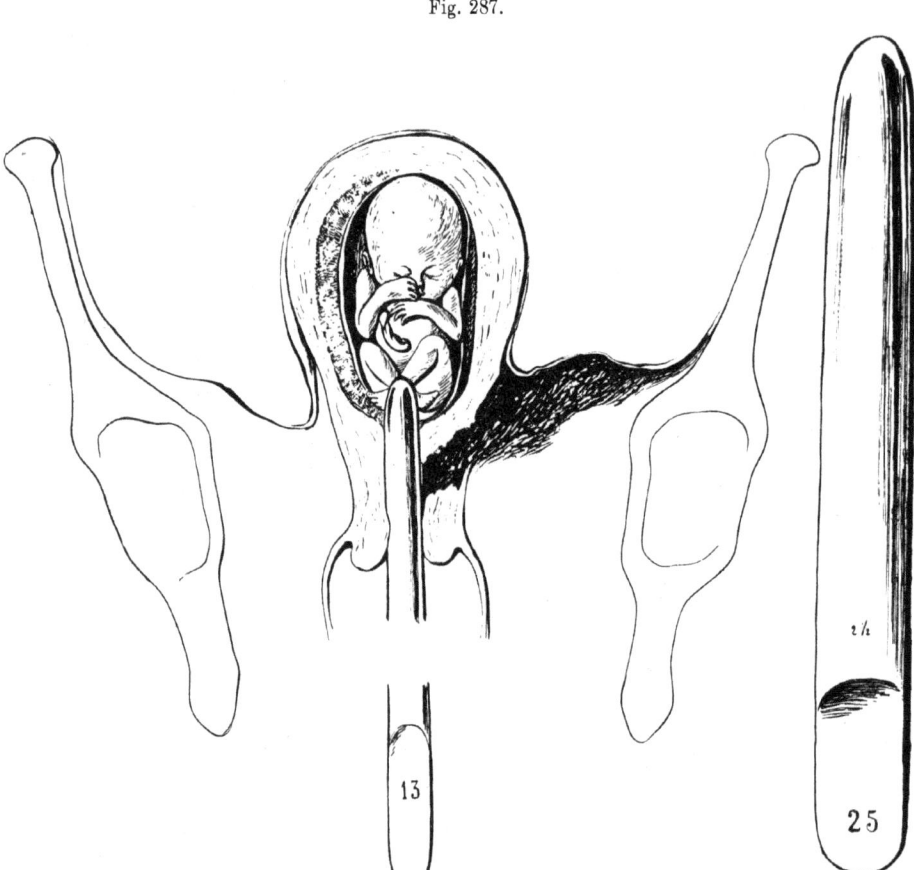

Zervixriß bei forcierter Dilatation. Subperitoneales Hämatom. Rechts daneben Hegar'scher Dilatator Nr. 25, 2,5 cm stark.

(Breisky) vorzubeugen. Emmet's Nachfolger wandten diese Operation geradezu als ein Allheilmittel an, und „mancher Arzt führte in kürzester Zeit hunderte von Operationen aus" (zitiert nach Hegar, l. c.). Die Technik der Operation, die heute nur noch selten allein für sich Anwendung findet, ist aus den Figg. 291—294 ohne weiteres verständlich. Nahtmaterial Katgut (Dronke Nr. 3).

5. Die Diszision (Trachelotomie).

Während wir bei der Emmet'schen Operation eine Verengerung des äußeren, weitklaffenden Muttermundes (Fig. 291, 1) zu erstreben suchten, bezweckt die von

Fig. 288.

Kleine Curette zur Abrasio.

Fig. 289.

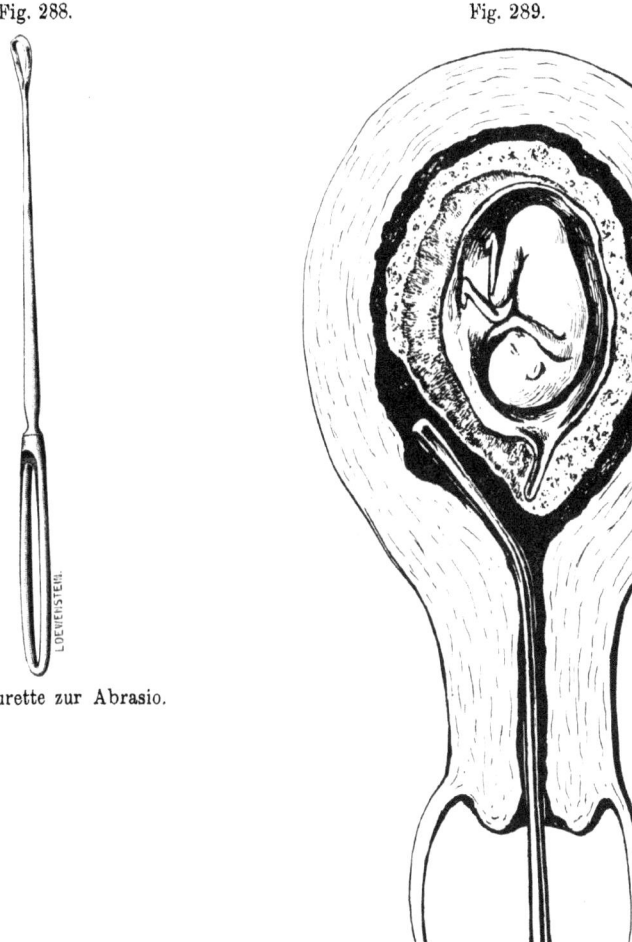

Falsche Methode: Auskratzung ohne vorherige Dilatation und digitale Ausräumung. Die kleine Curette hat nur die Dezidua herausgeschabt. Das Ei bleibt wie ein „Kugelventil" im Uterus zurück.

Fig. 290.

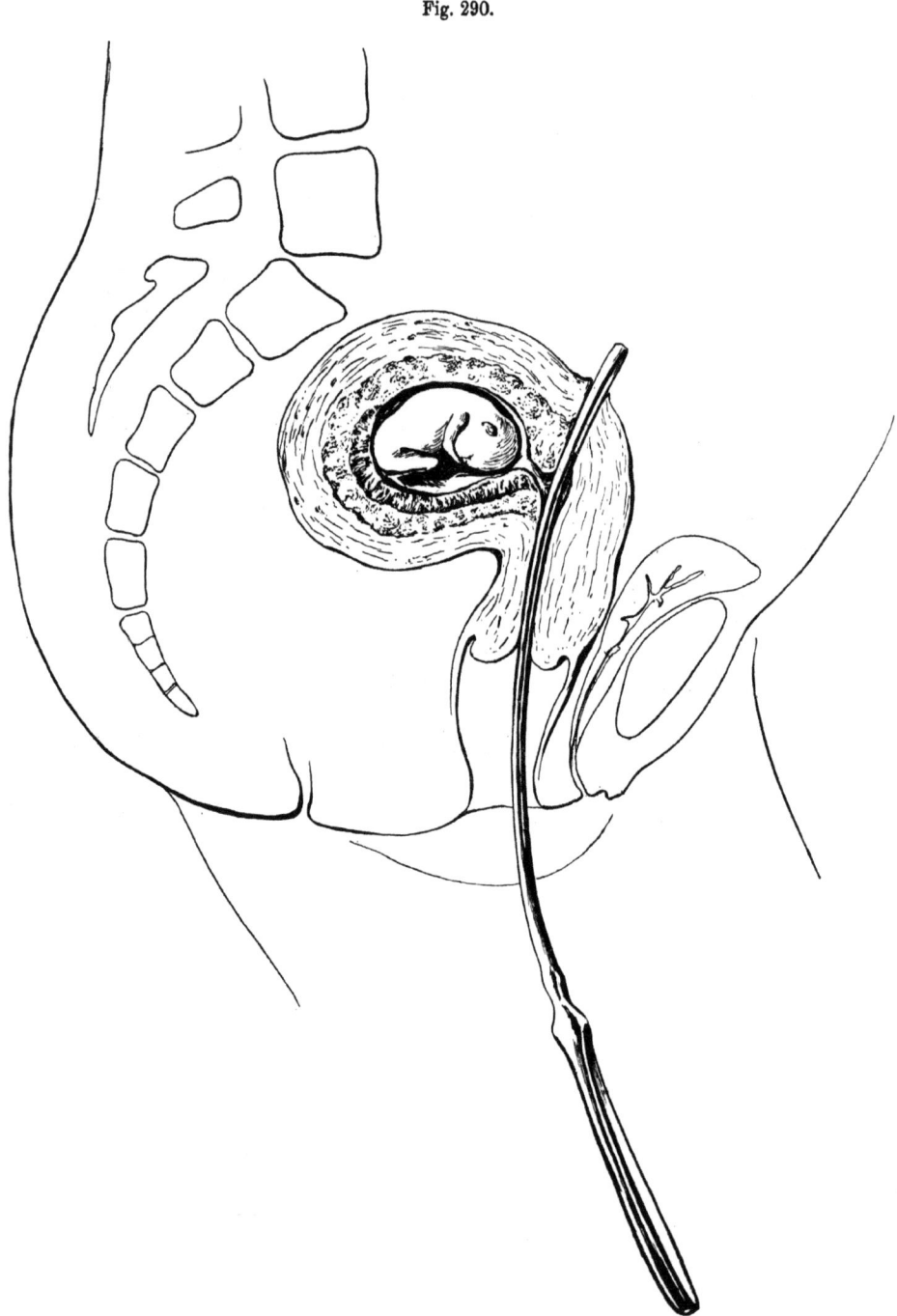

Perforation mit dünner Curette bei nicht diagnostizierter Retroflexio uteri gravidi.

Simpson zuerst 1843 ausgeführte Diszision die Stenosen des Orificium externum bei konischer Form der Portio zu beseitigen. Fig. 295, 1 zeigt Ihnen eine solche konische Portio mit verengtem Muttermund. Wir beginnen mit einer Sondierung und Dilatation etwa bis 7 oder 8 (Fig. 296). Die weiteren Akte und den Endeffekt der Operation sehen Sie deutlich aus den weiteren Figg. 297—300. Nahtmaterial Katgut (Dronke Nr. 3).

Fig. 291 (1.), Fig. 292 (2.), Fig. 293 (3.) und Fig. 294 (4.).

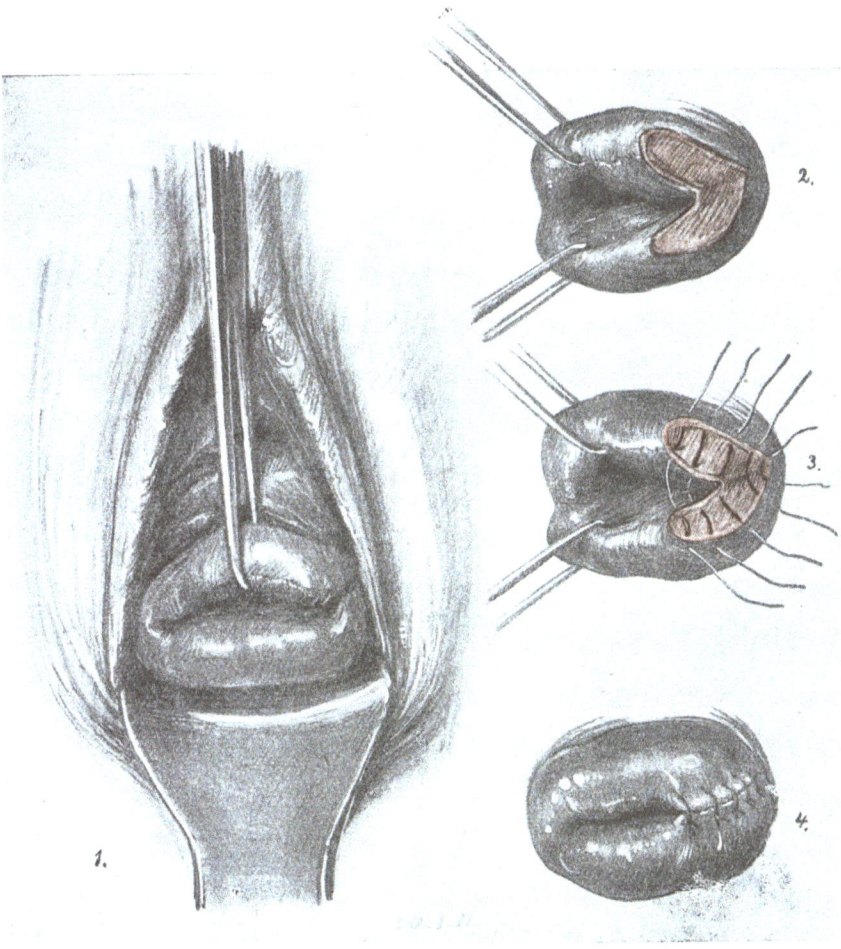

Die Emmet'sche Operation.

6. Die Probeexzision aus der Portio.

Bei Probeexzisionen aus der Portio wegen Verdachts auf Malignität kommt es auf zweierlei an. Das exzidierte Stück muß sämtliche Gewebselemente enthalten, besonders aber die Uebergangsstelle von Zervixschleimhaut (Zylinderepithel) zur Portioschleimhaut (Plattenepithel). Fig. 301 zeigt Ihnen bei *c* die Anlage einer solchen Probeexzision.

Zweitens müssen Sie die gesetzte Wunde nicht sich selbst überlassen und tamponieren, sondern müssen sie mit einem oder zwei Katgutknopfnähten versorgen.

Fig. 295 (1.), Fig. 296 (2.), Fig. 297 (3.), Fig. 298 (4.), Fig. 299 (5.) und Fig. 300 (6.).

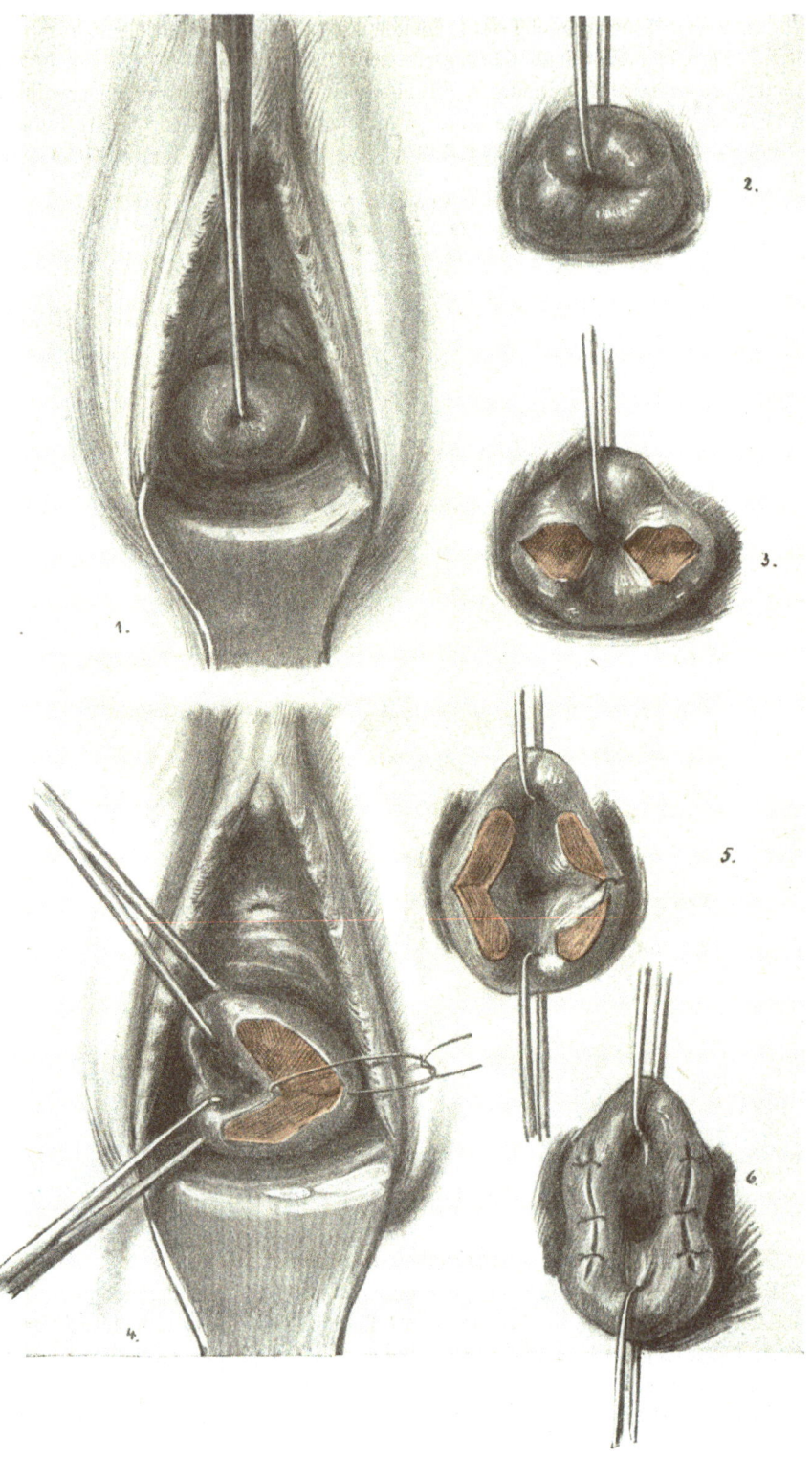

Die Diszision (*1.* stellt das undilatierte, *2.* das bis Hegar 8 dilatierte Orificium externum dar).

7. Die einfache Portio-Amputation.

Die Portio-Amputation, die wegen eines großen Blumenkohlgewächses zum ersten Male 1801 von Osiander ausgeführt wurde, erfreut sich heute ebenso wie die hohe Portio-Amputation keiner großen Beliebtheit, da nach diesen Operationen Störungen des Geburtsverlaufes nicht selten beobachtet wurden. Auch ist ihr Indikationsgebiet sehr beschränkt, nachdem man sie bei malignen Tumoren nicht mehr anwendet. Nur bei der Elongatio colli (vgl. S. 325) wird sie noch angewandt.

Während Osiander die Portio „horizontal so gerade durchschnitt, als ob sie außer dem Leibe mit Hilfe der Augen durchschnitten wäre" (zitiert nach Hegar, l. c.) und die starke Blutung mit Alaun, Kolophonium und Gummi arabicum stillte, gehen wir heute chirurgischer vor[1]). Wir exzidieren aus der vorderen und hinteren Lippe einen Keil (Fig. 301 $b\,b'\,b$) und nähen alsdann die Scheidenschleimhaut mit der Zervixschleimhaut zusammen.

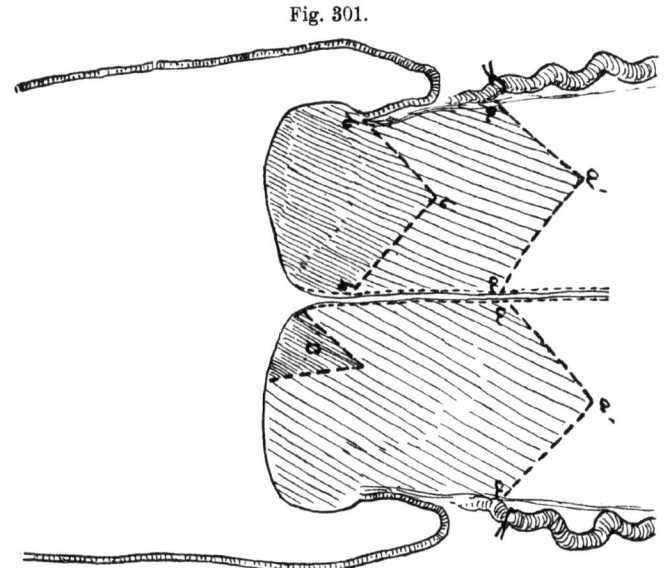

Fig. 301.

Schema der Portio.
Einfache Portio-Amputation: $b\,b'\,b$. (Nur an der vorderen Lippe gezeichnet.) Hohe Portio-Amputation: $a\,a'\,a$. Probeexzision: c.

8. Die hohe (supravaginale) Portio-Amputation.

Wie Sie von jeder gynäkologischen Untersuchung her wissen, ist das hintere Scheidengewölbe tiefer als das vordere, d. h. der hintere Teil der Portio vaginalis ist länger wie der vordere. Daher müssen wir 3 Abschnitte an der Zervix unterscheiden (K. Schröder [Fig. 302]):

1. Die Pars vaginalis (P. v.).
2. Die Pars intermedia (P. i.).
3. Die Pars supravaginalis (P. s. v.).

---

[1]) Sims war der erste, der bei der Portio-Amputation die Wundnaht einführte, doch vernähte er den vorderen mit dem hinteren Scheidenwundrand, so daß dahinter eine Wundhöhle zurückbleiben mußte. Hegar führte alsdann die noch jetzt gebräuchliche Naht der Zervixschleimhaut mit der Vaginalschleimhaut ein, wie sie unsere Figuren darstellen.

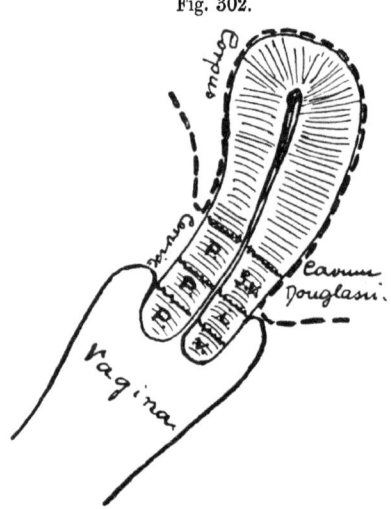

Fig. 302.

Einteilung der Zervix nach Schröder.

Die für diese Teilung notwendigen Ebenen verlaufen so, daß die erste senkrecht zur Zervixachse durch den höchsten Punkt des vorderen Scheidengewölbes, die zweite parallel zur ersten durch den höchsten Punkt des hinteren Scheidengewölbes, und schließlich die dritte parallel zu den beiden vorangehenden durch das Orificium internum als der Grenze von Zervix und Cavum uteri angelegt ist.

Wollen wir somit die Zervix supravaginal amputieren, so müssen wir sie zunächst durch einen Zirkulärschnitt aus dem Scheidenrohr auslösen. Die supravaginale Amputation der Portio wurde zuerst von Schröder angegeben und vielfach bei Portiokarzinomen ausgeführt, bis sie den totalexstirpierenden Methoden Platz machen mußte.

1. Akt: Vorziehen der Portio. Umschneiden und Abschieben der Blase von der Zervix vorn und der Scheide hinten, ohne Eröffnen des Bauchfelles (Fig. 303).

2. Akt: Umstechen der großen Gefäße, besonders des Ramus descendens s. cervicovaginalis der Uterina mittels Dechamp'scher Nadel (Fig. 303, 1). Statt dessen kann man natürlich das Gefäß zuerst abklemmen, dann vor der Klemme durchschneiden und unterbinden.

3. Akt: Spalten der Zervix in horizontalem Sinne, so daß die vordere Partie nach oben, die hintere Partie nach unten geklappt wird (Fig. 304, 2).

4. Akt: Keilförmige Exzision aus dem vorderen Zervixlappen; Naht in gleicher Weise wie bei der einfachen Portio-Amputation beschrieben (Fig. 305, 3).

5. Akt: Keilförmige Exzision aus dem hinteren Zervixlappen; Naht wie oben beschrieben (Fig. 306, 4).

Bezüglich der Anatomie dieses Gebietes verweise ich Sie auf unsere Vorlesung über die Totalexstirpation des Uterus von der Scheide her.

9. Das Spalten der Zervixwand (Hysterotomia anterior).

Während wir soeben die bilaterale Zervixspaltung nach Schröder geübt haben, wollen wir heute nur kurz die Spaltung der vorderen Zervixwand nach Abschieben der Blase ohne Eröffnung des Peritoneums anführen. Durch den vaginalen Kaiserschnitt Dührssen's ist diese Operation allgemein bekannt geworden. Für die Enukleation von submukösen Tumoren wurde sie von Veit[1]) und Doyen empfohlen (vgl. Veit's Handbuch, I, S. 602). Wir werden uns bei der Totalexstirpation des Uterus des genaueren mit der Technik und Anatomie dieser Operation zu beschäftigen haben, so daß an dieser Stelle der Hinweis darauf genügen mag.

---

1) Zeitschr. f. Geburtsh. u. Gynäkol. Bd. 31 u. 34.

Fig. 303 (1.), Fig. 304 (2.), Fig. 305 (3.) und Fig. 306 (4.).

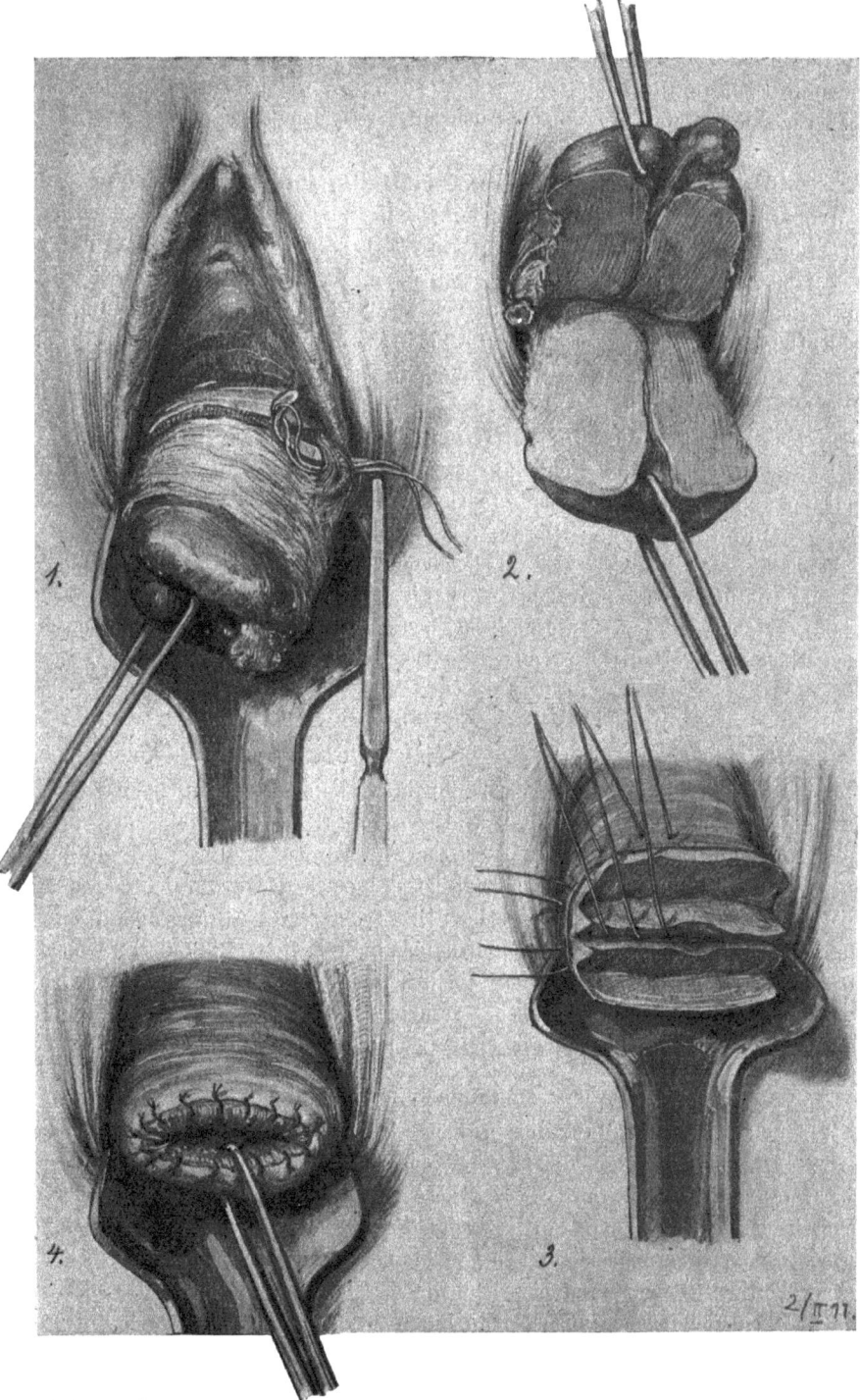

Die hohe Portio-Amputation.

B. Operationen mit Eröffnung des Peritoneums.

Wie wir seinerzeit bei den abdominalen Operationen mit der erweiterten Totalexstirpation nach Wertheim-Bumm begannen, um uns sogleich einen Ueberblick über das gesamte Operationsterrain zu schaffen, so wollen wir jetzt zuerst die einfache, typische vaginale Totalexstirpation aus denselben Gründen üben.

1a) Die vaginale Totalexstirpation vom Fundus her.

Wenn wir von der von Langenbeck 1813 ausgeführten subperitonealen Ausschälung der Gebärmutter absehen, war es Sauter in Constanz (1822), der zuerst einen karzinomatösen Uterus vaginal exstirpierte. Sauter exstirpierte den Uterus, indem er den Fundus durch das vordere Scheidengewölbe entwickelte. Blundell entwickelte (1828) die Gebärmutter durch das hintere Scheidengewölbe. Récamier (1829) verbesserte wesentlich die Methode durch die lege artis ausgeführte Unterbindung der Arteriae uterinae. Alsdann eroberte sich die Operation bald ihren Platz durch die Arbeiten von Czerny, Schröder, Billroth, Péan und Richelot (die Erfinder der pince à demeure et suppression de toute ligature), Doyen, Segond, Landau, Leopold u. a. m.[1]). Die von uns zunächst geschilderte und meist geübte Methode stammt von Landau-Doyen (Hegar, l. c.).

Vorbereitung: Möglichst viel verschiedene Scheidenspekula (vgl. Fig. 246, 1—6), 1 Skalpell, 1 Katheter, etwa 6 Krallenzangen (Fig. 307), 6 Kugelzangen, die als Stieltupfer (Fig. 308) gebraucht werden, 12 Kocher'sche, 6 stumpfe Klemmen, 1 gerade, 1 Cooper'sche Schere. Nadelhalter, Nadeln, Katgut. Die Leiche befindet sich in Steißrückenlage.

Technik und Operations-Anatomie.

1. Akt: Umschneiden der Portio. Abschieben der Blase (Figg. 307 und 308).

Die Blase wird katheterisiert. Die Portio wird in der uns bekannten Art und Weise im Spekulum eingestellt, mit 2 kräftigen Krallenzangen gefaßt und vulvawärts gezogen. Dicht oberhalb der haltenden Zangen wird jetzt die Portio mit einem kräftigen Schnitt zirkulär umschnitten. Nun erfolgt das Abschieben der Blase (Fig. 308).

Wir befinden uns hier in dem zwischen Blase und Zervix extraperitoneal gelegenen Raum, der Ihnen schon von der Kolporrhaphia anterior her (Fig. 250) bekannt ist. Während wir bei dieser Operation sorgsam die von der Fascia endopelvina gelieferten Stützbalken der Blase geschont haben, werden wir sie hier, sobald sie nicht beim stumpfen Abschieben abreißen, durch einige Scherenschläge durchtrennen.

Operations-anatomische Betrachtungen.

Wie verhält sich nun der untere Blasenpol zu unserem Zirkulärschnitt? Das ist die Frage, die fast bei jedem Kursus von einem oder dem anderen meiner Hörer an mich gerichtet wird. Diese Frage läßt sich sehr leicht operationsanatomisch durch die Demonstration zweier Präparate beantworten. Bei dem einen schneiden wir gewissermaßen ein Fenster in die vordere Scheidenwand bei herabgezogener Portio, bei dem zweiten ziehen wir die Portio bis in die Vulva, härten das Weichteilbecken und machen uns alsdann einen Medianschnitt. Das erste Präparat ist Ihnen von der vorderen Kolporrhaphie her bekannt (Fig. 250). Sie sehen, daß sich der

---

[1]) Vgl. hierzu: Die vaginale Radikaloperation. Technik und Geschichte von L. u. Th. Landau. Berlin 1896, Hirschwald.

durch einen Katheter markierte untere Blasenpol noch fingerbreit von dem oberen Rande der die Portio haltenden Krallenzange befindet. Das gleiche sehen Sie an dem zweiten Präparat, das Ihnen die Verhältnisse auf dem Sagittalschnitt zeigt (Fig. 309). Sie sehen auch hier den unteren Blasenpol etwa fingerbreit von der ziemlich dicken

Fig. 307.

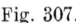

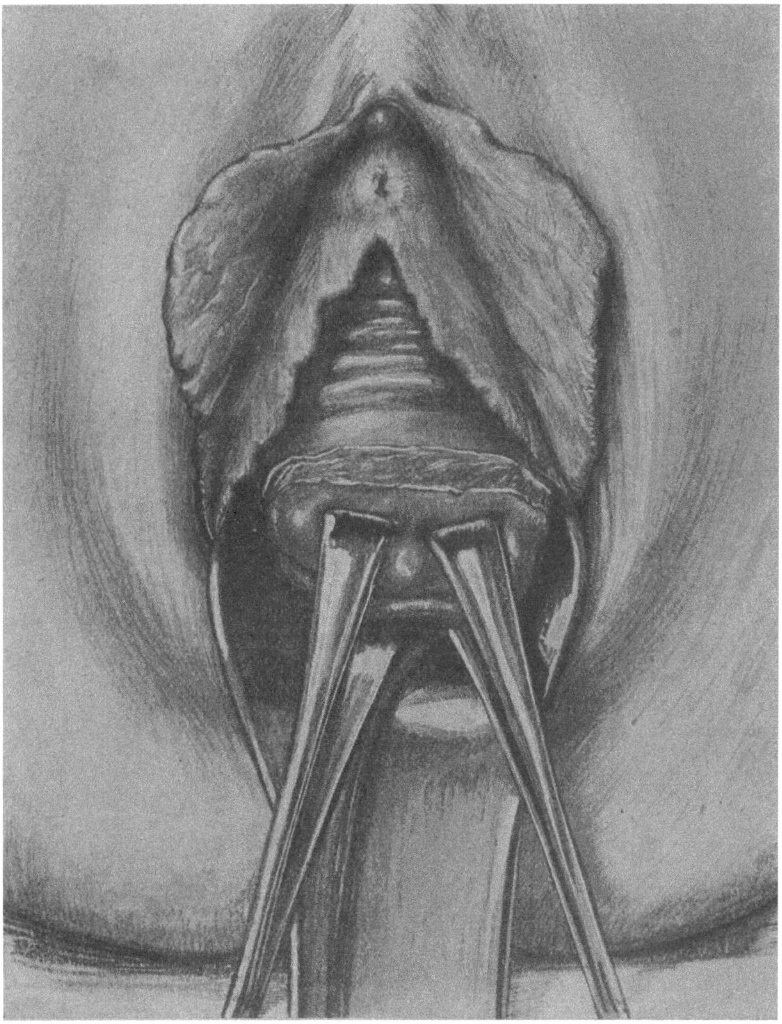

Vaginale Totalexstirpation. 1. Akt. 1. Teil.
Das Umschneiden der Portio. (Das vordere Spekulum ist der besseren Uebersicht halber fortgelassen.)

Scheidenwand entfernt. Das Rektum ist leer, der hintere Douglas'sche Raum außerordentlich durch das Herabziehen des Uterus vertieft. Die Ligamenta rotunda und die Ligamenta infundibulo-pelvica sind stark gespannt. Der Uterus befindet sich in leichter Retroflexio. An diesem Präparat können Sie sich außerdem einen Fehler leicht klarmachen, den vorsichtige Anfänger nicht allzu selten begehen: Sie durchschneiden die

Scheide bei dem Zirkulärschnitt nur oberflächlich und kommen nun in die falsche Schicht beim Abschieben der Blase. Der untere Blasenzipfel bleibt alsdann ruhig fest auf der Zervix sitzen, wird für die Plica vesico-uterina gehalten und beim 2. Akt der Operation

Fig. 308.

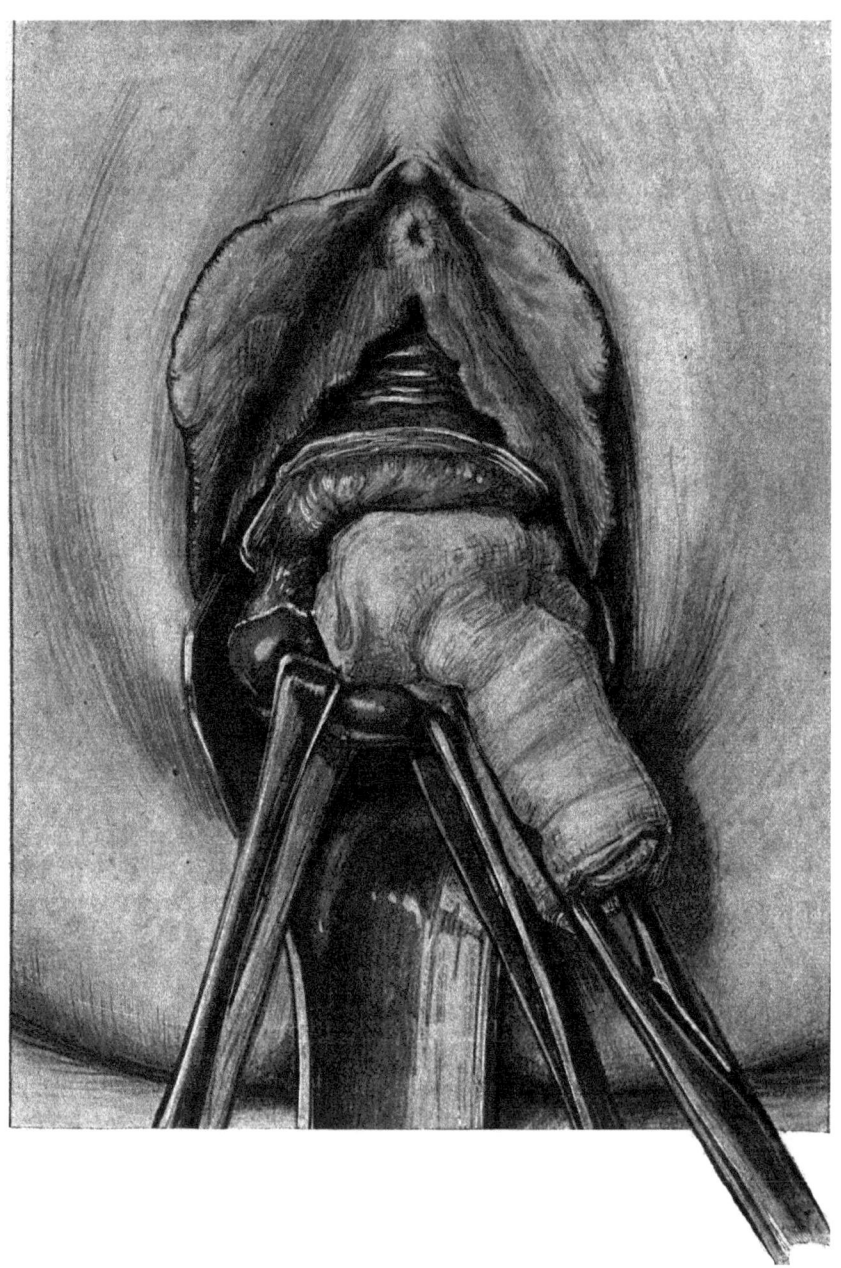

Vaginale Totalexstirpation. 1. Akt. 2. Teil.
Die Portio ist zirkulär umschnitten. Ein Stieltupfer schiebt stumpf die Blase nach aufwärts.
(Das obere Blatt des Spekulums ist der besseren Uebersicht halber fortgelassen.)

durchschnitten. Vor diesem höchst unangenehmen Fehler können Sie sich mit Sicherheit bewahren, wenn Sie in allen Fällen, wo Sie Bedenken haben, ob wirklich die Blase zurückgeschoben ist, nach dem Abschieben einen männlichen Katheter in die Blase einführen.

2. Akt: Das Vorziehen des Peritoneums (d. h. der Plica vesico-uterina), *die Eröffnung des Bauchfells* (Coeliotomia vaginalis anterior). Figg. 310 und 311.

Nachdem wir uns durch den Katheter überzeugt haben, daß die Blase richtig abgeschoben ist — Sie sehen an unserem Präparat Fig. 310 noch die durchschnittenen

Fig. 309.

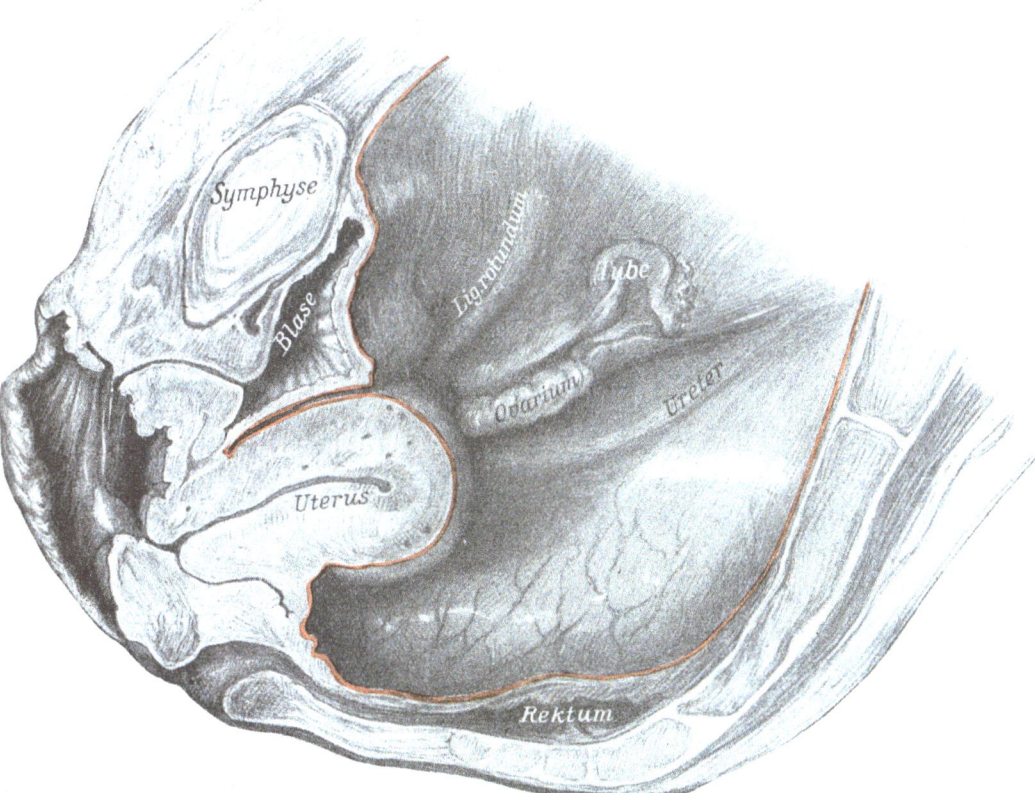

Die Portio ist wie in Figg. 307 und 308 nach abwärts gezogen. Dann wurde das Weichteilbecken gehärtet und in der Mittellinie durchschnitten. (Sammlungspräparat.)

faserigen Reste der Fascia endopelvina, besonders auf der linken Seite —, schützen Sie zunächst durch ein schmales, kurzes Blatt dieselbe vor Insulten und Verletzungen. Alsdann suchen Sie sich die Umschlagsstelle des Peritoneums auf, indem Sie vorsichtig die Gewebsfasern, die Sie unterhalb des Spekulums sehen, mit einer stumpfen Klemme erfassen, bis Sie an der richtigen Stelle sind. Der Geübte findet die Plika leicht. Sollte es Ihnen nicht gelingen, so tut das nichts, da wir bei der Methode der Spaltung der vorderen Zervixwand (Veit-Doyen, vgl. S. 314) die Plika ganz von selbst, ohne Zeit beim Suchen zu verlieren, eröffnen werden. Sie sehen, wir gehen hierbei genau so vor, wie wir es bei der Inzision des Peritoneums bei der Laparotomie geübt

Fig. 310.

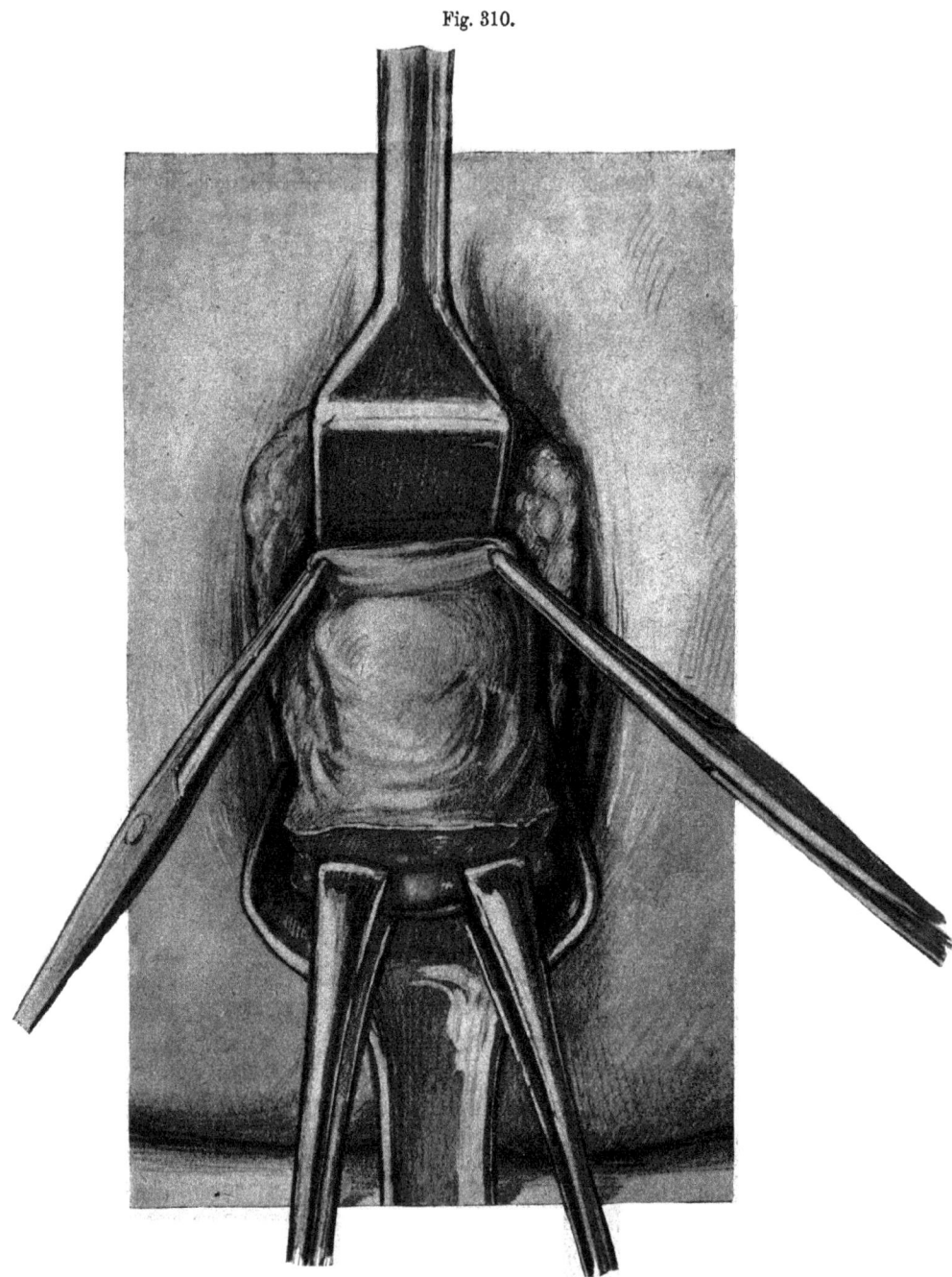

Vaginale Totalexstirpation. 2. Akt.
Die Blase wird mit einem schmalen Spekulum gedeckt. Die Plica vesico-uterina wird zwecks Eröffnung mit 2 stumpfen Klemmen zu einer Falte erhoben.

Fig. 311.

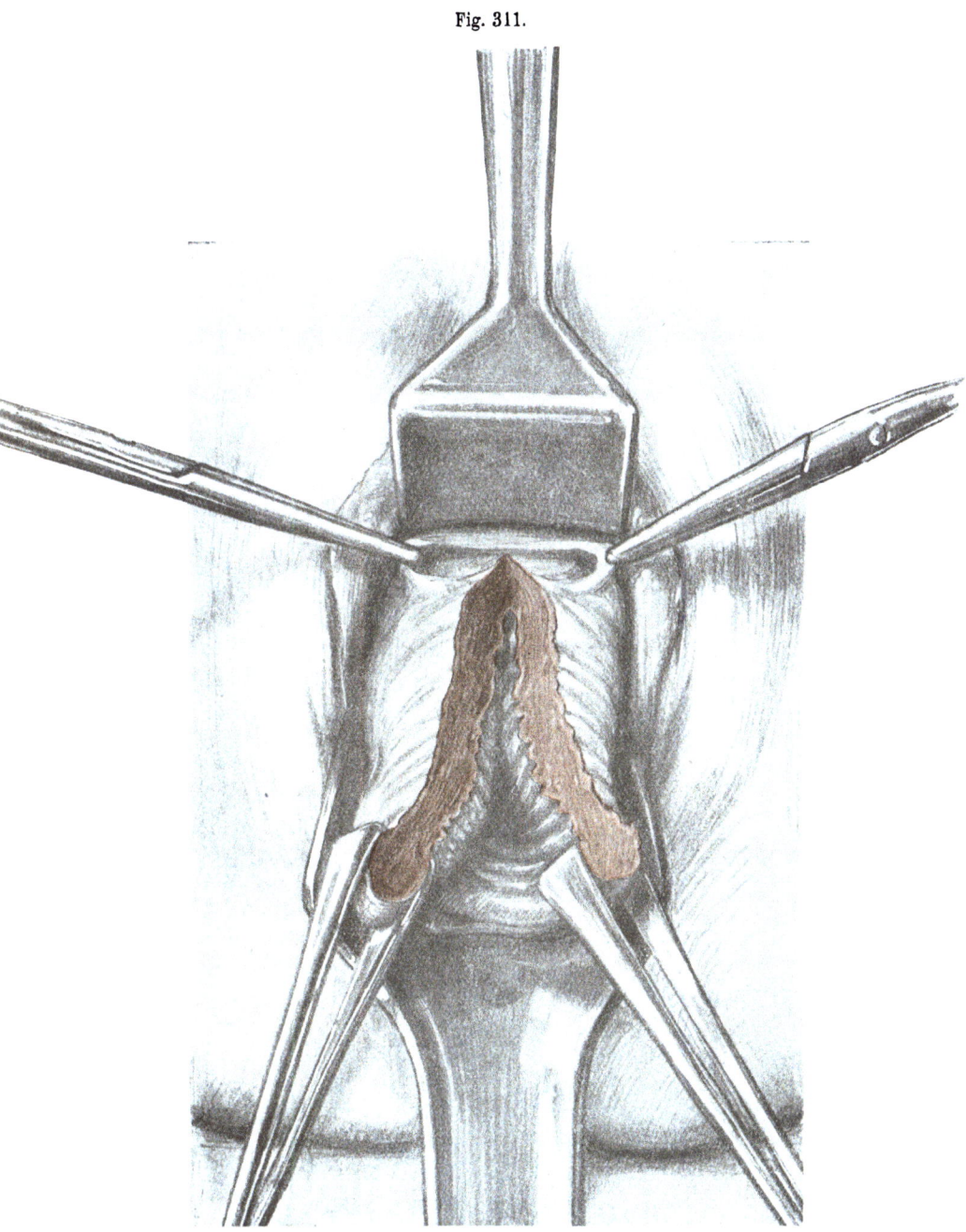

Vaginale Totalexstirpation. 3. Akt.
Die Plika ist eröffnet. Die vordere Zervixwand median gespalten.

haben; d. h. wir machen in die erhobene Falte ein kleines Loch, das wir nach beiden Seiten hin erweitern (Fig. 311). Die Gefahr, Darmschlingen hier zu verletzen, ist außerordentlich gering, da ein Blick auf unseren Sagittalschnitt Fig. 309 Sie lehrt, daß

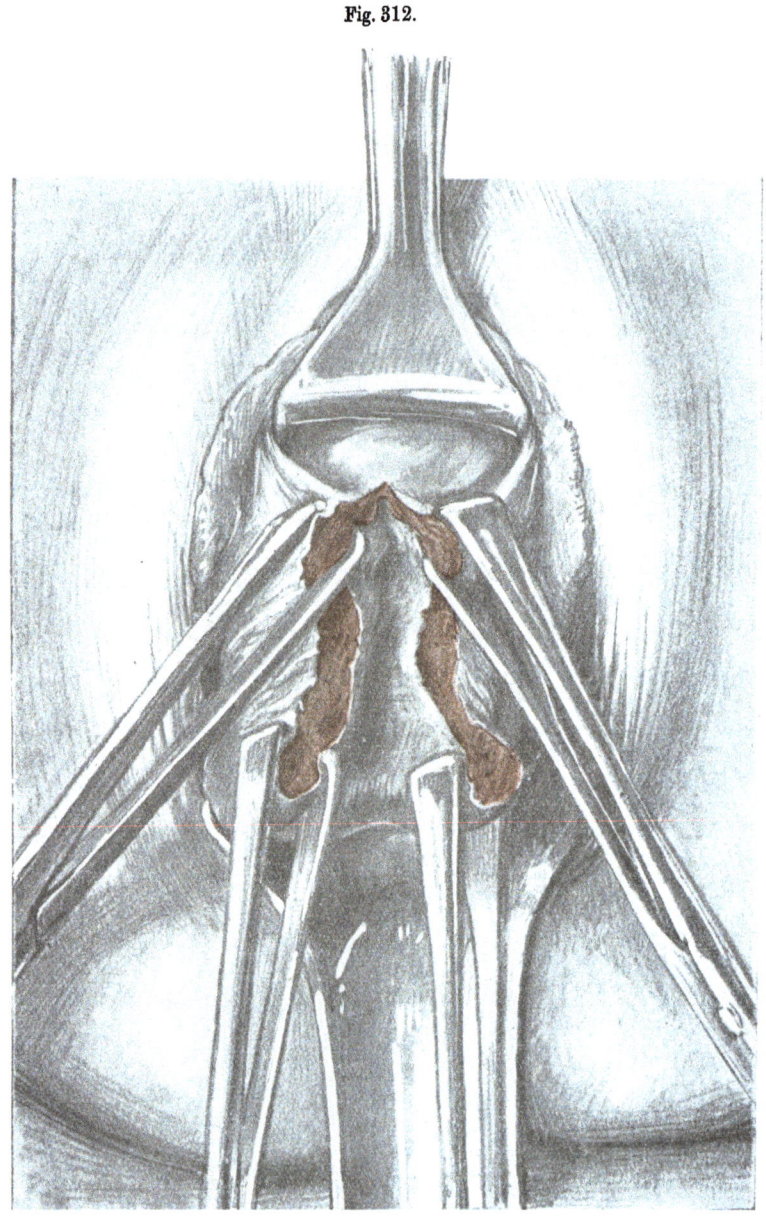

Fig. 312.

Vaginale Totalexstirpation. 3. Akt. 1. Teil.
In die eröffnete Plika ist ein schmales, langes Spekulum eingeschoben. Die „Kletterzangen" haben den Uterusfundus sichtbar gemacht.

diese von der abgeschobenen und durch das Spekulum nach innen gehaltenen Blase wie von einem Bauchtuch zurückgehalten werden; außerdem ist der Spaltraum auch zu eng.

Fig. 313.

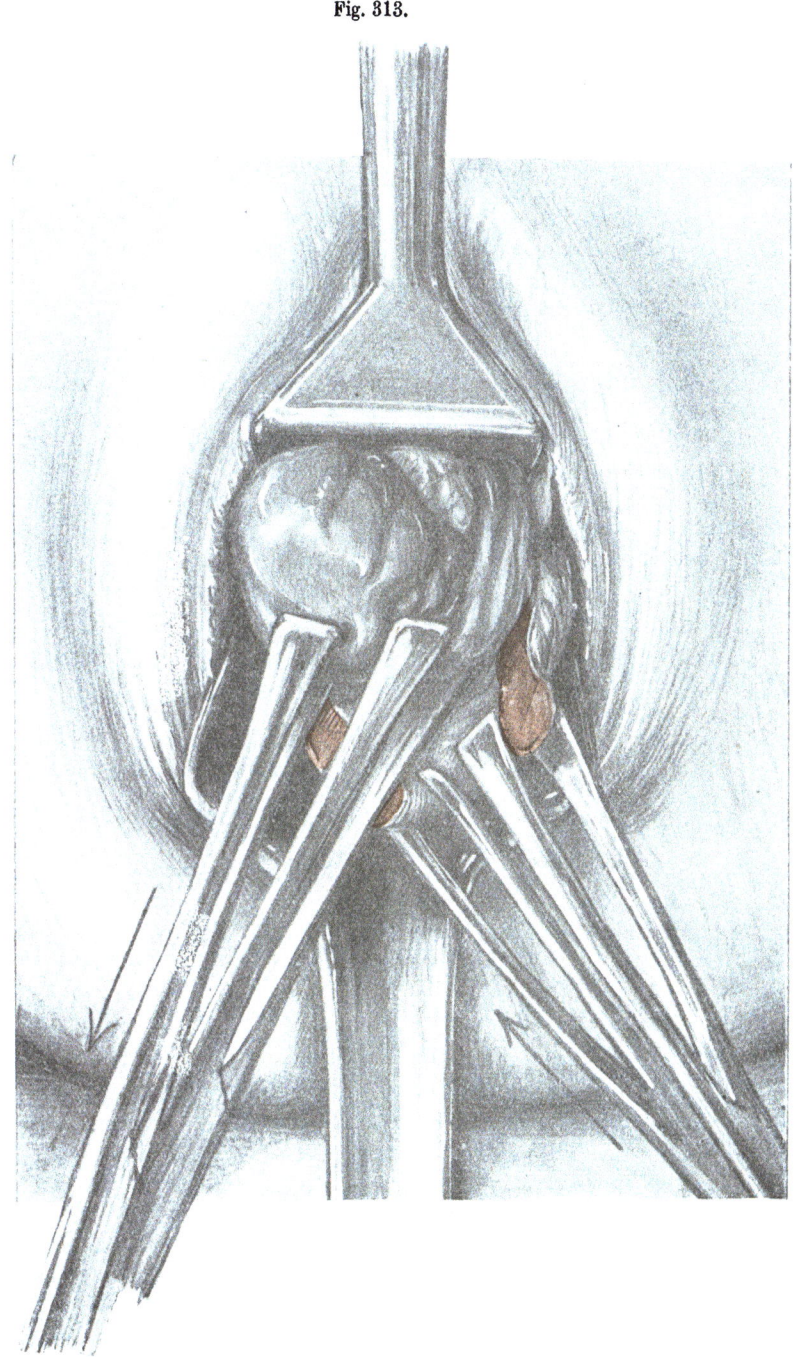

Vaginale Totalexstirpation. 3. Akt. 2. Teil.
Der Uterus im Moment der Umstülpung. Die Pfeile geben die Art der Wirkung der Krallenzangen an.
Man sieht bereits links das Ligamentum rotundum, die Tube und das weiß glänzende Ovarium.

Fig. 314.

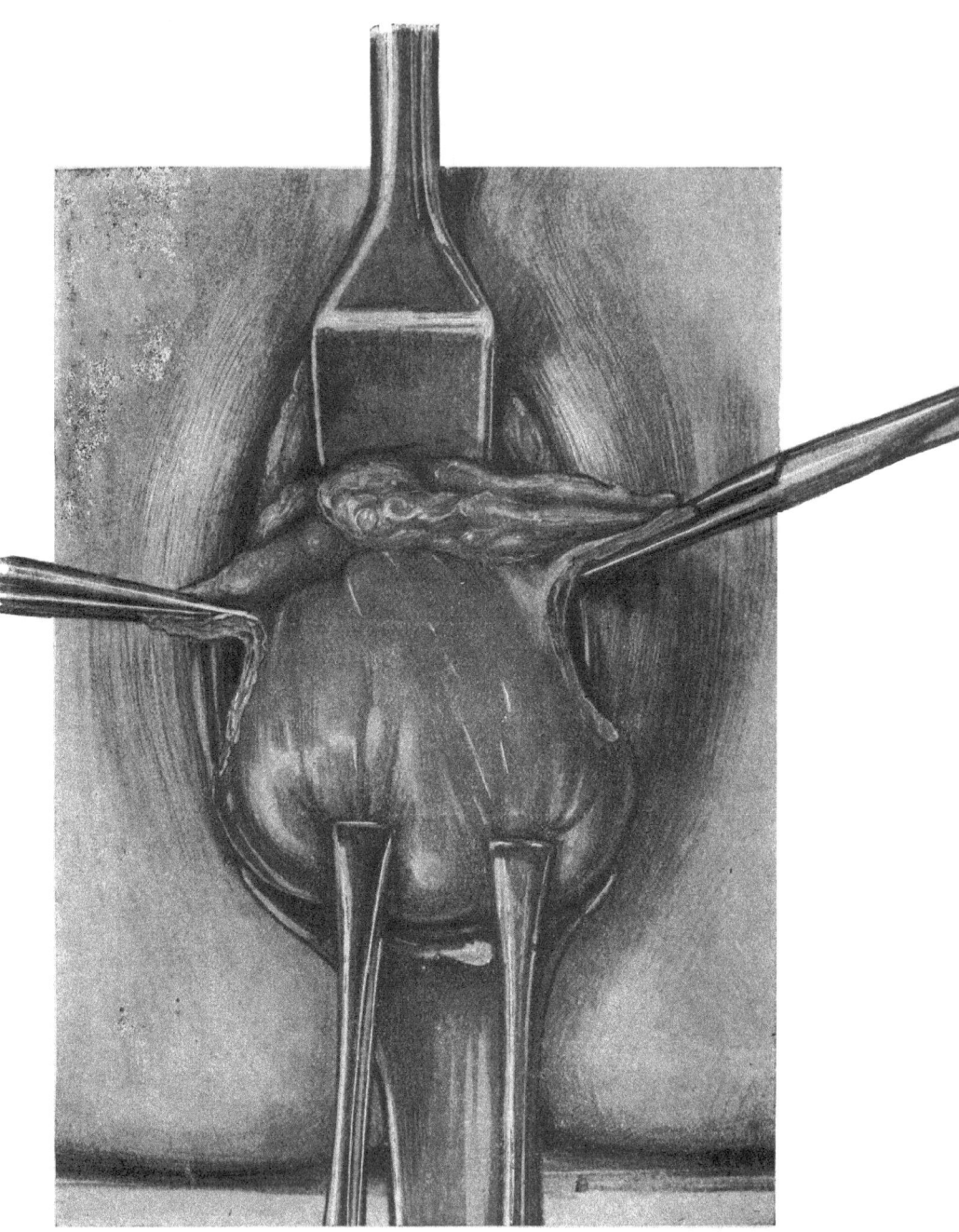

Vaginale Totalexstirpation. 3. Akt. 3. Teil. 4. Akt. 1. Teil.
Der Uterus ist völlig vor die Vulva gestülpt. Die Adnexe sind beiderseits an der Uterusecke abgeklemmt und mitsamt den Ligamenta rotunda durchschnitten.

3. Akt: Die Hysterotomia anterior und das Umstülpen des Uterusfundus.

Nunmehr spalten wir mit einer kräftigen, geraden Schere die vordere Zervixwand, soweit wir das unter Leitung des Auges tun können. Das Spekulum, das die Blase zurückhielt, und das zwischen Blase und Peritoneum lag, wird jetzt durch eine lange, schmale Platte ersetzt, die in die eröffnete Plika hineingeschoben wird und dadurch den Spalt im Peritoneum weitet (Fig. 312). In den obersten Teil des Zervixschnittrandes werden nun wiederum 2 Krallenzangen eingesetzt und alsdann weitergeschnitten, bis schließlich unter dem Zug dieser „Kletterzangen" der Uterusfundus sichtbar wird. Jetzt wird die Portio mittels der an ihr belassenen, zuerst angelegten Krallenzangen zurückgeschoben, während auf die zuletzt angelegten eine Traktion ausgeübt wird (Fig. 313). Durch sanften Zug gelingt es nunmehr den Uterus völlig vor die Vulva zu stülpen (Fig. 314).

Operations-anatomische (bzw. operations-pathologische) Betrachtungen.

Jetzt wollen wir einige Minuten Halt machen, um uns über die durch unsere operativen Maßnahmen völlig veränderten anatomischen Verhältnisse im Beckenraum zu orientieren. Diese Orientierung wollen wir in der Weise vornehmen, daß wir jetzt bei der Leiche die Bauchhöhle von oben öffnen und uns das Situsbild einprägen. Sodann werden wir an der Hand eines in diesem Stadium der Operation — also bei vorgewälztem Uterus — angefertigten Sagittalschnittes meiner Sammlung die Lage der einzelnen Organe zueinander studieren, und schließlich werden wir an einem injizierten und sagittaldurchschnittenen Präparat meiner Sammlung, die wechselnden Lagebeziehungen von der Arteria uterina zum Ureter je nach der wechselnden Lage des Uterus bei dieser Operation uns einzuprägen haben.

a) Der Beckensitus nach dem Hervorwälzen des Uterus (Sammlungspräparat, Fig. 315).

Sie sehen vorn die mäßig gefüllte und schon injizierte Blase, hinten das stark gefüllte Rektum liegen. Zwischen diesen beiden Organen gucken die beiden Fimbrienenden der Tube heraus, wie zwei Entenbeine, wenn die Ente untertaucht. Rechts und links sehen Sie die mächtig angespannten Lig. infundibulo-pelvica, die auf der linken Seite noch durch postmortale Thrombose außerordentlich verdickt erscheinen. Vor diesen Ligamenten sehen Sie die beiden runden Mutterbänder in dem Umstülpungstrichter verschwinden. Achten Sie bitte alsbald bei diesem Beckensitus darauf, **wie auch ohne Naht nach der Exstirpation des Uterus kein Loch im Bauchfellsack zurückbleibt, sondern wie sich von selbst das Peritoneum der Blase an das Peritoneum des Rektums anlegt, es so verschließend**[1]). Achten Sie ferner darauf, **wie die Lig. infundibulo-pelvica das Rektum umgreifen, ein Umstand, der vielleicht zur Erklärung der Stenosenbildungen des Mastdarms nach vaginalen Totalexstirpationen herangezogen werden könnte.**

b) Derselbe Beckensitus im Sagittalschnitt (dasselbe Präparat, Fig. 316).

Wollen Sie dieses Präparat gut verstehen, so machen Sie sich am besten mit Pauspapier eine Zeichnung des durchschnittenen Uterus, schneiden diesen aus und legen ihn so auf unsere Figur, daß das schwarze Kreuz an seiner vorderen Wand auf

---

[1] Gleichwohl kann es nach einer vaginalen Totalexstirpation, wenn zur Drainage das Peritoneum offen gelassen wurde, zum Vorfall von Darmschlingen kommen, wie ein von Handtke beobachteter Fall (Verhandl. der Berl. gynäkol. Gesellsch., Dezember 1911) lehrt.

die Stelle des weißen Kreuzes an der durchschnittenen Plica vesico-uterina zu liegen kommt. Alsdann lassen Sie dieses Papiermodell dieselbe Bewegung ausführen, wie wir sie vorhin beim Vorwälzen des Uterus ausgeführt haben. Auf diese Weise werden Sie die sonst schwer verständliche Umlagerung aller anatomischen Gebilde gut sich klar machen können. Wir haben zunächst die Portio umschnitten; Sie sehen diesen Schnittrand an unserem Präparat, wenngleich die Scheidenschleimhaut hier wesentlich schwächer entwickelt ist, wie in dem Sagittalschnitt Fig. 309. Dann wurde die Blase abgeschoben, die Vorderwand des Uterus gespalten und die Gebärmutter unter Umstülpung vorgezogen. Infolgedessen mußte seine Vorderwand nach unten zu liegen kommen und ebenso die Schnittstelle der Plika am Uterus (schwarzes Kreuz). Das hintere Douglasperitoneum hingegen — und darauf mache ich Sie besonders aufmerksam — wurde nicht eröffnet, sondern behielt, wie Sie ohne weiteres sehen, seinen Zusammenhang

Fig. 315.

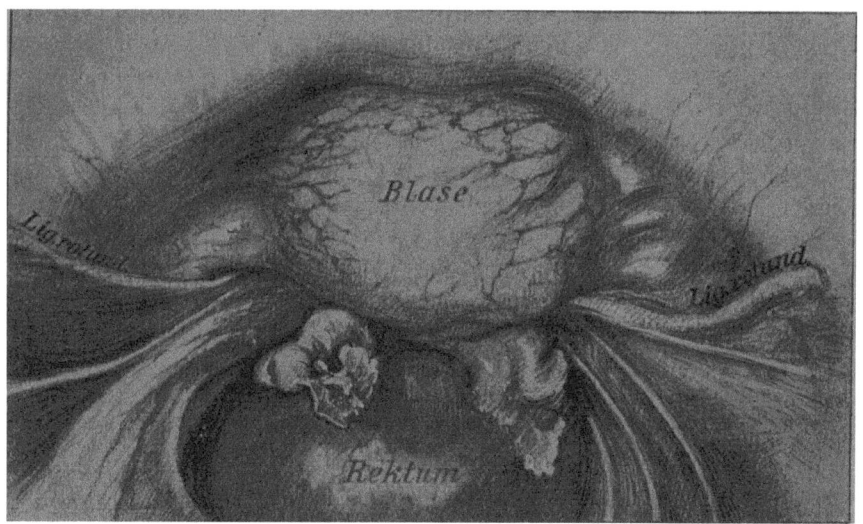

Die Operation wurde bis 3. Akt 3. Teil (Fig. 314) ausgeführt. Alsdann wurde das Weichteilbecken gehärtet. Ansicht vom Beckenraum her. (Sammlungspräparat.) (Text S. 351, a.)

mit der Hinterfläche des Uterus, die jetzt nach vorn bzw. nach oben zu liegen kommt. Wir werden also in einem späteren Akte der Operation dieses hintere Douglasperitoneum noch zu durchtrennen haben. Außerdem achten Sie auf den schönen fächerförmigen Verlauf des stark gespannten Lig. infundibulo-pelvicum und den Verlauf des Lig. rotundum. Das Rektum ist, wie Sie sehen, stark gefüllt.

c) **Das Verhältnis der Arteria uterina zum Ureter bei unserer Operation, dargestellt an einem halbierten und präparierten, injizierten Weichteilbecken meiner Sammlung.**

Die interessanten Beziehungen, die zwischen dem Ureter und der Arteria uterina bestehen und die uns schon genugsam von unseren abdominalen Uebungen her bekannt sind, werden bei den vaginalen Operationen sich je nach der Traktion oder der Umstülpung, die wir bei dem Uterus vornehmen, anders gestalten müssen. Am besten kann ich Ihnen diese Verhältnisse an diesem Präparat demonstrieren. Es ist ein mit Mennige injiziertes Weichteilbecken, und zwar die linke Hälfte des in der Medianen durchschnittenen Präparates (Fig. 317). Die Uterina überkreuzt in starker Schlängelung den Ureter und teilt sich alsbald in den Ramus ascendens und descendens. Das Bild wird sofort ein anderes, wenn wir jetzt die Portio mit einer Kugelzange erfassen und vulvarwärts ziehen (Fig. 318). Die Kreuzungsstelle rückt etwas mehr distalwärts. Die

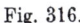

Fig. 316.

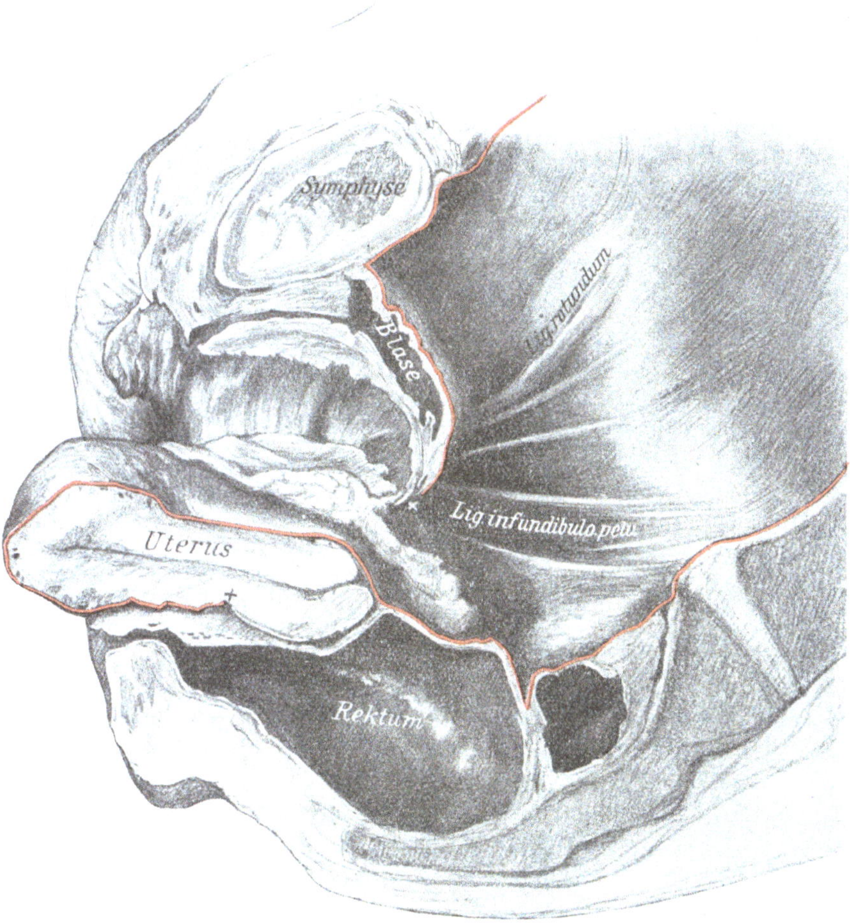

Das in Fig. 315 dargestellte Präparat wurde sagittal durchschnitten. Durch die starke Füllung des Rektums ist der hintere Douglas'sche Raum fast aufgehoben. Das weiße und das schwarze Kreuz zeigen die Stellen der durchschnittenen Plica vesico-uterina. (Text S. 351, b).

Schlängelung der Uterina ist aufgehoben, der Winkel zwischen dem Gefäßrohr und dem Ureter ist nach vorn zu ein spitzerer geworden. Stülpen wir nun, wie bei unserer Operation, den Uterusfundus nach außen (Fig. 319), so wird die Uterina ad maximum gespannt und die Kreuzungsstelle tritt mehr vesikalwärts. (Würden wir den Uterus durch die hintere Kolpotomie entwickeln, so würde die Lagerung vom Ureter zur Uterina wiederum eine andere werden [Fig. 320]). So viel sehen Sie aus unserer, ich möchte sagen operations-kinematographischen Demonstration, daß der Ureter weit ab von unserem Operationsweg liegt, sofern wir erstens die Blase abschieben und sie mit einem Spekulum zurückhalten und zweitens bei der jetzt zu besprechenden Exstirpation dicht am Uteruskörper bleiben.

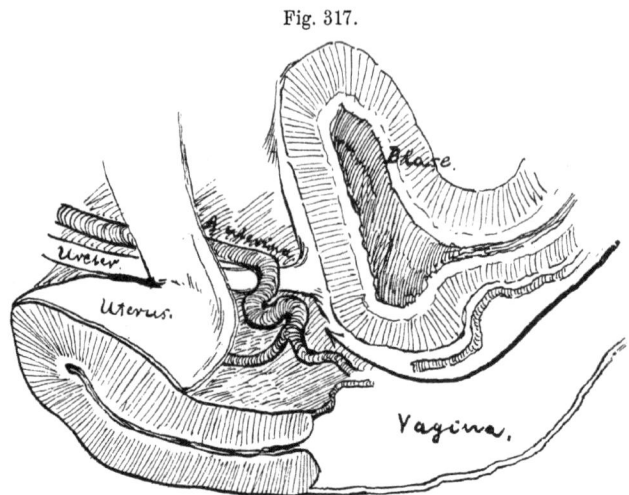

Fig. 317.

Skizze nach einem injizierten, mediandurchschnittenen Weichteilbecken.
Ureter und A. uterina sind freipräpariert. (Der Pfeil zeigt den Zugangsweg bei unserer Operation.)

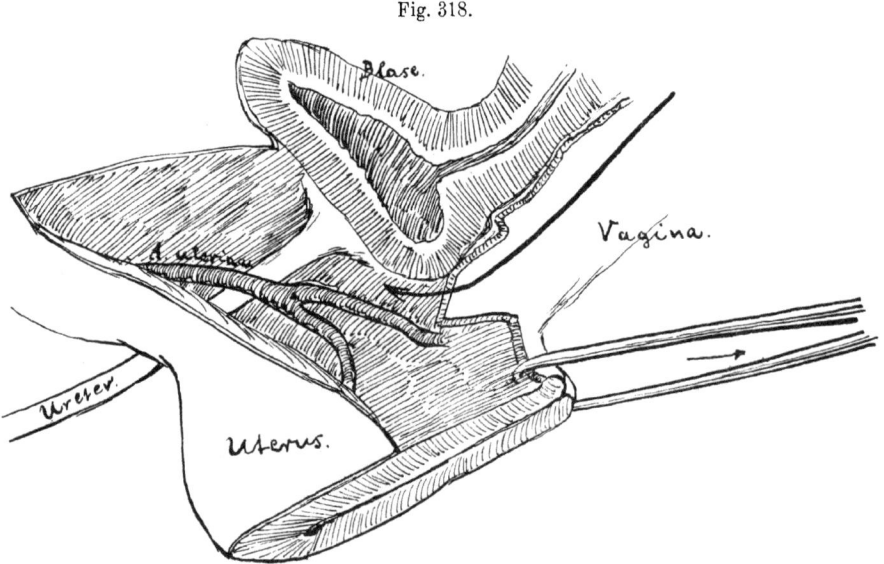

Fig. 318.

Dasselbe Präparat wie Fig. 317. Die Portio ist herabgezogen.
Der Pfeil gibt die Lage des vorderen Spekulums an.

Nach diesen für unser Verständnis durchaus notwendigen Demonstrationen kehren wir zu unserer Operation zurück, die wir in dem Moment verlassen haben, in welchem der Uterus vorgewälzt war.

4. Akt: Die Exstirpation des Uterus.

Mit einem Blick vergegenwärtigen wir uns nochmals die Situation. Jetzt wird der Uterusfundus mit den Krallenzangen nach der rechten Beckenseite zu gezogen, es spannen sich die linken Adnexe und das linke Mutterband. Eine Klemme wird dicht an der Fundusecke angelegt und fest zugeklemmt. (Man muß es „dreimal" knacken hören, das Cremaillèrenschloß nämlich.) Alsdann durchschneidet man das Gewebe vor der Klemme, bis die Klemmenspitze sichtbar wird. Jetzt wird der Uterus in gleicher Weise auf die andere Seite gezogen, hier ebenfalls die Klemme angelegt und durchschnitten (Fig. 314). Es ist zweckmäßig, erst links, dann rechts und dann

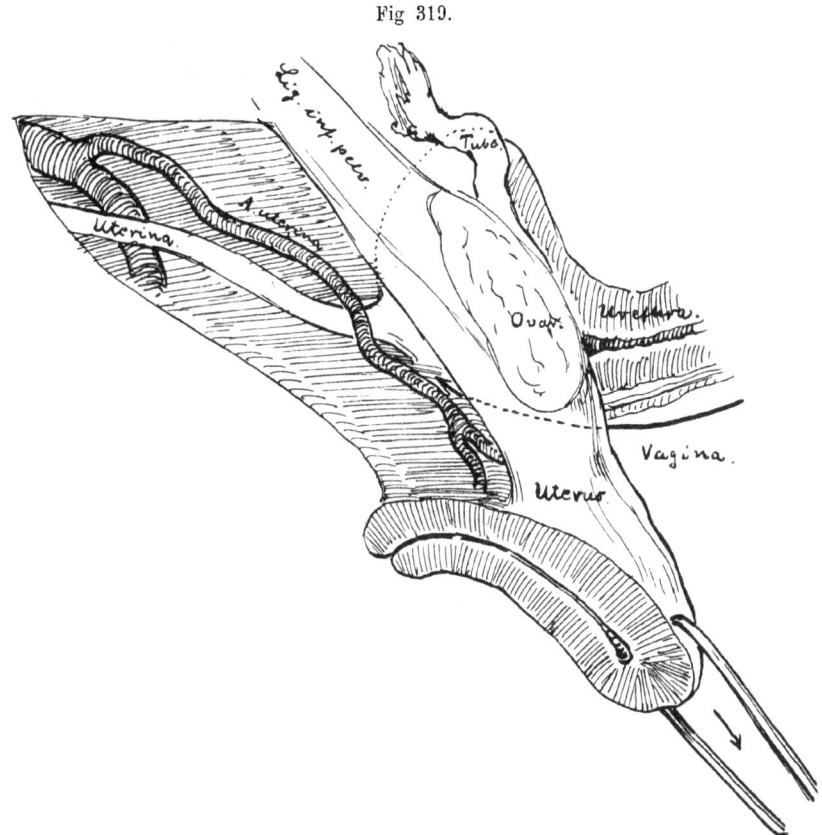

Fig 319.

Dasselbe Präparat wie Figg. 317 und 318.
Der Uterusfundus ist nach außen gestülpt, und zwar durch den vorderen Scheiden-Bauchfellschnitt.
Bem.: Versehentlich ist auf den Ureter „Uterina" geschrieben.

wieder erst links und dann rechts und so fort die Klemmen anzulegen, da hierbei das Organ von Manöver zu Manöver beweglicher wird. In dieser Weise wird jetzt ein zweites Klemmenpaar angelegt, mit dem die Uteringefäße gefaßt werden. Wer die isolierte Ligatur der Gefäße bevorzugt, kann dieselbe in gleicher Weise freilegen, wie wir das bei der abdominalen Totalexstirpation (S. 202, Fig. 161) geübt haben. Nunmehr bleibt noch die Eröffnung des hinteren Douglasperitoneums übrig, das ja, wie wir an unserem Sagittalschnitt, Fig. 316, gesehen haben, noch völlig intakt zur hinteren

Fläche der Gebärmutter zieht. Sollten sich Därme unliebsam bemerkbar machen, so werden sie durch einen mit einem Faden armierten Tampon zurückgehalten. Entweder eröffnen wir das Peritoneum mittels einer Schere, die wir von dem unteren zirkulären Schnitt nach oben durchstoßen (Fig. 321) oder aber eleganter, indem wir es zwischen den Spitzen des zuletzt angelegten Klemmenpaares von oben einfach durchschneiden und zurückschieben, wie wir es ja von der abdominalen Totalexstirpation her gewöhnt sind. Nun hängt der Uterus nur noch an den festen Bindegewebsmassen, die wir als Fascia endopelvina kennen gelernt haben. Wir klemmen erst die linke Seite ab, durchschneiden sie, dann die rechte und durchschneiden sie ebenfalls. Jetzt ist der Uterus exstirpiert.

Fig. 320.

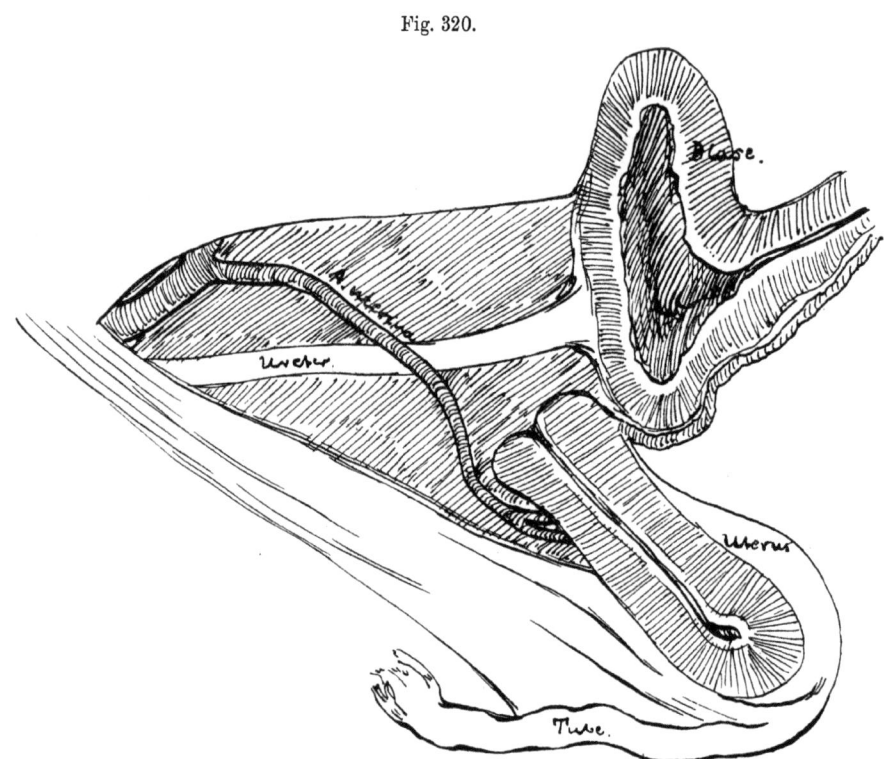

Der Uterus ist durch die hintere Kolpo-Köliotomie entwickelt.

5. Akt: Die Versorgung der Klemmen, die Naht der Exstirpationswunde.

Es folgt nun die Versorgung der Klemmen mit Durchstechungsligaturen, die genau in der gleichen Art und Weise angelegt werden, wie wir das bei unseren abdominalen Operationen geübt und S. 105 ff. in Wort und Bild beschrieben haben. Zuerst werden die beiden Klemmen an den Adnexstümpfen versorgt, dann die beiden, in denen sich die Vasa uterina befinden, und schließlich diejenigen, die wir zuletzt angelegt haben. Soll dieses Versorgen der Klemme exakt und elegant vor sich gehen, so hat der Operateur darauf zu achten, daß die Klemmen gut und richtig von dem Assistenten gehalten werden; die Regel ist auch hier, um Gewebstorsionen zu vermeiden, **daß sie so liegen bleiben, wie sie angelegt sind.** In Fig. 322 sehen Sie an Stelle der 3 Klemmenpaare 6 Ligaturen; werden diese in richtiger Weise, also so, wie es Ihnen unser Präparat

Fig. 321.

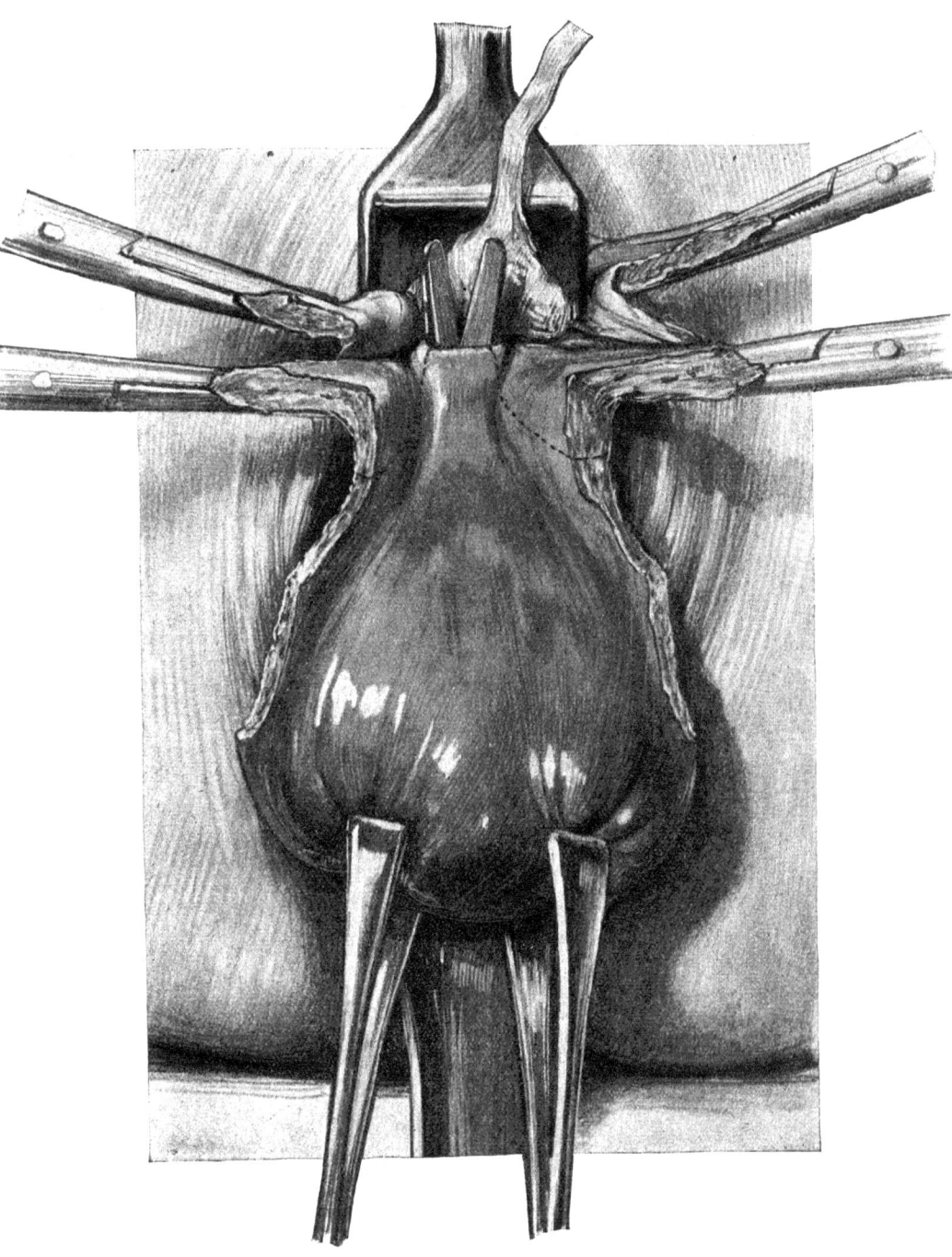

Vaginale Totalexstirpation. 4. Akt.
Zwei Klemmenpaare sind bereits angelegt. Eine Schere, die durch den unteren Teil des zirkulären Scheidenschnittes gelegt ist, durchbohrt das hintere Peritoneum. Die punktierten Linien zeigen den weiteren Verlauf der Operation.

zeigt, gehalten, dann finden Sie, ohne lange suchen zu müssen, vorn das Peritoneum der Plika (es spannt sich zwischen den beiden obersten Ligaturen aus) und hinten das Peritoneum des Douglas'schen Raumes. Zur besseren Orientierung legen wir an beide Peritonealränder je ein Klemmenpaar, wie Sie es auch in Fig. 322 angelegt sehen. Mit den beiden ersten Katgutknopfligaturen werden nun diese beiden Peritonealblätter vereinigt, und zwar so, daß die Stümpfe lateralwärts von den Vereinigungsnähten liegen und extraperitoneal gelagert sind. Alsdann wird das vordere und hintere Peritonealblatt noch mit 2 oder 3 Katgutknopfnähten verschlossen. Jetzt liegt der zirkuläre Scheidenwundrand vor uns und wir sehen die Stümpfe extraperitoneal in den Ecken der Peritonealwunde. Der Scheidenwundrand wird mit Klemmen gefaßt, die Fäden der Stümpfe und der Peritonealnaht werden kurzgeschnitten, und der vordere Wundrand mit dem hinteren in einer querverlaufenden Katgutknopfnaht vereinigt. Die Scheide bildet nun einen völlig verschlossenen Blindsack, zwischen ihr und dem Peritoneum liegen extraperitoneal die Stümpfe. Blicken wir jetzt von oben in den Beckenraum, so bietet sich uns ein fast gleiches Bild, wie wir es in unserem Präparat, Fig. 315, dargestellt haben. Die eingenähten Stümpfe, die ja zum größten Teile Komponenten des Stützgerüstes des Uterus waren (die Fascia endopelvina), werden jetzt dieselbe Funktion als Träger des Scheidenblindsackes zu erfüllen haben.

1 b) Die Totalexstirpation des Uterus von den Ligamenta cardinalia her.

Während wir bei der soeben geübten Methode nach der Eröffnung der Plika den Uterusfundus vorstülpten und nun von den Adnexen beginnend zum präzervikalen Bindegewebe vordrangen, wird von vielen Operateuren gelegentlich der umgekehrte Weg gewählt.

1. Akt: Umschneiden der Portio. Abschieben der Blase, wie S. 342 ff.

2. Akt: Abklemmen des parazervikalen Bindegewebes mit Klemmen oder unter Benutzung der Dechamp'schen Nadel (vgl. hierzu Fig. 303, 1, die hohe Portio-Amputation).

Hiernach tritt auf Zug die Portio tiefer.

3. Akt: Eröffnung des jetzt sichtbaren Douglasperitoneums nach Erheben der Portio, und der Plica vesico-uterina nach Zug der Portio analwärts.

4. Akt: Abklemmen des noch restierenden Ligamentum latum beiderseits.

5. Akt: Abtragen des Uterus von den Adnexen, an denen allein er jetzt noch befestigt ist.

Nach der genauen Darstellung der Methode „vom Fundus her" wird Ihnen auch diese Art der Exstirpation „vom Ligamentum cardinale her" ohne weiteres verständlich sein. In schwierigen Fällen lassen sich beide Methoden sehr gut miteinander kombinieren.

Fehlerquellen bei der Totalexstirpation.

1. Die Portio läßt sich nicht genügend in die Vulva herabziehen.

Abgesehen von infiltrativen, pathologisch-anatomischen Prozessen, die die Ursache hiervon sein können, kommt ein Umstand in Betracht, den ich oft beobachtet habe, das ist die Benutzung einer zu langen, hinteren Platte. Eine lange, hintere Platte ist zur Desinfektion der Scheide und Portio geeignet, eine kurze, hintere Platte zum Vorziehen!

Fig. 322.

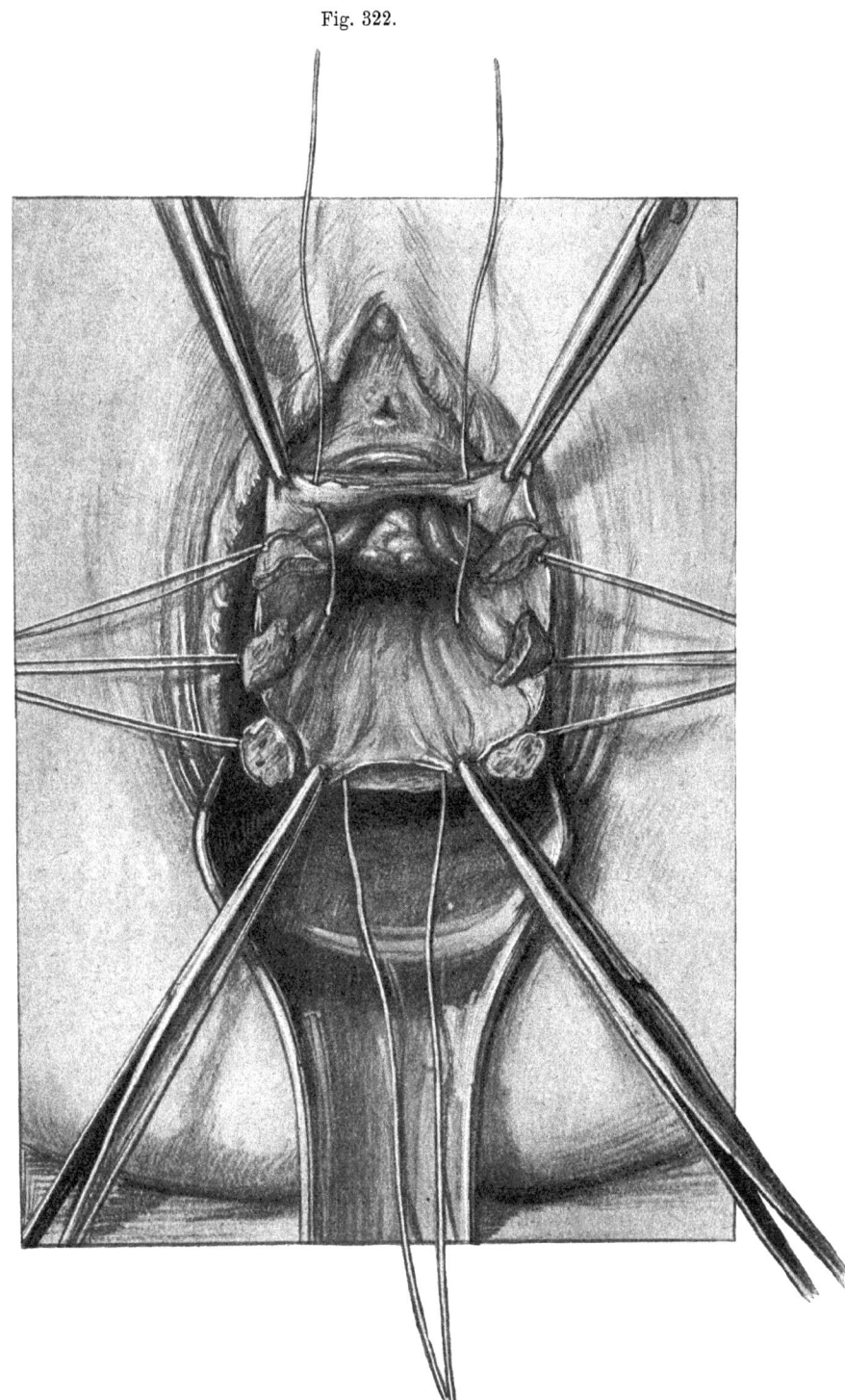

Die Ligaturen an den Stümpfen sind geordnet und lateralwärts gezogen. Der gesamte Peritonealtrichter ist sichtbar. Die Tuben und das linke Ovarium sind zu sehen. Die beiden ersten, die Stümpfe extraperitoneal lagernden Verschlußfäden sind gelegt.

2. Man stößt beim Ablösen der Blase auf Schwierigkeiten oder verletzt sie.

Dann hat man zumeist den Zirkulärschnitt nicht tief genug geführt (siehe auch S. 344: Operations-anatomische Betrachtungen). Hier ist stets der eingeführte Katheter der beste Wegweiser. Eine Verletzung der Blase beim stumpfen Abschieben kann erfolgen, wenn die Fascia endopelvina stark entwickelt ist. Dann muß man diese faszialen Bindegewebsfasern aber nicht durch stumpfe Gewalt zu überwinden suchen, sondern muß vorsichtig präparatorisch, sich immer dicht an die Zervix haltend, vorgehen. Besonders leicht ereignen sich solche Läsionen bei operations-pathologischen Veränderungen, wie sie z. B. nach Vesiko- oder Vaginofixationen zurückbleiben (siehe dort). Die Naht erfolgt nach den im I. Teil unseres Buches, S. 222 ff. geschilderten Prinzipien, und zwar sofort. Durch die Fixation der Plica vesico-uterina an die vordere Scheidenwand bilden wir auch hier ein schützendes Peritonealdach. Ebenso wird post operationem die Dauerdrainage angewandt.

3. Verletzungen von Darm bei der Eröffnung der Plica vesico-uterina.

Ich habe diese Verletzungen niemals beobachten können, wohl aber sie bei Eröffnung des Douglasperitoneums gesehen. Das liegt in der Anatomie dieser beiden Exkavationen begründet. Die vordere Exkavation wird durch den Zug der Gebärmutter spaltförmig, Darmschlingen finden an ihrer Eröffnungsstelle keinen Platz, der hintere Douglas'sche Raum aber bleibt weit und geräumig, auch finden sich in ihm nicht selten Adhäsionen der Appendices epiploicae, des Netzes und der Dünndärme (vergleiche hierzu unseren Sagittaldurchschnitt Fig. 309). Aus diesem Grunde empfiehlt es sich in der Regel, wie wir es auch geübt haben, den hinteren Douglas'schen Raum erst zu eröffnen, wenn man ihn übersehen kann (Fig. 321). Sehr zweckmäßig ist auch eine gewisse Beckenhochlagerung, damit die Därme zurücksinken.

4. Verletzungen der Ureteren.

Diese Verletzungen sind in einfachen Fällen ganz unmöglich, da sie bei dem ersten Akt, d. h. beim Abschieben der Blase aus dem Operationsterrain, verlagert und durch das Blasenspekulum geschützt werden. Bezüglich der komplizierteren Fälle siehe das Kapitel: Operations-Pathologie.

5. Schwierigkeiten bei der Hysterotomia anterior.

Gewöhnlich wird von dem Anfänger weitergeschnitten als er sehen kann, d. h. „es wird im Dunkeln operiert". Man soll jedoch besonders beim vaginalen Operieren nach Möglichkeit unter Leitung des Auges seine technischen Maßnahmen ergreifen. Wenn man nur so weit schneidet als man sieht, wenn man exakt die Krallenzange in den oberen Wundwinkel so einsetzt, daß jede die ganze Dicke der durchschnittenen, vorderen Zervixwand faßt, wenn man so Zentimeter für Zentimeter weiter „klettert", dann wird man sich über kein Mißgeschick zu beklagen haben.

6. Man findet die Plika nicht.

Das Auffinden der Plika ist durch das geschilderte Verfahren, nämlich durch das stumpfe Abschieben der Blase, stets etwas erschwert, wir werden bei der Besprechung der vaginalen Köliotomie ein anderes Verfahren kennen lernen, bei dem wir diese

Schwierigkeit vermeiden können. Bei der Spaltung des Uterus aber kommt man bald an die Plika heran und braucht keine Zeit mit Suchen zu verlieren (S. 347).

7. *Schwierigkeiten beim Hervorwälzen des Uterus.*

Hat man den vorderen Spaltungsschnitt bis zum Uterusfundus geführt, so wird ein Zug an dem obersten Krallenzangenpaar nur dann von Erfolg begleitet sein können, wenn gleichzeitig die Portio nach hinten gedrückt wird. Sie erinnern sich an die Befestigung des Uterus mittels der Ligamenta transversa s. cardinalia (Fig. 274, S. 322). Um diese dreht es sich bei diesem Manöver, wie um eine transversale Achse. Seine Drehung muß aber gehemmt werden, wenn die Ligamenta sacro-uterina dadurch gespannt bleiben, daß die Portio angezogen gehalten wird.

Sodann können Adhäsionen diese Schwierigkeiten auslösen. Es ist in solchen Fällen ratsam, alle Spekula zu entfernen, die Portio nach hinten zu stecken, mit der rechten Hand die obersten Krallenzangen anzuziehen und nun mit Zeigefinger und Mittelfinger der linken Hand in die Bauchhöhle durch die eröffnete Plika hindurch einzugehen. Man löst die Verwachsungen stumpf, tastet sich, Vola manus nach unten gerichtet, über den Uterusfundus und nun gelingt es meist leicht, unter mitwirkendem Zug der die Krallenzangen haltenden rechten Hand, den Uterus zu entwickeln. Gegebenenfalls führt auch eine jetzt ad hoc vorgenommene Eröffnung des Douglasperitoneums zum Ziele, dann drücken die von dort eingeführten Finger der linken Hand den Uterus nach vorn, während wiederum die rechte Hand durch die Zangen einen Zug auf die Vorderwand der Gebärmutter ausüben.

Ueber die Maßnahmen bei besonderer Größe des Organs siehe unter Operations-Pathologie, Verhalten bei Myomen.

8. *Das Abreißen der Ligamente beim Vorwälzen des Uterus.*

Non vi sed arte gilt natürlich auch bei diesem Manöver. Solche unbeabsichtigten Rapidexstirpationen sind in der Geburtshilfe verschiedentlich beobachtet (vgl. das geburtshilfliche Seminar, S. 161). In einem Falle sah ich das gleiche bei einem sehr schwer zu entwickelnden Myom sich ereignen. Trotzdem beide Uterinae abrissen, verlor die Patientin keinen Tropfen Blut und wurde wieder gesund. Wenngleich solche Fälle verschiedentlich in der Literatur beobachtet sind (die Blutstillung erfolgt offenbar durch Tension und Torsion der Gefäße), so ist das Abreißen der Ligamente stets ein äußerst ernst zu nehmendes Ereignis, das wohl in der Mehrzahl der Fälle die sofortige Laparotomie erfordern wird.

9. *Das Abrutschen von Klemmen bei der Unterbindung.*

Operiert man mit drei oder mehr Klemmenpaaren, so ist das Abgleiten der Klemme meist nicht gefährlich, da man an den beiden noch festsitzenden den retrahierten, blutenden Stumpf wieder hervorziehen kann. Gelingt das nicht, so muß man laparotomieren. Bei allen vaginalen Operationen muß der, der mit Klemmen operieren will, seiner Instrumente sicher sein, er muß Assistenten haben, die nicht an den Klemmen zerren, sondern sie ruhig halten und schließlich muß er selbst beim Anlegen sie völlig und sicher zuschließen.

10. *Verletzungen mit scharfen Klemmen.*

Wer das Operationsterrain genau kennt und jede Klemme unter der Leitung des Auges anlegt, wird diese Verletzungen stets vermeiden. Für den Anfänger sind stumpfe Klemmen zum Vorziehen sicherer. Beim Abklemmen der Stümpfe möchte ich jedoch auf die Kocher'schen Klemmen nicht verzichten, da sie weniger leicht abrutschen, wie die stumpfen Klemmen.

11. *Schwierigkeiten bei der Umstechungsligatur* siehe das Kapitel im I. Teil, S. 107.

Operations-pathologische und operations-bakteriologische Betrachtungen.

Die Technik ist abhängig von dem jeweiligen Krankheitsbild; aber Sie werden sehen, daß alle die kleinen technischen Modifikationen Ihnen jetzt nach Ausführung zweier typischer Operationen ohne weiteres verständlich sein werden.

Die erste wichtige Teilung in technischer Beziehung ergibt sich aus dem bakteriologischen Status des Organes bei der Operation:

a) Die nichtinfektiösen Fälle, das ist die große Mehrzahl.

b) Die infektiösen Fälle; hierher gehören die Fälle von Pyometra mit und ohne Karzinom, die Tuberkulose des Uterus und das Karzinom der Gebärmutter[1]) (letzteres aus den S. 166 genauer geschilderten Gründen). In einem Falle konnte ich aus einem großen erweichten Fundusmyom Streptokokken in Reinkultur züchten. Außerdem die Fälle von Dekubitusgeschwüren bei Prolapsus uteri und die septischen Uteri post abortum oder post partum.

In allen diesen Fällen ist die von uns geübte Hysterotomia anterior nicht gestattet. Liegt der infektiöse Herd, wie bei Dekubitusgeschwüren der Portio oder bei den Zervix-Portiokarzinomen, außen, so wird man ihn nach der bakteriologischen Untersuchung (Tupfer 1 der Dreitupferprobe) mit dem Paquelin verschorfen, außerdem aber noch, wenn irgend welche Bedenken einer gefährlichen Keimverschleppung bestehen, mittels einer Scheidenmanschette abschließen (siehe Fig. 267), nur braucht man die Manschette nicht so groß anzulegen, wie es bei der Totalexstirpation der Scheide angegeben ist. In Fällen, wo der Jaucheherd im Fundus liegt, wie bei Korpuskarzinomen und bei der Pyometra, kommt man auch mit dem festen Vernähen der Portio aus. Diese Verschlußfäden dienen dann auch gleichzeitig als Zügel bei der Operation. Nach dem Abschluß der keimverdächtigen Zone müssen wir uns bemühen, den Uterus in toto und ohne allzu große Gefahr, ihn bei der Exstirpation zu zerreißen und damit unsere Bemühungen illusorisch zu machen, herauszubefördern. Das erreichen wir am besten durch die unter 1 b) geschilderte Methode (S. 358) vom Ligamentum cardinale her; eventuell auch durch eine Kombination beider Methoden. Auf die in operations-bakteriologischer Hinsicht interessante Tatsache, daß bei vaginalen Operationen eine gewisse höchst auffällige regionäre Immunität gegen Keime besteht, die an einer anderen Stelle des Körpers derselben Patientin, z. B. an den Bauchdecken, Eiterung erzeugen, behalte ich mir vor, in einer größeren Arbeit über die Bedeutung der Operations-Bakteriologie des näheren einzugehen. So bekannt diese Tatsache allen Operateuren ist, so wenig darf man allzu sehr darauf vertrauen; sah ich doch infolge eines nicht versorgten Dekubitusgeschwürs der Portio nach vaginaler Totalexstirpation eine tödliche Sepsis eintreten!

Aber abgesehen von der veränderten Technik bei keimbeladenem Gebiet spielen noch drei weitere Momente eine Rolle.

---

[1] Bezüglich unserer Ansicht über die vaginale Totalexstirpation bei malignen Tumoren des Uterus verweise ich auf das Kapitel in der letzten Vorlesung: Vaginal oder abdominal?

Fig. 323.

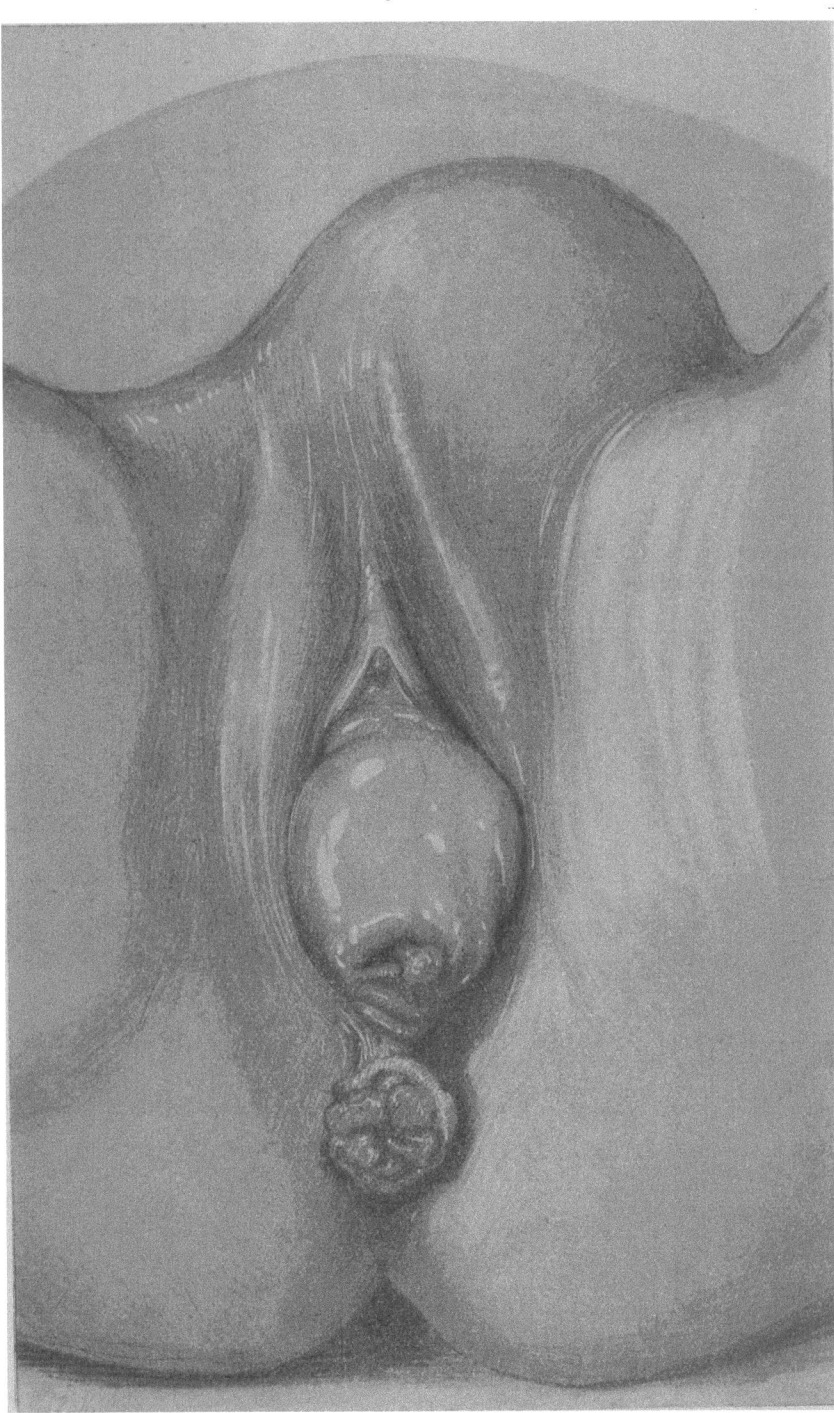

Totalprolaps des Uterus. Wegen Tumorbildung mittels der vaginalen Totalexstirpation und Kolpo-Perineorrhaphie operiert.

Fig. 324.

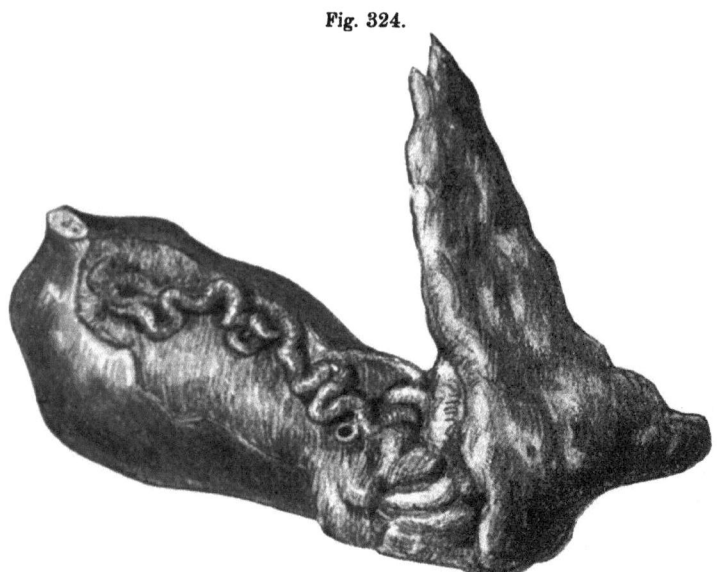

Vaginal-totalexstirpierter Uterus wegen Prolaps. (Das Präparat stammt von dem Fall Fig. 323.)
Atheromatose der Arteria uterina. (Man sieht die Umschneidungsfigur.) (Sammlungspräparat.)

Fig. 325.

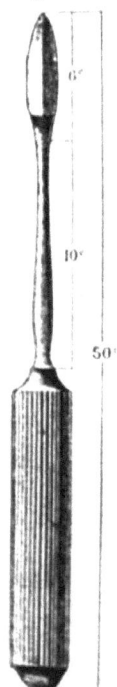

Zweischneidiges Segond'sches Messer.
Nach Pozzi, Traité de gynécologie. 1905.)

Fig. 326.

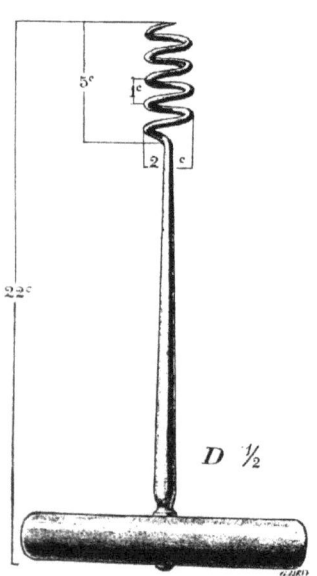

Myombohrer nach Pozzi (l. c.).

1. Die Verlagerung der Gebärmutter (besonders bei Prolapsus uteri).
2. Die erhebliche Volumzunahme (bei Myomen).
3. Die verminderte Motilität und entzündliche Fixation an die Bauchorgane (bei alten Adnextumoren und pelveo-peritonitischen Prozessen).

Fig. 327.

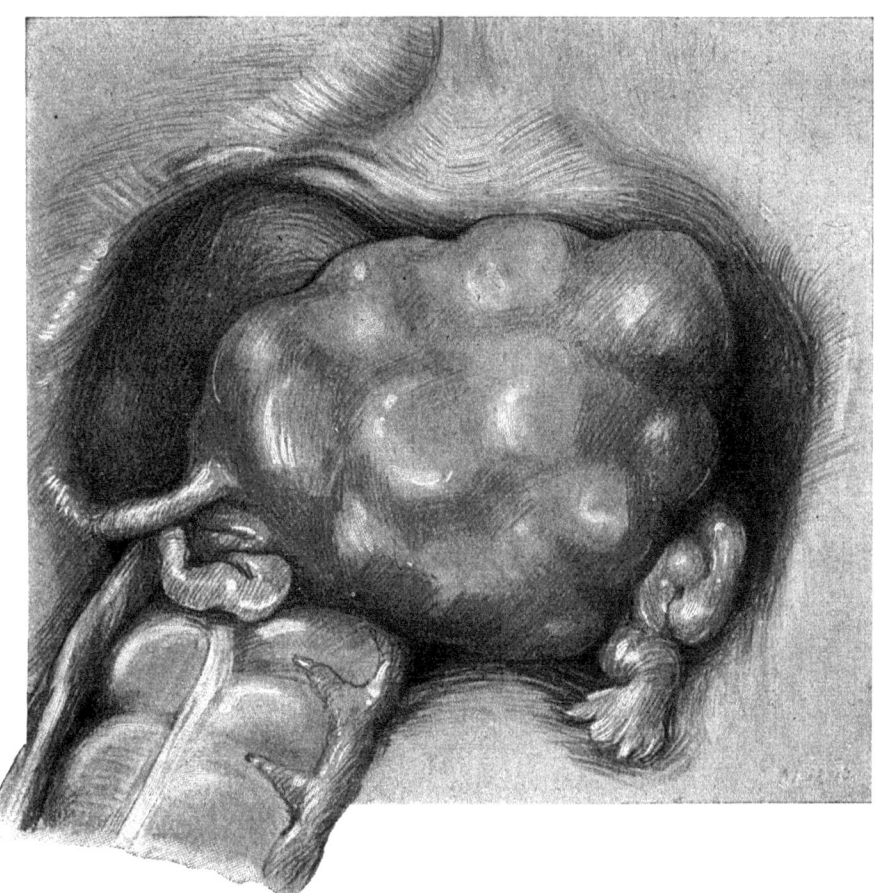

Situspräparat eines kindskopfgroßen Myoms.
Zahlreiche interstitielle Knoten. (Sammlungspräparat.)

1. *Die Totalexstirpation bei Prolaps.*

Die Exstirpation retroflektierter Uteri bietet keine Besonderheiten, gelegentlich kann es empfehlenswert sein, den Uterus statt durch die Kolpo-Koeliotomia anterior durch die Kolpo-Koeliotomia posterior zu entwickeln. Fällt aber die Lagedeviation mit pathologischen Fixationen zusammen, so gehört die Besprechung in unsere Gruppe 3.

Die Totalexstirpation bei Prolaps hat besonders in Bumm[1] einen warmen Fürsprecher: „Von allen Operationsmethoden zur Heilung des Prolapses gibt die vaginale Exstirpation des Uterus, kombiniert mit vorderer Kolporrhaphie und mit Kolpo-

---

[1] Verhandl. der Deutschen Gesellsch. f. Gynäkol. 1904. Bd. X. S. 434.

Perineorrhaphie (Fritsch, Martin, Richelot), die besten Resultate, und zwar ist die Beseitigung des Vorfalles nicht nur objektiv eine vollkommene, sondern, was die Hauptsache ist, die Operierten selbst haben danach auch subjektiv das Gefühl wirklicher

Fig. 328.

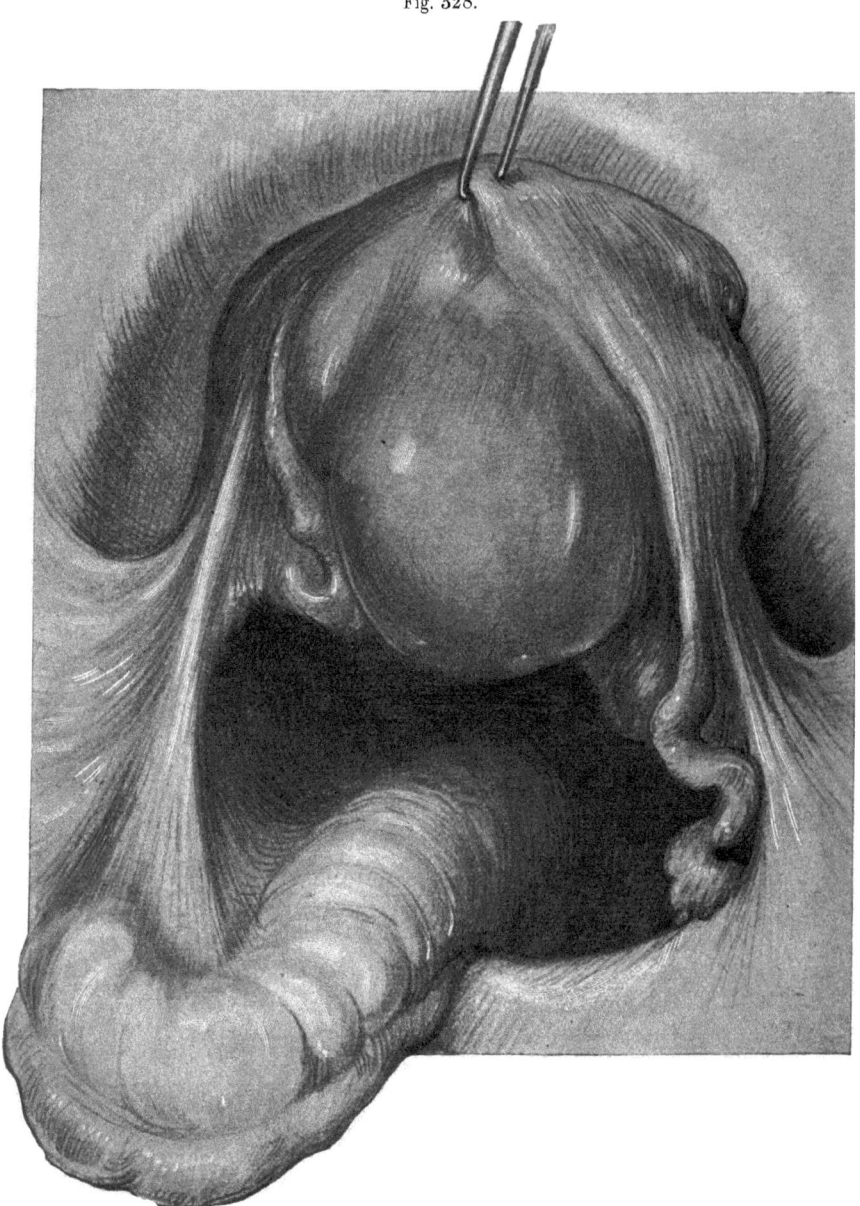

Dasselbe Situspräparat wie in Fig. 327. Der Uterus ist mit einer Kugelzange symphysenwärts gezogen. Man sieht einen großen Knoten an der Hinterwand und das Ligamentum infundibulo-colicum.

Heilung und gänzliches Befreitsein von den früheren Beschwerden." In jüngster Zeit schränkt Bumm[1]) selbst die Indikation zur Totalexstirpation bei Prolaps etwas ein: „Wo Geschwulstbildungen am Uterus vorliegen oder bei Frauen, die dem Klimakterium

---

1) Zeitschr. f. Geburtsh. u. Gynäkol. 1910. Bd. 66. S. 474.

nahestehen, bzw. es schon erreicht haben, ein ausgesprochener Infarkt besteht, der Uterus groß, dick und schwer ist", hält er auch heute noch die Totalexstirpation „für das beste Mittel"[1]).

Die Technik ist bei prolabiertem Uterus eine außerordentlich viel einfachere, da sich ja alle Maßnahmen vor der Vulva abspielen. Statt des zirkulären Schnittes um die Portio machen wir entsprechend der nachher anzuschließenden vorderen Kolporrhaphie einen ovalären Schnitt, dessen Enden die Portio „umkreisen". Sie sehen in Fig. 323 einen Prolaps dargestellt, den ich nach dieser Methode operierte, und erkennen an dem exstirpierten Präparat (Fig. 324), dessen Uteringefäße, wie Sie sehen, durch Atheromatose eine hochgradige Starrheit und Verdickung ihrer Wandung

Fig. 329.

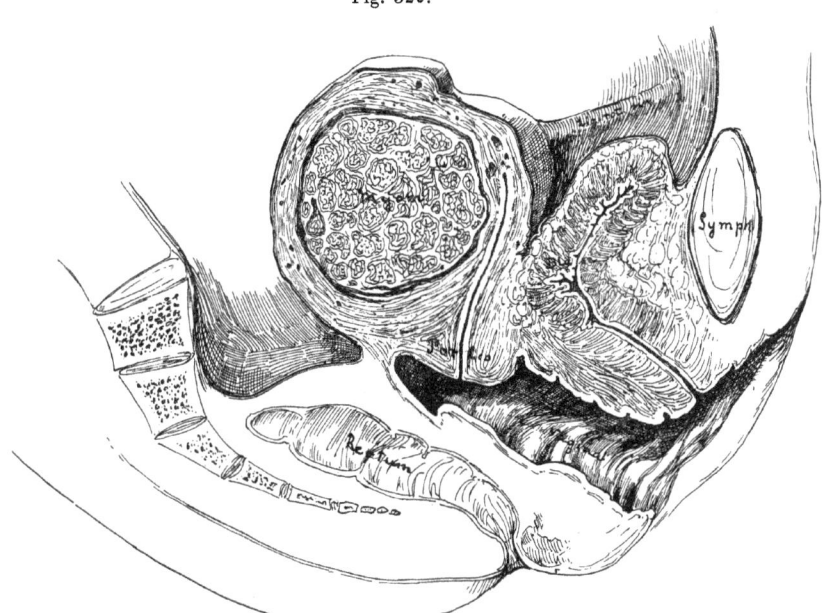

Sagittalschnitt durch ein interstitielles Myom der hinteren Wand. (Sammlungspräparat.)

zeigen, deutlich den Effekt der geschilderten Schnittführung. Das Abschieben der Blase, die Eröffnung der Plika, das Vorziehen des Uterus ohne Spaltung und alle weiteren Akte gehen in genau der gleichen Art und Weise vor sich, wie wir es geübt haben. Durch das Einnähen der Stümpfe wird der Scheidenblindsack gehoben. Und dieses Heben geschieht in völlig anatomisch richtiger Weise, indem nunmehr der Halteapparat des Uterus (die Fascia endopelvina) zum Halteapparat des Scheidenrohres gemacht wird. Eine Kolpo-Perineorrhaphie mit Levatornaht beendet die Operation.

2. *Die Totalexstirpation bei stark vergrößertem oder myomatösem Uterus.*

Sobald der Uterus eine gewisse Größe überschritten hat, gelingt es selbst mit der medianen Spaltung nicht mehr, ihn durch den relativ engen Spalt der Plica vesicouterina oder durch den Spalt des Douglasperitoneums zu entwickeln. Diese Vergrößerung

---

[1] Leider besteht die Gefahr eines Rezidives, wie ich mich in mehreren Fällen, die von anderer Seite operiert waren, überzeugen konnte.

des Organes betrifft in erster Linie die Myome, seltener den metritisch verdickten Uterus; hierher gehört dann aber auch die durch Gravidität vergrößerte Gebärmutter.

a) **Die Entwickelung des Uterus bei Myomen**[1]).

Hier können wir am besten nach Landau (l. c.) ein zentrifugales und ein zentripetales Morcellement unterscheiden.

Das zentrifugale Morcellement (Evidement centrale [Doyen]) findet bei Myomen seine Anwendung, die sich unmittelbar nach der Medianspaltung im obersten Schnittrand präsentieren (etwa in einem Stadium der Operation, wie es Ihnen

Fig. 330.

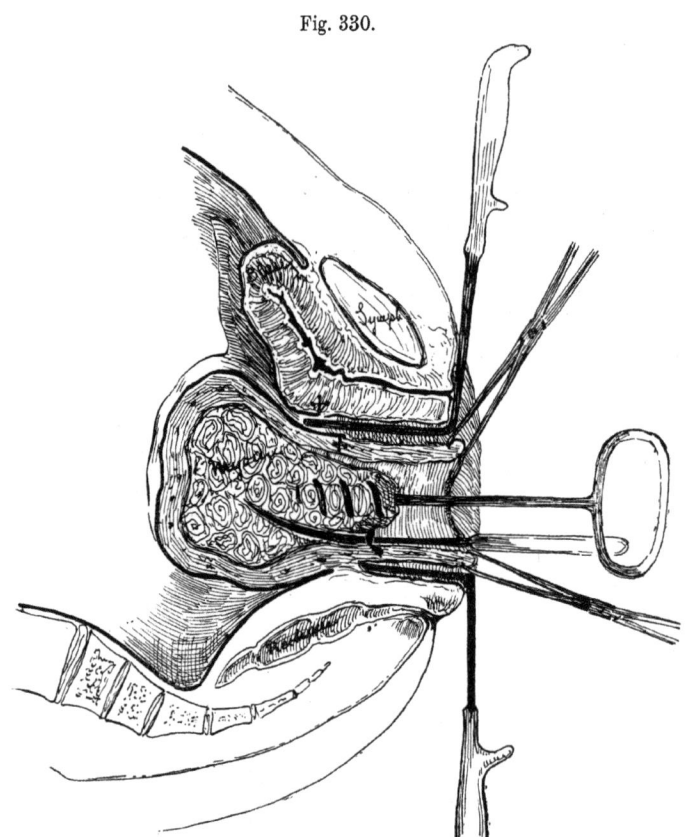

Vaginale Myomotomie mit Morcellement.
Vordere Kolpo-Köliotomie. Die durchschnittene Plika ist durch Kreuze gekennzeichnet. Myombohrer in situ. Das Segond'sche Messer schneidet einen Keil heraus. Doyen'sche Spekula in situ: kurze hintere Platte, lange Platte zum Zurückhalten der Blase.
(Die Kreuze zeigen die Stelle, an der die Plika durchschnitten wurde.)

Fig. 311 zeigt). Unter Umständen läßt sich alsdann, wenn es sich um einen isolierten Tumor handelt, dieser mit unseren Krallenzangen fassen und mit dem zweischneidigen Segond'schen Messer (Figg. 325 und 326) abtragen, ohne daß die Plika eröffnet zu werden braucht. Ein zweites für das zentrifugale Morcellement gebrauchtes Instrument

---

[1]) „Einen neuen Aufschwung nahm die vaginale Myomotomie, seitdem man in der Kolpotomia anterior ein Mittel kennen lernte, den Uterus und die Adnexe von der Scheide bequem zu erreichen. Dührßen wies zuerst darauf hin, daß es auf diesem Wege möglich sei, kleinere Fibrome des Uteruskörpers zu entfernen" (Hegar, l. c.).

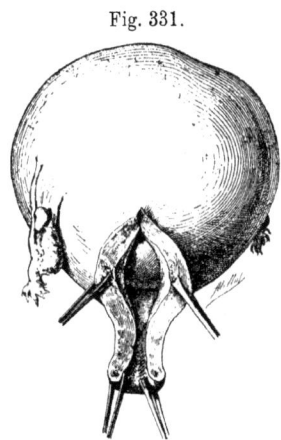

Fig. 331.

Hysterotomia anterior vaginalis.
Die Peripherie des Myoms ist sichtbar.

ist der Myombohrer, der Ihnen ja schon von den abdominalen Myomotomien als treffliches Halteinstrument (Figg. 160, 161 und 164) bekannt ist. Beim vaginalen Operieren ist das Instrument mit engeren und schmaleren Windungen, wie es Ihnen Figg. 326 und 330 zeigen, mehr am Platze. Die Art des Vorgehens ist nun ganz verschieden, je nach dem Sitz und der Beschaffenheit der Geschwülste. Handelt es sich um einen Fall, wie der in Figg. 327 und 328 als Situsbild dargestellte, in dem der Uterus in Kleinkindskopfgröße von zahlreichen kleinen interstitiellen Myomen an Vorderwand und Fundus und einem größeren Knollen an der Hinterwand durchsetzt ist, so wird man einen Myomknoten nach dem anderen zuerst zentrifugal, dann, wenn bei der allmählichen Verkleinerung der Uterusfundus vorgewälzt werden kann, zentripetal zu entfernen haben. Bei multiplen Myomen empfiehlt sich mehr der Gebrauch der Krallenzangen als des Myombohrers. Letzterer ist ein gutes, aber auch ein gefährliches Instrument und ich habe in meinen Kursen, aber auch bei der Lebenden schwere Blasenverletzungen bei seinem Ausreißen entstehen sehen. Der Schutz der Blase durch eine genügend breite Platte ist wichtigste Vorbedingung bei seinem Gebrauch! Fig. 329 zeigt Ihnen ein weiteres Präparat meiner Sammlung; hier liegt ein einziger Knoten an der Hinterwand und ich kann Ihnen nun gut den Gebrauch eines Myombohrers und des Segond'schen Messers an diesem Falle zeigen (Fig. 330). Der Technik der gynäkologischen Operationen von Proust sind die nun folgenden fünf Figuren entnommen (Figg. 331—335), die Ihnen das von Doyen geübte V-förmige Morcellement und die V-förmige Lappenbildung der vorderen Wand zeigen; andere Operateure, wie Landau, bevorzugen das Herausschneiden von apfelsinenartigen Scheiben, oder kegelförmigen, Y-förmigen und pyramidisch gestalteten Stücken. Schließlich ist der Uterus so verkleinert, daß er dem Zug des Bohrers oder der Krallenzange folgt; ist es nun noch nötig, so kann man zentripetal das Morcellement fortsetzen. Ob man den so blessierten Uterus sorgsam vernähen und reponieren will, hängt von dem Einzelfall und dem Geschmack des Operateurs ab. Will oder muß man ihn exstirpieren, dann unterscheidet sich nunmehr die Exstirpation in nichts von unserem bereits geschilderten Verfahren. — Daß man beim Morcellement oft ohne bemerkenswerten Blutverlust operiert, liegt daran, daß die Krallenzangen nicht nur als Zuginstrumente, sondern durch den Zug auch hämostatisch wirken (vgl. Landau, l. c.). Daß Nebenverletzungen hierbei ungleich häufiger sind, als bei der einfachen vaginalen Totalexstirpation, bedarf wohl keiner besonderen Betonung. In einem Falle, in dem ich vaginal begann und dann wegen mesometrischer Entwicklung die Operation abdominal zu Ende führte, lag der Ureter dicht an der Myomkapsel, mit der er fest verwachsen war. Unzweifelhaft hätte ich ihn bei dem Morcellement angeschnitten oder bei dem notwendigen Manipulieren angerissen oder so lädiert, daß nachher eine Ureterfistel entstanden wäre.

Fig. 332.

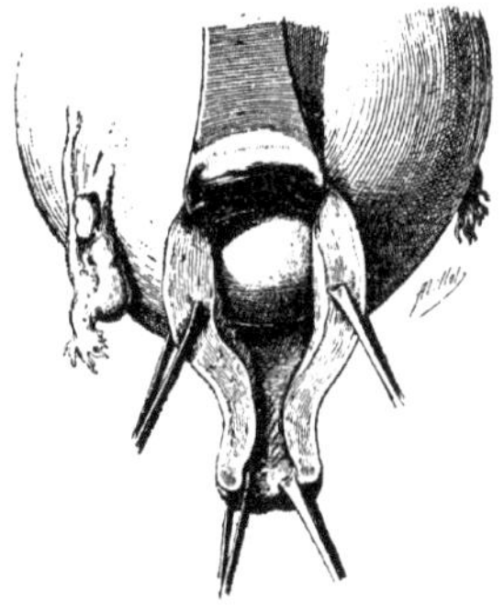

Dasselbe wie Fig. 331 mit eingelegter vorderer Platte.

Fig. 333.

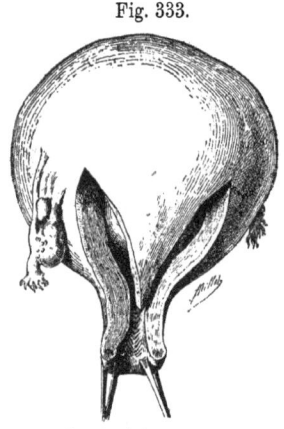

V-förmige Inzision nach Doyen.

b) **Die Entwicklung des Uterus bei Gravidität.**

Infolge der Empfehlung Bumm's, bei Gravidität und Lungentuberkulose den Uterus samt den Adnexen zu entfernen, muß kurz auf das Technische dieser Operation eingegangen werden. Es ist überraschend, wie selbst ein recht großer gravider Uterus (etwa vom 3. bis 4. Monat) unverkleinert durch die vordere Kolpo-Köliotomiewunde entwickelt werden kann. Er nimmt dabei entsprechend seiner weichen Beschaffenheit eine wurstförmige Gestalt an.

Fig. 334.

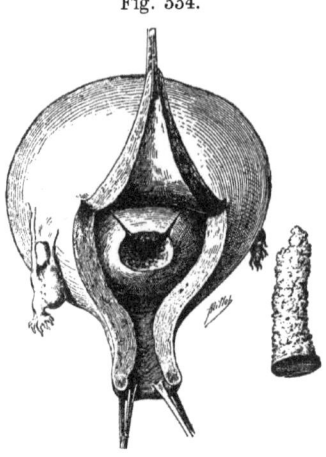

Der V-förmige Lappen (Fig. 333) wird im Spekulum zurückgehalten. Aus dem Myom ist ein Stück mittels „tube tranchant" entfernt.

Als Konkurrenzoperation tritt die von v. Bardeleben angegebene Methode auf, der lediglich durch Entfernung des Corpus uteri, das er nach dem Vorwälzen samt seinem Inhalt exstirpierte, bemerkenswert gute Resultate hatte. (Ueber die Sterilisation bei Lungentuberkulose siehe nächste Vorlesung.) Ist der Uterus zu groß, so wird er erst durch die mediane Spaltung seiner Vorderwand entleert (siehe vaginaler Kaiserschnitt, XVI. Vorlesung) und dann leicht entwickelt. Ich selbst ziehe bei den schweren Fällen von Lungentuberkulose die einfache Totalexstirpation mit Erhaltung der Adnexe vor, nehme also hinsichtlich des radikalen Vorgehens einen mittleren Standpunkt zwischen Bumm und von Bardeleben ein.

3. *Die Totalexstirpation bei verminderter Motilität und entzündlicher Fixation an die Bauchorgane.*

Es sind darunter in erster Linie diejenigen Fälle zu verstehen, wie Sie Ihnen von der XII. Vorlesung her bekannt sind. Auch hier führt die präliminäre vollständige Spaltung des Uterus [hierfür von P. Müller[1]) empfohlen] am besten zum Ziele. Die Ligamente müssen besser zugänglich werden, „wenn man den umgestürzten oder nur einfach nach abwärts gezogenen Uterus auf eine irgend eine Weise in zwei symmetrische Hälften in vertikaler Richtung spaltet. Ist dies geschehen, so kann jede Uterushälfte mit ihrem Ligament nach abwärts gezogen und mit der nämlichen Leichtigkeit unterbunden werden" (Peter Müller). Vergleichen Sie hierzu die im I. Teil unseres Buches gegebenen Figg. 235 bis 237. Ich selbst greife diese Fälle aus Gründen, die wir später noch besprechen wollen, nicht vaginal an und werde Sie daher auch nicht mit Ihnen an unseren Präparaten üben.

Fig. 335.

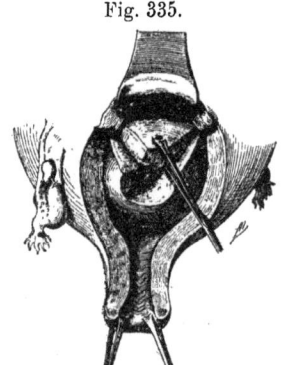

Wie Fig. 334. Entfernen eines V-förmigen Stückes aus dem Myom.

---

1) Zentralblatt f. Gynäkol. 1882. Nr. 8. S. 112.

XV. Vorlesung.
Die vordere und hintere Kolpo-Köliotomie.
Die vaginalen lageverändernden Operationen. Die Operationen an den Adnexen. Vaginal oder abdominal?
Die Operationen an der Urethra, der Blase und dem Ureter.

Erst jetzt, nachdem Sie durch die vaginale Totalexstirpation einen Einblick in die andersartige Anatomie der weiblichen Sexualorgane gewonnen haben, möchte ich mit Ihnen die verschiedenen Operationsverfahren üben und besprechen, deren einigendes Moment die Eröffnung der Bauchhöhle von der Vagina her darstellt.

Die Betrachtung eines jeden Sagittalschnittes, den ich Ihnen im Verlaufe unserer Vorlesungen und Uebungen demonstrieren konnte, hat Ihnen gezeigt, wie dicht beim Weibe besonders im hinteren Douglas'schen Raum die Peritonealhöhle an die Vagina grenzt.

Obgleich nun dieser anatomisch naheliegende Weg schon im Jahre 1857 in Amerika von W. Atlee eingeschlagen wurde (Ovariotomie), alsdann 1870 von Gaillard Thomas (und zwar planmäßig nach vorherigen Leichenversuchen), von Gilmore, Clifton Wing u. a. m.; in Frankreich besonders von Piqué, Byford und Péan, in Deutschland 1878—1880 von August Martin beschritten worden war, so ist es doch das Verdienst Dührssen's, die Kolpo-Köliotomie als typische Konkurrenzoperation für die abdominale Köliotomie (Laparotomie) eingeführt zu haben.

Während die Operateure vor Dührssen zumeist die Kolpo-Koeliotomia posterior (d. h. die Eröffnung der Bauchhöhle vom hinteren Scheidengewölbe her) ausführten, hat Dührssen, angeregt durch seine und Mackenrodt's Vaginaefixation, den Weg durch das vordere Scheidengewölbe beschritten.

I. Die Technik der Kolpo-Koeliotomia anterior.
1. Akt: Die Schnittführung.

Während sich Dührssen zunächst des einfachen Querschnittes, alsdann des ⊥-Schnittes bediente, empfiehlt Straßmann besonders den Lappenschnitt. Wir wollen unsere Uebungen mit dem zungenförmigen Lappenschnitt Straßmann's beginnen, der mir die beste Uebersicht zu geben scheint (auch Wertheim empfiehlt ihn in seiner Technik der vaginalen Bauchhöhlenoperationen, S. 17).

Die Portio wird in gewohnter Weise eingestellt und vorgezogen. „Der Schnitt beginnt ungefähr in der Gegend unterhalb des Hymens und führt im Bogen etwas

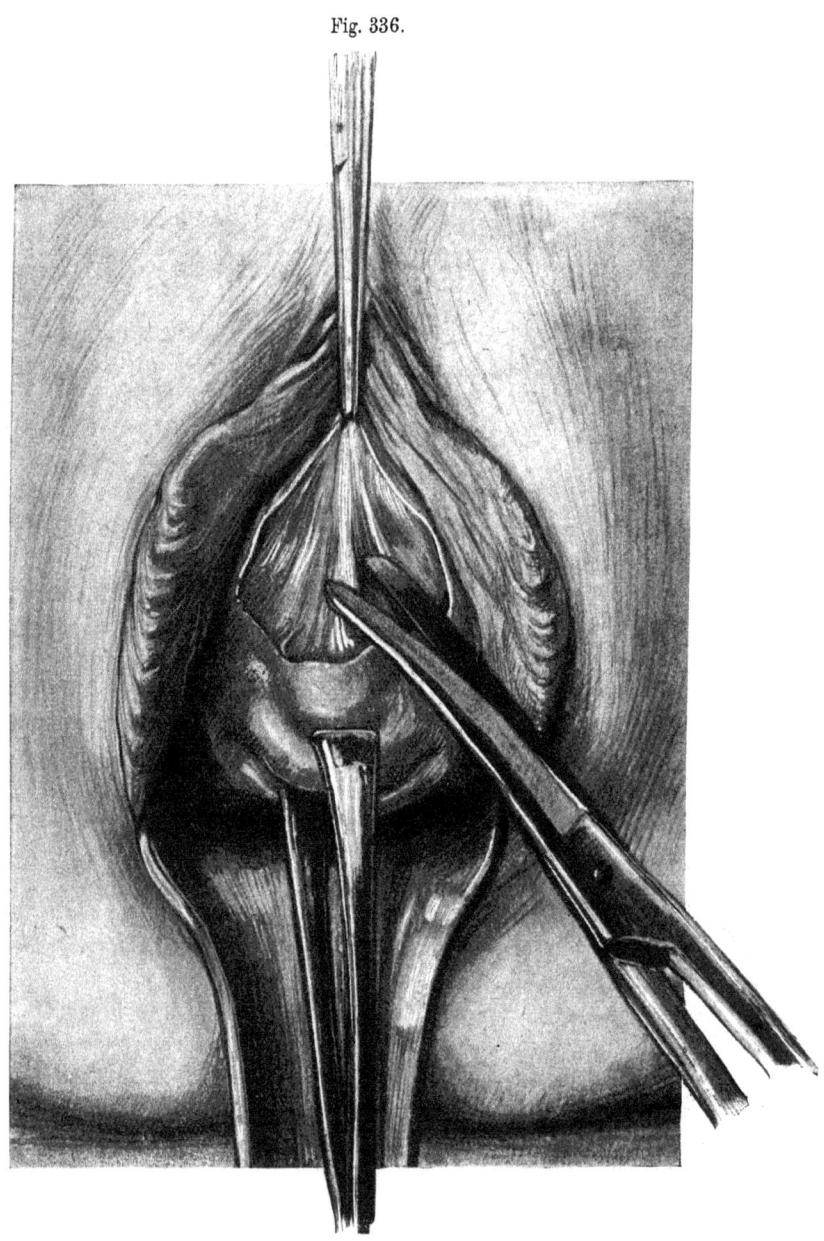

Fig. 336.

Die Kolpo-Koeliotomia anterior.
Straßmann's Lappenschnitt. Die Cooper'sche Schere durchtrennt, indem der Lappen mittels Klemme hochgehalten wird, die Fascia endopelvina.

unterhalb der tiefsten Blasenbucht herum (Fig. 336). Es gilt den Uebergang zu treffen, der zwischen der sichtbaren Blasenaussackung im Scheidengewölbe und dem Portioansatz liegt". Straßmann[1]) rät ausdrücklich ab, „den unteren Bogen des Lappens bis in den Portioüberzug herabzuführen", da die hier entstehende Narbenbildung eine sekundäre Retroflexio begünstigen soll.

2. *Akt: Das Freilegen der Blase (Lage der Ureteren) und die Eröffnung der Bauchhöhle.*

Während wir bei der vaginalen Totalexstirpation stumpf die Blase abschoben (Fig. 308), ist es ein Vorteil des Lappenschnittes, daß die Blase mit dem Scheidenlappen in Zusammenhang bleiben kann. Man durchtrennt mit der Cooper'schen Schere die Bindegewebszüge der uns bekannten Fascia endopelvina (Fig. 336). Man braucht alsdann auch nicht die Plica vesico-uterina zu suchen, sondern man sieht sie alsbald („oft in der Größe eines Markstückes") vor sich. Ich möchte Ihnen bei dieser Gelegenheit gleich zeigen, wie leicht man jetzt die beiden Ureteren sichtbar machen kann. Wir befinden uns, wenn wir die Blase weiter abpräpariert haben, in der Gegend des Trigonum vesicale, das ja bekanntlich mit dem Trigonum vaginale von Pawlick korrespondiert. (Die Basis des Pawlick'schen Trigonum, gebildet durch die Einmündungsstelle der beiden Ureteren in die Blase, liegt nach Testut und Jakob [l. c.] etwa 25—30 mm oberhalb des Orificium externum). Zur besseren Demonstration lege ich jetzt um die freigelegten Ureteren zwei lose Seidenzügel. Unterhalb der Plica interureterica, die Sie jetzt natürlich von außen sehen, erkennen Sie ohne Schwierigkeit weiß hervortretend die Umschlagstelle des Peritoneums (Fig. 337)[2]).

Im allgemeinen aber kommen die Ureteren garnicht zu Gesicht und Sie können jetzt in gewohnter Weise die Plica vesico-uterina zwischen 2 Klammern (vgl. Fig. 310) eröffnen. Näht man jetzt das Peritoneum an den konvexen Rand des Lappenschnittes an, so ist die Blase vorn von der Scheide und hinten durch das Peritoneum geschützt. Die angelegten Peritoneal-Scheidenfäden können lang gelassen werden und als Zügel zum Entfalten der Peritonealöffnung dienen.

II. Die Technik der Kolpo-Koeliotomia posterior.

Während wir beim vorderen Scheidenbauchhöhlenschnitt zunächst die Blase aus dem Operationsterrain verlagern mußten, um zum Peritoneum zu kommen, liegen hier anatomisch die Verhältnisse bedeutend einfacher. Die hintere Köliotomie ist der Zugangsweg par excellence, wenn es sich darum handelt, Exsudaten oder Blutextravasaten (Fig. 338), die im hinteren Douglas'schen Raum liegen, einen Ausgang zu verschaffen. Auch bei kleinen zystischen retrouterin gelegenen Tumoren kann sie, wie Sie ohne weiteres verstehen werden, Anwendung finden und man wird dann den Tumor entfernen können, ohne den Uterus zu verlagern. Daher ist die Geschichte der hinteren Köliotomie auch die viel ältere; Atlee (1857) und Gaillard Thomas (1870) benutzten schon diesen Weg.

---

[1]) Straßmann, Vaginaler Lappenschnitt und vaginale Operationen. Zeitschr. f. Geburtsh. u. Gynäkol. 1910. Bd. 66. S. 652 ff.

[2]) Diese, wie Sie sahen, leichte Möglichkeit, die Ureteren von der Vagina her freizupräparieren, gibt uns aber dennoch kein Recht, die erweiterte Totalexstirpation mit der vaginalen erweiterten Operation (nach Schauta oder Staude) zu vertauschen. Mackenrodt hat ganz recht, wenn er betont (Zeitschr. f. Geburtsh. u. Gynäkol., Bd. 64, H. 2): daß man beim vaginalen Vorgehen gerade den obersten Teil der Parametrien, dort, wo der Ureter durch dieselben hindurchtritt, nicht erreichen kann und daß dieser Teil deshalb besonders wichtig sei, weil hier dem Verlauf der Arteria uterina folgenden Lymphbahnen gelegen sind.

Fig. 337.

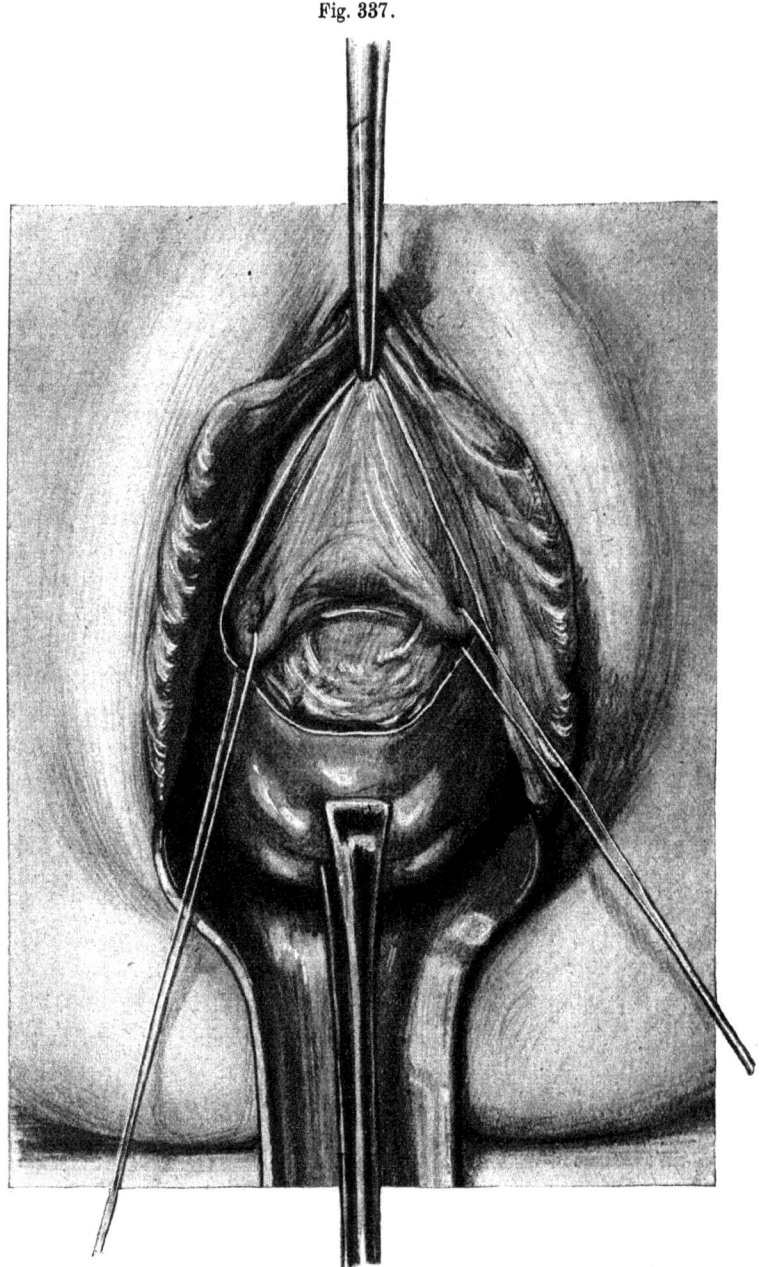

Indem mit dem Scheidenlappen in Zusammenhang die Blase hochpräpariert wurde, sind die Ureteren freigelegt und zur besseren Demonstration durch lose umgelegte Seidenzügel vorgezogen. Die Plika ist sichtbar.

Schnittführung und Eröffnung des Peritoneums.

Wir wählen nach Erfassen der Portio und Einstellen der hinteren Vaginalwand den einfachen Querschnitt, wie er für die vaginale Probelaparotomie, für die Entfernung von Exsudaten und Blutergüssen (Fig. 338) und die Entfernung kleiner Zysten (Fig. 339)

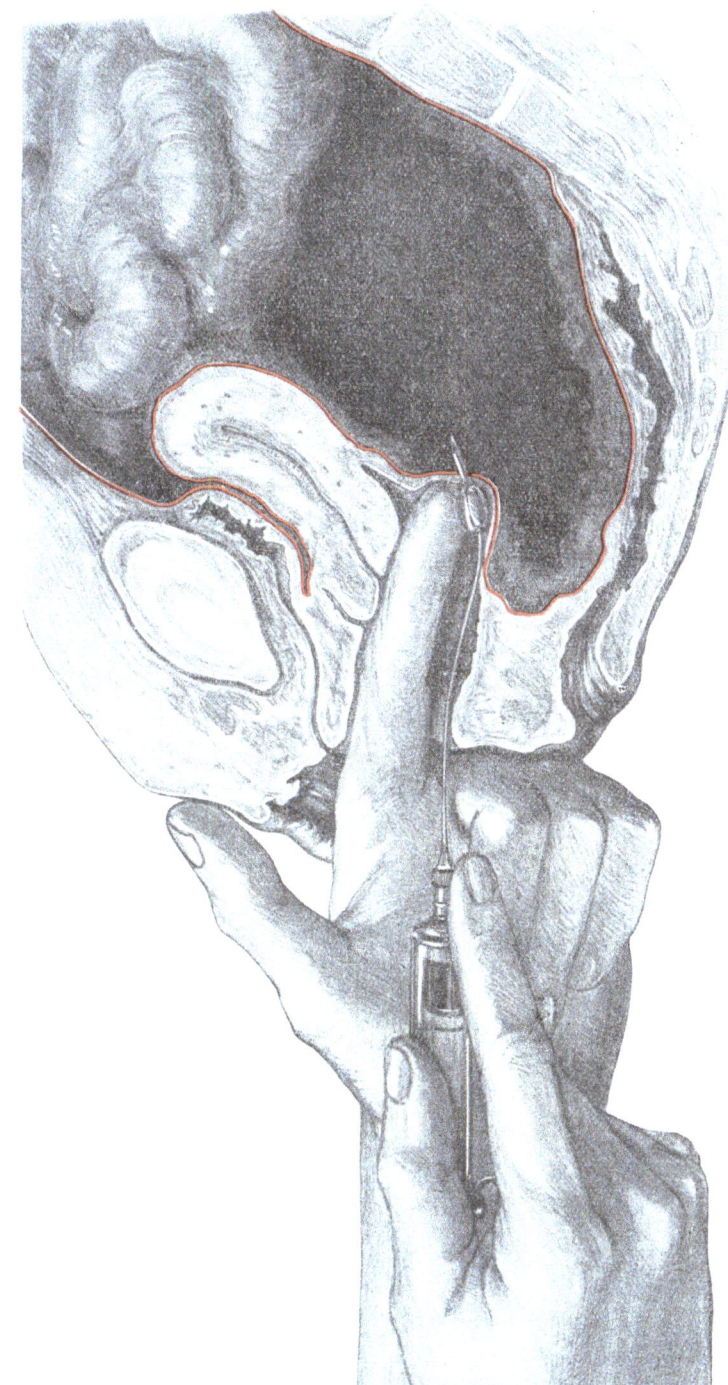

Fig. 338. Sagittalschnitt zur Demonstration der Lage des hinteren Douglas'schen Raumes zur Scheide. (Haematocoele retro-uterina.) (Text S. 373.)

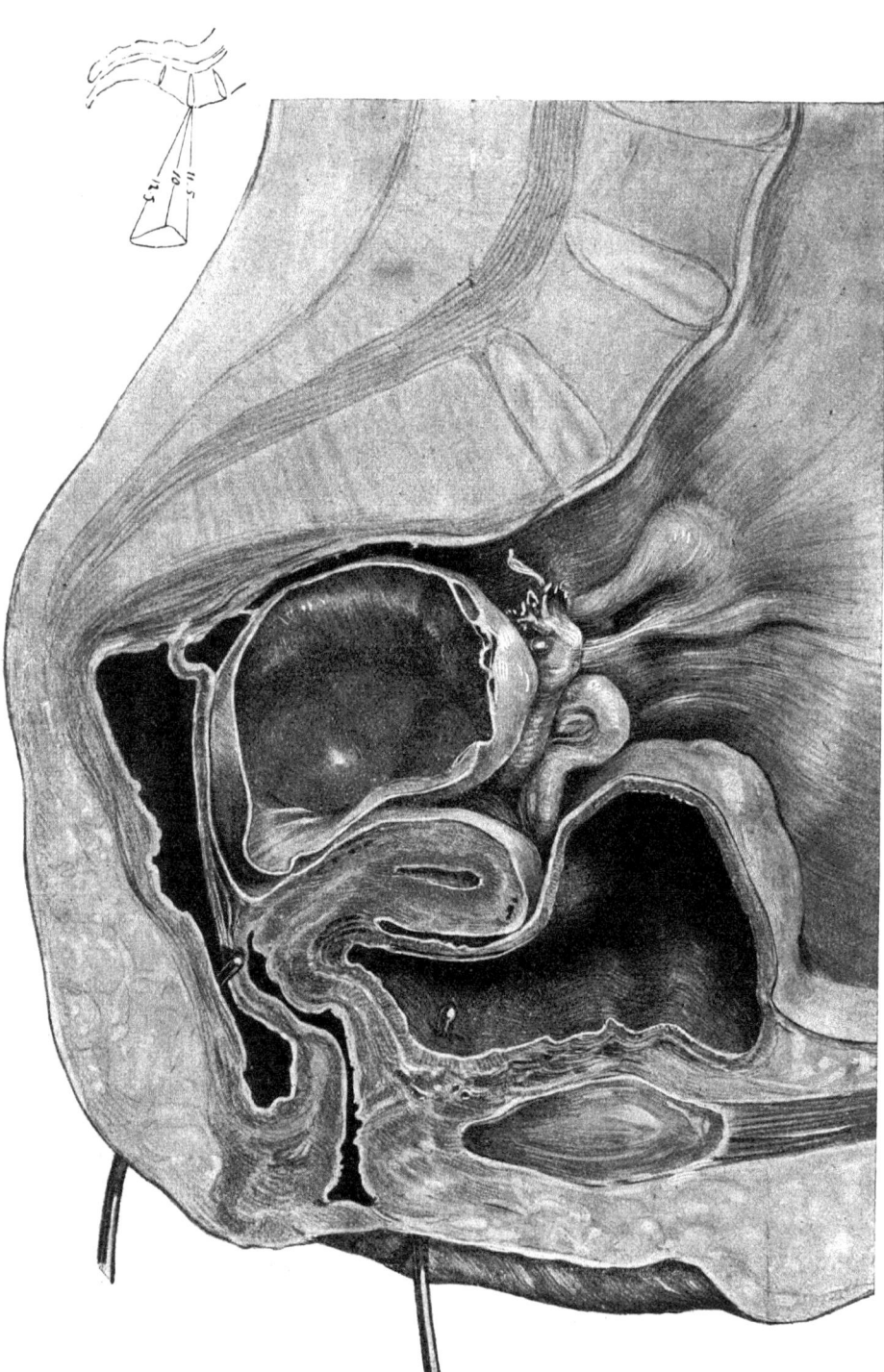

Fig. 339.

Sagittalschnitt zur Demonstration einer kleinen im hinteren Douglas gelegenen Ovarialzyste, die sich leicht durch die Kolpo-Koeliotomia posterior entfernen läßt. (Text S. 374.)

Fig. 340.

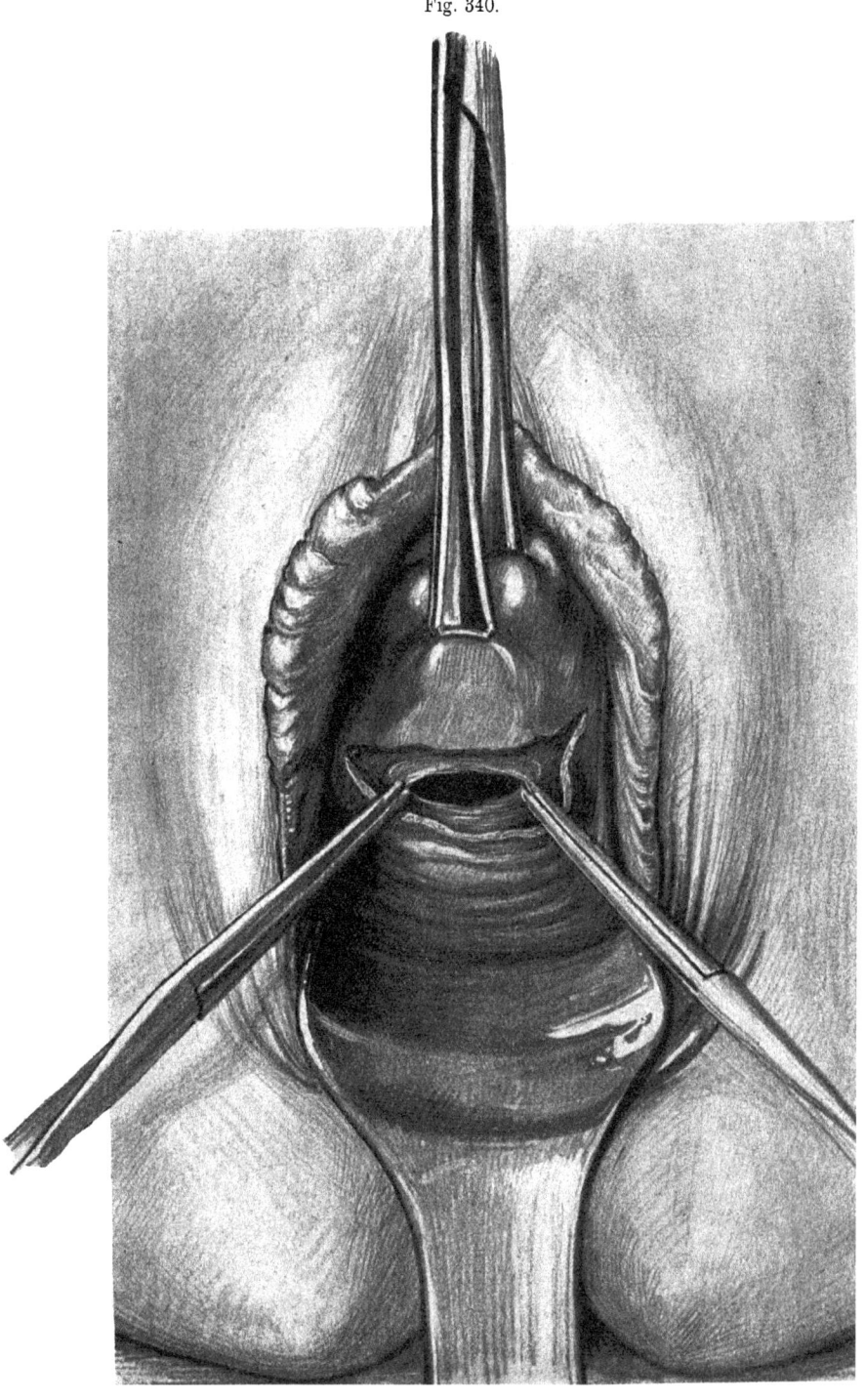

Hintere Kolpo-Köliotomie mit einfachem Querschnitt. 2 Klemmen an dem eröffneten Douglas-Peritoneum.
(Text S. 379.)

ausreicht. Will man größere Operationen von der hinteren Köliotomie ausführen, so empfiehlt sich der von Krönig und Döderlein (l. c.) empfohlene Kreuzschnitt.

Fig. 341.

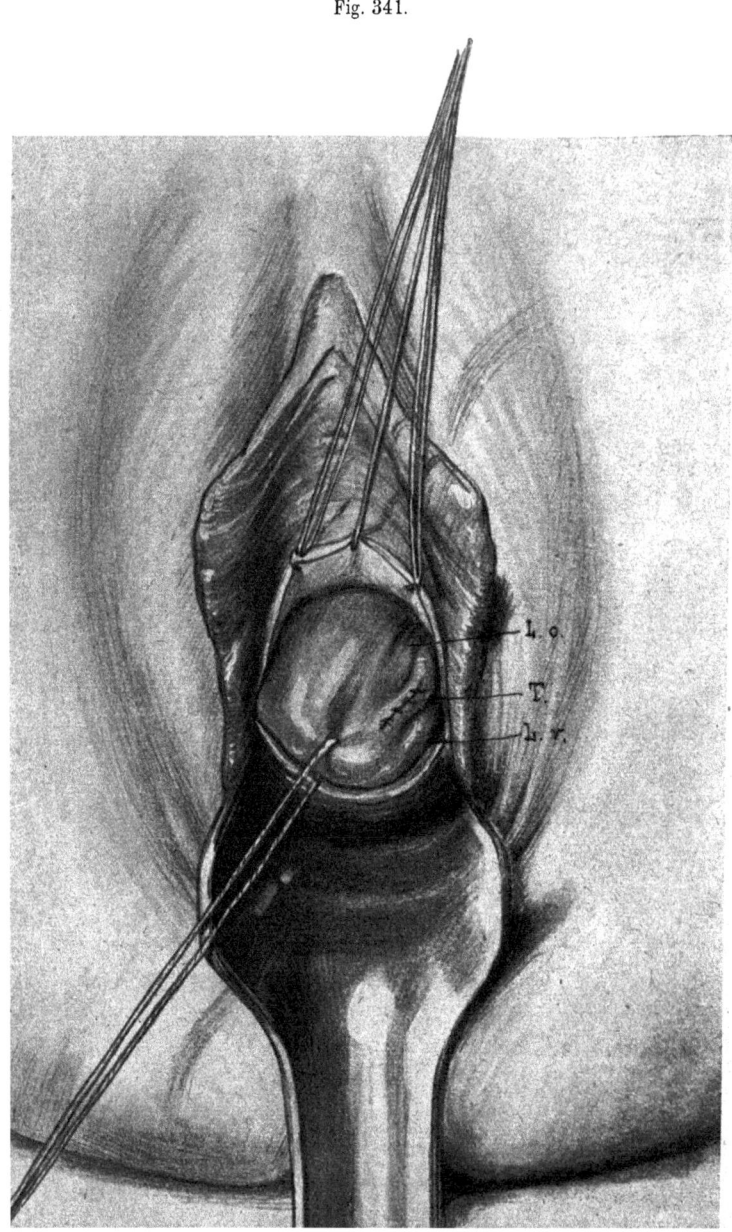

Die Fundusecke ist eingestellt. Man sieht das linke Ligamentum rotundum *(L.r.)*, die Tube *(T.)* und das Ligamentum ovarii proprium *(L.o.)*. Es ist eine vaginale Tubensterilisation (vgl. Figg. 106—109) wegen Tuberkulose vorgenommen. (Text S. 380, 1.)

Statt mit dem Messer die Scheidenwand zu durchtrennen, empfiehlt es sich, besonders bei entzündlicher Erkrankung, den schneidenden Paquelin zu verwenden. Ist die Scheide durchschnitten, so befinden wir uns in einer schmalen Zone von subperitonealem Bindegewebe. Es ist ein Fehler, dieses vor sich herzuschieben; man muß es mit stumpfen Klemmen fassen, dadurch das Peritoneum zu sich heranziehen und nun kann man das Bauchfell leicht eröffnen (Fig. 340).

Fig. 342.

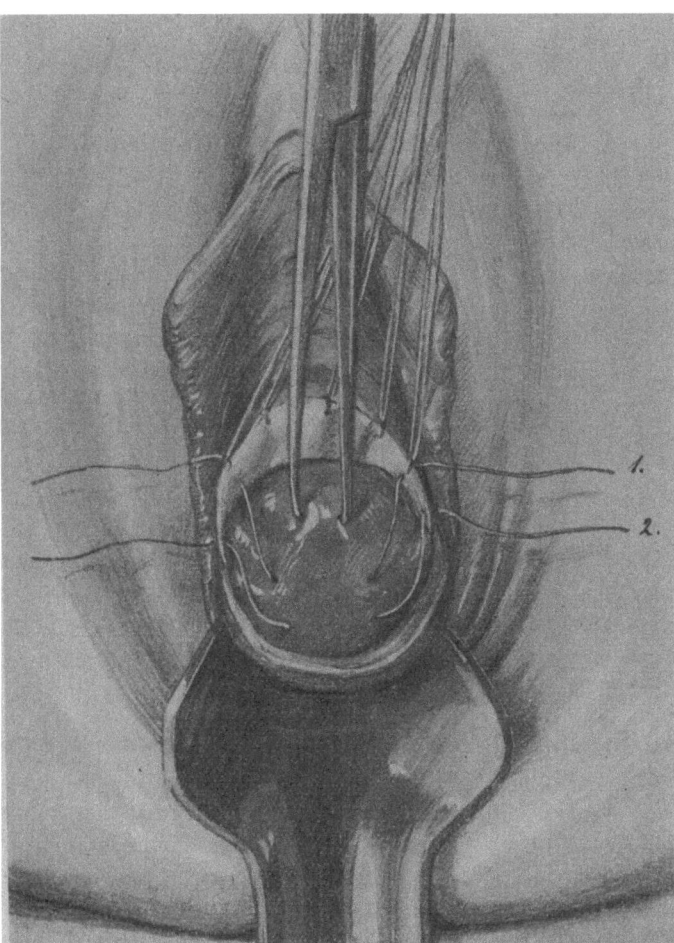

Intraperitoneale Vaginaefixur.
Der obere Faden (*1.*) ist nur durch die Plika, der untere (*2.*) durch die Plika und die Scheidenwand gelegt. (Text S. 380, 1.)

Welchen Weg man bei den vaginalen Operationen wählt, hängt teils von der Technik und dem Geschmack, dann aber auch der jeweiligen Absicht, die man mit dem Eingriff verfolgt, ab. Daher wollen wir auf die operations-anatomischen Besonderheiten beider Operationswege erst am Schlusse dieser Vorlesung näher eingehen.

III. Die lageverändernden Operationen.

Ist die Kolpo-Koeliotomia ausgeführt, so stehen uns genau wie bei dem abdominalen Vorgehen 3 Methoden zur Verfügung.
1. Die Fixation der runden Mutterbänder.
2. Die intraperitoneale Verkürzung der Ligamenta rotunda.
3. Die Fixation des Uterus selbst;

und schließlich als eine Operation, die kein Analogon unter den abdominalen Methoden hat, bei hochgradiger Zystozelenbildung
4. Die Benutzung des Uteruskörpers als Träger der prolabierten Blase (Interpositio vesico-vaginalis uteri).

1. Die Fixation der runden Mutterbänder.

Diese Methode wurde im Jahre 1896[1]) von Wertheim angegeben, nachdem ihn Geburtsstörungen nach der alten Dührssen'schen Vaginaefixur, die er beobachten konnte, „sehr nachdenklich" stimmten.

Nach Eröffnung der Plika näht man diese an den vorderen Scheidenrand fest und stellt sich nun, indem man den Uteruskörper mit den Fingern, eventuell mit Häkchen, Kugelzangen oder Haltefäden unter gleichzeitigem Zurückdrücken der Portio in die Wunde bringt, die Fundusecke und den Abgang der Ligamenta rotunda ein. Ein solches Bild sehen Sie in Fig. 341 dargestellt. Wer sich zum Vaginal-Operateur ausbilden will, der muß an der Leiche dieses Einstellen der Fundusecke ohne Verletzung des Uteruskörpers fleißig üben, es gehört immerhin auch bei einfacheren Fällen eine gewisse Technik dazu. Jetzt führt man einen Seidenfaden zunächst durch die Scheidenwand des Lappenschnittes und durch das an diesen angenähte Peritoneum; alsdann faßt der Faden das Ligamentum rotundum und wird wieder durch das Peritoneum und die Scheidenwand hindurchgeführt. Jetzt folgt das gleiche Manöver auf der anderen Seite, der Schluß der Plika und schließlich die Naht der Scheidenwunde. Will man diese vaginale Methode vergleichen mit den uns bekannten abdominalen Methoden, so ähnelt sie am meisten der von Olshausen'schen.

2. Die intraperitoneale Verkürzung der Ligamenta rotunda.

Bode, der, wie Sie wissen, schon 1888 seine Methode der intraperitonealen Verkürzung der runden Mutterbänder (vgl. Fig. 68) angegeben hatte, sah sich durch einen Vorschlag Wertheim's im Jahre 1896, die intraperitoneale Verkürzung auch auf vaginalem Wege anzuwenden, veranlaßt, seine ersten Operationen dieser Art (am 29. November 1895) zu publizieren[2]). Auch er war durch Dührssen's und Mackenrodt's „glänzend beschriebene Erfolge" auf diese Idee gekommen.

Wertheim[3]) führt auch jetzt noch die Operation in folgender Weise aus:

Nachdem in vorsichtiger, vorher geschilderter Art und Weise die Fundusecke eingestellt ist, wird das Ligamentum rotundum mit einer Klemme gefaßt und vorgezogen. Dadurch entsteht eine Schlinge (wie Sie Ihnen von der Bode-Wylie'schen Operation [Fig. 68] her bekannt ist). Nun durchsticht er mit einer Nadel nur das Ligamentum rotundum und näht mit Knopfnähten die beiden Schenkel zusammen. Reposition des Uterus. Schluß der Kolpo-Köliotomiewunde.

---
1) Zentralbl. f. Gynäkol. 1896. Nr. 2 u. 10.
2) Zentralbl. f. Gynäkol. 1896. S. 357.
3) Wertheim, Technik der vaginalen Bauchhöhlenoperationen. 1906. S. 70 ff.

3. Die Fixation des Uterus selbst.

Die Vaginaefixur, die bald von der Vesicofixation verdrängt wurde, ist die „Mutter"-operation aller vaginalen Maßnahmen geworden. Obwohl schon 1888 Sänger[1]) den Weg, den Uterus an die Scheide zu fixieren, als gangbar bezeichnet hat, führte Schücking die erste Vaginaefixur am 12. Januar 1887 aus und publizierte seine Fälle in demselben Jahre, als Sänger[2]) die Idee ausgesprochen hatte. Er konstruierte zu diesem Zwecke eine besonders eingerichtete Nadel, die der modernen Hebosteotomienadel nicht ganz unähnlich ist, führte sie in den vorher dilatierten Uterus ein, brachte ihn in starke Anteflexio und stieß die Nadelspitze durch den Fundus, bis sie in der Scheide sichtbar wurde. Jetzt wurde mit Hilfe dieser Nadel, deren Spitze wiederum der Hebosteotomienadel gleicht, ein Faden hindurchgezogen, indem die Nadel den umgekehrten Weg beschreibt. Jetzt liegt das eine Fadenende in der Scheide, das andere hängt zum äußeren Muttermunde heraus. Beide Enden werden zusammengeknotet. Für unser heutiges operatives Empfinden eine eigenartig anmutende Operation. So aber wurde in „dunkler" Technik der Weg zu weiteren Operationen gefunden!

Mackenrodt[3]) und Dührssen[4]) lösten alsdann, unabhängig voneinander, das Problem auf chirurgischem Wege, d. h. unter Leitung des Auges die Scheide an den Uterus zu fixieren. Bald wurde aber auch von ihnen dieser Weg verlassen, da schwere Geburtsstörungen die Folge waren, so daß diese Operation nur bei sterilisierten Frauen oder bei solchen nach dem Klimakterium ausgeführt werden konnte. An Stelle der Vaginaefixatio trat die Fixation des Uterus an die Plika (von Dührssen intraperitoneale Vaginaefixur genannt).

Wir wollen jetzt diese Methode nach den Angaben Wertheim's (l. c.) üben.

Der Fundus uteri wird eingestellt (Fig. 342). Etwa fingerbreit unterhalb des Fundus werden durch die Plika, ohne die Scheidenwand mitzufassen, einige quer verlaufende Nähte gelegt (wie der Faden 1 in unserer Figur), außerdem werden tiefer noch einige Fäden durch die Scheidenwand, die Plika und den Uterus gelegt (Faden 2 in unserer Figur). Jetzt werden die Haltefäden, die gleichzeitig die Plika an die Scheidenwand fixierten, gelöst. Durch Knoten der ersten Fäden wird der Uterus mit dem Peritoneum bedeckt und dieses gleichzeitig geschlossen, alsdann die Scheidenwunde vernäht und die zuletzt gelegten Ligaturen vereinigt. Jetzt ist der Uterus nicht der Scheide, sondern dem Peritoneum angelagert. Diese Methode ähnelt den abdominalen Operationen, am meisten der von Leopold-Czerny angegebenen [Fig. 347, Tafel I*)].

Operations-pathologische Betrachtungen.

Aus dem, was wir gelegentlich der abdominalen lageverändernden Operationen in der Vorlesung V besprochen haben, wird Ihnen ohne weiteres verständlich sein, daß von allen diesen Methoden nur die intraperitoneale Verkürzung der Ligamenta rotunda, wie sie von Bode und Wertheim angegeben worden ist, den Bedingungen genügt, die wir an eine lageverbessernde Operation zu stellen uns gewöhnt haben. Da ich jedoch über eigene Erfahrungen nicht verfüge, so wäre es unfruchtbar, uns hierüber noch in

---

1) Zentralbl. f. Gynäkol. S. 41.
2) Zentralbl. f. Gynäkol. 1888. S. 181.
3) Deutsche med. Wochenschrift. 1892. Nr. 22.
4) Zeitschr. f. Geburtsh. u. Gynäkol. Bd. 24.
*) Die Figg. 343—347 befinden sich auf Tafel I, die Figg. 348—352 auf Tafel II am Schluß des Buches!

theoretischer Art und Weise zu unterhalten: „Grau, teurer Freund, ist alle Theorie, doch grün des Lebens goldner Baum". Da die zuerst ersonnene Operation Wertheim's, **die Fixation der Ligamenta rotunda in die Scheide**, mich besonders interessierte, so habe ich sie an der Leiche ausgeführt, das Präparat gehärtet und durchschnitten. Dieses Sammlungspräparat möchte ich Ihnen zunächst demonstrieren.

Sie sehen in Fig. 343*) das auf diese Weise gewonnene Präparat in Beckenhochlagerung. Die Blase ist nahezu leer (vgl. auch den Sagittalschnitt Fig. 348*). Die Plica transversa vesicae ist mächtig entwickelt. Im spitzen Winkel sind die Ligamenta rotunda zur Scheide gezogen, den Uterus in eine leichte Anteflexionsstellung nötigend. Gleichzeitig aber ruht der Uterus wie verankert im Beckenraum. Der hintere Douglas'sche Raum ist dadurch gänzlich aufgehoben, obwohl das Rektum fast völlig leer erscheint. Das Ligamentum infundibulo-pelvicum ist stark gespannt und nimmt infolgedessen eine völlig parallele Richtung zur Plica ureterica (Fig. 338) ein. Die Portio befindet sich etwas unterhalb der Spinalebene. Ich glaube, ich brauche nach dieser Demonstration nicht mit vielen Worten Sie darauf hinzuweisen, daß die Methode, von ihrem Erfinder selbst schon verlassen, keinen idealen Situs zu erzielen imstande ist.

Ebenso interessant ist ein zweites Präparat meiner Sammlung, das in gleicher Weise hergestellt wurde und Ihnen die operations-pathologischen Verhältnisse einer **intraperitonealen Vaginaefixur** demonstrieren soll. In Fig. 344*) sehen Sie den Situs der Beckenhochlagerung, in Fig. 349*) den Sagittalschnitt gezeichnet, in Fig. 342 S. 379 sehen Sie die technische Ausführung dargestellt. Aus der Gegenüberstellung dieser Präparate in unseren herausklappbaren Tafeln Fig. 343—347*) und Fig. 348—352*) und den Unterschriften werden Ihnen die charakteristischen in operations-pathologischer Hinsicht wichtigen und interessanten Besonderheiten der einzelnen lageverändernden Operationen, die Unterschiede zwischen den abdominalen und vaginalen Operationen dieser Kategorie ohne weiteres verständlich sein. Wie sich die Verhältnisse nach einer intraperitonealen Vaginaefixur gestalten, sehen Sie in Fig. 353 S. 384 dargestellt. Es handelte sich um einen Privatfall, den ich wegen Zervixkarzinoms operieren mußte, die vaginale Operation war vor Jahren von anderer Seite ausgeführt. Hier sehen Sie, wie das Cavum vesicouterinum völlig aufgehoben ist und Sie können sich ohne weiteres denken, wie sehr das Blasenperitoneum und die Blase selbst bei einer etwa eintretenden Gravidität gezerrt werden müßte.

Zweierlei ist uns anatomisch an diesen Präparaten aufgefallen:

1. Die Vorderwand des Uterus wird tief in das Becken bis zur Scheide hineingezogen.
2. Die Beweglichkeit der Vorderwand und ihre Entwicklungsfähigkeit bei Gravidität wird dadurch teils vollkommen gehindert, teils beträchtlich herabgesetzt.

ad 1. Der Fundus kommt nahezu in die Ebene des Suspensionsapparates des Uterus, der Fascia endopelvina (Fig. 349, Tafel II), während er diesen frei beweglich in der Norm (Fig. 351, Tafel II) überragt.

ad 2. Das Cavum vesico-uterinum, besonders wichtig in der Gravidität, wird vollkommen aufgehoben.

---

*) Anmerkung: Die mit einem Stern (*) bezeichneten Bilder sind des besseren Vergleichs halber auf je einer Klapptafel zusammengestellt und befinden sich am Schluß des Buches.

Der Uterus wird also durch diese Operationen zwar anteflektiert, aber nicht suspendiert, es tritt keine Entlastung, sondern eine Belastung des Beckenbodens ein. Allerdings findet er eine gewisse Stütze an der Blase.

So verlockend es jetzt auch für mich wäre und so sehr es zu unserem heutigen Thema der Operations-Pathologie gehörte, so muß ich es mir doch in Rücksicht auf die kurze Zeit unseres Kurses versagen, auf die in anatomischer Hinsicht so überaus interessanten Situsbilder einzugehen, die entstehen müssen, wenn die so vaginal operierten Frauen gravid werden. Die exakte Bearbeitung dieser für den operierenden Geburtshelfer so überaus wichtigen Fragen muß ich mir für später vorbehalten. Ich verweise Sie deshalb auf das von Küstner in Veit's Handbuch, II. Aufl., Bd. I, S. 233 ff. dieses Gebiet bearbeitende Kapitel: „Schwangerschaft und Geburt nach profixierenden Operationen."

4. Die Benutzung des Uteruskörpers als Träger der prolabierten Blase (Cystocele).

Schon gelegentlich unserer operations-pathologischen Betrachtungen in der XIII. Vorlesung S. 325 haben wir diejenigen Fälle von Cystocele erwähnt, wo wir zur Unterstützung der prolabierten Blase den Uteruskörper heranziehen müssen.

Es war im Jahre 1896 auf der Naturforscher-Versammlung in Frankfurt a. M.[1]), als Wilhelm Alexander Freund seine für die plastische Verwendung des Uterus für große Blasenfisteln angegebene Methode auch für hochgradige Totalprolapse alter Frauen angewandt wissen wollte. Auf der vorderen und hinteren Scheidenwand wird eine zweimarkstückgrosse Stelle angefrischt. Der Uterus wird durch die Kolpo-Koeliotomia posterior vorgestülpt und nun in die Scheide an die angefrischten Scheidenwände gewissermaßen als ein lebendes Pessar angenäht. In den nach vorn in der Scheide gelegenen Fundus machte Freund ein Loch, das als neuer Muttermund funktionieren sollte. Alsdann wurde eine Kolpoperineorrhaphie angeschlossen.

Während bei dieser Methode die Scheide ungangbar gemacht wurde, entwickelten Schauta und Wertheim[2]) ein Verfahren, das die Benutzung der Scheide gestattete.

1. Akt: Schnittführung und Ablösung der Blase.

Die Portio wird vorgezogen[3]), ein Längsschnitt, der fingerbreit unter dem Orificium urethrae beginnt und bis zu den die Portio herabziehenden Haltefäden (oder Krallenzange) reicht, durchtrennt die Vaginalschleimhaut. Jetzt werden die Wundränder mit Klemmen gefaßt, auseinandergezogen und die Blase freipräpariert.

2. Akt: Die Eröffnung der Plika, das Vorstülpen des Uterus und die Naht des Peritoneums auf die hintere Zervixwand. Die Tubensterilisation. (Die Verkürzung der sakro-uterinen Falten.)

Die einzelnen Phasen dieses Aktes sind Ihnen bekannt und werden Ihnen durch die Figg. 354 u. 355, S. 385 u. 386, so veranschaulicht, daß ich nichts hinzuzufügen habe.

---

1) Vgl. auch Payeur, Ueber die plastische Verwendung des Uterus bei schweren Totalprolapsen alter Frauen. Inaug.-Diss. Straßburg 1896.

2) Zentralbl. f. Gynäkol. 1899. Nr. 14. S. 369.

3) Es ist zweckmäßig, vor jeder Interpositio uteri vesico-vaginalis, den Uterus zu kürettieren, sonst kann es Ihnen passieren, daß sich nach der Operation trotz vorgenommener Sterilisation eine Gravidität entwickelt. Interessant hierfür ist der Fall von Mainzer (Zeitschr. f. Geburtsh. u. Gynäkol., Bd. 66, S. 626): Die Patientin wurde 14 Tage nach der Menstruation operiert; beide Tuben waren bei der Operation nicht nur unterbunden, sondern vollständig exstirpiert.

Betreffs der Tubensterilisation verweise ich Sie auf die Methode, die ich in Figg. 106—109 und Fig. 341 dargestellt habe. Die Ausführung derselben ist natürlich genau so, ob Sie sie vaginal oder, wie wir es damals geübt haben, abdominal ausführen. Wertheim empfiehlt nun noch vor Schluß des Peritoneums die Verkürzung der sakro-uterinen Falten auszuführen. Wenn Sie den Uterus vorstülpen, sehen Sie diese beiden Falten ausgezeichnet (vgl. Fig. 321; die Scherenspitze befindet sich dort zwischen den beiden Retraktoren). Die Verkürzung selbst wird genau in der gleichen Weise durch Schlingenbildung ausgeführt, wie es Bode und Wertheim für die Verkürzung der Ligamenta rotunda angegeben und wie wir es bereits Seite 380, 2 besprochen haben. Straßmann hält — ich glaube nicht mit Unrecht — diese Art

Fig. 353.

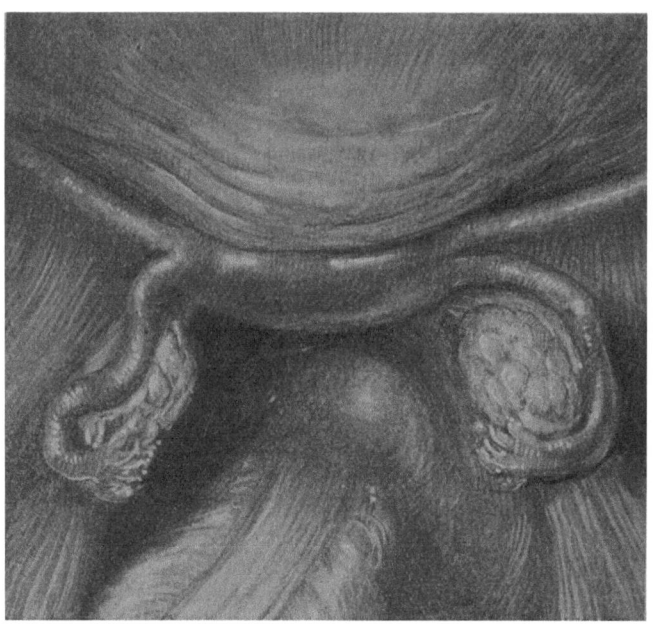

Befund bei einer Relaparotomie.
Das Cavum vesico-uterinum ist durch die vor Jahren ausgeführte intraperitoneale Vaginaefixur aufgehoben. (Text S. 382.)

der „Befestigung" auf die Dauer für nicht haltbar, da das Rektum an dieser Stelle eine tägliche Massage bedingt, „der gegenüber einige Katgutfäden nicht lange Widerstand leisten[1]".

3. Akt: Die Benutzung des Uterus als Pelotte für die Blase und seine Befestigung.

Nun wird der Uterus wieder hochgeklappt und zwischen Blase und Scheidenwand eingenäht, wie es Ihnen die Fig. 355 zeigt. Ist der Uteruskörper für das durch die Ablösung der Scheidenlappen von der Blase geschaffene Bett zu groß, so muß es entsprechend reseziert werden. Pfannenstiel empfiehlt diese Keilresektionen besonders

---

[1] Zeitschr. f. Geburtsh. u. Gynäkol. Bd. 66. S. 622.

bei metritischem Uterus durch zwei von den beiden Fundusecken nach dem Orificium internum konvergierende Schnitte. Die dann übrigbleibenden Zipfel werden mit Katgutknopfnähten vereinigt.

Fig. 354.

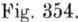

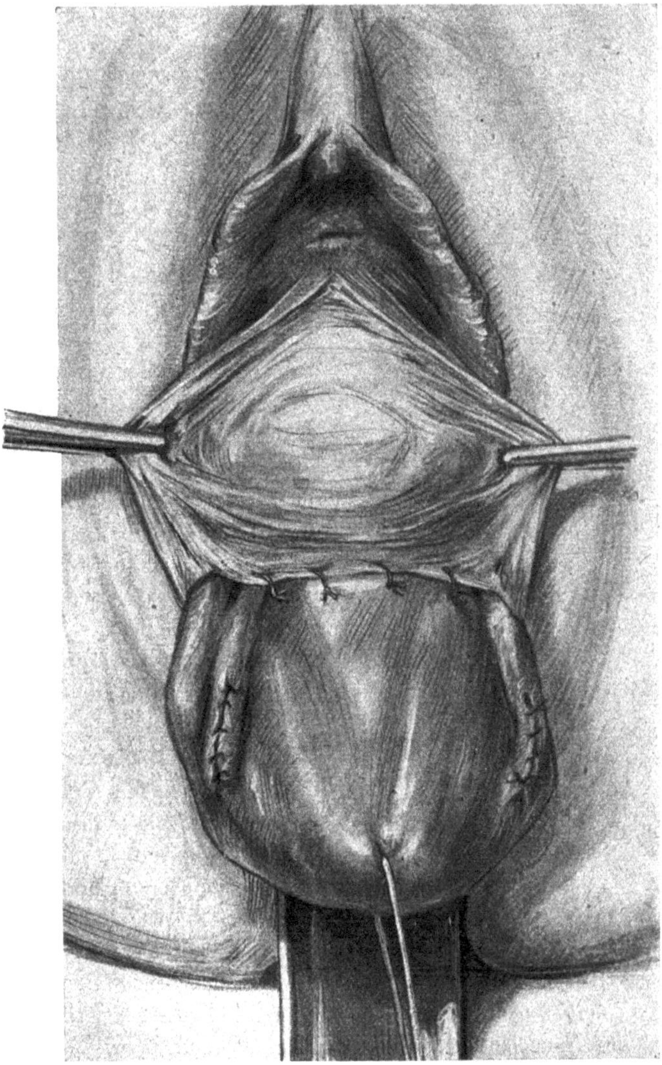

Interpositio uteri vesico-vaginalis.
Der Uterus ist vorgestülpt, die Plika an die hintere Zervixwand genäht.

Operations-pathologische Betrachtungen.

Am besten sehen Sie die anatomischen Verhältnisse nach Ausführung dieser Operation auf einem Sagittalschnitt, wie ich Ihnen einen solchen aus meiner Sammlung demonstrieren kann [Fig. 352*), Tafel II]. Die Wirksamkeit dieses Operationsverfahrens sehen Halban und Tandler (l. c.) in zweierlei:

Fig. 355.

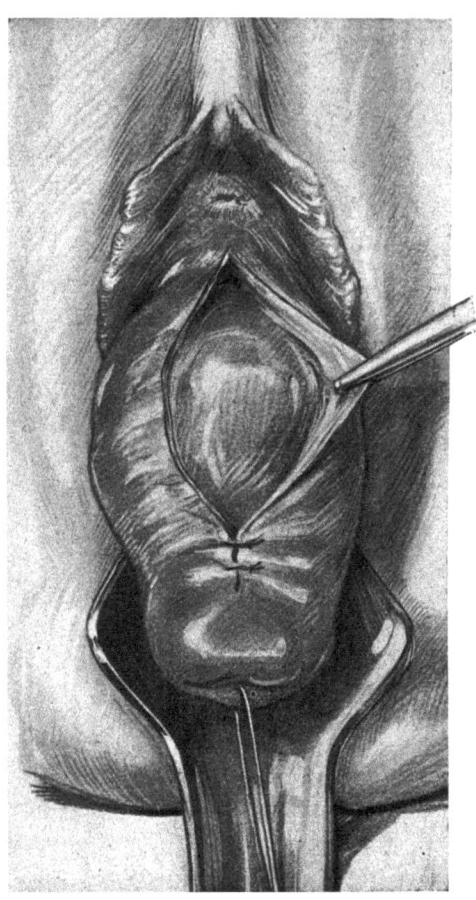

Der Uterus ist zurückgestülpt und hält die (nicht mehr sichtbare) Blase, gewissermaßen als lebendes Pessar, die Scheide wird an den Uterus angenäht.

1. Die fixierte Anteflexionsstellung des Uterus (vgl. Vorlesung XIII, S. 317).
2. Die Wirkung des in das Septum vesico-vaginale eingenähten Uterus als Obturator des Hiatus.

Die Richtigkeit der Ansicht dieser beiden Autoren über die Entstehung von Prolapsen wird in geradezu glänzender Weise durch einen Fall, den von Franqué publiziert hat[1]), erhärtet. Hier entstand 4 Jahre nach Ausführung dieser Operation von Pfannenstiel ein eigenartiges Rezidiv: „Die vordere Muttermundslippe hatte sich rüsselförmig verlängert und war schließlich wieder in der Vulva erschienen." Bei dieser Operation liegt nun, wie ein Blick auf unseren Sagittalschnitt Sie lehrt, die Portio und besonders die angenähte vordere Lippe im Bereich des Locus minoris resistentiae, des Hiatus genitalis. „Liegt aber nur ein kleines Stück der Zervix, etwa die Portio, im Druckdifferenzgebiet, so wird nur diese Partie elongiert" (Halban und Tandler, l. c., S. 234). In einem Falle, den ich im vergangenen Jahre selbst beobachtete, lag der kleine Uterus ganz im Hiatusgebiet und wurde durch die Bauchpresse mit der Zeit samt der Blase, die er zurückhalten sollte, vorgetrieben. Solche Fälle von Rezidiv nach dieser Operation geben zu denken. Und Franz hat ganz recht, wenn er sagt[2]): Bei kleinen Prolapsen führen alle guten Methoden zum Ziele, bei großen aber versagen sie. Es bleibt abzuwarten, ob Transplantationen von Faszien, wie sie Bumm jüngst an zwei trefflich gelungenen Fällen, bei denen der Uterus schon exstirpiert war, demonstrierte[3]), bleibenden Erfolg haben werden, ein Erfolg, den selbst der transplantierte Uterus nicht verbürgen kann.

Außerdem bitte ich Sie, an unserem Präparat noch auf einige Einzelheiten zu achten, die nicht zu unseren heutigen Besprechungen gehören. Es handelt sich um ein leicht platt-rachitisches Becken, dessen Maße Sie auf der Zeichnung eingetragen sehen. Das Relief des Peritoneums ist besonders schön ausgeprägt. Sie sehen den Winkel zwischen Arteria iliaca externa und Arteria hypogastrica deutlich durch das Peritoneum hindurch. Der Ureter ist in seinem ganzen Verlauf wie frei präpariert sichtbar. Die Spannung der retrouterinen Falte ist außerordentlich deutlich ausgesprochen. Die Blase hat durch das Anpressen des Uterus eine flache, linsenförmige Form angenommen. Die mächtig entwickelte

---

1) Zeitschr. f. Geburtsh. u. Gynäkol. Bd. 66. S. 600.
2) Sitzung der Berliner Gynäkol. Gesellschaft vom 8. Dezember 1911, vgl. auch S. 321.
3) Sitzung der Berliner Gynäkol. Gesellschaft vom 26. Januar 1912.

Plica transversa läßt das schmächtige Ligamentum rotundum, das trotz der operations-pathologischen Verlagerung des Uterus in schönem Bogen (also ungespannt) zum inneren Leistenring zieht, fast in den Hintergrund treten. Der Mastdarm ist gefüllt und dadurch der hintere Douglas'sche Raum beengt. Die Spannung des Ligamentum infundibulo-pelvicum ist ausgesprochen. Das Ligamentum ovarii proprium ist sehr lang. Die Tube und das Ovarium, an dem Sie gut die Farre'sche Linie (vgl. S. 149) erkennen können, ist von normaler Beschaffenheit. Die Fimbrienglocke breitet sich schön über dem Ovarium aus.

Fig. 356.

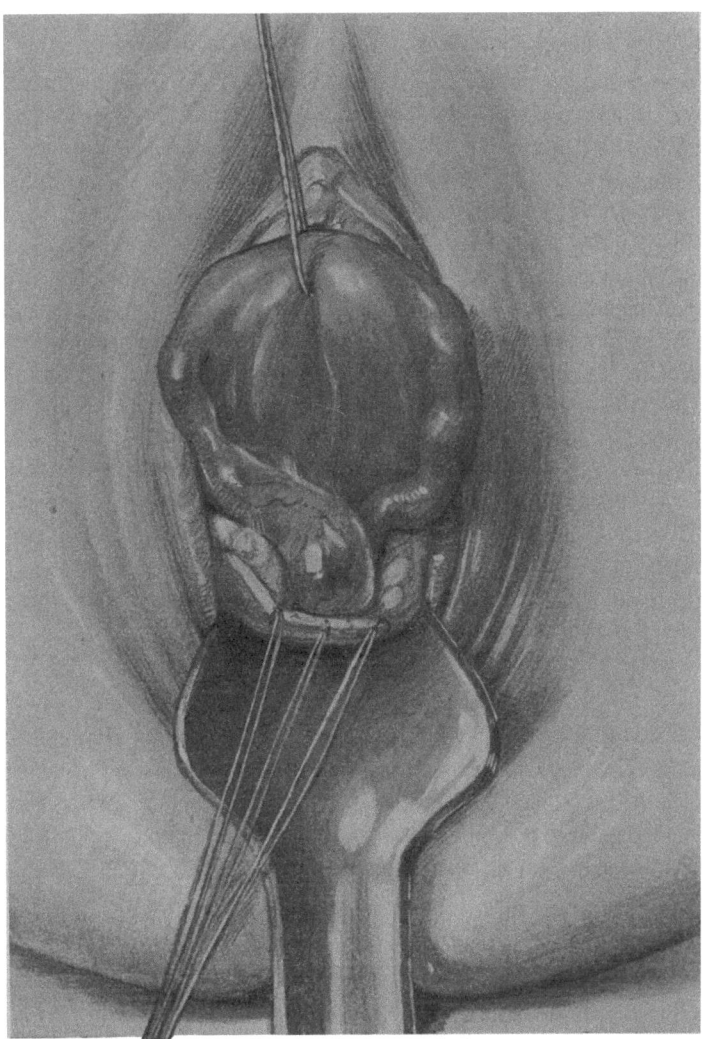

Uterus durch hintere Kolpo-Köliotomie entwickelt. Rechts ein Hydrosalpinx.

IV. Die Operationen an den Tuben und den Ovarien.

Das Einstellen und Vorziehen dieser Organe zwecks Vornahme der verschiedenen Operationen, die Ihnen aus dem ersten Teil unserer Vorlesung schon bekannt sind, kann in zweierlei Weise geschehen:

1. *Durch Vorwälzen des Uterus mitsamt den Adnexen*
   a) durch die vordere Kolpo-Köliotomie (vgl. Figg. 314, 315, 316, 319),
   b) durch die hintere Kolpo-Köliotomie (Figg. 320, 356).

2. *Ohne Vorwälzen des Uterus, durch Einstellen der Fundusecke und isoliertes Hervorziehen der Organe*
   a) durch die vordere Kolpo-Köliotomie (Fig. 341),
   b) durch die hintere Kolpo-Köliotomie.

3. *Nach vorheriger vaginaler Totalexstirpation des Uterus.*

Eine genaue Besprechung aller auf diese Art und Weise auszuführenden Operationen erübrigt sich. Haben Sie sich die betreffenden Teile auf eine dieser drei Arten, von denen naturgemäß die letzte (3.) die einfachste ist, die erste (1.) Methode mir aber als die meist schwerste erscheint, vor die Vulva bringen können, dann spielen sich alle weiteren, operativen Maßnahmen en plein air ab, genau so wie wir es bei den abdominalen Operationen in exaktester Weise geübt und gelernt haben. Das Hervorholen dieser Teile aber kann ich Ihnen nicht schildern, das müssen Sie üben. Denn alle diese Maßnahmen spielen sich im Dunkeln ab, ob ich verwachsene Adnexe löse, ob ich eine Extrauteringravidität von der Vagina her operiere, **immer ist es erst der Weg durch das Dunkle, der die Organe in das Licht unserer chirurgischen Maßnahmen führt.** Dem Geburtshelfer ist dieser dunkle Weg vertraut, der Chirurg arbeitet lieber unter der Leitung des Auges. Gleichwohl werden Sie bei unseren vaginalen Uebungen oft sehen, daß es bei einfachen Verhältnissen, wie Sie Ihnen auch die Figuren 341 und 356 zeigen, sehr wohl möglich ist, vaginal chirurgisch vorzugehen. Kleine einfache Zysten wird man sehr gut nach ihrer Einstellung punktieren und dann entfernen können und ich möchte hierbei nicht vergessen zu erwähnen, daß mein Lehrer Bumm[1]) mit einer der ersten war, der diesen vaginalen Weg für diese Geschwülste beschritten hat.

Vaginal oder abdominal?
Operations-anatomische und operations-pathologische Betrachtungen.

Nachdem wir uns so an unserem Leichenmaterial einen Ueberblick über die operative Technik angeeignet und auch manche Technizismen gut gelernt haben, wollen wir am Schluß unseres II. Teiles gewissermaßen als Rückblick und Resümee alle Gründe für und gegen die vaginalen Operationen abwägen.

1. *Im allgemeinen.* Unzweifelhaft sind die vaginalen Operationen — das haben Sie durch eigene Uebungen erfahren — schwieriger und erfordern eine größere Technik wie die abdominalen Operationen. **Mit dem Moment aber, in dem eine Operation für den Operateur schwieriger wird, wird sie gleichzeitig für die zu Operierende gefährlicher!** Worin bestehen nun die größeren Schwierigkeiten der vaginalen Operationen?

1. In der geringen Uebersicht des Operationsterrains.
2. In der schwierigeren Blutstillung.

Alle Hilfsschnitte können niemals eine solche Uebersicht schaffen, wie es bei der Laparotomie möglich ist.

---
1) Zentralbl. f. Gynäkol. 1896. Nr. 12.

Die beste Blutstillung kann nicht bei den vaginalen Operationen (die Totalexstirpation ausgenommen) eine eventuelle Nachblutung verhindern. Und das liegt an dem operations-anatomisch, Ihnen oft an Präparaten oder Sagittalschnitten gezeigten andersartigen Vorgehen. Bei den vaginalen Operationen werden die Blutgefäße bis an das Maximum ihrer Zugfestigkeit gedehnt (Figg. 319, 320); kleinere Gefäße werden infolgedessen beim Durchschneiden nicht bluten, wenn sie sich im Dehnungs- oder Torsionszustand befinden, sie können aber wieder bluten, sobald sie in der Bauchhöhle ihre normale Lage wieder eingenommen haben. Bei der vaginalen Totalexstirpation vermeiden wir diese Nachblutung, indem wir die Stümpfe in die Peritonealwunde einnähen und sie dadurch in nahezu demselben Tensionszustand erhalten, in dem die Unterbindung angelegt war.

Daß dem so ist, beweisen die Fälle, in denen sich unsere ersten vaginalen Techniker, um eine exakte Blutstillung zu ermöglichen, zur Totalexstirpation bei noch jungen Frauen entschließen mußten. **Die Schwierigkeit der Technik ist eine Gefahr für die zu Operierende!**

Schließlich möchte ich Sie nochmals daran erinnern, daß die Appendizitis eine bei Frauen so außerordentlich häufige Erkrankung ist, daß eine Inspektion des Appendix wenigstens nur im Interesse jeder zu Operierenden liegen muß, daß aber eine Inspektion zum logischen Postulat wird, wenn wir wegen entzündlicher Verwachsungen unsere Operation angezeigt erachten.

Aber auch das Entstellende des Leibschnittes kann gegen die Laparotomie nicht mehr ins Feld geführt werden, nachdem durch den **Rapin-Küstner**'schen Querschnitt, den Aponeurosenschnitt **Pfannenstiel**'s eine kaum sichtbare und durch meinen **Tuberkulumschnitt** eine ganz oder nahezu unsichtbare Narbe zurückbleibt.

Was schließlich die Gefahren der abdominalen Operationen gegenüber den vaginalen anbelangt, so spricht die moderne Statistik ebenfalls zugunsten der abdominalen Operationen:

Franz hatte bei 276 zum Teil schwierigen Myomoperationen eine Mortalität von 1,1 pCt.[1]. Krönig hatte bei 485 kleineren abdominalen Operationen 0,4 pCt. (2 Todesfälle). Dührssen bei 441 ähnlichen, aber vaginal operierten Fällen 2,9 pCt.[2] (13 Todesfälle).

Diese höhere Mortalität bei vaginalen Operationen (von ganz einfachen Eingriffen, wie Resektion eines Ovariums, Lösung der Adhäsionen, Probeköliotomien sehe ich ab) ist auf die schlechtere Blutstillung und auf das Arbeiten im Dunkeln zurückzuführen. In operations-bakteriologischer Hinsicht aber bestehen, wie man sich leicht durch die Dreitupferprobe überzeugen kann, keine Bedenken.

2. *Im Speziellen*. (Ohne erschöpfend zu sein, will ich nur einige Beispiele erwähnen.)

a) Bei den **lageverändernden Operationen** haben wir aus den anatomischen Gesichtspunkten die Alexander-Adams'sche Operation in der Kombination mit der Laparotomie als Tuberkulumschnitt schätzen gelernt. Ich möchte an dieser Stelle nicht unterlassen, Sie auf eine Arbeit von Ernst Kanter[3] aufmerksam zu machen. Der Autor berichtet in dieser über die Schwangerschaften nach 13 570 antefixierenden Operationen

---

[1] Monatsschr. f. Gynäkol. 1910. Heft 8.
[2] Zitiert nach Krönig und Döderlein (l. c. S. 195).
[3] Inaug.-Dissertation. Gießen 1908.

und kommt dabei zu folgendem Schluß: „Wir haben also bezüglich der Geburtsstörungen in der Alexander-Adams'schen Operation die idealste Methode, am gefährlichsten steht wohl die Vaginaefixation da." Während Kanter die Alexander-Adams'sche Operation aber noch bedauernd für alle fixierte Fälle von Retroflexio und bei Erkrankungen der Adnexe ausschließen mußte, haben wir, wie Sie gesehen haben, heute in dem Tuberkulumschnitt eine Methode, die die idealen Erfolge der Alexander-Adams'schen Operation sich zunutze macht, ohne wie sie nur auf das enge Gebiet der Retroflexio mobilis beschränkt zu sein und außerdem dem Wunsche vaginaler Operateure „unsichtbar zu sein" gerecht wird[1]).

Von den vaginalen Operationen erreicht diesen Zweck am besten die intraperitoneale Verkürzung der Bänder nach Bode und Wertheim. (Ich lasse die Möglichkeit der Rezidive nach dieser Methode dahingestellt, da ich keine eigenen Erfahrungen habe.)

b) Bei der Tubargravidität. Der abdominale Weg ist der gegebene bei der Tubargravidität mit freiem Bluterguß, gerade hier, wo die Blutzufuhr durch die Gravidität so überaus stark entwickelt ist, drängt uns die Operations-Pathologie direkt dazu. Anders wenn es zur Abkapselung gekommen ist. Hier wäre es falsch, das schützende Dach der Därme zu zerstören und die hintere Kolpo-Köliotomie ist der zweckmäßigste Zugang.

c) Bei der Tubensterilisation konkurrieren beide Verfahren miteinander, je nach Lage des Falles.

d) Bei der Ovariotomie wird man alle einfachen Fälle, wie z. B. die Kastration, wegen Osteomalazie vaginal angreifen, im allgemeinen aber die Worte Pfannenstiel's[2]) beherzigen: „In Erwägung aller der vorstehend angeführten Umstände halte ich die Laparotomie für den besten und sichersten Weg zur Ausführung der Ovariotomie, die vaginale Operation sollte im Prinzip fallen gelassen werden. Nicht was akademisch gut ausführbar ist, sollte für unser ärztliches Handeln die Richtschnur bilden, sondern was unseren Kranken die meiste Gewähr gibt für sichere, vollkommene, dauernde Heilung."

e) Bei der Myomotomie konkurrieren beide Methoden je nach Sitz und Größe des Tumors sowie nach der Technik und dem Geschmack des Operateurs.

f) Beim Carcinoma uteri erscheint uns lediglich der abdominale Weg als der operations-anatomisch richtigste. Ich kann Ihnen hier nur das gleiche sagen, was ich in den Ergebnissen der Geburtsh. und Gynäkol., I, Abt. 2, publiziert habe:

Abgesehen von den Fortschritten der Technik ist der Sieg der Freund'schen Operation der zielbewußten und wahrheitsgemäßen Statistik zu verdanken, die Winter aus einer „feilen Dirne" zu einem präzis arbeitenden Mitarbeiter machte. Vergleichen wir heute die vaginale Methode mit der Freund'schen nach Winter'schen Prinzipien, dann werden wir einen ganz anderen Einblick in die Wertigkeit beider Methoden haben.

Auf dem Dresdener Gynäkologenkongress berichtete v. Olshausen, daß von

---

1) Bei dieser anatomischen und klinischen Sachlage berührt es einigermaßen eigenartig, wenn Abel (Vorlesungen über Frauenheilkunde, 1912, Berlin, Coblentz) schreibt, daß „die Laparotomie auch in diesen Fällen fast ganz von der vaginalen Operation verdrängt ist", und daß nur diejenigen dagegen reden und schreiben, „welche dieselbe entweder technisch nicht beherrschen oder sich nicht die Mühe geben, diese allerdings nicht so ganz einfache Technik zu erlernen". Ob Abel wohl zu diesen Operateure wie Bumm, Döderlein, Franz, Krönig, Küstner u. a. m. rechnet? Solche mit Elan verbreitete Thesen zeigen wohl am ehesten die Schwäche der vaginalen Operationen.

2) Veit's Handbuch. Bd. IV. 1. Teil. S. 525.

809 Kranken mit Kollumkarzinom aus den Jahren 1898—1902 nach 5 bzw. 4 Jahren 76 gesund geblieben waren. Das sind 9,4 pCt. der vaginal operierten Patientinnen. v. Olshausen ist jetzt wie Döderlein überzeugt, daß man bei vaginalem Vorgehen nicht über 10 pCt. Dauerresultate hinauskommen wird.

Vergleichen wir nun mit diesen Zahlen die letzte Statistik Wertheim's[1]), so finden wir, daß von 184 glücklich operierten Fällen nach 5 Jahren 106 rezidivfrei geblieben sind, d. i. 57,6 pCt. und da die Operabilität in jener Zeit 43,2 pCt. betrug, so ist die absolute Heilungsziffer nach Winter = 18,4 pCt. Bei Schauta's erweiterter vaginaler Methode waren von 34 glücklich operierten Fällen nach 5 Jahren 13 rezidivfrei, d. i. 38,3 pCt. (Wertheim 57,6 pCt.), nach dem berechtigten Abzug von Wertheim sogar nur 34,2 pCt. Absolute Heilung nach Winter 12,6 pCt. (Wertheim 18,4 pCt.)

Diese Zahlen, die sich noch durch eine Reihe weiterer Statistiken vermehren lassen, mögen für sich selber sprechen. **Sie bringen den absolut zwingenden Beweis, daß, an der Hand der Dauerheilungen gemessen, die abdominale Methode weit der vaginalen als überlegen anzusehen ist.**

Nachdem uns so die Statistik überzeugend den Wert der Freund'schen Operation gezeigt hat, wollen wir sehen, ob ihr heute wirklich noch technische Bedenken entgegenstehen oder ob nicht gerade die Technik direkt zu ihr auffordert. Wer heute in technischer Hinsicht der abdominalen Radikaloperation das Wort reden will, der hat es leichter wie Veit im Jahre 1891. Seine Worte, deren absolute Gültigkeit heute feststeht — damals verhallten sie als noch nicht reif für die Zeit achtlos im Winde:

Veit's Ansicht ging nämlich dahin, „daß man mit starker Beckenhochlagerung die Isolation des Kranken vom Gesunden sich sehr erleichtert, daß man Nebenverletzungen sicher vermeidet, daß man die Blutung leicht beherrscht und die verderbliche Infektion aus den Teilen des Karzinoms nicht in die Bauchhöhle bringt".

Unzweifelhaft ist die „Isolation des Kranken vom Gesunden" niemals und selbst bei der erweiterten vaginalen Methode (Schauta und Staude) so einfach, so chirurgisch möglich wie abdominal.

Unzweifelhaft ist die Gefahr der „Nebenverletzungen" beim abdominalen Operieren, beim streng anatomischen Vorgehen ungleich geringer als bei der vaginalen Technik.

Und schließlich spricht, wenn wir von der Blutstillung ganz absehen, die Möglichkeit „der verderblichen Infektion" ebenfalls ein Wort mit zugunsten des abdominalen Vorgehens: Wer vaginal operiert, wird zuerst in die keimhaltige Zone des Gebärmutterkrebses gelangen müssen, wer abdominal vorgeht, operiert zuerst fernab von dem karzinomatösen Geschwür; dort liegt die Infektionsmöglichkeit im ersten wie im letzten Akt der Operation.

Zu diesen, wie gesagt von Veit schon im Jahre 1891 ausgesprochenen Vorzügen kommt nun als Hauptmoment hinzu, daß nur die Freund'sche Methode in der von Wertheim u. a. erweiterten Form, dem chirurgischen Prinzip „im Gesunden zu operieren" voll gerecht wird.

Schließlich möchte ich noch auf einen Punkt eingehen, der von den Anhängern der vaginalen Methode besonders geltend gemacht wird, das ist die Schwere des Eingriffs beim abdominellen Operieren, das Gefahrlose beim vaginalen Vorgehen. Auch dieser Punkt ist nicht stichhaltig. Nehmen wir zwei leichte Fälle von beginnendem Zervix-

---

1) Monographie. 1911. l. c. S. 206.

karzinom ohne Infiltration der Parametrien, ohne Erkrankung des Drüsenapparates, und operieren wir nun diese beiden Fälle, den einen nach der erweiterten Freund'schen Operation, den anderen nach der erweiterten vaginalen Totalexstirpation etwa nach Schauta. Wer jemals — wie ich — praktisch Gelegenheit gehabt hat, in Operationskursen an der Leiche beide Methoden zu demonstrieren, der wird mir recht geben, wenn ich sage, die erweiterte vaginale Methode ist schwerer wie die typische Wertheim'sche Operation von oben! Aber, so könnte man mir mit Recht einwerfen — die einfache vaginale Totalexstirpation ist doch technisch leichter! Gewiß, nur muß man dann folgerichtig der einfachen Totalexstirpation von unten als Vergleichswert nicht die erweiterte, sondern die einfache Totalexstirpation von oben gegenübersetzen und wiederum geht das Züngleirn der Wage zugunsten des abdominalen Weges. Ich wenigstens würde einem beginnenden Operateur (nur ein beginnender Operateur ist ein Indikator für die Schwere der Technik!) lieber eine einfache Totalexstirpation von oben als von unten raten, wie denn das vaginale Operieren für den Anfänger fraglos mehr Technik erfordert als das abdominale!

Nach diesen Ausführungen müssen Wertheim's Worte[1]) zu Recht bestehen, der sagt:

„So große Vorzüge das vaginale Operieren vor der Laparotomie hat, beim Krebs des Uterus hat es sich als inferior erwiesen. Mit Interesse kann man den Veröffentlichungen jener Operateure entgegenblicken, welche durch Anwendung der erweiterten vaginalen Operation dem Uteruskrebs beizukommen trachten. Wenn die so erzielten Erfolge auch zweifellos die bisher auf vaginalem Wege erreichten übertreffen werden, mit den Erfolgen der erweiterten abdominalen Operation werden sie sich kaum messen können." Und weiter in seiner Monographie (l. c.):

„Das eine scheint sicher zu sein: der relativ mäßige Prozentsatz an Spätresultaten trotz so hoher Operabilität deutet darauf hin, daß die Operation (die erweiterte vaginale nämlich) bereits ausgeschöpft, d. h. am Ende ihrer Leistungsfähigkeit angelangt ist. Ganz anders bei der erweiterten abdominalen Operation, für welche schon jetzt mit Sicherheit eine bedeutende Steigerung der Leistung vorausgesagt werden kann, da die Operationsmortalität (von den letzten 200 Fällen starben 24 = 12 pCt.) fortwährend sinkt, die Operabilität fortwährend steigt (derzeit über 60 pCt.) und die zunehmende Ausbildung und Beherrschung der Technik eine immer radikalere Ausführung der Operation mit sich bringt."

Diese Beispiele mögen Ihnen genügen; daß gleichwohl die vaginalen Operationen ein integrierender Bestandteil unserer Operationstechnik geworden sind, haben Sie durch unsere Uebungen gesehen. Die Meister der vaginalen Technik werden die Indikationen viel, viel weiter stellen, wie wir es soeben getan haben, der Anfänger aber soll stets den Kranken und sich selbst zum Heile die einfachste Technik für das Verfahren der Wahl halten:

---

1) Zentralbl. f. Gynäkol. 1908. Nr. 6.

Operationen an der Harnröhre, der Blase und dem Ureter.
I. Operationen an der Urethra.

Obwohl sich alle diese Operationen gut an dem Schultze-Winckel'schen Phantom üben lassen, so empfiehlt es sich, sie doch lieber an der Leiche oder an den in die Leiche eingenähten Genitalien (vgl. S. 287) zu üben: Wir brauchen die Symphyse, um die außerordentlich wichtige, von Stöckel angegebene infrasymphysäre Drainage demonstrieren zu können. Um den gegebenen Raum nicht zu überschreiten, können wir hier nur auf die wesentlichsten operativen Eingriffe eingehen und müssen auf die Arbeit Stöckel's, der die größten Verdienste um die „gynäkologische Urologie" hat, in Veit's Handbuch Band II verweisen, an die wir uns auch in unseren weiteren Ausführungen anlehnen werden.

Indem wir die Urethrotomia externa und interna, sowie die von Simon angegebene „schnelle" Dilatation auf höchstens 2 cm (bei Kindern ca. 1,5 cm) übergehen, werden wir folgende Operationen an der Leiche zu üben haben:

1. a) bei frischen Verletzungen,
   b) bei alten Fisteln der Harnröhre. (Die infrasymphysäre Drainage nach Stöckel.)
2. Operationen bei Inkontinenz der Harnröhre.
   a) Verlagerung der Harnröhre.
   b) Verengerung der Harnröhre nach Albarran, Stöckel, Gersuny.
3. Die Totalexstirpation der Harnröhre.

1a) *Frische Verletzungen.*

Frische Verletzungen werden einfach mit dünnen Katgutknopfnähten genäht, Seidenfäden sind aus Gründen, die wir schon (S. 222) besprochen haben, zu verwerfen. Ueber der Harnröhre wird dann die Scheidenschleimhaut vernäht. Sehr schwierig sind die queren Durchreißungen der Harnröhre, diese lassen sich sehr gut an der Leiche üben. Da sich der zentrale Stumpf meist stark retrahiert, ist es zweckmäßig, von vornherein eine Kolpozystotomie zu machen. Man zieht die Portio an, macht einen queren Kolpotomieschnitt und legt sich nun den unteren Blasenpol in der uns jetzt ja so bekannten Art und Weise frei, alsdann macht man ein kleines Blasenloch und führt durch dieses eine entsprechend gekrümmte Sonde in das Orificium externum ein. Auf dieser findet man dann leicht den zentralen Stumpf, der mit dem peripheren durch Katgutknopfnähte exakt vereinigt wird. Ueber den Schluß der Kolpozystotomie werden wir später sprechen.

1b) *Bei der Naht alter Urethra-Scheidenfistel* macht man über der Fistelöffnung einen kleinen Querschnitt, präpariert einen oberen und unteren Scheidenlappen ab und vernäht dann nach Stöckel so, daß man die Urethrawundränder nach innen, die Scheidenwundränder nach außen einkrempelt.

Bei allen diesen Operationen scheint jedoch nicht die **Naht**, sondern die **Nachbehandlung** die Hauptsache zu sein: Man muß dem Urinstrom ein anderes Bett graben, wenn man nicht will, daß der frisch genähte Gewebsdamm zerrissen wird.

Dieses wird, wie ich mich selbst überzeugen konnte, in geradezu hervorragender Weise durch die Stöckel'sche infrasymphysäre Drainage erreicht: „Es wird nach Kontrolle des durch die erweiterte Urethra in die Blase eingeführten kleinen Fingers eine kurze quere Inzision unterhalb der Klitoris gemacht, von der aus die Scherenspitze hart am unteren Symphysenrand entlang in die Blase vorgestoßen wird. Durch den so geschaffenen Kanal wird der Skene'sche Katheter in die Blase eingeschoben." So wird der Urin nicht die Nahtstelle passieren und die Heilung ungestört fortschreiten lassen. Das Ideale aber an dieser Methode ist der Umstand, daß sich diese künstliche Fistel sofort durch Gewebsverschiebung schließt, wenn der Katheter entfernt wird.

2. *Operationen bei Inkontinenz der Harnröhre.*

Seitdem die Dilatation der Harnröhre zum Zwecke diagnostischer Untersuchungen nach der Entdeckung des Zystoskopes selten ausgeführt wird, sind auch die Fälle der Incontinentia urethrae nur noch vereinzelt zu beobachten.

a) Die Verlagerung der Harnröhre.

Die einfachste Methode scheint mir die folgende zu sein: Ein Längsschnitt oberhalb der Urethra, der das Orificium urethrae externum in seinem oberen Rande trifft, wird quer vereinigt und dadurch die Harnröhrenöffnung nach oben verzogen. Nach Stöckel's Ansicht, der jeder, der häufig Gelegenheit hat, an der Leiche diese Methoden anatomisch zu prüfen, beistimmen wird, erzielt man hierbei den Effekt nicht durch die Verlagerung, sondern durch die mit der Verlagerung Hand in Hand gehende Verengerung des Lumens.

b) Die Verengerung der Harnröhre.

Die Harnröhre wird durch einen ihrem Verlauf parallel gerichteten Schnitt durch die Scheidenwand freigelegt und nun nach Albarran die hintere, nach Stöckel und Vanderlinden die Vorderwand durch Bilden einer Längsfalte verengt. Die Längsfalte, die also in das Lumen der Urethra vorspringen soll, wird dadurch gebildet, daß die Nadel nur die beiderseits von der Mittellinie gelegene Muskularis durchsticht (nicht die Submukosa und Mukosa), die Mittellinie aber freiläßt. Wird nunmehr der Faden geknotet, so wird dadurch die mediale, von der Ligatur nicht mitgefaßte Mittellinie nach dem Lumen der Urethra zu invertiert und springt auf Durchschnitten wie eine Leiste vor. Stöckel sieht in dem Einstülpen an der inneren Harnröhrenmündung das wesentliche Moment dieser Methoden und hält die weitere Einstülpung nur deswegen für geraten, um eine zu große Spannung zu vermeiden.

Gersuny erreicht diese Verengerung dadurch, daß er die Harnröhre aus ihrer Umgebung herauspräpariert und sie dann um ihre Längsachse je nach dem speziellen Falle von 90 bis 360° dreht.

Ernährungsstörungen treten im allgemeinen nach dieser Methode nicht auf.

Schließlich möchte ich nicht unerwähnt lassen, daß Hofmeier die Interpositio uteri vesico-vaginalis (Figg. 354 und 355) dazu verwandt hat, um mit Erfolg die Inkontinenz zu heilen.

3. *Die Totalexstirpation der Urethra.*

Bei bösartigen Neubildungen rät Fritsch (l. c. S. 170), „dreist selbst ein Stück der Blase mitzuentfernen". Die Verengerung durch Narbenbildung kann unter Umständen zu einer leidlichen Kontinenz führen.

Diese geschilderten Methoden mögen Ihnen genügen und werden Sie in den Stand setzen, auch alle anderen, die Ihnen gerade interessant erscheinen, an der Leiche zu üben.

Operations-anatomische Betrachtungen.

Die durchschnittliche Länge der weiblichen Harnröhre beträgt nach Waldeyer etwa 3 cm[1]). Bei der Einteilung in verschiedene Teile bitte ich Sie nochmals die verschiedenen Sagittalschnitte und anatomischen Präparate unserer Sammlung genau zu betrachten. So zeigen Ihnen die Figg. 350*) und 351*) Tafel II ihre Beziehung zu den Levatorschenkeln, die jederseits an der Harnröhre vorüberziehen. Man unterscheidet eine oberhalb und eine unterhalb des Diaphragma urogenitale gelegene Partie als Pars pelvina und als Pars perinealis. In der Fig. 371 sehen Sie ihr Verhalten zum Trigonum urogenitale, das zu einer Teilung in die Pars supratrigonalis, in die Pars trigonalis und die Pars praetrigonalis führt.

Der unterste Teil (Pars inferior s. vaginalis) der Harnröhre ist mit der Scheide zu einem festen, durch reich mit elastischen Fasern und Muskelfibrillen ausgestatteten Gewebslager geworden, dem Septum urethro-vaginale. Vor diesem Septum ist auf etwa 1 cm Länge die Harnröhre mehr verschieblich, da sie dort in lockeres Bindegewebe eingebettet ist. (Pars libera s. superior.)

Die Beziehungen der Harnröhre zum Plexus pudendalis sehen Sie in Fig. 372 dargestellt, ihre Lage am Angulus intercruralis clitoridis und zu den Bulbi vestibuli in der Fig. 371.

Die Arterien stammen aus
1. der Arteria pudenda communis,
2. der Arteria vesicalis inferior,
3. dem Ramus cervico-vaginalis aus der Arteria uterina.

Die Venen gehen zum
1. Plexus vesico-vaginalis,
2. Plexus pudendalis

und hängen mit den Bulbi vestibuli und den Crura clitoridis zusammen.

II. Operationen an der Blase.

Von den Operationen an der Blase kommen in erster Reihe die Fisteloperationen in Frage, alsdann die Kolpozystotomie, die wir schon S. 393 erwähnt haben, zur Entfernung von Fremdkörpern, Steinen und Tumoren, sofern sie nicht endoskopisch zu beseitigen sind.

Die ersten Mitteilungen über Blasenfisteln stammen von Severinus Pinäus aus dem Jahre 1597. Im 18. Jahrhundert waren es besonders Mauriceau und Levret, die sich mit ihrem Studium beschäftigten. Blundell machte schon die Beobachtung, daß man unter Umständen einfach durch Einlegen eines Verweilkatheters Heilung erzielen kann. Die erste operative Behandlung durch Anfrischung und Naht, die mittels Nadeln aus Schwanfederkiel angelegt wurde, stammt von Hendrik van Roonhuyzen aus dem Jahre 1663. Dann kamen lange Jahre ohne Ergebnis und Dieffenbach wollte noch, daß man die Fisteln „nach dem Gefühl

---

1) Eine hochgradige Verlängerung bei bestehendem Zervixmyom und hochgedrängter Blase sehen Sie in Fig. 176 dargestellt.

besorgen solle". 1834 begründete Jobert de Lamballe die Methode „autoplastique par glissement" und gab schon vorzügliche Hilfsmittel zum Freilegen der Fistel an. Ein weiterer Fortschritt wurde 1845 durch Sims mittels seines Rinnenspekulums und der von ihm empfohlenen Seitenlage gebracht. Das Verdienst aber, die Fistel-

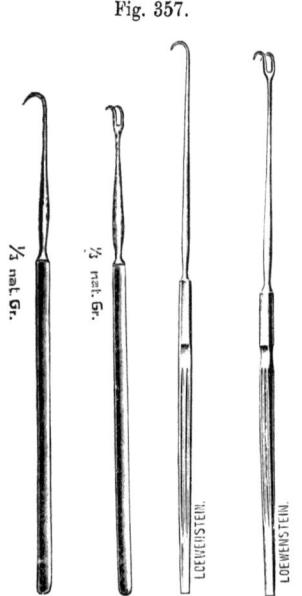

Fig. 357.

Fistelhäkchen nach Simon
(von verschiedener Beschaffenheit).

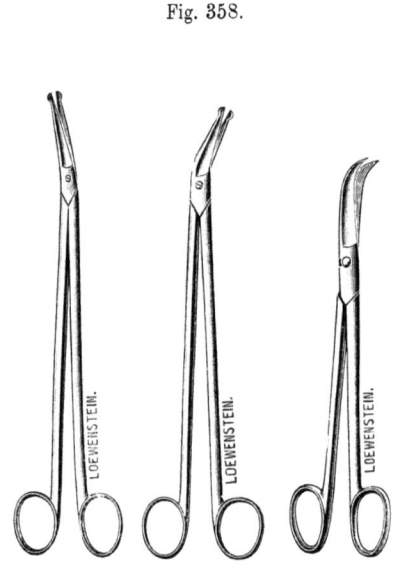

Fig. 358.

Fistelscheren nach Sims und Roubaix.

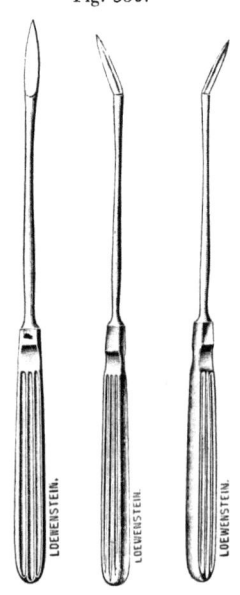

Fig. 359.

Fistelmesser nach Simon.

operationen fast auf ihre jetzige Höhe gebracht zu haben, gebührt unzweifelhaft Simon (1853). Während aber auch Simon die Fisteln ausschließlich durch Anfrischung heilte, brachte die Methode der Narbenspaltung und Lappenbildung, die sich an die Namen v. Herff, Sänger, Fritsch, Walcker, v. Winckel u. a. m. knüpft, einen weiteren Fortschritt. (Den Vorschlag Trendelenburg's, sich bei schwer zugänglichen Fisteln der Sectio alta zu bedienen, haben wir schon im I. Teil S. 224 besprochen und die Methode geübt.)

Zum Gelingen einer Fisteloperation gehört dreierlei:
1. Gutes Freilegen des Operationsterrains.
2. Gute Lappenbildung und Katgutnaht in Etagen, jedes Gewebe für sich.
3. Richtige Nachbehandlung.

1. *Das Freilegen des Operationsterrrains.*

Neben unseren uns schon bekannten Instrumenten, wie Spekula, Seitenhalter, Kugelzangen, Krallenzangen, Klemmen, Messer, Schere usw., gebrauchen wir noch einige Spezialinstrumente, die Ihnen die Figg. 357—359 zeigen.

Liegen die Fisteln weiter vorn in der Scheide, so genügt das einfache Vorziehen der Portio, wie Sie es auf Fig. 360 dargestellt sehen. Unter Umständen aber muß man zu einem großen Hilfsschnitt durch den Damm seine Zuflucht nehmen. Bei

Fig. 360 (1.), Fig. 361 (2.), Fig. 362 (3.) und Fig. 363 (4.).

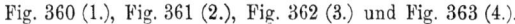

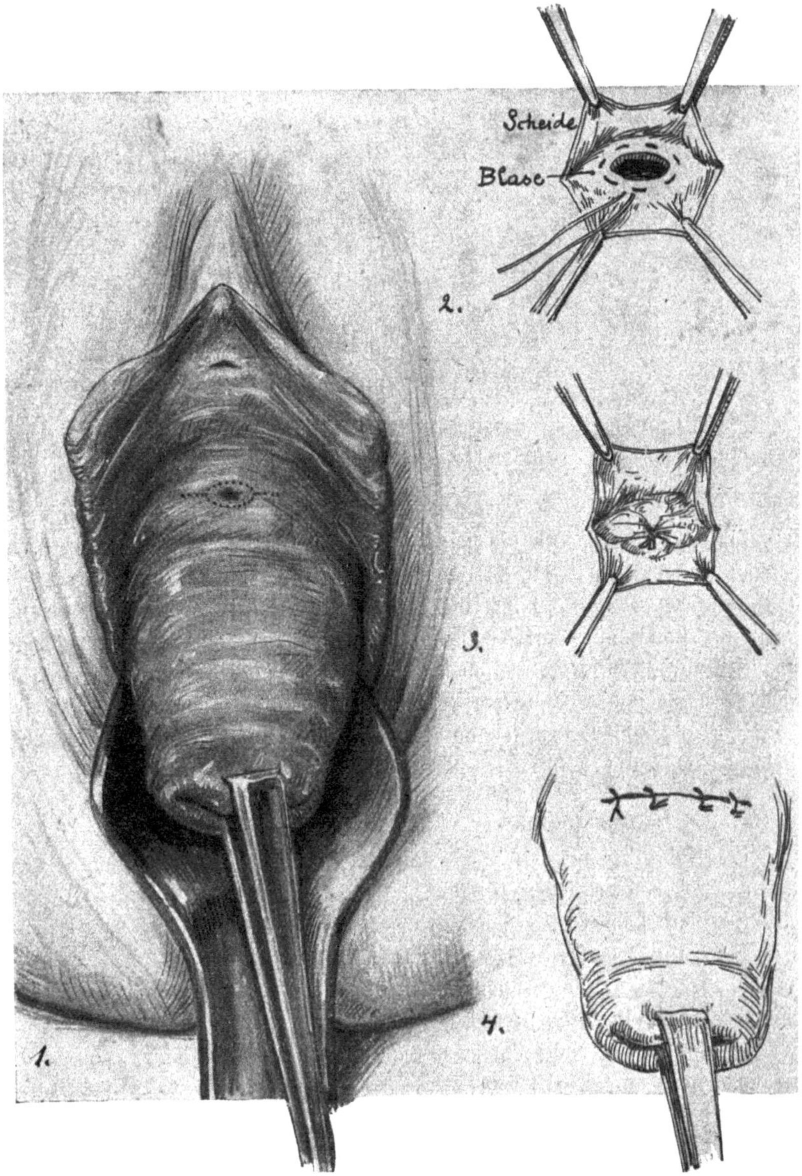

Die Blasenscheidenfistel und ihre Behandlung mit Narbenspaltung und Lappenbildung.
(*2. und 3.* stellt die Tabaksbeutelnaht dar.)

keiner Operation rächt sich das Hantieren im Dunkeln mehr, als bei den Fisteloperationen. Ihre erste Sorge muß es also sein: Wie lege ich mir die Fistel so frei, daß ich gut an sie heran kann.

Fig. 364 (I.), Fig. 365 (II.) und Fig. 366 (III.).

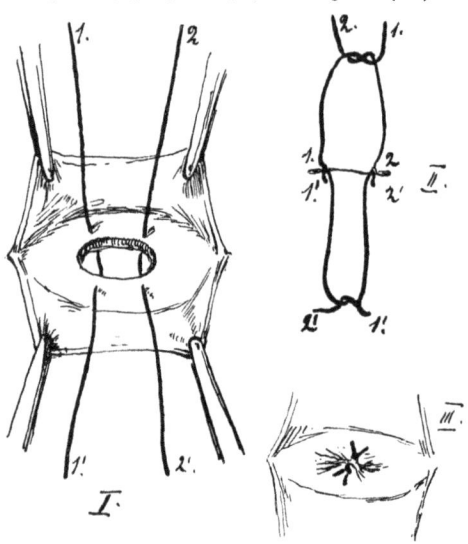

Methode, mit 2 Fäden eine Fistel zu schließen.
(Liepmann, Med. Klinik. 1906. Nr. 14.)

2. *Der Verschluß der Fistel.*

Das Prinzip hierbei ist es, die Fistel so zu verschließen, daß die Gewebe in ihrer anatomischen Zusammengehörigkeit vereinigt werden. Nehmen wir zunächst den einfachen konkreten Fall in Fig. 360. Sie sehen die quere Anfrischungsfigur, die man auch mittels Längsschnittes anlegen könnte, nur entspricht der quere Schnitt mehr der Gewebsstruktur der Columna rugarum. Jetzt wird mit Klammern oder Häkchen ein oberer und ein unterer Lappen gebildet und so die Scheide von der Blasenwand abgelöst. Zur Orientierung dient stets während der Operation ein in die Harnröhre geführter Katheter (daß wir mit allen Mitteln der Diagnostik, insbesondere der Zystoskopie schon vor der Operation über die anatomische Lage der Fistel orientiert sein müssen, ist selbstverständlich). Wie Sie nach Freilegen des Blasenloches den Verschluß wählen, ist eigentlich gleichgiltig, nur müssen Sie stets, wie Sie ja wissen, Katgutnähte nehmen. In Figg. 361 (2) und 362 (3) sehen Sie die Tabaksbeutelnaht angewandt. In Figg. 364—366 ist eine Methode der Naht dargestellt, deren ich mich seit dem Jahre 1906[1]) mit Vorliebe bediene, da man sie sehr schnell anlegen kann, weil man dazu nur zwei Katgutknopfnähte benötigt. Wie Sie sehen, werden Faden 1 und Faden 2, nachdem jeder einzelne geknotet ist, miteinander nochmals verknüpft, so daß das zwischen den beiden Knoten 1.1' und 2.1' gelegene Gewebe wie eine kleine Pelotte eingestülpt wird.

3. *Richtige Nachbehandlung.*

Nach der Naht kommt ein Skene'sches Röhrchen (Fig. 367) in die Harnröhre. Dadurch wird zweierlei erreicht:

a) Eine Trockenlegung der Naht.
b) Eine Annäherung der Wundflächen.

Denken Sie daran, daß schon Blundell die Beobachtung gemacht hat, daß kleine Fisteln durch die Dauerdrainage zum spontanen Verschluß gebracht werden können; eine schlechte Naht kann unter Dauerdrainage heilen, eine vorzüglich angelegte ohne diese aufgehen!

Operations-pathologische Betrachtungen.

Fig. 368 gibt Ihnen eine schematische Uebersicht über die verschiedenen Fisteln, die teils in die Scheide, teils in die Zervix münden:

Fig. 367.

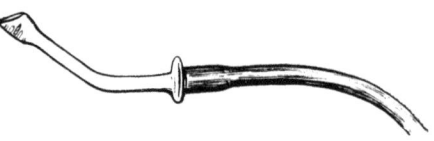

Skene'scher Dauerkatheter.

---

1) Med. Klinik. 1906. Nr. 14.

1. Harnröhren-Scheidenfistel (Behandlung s. S. 398).
2. Blasen-Scheidenfistel.
3. Oberflächliche Blasen-Gebärmutter-Scheidenfistel.
4. Tiefe Blasen-Gebärmutter-Scheidenfistel.
5. Blasen-Zervixfistel.
6. Mastdarm-Scheidenfistel.

(Bem.: Die schattierte vordere Lippe bei 3 und 4 soll den Defekt der Portio andeuten.)

Auf die Einzelheiten aller dieser verschiedenen Arten einzugehen, verbietet uns der Mangel an Zeit. Aber Sie werden mit Ihren bisherigen Kenntnissen sich wohl für alle diese Arten einen gewissen Operationsplan anlegen können. Bei den Blasen-

Fig. 368.

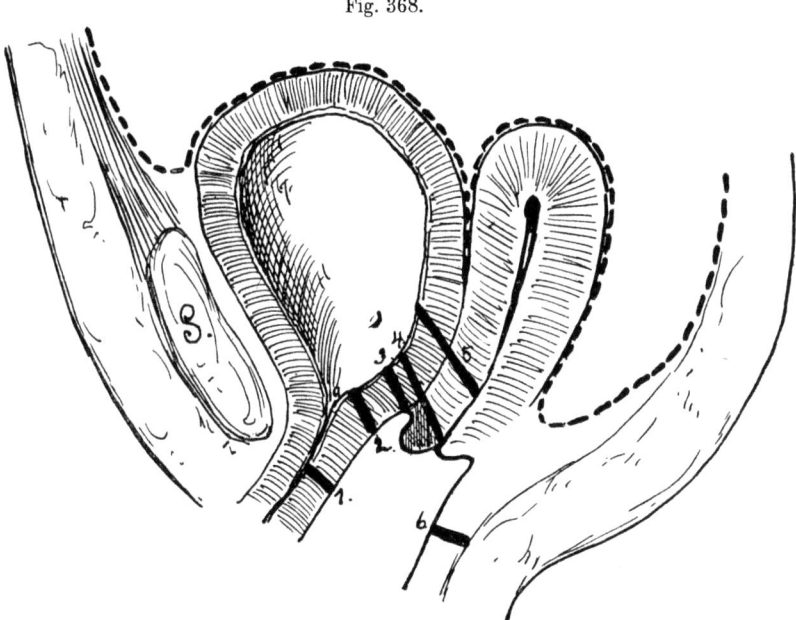

Schematische Uebersicht der verschiedenen Fisteln.
Bezeichnungen siehe oben.

Zervixfisteln (5) werden wir zunächst, wie bei der Kolpotomie durch einen Lappenschnitt über die Portio, die Scheide durchtrennen, die Blase abpräparieren und alsdann unserem Prinzip gemäß, erst die Blase, dann die Zervix isoliert vernähen und schließlich die Scheidenwunde versorgen.

Bei großen Defekten sind alle möglichen, geistreich ersonnenen Methoden und Plastiken angewandt, die ein Studium für sich darstellen. Ich erinnere Sie hier nochmals an die plastische Verwendung des Uterus von W. A. Freund. Haben Sie eine schwierige Fistel in der Praxis zu heilen, so empfiehlt sich, an der Leiche genau den gleichen Blasendefekt künstlich herzustellen und ihn dann zu vernähen nach der Methode, die Sie sich gerade als für den Fall geeignetste ausgesucht haben. Die nötigen Hinweise und die Literatur finden Sie in der erwähnten Stöckel'schen Arbeit.

Bei den Mastdarm-Scheidenfisteln gehen Sie in genau derselben Art und Weise vor, nur nähe ich den Darm lieber mit dünner Seide, die dann aber niemals die Mukosa durchbohren und in das Darmlumen ragen darf. Wir haben diese Naht schon bei Schilderung der Naht des Dammrisses dritten Grades S. 304 Fig. 258 (II.) besprochen.

III. Die Operationen am Ureter.

Ueber das Freilegen der Ureteren von der Vagina her orientierten Sie die Figg. 336 und 337 und das S. 373 Gesagte. Ueber die Anatomie des Harnleiters sind Sie durch die Vorlesung XII hinlänglich orientiert.

Von den vielen Methoden, die versuchten auf vaginalem Wege die Ureterscheidenfisteln zu verschließen, und die sich an die Namen Simon, Parrin, Nicoladoni, Hadra, Schauta, Landau, Bandl, v. Winckel, Schede, Schatz, Gusserow, Freund, Bumm, Hofmeier, Treub, Mayo, Dührssen, Mackenrodt, Leopold, Pfannenstiel und Sellheim heften, sollen nur zwei charakterisiert werden, da wir in der im I. Teile besprochenen intraabdominalen Ureterimplantation nach Stöckel die einfachste, beste und sicherste Operationsmethode haben. — Im übrigen sei auf die Monographie Stöckel's[1]) verwiesen.

1. *Methode nach Schede.*

Zunächst wird neben der Oeffnung der Ureter-Scheidenfistel eine Kolpozystotomie, also eine künstliche Blasenscheidenfistel angelegt. Dann werden beide Fistelöffnungen mindestens $1/2$—1 cm von ihren Oeffnungen entfernt ovalär umschnitten, so daß neben den Fisteln ein Schleimhautbezirk stehen bleibt. Alsdann wird durch Vernähen der äußeren Wundränder ein Schleimhautkanal gebildet, durch den der Urin alsdann in die Blase läuft. Es handelt sich also hier um eine reine plastische Methode.

2. *Methode nach Mackenrodt.*

Das Umschneiden der beiden Fistelöffnungen ist wie bei der Schede'schen Methode. Alsdann wird die Ureterfistelöffnung mit dem sie umgebenden Scheidenschleimhautstück soweit mobilisiert, daß man sie in die Blasenscheidenfistelöffnung hineinklappen und dort fixieren kann. Der Blasendefekt wird also durch die Fistelöffnung samt dem sie umgebenden Scheidenschleimhautlappen, der jetzt in die Blase hineinsieht, verschlossen.

Stöckel hält dieses Verfahren für das beste Verfahren auf vaginalem Wege.

Meine Herren! Wir sind am Ende unserer gynäkologischen Operationsübungen angelangt und wir wollen in aller Kürze in der nächsten Stunde noch einige für den Geburtshelfer wichtige Operationen besprechen und üben, die sich ebenfalls nur an der Leiche erlernen lassen.

---

[1]) „Ureterfisteln und Ureterverletzungen." Breitkopf und Härtel. Leipzig 1900; sowie Archiv f. Gynäkol. Bd. 67.

DRITTER TEIL.

Geburtshilfliche Operationen an der Leiche.

(XVI. Vorlesung, Figuren 369—409.)

XVI. Vorlesung.
Einleitung. Geburtshilfliche Operationen an der Leiche.

Einleitung.

Es mag Ihnen auf den ersten Blick unmöglich scheinen, „geburtshilfliche Operationen" an der Leiche zu üben. Aber Sie werden sehen, daß jeder Gynäkologe, der über Leichenmaterial und dabei über eine kleine geburtshilfliche Sammlung verfügt, mit einigen Kunstgriffen in der Lage ist, Ihnen alle diejenigen größeren operativen Eingriffe an der Leiche zu demonstrieren, die er im Unterricht am Phantom nicht üben kann. An jeder weiblichen Leiche ist die Hebosteotomie auszuführen, ferner die Nierendekapsulation und die Operation wegen puerperaler Peritonitis. Besser sind auch für die Vornahme dieser Operationen puerperale Leichen, aber sie sind nicht unbedingt nötig, obwohl man sie bei einem größeren pathologisch-anatomischen Material nicht selten trifft. Will man die Anatomie und die Operationen an dem puerperalen Uterus zeigen, so ist man unter Umständen auf Präparate angewiesen, die man unauffällig vor Beginn des Kurses in die betreffende Leiche einfügen kann. Für die Kaiserschnitte gebraucht man am besten einen graviden Uterus — ich habe mich, da ich über einen solchen am Ende der Gravidität nicht verfüge, mit einer schwangeren Gebärmutter aus dem sechsten Monat begnügen müssen. Die Anlegung der Naht aber läßt sich wiederum trefflich an einem puerperalen Uterus erlernen, ebenfalls die Porro'sche Operation. Auf die Indikationen und die Nachbehandlung werde ich dem Plane unserer Vorlesungen entsprechend auch hier nicht eingehen. Ich kann dieses um so leichteren Herzens tun, als ich meine Ansichten darüber in meinem geburtshilflichen Seminar, dem auch die meisten Figuren entlehnt sind, niedergelegt habe. Bezüglich der überaus interessanten geschichtlichen Entwicklung dieser Operationen empfehle ich Ihnen Fasbender, Geschichte der Geburtshilfe. Jena 1906, G. Fischer.

I. Die Hebosteotomie nach Bumm.

Ich bespreche im folgenden nur die Hebosteotomie nach Bumm, da es die einzige Methode ist, mit der ich vertraut bin; es wird danach jedem leicht sein, auch die anderen teils ebenfalls subkutanen, teils offenen Methoden, sowie die Symphyseotomie zu üben.

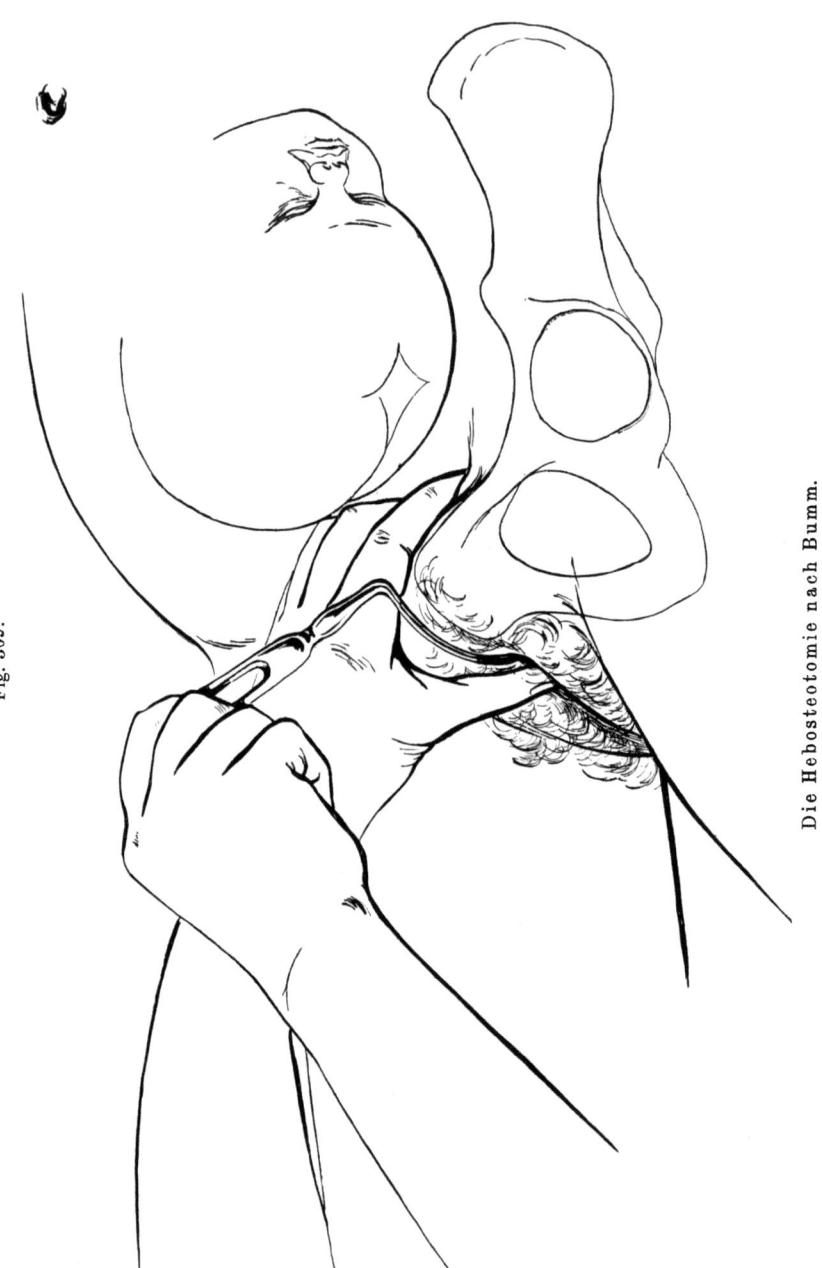

Fig. 369.

Die Hebosteotomie nach Bumm.

Mit der linken Hand tastet der Operateur sich möglichst genau das Os pubis. Zeige- und Mittelfinger liegen fest auf dem oberen Schoßfugenrande. Der Daumen markiert den unteren Schoßfugenrand, zieht gleichzeitig die linke kleine Labie nach rechts. Die Spitze der Nadel trifft den unteren Knochenrand nahezu senkrecht. Der Griff ist nach oben gerichtet.

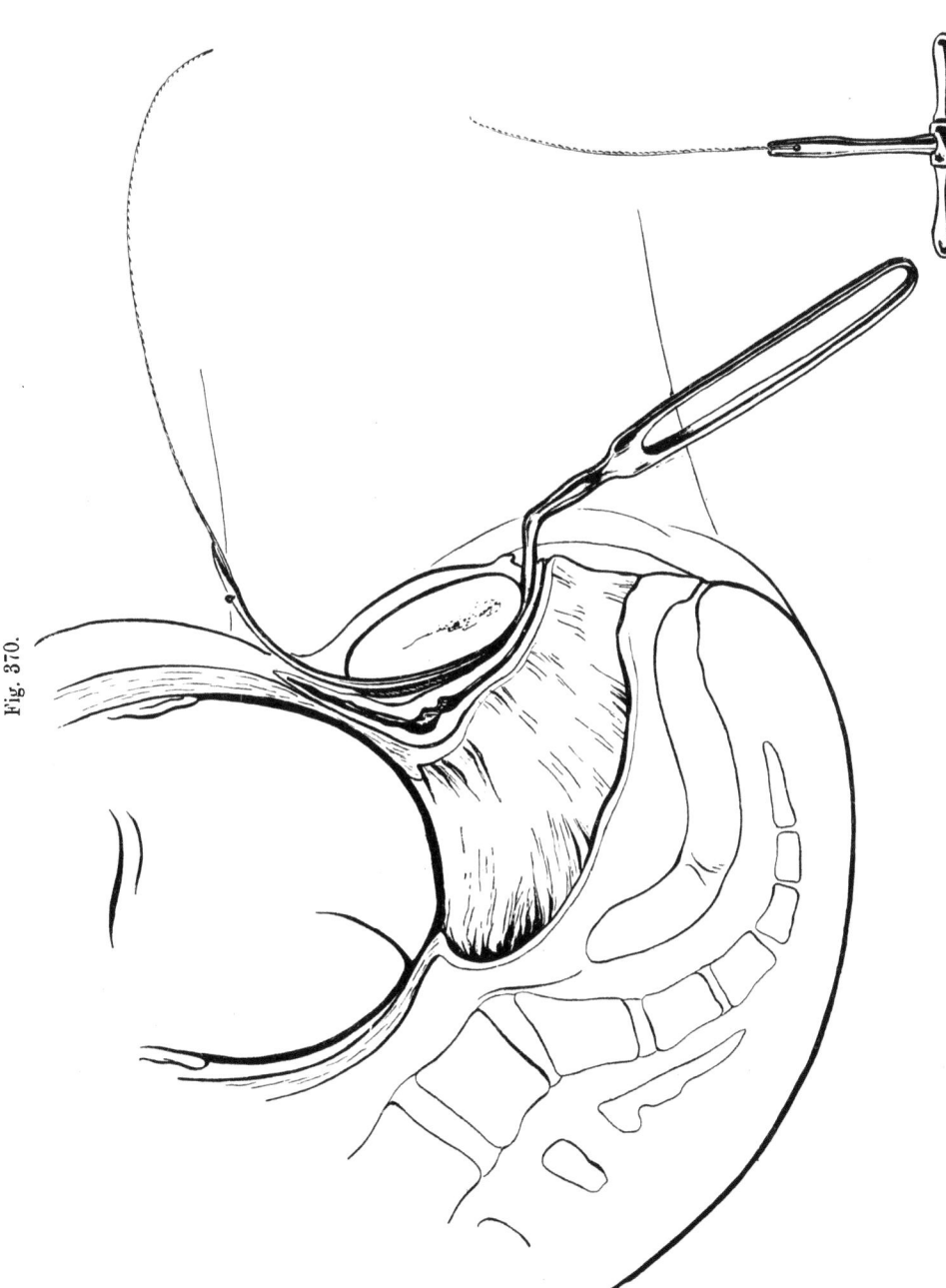

Fig. 370. Lage der Nadel im Sagittalschnitt. Rechts der Sägegriff. Die Richtung der Nadel geht von außen unten, nach der Mittellinie' und oben.

Instrumentarium:
1. Die Bumm'sche Hebosteotomienadel.
2. Die beiden Sägegriffe.
3. Mehrere neue Gigli'sche Sägen.
} Figg. 369 und 370.

Die Technik.

Die Technik ist außerordentlich einfach: Mit der linken Hand tastet der Operateur sich möglichst genau das Os pubis ab. Während Zeigefinger und Mittelfinger der linken Hand auf dem oberen Rande der Schoßfuge fest aufliegen, markiert der Daumen den unteren Rand und zieht gleichzeitig die kleine linke Labie nach rechts herüber (vgl. Fig. 369). Die rechte Hand hält die Bumm'sche Nadel und zwar so, daß der Griff nach oben gerichtet ist und die Spitze den unteren Knochenrand des Schambeines infolgedessen senkrecht trifft. Nachdem der Operateur mit der Spitze deutlich den unteren Knochenrand gefunden hat, geht seine linke Hand, d. h. Mittel- und Zeigefinger in die Scheide, um genau die Hinterseite des Schambeines abzutasten und zu kontrollieren. Jetzt wird langsam und vorsichtig der Griff gesenkt, aber immer so, daß der Operateur das Gefühl hat, als wenn die Nadelspitze an dem hinteren Knochen bzw. an der Periostfläche des Os pubis reibt oder sich festspießt. Nur bei so vorsichtigem Vorgehen vermeidet man die Blase zu durchstechen, die dann nicht von der Spitze der Nadel erfaßt werden kann, sondern von ihrer Konvexität zur Seite geschoben wird (Fig. 370). Die Richtung der Nadel geht von außen unten nach der Mittellinie und oben (Fig. 372, zwischen den beiden Kreuzen [+]). Sobald der Griff stark auf den Damm zu nach unten gesenkt ist, erscheint die Nadelspitze am oberen Symphysenrande, also der Richtung der Nadel entsprechend in der Mittellinie. Jetzt wird die Gigli'sche Säge eingeführt und mit Hilfe der Nadel, die jetzt natürlich den umgekehrten Weg beschreibt, unter Heben des Griffes nach unten durchgeführt (vgl. Fig. 370). Die Schenkel der Frau werden nach dem Abdomen zu stark flektiert und von dem Assistenten zusammengepreßt. (Auf unserer Fig. 369 mußte der linke Schenkel gesenkt werden, um der Zeichnerin zu gestatten, den wichtigen Akt der Einführung der Nadel deutlich zu sehen.) Nach Armierung der Säge mit den Sägegriffen sägt man langsam und ruhig und möglichst ohne allzu starke Beugung der Drahtsäge, da diese sonst leicht reißt. Plötzlich knackt der Knochen auseinander und schwere Blasenzerreißungen und Verletzungen des Plexus pudendalis (Fig. 372 a) wären die Folge, wenn nicht die beiden Assistenten rechtzeitig darauf aufmerksam gemacht, fest die Sckenkel der Frau nach medianwärts zusammendrücken und so ein allzu weites Auseinanderklaffen des Beckens verhüten. Die Blutung aus den Ausstichstellen wird durch Andrücken von Gazekompressen gestillt.

Operations-Anatomie[1]).

Bei der Betrachtung unserer anatomischen Präparate (Figg. 371—373) wird Ihnen klar sein, daß die äußere Einstichstelle niemals zu weit lateralwärts gelegen sein darf, wenn anders man nicht in die Gefahr kommen soll, in das Foramen obturatorium hineinzugeraten, was ich mehrmals in meinen Kursen beobachten konnte. (In Fig. 372 ist die Einstichstelle mit einem schwarzen Kreuz, die Austrittsstelle der

---

1) Ich verweise auf die vorzügliche operations-anatomische Schilderung von Tandler, Zentralblatt f. Gynäkol. 1905. S. 889.

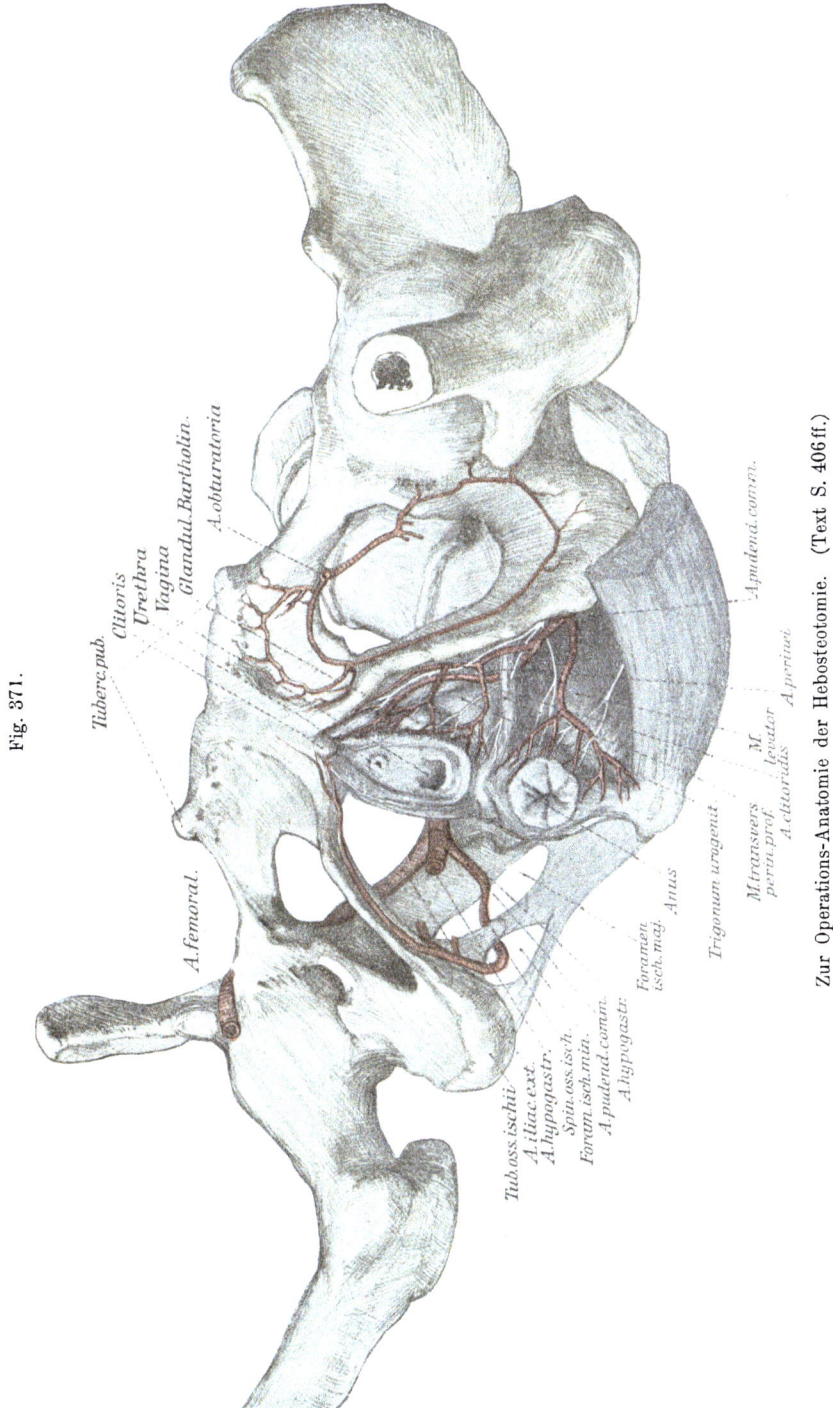

Fig. 371. Zur Operations-Anatomie der Hebosteotomie. (Text S. 406 ff.)

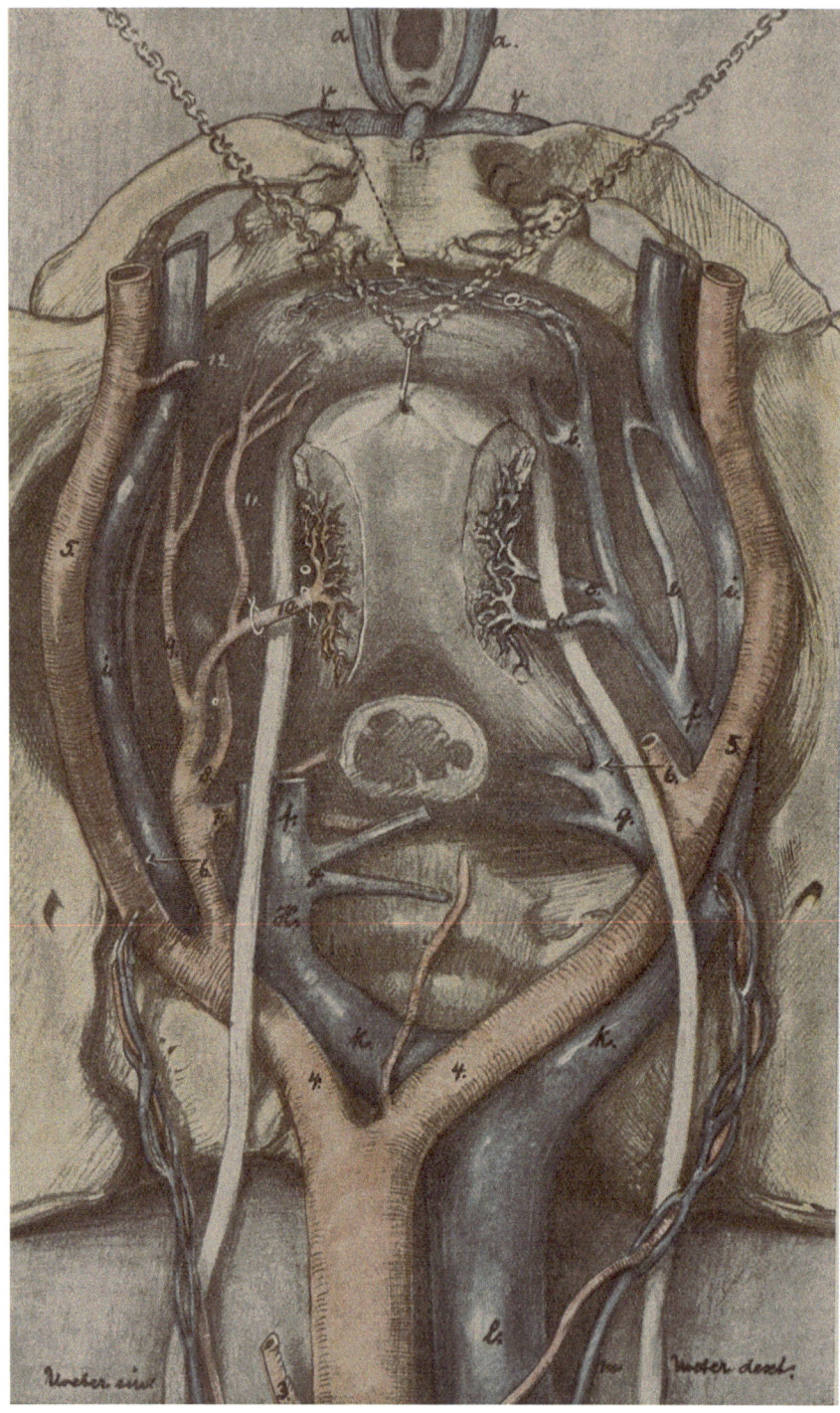

Fig. 372. Zur Operations-Anatomie der Hebosteotomie.
Die Einstichstelle der Nadel ist durch ein schwarzes, die Austrittsstelle durch ein weißes Kreuz gekennzeichnet. Der Verlauf des Sägeschnittes ist punktiert.
a. Plexus pudendalis. *α.* Bulbus vestibuli. *β.* Clitoris. *γ.* Crus clitoridis.

Nadel mit einem weißen Kreuz gekennzeichnet.) Folgen wir nun dem durch die punktierte Linie in Fig. 372 gekennzeichneten Weg der Bumm'schen Nadel.

An der Eintrittstelle treffen wir auf das linke Crus clitoridis, das zum Teil vom Musculus ischio-cavernosus (auf Fig. 371 entfernt) gedeckt wird. Während man das Corpus clitoridis durch die beschriebene Technik beiseite zieht, wird das Crus clitoridis unbedingt bei der beschriebenen Methode verletzt werden müssen: Das Crus clitoridis ist fest mit dem Periost verwachsen. Es gelingt zwar sehr wohl, wie man sich an jeder Leiche überzeugen kann, beim Durchstechen die Nadelspitze zwischen

Fig. 373.

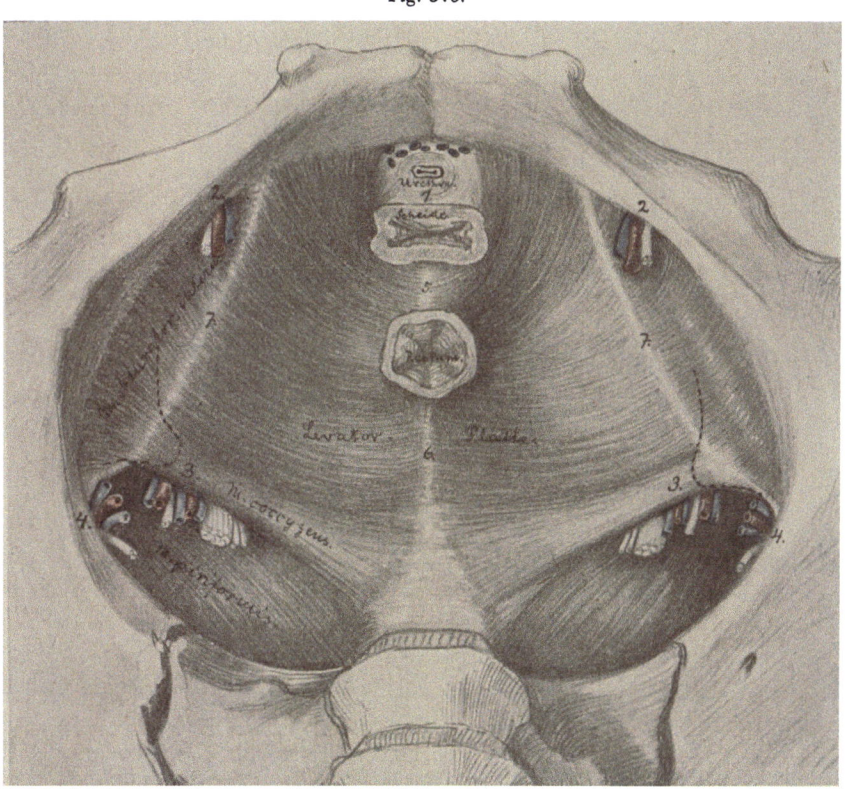

Das Diaphragma pelvis (die Fascia pelvis parietalis und die Spezialfaszien der Muskeln sind entfernt), modifiziert nach Testut.
1. Hiatus genitalis. *2.* Foramen obturatorium mit Gefäßen und Nerven. *3.* Foramen infrapiriforme; von außen nach innen: Vasa pudenda, N. pudendus, Vasa glutaea inf., N. ischiadicus, N. glutaeus inf. und N. cutaneus femor. post. *4.* Foramen suprapiriforme: Vasa glutaea sup. und N. glutaeus sup. *5.* Centrum perineale. *6.* Lig. ano-coccygeum. *7.* Arcus tendineus M. levatoris.

Periost und Knochen einzuführen, wenn man sich nur an den unteren Knochenrand hält, sobald die Knochenenden aber auseinanderklaffen, muß es zerreißen. Es zerreißt auch und bedingt alsdann die bekannte Blutung aus der Einstichstelle.

Alsdann gelangt die Nadelspitze an die Hinterseite des Os pubis (Fig. 373). Hier ist das Periost viel lockerer an den Knochen geheftet, als an der Vorderseite. Die Nadel läßt sich leicht zwischen Knochen und Periost weiter nach oben führen. Dadurch muß jede Verletzung der Blase und des Plexus pudendalis vermieden werden.

Die Nadelspitze durchbohrt nun bei dieser Methode die Haut in der Gegend der Symphyse, indem sie die Insertionsstelle des Musculus rectus abdominis lateralwärts liegen läßt oder nur unbedeutend verletzt. Die jetzt eingeführte Gigli'sche Säge nimmt den gleichen Weg.

Beim Durchsägen werden außer dem Knochen die Knochenarterien, die teils aus der Arteria obturatoria als Ramus pubicus (Fig. 371), teils aus der Arteria epigastrica inferior stammen, durchtrennt. Die Blutung kann ihrem Kaliber entsprechend nur unbedeutend sein. Die Venen sind ebenso bedeutungslos; sie ergießen ihr Blut in die Vena iliaca externa oder in die Anastomose zwischen Vena iliaca externa und Vena obturatoria (Kownatzki, l. c.; siehe auch Fig. 372 e).

Sobald jetzt aber die Knochen auseinanderweichen, können, besonders wenn dieses mit einem plötzlichen Ruck geschieht und die Schenkel der Frau von den Assistenten nicht fest zusammengehalten werden, folgende anatomische Gebilde zerrissen werden:

1. Vom Band- und Muskelapparat.

Durch den in dieser Weise von Gigli und van de Velde empfohlenen Lateralschnitt, dem sich auch die Bumm'sche Technik angeschlossen hat, **werden** — und das ist ein großer Vorzug vor dem Medianschnitt — **geschont**:

a) das Ligamentum arcuatum (auf Fig. 371 auf der rechten Seite unterhalb des Schambogens zu sehen),

b) der kraniale (obere) Teil des Trigonum urogenitale und des M. transversus perinei profundus,

c) die Ligamenta pubovesicalia; beim Klaffen des Beckengürtels werden diese bei medianer Spaltung zunächst die Blase in die Quere ziehen, dann einreißen oder festhalten und dann wird die Blase zerrissen werden. Bei dem Lateralschnitt werden sie geschont bleiben[1]).

Leicht zerrissen werden aber:

a) die kaudalwärts (unten) gelegenen Teile des Trigonum und des M. transversus perinei profundus, soweit sie an dem lateralen Knochenschnittrand befestigt sind (vgl. Fig. 371),

b) ein Teil des M. levator ani, falls er sich nicht bei dem Auseinanderweichen dehnt (vgl. Fig. 373).

2. Vom Urogenitalapparat sind beim Auseinanderklaffen besonders die Harnröhre und die Blase gefährdet, wie wir gesehen haben besonders dann, wenn das Ligamentum pubovesicale lateralwärts, nicht wie bei der Bumm'schen Schnittführung medialwärts von der Durchsägungslinie zu liegen kommt.

3. Vom Gefäßsystem.

Hier können besonders venöse Blutungen gefährlich werden. So erklärt Tandler den an solcher Blutung gestorbenen Fall v. Rosthorn's durch eine Zerreißung des Plexus pudendalis, der, wie Tandler an einem Injektionspräparat nachwies, kleinfingerdicke Venen noch bei der Puerpera aufweist. Auch die im Diaphragma urogenitale gelegenen großen Venen können, wenn sie zerreißen, zu schweren Blutungen Veranlassung geben.

Wie Sie gesehen haben, bedrohen mancherlei Gefahren die auf diese Weise operierten Frauen; abgesehen von den Blutungen, die sich ja fast immer

---

[1]) Um dieses zu vermeiden, hat Rühl schon im Jahre 1906 empfohlen, „prophylaktisch" die Blase vor der Durchsägung abzulösen, ein Vorschlag, den Pfannenstiel als gefährlich ablehnte, den dann später aber Krömer wieder aufnahm. (Zentralbl. f. Gynäkol. 1912. Nr. 7. S. 205.)

beherrschen lassen, ist die Blase und die Urethra gefährdet, dann aber auch der Beckenboden, und zwar das Trigonum urogenitale und der Levator gleichzeitig; dadurch verliert die Scheide ihren Halt auf der einen Seite und reißt, wenn die Entbindung nicht spontan vorwärts geht, trotz aller Vorsicht oft bis in die Knochenwunde hinein ein. In späterer Zeit dürfte die Schilderung der Operations-Pathologie nach dieser Operation ein außerordentlich interessantes Kapitel werden.

Das eine aber werden Sie wohl empfunden haben, daß diese Gefahren, die die Hebosteotomie in sich schließt, wiederum alle bedingt sind, weil es eine Operation im Dunkeln ist. Schon in den Tagen der ersten Begeisterung für diese Methode wurde von chirurgischer Seite geäußert: „Das ist eine unchirurgische Methode." Damals wurde das bestritten, ja man ließ sogar diese Operation von Studenten in der Klinik ausführen. Heute tragen, wie das Henkel[1] hervorhebt: „bekannte Kliniker keine Bedenken, offen auszusprechen, in ihrer Klinik würde diese Operation nicht mehr ausgeführt, weil sie eine unchirurgische sei (Jung, Küstner)."

II. Die Sectio caesarea.

Die Methoden, die Frucht aus dem geschlossenen Fruchthalter, dem Uterus durch Schnitt zu entfernen, gliedern sich ihrem Verhalten zum Bauchfell entsprechend in 3 Arten:

1. Eröffnung des Bauchfelles und des Uterus = klassischer Kaiserschnitt) (Fig. 374, 1).
    a) Querer Fundusschnitt nach Fritsch.
    b) Medianer Zervixschnitt nach Henkel.
    c) Retrozervikaler Schnitt nach Polano.
2. Provisorische Eröffnung, dann Verschluß des Bauchfelles, um ein Eindringen des Fruchtwassers zu vermeiden.
    a) Mit supravaginaler Exstirpation des Uterus = Porro's Operation (Figg. 378—380).
    b) Transperitonealer Kaiserschnitt im unteren Segment des Korpus und oberen Segment der Zervix. (Frank: Fig. 382, Veit: Fig. 381. Ein Unterschied besteht, wie Sie aus den Figuren ersehen, nur in der Richtung des Schnittes.)
3. Eröffnung der Gebärmutter ohne Eröffnung der Bauchhöhle (extra-Methoden).
    a) Extraperitonealer, suprasymphysärer Kaiserschnitt. (Ritgen [1820], Sellheim, Fig. 383, Latzko, Figg. 384 und 385. Ein Unterschied besteht in folgendem: Sellheim löst das Bauchfell von der Kuppe der Blase ab, wobei es leicht einreißt, Latzko schiebt die Blase seitlich ab; Fig. 386 stellt die Stelle der Narbe einer auf diese Weise entbundenen Privatpatientin dar, die am zehnten Tage die Klinik verlassen konnte.)
    b) Die Vereinigung des vaginalen Kaiserschnittes mit dem Flankenschnitt = Laparo-Kolpohysterotomie von Solms.
    c) Vaginaler Kaiserschnitt (Figg. 387, 388 und 392—394) **nur bei normal weitem Becken!**

---

[1] Zeitschr. f. Geburtsh. u. Gynäkol. Bd. 66. S. 242.

1a) Der klassische Kaiserschnitt.

Die Geschichte des klassischen Kaiserschnittes ist so eng mit der gesamten Geschichte der Geburtshilfe verknüpft, daß ich an dieser Stelle darauf verzichten muß,

Fig. 374.

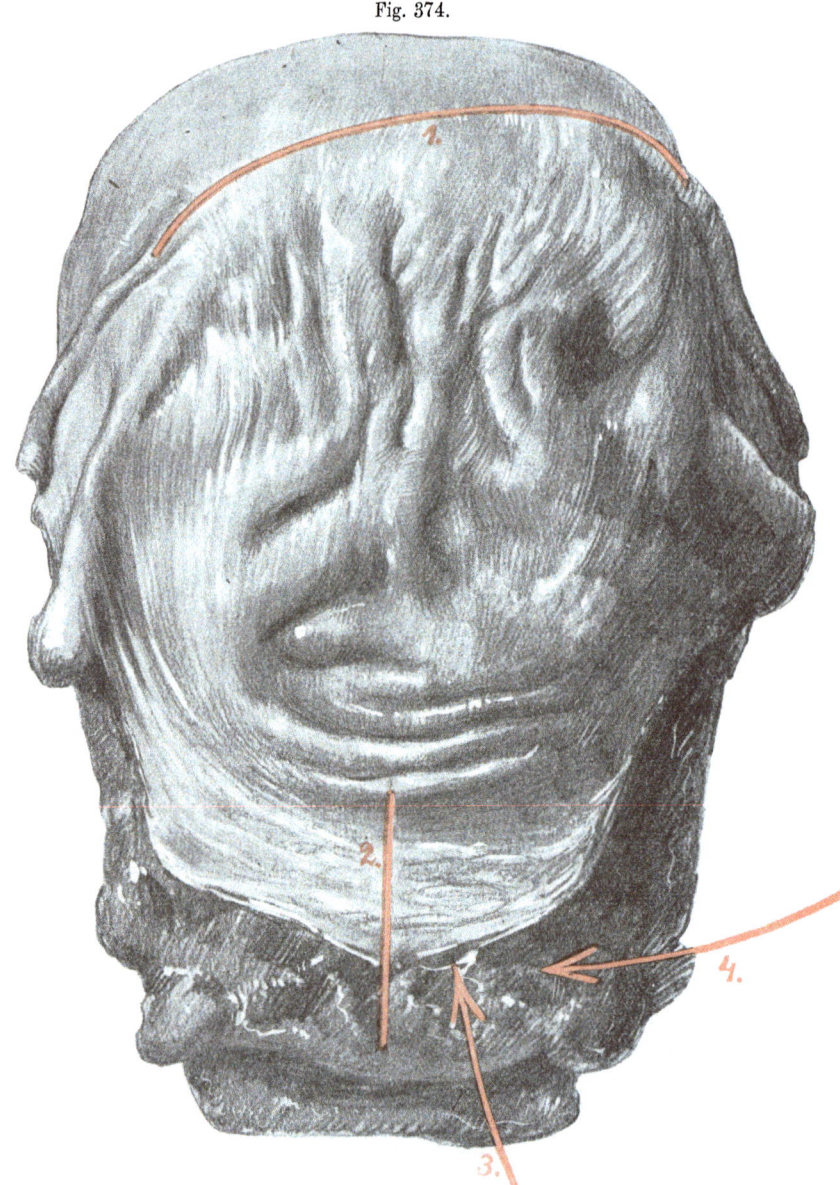

Die Schnittrichtung der verschiedenen Kaiserschnitte, demonstriert an einem wegen Uterusruptur totalexstirpierten Uterus. (Sammlungspräparat.)
1. Klassischer Kaiserschnitt (Fritsch's Fundalschnitt). *2.* Zervikaler Kaiserschnitt. *3.* Zugangsrichtung nach Latzko. *4.* Zugangsrichtung nach Solms.
Die Schnittführung Polano's befindet sich entsprechend dem Schnitt *2* nur auf der Rückseite der Zervix.

auf sie einzugehen. Wenn wir aber hören, daß Ritgen den schon im Jahre 1806 gemachten Vorschlag Jörg's 1820 dahin modifizierte, daß er den Flankenschnitt ohne Eröffnung des Peritoneums angab; wenn wir bei Dewees (A compend sytem of midw., ed. 4, Philadelphia 1830) lesen, daß schon Physick (1824) einen Querschnitt über den Schambeinen empfohlen hat, daß das Bauchfell abgeschoben, aber nicht eingeschnitten werden solle und daß man alsdann einen queren Zervikalschnitt ausführen solle — so muten uns alle diese Vorschläge so modern an, daß man unwillkürlich an Ben Akiba's Worte: „Alles schon dagewesen" erinnert wird.

Der klassische Kaiserschnitt aber in seiner jetzigen Form ist unlösbar mit den Namen Kehrer's und Saenger's verknüpft, die eine exakte Naht der Uteruswunde einführten. Während vorher auf die Uterusnaht kein Wert gelegt wurde (Zweifel, 1881), erblickte man später in der Uterusnaht „den Punkt, von dem der Erfolg abhängt" (Zweifel, 1887).

Technik.

Die Leiche befindet sich in flacher Beckenhochlagerung. Instrumentarium, wie bei jeder Laparotomie.

1. Akt: Laparotomie.

Schnitt links von der Linea alba, der sowohl kranialwärts, wie kaudalwärts je 7—8 cm vom Nabel, den er links liegen läßt, reicht. Nach den von Sprengel besonders betonten und von uns akzeptierten Grundsätzen (vgl. Vorlesung IV: Laparotomie, S. 52ff.) wäre gerade bei diesem Schnitt, der am meisten von allen bisher geübten den Nabel überragt, der quere Verlauf ein anatomisch richtiger. (Als Duncker in Duisburg 1671 gesehen hatte, daß eine Schwangere, der ein wütender Stier den Leib in querer Richtung zerrissen hatte, mit dem Leben davonkam, empfahl er den Querschnitt bei Vornahme der Sectio caesarea. Siebold, Geschichte der Geburtshilfe, I.)

Gerade bei dem Laparotomieschnitt bei Hochgraviden seien Sie vorsichtig und denken Sie daran, daß in der Schwangerschaft die Linea alba bis 9 cm breit werden kann (vgl. S. 71, dort auch über die Gefahren hierbei bei unvorsichtigem Vorgehen).

2. Akt: Vorwälzen des Fundus uteri. Provisorischer Abschluß der Bauchhöhle.

Nunmehr wird der Uterus vorgewälzt wie ein großes Myom (Fig. 164) oder wie ein großer Ovarialtumor, und die Peritonealhöhle, nachdem mit Bauchtüchern die Därme zurückgehalten wurden, provisorisch mit Klemmen verschlossen (Fig. 120).

3. Akt: Die Eröffnung der Gebärmutter.

Bei der Eröffnung der Gebärmutter müssen Sie zunächst bedenken, daß die Wanddicke des Organes erheblich vermindert ist (vgl. Figg. 375 mit 376) und zweitens, daß Sie nach Möglichkeit die Plazentarstelle vermeiden. Liegt die Plazentarstelle nach hinten, so treten die Tubenansätze und die zu fast kleinfingerdicken Strängen umgewandelten Ligamenta rotunda an der Vorderseite des Uterus dichter zusammen (Fig. 374). Liegt die Plazentarstelle nach vorn, so rücken die genannten Gebilde mehr nach hinten und entfernen sich voneinander. Sie eröffnen die Gebärmutter am besten mittels des queren Fundusschnittes nach Fritsch, der auf Fig. 374 mit *1* bezeichnet ist. Bevor die Eihöhle inzidiert wird, bringt man die Kreißende am besten in Beckensenklage, damit das ausströmende Fruchtwasser nicht in die Bauchhöhle gelangt. Sie können alle diese Verhältnisse gewissermaßen en miniature an unserem 6 Monate alten graviden Uterus sich klarmachen. Jetzt kontrahiert sich nach Entfernung der Frucht der Uterus außerordentlich stark, und Eihäute und Plazenta werden manuell entfernt. Wir ersetzen nunmehr unser Präparat durch das eines frisch entbundenen Uterus, wie Ihnen einen solchen die Fig. 374 zeigt. Ueber die verschiedene Wandstärke der Gebärmutter vor der Geburt, in der Nachgeburtsperiode und nach der Ausstoßung der Plazenta orientieren Sie die nach Präparaten gezeichneten Figg. 375, 376 und 377.

Fig. 375.

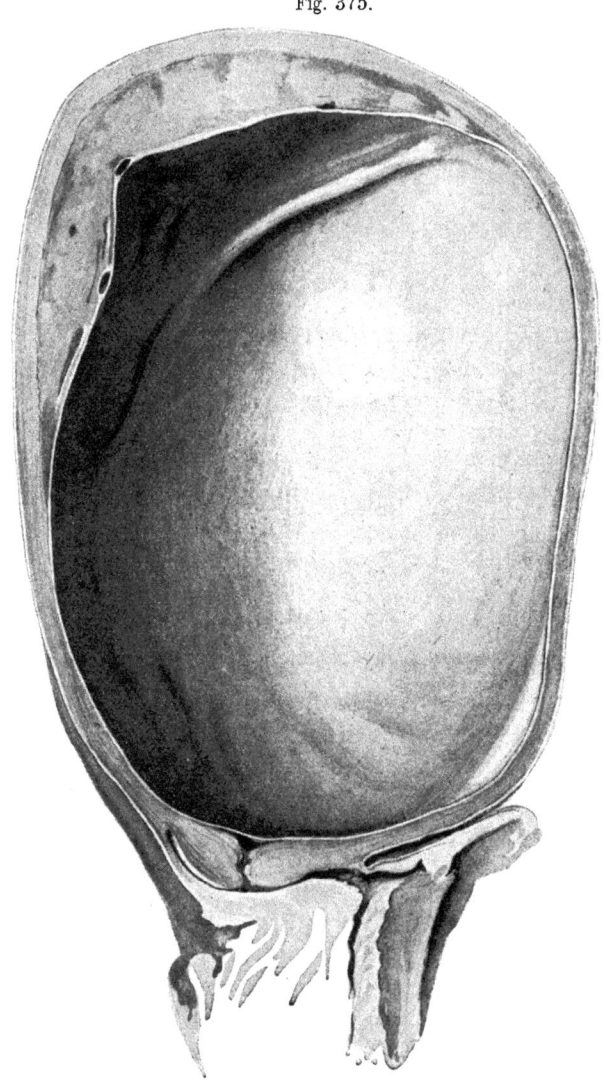

Uterus gravidus einer an Pneumonie Verstorbenen. Zur Demonstration der Wandstärke ante partum. (Aus Liepmann, Archiv f. Gynäkol., Bd. 80, H. 3.)

4. Akt: Die Naht der Gebärmutter.

Sie sehen an unserem Präparat (Figg. 374 und 377), wie außerordentlich stark sich die Gebärmuttermuskulatur kontrahiert hat, so daß ihr Peritonealüberzug fast gesichtsähnliche Runzeln angenommen hat. Mit einem langen, fortlaufenden Katgutfaden vernähen Sie jetzt die dicke, muskelstarke Wunde in 3 Etagen. Die erste Etage faßt die submuköse Muskelschicht, ohne in das Cavum uteri einzudringen; die zweite Etage die mittlere, die dritte Etage schließlich die subseröse Muskulatur, indem sie zugleich die

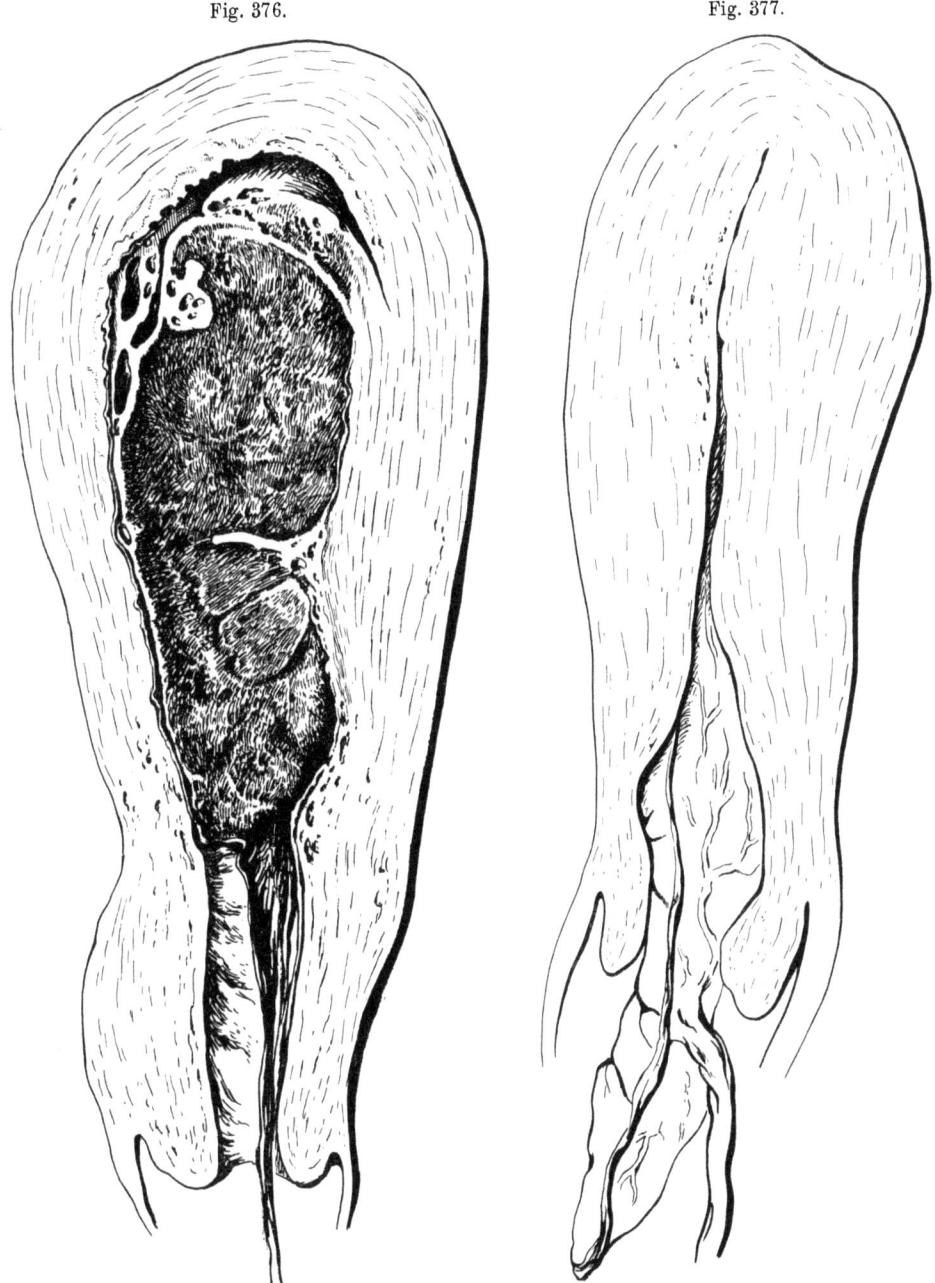

Fig. 376.   Fig. 377.

Die Fig. 376 zur Demonstration der Wandstärke des Uterus nach Herausnahme des Kindes. Fig. 377 nach Lösung der Plazenta. (Aus dem „Geburtshilflichen Seminar".)

Serosa durchbohrend diese aneinander heftet. Schließlich legen wir noch eine sero-seröse Lembertnaht aus einem dünnen fortlaufenden Seidenfaden darüber. Gerade diese letzte Naht sichert ein rasches Verkleben der Serosaflächen, wie das Ihnen ja jetzt vielfältig bekannt ist.

5. *Akt: Reposition des Uterus und Schluß der Bauchhöhle in typischer Weise.* (Wählen Sie statt des großen Fundusschnittes den Schnitt in der Medianen, so bleiben alle technischen Maßnahmen genau die gleichen.)

1b) Zervikaler, intraperitonealer Kaiserschnitt nach Henkel.[1])

Die ersten Akte der Operation spielen sich wie beim klassischen Kaiserschnitt ab. Nach dem Vorwälzen des Uterus wird die Blase durch einen Querschnitt vom Uterusperitoneum gelöst und nach unten geschoben. Die Zervix wird nunmehr ergiebig weit gespalten. Ist der Muttermund weit genug, so wird jetzt die Nabelschnur in die Scheide geschoben und sofort zugenäht. Die Nachgeburtsperiode nimmt alsdann ihren physiologischen Verlauf. Inzwischen erfolgt die Naht der Zervix durch Katgutknopfnähte, die durch eine fortlaufende Katgutnaht „versenkt" werden.

1c) Retrozervikaler, intraperitonealer Kaiserschnitt nach Polano.[2])

Der Uterus wird stark über die Symphyse herübergezogen und dadurch die Rückseite der Zervix freigelegt. Bei der Eröffnung hat man auf kein anderes Organ Rücksicht zu nehmen. Weitere Erfahrungen über diese anatomisch gut fundierte Methode sind abzuwarten.

2a) Die Porro'sche Operation.

Alle nun folgenden Operationsverfahren suchen aus operations-bakteriologischen Rücksichten die freie Bauchhöhle teils künstlich abzuschließen (transperitoneale Verfahren), teils den Zugangsweg von vornehrein so zu wählen, daß das Peritoneum erhalten bleibt (extraperitoneale Methoden). Wir werden bei unseren operations-bakteriologischen Betrachtungen darauf zurückzukommen haben.

Als Porro im Jahre 1876 seine nach ihm benannte Methode in seiner Arbeit: „Della amputazione utero-ovarica come complemento di taglio cesareo (Milano)" empfahl, tat er dieses aus folgenden Gründen:

1. Die Blutungsgefahr wird verringert.
2. Das Platzen der Uteruswunde wird vermieden.
3. Der Infektion durch die Bakterien wird vorgebeugt.

Alle diese Momente sind heute — da man sie auch beim konservativen Kaiserschnitt nach der Kehrer-Sänger'schen Naht und der verbesserten Technik zu vermeiden gelernt hat, nicht mehr stichhaltig. Trotzdem findet die Porro'sche Operation auch heute noch ihre Anwendung, wenn es sich um Kaiserschnitte aus absoluter Indikation bei infizierten Frauen handelt, oder wenn man wegen Endometritis streptococcica den puerperalen Uterus entfernen will[3]). Inwieweit diese Operation durch die bakteriologischen Ergebnisse gestützt wird, werden wir später sehen.

Technik.

Die Technik dieser Operation können wir trefflich an dieser puerperalen Leiche (Fig. 378) üben.

---

1) Zeitschr. f. Geburtsh. u. Gynäkol. Bd. 66. S. 255.
2) Zentralbl. f. Gynäkol. 1911. Nr. 40.
3) E. Bumm, Verhandl. d. Deutschen Gesellsch. Bd. 13. S. 116.

Fig. 378.

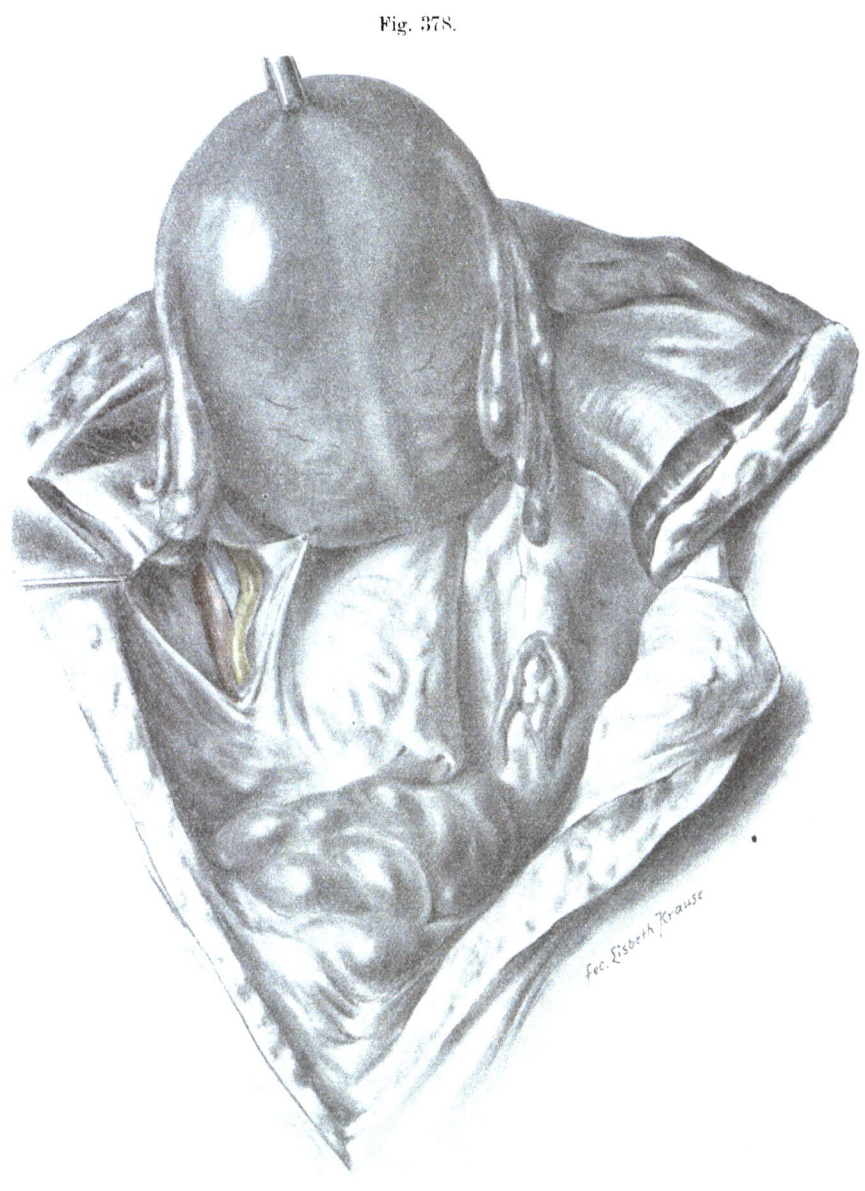

Situsbild vor der Ausführung der Porro'schen Operation.
Man sieht rechts den Appendix. Links ist demonstrationis causa durch einen kleinen Schnitt der Ureter freigelegt. Der Uterus ist mit einer Krallenzange symphysenwärts gezogen.

1. Akt: Vorwälzen des Uterus und Versorgen der Ligamenta infundibulo-pelvica.

Der gravide oder puerperale Uterus wird nach Ausführung des Laparotomieschnittes vor die Bauchdecken gewälzt und stark über die Symphyse gekippt. Jetzt werden die Ligamenta infundibulo-pelvica doppelt abgeklemmt, mit dem Paquelin durchtrennt und die peripheren Stümpfe ligiert.

2. Akt: Abschluß der Bauchwunde durch Manschettenbildung.

Sie sehen deutlich in unserer Fig. 379 dargestellt, in welcher Art und Weise das parietale Peritoneum um die durch das Abtrennen der Adnexe beweglich gemachte

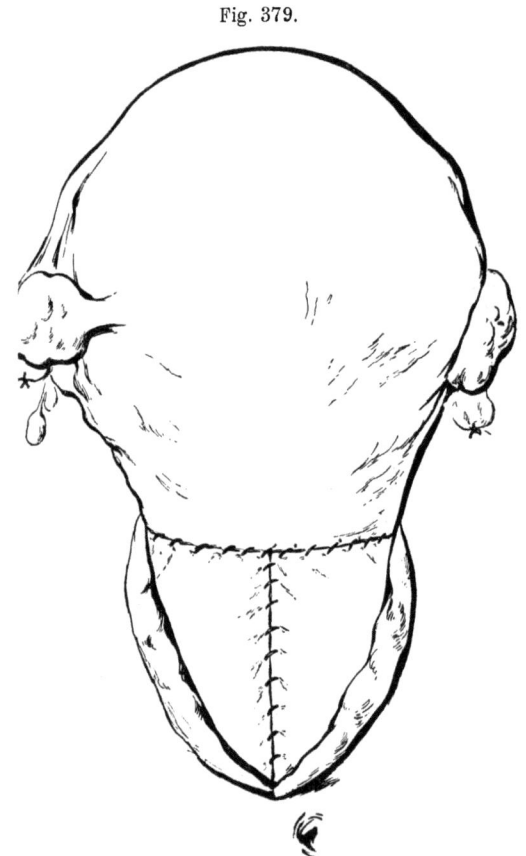

Fig. 379.

Porro'sche Operation.
Abschluß der Bauchhöhle und Manschettenbildung.

Zervix des vorgewälzten Organs fixiert und damit die Bauchhöhle abgeschlossen wird. Die Zervix liegt jetzt im unteren Wundwinkel des Bauchschnittes. Bumm schließt jetzt neuerdings (l. c.) die ganze Bauchwunde, die Rekti, die vordere Rektusscheide und die Haut.

3. Akt: Die Fixation des Stumpfes. Das Abtragen des Uterus.

Die Fixation des Stumpfes geschieht nach Hegar (l. c. S. 523) in folgender Weise: Es werden durch die Zervix kreuzweise 2 „Lanzennadeln" (oder auch Stricknadeln) hindurchgestoßen (Fig. 380); unter diesen wird durch einen umgelegten und fest geknoteten Gummischlauch jede Blutung aus dem Stumpf unmöglich gemacht. Alsdann wird der Stumpf mit dem Glüheisen oder dem Paquelin abgetragen. Hegar legte alsdann um die „zirkuläre Rinne" einen Streifen von 3 proz. Chlorzinkgaze und betupfte die Amputationswunde mit 100 proz. Chlorzinklösung.

2b) Der transperitoneale, zervikale Kaiserschnitt nach Veit.[1])

Die Methode Veit's hat, wie Sie selbst sehen werden, viele Vorzüge für sich; sie vermeidet das Vorwälzen des Organs; Därme werden überhaupt nicht sichtbar; die Bauchhöhle wird gut abgeschlossen, und es ist eine Methode, der man sich wegen ihrer Einfachheit leicht und gut bedienen kann. Sie stellt eine Modifikation des Vor-

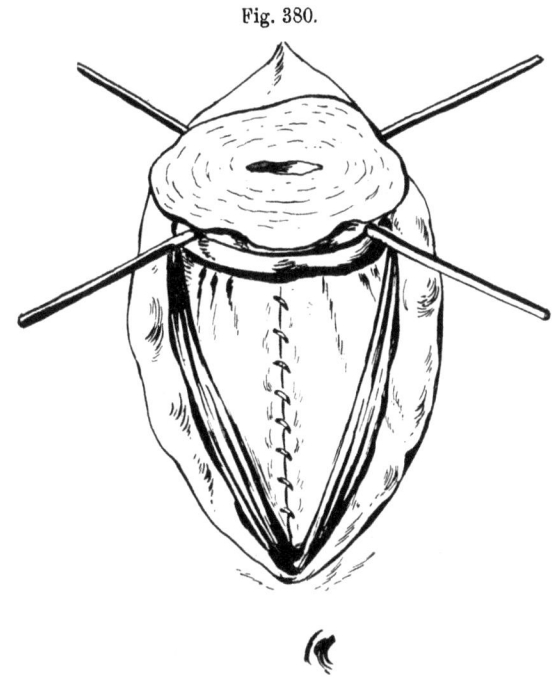

Fig. 380.

Porro'sche Operation. Die Fixation des Stumpfes mit Nadeln und Schlinge.

gehens von Frank[2]) dar, das überhaupt der Ausgangspunkt für die moderne Entwicklung des Kaiserschnittes wurde[3]).

Technik.

Längsschnitt in der Linea alba, von der Symphyse beginnend, etwa 12 cm lang. Nach Eröffnung der Bauchhöhle liegt der zervikale Teil der Gebärmutter vor uns. Nun wird das viszerale Peritoneum des Uterus in der Medianlinie, von dem tiefsten Punkte der Plica vesico-uterina beginnend, so weit gespalten, als es von der Uterusmuskulatur abgelöst werden kann (Fig. 374). Alsdann wird dieses viszerale Peritoneum

---

[1]) Zentralbl. f. Gynäkol. 1908. S. 301 und 545.
[2]) Ueber suprasymphysäre Entbindung. Monatsschr. f. Geburtsh. Bd. 23. S. 715.
[3]) Bem. b. d. Korrektur: Neuerdings (Zentralbl. f. Gynäkol., 1911, S. 609) wendet Veit im allgemeinen den queren Fundusschnitt wieder an, nur für die Fälle, in denen der Kontraktionsring in Nabelhöhe steht, will er „bei dem Anklemmen des Peritoneums des unteren Uterinsegmentes" verbleiben.

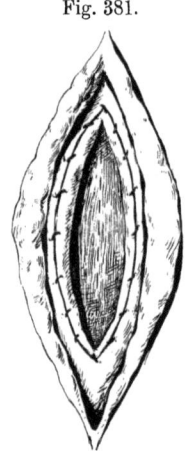

Fig. 381.

Veit's Operationsverfahren.

so weit mobilisiert, daß man es mit dem parietalen Peritoneum durch eine exakte Naht vereinigen kann. Jetzt liegt, wie Sie aus unserer Skizze (Fig. 381) ersehen, die Zervixwand frei da und wird ebenfalls durch einen Medianschnitt gespalten. Nach Beendigung der Geburt werden in nicht infektiösen Fällen die beiden Blätter des Peritoneums wieder voneinander getrennt und isoliert vernäht. (Wenn es darauf ankommt, schneller zu operieren, kann man in solchen einfachen Fällen auch von der Vereinigungsnaht des viszeralen mit dem parietalen Peritoneum absehen und die beiden Blätter nur provisorisch mit Klemmen versorgen.) Völliger Schluß der Bauchwunde. Fig. 382 zeigt Ihnen das ursprüngliche Frank'sche Operationsverfahren.

3a) Der extraperitoneale, suprasymphysäre Kaiserschnitt nach Latzko.[1]

„So wie wir mit vollem Recht vom Fritsch'schen Fundusschnitt, von der Sänger'schen Kaiserschnittnaht, von der Prochownik'schen Diätkur sprechen, so sprechen wir auch mit Recht von der Sellheim'schen Methode des ‚extraperitonealen' Uterusschnittes[2]." Physik's Vorschlag (1824) war längst vergessen, als Sellheim seine Methode empfahl.

Ich selbst bediene mich bei der Methode nach Latzko, die eine Modifikation der Sellheim'schen Methode darstellt, wie Sie gleich sehen werden, des Pfannenstiel'schen Aponeurosenschnittes, den auch Stöckel für diese Operation empfiehlt (obwohl er wohl kein Anhänger des Querschnittes ist), da „er die seitlichen Beckenräume ausgezeichnet zugänglich macht"[3]. Nach dem Auseinanderziehen der Rektusbäuche befinden wir uns hier in dem Ihnen von der Sectio alta her bekannten Gebiete. Vor der Operation wird in die Harnröhre ein Skene'scher Dauerkatheter eingeführt und die Blase mit 250 ccm Borwasser aufgefüllt. Ein Quetschhahn verschließt das Gummiröhrchen des Katheters, so daß man während der Operation, nachdem der Blasensitus und die Umschlagsstelle des Peritoneums gut gesichtet ist, jeden Augenblick die Blase entleeren lassen kann, wenn sie sich durch ihre Füllung störend in das Operationsterrain drängen sollte. Während Sellheim nun das Peritoneum zum Teil scharf vom Vertex vesicae abpräparierte und dabei, falls eine Verletzung des Peritoneums eintrat, der extraperitoneale Charakter der Operation nicht mehr gewahrt wurde, beruht die Methode Latzko's „auf der seitlichen Blasenablösung im Bereich des Cavum praeperitoneale". Besser als mit vielen

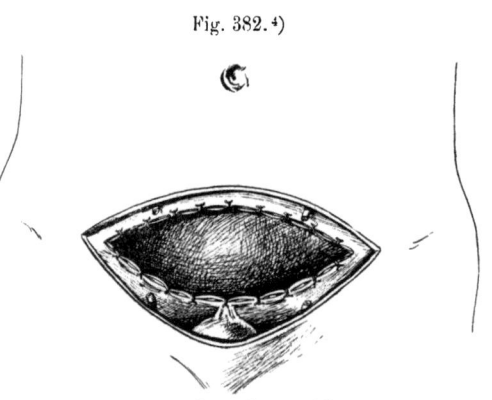

Fig. 382.[4]

Frank's Operationsverfahren.

---

1) Latzko, Der extraperitoneale Kaiserschnitt. Wiener klin. Wochenschr. 1909. Nr. 14.
2) September 1908. Naturforscherversammlung in Cöln.
3) Ergebn. d. Geburtsh. u. Gynäkol. 1911. Jahrg. III. H. 1.
4) Figg. 382—385 sind nach Zeichnungen von Latzko hergestellt.

Fig. 383.

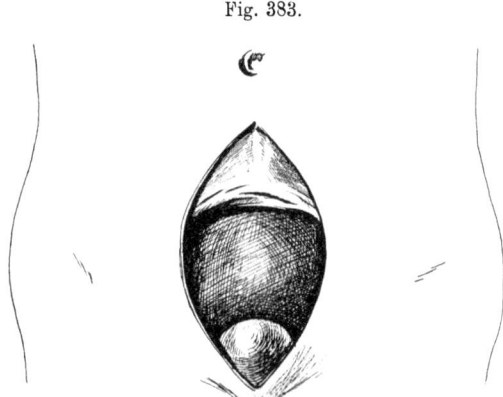

Sellheim's extraperitonealer Kaiserschnitt. Die Umschlagsfalte ist von der Blasenkuppe gelöst, nach oben geschoben und die Zervix so freigelegt.

Fig. 384.

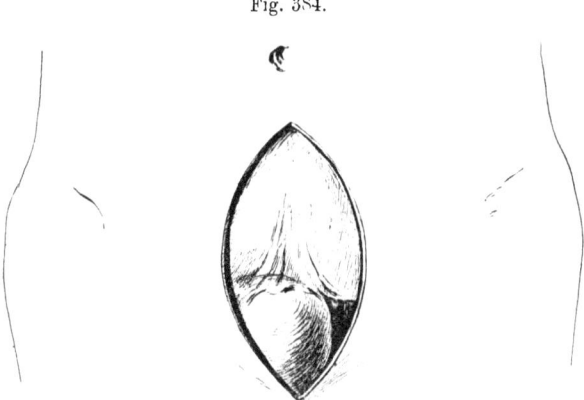

Latzko's extraperitonealer Kaiserschnitt. Die gefüllte Blase ist nach rechts gelagert (I. Akt).

Fig. 385.

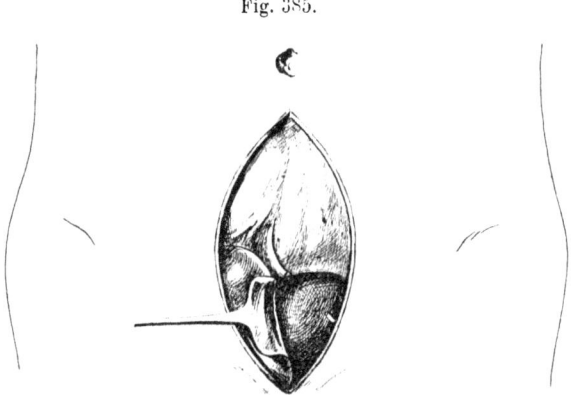

Latzko's extraperitonealer Kaiserschnitt. Die Blase ist stumpf seitlich abgelöst, nach rechts verschoben und so die Zervix freigelegt (II. Akt).

Worten werden Sie den Unterschied und die Wesensart dieser beiden Methoden aus den Skizzen (Figg. 383—385) erkennen können. Den Endeffekt der Operation sehen Sie in Fig. 386 dargestellt.

3b) Die Laparokolpohysterotomie nach Solms.

Solms selbst nennt diese Methode in seiner ersten Publikation[1] „Die Anwendung des vaginalen Kaiserschnittes bei engem Becken", und **wir haben somit Gelegenheit,** beim Ueben dieser geistreich erdachten Kombination **den 1895 von Dührssen ge-**

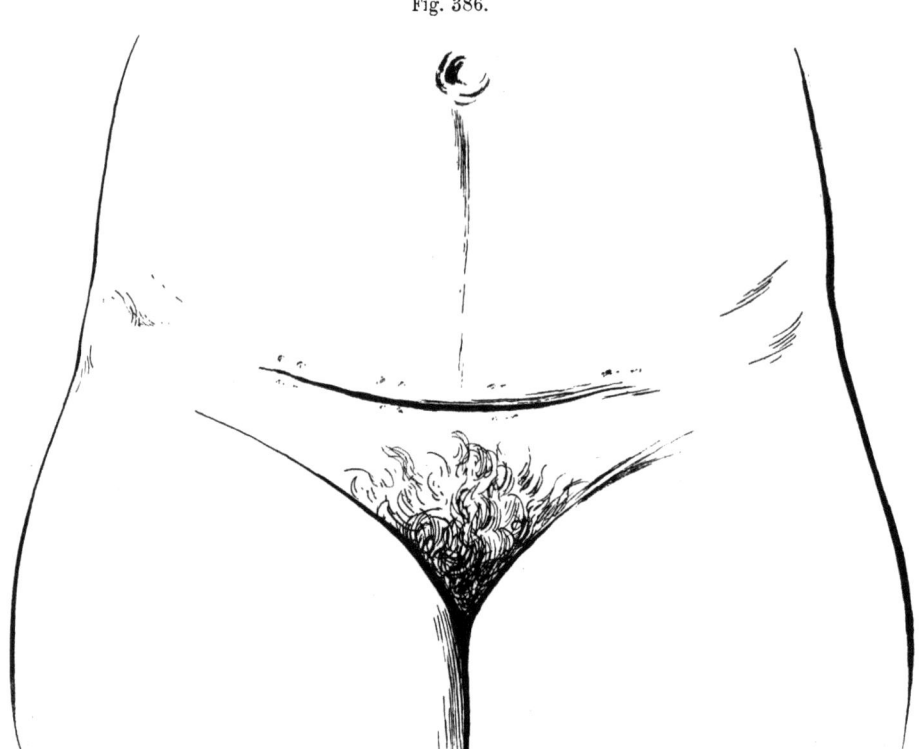

Fig. 386.

Die Narbenbildung nach einem Latzko'schen Kaiserschnitt. (Aus dem Geburtshilflichen Seminar, S. 81.)

schaffenen vaginalen Kaiserschnitt, die Pozzi als die letzte geniale Operation des ruhmreichen 19. Jahrhunderts bezeichnete, **ebenfalls zu besprechen.** Die erste Operation wurde von Solms unter Assistenz von Dührssen am 22. Dezember 1908 zum ersten Male im Beginn der Eröffnungsperiode ausgeführt. Bevor wir die Operation an der Leiche üben wollen, möchte ich Ihnen an der Hand eines eigenen Falles[2], unterstützt durch Figuren, die ich bei der Operation herstellte, den Operationsgang erläutern.

Technik der Operation.

1. Akt: *Hysterotomia anterior.*

Freilegen der Portio. Aus derselben strömen dicke Mengen weißlichen Schleimes. Der Zervikalkanal ist etwa 4 cm erhalten und für knapp 3 Finger durchgängig. Ein-

---

[1] Berliner klin. Wochenschr. 1909. Nr. 5.
[2] Zentralbl. f. Gynäkol. 1910. Nr. 37, u. Diskussionsbemerkung zu Henkel. Sitzung der Berliner gynäkol. Gesellsch. vom 11. März 1910.

legen des größten Champetiers mittels Metreurynterzange. Auffüllen des Ballons mit 600 ccm ½ proz. Lysoformlösung. Durch Zug am Metreurynter übersieht man gut die vordere Vaginalwand (Fig. 387). Vorn und hinten ein Doyen'sches Spekulum. Sagittalschnitt der Scheide etwa 3 cm unterhalb der Harnröhrenöffnung beginnend bis zur Portio. Querschnitt der Scheide am Vorderrande der Portio, so daß jetzt ein T-Schnitt entsteht. Leichtes Abschieben der Harnblase unter starker Blutung des vesikalen Venenplexus, deutliches Einstellen der vorderen Zervixwand, Hysterotomia anterior in

Fig. 387.

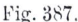

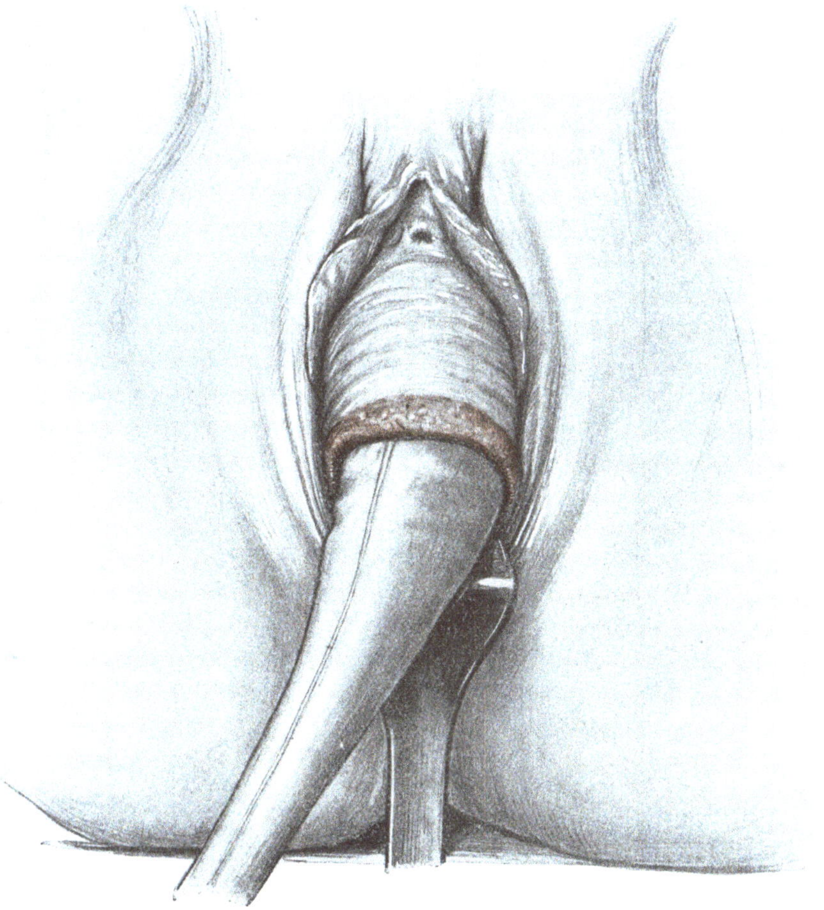

Der Metreurynter ist eingelegt und angezogen, gute Uebersicht über das Operationsgebiet.

einer Länge von 14 cm; jetzt wird die Fruchtblase eröffnet (Fig. 388). Beim Durchschneiden der Scheide hat es am oberen Pol aus einigen Venen geblutet, es werden provisorisch 2 Kocher'sche Klemmen angelegt. Vioformgazetampon provisorisch in die Scheide.

2. *Akt: Flankenschnitt.*

Auf der linken Seite wird ein Schnitt parallel dem Poupart'schen Bande etwa ½ cm oberhalb desselben angelegt, der bogenförmig etwa 20 cm lang bis zur Medianen verläuft. Durchschneiden der Haut und des Fettgewebes bis auf die Faszie des Obliquus externus, Abklemmen der blutenden Hautgefäße: Pudenda externa, Epigastrica superficialis. Durchtrennen der Faszie des Obliquus externus, stumpfes Durchtrennen des Obliquus internus und des Transversus; man ist jetzt auf dem Peritoneum angelangt und sieht links und distal deutlich die gefüllte Blase sich vorwölben (Fig. 389). Rechts und kopfwärts sieht man deutlich die Umschlagsstelle des parietalen Peritoneums

Fig. 388.

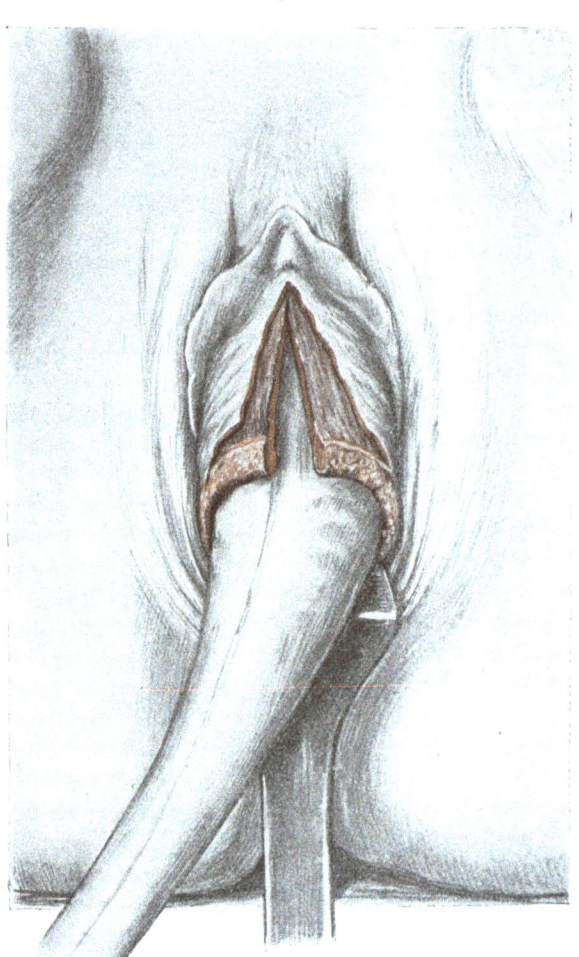

Die Blase ist zurückgeschoben. Die Hysterotomia anterior auf dem Metreurynter ausgeführt.

auf den Uterus. Bis hierher ist die Topographie überraschend klar und einfach. Es muß jetzt der vaginal angelegte Zervixschnitt in die Flankenschnittwunde verlagert werden, um das Kind oberhalb des Beckenringes zu entwickeln. Die eine Hand geht in die Scheide und drängt die Blase nach vorn, die andere Hand sucht vom Abdomen her die vaginal eingeführten Finger zu erreichen und stumpf die Gewebe zwischen Harnblase und vorderer Uteruswand zu durchreißen. Dieser Akt der Operation ist meines Erachtens sowohl unschön, unchirurgisch wie schwierig. Es ließe sich derselbe in der einfachsten Weise verbessern, indem man nach Abschieben der Blase und Eröffnung der Zervix vaginal ein möglichst langes Blasenspekulum so zwischen vorderer Zervixwand und Blase einführte, daß es die Blase vor sich hätte und man ruhig chirurgisch mit Messer und Pinzette auf seine Rückseite einschneiden könnte, ohne Gefahr zu laufen, die Blase zu verletzen.

Fig. 389.

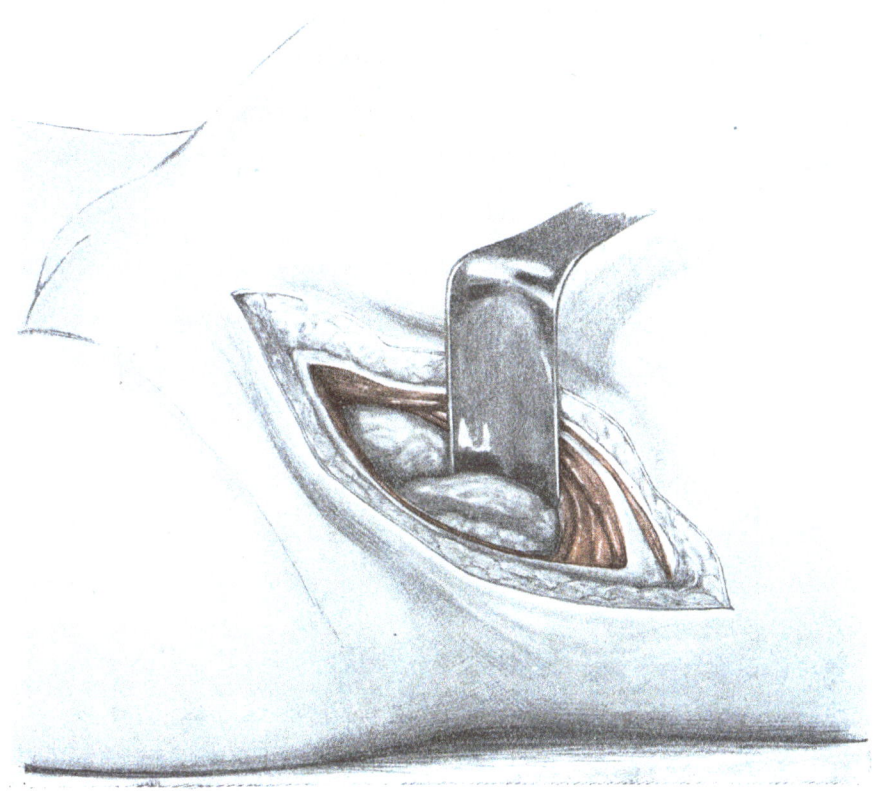

Man sieht am unteren Rande des Doyen'schen Spekulums die Umschlagsstelle des Peritoneums, links davon die sich vorwölbende Blase.

3. Akt: Extraktion des Kindes.

Solms empfiehlt, statt der Zange die Wendung auszuführen (Fig. 390), ein Rat, den ich nach meinen Erfahrungen nur unterschreiben kann, da es leichter ist, ein Kind am Beckenende durch den relativ engen Spalt, der, wie ich besonders betonen möchte, nicht mehr vom Abdomen her erweitert zu werden brauchte, zu extrahieren als mit der Zange, bei der Einrisse häufig nicht zu vermeiden sind.

4. Akt: Schluß der Wunde des Flankenschnittes.

Es blutet leicht atonisch aus dem Uterus, nach einigem Reiben und nach Austupfen der Wundhöhle mit Gazekompressen steht die Blutung. Man sieht jetzt die

Zervixwunde deutlich im Flankenschnitt, die Nabelschnur wird in die Scheide geleitet, und man kann jetzt, während die Nachgeburtsperiode ihren physiologischen Gang nimmt, ohne Zeitverlust die Bauchwunde schließen. Katgutknopfnaht der mit Klemmen ge-

Fig. 390.

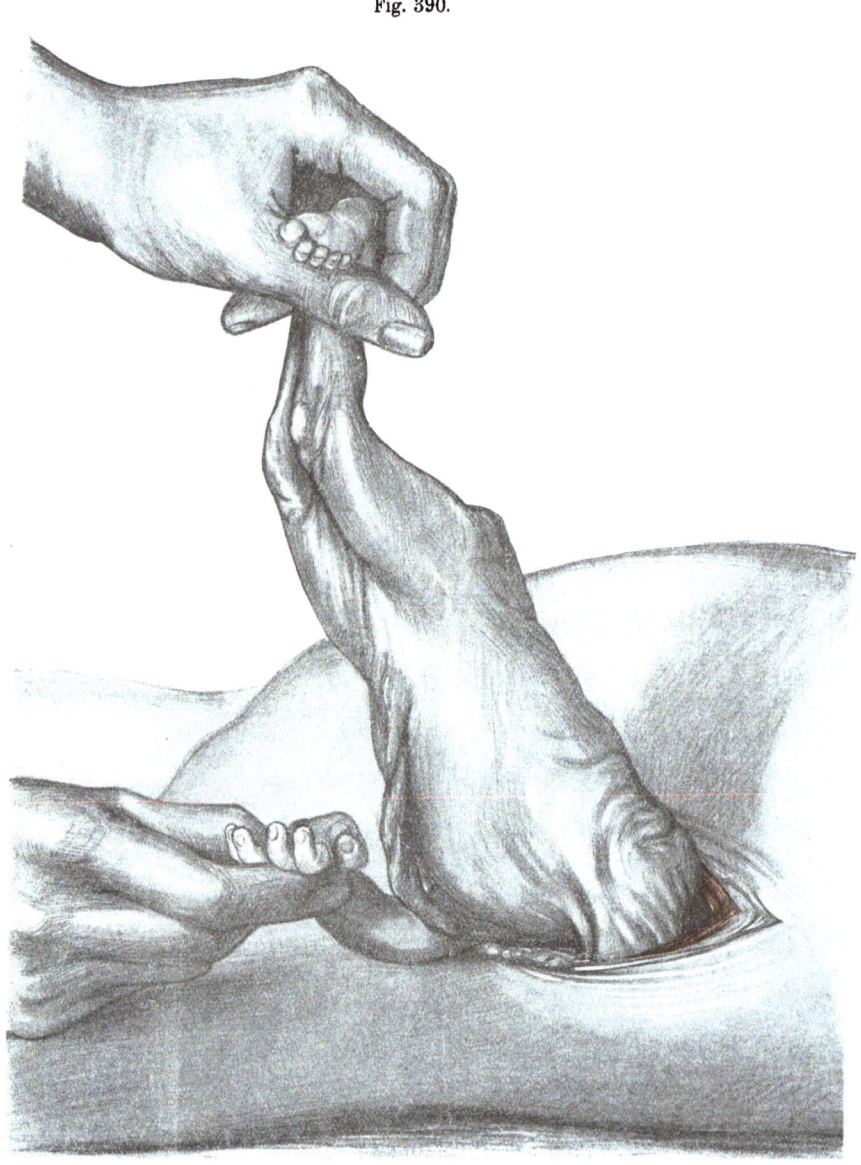

Extraktion des Kindes durch den Flankenschnitt. Lösung des linken Armes.

faßten und gut demonstrierbaren Zervixwunde, die untersten Fäden der Zervixwundnaht werden lang gelassen und zur Scheide hinausgeleitet. Jetzt wird ein Vioformgazestreifen in den Raum zwischen hinterer Blasenwand und vorderer Zervixwand gelegt und nach unten zur Scheide hinausgeleitet. Es handelt sich also um eine präzervikale, retrovesikale Drainage. Jetzt wird der linke laterale Blasenzipfel mit einem Katgutfaden locker über dem Ende dieses Tampons an der Seite fixiert und nun in erster Naht der Obliquus internus, in zweiter Naht der Obliquus externus und seine Faszie teils fortlaufend, teils mit Knopfnähten, je nachdem es die bessere Adaption der Gewebe erfordert, vereinigt und in die Faszie noch der Sicherheit halber einige Silkwormfäden gelegt. Fortlaufende Fettnaht. Verschluß der Haut mit Michel'schen Klammern.

5. Akt: Schluß der Scheidenwunde.

Nachgeburt spontan auf Credé.

Es hängt jetzt zur Scheide heraus: 1. die Nabelschnur, 2. die unteren Fäden der abdominal genähten Zervix, 3. der retrovesikale Tampon (Fig. 391). Davon befindet sich Nr. 1 die Nabelschnur intrazervikal, Nr. 2 die Fäden interzervikal und Nr. 3 der Tampon präzervikal. Es werden noch einige Fäden von unten in den Zervixschnitt gelegt, der Längsschnitt der Scheide sodann mit Klemmen bloßgelegt, mit Katgutknopfnähten vernäht und der Drain durch den auf diesen Längsschnitt gesetzten Querschnitt, der offen bleibt, hinausgeleitet. Feste Tamponade der Scheide, Skene'sches Röhrchen.

Nach Ihren bisherigen operativen Erfahrungen wird es Ihnen ein Leichtes sein, diese beiden operativen Verfahren: den vaginalen Kaiserschnitt und den Flankenschnitt auch nach dieser etwas lapidar abgefaßten Schilderung zu verstehen. Sie werden mir auch bestätigen müssen, daß dieses Verfahren von allen geschilderten das technisch am schwierigsten auszuführende Verfahren darstellt.

Operations-anatomische Betrachtungen.

In operations-anatomischer Hinsicht ist über die intraperitonealen Kaiserschnitte wenig zu sagen, wenn ich nicht die ganze höchst interessante, aber für unsere Zwecke entbehrliche Topographie der Gravidität aufrollen wollte. Ganz anders liegen die Verhältnisse für die extraperitonealen Kaiserschnitte; hier bin ich Ihnen auf einige Fragen noch die Antwort schuldig. Zwei Organe sind es im wesentlichen, die uns hierbei beschäftigen: die Vesica urinaria und das Peritoneum.

1. Die Harnblase.

Da wir den Kaiserschnitt ja nur ausführen, wenn die Frucht beweglich über dem Beckeneingang bzw. fest auf dem Beckeneingang steht, so kommen zunächst nur diese beiden Stellungen für uns in Frage. Nun haben vielfältige Untersuchungen, die alle durch die Hebosteotomie angeregt wurden, ergeben, daß die Blase bei beweglichem Kopf in der Regel nach rechts extramedian verlagert ist[1]. Tritt der Kopf fest auf den Beckeneingang auf, so wird die so extramedian gelagerte Blase fest zwischen Kopf und Beckenring gepreßt. Bei Steißlagen und Querlagen ist diese Extramedianstellung weniger oder garnicht ausgesprochen. Es folgt daraus für uns die Regel, bei denjenigen Operationen, wo wir die Blase verlagern wollen, um zu dem extraperitonealen Zervixteil zu gelangen, immer auf der Seite einzugehen, auf der sich schon physiologischerweise meist die Blase nicht befindet, also in den meisten Fällen auf der linken Seite. Das gilt für die Latzko'sche Operation sowohl als für die von Solms (Figg. 351, 3 u. 4). Außerdem können wir bei jeder Kreißenden beobachten, daß durch Füllen der Blase diese Extramedianstellung vergrößert wird. Die Beziehungen der

---

[1] Vgl. Stöckel, Verhandl. d. Deutschen Gesellsch. f. Gynäkol. Bd. 12. S. 251, u. Ergebnisse (l. c.).

Blase zur Zervix beim Vorziehen der Portio sind Ihnen schon hinlänglich von unseren vaginalen Operationen her vertraut (siehe dort S. 342 und vergleiche die Figg. 308, 309, 392 bis 397).

2. *Das Peritoneum* (Fig. 392).

Auch die Beziehungen des Bauchfells zur Gebärmutter sind Ihnen schon bereits gut bekannt. Wie sich die Verhältnisse in der Schwangerschaft bzw. in der Austreibungsperiode ändern, möchte ich Ihnen durch einige Skizzen erläutern.

Fig. 391.

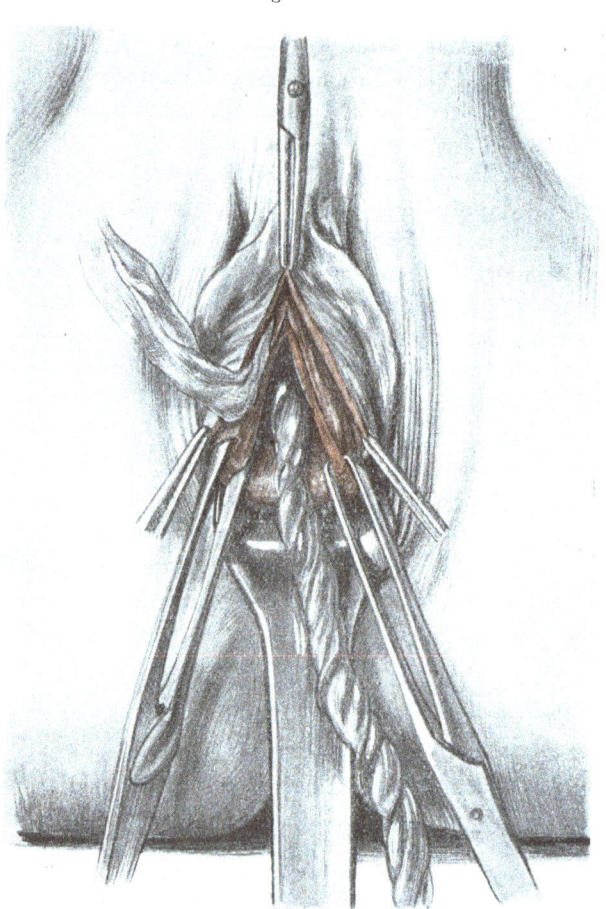

Situs der Zervixwunde gegen Schluß der Operation. Man sieht die Nabelschnur und den Tampon. Die Fäden der schon von oben genähten Zervixwunde sind der Uebersichtlichkeit halber fortgelassen.

Je mehr sich der kontraktile Teil der Gebärmutter zusammenzieht, um so mehr muß der innere Muttermund kranialwärts in die Höhe steigen. Die Zervix wird nun Durchtrittsschlauch und wird gleichzeitig an ihrer Vorderwand von dem am inneren Muttermund fixierten Peritoneum entblößt (Fig. 392). Ist die Zervix noch nicht vollkommen „verstrichen", d. h. mit zur Fruchthöhle verwandt, wie etwa in Fig. 393 dargestellt, dann muß naturgemäß die Stelle des Orificium internum und damit auch die Plica vesico-uterina tieferstehen. In diesem Falle ist die Zugangspforte par excellence die Vagina, wie Sie es ja von der Hysterotomia anterior bei der vaginalen Myomotomie (S. 340) und von der vaginalen Totalexstirpation her wissen. Die leichteste und sicherste extraperitoneale Methode ist unbestritten der vaginale Kaiserschnitt (Figg. 387, 388, 393, 394). Beim abdominalen Vorgehen haben wir nun noch mit einer zweiten Umschlagsstelle des Peritoneums zu rechnen, der Plica parieto-vesicalis, das ist diejenige Stelle des Peritoneums, an der es sich, von der Bauchwand kommend, auf die Blase überschlägt. Im allgemeinen wird man diese

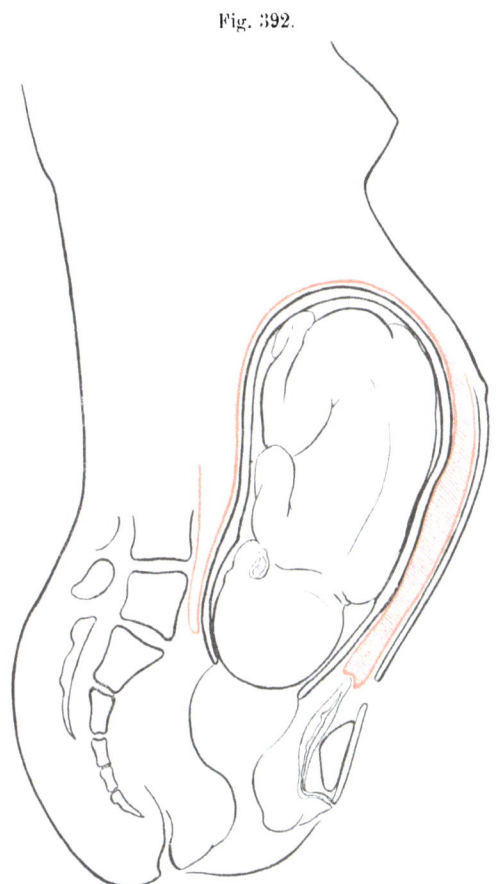

Fig. 392.

Zur Operations-Anatomie des Kaiserschnittes.
Peritoneum und extraperitonealer Teil der kreißenden Gebärmutter.

Umschlagsstelle, wie es Ihnen von der Sectio alta her bekannt ist, durch Füllen der Blase erheben können. Wir haben aber auf S. 220 ff. Ausnahmen von dieser Regel beschrieben, Fälle, in denen es zur Bildung eines „Symphysenblindsackes" (Waldeyer) kommt, und unsere Fig. 374 war ebenfalls ein solcher Fall. Wenn Sie die Figg. 395 und 396 mit dem normalen Verhalten der gefüllten Blase in Fig. 397 vergleichen, so wird es Ihnen ohne weiteres klar werden, daß wir in solchen Fällen von der Medianen aus den extraperitonealen Weg abdominalwärts nicht beschreiten können, und ich glaube, daß ein Teil derjenigen Fälle, in denen geübten Operateuren die Erhaltung des Peritoneums hierbei nicht gelang, auf diese viel zu wenig beachtete

Fig. 393.

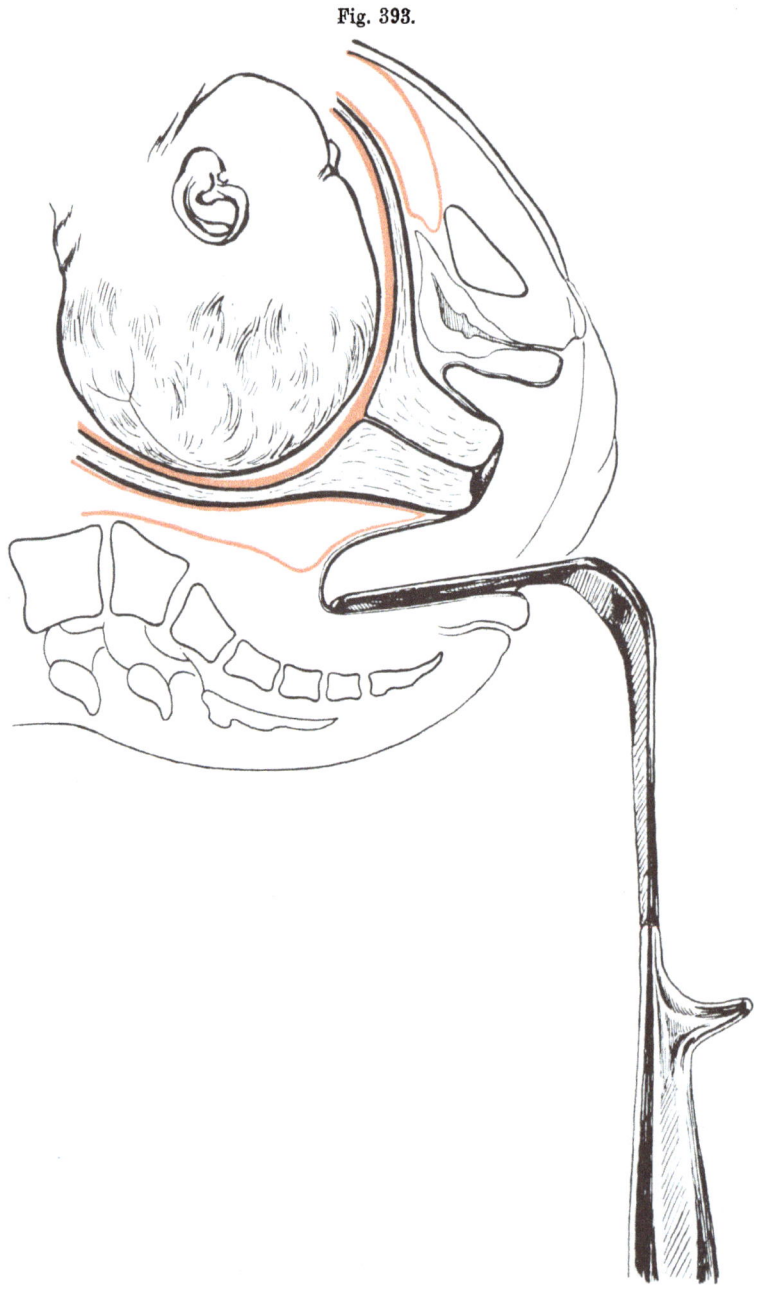

Der vaginale Kaiserschnitt. Das untere Blatt ist zum Freilegen der Portio eingelegt.

Anomalie zurückzuführen ist. Hieraus folgt für uns in operations-technischer Beziehung, daß die Methode von Latzko und von Solms, die beide von der Seite her an die Blase herangehen, nicht nur wegen der besprochenen Extramedianstellung dieses Organs, sondern auch aus diesem Grunde die gegebenen Verfahren sind, wenn man extraperitoneal operieren will.

Fig. 394.

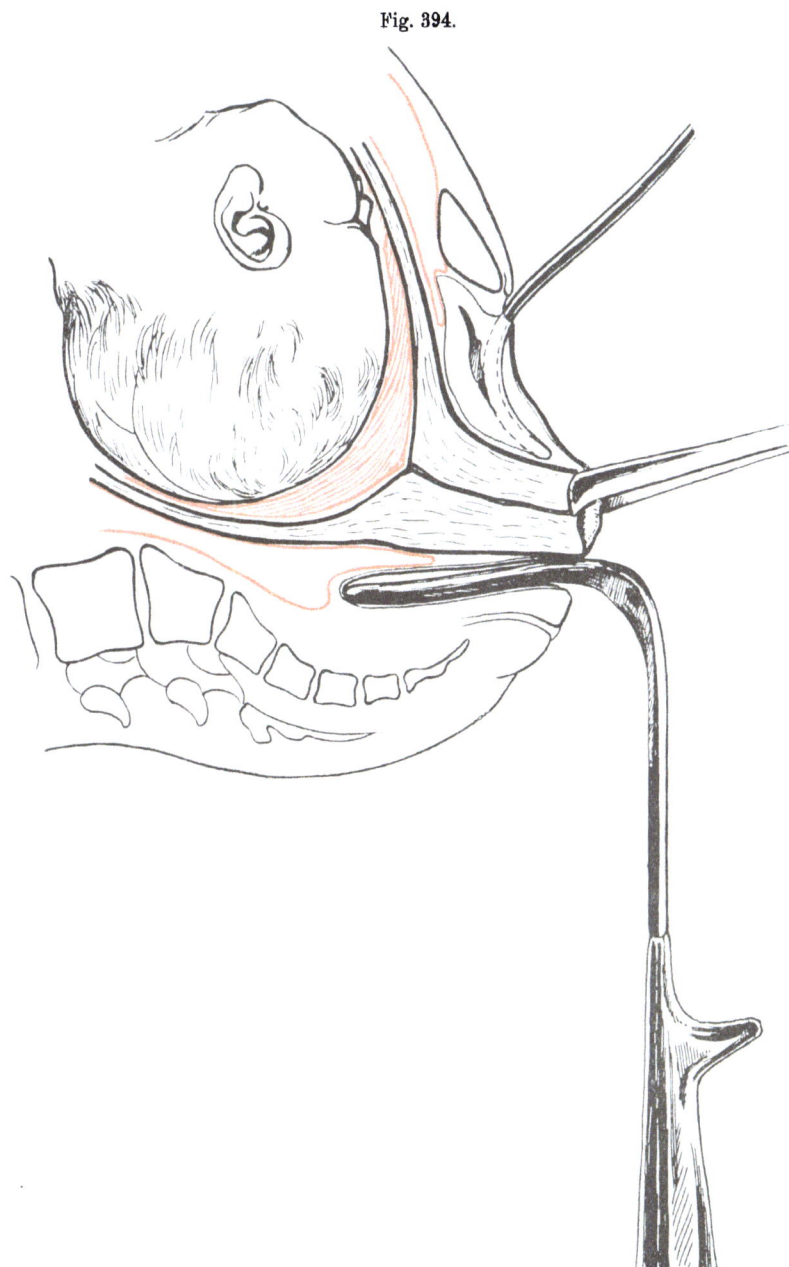

Der vaginale Kaiserschnitt.
Die Portio ist vorgezogen. Man achte auf das Peritoneum und die Blase.

Wie das Peritoneum am Uterus von oberhalb des inneren Muttermundes in festere Beziehung zur Uterusmuskulatur tritt, so gibt es auch an der Bauchwand eine Stelle, an welcher das Peritoneum nur locker und leicht abschiebbar mit der darunter gelegenen Fascia transversalis verbunden ist. **Diese Stelle heißt der Bogros'sche Raum, das Spatium retro-inguinale (Bogrosi).**

Während die Fascia transversalis beim Uebergang von der vorderen Bauchwand zur hinteren sich unmittelbar an die von ihr bekleideten Teile hält, den unteren Winkel der Bauchhöhle am Ligamentum inguinale also dicht anschließend austapeziert, löst sich das Peritoneum von der Fascia transversalis ab und geht über die Vasa iliaca externa hinweg auf die hintere Bauchwand, speziell auf die Fascia iliaca über.

Fig. 395.

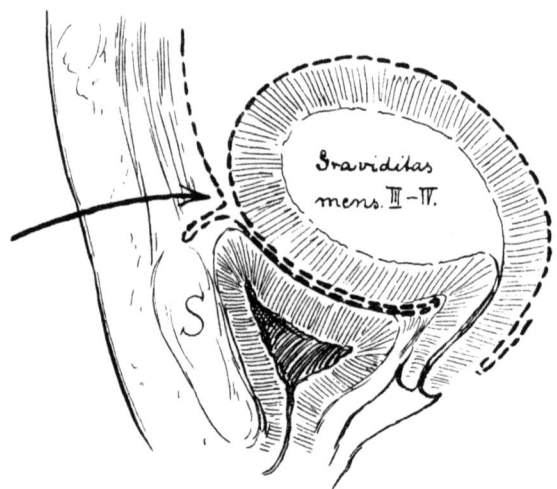

Gravider Uterus mit „Symphysenblindsack" nach Waldeyer.

Fig. 396.

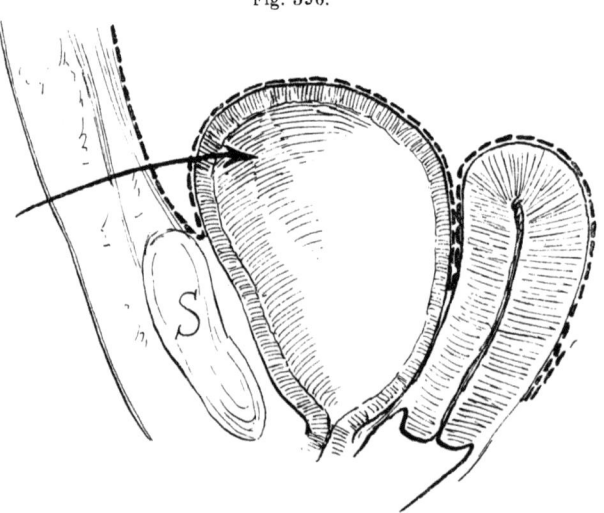

Symphysenblindsack bei gefüllter Blase nach Testut.

Somit muß zwischen Bauchfell und Fascia transversalis in dieser Gegend ein auf dem Querschnitt dreieckiger Raum entstehen, dessen unterer Winkel am Ligamentum inguinale liegt[1]).

---

1) Waldeyer, l. c., S. 461.

Waldeyer spricht diesem Raum, der es erlaubt, nach Durchtrennen der Fascia transversalis vom Abdomen her subperitoneal in das große und kleine Becken vorzudringen, eine erhebliche chirurgische Wichtigkeit zu. Es ist das Verdienst von Solms, diese Wichtigkeit für die Frage des extraperitonealen Zugangs zum Uterus neuerdings erkannt und für seine Methode nutzbar gemacht zu haben.

Sie sehen nun auf unserem Präparat Fig. 398 den Bogros'schen Raum von hinten her auf diese Weise dargestellt, daß ich die schützende Wand des Peritoneums von der Seite her beginnend, links ablöste. Sie sehen, wie man in diesem Raum leicht extraperitoneal zu den Vasa iliaca externa, zur Arteria epigastrica inferior, zum Ligamentum rotundum und schließlich auch, wie Sie aus der Betrachtung mit vorher gegebenen Skizzen ersehen werden, zur Cervix uteri gelangen kann. Der Bogros'sche Raum ist also der gegebene Zugangsweg, der Flankenschnitt die gegebene Schnittführung zur

Fig. 397

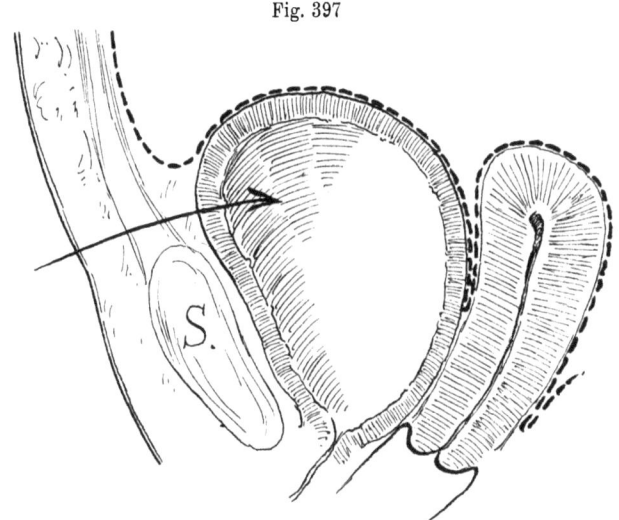

Normaler Situs bei gefüllter Blase zum Vergleich mit Figg. 395 und 396.

Eröffnung des Bogros'schen Raumes. Dieser Ueberlegung haben sich eine Reihe hervorragender Operateure wie Frank und Döderlein u. a. angeschlossen und den seitlichen Zugang für den besten erklärt, während Bumm das mediane Vorgehen als die Methode der Wahl angesehen wissen will[1]). Wir werden sehen, daß die Gründe, die Bumm dazu bewegen, in der Anatomie des Gefäßverlaufes begründet sind.

Der Gefäßverlauf.

Ein Blick auf unser Präparat Fig. 399 lehrt Sie, was Ihnen aus unseren Operationsübungen her bekannt ist (denken Sie an die Methode von P. Müller, von Faure-Kelly, an den vaginalen Kaiserschnitt, an die Hysterotomia anterior von Veit und Doyen), daß die Blutung aus der Gebärmutter in der Mittellinie am geringsten ist. Je mehr wir uns von der Medianen entfernen, um so mehr tritt einerseits infolge ihrer zylindrischen Beschaffenheit die Uterusoberfläche in die Tiefe des Wundgebietes zurück, um so mehr gelangen wir in venöse und arterielle Gefäßbezirke, die besonders in der

---

[1]) Zentralbl. f. Gynäkol. 1911. Nr. 9. S. 339.

Schwangerschaft und Geburt zu mächtigen Stämmen anwachsen, zu recht erheblichen Blutungen führen können. Solche Blutungen haben alle erlebt, die bei Operationen die Mediane bei der Schnittführung verlassen haben. Deshalb ist die Ansicht Bumm's, der Mittelschnitt ist der beste, völlig durch den anatomischen Befund gestützt. Er ist der beste für die Uebersicht des Wundterrains und die Blutstillung, wie der Flankenschnitt der beste für das extraperitoneale Vorgehen ist. Der Zukunft ist es vorbehalten, uns zu lehren, welchen Weg wir zu gehen haben.

Die Zervix.

Wie sich die Zervixnarbe bei späteren Geburten verhält, ist noch nicht zu entscheiden. Für den vaginalen Kaiserschnitt aber ist diese Frage gelöst. Geburtskomplikationen treten in der Regel nicht ein. Deshalb muß bei den übrigen extraperitonealen Methoden auch diejenige quoad späterer Geburten die günstigsten Resultate geben, die die Zervix an der tiefsten Stelle spaltet, das ist das Verfahren von Solms. Uebrigens sah ich erst vor wenigen Tagen eine Patientin, bei der zum zweiten Male die Operation nach Solms ausgeführt wurde; sie hatte die Schwangerschaft bis zum Ende ohne Beschwerden ertragen.

Operations-bakteriologische Betrachtungen.

Die Zukunft der extraperitonealen Methoden liegt in der Operations-Bakteriologie! Nicht der klinische Ausgang unterrichtet uns darüber, ob ein verdächtiger Fall gerade wegen der extraperitonealen Ausführung geheilt ist. Dafür nur ein Beispiel. Ich operierte in einem Falle eine Frau, die schon 24 Stunden vorher gekreißt hatte, deren Blasensprung über 9 Stunden zurücklag, die mehrfach von Aerzten und Hebamme untersucht war. Unserer aller Ueberzeugung war, es handele sich hier um einen „verdächtigen Fall". Die Dreitupferprobe aber ergab vollkommene Keimfreiheit des Operationsterrains und des Uterusinhaltes. Sollen also die Vorzüge der extraperitonealen Methoden gegenüber den intraperitonealen und transperitonealen erwiesen werden, so ist es unbedingt notwendig, als verdächtig nur diejenigen Fälle zu bezeichnen, in denen der operations-bakteriologische Nachweis aus dem Uterus dafür erbracht ist. In diesem Sinne sind die Untersuchungen Stöckel's (Ergebnisse l. c.) über den Keimgehalt des Operationsterrains während der Vornahme der Operation nach meinen Prinzipien mit besonderer Freude zu begrüßen. Jedenfalls sind die Reihen exakter bakteriologischer Untersuchungen heute noch zu klein, um ein abschließendes Urteil abgeben zu können.

Die Stellung der Operations-Bakteriologie zur Drainage ist Ihnen aus der Vorlesung über die erweiterte Totalexstirpation her bekannt. Für verdächtige Fälle muß ich meinen bakteriologischen und klinischen Erfahrungen gemäß diejenige Methode für die beste erklären, die am besten den extraperitonealen Wundraum zu drainieren ermöglicht. Die beste Drainage aber ist diejenige, die den tiefsten Punkt eines Wundbettes abzuleiten imstande ist: das ist meines Erachtens die Drainage, wie wir sie bei der Ausführung der Solms'schen Methode angewandt haben.

Gelingt der bakteriologische Nachweis, daß uns die extraperitonealen Methoden gestatten, lebenssicher auch in verdächtigen Fällen zu operieren, so muß man die erhöhte Schwierigkeit der Technik mit in den Kauf nehmen; gelingt dieser Nachweis nicht, dann ist die technisch einfachste Methode die beste, mag sie nun extraperitoneal, transperitoneal oder intraperitoneal ausgeführt werden.

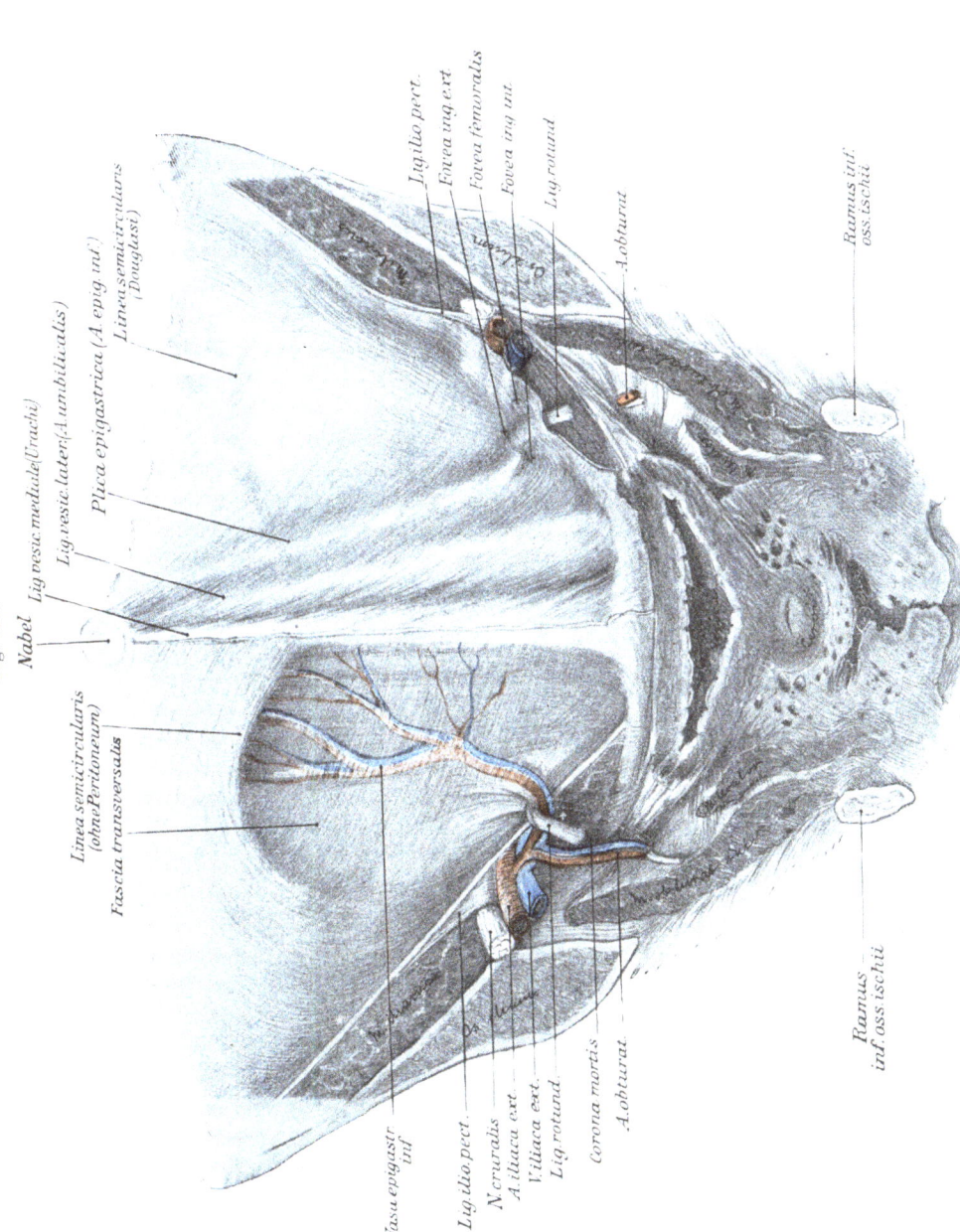

Fig. 398.

Das Spatium retroinguinale Bogrosi ist von hinten her auf der linken Seite durch Ablösen des Peritoneums dargestellt. (Text S. 431.)

Besonders interessant sind die bakteriologischen Verhältnisse bei der Porro'schen Operation. Ich sah von vier Fällen, in denen durch die Tupferprobe Keime nachgewiesen werden konnten, keinen einzigen durchkommen. Mögen wir so transperitoneal wie möglich operieren, „bakteriendicht" nähen können wir nicht[1]). Besteht auch bei der Operation, wie ich sie Ihnen beschrieben habe, die Möglichkeit, daß keine Keime während unserer operativen Maßnahmen verschleppt werden, so lassen wir doch den Herd der Infektion, den Stumpf, im Zusammenhang mit dem Körper; ein Durchwandern der Keime auf dem Blut- oder Lymphwege ist also ebenso gut auch weiterhin möglich. Die Operations-Bakteriologie lehrt uns, daß die Methode die beste ist, die

1. die primäre Stelle der Infektion nach Möglichkeit vollständig entfernt,
2. für gute ergiebige Drainage sorgt,

und das ist statt der Porro'schen Operation die Totalexstirpation vom Abdomen her mit ausgiebiger Drainage. Ich behalte mir vor, diese Fragen in operations-bakteriologischer Hinsicht anderen Ortes des genaueren zu behandeln.

Eines Falles von erweiterter Totalexstirpation intra partum und Karzinom mit Streptokokken in Reinkultur, den ich am 14. 12. 1906 in der geburtshilflichen Gesellschaft in Berlin vorstellen durfte, möchte ich noch kurz erwähnen (Verh. der Gesellsch. f. Geburtsh. u. Gynäkol. zu Berlin): Wir haben uns nun bemüht, der septischen Infektion, die zu erwarten war, möglichst entgegenzutreten. Das haben wir folgendermaßen ausgeführt. Wir haben einen Formalintampon — nach Mackenrodt 10 pCt. — in die Zervix hineingeschoben, ohne die Portio vorher zu kurettieren, da wir (in Erinnerung an den Fall von Franqué) eine Blutung fürchteten. Die Entnahme von Material hinter dem Formalintampon bewies, daß die Mikroorganismen hinter dem Formalintampon ebenso üppig wuchsen wie vor dem Formalintampon. Nun nähte Herr Geheimrat Bumm über dem Blumenkohlgewächs die Scheidenschleimhaut zusammen und desinfizierte die Scheide dann mit Alkohol und Sublimat. Leibschnitt. Eröffnung des Peritoneums. Nach Eröffnung der Scheide wurden wieder bakteriologische Untersuchungen ausgeführt, und es zeigte sich, daß die Streptokokken auch in die Bauchhöhle eingetreten waren, die vorher, wie die Untersuchung ergab, keimfrei gewesen war. Nach der Entfernung des Karzinoms machten wir eine ausgiebige Spülung mit fünf Litern Kochsalzlösung in der Weise, daß wir zuerst das Becken der Patientin stark senkten, in die Scheide ein Metallrohr einführten und nun die Kochsalzlösung hindurchlaufen ließen, in der Erwägung, daß dadurch eine mechanische Ausspülung der soeben erst in das Peritoneum eingetretenen Keime möglich sein werde. Daß dies möglich war, beweist die bakteriologische Untersuchung. Ich impfte mit dem Material vor der Kochsalzspülung ein Röhrchen: Sie sehen eine Reinkultur von Streptokokken. Hier ist ein nach der Kochsalzspülung geimpftes Röhrchen: das Röhrchen ist klar. — Um noch sicherer zu gehen, gaben wir noch Antistreptokokkenserum, und zwar 80 ccm von Aronson. Ich glaube, daß diese Kombination sehr günstig ist. Die bisherigen Erfahrungen ergeben, daß zunächst das Antistreptokokkenserum allein der Bakterien nicht Herr wird, daß dazu noch die Phagozytose hinzutreten muß; diese wird durch die Kochsalzspülung außerordentlich angeregt. — Ich glaube, daß durch die Kombination von Kochsalzspülung und Antistreptokokkenserum der günstige Ausgang hervorgerufen ist.

Dieser Fall soll Ihnen nur als ein weiteres Beispiel für die Wechselwirkung zwischen Operations-Bakteriologie (Dreitupferprobe) und Technik dienen.

---

[1]) Hierfür als Beweis der Bericht Bumm's (Verh. d. Deutschen Gesellschaft f. Gynäkologie, XIII, S. 117): „Die Tupferprobe ergab völlige Keimfreiheit aller Kulturen, die aus den Tupfern der Bauchhöhle angelegt waren, dagegen fanden sich in allen Tupfern nach Abtragung des Uterus Fäulniskeime und Streptokokken. Am Abend des Operationstages war die schwer septisch eingelieferte Frau fieberfrei und wohlauf, im Laufe des zweitnächsten Tages entwickelte sich aber eine Streptokokkenperitonitis, der die Patientin erlag. Die Infektion war, wie man deutlich sehen konnte, von den Nadelstichkanälen der Zervix auf die Bauchwunde, von hier auf die Serosanaht und schließlich aufs Bauchfell übergegangen."

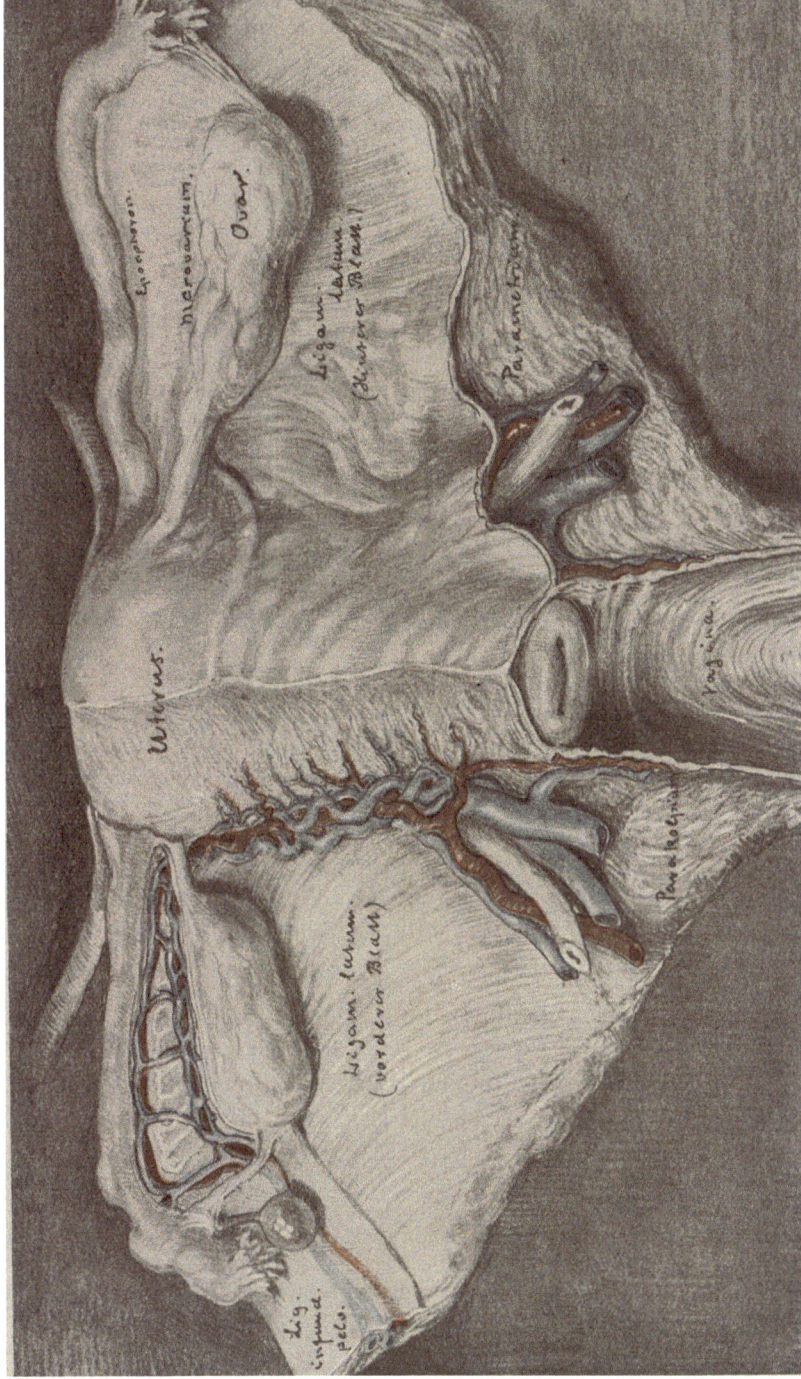

Fig. 399. Gefäßarmut in der Mittellinie. Gefäßreichtum in den seitlichen Partien. (Text S. 433).

III. Die Uterusruptur.

Die operative Therapie der Uterusruptur wird Ihnen ohne weiteres verständlich sein, wenn Sie die verschiedenen Formen derselben Revue passieren lassen.

1. In allen Fällen (Figg. 400 und 401), in denen das Kind in die freie Bauchhöhle ausgetreten ist, empfiehlt sich der abdominale Weg, ebenso bei der selteneren Form, wie ich Sie Ihnen in dem Präparat Fig. 374 demonstrieren konnte: der Kolpaporrhexis.

In diesen Fällen werden wir den Uterus lege artis totalexstirpieren, das Peritoneum, das häufig durch ein subperitoneales Hämatom hoch hinauf abgehoben ist, exakt vernähen und breit nach der Scheide zu drainieren.

Die konservative Behandlung der so hochgradigen Uterusrupturen birgt zwei Gefahren in sich:

a) die erneute Ruptur bei der nächsten Gravidität,
b) die Infektion des Peritoneums durch Zurücklassen des Infektionsherdes des Uterus.

Mir ist eine lebende Frau ohne Uterus lieber als eine tote mit Uterus.

2. In allen Fällen von Uterusruptur, in denen das Kind per vias naturales entwickelt wurde, wird man die vaginale Totalexstirpation[1]) auszuführen versuchen, ausgenommen diejenigen Fälle (wie Figg. 374 und 401), in denen man durch das quere Einreißen der Zervix bei der Entwickelung mit außerordentlichen Schwierigkeiten zu rechnen haben wird. Die Peritonisierung geht jedenfalls besser vom Abdomen her zu erzielen, als auf dem vaginalen Wege.

3. Bei rein zervikalen und extraperitonealen Rupturen und Rissen wird man naturgemäß den vaginalen Weg wählen, die Blase abschieben, die Uterina abbinden und den Riß nach Möglichkeit nähen[2]). Ob drainiert werden soll oder nicht, hängt von dem Fall ab. Zum Freilegen der Uterina ist der Lappenschnitt nach Straßmann sehr empfehlenswert.

Wer, wie Sie jetzt, mit der gynäkologischen operativen Technik gut Bescheid weiß, der wird sich mit der Technik bei diesen Verletzungen leicht zurechtfinden. Wichtiger wie die Technik ist bei solchen akut auftretenden Gefahren die „operative Entschlußfähigkeit", und die kann ich mit Ihnen nicht in einem Operationskursus üben.

IV. Die Venenunterbindung bei der Pyämie.

Die Venenunterbindung bei der Pyämie heftet sich an die Namen von Sippel (1894)[3]), W. A. Freund (1896)[4]), Bumm (1902)[5]) und Trendelenburg (1902)[6]).

Wir schildern die Technik, so wie wir sie bei Bumm gelernt haben. Die ersten Akte der Operation werden genau so ausgeführt, wie wir es bei der erweiterten Totalexstirpation übten (Fig. 403).

---

1) Dührssen, Der vaginale Kaiserschnitt Nebst Bericht über eine erfolgreiche vaginale Exstirpation des rupturierten Uterus unmittelbar post partum. Berlin 1896, Karger.
2) Solms, Operative Heilung der Uterusruptur auf vaginalem Wege usw. Zentralbl. f. Gynäkol. 1909. Nr. 34. — Hammerschlag, Lehrbuch der operativen Geburtshilfe. S. 358. Leipzig 1910, Hirzel.
3) Zentralbl. f. Gynäkol. 1894. S. 673.
4) Beiträge z. Geburtsh. u. Gynäkol. Bd. I. S. 343.
5) Sammlung zwangloser Abhandl. Bd. 4. H. 4. Halle.
6) Münchener med. Wochenschr. S. 638.

Das betreffende oder beide Ligamenta infundibulo-pelvica werden abgeklemmt, mit dem Paquelin durchtrennt und unterbunden; nun wird das hintere Blatt des Ligamentum

Fig. 400.

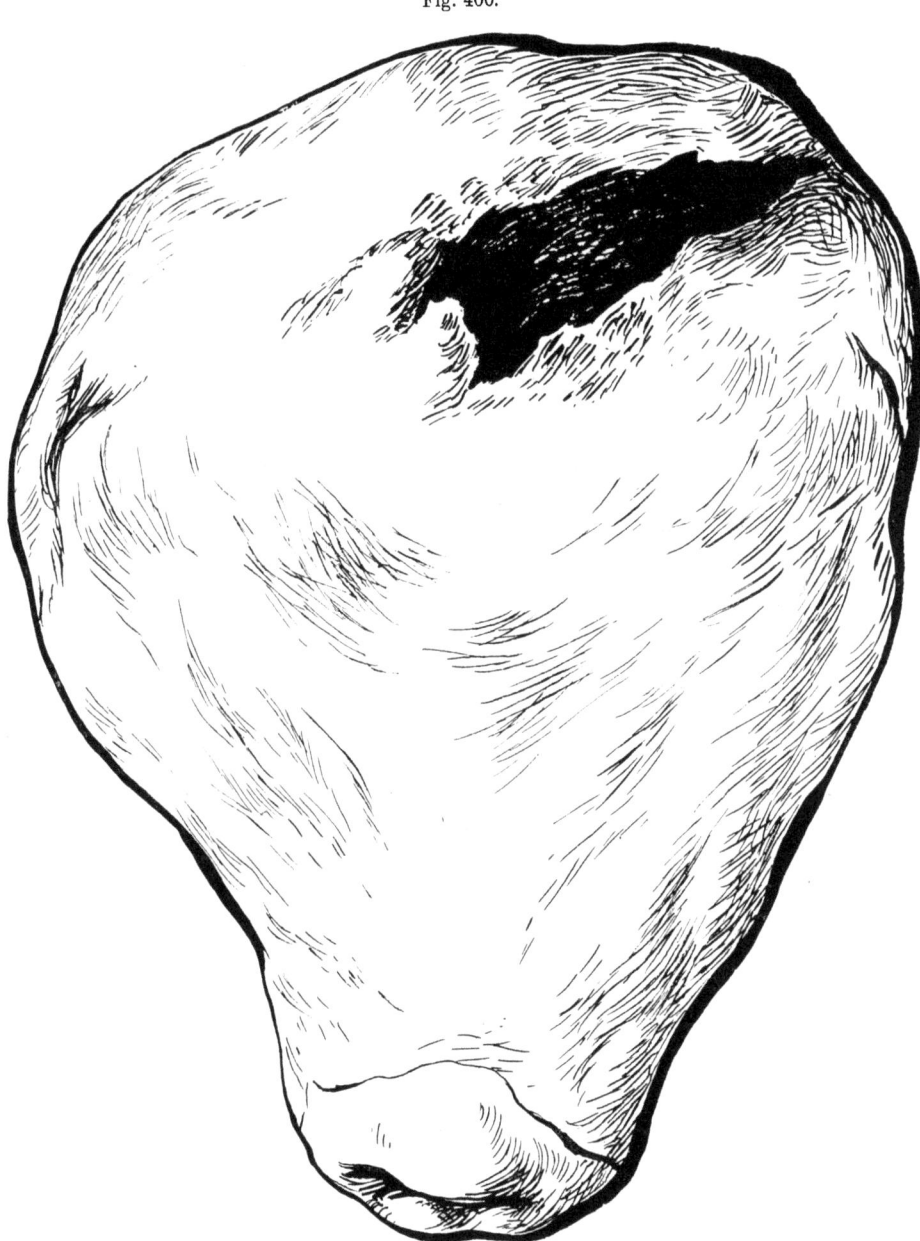

Präparat einer Fundusruptur.
(Geburtshilfliches Seminar. Fall 39.)

latum bis zum Ligamentum rotundum vorsichtig eröffnet und dieser peritoneale Schnitt noch etwas kranialwärts erweitert. Wir gelangen jetzt zu den großen Gefäßen.

Fig. 401.

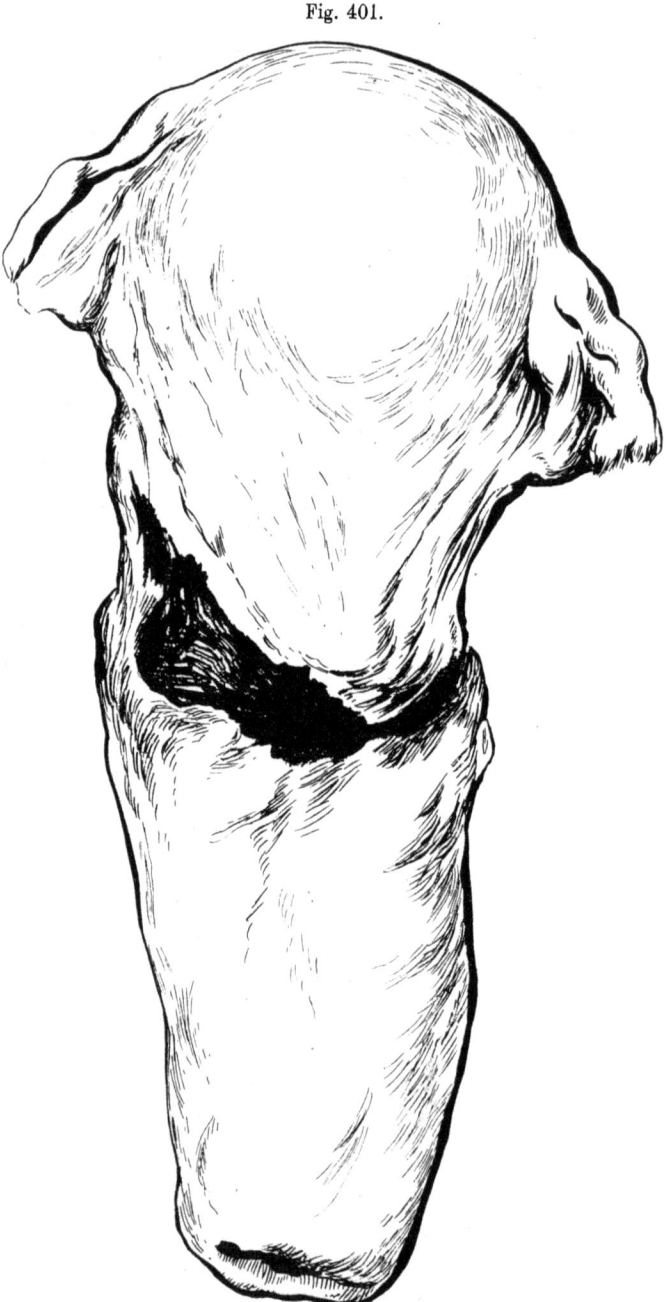

Präparat einer Uterusruptur im Bandl'schen Ring.
(Geburtshilfliches Seminar. Fall 39.)

Fig. 402.

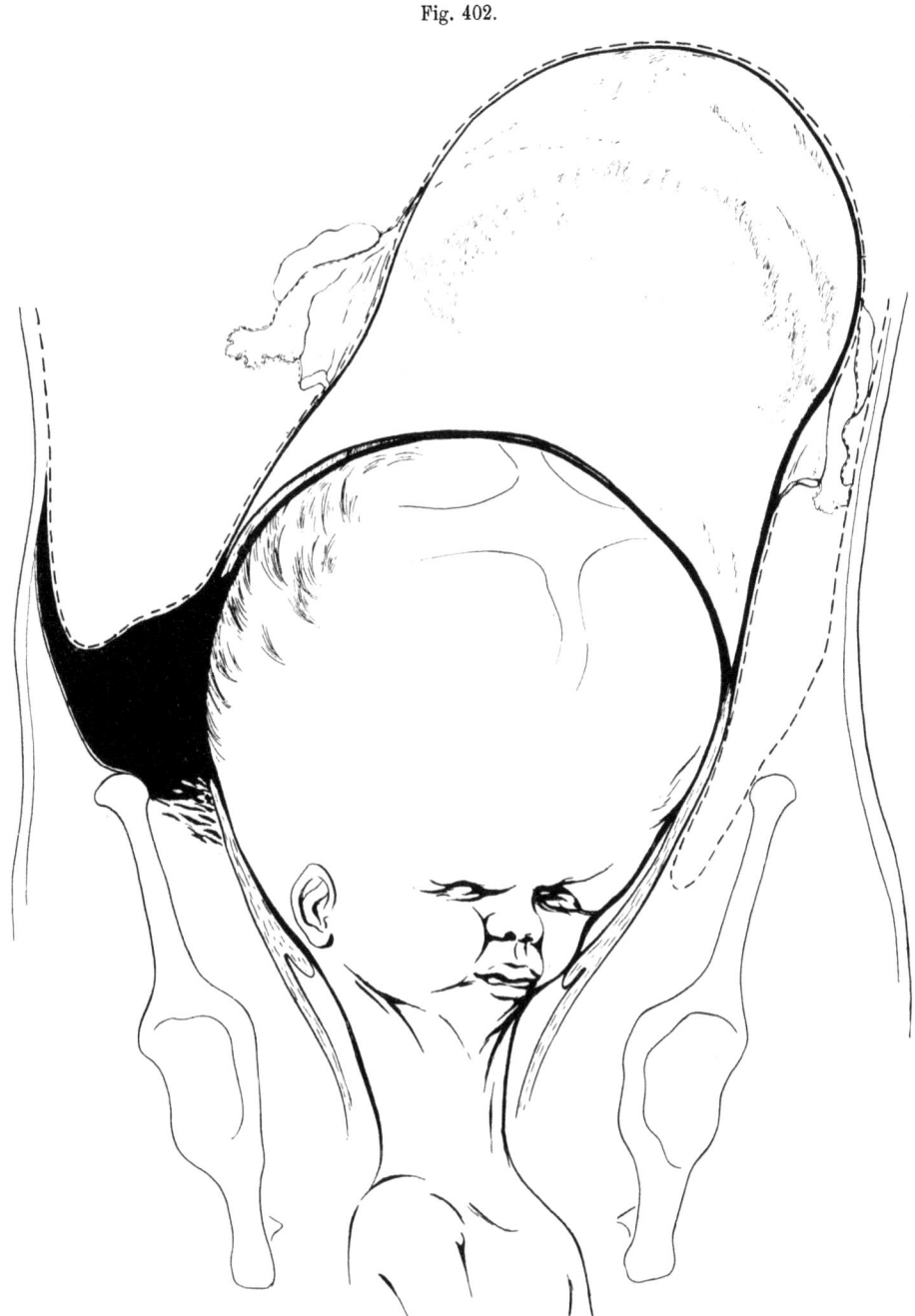

Violente, extraperitoneale Uterusruptur bei Hydrozephalus.
(Geburtshilfliches Seminar. II. Aufl. S. 212.)

Bumm will bei einseitiger Erkrankung von jetzt ab[1]) im Hinblick auf die grundlegenden Untersuchungen von Kownatzki (l. c.) stets die Unterbindung der Vena iliaca communis vornehmen. Die Umführung des Fadens um die zu unterbindende Vene erscheint mir am besten mit der Dechamp'schen Nadel ausführbar; die scharfe Nadel kann in der Hand des Ungeübten zu leicht Schaden anrichten. Ob man nur unterbinden oder auch das thrombosierte Venenlumen exzidieren soll, hängt von dem Falle ab; im allgemeinen wird man mit der einfachen Unterbindung ohne Exzision auskommen.

Fig. 403.

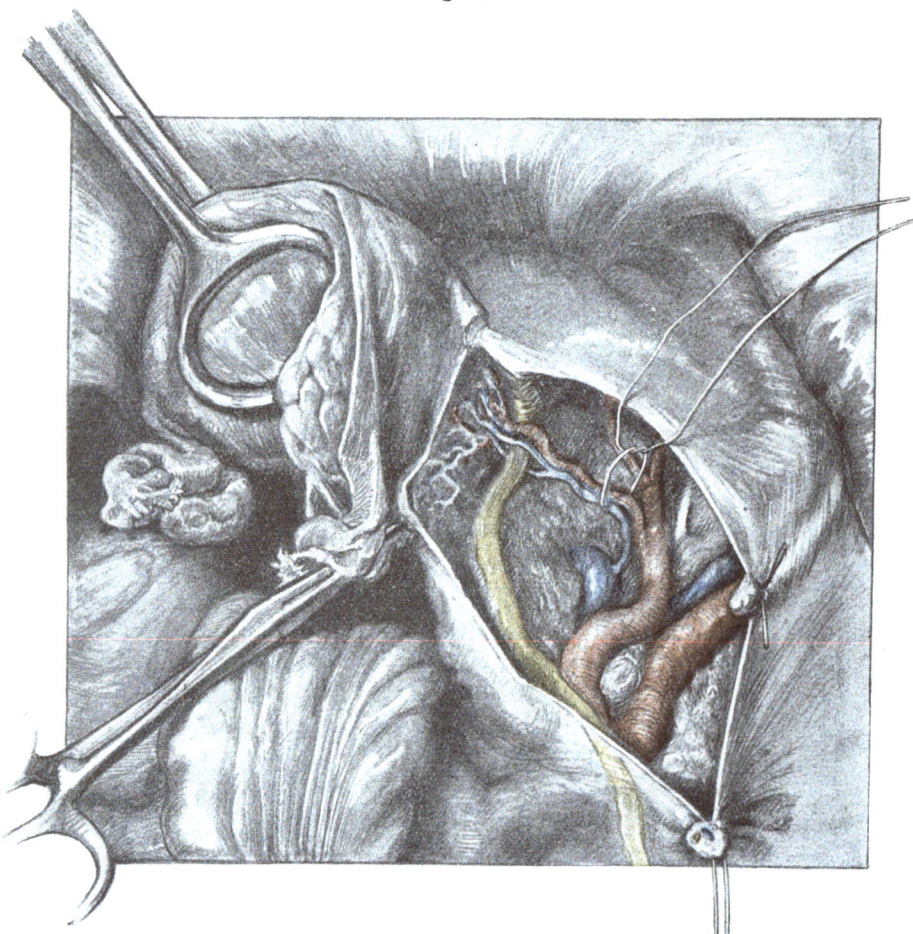

Freilegen der großen Gefäße nach Unterbindung der Ovarialgefäße.

Operations-anatomische Betrachtungen.

Da bei dieser Operation das richtige Freilegen des Unterbindungsgebietes das Haupterfordernis für einen Erfolg bedeutet, so müssen wir noch kurz die Operationsanatomie besprechen.

So lange man annahm, daß die Vena hypogastrica (Fig. 404 links *H*.) das

---

[1] Verhandl. der Deutschen Gesellsch. f. Gynäkol. Straßburg 1909. S. 189.

gesamte Blut aus dem kleinen Becken in sich aufnimmt und zum Körperstamm zurückführt, mußte man annehmen, durch die Unterbindung dieses Gefäßes die weitere Deportation pyämischer Elemente abzuschneiden. (Vorausgesetzt, daß die Thromben nicht schon vor der Operation die Vena cava erreicht haben.)

Es ist nun das Verdienst von Kownatzki, den Nachweis erbracht zu haben, daß in einer Reihe von Fällen statt eines gemeinsamen Stammes der Hypogastrika (Fig. 404 *H*.) zwei voneinander gesonderte Venen in die Vena iliaca externa münden, von denen die eine als „genito-vesikale Sammelvene" von ihm als Vena iliaca media (Fig. 404 *f*), die andere als Vena iliaca interna (*g*) bezeichnet wurde. Letztere dient als Sammelvene für das Blut aus dem Mastdarm, der Beckenwand und der Gesäßmuskulatur. Da nun diese beiden Venenzüge miteinander anastomosieren, so ist es ein logisches Postulat, daß wir beide gesondert unterbinden müssen. Aber auch damit ist es nicht getan. Es gibt, wie Ihnen die Figur 404 ebenfalls zeigt, Anastomosen zwischen der Vena obturatoria (*e*) und der Vena iliaca externa (*i*), die dann wiederum zu weiterer Propagation der Thromben nach der Unterbindung führen können.

Angeregt durch die Untersuchungen von Kownatzki, habe ich damals eine von Geheimrat Orth akzeptierte gynäkologische Sektionsmethode empfohlen[1]) und mir hierfür eine Anzahl Bilder von meist puerperalen Leichen von Fräulein Lisbeth Krause herstellen lassen, die ich Ihnen noch kurz demonstrieren möchte. In Fig. 405 sehen Sie eine Anastomose zwischen Vena uterina inferior und Vena iliaca externa, in Fig. 406 eine solche zwischen Vena obturatoria, Vena iliaca media und Vena iliaca externa dargestellt und schließlich sehen Sie in Fig. 407 eine direkte Kommunikation zwischen der Vena hypogastrica und der Vena iliaca externa.

---

1) Virchow's Archiv, 1908, Bd. 19. Da diese Sektionstechnik in den Kreisen der dabei zumeist interessierten operierenden Gynäkologen und Chirurgen noch wenig bekannt ist, so mögen meine l. c. gemachten Angaben hier folgen: „Es lag nahe, eine Methode zu ersinnen, die es dem Obduzenten leicht und schnell möglich macht, dem Praktiker über dieses ihm jetzt so wichtige Gebiet die genügenden Aufschlüsse zu geben. Gerade die Freilegung der Hypogastrika, der Uterina, des Ureters, der Spermatikalgefäße gelingt bei dem bisherigen Virchow'schen Vorgehen nicht in ausreichender Weise.

Bei ihrer Anwendung ist jedoch eines Voraussetzung, die Sektion der Bauchhöhle muß mit diesem Schnitt beginnen und sie kann dieses um so mehr, als durch den Schnitt, bei dem kein Blutstropfen fließen darf, in keiner Weise der weitere Verlauf der Sektion gestört wird.

Unter das Kreuzbein der Leiche wird ein Holzblock geschoben, die Bauchhöhle in der üblichen Weise geöffnet, die Därme aus dem Beckenraum herausgezogen und so weit nach oben auf der Leiche verlagert, daß die Radix mesenterii deutlich sichtbar wird. Jetzt faßt die linke Hand den Fundus uteri und zieht diesen nach links und vorn über die Symphyse. Dann spannt sich deutlich das Ligamentum infundibulo-pelvicum und das Ligamentum ovarii proprium der rechten Seite. Jetzt wird mit einem scharfen Messer das Peritoneum von der Ansatzstelle des Ligamentum ovarii proprium bis zur Radix mesenterii gespalten (vgl. die Figuren 378, 405—407) und die Peritonealblätter nach außen gezogen. Sofort hat man einen klaren Blick über alle in Frage kommenden, uns besonders interessierenden Gebilde. Der Ureter verläuft am medialen Blatt des Peritoneums, seine Kreuzungsstelle mit der Iliaka und in der Tiefe mit der Uterina sind deutlich sichtbar. Am lateralen Peritonealrande sehen wir die Spermatikalgefäße verlaufen. Im Venengebiet sehen wir die von Kownatzki bezeichneten Venen und außerdem noch verschiedene andere Kommunikationen. Medial und in der Tiefe von der Vena iliaca externa sehen wir den Nervus obturatorius hellsehnigweiß glänzend hervorschimmern.

Würden die Sektionen prinzipiell so ausgeführt, so würde man — des bin ich gewiß — noch weiter dieses an Anomalien so reiche Gebiet erforschen können.

Es gereicht mir zur besonderen Freude, daß auch Nauwerk in der V. Auflage (1912) seiner „Sektionstechnik" meine Methode (S. 132) empfiehlt.

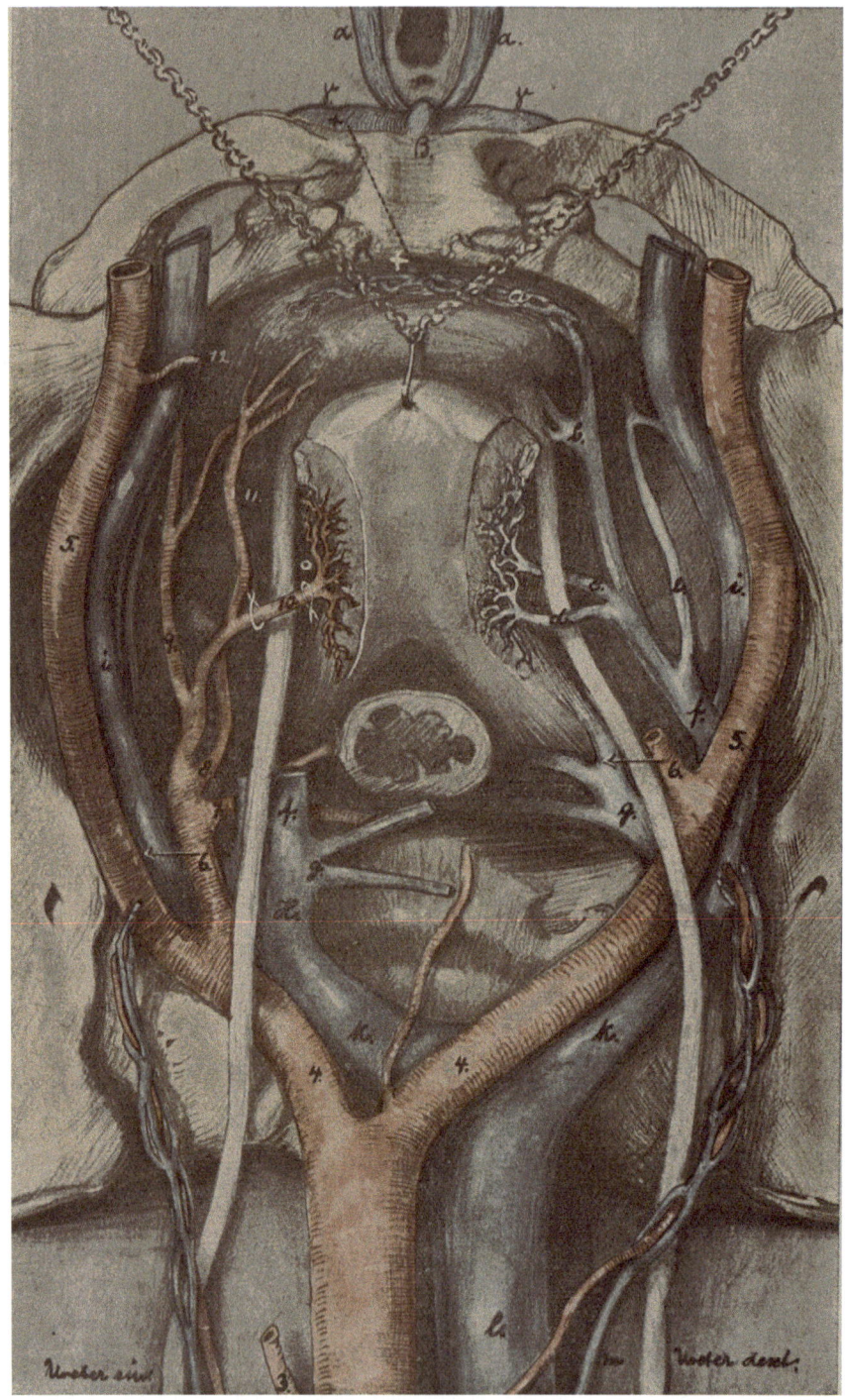

Fig. 404. Zur Operations-Anatomie der Venenunterbindung.
Der Venensitus auf der rechten Seite ist nach Kownatzki, links nach einem Injektionspräparat meiner Sammlung gezeichnet. (Text S. 438 ff.)

Aus diesen anatomischen Beobachtungen folgt mit Notwendigkeit die operationstechnische Regel, wenn irgend möglich, die Unterbindung der Vena iliaca communis

Fig. 405.

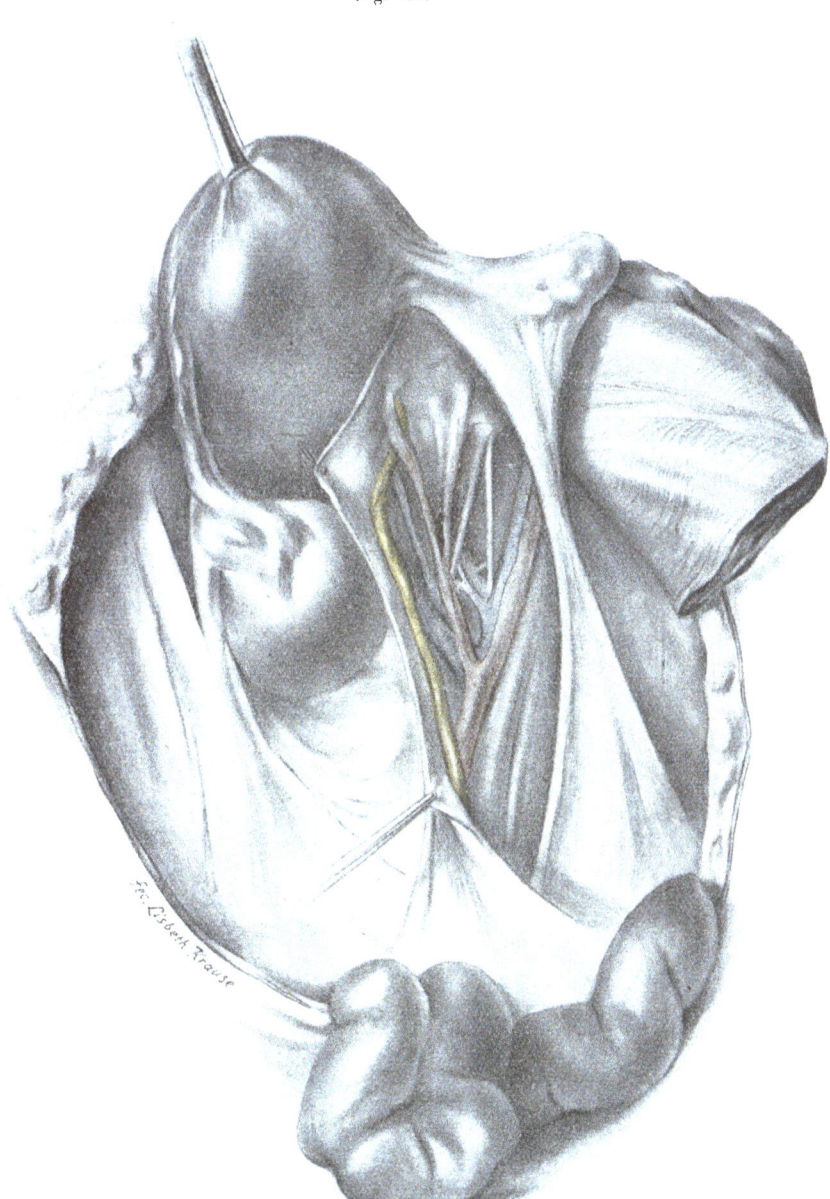

Die Fossa hypogastrica ist mittels meines Sektionsschnittes freigelegt. Man achte auf die Anastomose zwischen Vena uterina inferior und Vena iliaca externa. (Betreffs der Bezeichnungen siehe Fig. 406.)

vorzunehmen und damit die Gefahr eines Transportes pyämischer Thromben durch die geschilderten Anastomosen mit der Iliaca externa auszuschließen.

Ueber die Unterbindung der Iliaca communis äußert sich Kownatzki (l. c. S. 25) folgendermaßen:

„Die Unterbindung der Vena iliaca communis hat Konsequenzen bezüglich des Beines. Dasselbe kann gangränös werden; doch braucht die Gangrän nicht in jedem Falle einzutreten, tut dies auch gewöhnlich nicht. Sie ist auch wegen Pyämie schon ohne Schaden für das Bein einseitig ausgeführt worden[1]). Für die ausfallende Vena

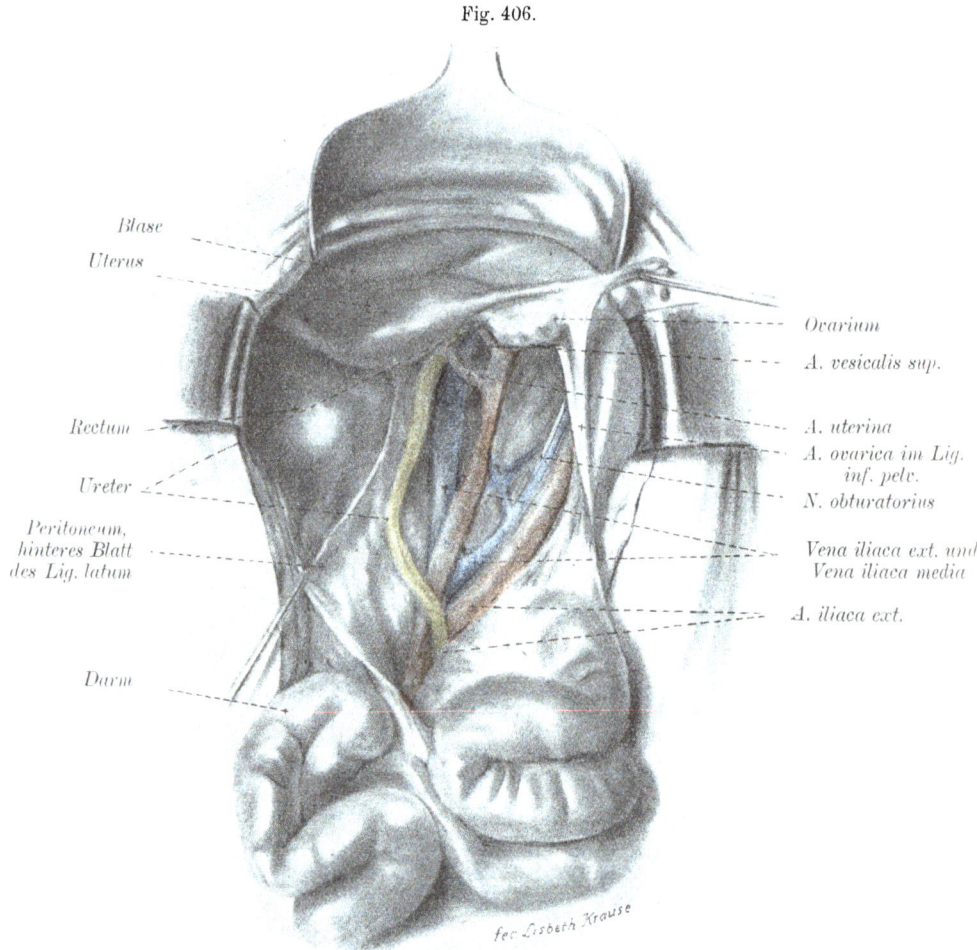

Fig. 406.

Freilegung der Fossa hypogastrica wie in Fig. 405.
Man achte auf die Anastomose zwischen Vena iliaca media (Kownatzki), Vena obturatoria und Vena iliaca externa.

iliaca communis tritt in der Hauptsache die Vena iliaca communis der anderen Seite ein. Daß man beide Venae iliacae communes, insbesondere bei gleichzeitiger Unterbindung der Spermatikalvenen, ungestraft ligieren kann, halte ich für ausgeschlossen, die Unterbindung einer Vena iliaca communis und der Vena hypogastrica der anderen

---

1) Bumm, Berliner klin. Wochenschr. 1905. Nr. 27. — Häckel, Deutsche med. Wochenschr. 1905. Nr. 41.

Fig. 407.

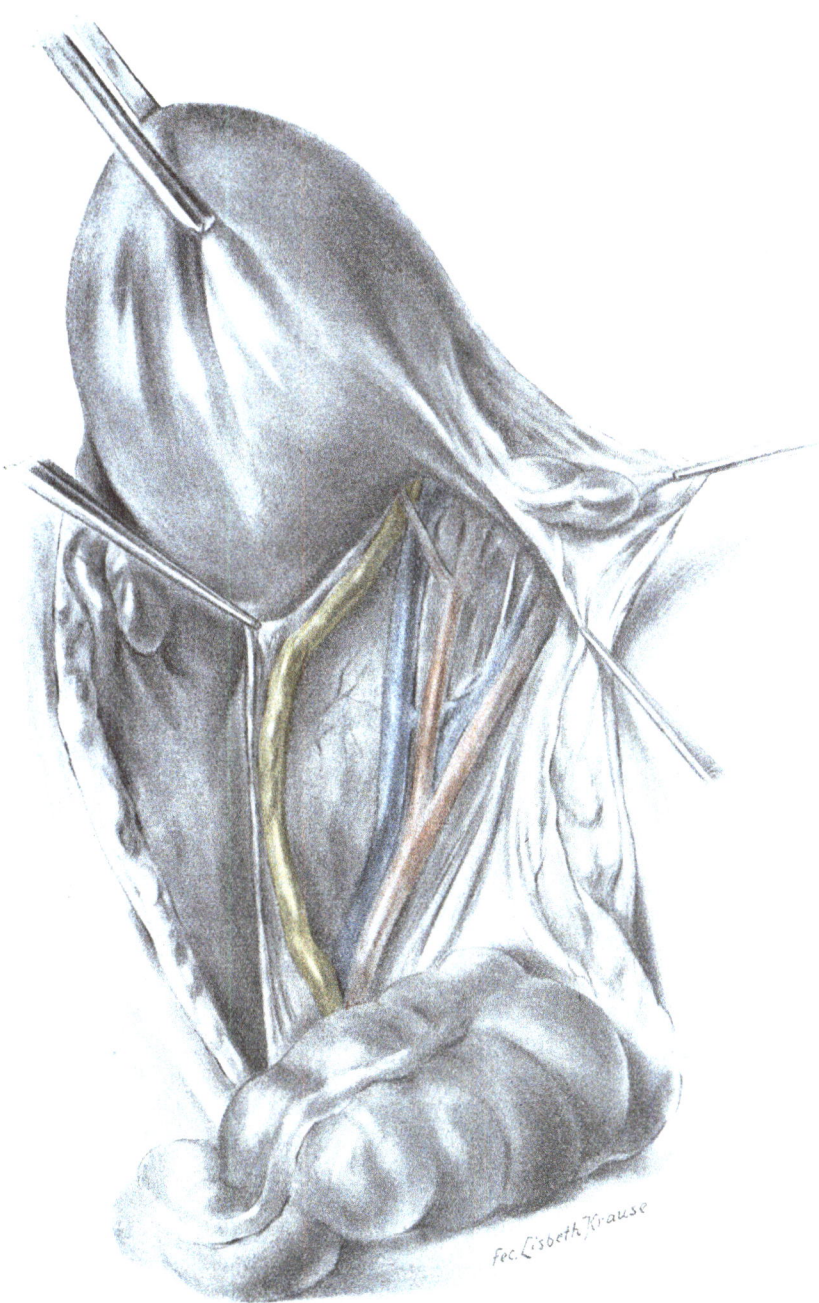

Anastomose zwischen Vena hypogastrica und Vena iliaca externa.

Seite für in höchstem Maße bedenklich, wenigstens wenn sie in derselben Sitzung geschieht. Anders liegt die Sache, wenn ein so großer Zwischenraum zwischen beiden Unterbindungen sich befindet, daß sich bereits ein Kollateralkreislauf ausgebildet haben kann. Dies lehrt ein Fall von Häckel[1]), welcher 20 Tage nach doppelseitiger Hypogastrika-Unterbindung die rechte Vena iliaca communis unterband, ohne daß überhaupt eine Schwellung des rechten Beins eintrat."

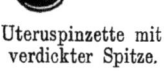

Fig. 408.

Schließlich sind noch die Lagebeziehungen der Venen zu den Arterien für unser operatives Handeln von Bedeutung. Als Wegweiser dienen uns stets die großen Arterien. Ein Blick auf unsere Fig. 404 S. 444 zeigt Ihnen, daß wir, um an das rechte Venengebiet zu kommen, das Arterienrohr nach links (entsprechend dem weißen Pfeil) verschieben müssen, und daß wir auf der rechten Seite ebenfalls die Arterien nach links zu verlagern haben. Die Unterbindung rechts ist stets schwieriger wie links.

So einfach Ihnen nun diese Verhältnisse an der Leiche erscheinen mögen, so kompliziert sind sie an der Lebenden, wenn durch ein diffuses Oedem die Orientierung erschwert wird. Die Venenunterbindung erfordert einen ganzen, anatomisch gut geschulten Operateur.

V. Die Drainage bei puerperaler Peritonitis.[2])

Bei der Behandlung der puerperalen Peritonitis kommt es darauf an, dem Eiter guten Abfluß zu verschaffen und durch die von uns schon so oft erwähnte Drainagewirkung den Körper zu befähigen, die Infektion zu überwinden. Der Gang der Operation ist ein äußerst einfacher. Kleine, etwa 3 cm lange Inzision oberhalb des Poupartschen Bandes links, Eröffnung der Bauchhöhle; Einführen eines stumpfen Instrumentes; ich nehme dazu meine stumpfe Uteruspinzette (Fig. 408). Das Instrument wird dicht mit seiner stumpfen Spitze an der vorderen Bauchwand reibend, bis zu derselben Stelle auf der Gegenseite geführt. Dann inzidiert man dort und zieht mittels der nun durchgeführten Pinzette zwei in der Mitte mit Katgutfäden vereinigte Drains so durch, daß der Katgutfaden in die Mitte der Bauchhöhle zu liegen kommt. Bis man die Drains entfernt, ist der dünne Katgutfaden resorbiert und man kann alsdann den einen Drain links, den anderen Drain rechts entfernen. In gleicher Weise macht man wieder unter Benutzung der Pinzette und ausgehend von den beschriebenen Inzisionen Gegenöffnungen in der Gegend des hinteren Darmbeinkammes und drainiert in gleicher Weise. Alsdann macht

Uteruspinzette mit verdickter Spitze.

---

[1]) Häckel, Deutsche med. Wochenschr., 1905, Nr. 41, fand bei der doppelseitigen Hypogastrikaunterbindung rechts unmittelbar unter der gleichnamigen Arterie keine Vene, sondern 2 cm distal ein plexusartiges Gebilde in die Vena iliaca externa mündend. Diese wurde unterbunden und, da die Fröste nicht aufhörten, 20 Tage später die rechte Vena iliaca communis in der Annahme, daß nicht alle Wurzeläste der rechten Hypogastrika gefaßt seien.

[2]) Bumm, Verhandl. d. Deutsch. Gesellsch. f. Gynäkol. Straßburg 1909. S. 159 ff.

man eine hintere Kolpo-Köliotomie mit dem Paquelin und drainiert. Diese Operation läßt sich innerhalb von 10 Minuten ohne jede Chokwirkung ausführen.

VI. Die Nierendekapsulation bei der Eklampsie.[1])

Die „Entspannungsinzisionen" der Niere wurden von R. Harrison in London 1878 zuerst ausgeführt, von Edebohls (6. Juni 1903) zuerst bei Eklamptischen angewandt, gleichzeitig in Frankreich von Caraillon und Trillat mit gutem Erfolge vorgenommen. Sippel hat zuerst in Deutschland 1904 in dieser Weise operiert.

Fig. 409.

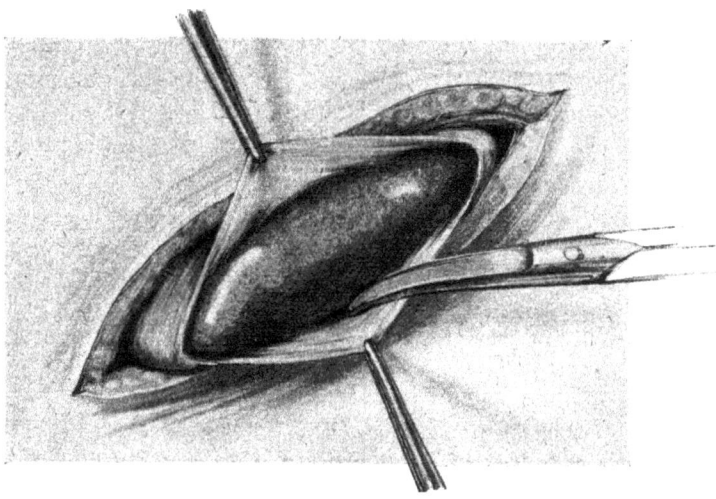

Bezüglich der Wirkung stehe ich nach meinen eigenen experimentellen Untersuchungen über das Wesen der Eklampsie auf dem Standpunkte von Franqué's: „Die Aushülsung kann die Anurie heilen, nicht aber ohne weiteres die Eklampsie".

Betreffs der Technik und der Anatomie verweise ich Sie auf Vorlesung X, S. 237 ff. Die Enthülsung selbst zeigt Ihnen die Fig. 409. In allen Fällen müssen Sie nach der Dekapsulation durch den hinteren Wundwinkel drainieren, am besten mit Gazestreifen.

Meine Herren, wir sind am Ende unserer Uebungen angelangt. Zur kurzen Rekapitulation des Gelernten mögen Ihnen die beigefügten Tabellen über die wichtigsten Operationen dienen. Mögen Sie diese Stätte des Todes verlassen mit dem Gefühl, daß es eine Stätte war, an der Sie lernten, Leben zu erhalten!

Hic locus est ubi mors gaudet succurrere vitae.

---

[1]) Sitzenfrey, Die Nierenenthülsung mit besonderer Berücksichtigung ihrer Anwendung bei Eklampsie. Beiträge für klin. Chirurgie. 1910. Bd. 67. S. 129.

Nachtrag während der Korrektur zu Seite 66, Fig. 50.

Das Franz'sche Spekulum, modifiziert von Windler.

Bei einer am 21. Februar 1912 von mir vorgenommenen Wertheim'schen Operation hatte ich Gelegenheit, die neue von Windler hergestellte Modifikation des Franz'schen Spekulums auszuprobieren. Abgesehen davon, daß diese Modifikation um 20 Mark billiger ist, als das in Figur 50 dargestellte Originalmodell, hat sie auch den letzten Uebelstand beim Anlegen dieses wirklich Hervorragendes leistenden Instrumentes beseitigt. Der Uebelstand war die Gleitschiene, die nur dann gut funktioniert, wenn genau gleichmäßig gezogen wird. Das neue Rahmenspekulum besitzt nun diese Gleitschiene nicht mehr; der lose rechteckige, den Bauchdecken durch eine nach oben leicht konvex gerichtete Krümmung angepaßte Rahmen wird über die Wunde gelegt und nun die 4 Spekula erst oben, dann unten, dann rechts und links eingehakt. Die Spekula sind genau so eingerichtet, wie es auf der kleinen Skizze rechts unten in Fig. 50, Seite 63 zu sehen ist. Etwas Einfacheres und Besseres zur Entfaltung der Wunde kann ich mir nicht denken. Ich habe aus diesem Grunde Herrn H. Windler (Berlin N.24, Friedrichstraße 133a) den Auftrag gegeben, mir für den Tuberkulumschnitt und für kleinere Appendektomieschnitte ein in ähnlicher Weise eingerichtetes Instrument zu konstruieren, bei dem die für diese Schnitte als zu raumbeengend wirkenden Spekula durch einfache Langenbeckhaken, die in den kleinen Rahmen eingehakt werden können, ersetzt werden.

Uebersichtstabellen.

Tabelle I: Die Alexander-Adams'sche Operation.
Tabelle II: Uebersicht über einige Methoden der Alquié-Alexander-Adams'schen Operation.
Tabelle III: Uebersicht über einige Methoden der abdominalen Laparotomie (Köliotomie).
Tabelle IV: Die Ventrifixur nach Bumm.
Tabelle V: Resektion und Implantation der Ligamenta rotunda in utero nach Liepmann.
Tabelle VI: Uebersicht über einige Methoden der Ventrifixur.
Tabelle VII: Uebersicht über einige andere abdominale lagekorrigierende Methoden.
Tabelle VIII: Die abdominale Exstirpation der graviden Tube.
Tabelle IX: Die abdominale Exstirpation von Ovarialtumoren (und Parovarialtumoren).
Tabelle X: Die erweiterte abdominale Totalexstirpation des Uterus, modifiziert nach Wertheim-Bumm.
Tabelle XI: Uebersicht über einige andere Methoden der erweiterten Radikaloperation.
Tabelle XII: Die einfache Totalexstirpation. (In der Form der einfachen abdominalen Myotomie geschildert.)
Tabelle XIII: Uebersicht über einige wichtige Methoden der einfachen Totalexstirpation.
Tabelle XIV: Die supravaginale Amputation.
Tabelle XV: Uebersicht über einige wichtige Methoden der supravaginalen Amputation.
Tabelle XVI: Operationen an der Vulva, der Vagina und der Regio perinealis.
Tabelle XVII: Die vaginale Totalexstirpation des Uterus.
Tabelle XVIII: Die lageverändernden vaginalen Operationen.

Tabelle I.

Die Alexander-Adams'sche Operation[1]).

Bemerkung: In sämtlichen Figuren ist der rechte Leistenkanal in leichter Beckenhochlagerung gezeichnet.

Schnittführung	Die wichtigsten anatomischen Gebilde	Operative Maßnahmen und Fehler
1. Einen Finger breit oberhalb und parallel dem Poupart'schen Bande, 5—7 cm lang, ausgehend vom Tuberculum pubicum. Fig. 5 (Schnittführung). Fig. 8 (nach Ausführung des Schnittes).	Fascia subcutanea. Vasa pudenda externa (medial), Vasa epigastrica superf. inferiora (lateral). Fig. 8.	Abklemmen der Gefäße, dann durchschneiden und unterbinden. Exakte Blutstillung! Die Gefäße isoliert fassen (Fig. 8), nicht Haut mitklemmen (Fig. 9). Die Fascia subcutanea nicht mit der Aponeurose des Obliquus verwechseln, diese mehr stumpf, jene hell sehnig glänzend (vgl. Fig. 8 mit Figg. 12 u. 13).
2. Schnitt bis auf die Aponeurose des Obliquus externus. Stumpfes Abschieben der Fascia subcutanea und der Fascia propria des M. obliq. ext. (Fig. 12).	Der subkutane Leistenring (Annulus inguinalis subcutaneus), begrenzt vom Crus superius und inferius. (Die Fibrae intercolumnares waren in diesem Falle nicht entwickelt (vgl. Fig. 13 mit Fig. 32). Das den äußeren Leistenring häufig verdeckende Fettträubchen (n. Waldeyer fälschlich nach Imlach benannt).	Der äußere Leistenring wird meist besser gefühlt als gesehen. Man tastet das Tuberculum pubicum, dicht davor und oberhalb des Poupart'schen Bandes fühlt man den Eingang zum Leistenring. (Fig. 32 zeigt einen Fall ohne deutliche Entwickelung des Annulus inguinalis extern.).
3. Die Eröffnung des Leistenringes mit gerader Schere, Einführen der geknöpften Branche in der Richtung des Faserverlaufes des Obliq. ext. (Fig. 14), zwischen Crus superius und Crus inferius. Ohne mit den Händen die Wunde zu berühren, zartes Erfassen des lateralen Schnittrandes des Obliquus. Aponeurose und Erheben derselben (Fig. 15).	Am äußersten Rande des eröffneten Kanales und des erhobenen Schnittrandes das Lig. rotundum (Fig. 15). Diesem parallel die Nervi spermatici externi (dem Verlauf des Bandes folgend) und ilio-inguinalis über dem M. obliq int. Ueber die Arteriae und Venae spermaticae externae vgl. S. 22 ff., Fußnote	**Das Herumtasten mit den Fingern in dem eröffneten Leistenkanal ist unbedingt zu vermeiden,** da sich dadurch die Topographie verwischt und das weiße Band leicht rot wird und dann schwer von den Obliquusfaszien zu unterscheiden ist. Der N. spermaticus externus wird reseziert, um zu vermeiden, daß er mit der Naht mitgefaßt wird.
4. Das Isolieren (Fig. 16) und Vorziehen (Fig. 19 u. 20) des Bandes. Das Abschieben oder die Eröffnung des Processus vaginalis peritonei (Fig. 20).	Die hintere (innere) Wand des Leistenkanales, gebildet von der Fascia transversalis und dem Lig. inguinale reflexum (Collesi). Hinter der Faszie die Vasa epigastrica inferiora, das Band rechtwinklig kreuzend (Fig. 45).	Das Isolieren möglichst anatomisch mit stumpfen Instrumenten (Fig. 16). Vermeide das Auffasern des Bandes (Fig. 17 u. 18). Vorsicht vor Verletzung der hinteren Wand: Vasa epig. inferiora. Bei Eröffnung des Processus ist die Cooper'sche Schere dem Bande parallel gerichtet zu halten.
5. Das Einnähen des Bandes mit gleichzeitigem Verschluß der Aponeurose des Obliquus externus (Figg. 20—23). Das Abbinden und Abschneiden des peripheren Stumpfes (Figg. 22 u. 23). Die Fettnaht (Fig. 24). Die Hautnaht (Fig. 25 oder 26).	Der erste fixierende Faden passiert: die Aponeurose des Obliquus, den Processus, das Band, die Aponeurose (gegenüberliegender Schnittrand). Der zweite Faden: Aponeurose, Band, Aponeurose usf. Vielfach ist es zweckmäßig, den lateralen Rand des Obliq. int. an die laterale Aponeurose des Obliq. ext. anzunähen wie beim Bassini.	Nahtmaterial: Silkwormgut für die Fixations- und Aponeurosen-Verschlußfäden, Katgut für die Fettnähte, Michel'sche Klammern oder Serres fines für die Hautnaht. (Fig. 25 oder 26).

Besondere Bemerkungen: Wie kompliziert und gefährlich die Wundverhältnisse werden, wenn der Operateur versehentlich den Schnitt unterhalb des Poupart'schen Bandes anlegt, zeigt Fig. 32.

Instrumentarium: ad 1.
ad 2. } Skalpell (Fig. 12). Vier Kocher'sche Klemmen (Fig. 8).
ad 3. Gerade, geknöpfte Schere (Fig. 14), mehrere Kocher'sche Klemmen.
ad 4. Klemmen ohne Zähnchen an der Spitze (Fig. 16) oder Kocher'sche Klemmen mit besonderer Vorsicht (Fig. 17), Cooper'sche Schere.
ad 5. Hegar'scher Nadelhalter (Fig. 27 ff.), zwei chirurgische Pinzetten (Fig. 25), Nadeln (Fig. 27 ff.), Michel'sches Klammernbesteck (Fig. 25), Serres fines (Fig. 26).
Die anatomischen Bezeichnungen des intraabdominalen Teiles des Bandes vgl. Tabelle X, 2.

1) Statt dieser Operation führe ich jetzt stets den Tuberkulumschnitt aus, der anfangenden Operateuren jedoch erst dann zu empfehlen ist, wenn sie die Technik der Alexander'schen Operation beherrschen.

Tabelle II.

Uebersicht über einige Methoden der Alquié-Alexander-Adams'schen Operation

Autor	Methode	Bemerkungen
1. Alquié, Araux (1840); Alexander (1883) und Adams (1882).	Schnittführung wie beschrieben. Vorziehen des Bandes ohne Eröffnung des Leistenkanals.	Anfängern nicht zu empfehlen, geübt von Asch, Fritsch Küstner u. a.
2. Casati (1887).	Einfacher Querschnitt von einem Leistenring zum anderen.	Schwieriger (vgl. die Beschreibung d. Tuberkulumschnittes)
3. Liepmann. Erster Fall operiert am 27. Juni 1910.	Tuberkulumschnitt (Fig. 72 ff.) von einem Tuberculum pubicum zum anderen.	Schnitt unsichtbar und Hernien sicher vgl. Text S. 94.
4. Roux.	Spaltung des Leistenkanals in großer Ausdehnung (vgl. unsere Fig. 15 ff.).	Gute Uebersicht. Geübt von Bumm, Edebohls, Kocher, Küstner, Werth, Verf. u. a. m.
5. Edebohls und Goldspohn.	Prinzipielle Eröffnung des Processus vaginalis (vgl. Fig. 20).	Geübt von Bumm, Küstner, Verf. u. a.
6. Küstner-Zweifel.	Vorheriges Aufrichten des Uterus und Fixieren desselben durch ein Pessar.	Sehr zu empfehlen, da sonst eine Antepositio, aber Retroflexio resultiert (Fig. 36).
7. Kocher.	Das Band wird auf die Aponeurose des Obliquus externus aufgenäht. Lig. Pouparti und Aponeurose werden durch Fäden, die den M. obliquus internus und transversus sowie die Fascia transversalis mitfassen, vereinigt.	Durch die tiefen Vereinigungsnähte kann die Arteria epigastrica inferior verletzt werden.

Bemerkung: Genauere Literaturangaben hierüber finden sich in Hegar-Kaltenbach und in Veit's Handbuch der Gynäkologie.

Tabelle III.

Uebersicht über einige Methoden der abdominalen Laparotomie (Köliotomie).

Vgl. hierzu Abel, G.: „Ueber Bauchnaht und Bauchnarbenbrüche", Archiv f. Gyn., 1908, Bd. 56, und über Technik der Laparotomie, Bd. 45.

Autor	Methode	Bemerkungen
1. Aelteste Methode.	Der Schnitt in der Linea alba; über die Anatomie S. 52. Beziehung zum Urachus (vgl. Fig. 45).	Jetzt von den meisten Autoren verlassen, wegen der Gefahr späterer Bauchnarbenbrüche. Unmöglichkeit in Etagen zu nähen.
2. Storer in Boston, zit. nach Hegar (l. c.).	Der Extramedianschnitt. Anatomie und Technik S. 48 ff. (vgl. Fig. 46 ff.).	Möglichkeit des Atrophierens der medialen Muskelplatte des Rectus abdominis, infolge der Verletzung der nur lateral herantretenden Nervenäste.
3. Lennander, Dtsch. Ztschr. f. Chir., Bd. 91 u. Wolkowitsch, Arch. f. klin. Chir., Bd. 57.	Der Kulissenschnitt. Die vordere Rektusscheide wird gespalten, der Rektus alsdann mit Wundhaken lateral weiter gezogen und dann die Fascia transversalis und das Peritoneum geöffnet.	Näht man alsdann den Rektus an den medialen Rand der Scheide an, so hat dieser Schnitt manches für sich und wird von Kocher empfohlen.

Autor	Methode	Bemerkungen
4. Franz, Zentralbl. f. Gynäkologie, 1908, S. 341.	Der Längsbogenschnitt beginnt rechts oder links vom Nabel und wird im Bogen über die Mediane zur Symphyse geführt. Die Faszie wird oberhalb und unterhalb der Kreuzungsstelle mit der Medianen abpräpariert, das Peritoneum medial geöffnet.	Vorzüge: Gute Uebersicht, Verminderung der Herniengefahr.
5. Rapin, Intern. Gyn.-Kongr. in Genf, Refer., Zentralbl. f. Gynäkol., 1896, S. 1016, und Küstner, Monatsschrift f. Geburtsh. u. Gynäkol., 1896.	7—8 cm langer Querschnitt in der suprapubischen Hautfalte (vgl. Fig. 5). Abpräparieren eines Hautlappens und Eröffnung der Aponeurose und des Peritoneums in der Linea alba. — Modifikation von Straßmann (Liepmann, Inaug.-Dissert., Berlin 1901): Eröffnung der Aponeurose usw. extramedian.	Aus ästhetischen Gründen empfehlenswert, jetzt durch den Pfannenstielschen Aponeurosenschnitt vielfach verdrängt. Von mir wird häufig der Tuberkulumschnitt geübt.
6. Pfannenstiel, Sammlung klin. Vortr., Nr. 268, Febr. 1900.	Wie der vorige, nur Eröffnung der Aponeurose ebenfalls quer. Text S. 73 (vgl. Fig. 60).	Vorzügliche, anatomisch am besten begründete Schnittführung. Für gute Heilung ist beste Asepsis erforderlich.
7. Liepmann, I. Auflage. 1911. Sitz. d. Berliner gynäkol. Gesellschaft 26. I. 1912.	Wie der vorige, nur tiefer gelegen von einem Tuberculum pubicum zum anderen. Bei Schwierigkeit Pyramidales und Recti quer durchschneiden. Text S. 90. Fig. 72 ff.	Besonders geeignet für die fixierte Retroflexio.

Ueber den Appendektomieschnitt . . . . . . S. 252, Fig. 209 ff.
   „   „ Schnitt von Mackenrodt . . . . . Tabelle XI.
   „   „ Schnitt von Amann . . . . „ XI.

Die Naht der Bauchdecken (beim Extramedianschnitt) S. 68 ff:
1. Peritoneum und Fascia transversalis (vgl. Fig. 54).
2. Muskel (vgl. Fig. 55).
3. Aponeurose (vgl. Fig. 21 ff.).
4. Fett (vgl. Fig. 24).
5. Haut (vgl. Fig. 25 u. 26).

Instrumentarium und Nahtmaterial:
1. Ein bauchiges Skalpell.
2. Drei bis sechs Kocher'sche Klemmen (14 cm lang).
3. Drei bis sechs stumpfe Klemmen. Dieselben sind entweder genau so geschmiedet, wie die Kocher'schen Klemmen, nur daß ihnen die Zähnchen fehlen, oder aber der fassende Teil ist kurz, etwa 1 cm lang (nach Péan und Köberlé).
4. Eine gerade und eine Cooper'sche Schere, zeigt auch die richtige Haltung der Schere.
5. Ein Bauchspekulum nach Stöckel (vgl. Fig. 51 ff.), Schubert oder Franz (Fig. 50).
6. Hegar'sche Nadelhalter mit Cremaillère, die uns für alle Bauchhöhlen- und vaginalen Operationen als die besten erscheinen.
7. Mittelgroße, dreikantige, gekrümmte Nadeln.
8. Chirurgische Pinzetten für die Klammernaht.
9. Michel'sche Klammern, nebst der dazu gehörigen Pinzette, um sie anzulegen oder Serres fines.
10. Nahtmaterial: Ein fortlaufender Faden für Peritoneum und Fascia transversalis und Muskel, der in der Aponeurose geknotet wird; Silkwormgutfäden zum Verschluß der Aponeurose des Obliquus externus und zur gleichzeitigen Fixation des Bandes; fortlaufende oder Katgutknopfnaht des Fettes, Michel'sche Klammern für die Haut.

Tabelle IV.

Die Ventrifixur nach Búmm[1]).
(Publiziert vom Verfasser: Zentralbl. f. Gynäk., 1907, Nr. 6)

Die einzelnen Phasen der Operation	Die anatomischen Gebilde	Operative Maßnahmen, Fehler
1. Der Laparotomieschnitt (vgl. Tabelle III).	Vgl. Tabelle III.	Für den Anfänger am einfachster der Längsschnitt.
2. Freilegen des Operationsgebietes mittels Franz'schen (Fig. 50) oder Stöckel'schen Spekulums, meist genügt die suprapubische Platte allein (vgl. Fig. 51 ff.).	Man suche sich zuerst den Uterusfundus, dann die Tubenecke, vor dieser ist die Abgangsstelle des Lig. rotund., hinter dieser die Einmündungsstelle des Lig. ovarii proprium.	Verwechselungen mit der Plica transversa vesicae, die für das Band gehalten wurde, habe ich gesehen (vgl. Fig. 61, linke Seite).
3. Erfassen des linken Lig. rotund. 1½ cm vom Uterus entfernt mit stumpfer Klemme. Erfassen des rechten Lig. in gleicher Weise (Fig. 62 ff.).	Beim Erheben des Uterus an diesen beiden Klemmen sieht man jetzt deutlich das Lig. infundibulo-pelvicum. Man sieht eventuell Adhäsionen des Uterus oder der Adnexe. Man erfaßt das Band etwa im ersten Drittel der Pars lig. lati. Vergleiche hierzu die verschiedenen anatomischen Abschnitte des Bandes (Tabelle X, 2).	Die Adhäsionen werden vorsichtig stumpf mit dem Finger gelöst unter Leitung des Auges.
4. Erfassen des parietalen Peritoneums etwa in der Höhe des äußeren Leistenringes und Durchbohren desselben mit Kocher'schen Klemmen.	Zwischen Peritoneum parietale und Musculus rectus liegt noch auf diesem die Fascia transversalis. Die eigentliche Rektusscheide fehlt hier.	Beim Durchbohren des Peritoneums mit der Kocher'schen Klemme Vorsicht: Darm schützen.
5. Durchziehen des schlingenförmig verkürzten Bandes durch die beiden so künstlich geschaffenen peritonealen „Leistenringe" (vgl. Fig. 64 u. 65).	Die künstlichen Leistenringe befinden sich stets medial vor den natürlichen. Die Kuppe der Schlinge des Bandes liegt wie in einem „Processus vaginalis peritonei" dicht der Fascia transversa des Rektus an.	Die Art und Weise des Durchziehens ist aus den Figuren verständlich. Sie ist der Methode von Doléris und von Gilliam sehr ähnlich (vgl. Tabelle VI).
6. Fixation des Bandes (vgl. Fig. 65).	Der fixierende Silkwormgut-Faden passiert die Gewebsschichten in folgender Reihenfolge: 1. Vordere Rektusscheide. 2. Rektusmuskel. 3. Fascia transversa 4. Durch beide die Schlinge des Bandes bildende Schenkel. 5. Fascia transversa. 6. Muskel. 7. Vordere Rektusscheide.	Hier werden gerade vom Anfänger viele Fehler gemacht. Meist besteht die Tendenz, den Faden zuerst statt durch die Rektusscheide durch das Band zu ziehen. Man kann den künstlichen Peritonealtrichter noch mit einem Katgutfaden an das Band fixieren.
7. Naht der Bauchdecken.	cf. Tabelle III.	

Instrumentarium: Wie zur Laparotomie (vgl. Tabelle III). Möglichst große, gekrümmte Fixationsnadel (vgl. Fig. 64 u. 65).

1) Diese Operation wird jetzt vom Verfasser nicht mehr ausgeführt, an ihre Stelle treten entweder der Tuberkulumschnitt (Tabelle III, 7) oder die Resektion und Implantation der Ligamenta rotunda in utero (Tabelle V).

Tabelle V.

Die Resektion und Implantation der Ligamenta rotunda in utero nach Liepmann[1]).

Die einzelnen Phasen der Operation	Die anatomischen Gebilde	Operative Maßnahmen
1. Laparotomieschnitt (vgl. Tabelle III).	Vgl. Tabelle III.	Querschnitt oder Längsschnitt.
2. Freilegen des Operationsgebietes.	Aufsuchen der Insertionsstelle der Ligamenta rotunda in den Fundusecken.	Vgl. Tabelle IV unter 2.
3. Exzision der Ligamenta rotunda.	Eine besondere Blutung ist nicht zu befürchten. Vergleiche hierzu die Lage der Gefäße auf Fig. 92.	Man exzidiere mit dem Messer einen seichten Keil.
4. Erfassen der abgeschnittenen Ligamente mit Klemmen und weiteres Ablösen in der Richtung auf den Leistenkanal und Resektion.	Beim Ablösen müssen zwei peritoneale Wundränder entstehen, ein vorderer und ein hinterer; diese Ränder werden am besten alsbald mit Klemmen gefaßt, damit man sie später sofort vorziehen kann.	Wie weit man ablösen soll, kommt auf den Fall an, man muß eben dazu „Maß nehmen". Liegt der Uterus dabei gut, wird die Verkürzung eine richtige.
5. Implantation der resezierten Stümpfe in die Fundusecken.	Hierdurch werden die Fundusecken wieder zum Ausgangspunkt der Ligamente.	Die Art der Implantation durch die Matratzennaht zeigt Ihnen Fig. 89. — Katgut No. 5.
6. Sicherung und Uebernähen des Bandes mit Peritoneum. (Katgut No. 3.)	Die beiden sub 4 mit Klemmen erfaßten peritonealen Wundränder werden über das Band genäht. (Vorderes und hinteres Blatt des Ligam. latum.)	Der Geübte wird diese Naht fortlaufend, der Anfänger besser mit Knopfnähten ausführen.
7. Naht der Bauchdecken.	Vgl. Tabelle III.	

1) Vortrag, gehalten in der Berliner gynäkologischen Gesellschaft. — Sitzung am 26. I. 1912

Tabelle VI.
Uebersicht über einige Methoden der Ventrifixur.

Autor	Methode	Bemerkungen
1869 Köberlé, Sims, Schröder, Lawson Tait, Hennig (nach Hegar).	Als gelegentliche Operation nach anderen Eingriffen (Näheres siehe Hegar-Kaltenbach).	—
R. v. Olshausen, 1886, Zentralblatt; fast gleichzeitig Howard und A. Kelly.	Jetzt erst zur Methode erhoben. Fixation der Lig. rotunda unmittelbar an ihrer Abgangsstelle (vgl. Fig. 67).	Grundlegende Methode, die dem Uterus seine Beweglichkeit erhält wichtig f. nachfolgende Geburten
Leopold-Czerny, 1888/89.	Die Fixationsfäden werden quer durch den Fundus gelegt (vgl. Fig. 70).	Geringere Beweglichkeit. Unter Umständen breite Adhäsionsbildung mit Gefahr des Ileus (vgl. Fig. 71).
Doléris, Paris, 1898.	Perforation von Peritoneum und Muskel. Beide Bänder werden über dem Muskel, aber unter der vorderen Rektusscheide vereinigt.	Als grundlegende Methode für die folgende und die von Bumm zu betrachten (vgl. auch Tabelle IV, 5).
Gilliam, 1900/01 (nach Kelly); ähnlich Bardescu, 1904 (nach Veit's Handbuch).	Perforation der vorderen Rektusscheide, des Rektus, der Fascia transversa, des Peritoneums und Hindurchziehen der Ligamente schlingenförmig durch diesen Kanal. Die Schlingen der Ligamente werden alsdann auf die Faszie aufgenäht.	Sehr gute Methode, die besonders vor Rezidiven schützt und doch dem Uterus seine Beweglichkeit läßt (vgl. bezüglich der Fertigkeit der Fixation die Figuren).

Tabelle VII.
Uebersicht über einige andere abdominale lagekorrigierende Methoden.

Autor	Methode	Bemerkungen
Bode und Wylie.	Duplikaturbildung der Lig. rotunda und Vernähen beider Schenkel mit Katgut.	Vgl. Fig. 68.
Menge und Dudley.	Das gleiche, nur werden noch die Schlingen der Ligamenta auf die vordere Uteruswand aufgenäht. Außerdem werden die dadurch entstehenden flügelartigen Teile des Lig. latum an die vordere Uteruswand fixiert.	Vgl. Fig. 69.
Antonelli.	Abschneiden der Lig. rotunda nahe an ihrem Eintritt in den Leistenkanal und Fixation der Stümpfe an die Uterusecken.	Vgl. hiermit die Methode des Verfassers in Tabelle V.
Moris.	Auslösen der Lig. rotunda aus dem Peritoneum. Schleifenbildung zur Verkürzung und Vernähen dieser Schleife, dann wieder Versenkung dieser Schleife unter das Peritoneum.	

Bemerkung: nach Veit's Handbuch.

Tabelle VIII.

Die abdominale Exstirpation der graviden Tube.

Die einzelnen Phasen der Operation	Anatomische Betrachtungen	Operative Maßnahmen
1. Laparotomieschnitt.	Vgl. Tabelle III.	Besser ein Längsschnitt als ein Querschnitt.
2. Freilegen des Wundgebietes, Bauchtücher, Betrachtung des Situs.	Stärkere Injektion der Spermatikalgefäße auf der graviden Seite. Tubarruptur (vgl. Figg. 80, 83, 84). Tubenmole (vgl. Fig. 100). Peritubare Hämatozele (vgl. Figg. 99 u. 100), Tubarabort. Besonderes Verhalten bei interstitieller und bei intraligamentärer Tubargravidität siehe unten.	Die linke Hand des Operateurs geht ein und hebt die gravide Tube, die leichten peritubaren Adhäsionen lösend, heraus (vgl. Fig. 83).
3. V-förmiges Abklemmen der graviden Tube mit dem zugehörigen Ovarium (vgl. Fig. 84).	Das Lig. rotundum wird nach Möglichkeit geschont. Die laterale Klemme liegt am Lig. infundibulopelvic. und dem doppelten Blatt des Lig. latum. Die Spitze liegt dicht (!) an dem dem Ligamentum parallel laufenden Ureter (!) (vgl. Fig. 94). Die mediale Klemme am Ostium uterinum tubae, am Lig. ovarii proprium, dem Ramus tubarius arteriae uterinae, derselbe tritt unmittelbar vor dem Lig. ovarii prop. im Tubenwinkel an die Tube und dem doppelten Blatt des Lig. lat. heran. Zwischen den V-förmig angelegten Klemmen, deren Spitzen sich fast berühren, liegen folgende anatomische Gebilde: a) Tube: Fimbriae tubae, Infundibulum tubae, Ostium abdominale tubae, Ampulla tubae, Isthmus tubae, Pars uterina tubae, Ostium uterinum tubae. b) Zwischen Tube und Ovarium: Die Fimbria ovarica, das Lig. infundibulo-ovaricum. Der Plexus pampiniformis et Bulbus ovarii. Das Epoophoron. Die Parasalpingen. Die Appendices vesiculosae (s. Morgagni'sche Hydatiden). c) Das Ovarium nebst einem kleinen V-förmigen Stück des vorderen und hinteren Blattes des Lig. lat. (vgl. Figg. 92 u. 98).	Das Anlegen der Kocher'schen Klemmen ist aus Fig. 84 ohne weiteres ersichtlich. Die Mitherausnahme des Ovariums erfolgt aus technischen Gründen (vgl. Figg. 84 ff. und 93). Man vermeidet so die Eröffnung des doppelten Blattes des Mesosalpinx und des blutreichen Bulbus ovarii. Wer es vorzieht, die Tube isoliert zu entfernen, legt die mediale Klemme nur an die Tube, exstirpiert, vom uterinen Ende beginnend, die Tube unter Eröffnung der Mesosalpinx und klemmt isoliert den Ramus tubarius, der von der Arteria ovarica kommt, ab (vgl. Fig. 93).
4. Exstirpation zwischen den Klemmen, Unterbindung durch Umstechung.	Wie ad 3.	Die einzelnen Phasen der Umstechung mit der scharfen Nadel siehe aus den Figg. 85—87.
5. Vereinigung d. Stümpfe Toilette des Bauchfelles.		Die Fäden der beiden Stümpfe werden aneinandergeknotet (vgl. Figg. 87 u. 90) oder die Stümpfe mit Peritoneum übernäht, oder einfach unbehandelt gelassen. Die Toilette besteht in dem Entfernen aller größerer Kruormassen mittels Stieltupfer.
6. Schluß der Bauchwunde.	Vgl. Tabelle III unter Naht.	

Bemerkungen: Die Anatomie der Graviditas tubo-uterina s. interstitialis, d. h. die Ansiedelung des Ovulums in der Pars uterina tubae vgl. Fig. 104. Die Technik S. 115.
Die Anatomie und Technik der intraligamentär entwickelten Tubar- und Ovarialgravidität vgl. unter intraligamentären Ovarialzysten (Fig. 130 ff.).

Instrumentarium: Wie zur Laparotomie vgl. Tabelle III. Unter Umständen noch einige Kocher'sche und stumpfe Klemmen.

Tabelle IX.

Die abdominale Exstirpation von Ovarialtumoren (und Parovarialtumoren).

Die einzelnen Phasen der Operation	Anatomische Betrachtungen	Operative Maßnahmen
1. Laparotomieschnitt. Im allgemeinen soll der Schnitt so groß angelegt werden, daß man den Tumor in toto entfernen kann (vgl. Fig. 120). Ausnahmen: 1. Großzystische Tumoren (vgl. Fig. 119), dabei kleiner Schnitt erlaubt; Vorsicht, daß die Punktionsflüssigkeit nicht in das Abdomen läuft! 2. Morcellement der seltenen Ovarialfibrome (nach Pfannenstiel, Veit's Handbuch IV. 1).	Vgl. S. 136 ff. u. 144 ff.	Am besten der Längsschnitt, wenn die Diagnose der Größe und der Benignität nicht ganz sicher steht. Ist ein großer Schnitt gemacht, provisorischer Verschluß der Bauchhöhle mit Klemmen (vgl. Fig. 120). Bei kleinem Schnitt und Punktion drückt die Hand des Assistenten von oben die Zyste in die Wunde und zwar während der ganzen Punktion (vgl. Fig. 119).
2. Die Unterbindung des Stieles bei einfachen gestielten Zysten nach vorherigem Abklemmen und Abtragen. (Bei Stieltorsion ist der Stiel erst wieder aufzudrehen.)	Der Stiel besteht: aus dem Lig. ovarii proprium, dem doppelten Peritonealblatte des Mesovarium, dem Lig. infundibulo-ovaricum und einem Teil des Lig. latum. Außerdem ist operations-anatomisch die meist entsprechend verlängerte Tube hinzuzurechnen. Blutgefäße: entsprechend der Größe des Tumors verdickt. Arteria ovarica vom Lig. infundibulo-pelvicum. Venen zum Plexus pampiniformis und zur Vena uterina (zahlreiche Anastomosen). Vgl. die Ovarialtumoren mit den Parovarialtumoren (vgl. Figg. 124, 126 mit Fig. 128).	Bei langgestielten Tumoren macht das Abklemmen und Unterbinden keinerlei Schwierigkeiten, auch liegt hier entsprechend der Anatomie der Ureter weit vom Operationsfeld. Bei kurz gestielten Tumoren (vgl. Fig. 126) ist größere Vorsicht wegen des Ureter am Platze. Man legt die erste Klemme in der Gegend des Lig. infund.-pelv. an, durchschneidet, mobilisiert so den Tumor, legt weiter Klemmen an soweit es erforderlich ist. Bei den Parovarialtumoren kann häufig das Ovarium erhalten werden.
3. Ueberkleiden der Stümpfe mit Peritoneum (vgl. Figg. 121 u. 122) nicht immer nötig. Versenken derselben. Schluß der Bauchwunde.	Vgl. Tabelle VIII, 5.	**Meine einfache Methode besteht darin, die Stumpfenden mittels einer Matratzennaht in das Ligamentum latum zu invaginieren.**
Ad 2: bei intraligamentären (mesometrischen) Zysten (vgl. Fig. 130 ff.): a) Prophylaktisches Abklemmen an der Tubenecke und dem Lig. infundib.-pelvic. b) Spaltung des Lig. latum (unter Umständen wird a) entbehrlich (vgl. Fig. 131). c) Stumpfes Ausschälen d. Tumor. d) Sorgfältige Blutstillung. e) Vernähen des Geschwulstbettes.	Ramus tubarius von der Arteria uterina. Arteria ovarica von der Aorta. Die Lage des Ureters hierbei ist aus Fig. 131 ersichtlich.	Es ist unmöglich, alle Komplikationen bei der Operation, je nach Lage des Falles zu erwähnen, ausführliche Angaben finden sich in Veit's Handbuch 1908. Bd. IV. 1.

Besondere Bemerkungen: Bei allen malignen oder auch bei nur verdächtigen Tumoren, wozu Pfannenstiel auch alle papillären Geschwülste rechnet, ist zum mindesten das andere Ovarium prophylaktisch mitzuentfernen, meist wird man aber die einfache oder nach Pfannenstiel sogar die erweiterte Totalexstirpation des Uterus und der Adnexe anzuschließen haben; hierüber siehe die betreffenden Kapitel.

Die erste Ovariotomie wurde überlegt von Ephraim Mac Dowell aus Virginien 1809 (der Stiel wurde extraperitoneal in die Bauchwunde eingenäht). Weitere Operateure der ersten Zeit waren: Atlee, Spencer Wells, Baker Brown, Köberlé, Keith. — 1821 versenkte Nathan Smith zuerst die Ligatur (Lederstreifen) in die Bauchhöhle (nach Hegar-Kaltenbach).

Tabelle X.

Die erweiterte abdominale Totalexstirpation des Uterus, modifiziert nach Wertheim=Bumm.

Die einzelnen Phasen der Operation	Anatomische Betrachtungen	Operative Maßnahmen u. Fehler
1. GroßerLaparotomieschnitt von der Symphyse zum Nabel, selten bis über diesen. Nach Desinfektion der Scheide und Verschorfung des Karzinoms. Gutes Freilegen des Operationsterrains mit dem Spekulum von Franz oder dem von Stöckel.	Vgl. Tabelle III.	Gutes Abdecken der Wundränder, am einfachsten durch Fixation des parietalen Peritoneums über die Muskeln an die Haut, oder durch Uebernähen od. Anklemmen (Rieck) von sterilem Billroth-Batist. Steilste Beckenhochlagerung.
2. Vorziehen des Uterus mit stumpfer Mainzer'scher Zange nach links. Abklemmen und sofortiges Unterbinden des rechten Lig. infundibulo-pelvicum. Der Schnitt, der dieses durchtrennt, durchschneidet gleichzeitig das vordere Blatt des Lig. latum u. das Lig. rotundum. Letzteres wird einfach unterbunden (vgl. Figg. 137 u. 138).	Ueber das Lig. infundibulo-pelvicum siehe Tabelle VIII, 3. Unterscheidet man an dem Lig. rotundum die Pars uterina, Pars lig. lati. Pars iliaca, Pars inguinalis und die Pars praeinguinalis, so liegt die Unterbindungsstelle in der Mitte der Pars iliaca. Eine größere Arterie wird dann nicht durchschnitten, da die Spermatica externa aus der Epigastrica inferior (aus der Iliaca externa) erst dicht am inneren Leistenring zum Bauch tritt. Die Pars iliaca kreuzt und unter ihr liegen die Vasa und der Nervus obturatorius, die Arteria umbilicalis (vesicalis superior), die Arteria iliaca externa; sie umgreift hakenförmig die Vasa epigastrica inferiora (vgl. Fig. 45).	Der Operateur steht auf der rechten Seite der Patientin, damit sein Blick auf das hintere und mediale Blatt des Lig. latum gerichtet ist: Ureterverlauf. Es ist wichtig, bei dieser Schnittführung nur das vordere Blatt des Lig. latum zu spalten, da sonst die weitere Topographie leicht verwischt wird. **Hierbei kann bei fehlender Sorgfalt der Ureter mitdurchschnitten werden** (Fig. 152).
3. Stumpfes Auseinanderdrängen der beiden Blätter des Ligament. latum und stumpfes Freilegen der für die Operation wichtigen Gebilde.	Das zwischen den beiden Blättern des Lig. latum gelegene weitmaschige Bindegewebe ist aus Fig. 138 gut ersichtlich. Man sieht zunächst, und zwar sofort am hinteren Blatte den Ureter verlaufen, der mit diesem im Zusammenhang bleiben soll (!); (vgl. Fig. 139). Am meisten lateral und proximalwärts sieht man die Arteria iliaca externa und interna (hypogastrica) aus der Iliaca communis kommen (Gefäßdreieck). Hier häufig verdickte Lymphdrüsen (vgl. Fig. 139). Jederseits lateral und etwas lateralwärts der Arterien die Vena iliaca externa und die Vena hypogastrica (oder wenn es zwei Aeste sind, von Kownatzki als Venae iliaca media und interna unterschieden). Verfolgt man die Arteria hypogastrica weiter blasenwärts, so geht in fast direkter Fortsetzung der nicht obliterierte Teil der Arteria umbilicalis von ihr ab, von der ein oder mehrere Aeste als Arteriae vesicales superiores entspringen. Kurz vor der Abgangsstelle der Arteria umbilicalis geht direkt medialwärts und über den Ureter — die Arteria urinae von ein oder mehreren Venenästen begleitet. Geht man lateral noch tiefer in das Bindegewebe (was unnötig ist), so sieht man dort den Nervus obturatorius als weißen Strang hervorleuchten (vgl. Fig. 139).	Das stumpfe Auseinanderdrängen wird so ausgeführt, daß der Zeigefinger der linken und der rechten Hand etwa in die Mitte des Spaltraums gelegt werden und nun vorsichtig der linke nach medial, der rechte nach lateral das Gewebe auseinanderzieht und dabei gleichzeitig den peritonealen Schlitz erweitern. Bei mageren Personen sieht man alsbald die neben bezeichneten anatomischen Gebilde, bei fetten muß mit stumpfer Pinzette noch vorsichtig präpariert werden. Der Hauptfehler, der gemacht wird, ist es, mit dem rechten Zeigefinger das hintere Blatt des Ligamentum zu entblößen und dadurch den dort gelegenen Ureter von diesem abzulösen.
. Doppeltes Abklemmen, Durchschneiden u. Unterbinden der Uterina. Herüberklappen des medialen Stumpfes. Freilegung des Ureters bis zur Blase unter stumpfem oder scharfem Abpräparieren von der Unterlage. Provisorische Tamponade.	Der Ureter liegt hier in lockeres Bindegewebe eingebettet, wenn keine pathologische Infiltration vorhanden ist. Er liegt zwischen Plexus uterovaginalis (medial) und dem Plexus vesicovaginalis (lateral) (vgl. Fig. 153 u. 167 u. 166). Fig. 153 u. 167 gibt genauen Aufschluß über die neuesten Kenntnisse des venösen Apparates des weiblichen Beckens, die wir Kownatzki, Die Venen des weiblichen Beckens (Bergmann, 1907), verdanken.	Dementsprechend (Venenplexus!) ist beim Abschieben des Endstückes des Ureters große Vorsicht geboten; treten trotzdem Blutungen aus dem Venenplexus auf, so tamponiere man (vgl. Fig. 142) und setze zunächst die Operation auf der Gegenseite fort.

Die einzelnen Phasen der Operation	Anatomische Betrachtungen	Operative Maßnahmen u. Fehler
5. 6. u. 7. entsprechend den Maßnahmen auf der rechten Seite (vgl. 2. 3. u. 4.). Dementsprechend wird der Uterus hier auf die linke Seite gezogen.	Wie bei 2., 3. und 4.	Der Operateur steht jetzt links, um gut den Ureterverlauf zu überblicken (vgl. Akt 2). Nach Freilegung provisorische Tamponade wie bei 4.
8. Vereinigung der beiden Peritonealschnitte über die Blasen-Zervixgrenze hinweg und stumpfes Abschieben der Blase mit Stieltupfer (vgl. Fig.142).	Hier blutet es häufig aus dem Venenplexus (vgl. Fig. 167), der zum Wurzelgebiet der Vena iliaca interna (Kownatzki) gehört (vgl. Fig. 167).	Der Uterus wird jetzt stark nach dem Promontorium zu gezogen. Entfernen der provisorischen Tampons beiderseits.
9. Vereinigung der beiden Peritonealschnitte über die Grenze der Ansatzstelle der beiden Lig. uterosacra (Waldeyer) und scharfes Abpräparieren des hinteren Uterusperitoneums (vgl. Figg. 143 u. 144). (Der Uterus wird stark über die Symphyse gezogen).	Die Lig. uterosacra besser utero-recto-sacra (auch als Retractores uteri, Lig. retrouterina und rectouterina bezeichnet). — Die in ihnen verlaufenden glatten Muskelfasern entspringen aus der Wand der Gebärmutter unterhalb des Isthmus uteri, strahlen fächerförmig in die Plicae Douglasii und inserieren zum größten Teil in der Muskulatur des Rektums und dem Periost des II. und III. Kreuzbeinwirbels. — In ihnen verlaufen unwichtige Arterien und Venen.	Akt 2 (Unterbindung d. Lig. infundibulo-pelvicum) (Fig. 152), Akt 4 (Freipräparieren des Ureters bis zur Blase) u. dieser Akt 9 sind diejenigen Stellen bei denen der Ureter am meisten gefährdet ist. Vorsicht beim Verbindungsschnitt (vgl. Tabelle S. 231) Vgl. die beiden Fig. 143 u. 144 miteinander, und beachte dabei die Lage des Ureters!
10. Der Uterus wird nach hint. zum Promontorium gezogen. Letzte Toilette am Ureter, so daß er völlig freiliegend sichtbar wird (vgl. Fig.145). Umstechen d. Vagina mit zwei starken dick. Seidenfäd., die etwa im Abstand von ³/₄ cm liegen. Zwischen den Fäden wird erst die vordere, dann die hint. Scheidenwand mit dem Paquelin eröffnet (vgl. Fig. 145).	Vor diesem Akt 10 erfolgt die Exstirpation der in Frage kommenden Lymphdrüsen und Lymphgefäße, möglichst im Zusammenhang. Daß dieses nur unvollständig selbst bei radikalstem Vorgehen sein kann, lehrt Fig. 154. In Frage kommen nach Waldeyer: 1. die iliakalen, 2. die hypogastrischen, 3. die lumbalen, 4. die sakralen Lymphdrüsen (zusammen etwa 35—50!). Erreichbar aber sind nur die hypogastrischen, iliakalen und selten die unteren lumbalen Lymphdrüsen.	Die Lage der vaginalen Verschlußfäden ist aus Fig. 145 ersichtlich. Sie haben den Zweck, die Scheide abzuschließen, ohne, wie die Wertheim'schen Klemmen, den Operationsraum zu beengen. Beim Durchtrennen mit dem Paquelin wird der hintere Douglas durch eine Schutzplatte gedeckt.
11. Die Exstirpation des paravesikalen, paravaginalen und parazervikalen Bindegewebes so weit als möglich. Freilegen desselben und Schnittführung (vgl. Fig. 146).	Die Blutung ist gering, da die Uterinae unterbunden, die vaginalen Gefäße aber durch den distal angelegten Verschlußfaden komprimiert werden. Dieses Bindegewebe stellt die Hauptmasse der Fascia endopelvina dar (vgl. Vorles. XIII, S. 311 ff.).	Ein eigens gekrümmter stumpfer Haken, der durch den Scheidenschnitt gelegt wird (vgl Fig. 146), zieht den Uterus nach rechts und hinten (dann nach links und hinten) und macht den Bindegewebsstrang sichtbar, der Ureter wird mit einem Häkchen Interalwärts verzogen. Blutende Gefäße werden isoliert unterbunden.
12. Aufschneiden des Scheidenverschlußfadens. Exzision zweier V-förmiger Stückchen. Zwecks Drainage des subperitonealen Wundraumes siehe Lage der Sonden (vgl. Fig.147). Naht aus d. Fig.147 u.148 ersichtl. Tütendrainage wie in Figg. 149 u. 150.		Ueber die Gründe der Modifikationen zu 11 u. 12 (vgl. S. 181 ff.). Als Nahtmaterial wird durchweg (d. Fasziennaht des Laparotomieschnittes ausgenommen) Dronke's Kumolkatgut verwandt.
13. Schluß der Bauchwunde.	Vgl. Tabelle III.	

Instrumentarium: Dasselbe muß sich gerade bei dieser Operation der Individualität des Operateurs anpassen und ist aus den Figuren ersichtlich. Wichtig ist eine breite stumpfe Organzange nach Küstner, Meinzer u. a., da die sonst von uns gebrauchte Collin'schen Zangen eventl. bei Zug das Cavum uteri eröffnen können (Cave: Pyometra bei Karzinom!) Zum Abklemmen der Uterina muß man in schwierigeren Fällen etwas längere Klemmen verwenden, die am besten kein Zähnchen an der Spitze haben, sondern stumpf sind. Die Kocher'schen Klemmen könnten sonst mit dem Zähnchen leicht die unterhalb gelegenen Venae uterinae inferiores anreißen. Wer die Scheide nicht abbinden will, bedarf einer Winkelklemme nach Wertheim, oder muß, wie Bumm es seiner Zeit tat, zunächst vaginal einen Scheidenbeutel über die Portio nähen (nach Rieß l. c.)[1].
Bemerkung: Einige Modifikationen und die Geschichte der Operation vgl. Tabelle XI.

Tabelle XI.

Uebersicht über einige andere Methoden der erweiterten Radikaloperation.

Autor	Methode.	Bemerkungen.
Wilhelm Alexander Freund, Begründer der Methode. Erste Operation am 30. I. 1878. Volkmann's Vorträge Bd. 133 und Zentralblatt 1878. No. 12.	Desinfektion (Karbollösung) und Verschorfung des Karzinoms von der Scheide. Kopf soll tiefer liegen wie das Becken (erster Vorschlag der Beckenhochlagerung!). Annähen des Peritoneums nach Schnitt in der Linea alba an die Bauchdecken. Bei straffen Bauchdecken kann man durch Abschneiden der sehnigen Ansätze der Musculi recti die Uebersicht erhöhen. Gebrauch einer gefensterten Zange zum Erfassen des Uterus. Eigenartige Unterbindung mit besonderer federnder Troikarnadel (s. a. Hegar). Versorgung von der Scheide aus der Ovarica, des Lig. rotundum und der Basis des Lig. latum. Herabziehen und extraperitoneale Lagerung dieser Stümpfe; nach isolierter Unterbindung der noch blutenden Gefäße Naht des Blasenperitoneums an das Rektumperitoneum.	Die Methode ist so genau geschildert, um die Genialität des Erfinders besonders hervorzuheben: 1. die Vorbereitung; 2. die Hochlagerung[2]; 3. das Erfassen des Uterus; 4. die exakte Unterbindung; 5. die extraperitoneale Lagerung der Stümpfe; 6. und die Naht der Wunde sind, wie wir gesehen haben, noch heute Allgemeingut der Operat.
\multicolumn{3}{	l	}{Aus der großen Zahl der Modifikationen — jeder Operateur hat seine eigenen kleinen Abweichungen — sollen nur noch zwei erwähnt werden, da bei diesen die Operation mit einem andersartigen, noch nicht geschilderten Laparotomieschnitt beginnt:}
Mackenrodt.	Hufeisenschnitt. Zweifingerbreit über der Symphyse bogenförmig nach beiden Spinae iliacae anter. super. Lediglich Durchtrennung der Haut. (Gefäße: Vasa epigastrica superf., Vasa pudenda). Durchtrennen der Recti 1—1½ Querfinger über der Symphyse. Abschieben der Vasa epigastrica inf. (aus der Iliaca externa). Spaltung der Faszie zwischen Rectus und Obliquus. Quere Eröffnung des Peritoneums an der oberen Blasengrenze von einer Epigastrika zur anderen. Provisorischer Verschluss der Bauchhöhle durch Auflegen des so gewonnenen zungenförmigen Lappens auf die hintere Beckenwand.	Beste Uebersicht über das Operationsgebiet. Nur Gefahr der Bildung einer Bindegewebs-Phlegmone, daher von vielen Operateuren nicht angewandt.
Amann, transperitoneale Methode.	Großer Querschnitt über der Symphyse, der die Recti durchtrennt, das Peritoneum aber intakt läßt. Stumpfes Vordringen in dem paravesikalen und paravaginalen Bindegewebe. Das Lig. rotundum wird extraperitoneal durchschnitten. Extraperitoneale Freilegung des Ureters und der Uterina. Jetzt erst Eröffnung der Excavatio vesicouterina (3—4 cm Breite). Hervorziehen durch diesen Schnitt von Uterus und Adnexen. Abbinden der Ligg. inf. pelv. Jetzt Vernähen des Blasenperitoneums mit der hinteren Beckenwand, Abtragen des Uterus, der Parametrien und Ligg. sacrouterina.	Anatomisch sehr interessante, aber wenig geübte Methode.

[1]) Neuerdings benutzt Bumm eine Zange, die die Scheide zuklemmt, „ohne daß die Parametrien mitgefaßt werden". (Sigwart, Zentralbl. f. Gynäkol., 1911, S. 678 und Technik der Radikaloperation des Uteruskarzinoms, 1911, Bergmann, Wiesbaden.)

[2]) Pozzi stellt zwei Abbildungen in seinem Lehrbuch (IV. Aufl. 1905, S. 147, Figg. 147 u. 148) dar, die beweisen, daß die Beckenhochlagerung schon im XIII. Jahrhundert (Roland) und im XVII. Jahrhundert (1630, Scultet) von den Hernienoperateuren gebraucht wurde. Diese Bilder sind um so instruktiver, als sie zeigen, mit wie leichten Mitteln man die Beckenhochlagerung improvisieren kann.

Tabelle XII.

Die einfache Totalexstirpation.
(In der Form der einfachen abdominalen Myomotomie geschildert.)

Die einzelnen Phasen der Operation	Anatomische Betrachtungen	Operative Maßnahmen und Fehler
1. Eine energische Ausspülung der Vagina hat dem Laparotomieschnitt voranzugehen. Für den Anfänger ist danach die feste Tamponade der Scheide mit steriler Gaze zu raten. (Laparotomieschnitt vgl. Tabelle III.)		Die Tamponade der Scheide hebt de ganzen Uterus, erleichtert die Operatio und markiert gut den Scheidenansa an der Portio. Für den Geübten en behrlich.
2. Freilegen des Wundgebietes; Vorziehen des Uterus. Abklemmen, Abschneiden und Unterbinden bei gesunden Adnexen dicht am Uterus, oder eines oder beider Lig. infundibulo-pelvica (Der Uterus kann mit Zangen oder besser mit einem Myombohrer gehalten werden [vgl. Figg. 160, 161 u. 164]).	Die anatomischen Verhältnisse sind aus den anatomischen Figg. 166 u. 167 und den Operationsbildern Figg. 160 bis 165 ohne weiteres ersichtlich.	Ob die Adnexe mit abzusetzen sind ode nicht, muß einerseits nach dem path logischen Befund (z. B. kleinzystische De generation, vgl. Figg. 164 u. 165), von de Alter der Patientin und schließlich nac technischen Gesichtspunkten (besonder Größe vgl. Figg. 117, 118 u. 168) entschiede werden. Wegen des Gefäßreichtums is immer zwischen 2 Klemmen (die ein uteruswärts, die andere [Ligaturklemme] parietalwärts) abzusetzen. Anfänger pfle gen nicht selten die uterinwärts gelegen Klemme zu versorgen!
3. Der Uterus ist jetzt mobilisiert und wird jetzt stark nach hinten, promontoriumwärts gezogen. Dicht am Uterus wird jetzt ein Schnitt geführt, der die beiden Blätter des Lig. latum eröffnet. Hierbei oft stark blutende Venen werden isoliert oder prophylaktisch gefaßt. Die Uterina wird dicht am Uterus freigelegt und unterbunden (vgl. Figg. 160 bis 163 u. Fig. 166. Die mit O bezeichnete Stelle der Uterina).	Eröffnet man hierbei vorsichtig nur das vordere Blatt des Lig. latum, so kann man jede venöse Blutung vermeiden. Hält man sich hierbei dicht am Uterus, so kommt der Ureter seiner Lage nach (vgl. Fig. 167) gar nicht zu Gesicht. Seine Beziehungen zur Zervix und Blase sieht man genau aus Fig. 166.	Die Vorteile der isolierten Unterbindun sind evident (Baer, Fritsch, Doyen Nicol, Nachteile nach v. Olshausen Veit's Handbuch. Für den Anfänge ist die Klemmenmethode nach Bumm mehr zu empfehlen, da man dann siche bluttrocken arbeitet. v. Olshause bemerkt mit Recht (vgl. die anatom Bilder), wenn man sich im Gefäßbereic der Uterina dicht an der Zervix un der Portion hält, daß man dann unte Umständen operieren kann, ohne de Hauptstamm der Uterina zu verletzen
4. Peritonealer Verbindungsschnitt über die Blasen-Zervixgrenze vorn (Abschieben der Blase) und hinten über die Douglasfalten und die Zervix-Portiogrenze des Uterus (vgl. Figg. 160 u. 161).	Vgl. hierzu Tabelle X, 9.	Dieser Verbindungsschnitt ist bedeuten kleiner wie bei der erweiterten Radikal operation (vgl. die Operationsfigure beider Operationen). Eine Gefährdun des Ureters wie bei Tabelle IX, 9 ist be richtiger Ausführung nicht zu fürchten er liegt lateral und unterhalb des hin teren Schnittes.
5. Absetzen der Portio von der Seite her (vgl. Fig. 163) (oder vorn wie in Tab. X, 10). (Ein Abschluß der Scheide etwa wie in Tab. X, 10 ist nur bei besonderen auf Infektion verdächtigen Fällen nötig.)	Hierbei kommen wiederum einzelne oft sehr stark entwickelte zerviko-vaginale Aeste der Uterina und des Plexus uterovaginalis und vesicovaginalis in Frage (vgl. Fig. 166). Nochmalige Abklemmung erforderlich. Unter Umständen ist eine Vermeidung dieser größeren Aeste wenigstens möglich (v. Olshausen unt. 3 dieser Tab.).	Die Lage des Ureters zur Blase und Va gina ist aus Fig. 166 ersichtlich. Er leichtert wird das Vorziehen der Portic durch Erfassen derselben mit einer Collin'schen Zange (vgl. Fig. 162).
6. Naht aus Fig. 163 ohne weiteres ersichtlich; will man drainieren, so läßt man die an das vordere Blasenperitoneum u. das hintere Douglasperitoneum genähte Scheide offen.		Nahtmaterial: ausschließlich Katgut.
7. Schluß der Bauchwunde.	Vgl. Tabelle III.	

Bemerkung: Ueber differente Methoden bei besonders schwierigen Myomotomien, vgl. v. Olshausen-Veit's Handb. Bd. I

Tabelle XIII.

Uebersicht über einige wichtige Methoden der einfachen Totalexstirpation.
Nach v. Olshausen (Veit's Handbuch, Bd. 1).

Autor	Methoden	Bemerkungen
Bardenheuer 1881.	Er machte die Methode, die Freund 1878 für den karzinomatösen Uterus angegeben hatte, bei einem myomatiösen Uterus. (Das Gleiche machte Mary Dixon Jones 16. II. 1888. Weiteres siehe Veit's Handbuch.)	Stimson unterband zuerst die Arteriae uterinae. Januar 1889.
A. Martin 1889, Fritsch, Péan, Gouillod u. a.	Machten zunächst die supravaginale Amputation vom Abdomen aus und entfernten sodann den Stumpf von der Vagina her.	
A. Martin.	Spätere Technik. Absetzen des Uterus von der Zervix. Eröffnung des hinteren Scheidengewölbes, das von der Vagina her markiert wird. Partienunterbindung der übrigen Scheidenwand.	Später entfernte er den Uterus in toto.
Mackenrodt.	Zunächst Eröffnung des vorderen Scheidengewölbes. Auslösen des Kollum. Vernähen des Peritoneum. Sämtliche Ligaturen werden extraperitoneal in die Vagina geleitet.	
Richelot 1895.	Scheidendesinfektion. 1. Laparotomie. 2. Abschieben der Blase. Freilegen der Uterinae. 3. Jedes Lig. latum mit drei Klemmen gefaßt. a) das Lig. infund.-pelv., b) das Lig. lat. selbst, c) die Art. uterina. 4. Auslösung der Portio. 5. Verschluß der Scheide. 6. Unterbindung der Klemmen. 7. Peritonisierung.	Die Klemmenmethode von Bumm (1902) ist dieser sehr ähnlich, nur die Aktfolge ist eine andere, zunächst 3., dann 2. u. s. f.
Segond, zitiert nach Proust. Chirurgie de l'appareil génital Paris 1904. Masson.	Nach dem üblichen Laparotomieschnitt: 1. Adnexe oder Lig. infundibulo-pelv. links abgeklemmt. 2. Lig. rotund. links. 3. Peritonealschnitt über die Blasenzervixgrenze. 4. Isolierte Unterbindung der Uterina links. 5. Eröffnung der Scheide von links her. 6. Uterina rechts. 7. Lig. rotund. rechts. 8. Lig. infundibulo-pelv. oder Adnexstumpf rechts. — Der Gang der Operation geht also von links oben nach der Scheide und von der Scheide nach rechts oben.	Es ist meines Erachtens anatomisch richtiger, erst beiderseits die Ovaricae, dann beiderseits die Uterinae als die zuführenden Gefäße zu unterbinden, vgl. Tabelle XII (Bumm, Döderlein u. a.).
Doyen, zitiert nach Proust.	1. Eröffnung des hinteren Scheidengewölbes als erster Akt. 2. Zirkulärschnitt durch die Vagina und Abschieben der Blase. 3. Abklemmen der Ligamente (vom freien Rande zu dem durch 2 geschaffenen Loche) und damit Exstirpation des Uterus. 4. Blutstillung. Versorgung der Scheide. Tabaksbeutelnaht des Peritoneums.	Bei unkomplizierten Kugelmyomen für den Geübten eine sehr hübsche und elegante Methode.
Krönig nach Döderlein-Krönig, Faure nach Proust.	Zunächst Spaltung der hinteren, dann der vorderen Wand des Uterus. Unterbindung der Uterina nach Auslösung der Portio (vgl. Fig. 234—237).	Besonders zweckmäßig bei schwieriger Adnexstirpation.

Bezüglich der abdominalen Myomektomie gebührt nach Pozzi (l. c.) A. Martin das Verdienst, nachdem Spencer Wells am 12. Januar 1863 und Spiegelberg 1874 die Exstirpation von Myomen schon ausgeführt hatten, die Technik vervollkommnet und eingeführt zu haben (Kongreß in Cassel 1878). In Deutschland übten alsdann ferner die Operation: Schröder, Hegar, Küstner, Czempin, Freund, v. Olshausen; in Oesterreich: Albert, Chrobak, Schauta; in der Schweiz: Krönlein; in Amerika: Howard, A. Kelly, Polk, Mann, Noble, Dudley; in Frankreich: Vautrin, Jaboulay, Bouilly, Chevrier, Témoin.

Tabelle XIV.
Die supravaginale Amputation.

Die einzelnen Phasen der Operation	Anatomische Betrachtungen	Operative Maßnahmen, Fehler
Die Akte 1, 2, 3 und 4 sind fast genau wie in Tabelle XII, 1 bis 4 beschrieben und in den Figg. 160 u. 161 abgebildet.	Vgl. Tabelle XII. Der Ureter wird, wenn man sich dicht am Uterus hält, niemals sichtbar, seine Lage und sein Abstand von dem Zervixstumpf ist aus dem Präparat (vgl. Fig. 166) ersichtlich.	Eine vorherige Desinfektion der Scheide kann unterbleiben. Bei der Ligierung der Uterina s. cervicalis (vgl. Fig. 166 u. 167) unterbunden achte man darauf, daß nur der Ramus ascendens s. cervicalis (vgl. Fig. 166 u. 167) unterbunden der Ramus descendens s. cervicovaginalis ge schont wird (Ernährung des Stumpfes!). De peritoneale Verbindungsschnitt vorn und hinter ist entsprechend kleiner anzulegen.
5. Das Absetzen der Zervix.	Man durchtrennt hierbei die Tunica muscularis und die Tunica glandularis (die Tunica serosa ist ad 4 abgeschoben).	Dieser Schnitt wird trichterförmig angelegt und zwar so, daß die Trichterenge zervikalwärts die Trichterweite abdominalwärts gelegen ist Das Messer schneidet also von vorn wie vor hinten schräg zervikalwärts.
6. Die Versorgung des Zervixstumpfes.		Anlegen von 2 oder 3 Katgutknopfnähten durch die Tunica muscularis bis zur Grenze de Mukosa. Nicht zu viel Nähte: Ernährungsstörung
7. Fortlaufende Peritonealnaht von einer Adnexecke zur anderen. Schluß der Bauchwunde.	Das Trigonum der Blase wird hierbei nicht wie bei der Totalexstirpation seines hinteren Stützpunktes beraubt.	Der Endeffekt ist wie in der nach einer Totalexstirpation gezeichneten Fig. 163, nur daß man da die Scheidenversorgung fortfällt, mit einer Naht auskommt.

Bemerkungen: Die Ansichten über den Wert dieser Methode stehen sich schroff gegenüber: Bumm: „Der Schritt von der Totalexstirpation zur Amputation und Zurücklassung eines Stumpfes ist in chirurgischer Hinsicht kein glücklicher, und ich kann nur warnen, diesen Schritt mitzumachen"; v. Olshausen „Daß die Totalexstirpation reinere Wundverhältnisse schaffe, und daß bei der Amputation leich Exsudate entstehen, das hat früher Geltung gehabt, heute nicht mehr", zitiert nach Frommel's Jahresber. 1907, S. 108.
(Bei sehr großen Myomen (vgl. Fig. 164, 165) ist es technisch oft angenehmer supravaginal zu amputieren; ich fasse dann sekundär (vgl. Tabelle XIII, A. Martin) den Stumpf ringsum mit Klemmen und exstirpiere ihn.)

Tabelle XV.
Uebersicht über einige wichtige Methoden der supravaginalen Amputation.
(Abriß aus der Geschichte der Myomotomie nach v. Olshausen l. c. und Hegar-Kaltenbach.)

Autoren	Methode	Bemerkungen
Chelius (Heidelberg 1835). Chs. Clay (Manchester 1843), Heath (Manchester 1843), W. L. Atlee-Burnham (Lowell 1853). — Kimball, erste beabsichtigte Operation 1853.	Von einer Ausbildung einer Methode kann noch nicht gesprochen werden. Die meisten dieser Operationen wurden nur begonnen, weil man einen Ovarialtumor diagnostiziert hatte.	Lizars (1825), Granville (1826) u. Dieffenbach (1827) schlossen die Bauchhöhle wieder, nachdem sie statt des diagnostizierten Ovarialtumors ein Myom sahen.
Köberle 1863 (19. Dezember 1863, erste Operation; Straßburg 1864, erste Publikation).	Führte das Prinzip der extraperitonealen Wundbehandlung ein. Die extraperitoneale Wundversorgung blieb etwa bis 1875 die Hauptmethode (besonders gepflegt von Hegar, Kaltenbach und ihrer Schule; siehe dort).	Abschnürung mit Eisendraht und Schlingenschnürer (Serre-noeud). Vor ihm nach Hegar-Kaltenbach, Spencer Wells.

Autoren	Methode	Bemerkungen
Péan 1869.	Um den Bauchschnitt möglichst klein zu machen Morcellement der Tumoren.	Dieses Prinzip ist neuerdings wieder von Czempin aufgenommen worden.
Hegar (zitiert nach Hegar-Kaltenbach, 1894, 4. Aufl., S. 521 ff.).	Anlegen einer elastischen Doppelligatur mit eigens von Kaltenbach dazu konstruierter Spicknadel. Dann Peritonealumsäumung des Stumpfes unterhalb der elastischen Ligatur (vgl. hierzu die Figur bei der Porro'schen Operation [Fig. 379 u. 380]). Oberhalb der elastischen Ligatur werden zwei starke „Lanzennadeln" kreuzweise hindurchgesteckt, die dann auf den Bauchdecken liegen und ein Zurückweichen des Stumpfes unmöglich machen. 3 proz. Chlorzinkgaze um den Stumpf. Bestreichen der Wundfläche mit 100 proz. Chlorzinklösung.	Ganz analog geht man noch heute bei der Porro'schen Operation vor (vgl. dort). Abänderungen dieser Methode von C. v. Braun, Leopold u. Schauta, letzterer übte noch lange diese Hegarsche Methode.
Schröder.	Intraperitoneale Stielbehandlung: 1. Unterbinden der Lig. infundib.-pelvica; 2. Unterbinden der Lig. rotunda; 3. Herumlegen einer Gummischnur um die Zervix, dieselbe wird mit einer Zange fest fixiert; 4. Amputation nach Abschieben des Peritoneums, Unterbinden der spritzenden Gefäße; 5. nach Desinfektion der Zervixhöhle mit 10 proz. Karbollösung Naht des Stumpfes in Etagen. Vor Schluß der Tunica serosa des Stumpfes Abnehmen des Schlauches.	Zweifel's Particenligatur, wichtige Modifikation.
von Olshausen.	Unterbindungen: 1. Lig. infundib.-pelvica beiderseits; 2. Lig. rotunda; 3. Aufsuchen und Unterbinden der Uterinae nach Abschieben der Peritoneallappen; 4. Abtragen des Stumpfes 1/2—1 cm oberhalb der Umstechungsligatur der Uterina; 5. gar keine oder 3—4 Katgutnähte in den Stumpf; 6. Peritonealnaht fortlaufend von einem Lig. inf.-pelvic.	Mit Benutzung der peritoneale Decklappen bildenden retroperitonealen Methode von Chrobak und Hofmeier. Chrobak bildet ungleiche Lappen so, daß die Nahtlinie nicht über die Zervix zu liegen kommt. Hofmeier bildet große Peritoneallappen, so daß er erst den einen Lappen über den Stumpf, der selbst nicht genäht wird, fixiert, dann den zweiten Lappen noch über den ersten deckt.
Howard Kelly.	Genau in der Reihenfolge wie die in Tabelle XIII von Kelly entlehnte Methode Segond's. Nur statt Akt 5: Abtragen der Zervix. Auch Kelly legt einige Nähte durch den Stumpf.	Winter hält das Durchlegen von Nähten für unnötig.
J. L. Faure (zitiert nach Proust, l. c.).	1. Der Uterus wird stark über die Symphyse gezogen, um den hinteren Douglas gut sichtbar zu machen; 2. oberhalb der Insertionsstelle der Lig. sacrouterina wird mit der Schere am Isthmus die Zervix durchschnitten. Der Schnitt liegt vorn oberhalb der Plica vesicouterina, so daß die Blase geschützt bleibt; 3. Erfassen des oberen Schnittrandes mit Collin'scher Klemme, Zug nach oben; 4. Abbinden der Lig. lata, infundibulo-pelvica und der Uterinae nach vorherigem Abklemmen. (Hystérectomie par decollation).	von Olshausen hält diese Methode für kleinere Tumoren für sehr zweckmäßig und schnell auszuführen.

Bemerkung: Die Uebergangsmethoden der interparietalen und intravaginalen Stielversorgungsmethoden sind nicht erwähnt, wie die Tabelle ja überhaupt nur eine Uebersicht aber keine erschöpfende Zusammenstellung geben soll. (Näheres siehe die zitierten Quellenangaben.)

Tabelle XVI.
Operationen an der Vulva, der Vagina und der Regio perinealis.

Art der Operation	Die anatomische Gebilde	Bemerkungen
1. Die Totalexstirpation der Vulva (vgl. Text S. 289) (vgl. Fig. 242 u. 243).	1. Gefäße: a) Arterien: Pudendae externae (a. d. Femoralis). Dorsalis clitoridis, Labiales posteriores (beide a. d. Pudenda communis), A. pudenda interna, Rami haemorrhoidales inferiores. b) Venen: 3 Abflußgebiete. 1. Saphena magna; 2. Pudenda communis; 3. Obturatoria (hierzu die Figuren 270 u. 271). 2. Lymphdrüsen (vgl. die Figur 244).	
2. Die Kolporrhaphia anterior (vgl. Text S. 294) (vgl. Fig. 247 ff.) Instrumentarium vgl. Fig. 245 ff.	Nach dem Abpräparieren des vorderen Scheidenlappens wird sichtbar (vgl. Fig. 250): 1. die Blase; 2. das Stützgerüst der Blase, die Fascia endopelvina.	I. Akt: Vorziehen der Portio und Schnittführung. Das Abpräparieren des Scheidenlappens. II. Akt: Die Naht. Ueber die Geschichte und Literatur dieser Operation siehe Hegar (l. c.) S. 756 ff

3. Die Kolpo-Perineorrhaphie, Kolporrhaph. posterior und Perineoauxesis. Simon 1876: Elytrorrhaphia posterior und Episorrhaphia. Wenig später Hegar (vgl. Text S. 301) (vgl. Fig. 252 ff.).	I. Präparation von der Beckenhöhle.
	a) Peritoneum (vgl. alle Situsbilder).
	b) Fascia endopelvina (Text S. 311 ff.).
	  1. Lig. pubo-vesico-uterina (vgl. Fig. 274).
	  2. Lig. cardinalia (vgl. Figg. 269 u. 274).
	  3. Lig. sacro-uterina (vgl. Figg. 143 u. 144).
	c) Fascia pelvis parietalis. (Man denke sich die Fig. 270 mit einem dünnen Faszienblatte belegt.)
	d) Spezialfaszien der Musculi piriformis, obturatorius, levator ani, coccygeus (vgl. Fig. 270 u. 271).
	e) Diaphragma pelvis (vgl. Fig. 270).
		I. Akt: Schnittführung und Abpräparieren des Scheidendammlappens.
		II. Akt: Naht.
		1. Fortlaufende Naht.
		2. Entspannungsnähte.
		3. Fortlaufende versenkte Naht
		4. Fortlaufende versenkte Naht (2 Etagen. Faszie).
		5. Fortlaufende Naht; Scheidenschlußnaht.
		6. Hautnaht.

	II. Präparation von außen her (vgl. Fig. 271). (Text S. 314.) Beste Orientierung vom Centrum perineale aus. Es stoßen hier zusammen: 1. Das äußere ⎫ Faszienblatt des Trigonum uro- 2. Das innere ⎭ genitale. 3. Die Fascia perinei. 4. Die Fascia musculi sphincteris externi. 5. Die Fascia musculi bulbo-cavernosi. 6. Die Fascia musculi transversi perinei profundi. 7. Die Fascia pelvis visceralis (vgl. Fig. 270, 5). Dieser gesamte Faszienapparat steht mit der Fascia levatoris in Verbindung (vgl. Fig. 270): a) an der Innenseite, b) an der Außenseite durch die dünne Faszie des Sphinkter.	Daher legt Bumm besonderen Wert auf die Vereinigung der Faszie. Daher die Bedeutung der Levator-Naht.
	III. Präparation eines Frontalschnittes (vgl. Fig. 272) und eines Sagittalschnittes (vgl. Fig. 273). Rekapitulation des Gesagten. Die Stützlager des Uterus sind also: 1. Die Blase bei der Anteversio-flexio-Stellung. 2. Die Fascia endopelvina, Suspensions- und Verankerungsapparat. 3. Der Beckenboden.	Die Operations-Pathologie ist in Texte S. 320 einzusehen. Die verschiedenen Operationsverfahren bei Prolaps (vgl. S. 325)

Besondere Bemerkungen: 4. Die Operation des frischen Dammrisses III. Grades, S. 304, Figg. 257—260.
5. Die Operation des alten Dammrisses (Lawsons Tait's Methode) vgl. S. 305 Figg. 261—263.
6. Die Levatornaht S. 307 u. 321 ff., Fig. 264.
7. Die Hilfsschnitte an Scheide und Damm (paravaginale und pararektale Schnitte vgl. S. 310, Fig. 205.
8. Die Totalexstirpation der Scheide vgl. S. 311, Figg. 266 u. 267.

Tabelle XVII.

Die vaginale Totalexstirpation des Uterus.
(Bezüglich der Geschichte vgl. L. u. Th. Landau [l. c.] und Text S. 342.)

Methode	Verhalten der anatomischen Gebilde	Technik
I. Exstirpation mit Eröffnung der Gebärmutterhöhle (Koeliotomia anterior). (Vgl. Text S. 342 ff., Figg. 307–322.)	Stand der Blase fingerbreit über den die Portio haltenden Zangen: Fig. 307 u. 308. Sagittalschnitt: Fig. 309. Beim Abschieben der Blase werden die Fasern der Fascia endopelvina durchtrennt (Fig. 308). Die Enge des Cavum vesico-uterinum ist so groß (Fig. 309), daß man beim Eröffnen nicht zu fürchten braucht, auf Darmschlingen zu stoßen. Ist das Auffinden der Plika erschwert, so vgl. Text S. 360. Beckensitus von oben gesehen nach dem Herauswälzen des Uterus (Fig. 315). Derselbe Beckensitus im Sagittalschnitt (Fig. 316). Bei der Spaltung der Zervix tritt wegen des bekannten Gefäßverlaufes keine nennenswerte Blutung auf. Das Verhältnis der Arteria uterina zum Ureter bei diesem Akt des Vorwälzens wird illustriert durch die Figg. 317–320. Meist genügen 3 Klemmenpaare (Fig. 321); 1. an den Fundusecken, enthalten: Lig. rotundum, Tube, Lig. ovarii proprium; 2. an den Parametrien; Gegend der Arteria uterina; 3. an den Parametrien; Gegend der Ligamenta sacro-uterina. Bezüglich der Anatomie der Eröffnung des hinteren Douglas'schen Raumes vgl. Fig. 316.	I. Akt: Umschneiden der Portio. Abschieben der Blase. Fig. 307 u. 308. II. Akt: Die Eröffnung der Plika. Koeliotomia vaginalis anterior. III. Akt: Die Hysterotomia anterior und das Umstülpen des Uterusfundus. IV. Akt: Die Exstirpation des Uterus und V. Akt: Die Versorgung der Klemmen. Die Naht der Wunde.
II. Exstirpation ohne Eröffnung der Gebärmutterhöhle (Koeliotomia anterior).	Vgl. hierzu die Figg. 341 u. 342.	Die Eröffnung der Plika und die einzelnen Akte erfolgen in der gleichen Weise. Der Uterus wird mit Haltefäden oder Kugelzangen vorgezogen.
III. Exstirpation mit Eröffnung des Uteruskavum durch hintere Köliotomie. Verfahren von Döderlein unter Anlehnung an P. Müller und Doyen.	Vgl. hierzu die Sagittaldurchschnitte Figg. 309 u. 338 und die Fig. 340. Vgl. hierzu Figg. 320 u. 356. Vgl. hierzu die Figg. 235–237.	I. Akt: Die Portio wird nach unten und vorn gezogen. Die hintere Zervixwand wird durch einen Schnitt gespalten und dabei meist alsbald das Peritoneum eröffnet. II. Akt: Indem man jetzt in der Mittellinie weiter schneidet, wird der Uterus mit Krallenzangen durch die hintere Kolpo-Köliotomiewunde entwickelt. III. Akt: Jetzt wird von innen her auch die vordere Uteruswand gespalten (Vorsicht Blase!), die Blase abgeschoben und die Scheide hart an der Portio abgeschnitten, die Versorgung der Ligamente in üblicher Weise mit Klemmen; dann Unterbindungen.

IV. Exstirpation des Uterus von den Ligamenta cardinalia her (vgl. Text S. 358 und Fig. 303, 1).

Fehlerquellen (vgl. Text S. 358 ff.).

Die Operations-Pathologie: Vorgehen bei infektiösen Fällen,
                bei Verlagerung der Gebärmutter (Prolaps),
                bei Myomen (S. 362–370 u. Figg. 323–335),
                bei Gravidität,
                bei Adnextumoren.

Tabelle XVIII.

Die lageverändernden vaginalen Operationen.

Vergleiche hierzu die Gegenüberstellung der abdominalen und vaginalen Methoden (Tafel I, Situsbilder und Tafel II, Sagittalschnitte, herausklappbare Bilder am Schluß des Buches).

Methode	Autor	Operations-Pathologie
1. Die Fixation der Lig. rotunda.	Wertheim 1896. Wieder verlassen.	Technik S. 380. Situsbild Tafel I Fig. 343 und Sagittalschnitt Tafel II Fig. 348. Einstellen der Fundusecke Fig. 341 S. 379. Der hintere Douglas wird aufgehoben.
2. Die intraperitoneale Verkürzung der Lig. rotunda event. auch der Lig. sacro-recto-uterina.	Bode 1896. Wertheim 1896.	Gibt anatomisch gute Verhältnisse. Bezüglich der Rezidive muß man skeptisch sein (vgl. hierzu Fig. 68). Technik S. 380.
3. Die Fixation des Uterus selbst.	Saenger, Schücking 1888. Mackenrodt und Dührssen 1892.	Technik S. 381. Operationsbild Fig. 342. Situsbild Tafel I Fig. 344. Sagittalschnitt Tafel II Fig. 349. Das Cavum vesico-uterinum wird aufgehoben. Bild bei Relaparotomie Fig. 353. S. 384.
4. Die Interpositio uteri bei Prolaps.	W. A. Freund 1896.	Der Uterus wird durch die Kolpocoeliotomia posterior vorgestülpt und in die Scheide gelagert und dort fixiert. Im Fundus wird ein neuer Muttermund gemacht.
	Fritsch	Uterus durch vordere Köliotomie entwickelt. Verschluß der Plika. Der Uterus wird in der vorderen Scheidenwand, aus der ein ovaler Lappen geschnitten ist, fixiert. Aus der hinteren Scheidenwand wird ein T-Lappen gebildet und ebenfalls mit dem Uterus vernäht.
	Schauta-Wertheim 1899.	Technik S. 383. Operationsbild Figg. 354 u. 355. Sagittalschnitt Tafel II Fig. 352. Schauta vernäht die Scheide vollständig über dem interponierten Uterus. Wertheim läßt einen Teil des Uterus frei (Fig. 355). Die Scheide bleibt bei beiden Verfahren gangbar.

Bemerkungen: Unter den Zugangswegen erscheint mir von dem Querschnitt, dem Längsschnitt, dem T-Schnitt, der von Straßmann geübte Lappenschnitt (Figg. 336, 337 u. 341, Technik S. 372) der beste zu sein, da er guten Platz gewährt, die Blase im Zusammenhang mit der Scheide bleibt und die Plika ausgezeichnet sichtbar wird.

Literatur.

Es sind nur Monographien berücksichtigt, die zu der Bearbeitung benutzt wurden. Einzelarbeiten sind teils im Text zitiert (siehe Autorenverzeichnis), teils muß auf die Handbücher von Veit und v. Winckel verwiesen werden.

1. Allgemeine Werke mit ausführlichen Literaturangaben.

Veit, J., Handbuch der Gynäkologie. II. Aufl. Wiesbaden 1907, Bergmann.
v. Winckel, Handbuch der Geburtshilfe. Wiesbaden 1903, Bergmann.

2. Gynäkologische Operationskurse.

Orthmann, E. G., Leitfaden für den gynäkologischen Operationskurs mit Berücksichtigung der Operationen an der Lebenden. II. Aufl. Leipzig 1905, Thieme.
Proust, Chirurgie de l'appareil génital de la femme. Paris 1904, Masson & Co.
Wertheim, E. und Micholitsch, Th., Die Technik der vaginalen Bauchhöhlenoperationen. Leipzig 1906, Hirzel.

3. Operative Gynäkologie.

Döderlein-Krönig, Operative Gynäkologie. II. Aufl. Leipzig 1907, Thieme.
Faure, J. L. et Siredey, A., Traité de Gynécologie médico-chirurgicale. Paris 1911, Octave Doin et Fils.
Hartmann, H., Gynécologie opératoire. Paris 1911, Steinheil.
Hegar-Kaltenbach, Operative Gynäkologie. IV. Aufl. Stuttgart 1897, Enke. (Mit ausführlicher Literatur und Geschichte der Operationen).
Hofmeyer, M., Grundriß der gynäkologischen Operationen. IV. Aufl. Leipzig und Wien 1904, Deuticke.
Howard A. Kelly, Operative Gynecology. II. edition. New York and London 1909, Apleton and Company.

4. Anatomie, Entwickelungsgeschichte, Zoologie, Topographische Anatomie. Operationsanatomie, Bakteriologie und Pathologische Anatomie.

Bartels, Das Lymphgefäßsystem in Bardeleben's Handbuch der Anatomie.
Broesicke, G., Lehrbuch der normalen Anatomie. V. Aufl. Berlin 1897, Fischer-Kornfeld.
Brunner, K., Erfahrungen und Studien über Wundinfektion und Wundbehandlung. Frauenfeld 1898, J. Huber.
Corning, H. K., Lehrbuch der topographischen Anatomie. Wiesbaden 1907, Bergmann.
Eycleshymer and Schoemaker, Cross-section anatomy. Apleton and Comp. New York and London 1911.
Freund, R., Die Blutgefäße der normalen und kranken Gebärmutter. Jena 1904, Fischer.
Gebhard, Pathologie und Anatomie der weiblichen Sexualorgane. Leipzig 1899.
Halban u. Tandler, Anatomie und Aetiologie der Genitalprolapse beim Weibe. Wien 1907, Braumüller.
Hertwig, O., Lehrbuch der Entwickelungsgeschichte. IV. Aufl. Jena 1893, G. Fischer.
Hertwig, R.,. Lehrbuch der Zoologie. VIII. Aufl. Jena 1907, G. Fischer.
Liepmann, W., Tabellen zur Dreitupferprobe usw. Berlin 1909, A. Hirschwald.
Martin, E., Der Haftapparat der weiblichen Genitalien. Eine anatomische Studie. I. Teil. Beckenbindegewebe. Faszien und Muskelapparat. Berlin 1911, Karger.
Menge-Krönig, Bakteriologie des weiblichen Genitalkanals. Leipzig 1897, Georgi.
Nagel, Weibliche Geschlechtsorgane im Handbuch der Anatomie von Bardeleben. Jena 1896, G. Fischer.
Orth, Johannes, Pathologisch-anatomische Diagnostik. VI. Aufl. Berlin 1900, A. Hirschwald.
Rauber, A., Lehrbuch der Anatomie des Menschen. Leipzig 1897, Georgi.
Sellheim, H., Topographischer Atlas zur normalen und pathologischen Anatomie des weiblichen Beckens. Leipzig 1900, Georgi.

Sellheim, H., Der normale Situs der Organe im weiblichen Becken etc. Wiesbaden 1903, Bergmann.
Spalteholz, W., Handatlas der Anatomie des Menschen. Leipzig 1898, Hirzel.
Tandler u. Halban, Topographie des weiblichen Ureters mit besonderer Berücksichtigung der pathologischen Zustände und der gynäkologischen Operationen. Wien 1901, Braumüller.
Testut, L., Traité d'anatomie humaine. VI. édition. Paris 1911, Octave Doin et Fils.
Testut, L. und Jacobs, O., Traité d'anatomie topographique avec applications médico-chirurgicales. II. édition. Paris 1909, Octave Doin et Fils.
Toldt, Anatomischer Atlas. Wien-Berlin, Urban & Schwarzenberg.
Waldeyer-Joessel, Lehrbuch der topographisch-chirurgischen Anatomie. II. Teil. Brust, Bauch, Becken. Bonn 1899, Cohen.

5. Gynäkologische Lehrbücher.

Abel, K., Vorlesungen über Frauenkrankheiten. Berlin 1912, Coblentz.
Ashton, A., Textbook on the practice of gynecology. Philadelphia and London 1905.
Dührssen, A., Gynäkologisches Vademecum. VI. Aufl. Berlin 1899, Karger.
Fritsch, H., Die Krankheiten der Frauen. XII. Aufl. Leipzig 1910, Hirzel.
Hofmeier, M., Frauenkrankheiten. XIV. Aufl. des Schröder'schen Handbuches. Leipzig 1908, Vogel.
Küstner, Bumm, Döderlein, Krönig und Rosthorn, Lehrbuch der. Gynäkologie. III. Aufl. Jena 1908, G. Fischer.
Martin, A., Pathologie und Therapie der Frauenkrankheiten. III. Aufl. 1894.
Pozzi, S., Traité de gynécologie clinique et opératoire. IV. édition. Paris 1905, Masson et Co.
Veit, J., Behandlung der Frauenkrankheiten. Berlin 1911, Karger.

6. Spezielle gynäkologische Monographien.

Abel, K., Vaginale und abdominale Operation. Berlin 1903, A. Hirschwald.
Cullen, Th. St., Cancer of the Uterus. London 1900, Henry Kimpton.
Landau, L. u. Th., Die vaginale Radikaloperation. Technik und Geschichte. Berlin 1896, A. Hirschwald.
Martin, A., Die Krankheiten der Eierstöcke. Leipzig 1899, Georgi.
Sigwart, Technik der Radikaloperation der Uteruskarzinome. Wiesbaden 1911, Bergmann.
Stöckel, Ureterfisteln und Ureterverletzungen. Leipzig 1900, Breitkopf & Härtel.
Wertheim, E., Die erweiterte abdominale Operation bei Carcinoma colli uteri. (Auf Grund von 500 Fällen.) Berlin und Wien 1911, Urban & Schwarzenberg.
Zweifel, Die Stielbehandlung bei der Myomektomie. Stuttgart 1888.

7. Chirurgische Operationskurse.

Kocher, Th., Chirurgische Operationslehre. IV. Aufl. Jena 1902, G. Fischer.
Pels-Leusden, Chirurgische Operationslehre. Berlin und Wien 1910, Urban & Schwarzenberg.
Schmieden, V., Der chirurgische Operationskurs. Leipzig 1910, Ambrosius Barth.

Chirurgische Lehrbücher.

v. Bergmann und v. Bruns, Handbuch der praktischen Chirurgie. III. Aufl. Stuttgart 1907, Enke.
Lejars, F., Chirurgie d'urgence. VI. édition. Paris 1909, Masson et Co.
Leser, Edmund, Die spezielle Chirurgie. IX. Aufl. Jena 1909, G. Fischer.
Derselbe, Die allgemeine Chirurgie. II. Aufl. Jena 1908, G. Fischer.

8. Neben den bekannten Lehrbüchern der Geburtshilfe und dem von Winckel'schen Handbuch:

Fasbender, H., Geschichte der Geburtshilfe. Jena 1906, G. Fischer.
Fromme, F., Die Physiologie und Pathologie des Wochenbettes. Berlin 1910, Karger.
Hammerschlag, S., Lehrbuch der operativen Geburtshilfe. Leipzig 1910, Hirzel.
Liepmann, W., Das geburtshilfliche Seminar. Praktische Geburtshilfe (dem ein Teil der Figuren entnommen wurde). Berlin 1910, Hirschwald.
Sellheim, H., Die geburtshilflich-gynäkologische Untersuchung. Freiburg und Leipzig 1910, Speyer & Kärner.

Sach-Register.

(Die Tabellen sind nicht mitberücksichtigt.)

A.

Abdominalchirurgie und Gynäkologie 5.
Abdominale lageverändernde Operationen.
   Alexander-Adams'sche Operation 14.
   Ventrifixur 76.
   Resektion und Implantation nach Verf. 83.
   Tuberkulumschnitt nach Verf. 90.
   Andere lageverändernde Operationen 83, 380.
Abrasio 331.
Adhäsionen 50.
   Bildung von A. 72.
   bei der Ventrifixur 81.
   beim Tuberkulumschnitt 93.
   bei der Exstirpation gestielter Ovarialtumoren 145.
Adnexe.
   Skeletopie 121 ff.
   Operationen an den verwachsenen A. 275.
   Stumpfes und scharfes Lösen der Adhäsionen 275.
   Exstirpation der erkrankten A. 275.
   Erhaltung der A. 370.
Adnextumoren 275.
Alexander-Adams'sche Operation.
   Technik und Anatomie 14.
   Technik der Gefäßversorgung 17.
   Freilegen der Aponeurose des Obliquus externus 20.
   Eröffnung des Leistenkanals 23.
   Verkürzen des Bandes 26.
   Fixation des Bandes 27.
   Technische Winke zur Anlegung der Naht 33.
   Fehlerquellen 38.
   Operations-Pathologie 41.
   Vergleich mit der Ventrifixur 84.
   Verbunden mit der Laparotomie 90.
Ampulla tubae uterina 119.
Angulus intercruralis clitoridis 395.
Annulus cruralis internus 41.
Annulus femoralis internus 268.
Annulus inguinalis externus 20, 260.
   Herniae inguinales 260.
Annulus inguinalis internus, sein Verhalten zum Bauchfell 45.
Anteversioflexio 43 ff., 51, 90, 320.
Anteflexionsstellung des Uterus 14, 79, 85, 317, 381.
Antepositio 49.
Anus praeternaturalis 247.
Aorta 111, 198.

Aponeurose des Obliquus externus, Freilegung der A. 20.
   Faserrichtung 52.
Aponeurosen 74.
   Schnitt nach Pfannenstiel 74, 105.
   beim Tuberkulumschnitt 93.
Appendektomie 247.
   Operations-anatomische und -pathologische Betrachtungen 247.
   Technik der A. 252.
Appendices vesiculosae 123.
Appendix, Lage des A. 247.
   Fixation des A. 250.
   Exstirpation des A. 256.
Arachnoidea 11.
Arterien des weiblichen Beckens.
   Zusammenfassung 190.
Arteria circumflexa ilium superficialis 291.
Arteria dorsalis clitoridis 292.
Arteria epigastrica inferior 24, 39.
   Verletzung der A. 75.
   Anastomose 115.
   Herniae femorales 268.
   Kaiserschnitt nach Solms 433.
Arteria epigastrica superior 24.
Arteria epigastrica superficialis 17.
   bei der Laparotomie 59.
   beim Pfannenstiel 74.
   bei den Herniae femorales 270.
   bei der Exstirpation der Vulva 291.
Arteria glutaea superior 194.
Arteria glutaea inferior 194.
Arteria haemorrhoidalis superior oder media 131, 213, 228.
   Ursprungsort der Uterina 193, 194.
Arteriae haemorrhoidales inferiores 131, 293.
Arteria ileo-lumbalis 194.
Arteria iliaca communis 198.
Arteria iliaca externa 24, 171, 433.
Arteria hypogastrica 111, 113, 171, 191, 196, 199, 211, 219.
Arteriae labiales posteriores 292.
Arteria ligamenti rotundi externa und interna 115, 168.
   bei der Totalexstirpation 168, 196, 199.
Arteria mammaria interna, Anastomose zwischen der A. 24.
Arteria obturatoria 211.
   als Ursprungsort der Uterina 193, 194.
   bei der Hernia femoralis 268.

Arteria obturatoria.
  bei der Hebosteotomie 410.
Arteria ovarica.
  bei der Tubargravidität 105, 107, 111, 168, 196.
  bei der Totalexstirpation 168, 196, 199.
  Beziehung zum Ureter 198, 199.
Arteria perinei 293.
Arteria pudenda communis 320, 395.
Arteriae pudendae externae 274, 291.
Arteria pudenda interna 292.
  als Ursprungsort der Uterina 193, 194, 213.
Arteria renalis 198.
Arteria sacralis lateralis 194.
Arteria sacralis media 131.
Arteria spermatica externa 24, 113.
Arteria subclavia.
  Anastomose zwischen der A. 24.
Arteria tubaria 111, 133.
Arteria umbilicalis.
  Beziehung zur Nabelgegend 167.
  Gemeinsamer Ursprung mit der Arteria uterina 193.
  Abzweigung der Arteria uterina 209.
Arteria uterina 111, 168, 172, 198.
  bei Tubargravidität 105.
  Anastomose 115.
  Aufsuchen bei der erweiterten Totalexstirpation 172, 193.
  Operationsanatomie 172.
  Unterbindung der A. 173.
  Abreißed der A. 188.
  Varietäten der A. 192 ff.
  Mehrere Arterien (Testut) 193.
  Ramus cervico-vaginalis der A. 113, 395.
  bei der Tubargravidität 105, 113.
  bei der abdominalen Totalexstirpation 196, 202, 211, 278.
  Verhalten zum Ureter bei der vaginalen Totalexstirpation 352 ff.
Arteria vaginalis (Testut) 131, 194.
Arteria vesicalis inferior 211, 228.
  als Ursprungsort der Uterina 193.
  Ursprung aus der Arteria vesicalis superior 194.
  Beziehung zum Ureter 198.
  Beziehung zur Harnröhre 395.
Arteriae vesicales superiores.
  Schonung derselben 173, 228.
  Operations-Anatomie 193.
  als Ursprungsort der Arteria vesicalis inferior 194.
  Blutversorgung des Ureters 198.
Arteria vesicalis 131.
Arteria vesico-vaginalis 211.
Arcus vertebrae 12.
Aeußere Inguinalhernien.
  Inhalt der A. 266.
Auskratzung 331.

B.

Bauchservietten 58, 73, 77, 105, 110.
Beckenhochlagerung 17, 202, 413.
  Zur Geschichte der B. 463 Fußnote 2.
Beckensenklagerung.
  bei der Operation von Ovarialtumoren 144.
  beim klassischen Kaiserschnitt 413.
Blase.
  beim Tuberkulumschnitt nach Liepmann 94.
  Operation an der B. 220.
  Verletzungen bei abdominalen Operationen 188, 220.

Blase.
  Verletzungen beim Laparotomieschnitt 220.
  Verletzungen beim Abschieben von der Zervix 224.
  Eröffnung der B. bei der Sectio alta 225.
  Postoperative Ernährungsstörung 228.
  Implantationen des Ureters in die B. 236.
  Verhalten bei der vaginalen Totalexstirpation 342, 360.
  Operationen an der B. 371, 395.
  beim Kaiserschnitt nach Solms 427.
  das Abschieben der B. bei der erweiterten Totalexstirpation 175.
  Verletzungen der B. 188.
  arterieller Zufluß 194.
  nach der erweiterten Totalexstirpation 197.
Blasen-Scheidenfistel 399.
Blasen-Zervixfistel 399.
Bogros'scher Raum 431.
Bulbus vestibuli 395.

C.

Canalis inguinalis.
  Eröffnung des C. 23, 26.
Carcinoma uteri.
  Vaginal oder abdominal? 390.
Cauda equina 11.
Cavum Douglasi 85.
Cavum ischiorectale 310.
Cavum peritoneale praevesicale 220.
Cavum Retzii 72, 93, 225.
Cavum uteri 214.
Cavum vesico-uterinum 382.
Centrum perineale 315.
Cervix siehe unter Zervix.
Coecum 247.
  Lage des C. 248.
Coeliotomia siehe unter Kolpo-Koeliotomia.
Columna rugarum posterior 304, 310, 398.
Commissura labiorum anterior 291.
Conus medullaris 10.
Corona mortis 268.
Corpus clitoridis 409.
Crus clitoridis 409.
Curettage 331.
Curette 331.
Cystitis dissecans gangraenescens 228.
Cystocele siehe Zystozele.
Cystocelenbildung siehe Zystozelen.

D.

Damm.
  Hilfsschnitt am Damm 310.
Dammriß.
  Operation des frischen D. 304.
  Operation des alten Dammrisses 305.
  Technik der Operation 305.
Darm.
  Operationen am D. 243.
  Einfache Naht 243.
  Darmresektion 244.
Dauerkatheter 187, 222.
Decapsulatio renum 449.
Descensus uteri 325.
Diaphragma thoraco-abdominale 314.
Diaphragma pelvis 314.
Dilatatoren.
  nach Hegar 326.

Dilatatoren.
  nach Landau 330.
  nach Jolly 330.
Diszision 334.
Douglas'sche Linie 56.
Douglas'scher Raum 49, 81, 371.
Drainage.
  Vaginale bei komplizierten Ovarialtumoren 162.
  bei der erweiterten Totalexstirpation 184.
  Tütendrainage nach Liepmann 186.
  Winkeldrainage 185.
  bei puerperaler Peritonitis 448.
  der Blase 187.
  Dauernde D. 222, 360.
  Präzervikale, retrovesikale D. 426.
Dreitupferprobe nach Liepmann.
  Tabellen zur D. 29.
  bei Salpingostomie 35.
  Anwendung bei der erweiterten Totalexstirpation 166, 195.
  bei Operationen an der Vulva 288.
  bei extraperitonealen Methoden 434.
Drüsensuche 181.
Dura mater spinalis 10.

E.

Eierstockstumoren siehe Ovarialtumoren.
Einteilung des Stoffes 5.
Eklampsie, Behandlung mit Nierendekapsulation 449.
Elongatio colli 325, 339.
Eminentia ilio-pectinea 268.
Emmet'sche Operation 334.
Epiduraler Lymphraum 11.
Epoophoron 149.
Exohysteropexie 86, 325.
Extramedianer Längsschnitt.
  Technik und Anatomie des E. 58.
  beim Tuberkulumschnitt 93.
  bei der Appendektomie 252.
Extrauteringravidität 100.
  Operations-Pathologie der E. 123.
  Fortgeschrittene E. 131.

F.

Farre'sche Linie 149, 312.
Fascia cremasterica 18, 20.
Fascia cribrosa 270.
Fascia endopelvina 202, 299, 312, 313, 324, 367, 382.
Fascia iliaca 40, 432.
Fascia lata 269, 293.
Fascia lumbodorsalis 9.
  bei der Nephrektomie 239.
Fascia pectinea 270.
Fascia pelvis parietalis 313.
Fascia perinei 315.
Fascia spermatica externa 17, 265.
Fascia subcutanea.
  Freilegung der F. 17.
  Naht der F. 31.
Fascia superficialis 17.
  Spaltung der F. 59.
  bei den Herniae femorales 269.
Fascia transversalis 26.
  Durchtrennen der F. 61.
  Naht der F. 69.
  bei der Ventrifixur nach Bumm 81, 82.

Fascia transversalis.
  bei der Nephrektomie 241.
  bei der Appendektomie 224.
  bei der Hernia femoralis 268.
  Lage zum Bogros'schen Raum 431.
Fascia umbilicalis 168.
Fascia vesicae 225.
Fascia visceralis pelvis 299, 315.
Fascie der Mm. bulbo-cavernosi 315.
Fascie des M. obliquus externus 239.
Fascie des M. pectineus 268.
Fascie des M. sphincter 315.
Fascie des M. transversus perinei 315.
Fascien-Querschnitt 73.
Fehlerquellen.
  bei der Lumbalanästhesie 12.
  beim Alexander-Adams 38.
  bei der Laparotomie 71.
  bei der Ventrifixur 83.
  bei der Umstechungsligatur 107.
  bei der erweiterten Totalexstirpation 187.
  bei der supravaginalen Amputation 208.
  der Kolpo-Perineorrhaphie 303.
  bei der vaginalen Totalexstirpation 358.
Fibrae intercolumnares 21, 261.
Fimbria ovarica 113.
Fistelhäkchen nach Simon 396.
Fisteloperationen.
  an der Blase 395.
  Freilegen des Operationsterrains 396.
  Verschluss der Fistel 398.
  Operations-pathologische Betrachtungen 398.
Flexura marginalis 236.
Flexura sigmoidea 51.
Flexura tubae 118.
Foramen obturatorium 406.
Foramen supra- und infrapiriforme 122.
Fossa hypogastrica 122.
Fossa iliaca 251.
Fossa interligamentosa 85.
Fossa obturatoria 80, 119.
Fossa ovarica 119, 120.
Fossa ovalis 270.
Fossa paravesicalis posterior 80, 85.
Fossa praeuterina 85.
Fovea femoralis 268.
Fovea inguinalis externa 264.
Fovea inguinalis interna 264.
Fovea ovalis 25.
Freilegen des Operationsterrains bei der erweiterten Totalexstirpation 168.
Fundusecke des Uterus 116.
Fundusruptur.
  Fall nach Graviditas interstitialis 131.
  Nach konservativer Myomotomie 216.
Fundus vesicae 226.

G.

Geburtshilfliche Operationen an d. Leiche 403.
  Hebosteotomie nach Bumm 403.
  Sectio caesarea 411.
  Uterusruptur 438.
  Venenunterbindung bei Pyämie 438.
  Die Drainage bei puerperaler Peritonitis 448.
  Die Nierendekapsulation bei der Eklampsie 449.
Gefäßanomalien 268.
Gefäße.
  Freilegung der G. 17.

Gefäße.
　Versorgung der G. 18.
　Unterbindung der G. 20.
　Im Gegensatz zur Gewebsunterbindung 105.
Gefäßnaht 182.
Geschichtliche Angaben über folgende Operationen.
　Lumbalanästhesie 7.
　Alexander-Adams'sche Operation Tabelle 1.
　Laparotomie Tabelle 3.
　Ventrifixur Tabelle 6.
　Andere abdominale, lageverändernde Methoden Tabelle 7.
　Salpingostomie 135.
　Operationen an den Ovarien Tabelle 9.
　Erweiterte Totalextirpation 164 und Tabelle 10.
　Einfache Totalexstirpation Tabelle 12.
　Supravaginale Amputation Tabelle 14.
　Operation des alten Dammrisses 305.
　Levatornaht 307, 308.
　Curettage 331.
　Emmet'sche Operation 334.
　Diszision 337.
　Portio-Amputation 339.
　Das Spalten der Zervixwand 340.
　Die vaginale Totalexstirpation 342.
　Die Kolpo-Köliotomie 371.
　Die vaginalen, lageverändernden Operationen 380.
　Operationen an der Blase 395.
　Kaiserschnitt 411.
　Porro'sche Operation 416.
　Venenunterbindung 438.
　Nierendekapsulation 449.
Glandulae hypogastricae 195.
Glandulae iliacae 293.
Glandulae iliacae communes 195.
Glandulae iliacae externae 195.
Glandulae inguinales profundae 195, 293.
Glandulae inguinales superficiales 195, 293.
Glandulae lymphaticae siehe Lymphdrüsen.
Glandulae sacrales 195.
Graviditas extrauterina 100, 123 ff.
　ovarialis 123 ff.
　fimbriae ovarialis 123 ff.
　ampullaris 123 ff.
　isthmica 123 ff.
　interstitialis 123 ff., 129.
　im rudimentären Nebenhorn 123 ff., 129.
　intraligamentosa 126.
Gravidität und Tuberkulose.
　Exstirpation des Uterus bei G. 370.
Grenzen der Gynäkologie 6.

H.

Haematocele retrouterina 104, 124.
Hämatombildung bei der Naht 107.
Harnröhre.
　Operationen an der H. 393.
　Inkontinenz der H. 394.
　Totalexstirpation 394.
　Fisteln 397.
Haut.
　am Rücken 9.
　Faserrichtung der H. 52.
　Ausdehnung des Hautschnittes 59.
　Pfannenstiel'scher Schnitt der H. 73.
　Tuberkulumschnitt 90.

Hebosteotomienadel 406.
Hernien.
　Herniae inguinales 258.
　Herniae femorales 266.
　Herniae umbilicales 270.
　Herniae ventrales post operationem 273.
Herniae femorales.
　Häufigkeit der H. 266.
　Operations-anatomische Betrachtungen 268.
　Technik der Radikaloperation 270.
Herniae inguinales 258 ff.
　Angeborene 264.
Herniae umbilicales 270.
Herniae ventrales.
　post operationem 273.
Hiatus genitalis 314, 317.
Hilfsschnitte an Scheide und Damm 310.
Hilus ovarii 115.
Hysterotomia anterior 340, 422.
　Ohne Eröffnung des Peritoneum
　　als gynäkologische Operation 340.
　　als vaginaler Kaiserschnitt 422.
　Mit Eröffnung des Peritoneum
　　bei der vaginalen Totalexstirpation 351, 362.
Hystero-Trachelorrhaphie 334.

I.

Ileum 250.
Ileus.
　Vermeiden des I. 184.
Implantation.
　der Ligamenta rotunda nach Liepmann 83, 110.
　des Ureters 236.
Infundibulum tubae 116, 119.
Inguinalhernien.
　Bildung von I. 45.
Innerer Fruchtkapselaufbruch (Werth) 123.
Inscriptio tendinea 56.
Instrumentarium.
　zur Alexander-Adams-Operation 15 ff.
　zur Laparotomie 58.
　zur Ventrifixur 77.
　Tubargravidität 104.
　Exstirpation gestielter Ovarialtumoren 144.
　Erweiterte Totalexstirpation des Uterus 165.
　Operationen am Darm 246.
　Dilatation der Zervix 326.
　Totalexstirpation bei Myom 368.
　Fisteloperationen an der Blase 396.
　Hebosteotomie 406.
　Laparokolpohysterotomie 423.
　Drainage bei puerperaler Peritonitis 383, 448.
Interpositio uteri und Tubensterilisation 132.
Interpositio vesico-vaginalis uteri 380.
Intraligamentäre (mesometrische) Entwickelung.
　bei Extrauteringravidität 126.
Intraperitoneale Vaginaefixur 381.
Invaginationsmethode.
　bei Tubargravidität 110.
Invaginationsverlagerung bei Hernien 262.
Isthmus tubae 118.

K.

Kaiserschnitt.
　Der klassische 412.
　Der zervikale intraperitoneale nach Henkel 416.
　Die Porro'sche Operation 416.

Kaiserschnitt.
  Der transperitoneale, zervikale, nach Veit 419.
  Extraperitonealer, suprasymphysärer K. nach Latzko 420.
  Laparokolpohysterotomie nach Solms 422.
Katheter nach Skene 187, 222.
Klammern.
  Michel'sche 16.
  Anlegen der K. 33.
Klemmen.
  Kocher 15, 77, 205, 310.
  Péan 16, 77.
  Köberlé 16.
  Mainzer 165, 170, 200.
  Darmklemmen nach Doyen 246.
  Scheidenklemmen nach Sigwart 463, Fußnote 1.
  Versorgen der K. bei der vaginalen Totalexstirpation 367.
Kokain.
  Anwendung bei Lumbalanästhesie 7.
Kolostomie 247.
Kolporrhexis 438.
Kolpo-Koeliotomia.
  K. bei der vaginalen Totalexstirpation 345, 365.
  Vordere und hintere K. 371 ff.
  Technik der K.-K. anterior 371.
  Technik der K.-K. posterior 373.
Kolpo-Perineorrhaphie 301.
Kolporrhaphia anterior 294.
Kolpo-Zystotomie 393, 395.
Krallenzangen 277, 368.

L.

Lacuna musculorum 41, 268.
Lucuna vasorum 41, 268.
Laminaria.
  Dilatation 326.
Laparotomie.
  Technik und Anatomie 52.
  Schnittrichtung bei der L. 52.
  Technik und Anatomie des extramedianen Längsschnittes 58.
  Anlegen des Spekulums 67.
  Naht der Laparotomiewunde 68.
  Fehlerquellen 71.
  Operations-Pathologie 73.
  Faszienquerschnitt nach Pfannenstiel 73.
  Vereinigung mit der Alexander-Adams'schen Operation 90.
  L. bei Tubargravidität 105.
  bei der erweiterten Totalexstirpation 165, 464.
Lazerationsektropium 334.
Längsbogenschnitt nach Franz 75.
Lefstenring.
  Herstellung eines künstlichen L. 81.
Lennander-Schnitt 253.
Levatornaht 302, 304, 307.
Ligamentum appendiculo-ovaricum 248, 282.
Ligamentum arcuatum 410.
Ligamentum cardinale s. transversum 312, 313, 362.
Ligamenta flava 10.
Ligamentum ileopectineum 41.
  Herniae femorales 268.
Ligamentum infundibulo-colicum 175, 282.
Ligamentum infundibulo-pelvicum 43.
  bei den operations-pathologischen Betrachtungen der Ventrifixur 85, 86.
Ligamentum infundibulo-pelvicum.
  bei der Tubargravidität 105, 107, 111.
  Umstechung 107.
  Beziehung zur Tube 116.
  Beziehung zum Stiel der Ovarialtumoren 151.
  bei mesometrischen Tumoren 157.
  bei der Totalexstirpation 169, 202.
  Beziehung zur Plica ureterica 116, 169.
  bei der Appendektomie 248.
  bei den Operationen an den Adnexen 276, 280.
  bei der vaginalen Totalexstirpation 343, 351.
  Fixation der L. rotunda in der Scheide 380.
  Porro'sche Operation 418.
  bei der Venenunterbindung bei Pyämie 439.
Ligamentum inguinale Pouparti 22, 268, 293, 432.
Ligamentum inguinale reflexum 26.
Ligamenta interspinalia 9.
Ligamentum lacunare 41.
  bei den Herniae femorales 268.
Ligamentum latum 39.
  bei Ventrifixur 75, 80, 84.
  Tubargravidität 105.
  Exstirpation der Ovarialtumoren 145.
  Totalexstirpation bei Myom 204.
  Totalexstirpation nach Faure-Kelly 278.
  Venenunterbindung bei Pyämie 439.
Ligamentum ovarii proprium 79, 113, 276.
  Bedeutung bei der Ovariopexie 140.
  Beziehung zum Stiel der Ovarialtumoren 151.
Ligamentum pubo-vesico-uterinum 312.
Ligamenta pubovesicalia 410.
Ligamenta rotunda 14.
  Lage der L. 25.
  Aufsuchen des Bandes 26.
  Verkürzen des Bandes 26.
  Fixation des Bandes 27.
  Operations-Pathologie des L. 41.
  Ventrifixur nach Olshausen 76.
  Ventrifixur nach Bumm 77.
  Abschnitte der L. 78.
  Ventrifixur, operations-pathologisch betrachtet 84.
  Aufsuchen beim Tuberkulumschnitt 93.
  Tubargravidität 105, 109, 110.
  Implantation der L. 83.
  Entwickelungsgeschichtliches 45, 140.
  Beziehung zum Stiel der Ovarialtumoren 151.
  Beziehung bei mesometrischen Tumoren 157.
  bei der erweiterten Totalexstirpation 170.
  Verwechselung mit dem Ureter 232.
  bei den Herniae inguinales 261.
  bei den Herniae femorales 268.
  Operationen an den Adnexen 276, 280.
  bei der vaginalen Totalexstirpation 343.
  Intraperitoneale Verkürzung der L. 380.
  Fixation in der Scheide nach Wertheim 380.
  beim Kaiserschnitt nach Solms 433.
  bei der Venenunterbindung bei Pyämie 439.
Ligamentum supraspinale s. apicum 9.
Ligamentum suspensorium ovarii 85, 105, 111.
Ligamentum suspensorium hepatis 167.
  Ligamentum transversum vesicae 27.
Ligamentum teres (siehe Lig. rotundum) 39.
Ligamentum teres hepatis 166.
Ligamenta utero-sacra s. utero-recto-sacra s. retrouterina s. recto-uterina 177.
  L. sacro-uterina 312.

Ligamenta vesicalia lateralia.
L. vesicale medium 167.
Linea alba 59, 71, 75, 93, 413.
Linea semicircularis Douglasi 55, 58.
Bauchnarbenbrüche 274.
Liquor cerebrospinalis 9, 11.
Lumbalanästhesie.
Einleitung 7.
Technik 8.
Operations-Anatomie 9.
Fehlerquellen 12.
Lymphdrüsen und Lymphgefäße.
Exstirpation der L. 178.
Aufsuchen der L. 181.
Operations-Anatomie 195.

M.

Massenligatur 105,
Mastdarm siehe Rektum.
Mesenteriolum 250.
Abbinden und Durchtrennen des M. 255.
Mesometrische Entwickelung.
bei Extrauteringravidität 126.
bei Ovarialtumoren 153.
Mesosalpinx 113, 115, 116.
bei Ovarialtumoren 151.
Mesovarium 113.
bei Ovarialtumoren 151.
Messerhaltung 17.
Metreurynterzange 423.
Morcellement 368.
Morgagni'sche Hydatide 123.
Musculus bulbocavernosus 293, 310.
Musculus coccygeus 310, 314.
Musculus cremaster 25.
Musculus iliacus internus 41.
Musculus iliopsoas 269.
Musculus ischio-cavernosus 409.
Musculus levator ani 310, 314.
Musculus obliquus externus, seine aponeurotischen Fasern 25.
Faserrichtung des M. 52.
beim Pfannenstiel 75.
bei der Nephrektomie 239.
bei der Appendektomie 254.
beim Kaiserschnitt nach Solms 424.
Musculus obliquus internus 25.
Naht bei Alexander-Adams 30.
Faserrichtung 52.
Aponeurosen des M. 55, 75.
Pfannenstiel 75.
M. bei der Nephrektomie 241.
bei der Appendektomie 254.
Kaiserschnitt nach Solms 424.
Musculus latissimus dorsi 239.
Musculus obturator internus 314.
Musculus pectineus 269.
Musculus perinei superficialis 293, 310.
Musculus perinei profundus 293, 310.
Musculus piriformis 814.
Musculus psoas major 41.
Musculi pyramidales 75.
M. bei Tuberkulumschnitt 93.
Musculus quadratus lumborum 9.
Musculus quadratus 241.
Musculus rectus.
Faserrichtung des M. 52.
Lage des M. 54.
Schnittrichtung durch den M. 56.

Musculus rectus.
Durchtrennen der Fasern 61.
Naht des M. 69.
Diastase des M. 71.
beim Pfannenstiel'schen Schnitt 75.
bei der Ventrifixur nach Bumm 81, 82.
beim Tuberkulumschnitt nach Liepmann 93, 94.
Musculus sacrospinalis 13, 238, 241.
Musculus serratus posticus 239.
Musculus sphincter externus 304.
Musculus sphincter vaginae 293, 310.
Musculus transversus.
Faserrichtung des M. 54.
Aponeurose des M. 55.
bei der Appendektomie 254.
beim Kaiserschnitt nach Solms 424.
Musculus transversus abdominis 26, 241.
Faserrichtung 54.
Aponeurosenblätter 75.
Musculus transversus perinei profundus 310, 410.
Musculus transversus perinei superficialis 310.
Myombohrer 200, 369.
Myome.
Subseröse M. 213.
Interstitielle M. 213.
Submuköse M. 216.
Zervixmyome 218.
Mesometrisch entwickelte Myome 218.
Verjauchte M. 219.
Entwickelung des Uterus bei M. 368.
Myomenukleation 216.
Myomotomie.
Konservative M. 200.
Radikale M. 200.
Operationsanatomie 211.
Operationspathologie 213.
Vaginale oder abdominale M. 390.

N.

Nabelgegend.
Operations-Anatomie 167.
Nadelhalter.
Hegar'scher N. 16, 77.
N.-Haltung, richtig und falsch 35.
Naht.
Fettnaht 31.
Nahtmaterial 31.
Technik der N. 33.
Technik der fortlaufenden N. 68.
der Rektusscheide 70.
der Ventrifixur nach Bumm 82.
Lembertnaht 134, 185, 207.
bei Blasenverletzungen 222.
bei Ureterverletzungen 234, 236.
Einfache N. bei Verletzung des Darmes 243.
bei der Appendektomie 256.
der Bauchdecken 257.
Matratzennaht 263.
der Herniae femorales 270.
der Herniae umbilicales 273.
der Herniae ventrales p. operationem 274.
bei der Exstirpation der Vulva 294.
bei der Kolporhaphie 299.
bei der Kolpo-Perineorrhaphie 302.
Levatornaht 302, 304, 307.
bei Dammriß 3. Grades 304, 305.
der vaginalen Exstirpationswunde 356.

Naht.
　beim Kaiserschnitt 414, 425.
Nahtmaterial 16, 18, 31, 70, 75, 82, 106, 222, 234, 243, 258, 270, 274, 302, 304.
Nebenhornschwangerschaft 131.
Nebentube 123.
　Gravidität in der N. 123.
Nephrektomie 237.
Nervus cruralis 31, 268.
Nervus femoralis 41.
Nervus genito-cruralis (genito-femoralis) 25
Nervus ilio-hypogastricus 241.
Nervus ilio-inguinalis 24, 25.
Nervus lumbo-inguinalis 25.
Nervus spermaticus externus 25.
Niere, Freilegen der N. 239.
　Luxieren 241.
　Exstirpation 241.

O.

Omentum 219.
Oophorotomie 136.
Operations-Anatomie.
　Begriff der O. 3.
　bei der Lumbalanästhesie 9ff.
　bei der Alexander-Adams'schen Operation 14.
　bei der Laparotomie 58.
　bei dem Pfannenstiel'schen Aponeurosenschnitt 73.
　bei der Ventrifixur 77.
　beim Tuberkulumschnitt 94.
　bei der Tubargravidität 111.
　der Ovarien 140, 148.
　der Nabelgegend 167.
　der erweiterten Totalexstirpation 165, 190.
　der einfachen Totalexstirpation 211.
　der Sectio alta 224.
　des Ureters 228ff. (Tabelle S. 231).
　der Appendektomie 247.
　der Herniae inguinales 264.
　der Herniae femorales 268.
　der Totalexstirpation nach Faure-Kelly 281.
　Operationen an der Vulva 291.
　der Totalexstirpation der Scheide 311.
　der vaginalen Totalexstirpation 342, 351.
　Vaginal oder abdominal? 388.
　der Operationen an der Urethra 395.
　der Hebosteotomie 406.
　dem Kaiserschnitt 427.
　der Venenunterbindung bei Pyämie 442.
Operations-Bakteriologie 58.
　bei der erweiterten Totalexstirpation 166, 195.
　der Appendektomie 247.
　Adnexoperationen 276.
　Operationen an der Vulva 288.
　O. bei der vaginalen Totalexstirpation 362.
　Kaiserschnitt 434.
Operationsfehler siehe Fehlerquellen.
Operations-Pathologie.
　Begriff der O. 3.
　der Alexander-Adams'schen Operation 41.
　der Laparotomie 73.
　der Ventrifixur 84.
　der Resektion und Implantation des Lig. rotundum 84.
　der Extrauteringravidität 123.
　der Ovarien 150.
　der erweiterten Totalexstirpation 195.
　der einfachen Totalexstirpation 213.

Operations-Pathologie.
　der Appendektomie 247.
　des Beckenbodens 320.
　der vaginalen Totalexstirpation 351, 362.
　Fixation der Lig. rotunda in der Scheide 381.
　Interpositio vesico-vaginalis uteri 385.
　Vaginal oder abdominal? 388.
　Blasenfisteloperation 398.
Ostium abdominale tubae 119.
Ostium uterinum tubae 118.
Ovarialtumoren.
　bei Retroflexio uteri 75.
　Das pathologisch-anatomische Bild der O. 150.
　Wachstumsbewegung der O. 151.
　Stielverhältnisse der O. 153.
　Mesometrisch (intraligamentär) entwickelte O. 158.
Ovarien.
　Operationen an den O. 136, 387.
　Die Operations-Pathologie der O. 136.
　Die Exstirpation gestielter Ovarial- und Parovarialtumoren 144ff.
Ovariopexie 136, 137.
Ovariotomie, vaginal oder abdominal 390.
Ovarium 119ff.
　Die verschiedenen Lagen des O. 122.
Ovarium gyratum, Fall von O. 154.

P.

Para-Kolpium. Exstirpation des P. 181.
Parametrien, Exstirpation der P. 181.
Paroophoron 149.
Parovarium 149.
Parovarialzysten, Stielbildung der P. 156.
Partienligatur (Massenligatur) 105.
Peritoneum.
　Durchtrennen des P. 61.
　Naht des P. 68.
　bei der Ventrifixur 81, 85, 88.
　bei der Tubargravidität 110.
　Beziehungen zum Eierstock 149.
　bei Implantation des Ureters 236.
　bei der Appendektomie 254.
　Hüllen der äußeren Leistenhernien 266.
　Totalexstirpation der Scheide 311, 312.
　Kolpo-Koeliotomia posterior 374.
　Interpositio vesico-vaginalis uteri 383.
　Veit'scher Kaiserschnitt 419, 428.
　Latzko'scher Kaiserschnitt 420.
Phantom, gynäkologisches 157.
Pia mater 11.
Plexus pampiniformis 107, 111.
Plexus pudendalis siehe unter Venen (Zusammenfassung).
Plexus renalis 199.
Plexus utero-vaginalis 113, 211.
Plexus venosus vertebralis internus 11, 13.
Plexus venosus vertebralis posterior 13.
Plexus vesico-vaginalis 199, 211, 395.
Plica falciformis 270.
Plica intraureterica 226.
Plica parieto-vesicalis 429.
Plica semilunaris fasciae transversalis 27, 45.
Plica transversa 27, 44, 207.
Plica transversa vesicae 84, 207, 382.
Plica vesico-uterina 77, 311, 428.
　Vorziehen derselben bei der vaginalen Totalexstirpation 345, 352, 367, 419.

Plica ureterica.
  bei mesometrischen Tumoren 159.
  bei der Totalexstirpation 169, 207.
  Beziehung zum Ligament. infundibulo-pelvicum 116, 169, 207, 382.
Polyp.
  Karzinomatöser P. an der Portio 325.
Portio 204.
  Probeexzision aus der P. 337.
  Amputation der P., einfache 339; hohe 339.
Poupart'sches Band bei der Alexander-Operation 17.
  bei den Herniae femorales 266.
  beim Kaiserschnitt nach Solms 423.
Probeexzision 337.
Probepunktion 102.
Processus articularis superior 12.
Processus spinosi 9, 238.
Processus vaginalis fasciae transversalis 266.
Processus vaginalis peritonei 26, 261.
Processus vermiformis 247.
Prolapsus uteri 321.
  Totalexstirpation bei P. 365.
Punktion.
  bei Hämatozele 102.
  bei gestielten Ovarialtumoren 144, 145.
Pyometrabildung 170.
  bei Zervixkarzinom 170.

R.

Rami haemorrhoidales inferiores 293.
Ramus cervico-vaginalis 113, 395.
Ramus ovaricus 112, 113.
Ramus tubarius 111, 113, 115.
Regio inguinalis 291.
Rektum 310.
  Abschieben des R. 177.
  Verletzen des R. 189.
  Nach der erweiterten Totalexstirpation 198.
Rektum-Scheidenfistel 399.
Rektusscheide 55.
  Eröffnung der R. 61.
  Naht der R. 70.
  bei der Ventrifixur nach Bumm 82.
  beim Tuberkulumschnitt 93.
  Herniae umbilicales 271.
Relaparotomie nach Alexander Adams 88.
Reposition des Uterus 416.
Resectio ovarii 136, 140.
Retractores uteri 177.
Retroflexio uteri 44.
  nach Köberlé fixiert 75.
  bei der Ventrifixur 80, 88.
  Tuberkulumschnitt bei fixierter R. 90.
  Prolapsus uteri 317.
Rosenmüller'sche Drüse 41, 269.

S.

Sägen, Gigli'sche 406.
Salpingostomie 135.
Scheide.
  Desinfektion und Tamponade bei der einfachen Totalexstirpation 200.
  Vordere Kolporrhaphie 294.
  Hintere Kolporrhaphie 301.
  Hilfsschnitte an der Sch. 310.
  Totalexstirpation der Sch. 311.

Scheide.
  Operations-anatomische Betrachtungen 311.
  Operations-pathologische Betrachtungen 320.
Scheren.
  Cooper'sche Sch. 16, 206.
  Fistel-Sch. Sims 396.
  Fistel-Sch. Roubaix 396.
Schnittrichtung.
  bei der Alexander-Adams'schen Operation 17.
  bei der Laparotomie 52.
  bei der Ventrifixur 77.
  beim Tuberkulumschnitt 92.
  bei der Tubargravidität 105.
  bei Operationen an der Blase 220.
  Appendektomie 252.
  Herniae umbilicales 271.
  Exstirpation der Vulva bei Karzinom 289.
  Kolpo-Perineorrhaphie 301.
  Dammriß III. 305.
  Totalexstirpation der Scheide 311.
  Kolpo-Koeliotomia anterior 371.
  Kolpo-Koeliotomia posterior 374.
  Interpositio vesico-vaginalis uteri 383.
  Sectio caesarea 411 ff.
Sectio alta 224.
Sectio caesarea 411.
Silkwormgut 28.
Sinistro-lateropositio des Uterus 43.
Skalpell 15, 77.
Skeletopie der Adnexe 121.
Skene'sche Röhrchen 187.
S. bei der Sectio alta 224.
Spatium suprapubicum praefasciale 225.
Spekulum.
  Einlegen des S. bei der Laparotomie 64.
  nach Franz, Stöckel, Schubert 66 ff.
  S. bei der Ventrifixur 77.
  Erweiterte Totalexstirpation am Uterus 165.
  S. bei Scheidenoperationen 294.
  nach Bozemann 293.
  nach Sims 294.
  nach Doyen 296.
  Kaiserschnitt 425.
Spermatikalvenen 446.
Sphincter ani 291, 305.
Spina iliaca anterior superior 17, 268, 290.
Stieldrehung der Ovarialtumoren 163.
Subarachnoidalraum 13.
Supravaginale Amputation 207 ff.
  Technik der Operation 208.
  Fehlerquellen 208.
  Operations-anatomische Betrachtungen 211.
Symphyseotomie 403.

T.

Tabellen 450—470.
  I. Die Alexander-Adams'sche Operation 453.
  II. Uebersicht über einige Methoden der Alquié-Alexander-Adams'schen Operation 454.
  III. Uebersicht über einige Methoden der abdominalen Laparotomie (Köliotomie) 454.
  IV. Die Ventrifixur nach Bumm 456.
  V. Die Resektion und Implantation der Lig. rotunda 457.
  VI. Uebersicht über einige Methoden der Ventrifixur 458.
  VII. Uebersicht über einige andere abdominale lagekorrigierende Methoden 458.

Tabellen.
VIII. Die abdominale Exstirpation der graviden Tube 459.
IX. Die abdominale Exstirpation von Ovarialtumoren (und Parovarialtumoren) 460.
X. Die erweiterte abdominale Totalexstirpation des Uterus, modifiziert nach Wertheim-Bumm 461.
XI. Uebersicht über einige andere Methoden der erweiterten Radikaloperation 463.
XII. Die einfache Totalexstirpation (in der Form der einfachen abdominalen Myomotomie geschildert) 464.
XIII. Uebersicht über einige wichtige Methoden der einfachen Totalexstirpation 465.
XIV. Die supravaginale Amputation 466.
XV. Uebersicht über einige wichtige Methoden der supravaginalen Amputation 466.
XVI. Operationen an der Vulva, der Vagina und der Regio perinealis 468.
XVII. Die vaginale Totalexstirpation des Uterus 469.
XVIII. Die lageverändernden vaginalen Operationen 470.
Technizismen.
 der Gefäßunterbindung 17.
 der Durchstechungsligatur 107.
 der Umstechungsligatur 107.
 der Unterbindung in der Tiefe (Arteria uterina) 173.
Thromben 445.
Totalexstirpation des Uterus.
 Einfache T. 200.
 Erweiterte T. 164 ff.
 Operations-Pathologie der erweiterten T. 195.
 T. mit Spaltung des Uterus nach Faure 277.
 Vaginale T. vom Fundus her 342 ff.
 Vaginale T. von den Ligamenta cardinalia her 358 ff.
 bei Prolaps 365.
 Vaginale T. bei myomatösem Uterus 367.
 Vaginale T. bei Gravidität 370.
Trachelotomie 334.
Trigonum Lieutaudi 226.
Trigonum urogenitale 293, 315, 410.
Trigonum vaginale 373.
Trigonum vesicale 373.
Troikar 144.
Tropokokain-Adrenalin, Anwendung bei Lumbalanästhesie 7, 9.
Truncus umbilico-uterinus 173, 193.
Tubargravidität.
 Technik und Anatomie bei der Operation 100.
 Operations-anatomische Betrachtungen 111.
 Operations-Pathologie.
 Exstirpation der Tuben 131.
 Abdominal oder vaginal? 390.
Tuben.
 Operation an den T. 100. 387.
 Tubargravidität 100.
 Operations-Anatomie 111.
 Lage der T. 118 ff.
 Anatomische Einteilung der einzelnen Abschnitte 118.
 Exstirpation der T. 131.
 Sterilisation der T. 132, 390.
 Beziehung zum Stiel der Ovarialtumoren 151.
 bei mesometrischen Tumoren 159.
 Sterilisation 383.
Tubenostien, atretische 123.

Tubenruptur 124.
Tubensterilisation, Technik 132.
 Kombination mit der Alexander-Adams'schen Operation 134.
 Vaginal oder abdominal? 383, 390.
Tuberkulose und Gravidität:
 Sterilisation abdom. 132.
 Sterilisation vagin. 390.
 Totalexstirpation des Uterus 370.
 Totalexstirpation des Uterus und der Adnexe (Bumm) 370.
 Entfernung des Corpus uteri (v. Bardeleben) 370.
Tuberculum pubicum, wichtigster Orientierungspunkt 17, 22, 92.
 Herniae femorales 268.
Tuberkulumschnitt 90, 105, 225, 252.
Tumorbildung an den Tuben 131.
Tupfer.
 Stieltupfer 58.
Tütendrainage 187, 195.

U.

Umstechungsligatur.
 Schwierigkeit und Fehlerquellen 107.
Unterbindung des durchschnittenen Ureters 234.
Unterhautbindegewebe am Rücken 9.
Unterhautzellgewebe.
 Spaltung des U. 59.
 beim Pfannenstiel'schen Schnitt 74.
Urachus 167.
Ureter.
 Verletzung des U. 108, 116, 187, 219, 228, Tabelle S. 231.
 Lage zur A. ovarica 111.
 bei mesometrischen Tumoren (interligamentären Tumoren) 162.
 Freilegung des U. bei Totalexstirpation 169, 171.
 Gefahr des Durchschneidens 169, 187, 231.
 Als Wegweiser zur Arteria uterina 193.
 Operations-Pathologie nach der erweiterten Totalexstirpation 198.
 Umstechung bei der Ligatur der Arteria uterina 208.
 Unterbindung des durchschnittenen U. 234.
 bei der einfachen Totalexstirpation 204.
 Operationen (abdominale) an dem U. 228 ff.
 Operations-Anatomie des U. 228 ff.
 Lage bei mesometrisch entwickelten Tumoren 229.
 Doppelter Ureter 234.
 Operative Maßnahmen bei Verletzungen, Tabelle S. 231, 234 ff.
 Verhalten des U. zur Arteria uterina bei der vaginalen Totalexstirpation 352.
 Operationen (vaginale) an dem U. 371, 400.
Ureterorrhaphie 234.
Urethra.
 Operationen an der U. 371, 393.
 U.-Scheidenfistel 399.
Uterus.
 Die erweiterte Totalexstirpation 164.
 Die einfache Totalexstirpation 200.
 Operationen am U. ohne Eröffnung des Peritoneums 326.
 Sondierung 326.
 Dilatation der Zervix 326.
 Abrasio 331.
 Emmet'sche Operation 334.

Uterus.
Diszision 334.
Probeexzision 337.
Mit Eröffnung des Peritoneums 342.
die vaginale Totalexstirpation vom Fundus her 342.
die vaginale Totalexstirpation von den Ligamenta cardinalia her 358.
Totalexstirpation bei Prolaps 365; bei stark vergrößertem oder myomatösem U. 367; bei Gravidität 370; bei verminderter Motilität und entzündlicher Fixation an die Bauchorgane 370.
Fixation bei Zystozelenbildung 380.
Benutzung des Uteruskörpers als Träger der prolabierten Blase 383.
Oberflächliche Blasen-Gebärmutter-Scheidenfistel 399.
Tiefe Blasen-Gebärmutter-Scheidenfistel 399.
Die Uterusruptur 438.
Uteruskarzinom.
Operation bei U. 164.
Keimansiedelung bei U. 165.
Dreitupferprobe bei U. 166.
Uteruspinzette.
Verwendung bei der Drainage 448.

V.

Vagina.
Gefäße der V. 211.
Operationen an der V. 294.
Eröffnung der Bauchhöhle von der V. her 371.
Vaginaefixur 381, 382.
Vaginale Operationen.
Ohne Eröffnung des Bauchfells 289.
Scheide 294.
Damm 304.
an der Urethra, Blase, Ureter 371.
Vaginale lageverändernde Operationen.
Fixation der runden Mutterbänder 380.
Intraperitoneale Verkürzung der Ligamenta rotunda 380.
Fixation des Uterus selbst 381.
Uteruskörper als Träger der prolabierten Blase 383.
an Tuben und Ovarien 387.
Vagina vasorum communis 269.
Vena cava 113.
Vena dorsalis clitoridis 293.
Vena epigastrica inferior 39.
Blutung der V. 71.
Verletzungen der V. 75.
bei der Appendektomie 253.
Beziehungen der V. zum Bruchsack 265.
Vena epigastrica superficialis 17.
bei der Laparotomie 59.
beim Pfannenstiel 74.
bei Herniae femorales 270.
bei der Appendektomie 253.
Vena femoralis 17, 41.
V. bei Herniae femorales 268.
Venae haemorrhoidales inferiores 293.
Vena hypogastrica 113, 199.
Verhältnis zur Vena iliaca media 443.

Vena iliaca communis 113, 442, 443.
Vena iliaca media (Kownatzki) 113, 199, 225.
Bedeutung bei der Venenunterbindung 443.
Vena iliaca externa 23, 113, 410, 432, 443.
Vena iliaca interna 113, 443.
Vena obturatoria 293, 410, 443.
Vena ovarica 113.
Vena pudenda externa 17, 24.
beim Pfannenstiel 74.
bei Herniae femorales 270.
Venae pudendae externae 17.
Vena pudenda interna s. communis 293.
Vena renalis sinistra 113.
Vena saphena 270.
Vena saphena magna 17.
bei der Exstirpation der Vulva 292.
Venae spermaticae externae 23.
Vena umbilicalis 164.
Venae uterinae 172, 204.
Vena uterina inferior 194.
Venae vesicales anteriores (Sectio alta) 225.
Venen des weiblichen Beckens.
Zusammenfassung 194.
Venenunterbindung bei der Pyämie 438.
Operations-anatomische Betrachtungen 442.
Venöse Blutungen bei der erweiterten Totalexstirpation 175.
Ventrifixur 76.
Technik und Anatomie nach Bumm 77.
Modifikationen 82.
Fehlerquellen 83.
Vertex vesicae 220.
Vesica urinaria siehe Blase.
Vioformgaze 423.
Vulva.
Operationen an der V. 287.
Freilegung des Operationsterrains 288.
Exstirpation bei Karzinom 289.
Operations-anatomische Betrachtungen 291.
Abpräparieren des Wundlappens 293.

W.

Winkeldrainage 185.
„Winkelschnitt" 195.

Z.

Zervix.
Freilegen der Z. 177.
Auslösen der Z. aus der Scheide 204.
Myom der Z. 218.
Dilatation der Z. 326.
Einteilung der Z. nach Schröder 339.
Spalten der Z (Hysterotomia anterior) 339.
Interpositio vesico-vaginalis uteri 383.
Blasen-Zervixfistel 399.
Kaiserschnitt 434.
Zervixmyome 218.
Zervixstumpf, Umstechung des Z. 211.
Zirkuläre Resektionsnaht 246.
Zystoskopie 398.
Zystozele 325, 383.
Bildung von Z. 380.

Autoren-Verzeichnis.

(Die Tabellen sind nicht mitberücksichtigt.)

A.

Abel, K., Vaginale und abdominale Operationen 390, 472.
Adams, Retroflexio-Operation 12.
Adler, Ovarium gyratum 154.
Albarran, Verengerung der Harnröhre 393, 394.
Alexander, Retroflexio-Operation 12.
Alquié, Retroflexio-Operation 12.
Amann, Vollkommener Querschnitt 158—165.
    Abdeckung des Operationsterrains 166.
    Der Querschnitt bei Karzinomoperationen 58.
Aran, Retroflexio-Operation 12.
Ashton, Textbook on the practice of gynecology 472.
    Naht des Ligamentum latum 162.
Atlee, W., Ovariotomie 371.
    Koeliotomia posterior 373.

B.

Bandl, Ureterscheidenfistel 400.
v. Bardeleben, Operation am Uterus bei Gravidität und Tuberkulose 370.
Bardenheuer, Querschnitt 165.
Barth, Nachuntersuchungen zur Dreitupferprobe 166.
Bassini'sche Operation 263.
Becker, Lumbalanästhesie 8.
    Kalkplatten in der Dura 13.
v. Bergmann, Der schräge Lendenschnitt 239.
v. Bruns' Chirurgie 472.
Bier, Erfinder der Lumbalanästhesie 7.
    Methode der Nephrektomie 239.
Billroth, Vaginale Totalexstirpation 342.
Biondi, Querschnitt bei Hernien 271.
Blundell, Blasenfisteln 224, 395, 398.
    Vaginale Totalexstirpation 342.
Bode, Intraperitoneale Verkürzung d. Lig. rotund. 380, 384, 390.
Bogros, Spatium retro inguinale 431.
Bozemann, Spekulum 293.
Braun-Fernwald, Tubensterilisation 135.
Breisky, Lazerationsektropium 334.
Broesike 471.
    Lage des Ligamentum rotundum 26.
Brunner, Bedeutung der Bakteriologie für die Operationstechnik 166.
    Erfahrungen und Studien 471.
Bumm 442.
    Ventrifixur 44, 86, 87, 90.
    Die fortlaufende Naht 70.
    Technik und Anatomie der Ventrifixur 77, 82, 85.

Bumm, Erweiterte Totalexstirpation 164.
    Desinfektion der Scheide mit Argentumlösung 165.
    Venöse Blutungen 175, 188, 194.
    Ansicht über die Wertheim'schen Klemmen 179.
    Scheidenklemmzange 181.
    Methode der Exstirpation der Parametrien 181.
    Totalexstirpation und Amputation 207.
    Implantationsmethode nach Stöckel 236.
    Querschnitt bei Hernie 271.
    Bauchnarbenbrüche 273.
    Kolporrhaphie 300.
    Naht der Faszien 315.
    Vereinigung der Ligamenta cardinalia 321.
    Gefahr der Lungenembolie 321.
    Totalexstirpation bei Prolaps 365 ff.
    Totalexstirpation bei Gravidität und Lungentuberkulose 370.
    Entfernung kleiner Zysten auf vaginalem Wege 388.
    Ureterscheidenfistel 400.
    Hebosteotomie 403.
    Porro'sche Operation 416.
    Kaiserschnitt in der Mittellinie 433.
    Tupferprobe 436.
    Venenunterbindung bei der Pyämie 438, 446.
Byford, Ovariotomie 371.

C.

Carvillon, Nierendekapsulation 449.
Casati, Schnitt zur Freilegung der äußeren Leistenringe 93.
Celsus 195.
Champetiers 423.
Clark, Totalexstirpation 164.
Collesi, Lage des Ligamentum rotundum 26.
    Ligamentum reflexum 41.
Collin, Krallenzange 75.
Corning, Topographische Anatomie 471.
Cooper, A., Fascia spermatica externa 17, 265.
Cruveilhier, Breite der Linea alba 59.
Cullen, Karzinom 472.
Czempin, Morcellement des Uterus 202.
Czerny, Ventrifixurnaht 76, 82, 86, 87, 88.
    Vaginale Totalexstirpation 342.

D.

Dechamp, Nadel 241, 442.
    Anwendung der N. 340.
Dewees, A compendious system of midwifery 413.
Dieffenbach, Blasenfisteln 395.

Döderlein 472.
 Bedeutung der Bakteriologie für die Operationstechnik 166.
 Der Flankenschnitt, die gegebene Schnittführung zur Eröffnung des Bogros'schen Raumes 433.
Döderlein und Krönig 472.
 Tubensterilisation 134.
 Pfannenstiel's Querschnitt bei Karzinomoperationen 165.
 Abdeckung des Operationsterrains 167.
 Karzinom am Zervixstumpf 213.
 Fundusruptur nach konservativer Myomotomie 216.
 Häufigkeit der Appendixerkrankungen 251.
 Kreuzschnitt bei Kolpo-Koeliotomia post. 378.
 Karzinomstatistik 391.
Doléris Ventrifixur 82, 86, 87.
Dönitz, Lumbalanästhesie 8.
 Punktionsstelle 11, 12.
Doyen, Darmklemmen 246.
 Spekula 296. 395.
 Hysterotomia anterior 340, 433.
 Vaginale Totalexstirpation 342, 345.
 Zentrifugales Morcellement 368, 369.
Duncker, Querschnitt bei Sectio caesarea 413.
Delbet, Levatornaht 308.
Duval et Proust, Levatornaht 308.
Dührssen 472.
 Hilfsschnitt an Scheide und Damm 310.
 Vaginaler Kaiserschnitt 340, 422, 438.
 Aufschwung der vaginalen Myomotomie durch D. 368.
 Kolpo-Köliotomie 371.
 Intraperitonale Verkürzung der Ligamenta rotunda 380.
 Intraperitoneale Vaginaefixur 381.
 Mortalität bei Myomoperationen 389.
 Ureterscheidenfistel 400.

E.

Ebert, Wert der Dreitupferprobe 166.
Edebohls, Nierendekapsulation 449.
Emmet, Methode nach E. 334.

F.

Fasbender 472.
 Geschichte der Geburtshilfe 403.
Faure 471.
 Perineoplastik 321.
 Totalexstirpation nach F. bei schwierigen Ovarialtumoren 177, 263, 433.
Flatau, Punktionsspritze 102.
Frank, Levatornaht 308.
 Transperitonealer Kaiserschnitt 411, 419, 433.
von Franqué, Eklampsie und Nierendekapsulation 449.
 Interpositio vesico-vaginalis uteri 386.
Franz, Spekulum 66, 165, 202.
 Längsbogenschnitt 75.
 Schnittrichtung bei Uteruskarzinom 165.
 Kombination von Laparotomie und Alexander 91.
 Ureterimplantation 237.
 Prolapsoperationen 321, 386.
 Mortalität bei Myomoperationen 389.
Freund, H. W., Wachstumsbewegung der Ovarialtumoren 151.
 Totalexstirpation 164.
Freund, R., 471.
 Lumbalanästhesie 11.

Freund, W. A., Infantilismus der Tube 122.
 Totalexstirpation des Uterus 164.
 Durchtrennen der M. recti 165.
 Anfrischungsmethode am Damm 305.
 Uterus als Träger der prolabierten Blase 383.
 Plastische Verwendung des Uterus für große Blasenfisteln 383, 399.
 Ureterscheidenfistel 400.
 Venenunterbindung bei der Pyämie 438.
Fritsch 472.
 Zitat für die Abdominalchirurgie 5.
 Tubensterilisation 135.
 Implantationsmethode nach Stöckel 236.
 Reine Spaltungsmethode beim Dammriß 305, 308, 320, 366.
 Totalexstirpation der Urethra 394.
 Blasenfisteloperation 396.
 Sectio caesarea. Querer Fundusschnitt 411, 413.
Fromme 472.
 Streptokokken in den Lymphdrüsen Karzinomatöser 166.
Froriep, Terminalebene 121.
 Tubensterilisation 134.
Funke, Totalexstirpation 164.

G.

Gebhard, Pathologie und Anatomie 471.
Gersuny, Verengerung der Harnröhre 393, 394.
 Salpingostomie 135.
Gigli, Säge nach 406.
 Lateralschnitt der Hebosteotomie 410.
Gimbernati, Ligamentum lacunare 41.
Gilliam, Ventrifixur 82, 86, 87, 90.
Gilmore, Ovariotomie 371.
Graser, Inhalt der äußeren Inguinalhernien 266.
 Operation der Nabelhernien 270.
 Enthülsungsmethode bei Bauchnarbenbrüchen 273, 274.
Greiffenhagen, Lumbalanästhesie 11.
Gusserow, Ureterscheidenfistel 400.

H.

Häckel, Hypogastrikaunterbindung 446, 448.
Hadra, Ureterscheidenfistel 400.
Halban und Tandler, Anatomie und Aetiologie der Genitalprolapse beim Weibe 42, 312. 471.
 Hiatus genitalis 314, 317.
 Interpositio vesico-vaginalis uteri 385, 386.
Hammerschlag, Lehrbuch der geburtshilflichen Operationen 403, 438, 472.
Handtke, Vorfall von Darmschlingen bei vaginaler Totalexstirpation 351.
Hannes, Nachuntersuchung d. Dreitupferprobe 166.
Harrison, R., Nierendekapsulation 449.
Hartmann, Levatornaht 308.
Hegar, Nadelhalter 16.
 Richtige Haltung 35.
 Exstirpation der Tuben 149.
 Anfrischungsmethode b. altem Dammriß 305, 306.
 Metalldilatatoren 326.
 Kurettage 331.
 Ueber die Emmet'sche Operation 334.
 Portio-Amputation 339.
 Vaginale Tatalexstirpation 342.
 Dührssen verhalf der Myomotomie zu neuem Aufschwung 368.
 Fixation des Uterusstumpfes bei der Porro'schen Operation 418.

Hegar-Kaltenbach, Operative Gynäkologie 471.
Hegar und Sellheim, Hodgen-Ebenen 51, 121.
Heidenhain, Levatornaht 307.
Henkel, Myomenukleation 216.
Hebosteotomie, eine unchirurgische Operation 411.
Medianer Zervixschnitt 411, 416.
Henle 27.
Hennig, Ventrifixur 76.
v. Herff, Serres fines 32.
Fortgeschrittene Extrauteringravidität 131.
Narbenspaltung und Lappenbildung bei Fisteloperationen an der Blase 396.
Hertwig, O., Entwickelungsgeschichte 471.
Hertwig, R., Zoologie 471.
Hikmed, Kohabitationsinfektion 289.
Hildebrandt, Erster Versuch mit Bier bei der Lumbalanästhesie 7.
Hodge, Beckenebenen 121.
Hofmeier 471, 472.
Resectio ovarii 142.
Verengerung der Harnröhre 394.
Ureterscheidenfistel 400.
Holden, Levatornaht 308.
van Hook, Ureterorrhaphie 234.
Hunter, Entwickelungsgeschichte des Lig. rot. 45.

J.

Jacob, Beckenarterien 191.
Jakobi, Totalexstirpation 164.
Jakoby, Jakoby'sche Linie (Lumbalanästhesie) 8.
Jolly, Dilatationsbesteck 330.
Jörg, Kaiserschnitt 413.
Jung, Die Hebosteotomie, eine unchirurgische Operation 411.

K.

Kalcher, geburtshilflich-gynäkologische Untersuchung 121.
Kanter, Inaug.-Dissertation 389.
Keen, Querschnitt über die Hernie 271.
Kehrer, Klassischer Kaiserschnitt 413.
Kelly 471.
Ventrifixur 76.
Verfahren Mayo's bei Bauchnarbenbruch 274.
Levatornaht 308.
Totalexstirpation mit Spaltung des Uterus 277, 433.
Killian, Topographisches Studium pathologischer Vorgänge 4.
Köberle, Klemmen 16.
Uterus an die Bauchdecken fixiert 76.
Kocher 472.
Klemmen 15.
Operationslehre 52.
Ueber die Länge des Schnittes 59, 202.
Exohysteropexie 86, 87, 325.
Invaginationsverlagerung 262.
Tabaksbeutelnaht 262.
Kocks, Ligamentum rotundum 42.
Ligamentum cardinale 312, 320.
Verankerung des Uterus 322.
Fascia endopelvina 325.
Kownatzki, Vena iliaca media 113, 225, 442, 446.
Venen des weiblichen Beckens 194, 195.
Venöse Versorgung des Ureters 194,
Plexus pudendalis (Sectio alta) 225.
Postoperative Ernährungsstörung der Blase 228.
Unterbindung der Vena iliaca communis 446.

Krömer, Ovarium gyratum 154.
Krönig 472.
Kumolkatgut von Dronke (Cöln) 17, 31.
Tubensterilisation 134.
Probelaparotomie bei Karzinom 196.
Ligierung der Arteriae hypogastricae 199.
Mortalität bei Myomoperationen 389.
Krönig und Döderlein, Pfannenstiel's Querschnitt bei Karzinomoperationen 165.
Abdeckung des Operationsterrains 167.
Levatornaht 307.
Kümmell, Dreitupferprobe 166.
Küstner 472.
Vorteile der Spekula nach Schubert 66.
Kombination der Laparotomie mit Alexander 91.
Graviditas intraligamentosa 126.
Tubensterilisation 135.
Salpingostomie 135.
Gesetzmäßige Torsionsspirale 163.
Totalexstirpation 164.
Klemme nach K. 165.
Einfache Narbenanfrischungen bei Dammriß 305.
Schwangerschaft und Geburt nach profixierenden Operationen 383.
Die Hebosteotomie, eine unchirurgische Operation 411.
Küstner-Rapin, Querschnitt der Haut 58, 73, 91.

L.

Lafforgue, Lagebeziehungen von Zökum und Appendix 248.
Lamballe, Jobert de, Autoplastique per glissement 396.
Landau, Dilatatoren 330.
Vaginale Totalexstirpation 342.
Entwickelung des Uterus bei Myom 368, 369.
Ureterscheidenfistel 400.
Landau, L. u. Th., Vaginale Radikaloperation 472.
Langenbeck, Vaginale Totalexstirpation 342.
Langer, Spaltrichtungen der Haut 31.
Faserrichtung der Haut 52, 56.
Latzko, „Bakteriendicht nähen" 167.
Extraperitonealer, suprasymphysärer Kaiserschnitt 411, 420.
Lawson Tait, Ventrifixur 76.
Operation des Dammrisses 305.
Lappenspaltungsmethode 305.
Lejars 472.
Die durchstochene und nach beiden Seiten geknotete Ligatur 106.
Lennander, Schnittführung 253.
Leser, Ed., Spezielle Chirurgie 472.
Allgemeine Chirurgie 472.
Leopold, Ventrifixur 76, 82, 86, 87, 88.
Vaginale Totalexstirpation 342, 381.
Ureterscheidenfistel 400.
Levret, Blasenfisteln 395.
Liepmann 472.
Tabellen zur Dreitupferprobe 29, 135.
Implantation des Lig. rotundum 83.
Tuberkulumschnitt 90.
Tuberkulumschnitt bei Tubensterilisation 132.
Dreitupferprobe bei Salpingostomie 135.
Ovariopexie 140.
Stielversorgung 145.
Anwendung des gynäkologischen Phantoms 157, 158.
Dreitupferprobe beim Uteruskarzinom 166.
Streptokokken in den Parametrien 168.

Liepmann, Charité-Annalen XXXII. Jahrg. 175.
　Ligamentum infundibulo-colicum 175, 283.
　Endogene Infektion 178.
　Modifikation der erweiterten Totalexstirpation 179.
　Scheidenabschluß mittelst Faden 180.
　Winkeldrainage 185.
　Tütendrainage 186.
　Kreuzungsstelle des Ureters 231.
　Kohabitationsinfektion 289.
　Verankerung des Uterus 322.
　Einfache Totalexstirpation mit Erhaltung der Adnexe bei Gravidität und Lungentuberkulose 370.
　Fistelverschluß 398.
　Gynäkologische Sektionsmethode 443.
　Geburtshilfliches Seminar 289, 403, 472.
Littauer, Laparotomie und Alexander 91.
Luschka, Kreuzungsstelle des Ureters 231.

M.

Mac Burney, Appendektomie 253.
Mackenrodt, Schnittrichtung bei der Laparotomie 58.
　Erfahrungen über den Querschnitt 75.
　Totalexstirpation 164.
　Querschnitt nach M. 165 (u. Tabelle X).
　Abdeckung des Operationterrains 166.
　Ligamentum transversum 312.
　Vaginaefixation 371.
　Erweiterte Totalexstirpation 373.
　Intraperitoneale Verkürzung der Ligamenta rotunda 380.
　Fixation des Uterus 381.
　Ureterscheidenfistel 400.
Mainzer, Klemme 165.
　Vorteile derselben 170.
　bei der Myomotomie 200.
　Interpositio uteri vesico-vaginalis 383.
Martin, Salpingostomie 135.
Martin, A. 472.
　Genitalprolapse beim Weibe 366.
　Ovariotomie 371.
Martin, E., Atlas 42, 308, 312, 320, 471.
　Fascia endopelvina als Retinaculum uteri bezeichnet 312.
　Kolpo-Perineorrhaphie 366.
Mauclaire, Die anteligamentäre Transposition (Ovariopexie) 140.
Mauriceau, Blasenfisteln 395.
Mayo, Naht der vorderen Rektusscheide 273, 274.
　Ureterscheidenfistel 400.
Menge, Tubensterilisation 135.
Menge-Krönig, Bakteriologie 471.
Mettenheimer, Topographische Anatomie des Neugeborenen 96.
Michel, Klammern 16.
v. Mikulicz, Querschnitt des Rektus 56, 75, 93.
　Drainage 186.
Müller, Vollständige Spaltung des Uterus bei Totalexstirpation 370, 433.

N.

Nagel, Weibliche Geschlechtsorgane 471.
Nauwerk, Sektionstechnik 443.
Nicoladoni, Ureterscheidenfistel 400.
Noble, Levatornaht 308.

O.

v. Olshausen, Die Methode, auf die man eingeübt ist, ist die beste 5.
　Ventrifixur 76, 82, 86, 87, 89.
　Schonung des Ovariums bei der Exstirpation der Tube 115.
　Schonung der Ovarien bei Myom 148.
　Zervixmyome 218.
　Ureterverletzungen 219.
　Hilfsschnitte an Scheide und Damm 310.
　Statistik der Karzinomoperationen 390.
Orth 441.
　Liepmann's Sektionsmethode 443.
Orthmann, Leitfaden 471.
Osiander, Portioamputation 339.

P.

Palm, Ankerschnitt 91.
Pankow, Infiltrierte Parametrien 196.
Parrin, Ureterscheidenfistel 400.
Payeur, Ueber die plastische Verwendung des Uterus bei schweren Totalprolapsen alter Frauen 383.
Pawlick, Trigonum 373.
Péan, Klemmen 16.
　Vaginale Totalexstirpation 342.
　Ovariotomie 371.
Pels-Leusden, Operationslehre 472.
Pfannenstiel, Querschnitt der Haut 58.
　Technik und Anatomie des Faszienquerschnittes 73.
　Aponeurosenschnitt bei Ventrifixur 77, 389.
　Tuberkulumschnitt 91, 93.
　Aponeurosenschnitt bei Tubargravidität 105.
　Aponeurosenschnitt bei Tubensterilisation 132.
　Operations-Pathologie der Ovarien 137.
　Ovariopexie 140.
　Resectio ovarii 142.
　Oophorotomie 142.
　Zerkleinerung von Ovarialtumoren 144.
　Pseudoligamentäre Ovarialtumoren 163.
　Aponeurosenschnitt bei Uteruskarzinom 165.
　Appendektomie 252.
　Keilresektion bei metritischem Uterus 384.
　Die Ovariotomie ist abdominal auszuführen 390.
　Ureterscheidenfistel 400.
　Aponeurosenschnitt beim Kaiserschnitt nach Latzko 420.
Physick, Querschnitt über den Schambeinen 413.
Pinäus, Blasenfisteln 395.
Piqué, Ovariotomie 371.
Polano. Sectio caesarea 411, 416.
Porro, Sectio caesarea mit supravaginaler Exstirpation des Uterus 411.
　Della amputazione utero-ovarica come complemento di taglio cesareo (Milano) 416.
　Bakteriologische Verhältnisse bei der Operation 436.
Poten, Der vollkommene Querschnitt 58.
Pozzi 472.
　Ignipunktur 143.
　Ovarialtumoren 144.
　Ueber Dührssen's Kaiserschnitt 422.
Proust, Levatornaht 308.
　Chirurgie de l'appareil génital de la femme 369, 471.

Q.

Quénu, Totalexstirpation 164.
Quervain, Tabaksbeutelnaht 262.

R.

Rapin, Hautquerschnitt 73.
Rauber 471.
   Tiefstand des Conus medullaris 11.
   Ueber die Faszien 74.
Recamier, Unterbindung der Arteria uterina bei der vaginalen Totalexstirpation 342.
   Curettage des Uterus 331.
Reuben-Peterson, Kombination der Laparotomie mit Alexander 91.
Reynier, Totalexstirpation 164.
Ricard, Totalexstirpation 164.
Richelot, Vaginale Totalexstirpation 342, 366.
Riedel, Zickzackschnitt-Appendektomie 253.
Rieß, Entfernung der regionären Lymphdrüsen 164.
   Uebernähen der Portio mit Scheidenschleimhaut 165.
Ritgen, Extraperitonealer, suprasymphysärer Kaiserschnitt 411.
Roonhuyzen, H. van, Erste Blasenfisteloperation 395.
v. Rosthorn 472.
Roubaix, Fistelschere 396.
Rühl, Prophylaktische Blasenablösung bei der Hebosteotomie 410.
Rumpf, Erweiterte Totalexstirpation 164.
   Kombination der Laparotomie mit Alexander-Adams 90.
Ryff, Serres fines 31.

S.

Sänger, Descensus ovarii 137 ff.
   Ovariopexie 140.
   Operation des Dammrisses 305.
   Lappenspaltungsmethode 305.
   Fixation des Uterus 381.
   Blasenfisteloperation 396.
   Klassischer Kaiserschnitt 413.
Sappey, Breite der Linea alba 59.
Sauter, Vaginale Totalexstirpation 342.
Schatz, Ureterscheidenfistel 400.
Schauta, Erweiterte Totalexstirpation 373.
   Uterus als Träger der prolabierten Blase 383.
   Karzinom-Statistik 391.
   Ureterscheidenfistel 400.
Schauta-Wertheim, Interpositio uteri 132.
   Prolapsoperationen 320.
Schede, Querschnitt 165.
   Ureterscheidenfistel 400.
Schmieden, Operationslehre 220, 472.
   Nephrektomie 239.
   Bruchpfortenverschluß 259.
   Herniae femorales 268.
   Verschluß der Bauchpforte 270.
Schröder, Ventrifixur 76.
   Salpingostomie 135.
   Einteilung der Zervix 339.
   Bilaterale Zervixspaltung 339.
   Vaginale Totalexstirpation 342.
Schubert, Spekula 66, 165.
Schuchardt, Hilfsschnitt an Scheide u. Damm 310.
Schücking, Erste Vaginaefixur 381.
Segond, Vaginale Totalexstirpation 342.
   Messer 368.

Sellheim 472.
   Hodge-Ebenen 51, 121.
   Ureterscheidenfistel 400.
   Extraperitonealer, suprasymphysärer Kaiserschnitt 411, 420.
Siebold, Geschichte der Geburtshilfe 413.
Sigwart, Technik der Radikaloperation des Uteruskarzinoms 165.
Simon, G., Anfrischungsmethode, Operation alter Darmrisse 305.
   „Schnelle Dilatation der Urethra" 393.
   Blasenfisteln 396.
   Ureterscheidenfistel 400.
   Erste Nephrektomie 238.
Simpson, A. R., Lappenspaltungsmethode beim Darmriß 305.
   Diszision 337.
Sims, Ventrifixur 76.
   Spekula 294.
   Portioamputation 339.
Sippel, Venenunterbindung bei der Pyämie 438.
   Nierendekapsulation 449.
Sittner, Statistik der fortgeschrittenen Extrauteringravidität 131.
Sitzenfrey, Die Nierenenthülsung 449.
Skene, Dauerkatheter 187, 222.
Skutsch, Salpingostomie 135.
Solms, Die Laparokolpohysterotomie 411, 422.
   Operative Heilung d. Uterusruptur auf vaginalem Wege 438.
Spalteholz 472.
   Ursprungsort der Uterina 193.
Speyer, Geburtshilflich-gynäkologische Untersuchung 121.
Sprengel, Untersuchungen über die Faserrichtungen der einzelnen Schichten 52, 413.
   Schnittrichtung 56.
   Ueber den Querschnitt 58.
   Ueber den Aponeurosenlängsschnitt 74.
   Wechselschnitt-Appendektomie 253.
Staude, Erweiterte Totalexstirpation 373.
Stöckel 472.
   Spekula 67, 165.
   Postoperative Ureterfisteln 198.
   Gefäßversorgung des Ureters 198.
   Uterustumoren in der Gravidität 220.
   Heilfähigkeit der Blase 222.
   Vorteile der dauernden Blasendrainage 224.
   Postoperative Ernährungsstörung der Blase 228.
   Kreuzungsstelle des Ureters 231.
   Nephrektomie 231.
   Doppelter Ureter 234.
   Unterbindung des durchschnittenen Ureters 234.
   Ureterorrhaphie 234.
   Implantationsmethode 236 ff.
   Nephrektomie 238, 241.
   Infrasymphysäre Drainage 393, 399.
   Verengerung der Harnröhre 393, 394.
   Sectio alta, beste Methode für Entfernung von Tumoren 400.
   Ureterfisteln und Ureterverletzungen 400.
   empfiehlt den Pfannenstiel'schen Aponeurosenschnitt beim Kaiserschnitt nach Latzko 420.
   Untersuchungen über den Keimgehalt des Operationsterrains 434.
Straßmann, P., Kolporrhaphie 298.
   Vaginaler Lappenschnitt und vaginale Operationen 371, 373, 438.
   Ueber die intraperitoneale Verkürzung der Ligamente 384.

T.

Tandler, Anatomische Kenntnis notwendige Prämisse 3.
    Operations-Anatomie der Hebosteotomie 406.
    Ueber einen Fall von Zerreißung des Plexus pudendalis 410.
Tandler und Halban, Ureter 472.
Testut 472.
    Anastomosen 111, 113.
    Artère tubaire externe 113.
    Beckenarterien 191.
    Mehrere Aeste der Uterina 193.
    Varietäten der Art. vesicalis inferior 194.
    Diaphragma pelvis 313.
Testut und Jakob 472.
    Einteilung der Gefäße 191.
    Vaginale Arterien 213.
    Tiefstand des Peritoneums bei gefüllter Blase 221.
    Lagebeziehungen von Zökum und Appendix 248.
    Pawlick'sches Trigonum 373.
Thomas, G., Ovariotomie 371.
    Koeliotomia posterior 373.
Toldt, Anatomie 472.
Treitz, Plica genito-enterica 284.
Trendelenburg, Beckenhochlagerung 58.
    Heilung von Fistelbildungen 224.
    Sectio alta 225.
    Sectio alta bei Fisteloperationen an d. Blase 396.
    Venenunterbindung bei der Pyämie 438.
Treub, Ureterscheidenfistel 400.
Trillot, Nierendekapsulation 449.

V.

Vanderlinden, Verengerung der Harnröhre 394.
Veit 471, 472.
    Operation der Tubargravidität 100.
    Totalexstirpation 164.
    Hysterotomia anterior 340, 345, 433.
    Vorzüge der abdominalen Operationen 391.
    Transperitonealer zervikaler Kaiserschnitt 411, 419.
van der Velde, Lateralschnitt der Hebosteotomie 410.
Voß, Dammriß III. 305.

W.

Walcher, Einfache Narbenanfrischung bei Dammriß 305.
    Blasenfisteloperation 396.
Waldeyer, Imlach'sche Fettklümpchen 20.
    Lage des Nervus spermaticus externus 25.
    Breite der Linea alba 59.
    Länge des Ligamentum rotundum 80.
    Ueber den Blasenscheitel 96.
    Fossa ovarica 119, 120.
    Skeletopie 121.
    Zur Lage der Tuben und Ovarien 121, 122, 139.
    Epoophoron 149.

Waldeyer, Art. uterina, entwickelungsgeschichtlich, ein Ast der Arteria umbilicalis 192.
    Arteria vesico-vaginalis 211.
    Symphysenblindsack des Blasenbauchfells 221, 429, 433.
    Fascia vesicae 225.
    Kreuzungsstelle des Ureters 231.
    Innere Leistenhernien 264.
    Muskelfasern des M. cremaster 266.
    Häufigkeit der Herniae femorales 266.
    Fascia lata 269.
    Fascia subcutanea 312.
    Fascia pelvis parietalis 313.
    Länge der weiblichen Harnröhre 395.
Waldeyer-Fischer, Der epidurale Lymphraum 11.
Waldeyer-Jössel, Topographisch-chirurgische Anatomie 472.
Wallace, Salpingostomie 135.
Werth, Vorgehen bei Adhäsionen 91.
    Schonung des Ovariums bei der Exstirpation der Tube 115.
    Innerer Fruchtkapselaufbruch 123.
    Graviditas intraligamentosa 126.
    Graviditas interstitialis 129.
Wertheim 472.
    Erweiterte Totalexstirpation 164.
    Klemmen nach W. 179.
    Lage des Ureters 231.
    Technik d. vaginalen Bauchhöhlenoperationen 288.
    Lappenschnitt bei Kolpo-Köliotomie 371.
    Fixation der runden Mutterbänder 380, 384, 390.
    Intraperitoneale Verkürzung des Lig. rot. 380.
    Fixation des Uterus 381.
    Uterus als Träger der prolabierten Blase 383.
    Verkürzung der sakro-uterinen Falten 384.
    Statistik der Karzinomoperationen 391.
    Vorzüge der abdominalen Operationen 392.
Wertheim und Micholitsch 471.
v. Winckel 471.
    Konservierungsflüssigkeit 287.
    Hilfsschnitt an Scheide und Damm 310.
    Blasenfisteloperation 396.
    Ureterscheidenfistel 400.
Wing Clifton, Ovariotomie 371.
Winter, Selbstinfektion 73, 166.
    Untersuchungen über Myomoperationen 214.
    Statistik 390, 391.
Witzel, Sectio alta 225.
    Fixation der Blase am Bauchfell 236.
Wylie, Intraperitoneale Verkürzung der Ligamente 86.

Z.

Ziegenspeck, Levatornaht 308.
Zweifel 472.
    Lappenspaltungsmethode bei Dammriß 305.
    Ueber die Bedeutung der Uterusnaht beim klassischen Kaiserschnitt 413.
    Tubensterilisation 135.

Im Verlag von August Hirschwald in Berlin
erschien von demselben Verfasser:

Das
Geburtshilfliche Seminar.

Praktische Geburtshilfe

in

neunzehn Vorlesungen mit 292 Abbildungen

für

Aerzte und Studierende.

Dritte Auflage.

(Unter der Presse.)

Verlag von August Hirschwald in Berlin.
(Zu beziehen durch alle Buchhandlungen.)

Archiv für Gynäkologie.

Herausgegeben

von

Bumm in Berlin, **Döderlein** in München, **Dührßen** in Berlin, **Ehrendorfer** in Innsbruck, **Fehling** in Baden-Baden, **Franz** in Berlin, **Füth** in Cöln, **Höhne** in Greifswald, **von Jaschke** in Gießen, **Kehrer** in Dresden, **Knauer** in Graz, **L. Landau** in Berlin, **A. Mayer** in Tübingen, **Menge** in Heidelberg, **P. Müller** in Bern, **Nagel** in Berlin, **Opitz** in Freiburg, **Sarwey** in Rostock, **Seitz** in Erlangen, **Sellheim** in Halle, **Stöckel** in Kiel, **Tauffer** in Budapest, **von Valenta** in Laibach, **Walthard** in Frankfurt a. M., **Wyder** in Zürich, **Zangemeister** in Marburg, **Zweifel** in Leipzig.

Redigiert
von
E. Bumm.

gr. 8. In zwanglosen Heften, mit zahlreichen Tafeln und Textfiguren.

Archiv für klinische Chirurgie.

Begründet von

Dr. B. von Langenbeck,
weil. Wirklichem Geh. Rat und Professor der Chirurgie.

Herausgegeben
von

Dr. **W. Körte**,
Professor in Berlin.

Dr. **A. Eiselsberg**,
Professor der Chirurgie in Wien.

Dr. **O. Hildebrand**,
Professor der Chirurgie in Berlin.

Dr. **A. Bier**,
Professor der Chirurgie in Berlin.

gr. 8. In zwanglosen Heften, mit zahlreichen Tafeln und Textfiguren.

Additional material from *Der gynäkologische Operationskursus*, 978-3-662-34953-3, is available at http://extras.springer.com

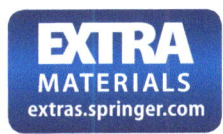

MIX
Papier aus verantwortungsvollen Quellen
Paper from responsible sources
FSC® C105338

If you have any concerns about our products,
you can contact us on
ProductSafety@springernature.com

In case Publisher is established outside the EU,
the EU authorized representative is:
**Springer Nature Customer Service Center GmbH
Europaplatz 3, 69115 Heidelberg, Germany**

Printed by Libri Plureos GmbH
in Hamburg, Germany